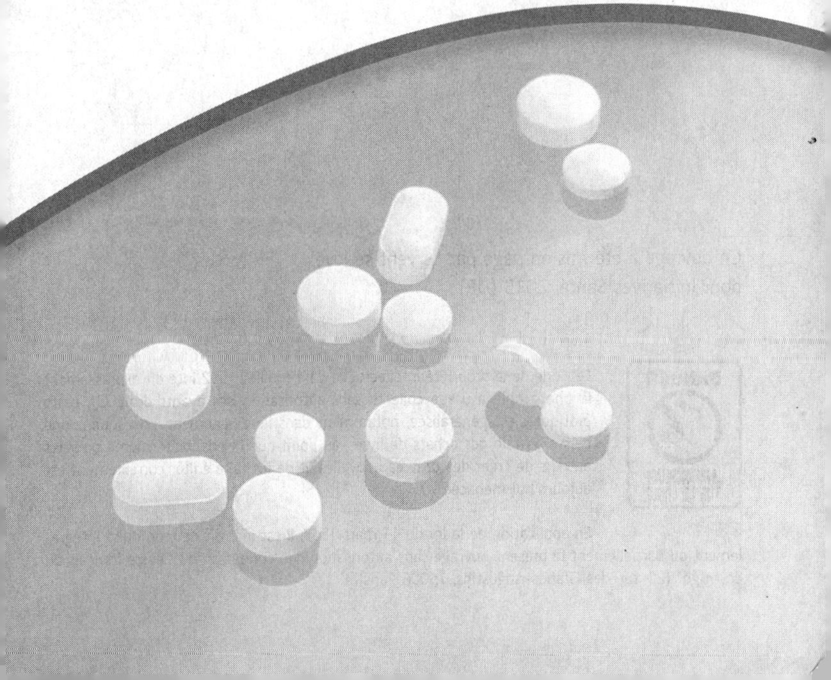

Ce ouvrage a été mis en page par Le vent se lève...
pour Initiatives Santé, 2015 (DR)

Liste des auteurs

Marc Talbert, pharmacien des hôpitaux, chef de service et chef du pôle médico-technique au centre hospitalier de Saint-Denis.

Gérard Willoquet, pharmacien des hôpitaux, chef de service à l'EPS de Ville-Evrard, Neuilly-sur-Marne.

Roselyne Gervais, pharmacien des hôpitaux au centre hospitalier de Saint-Denis.

Guide d'utilisation

La spécialité concernée

La classe médicamenteuse

Cardiologie

Inhibiteurs de l'enzyme de conversion (IEC)

Inhibiteurs de l'enzyme de conversion (IEC)

NOTIONS ESSENTIELLES

- Les inhibiteurs de l'enzyme de conversion (IEC) sont des médicaments qui agissent sur le système rénine-angiotensine-aldostérone en empêchant l'activation d'un agent vasoconstricteur puissant: l'angiotensinogène II, par blocage de l'enzyme de conversion de l'angiotensine I en angiotensine II.
  Les IEC sont utilisés dans le traitement de l'hypertension artérielle, de l'insuffisance cardiaque chronique et de l'infarctus du myocarde, pour certains d'entre eux.
  Les IEC entraînent une baisse de la pression artérielle chez l'hypertendu et une augmentation du débit cardiaque chez l'insuffisant cardiaque.
- Les effets indésirables peuvent parfois nécessiter l'arrêt du traitement: toux sèche persistante, éruptions cutanées, élévation de la créatinine et des transaminases.
  D'autres effets indésirables sont possibles: céphalées, asthénie, hyper…

L'essentiel à retenir pour chaque classe médicamenteuse

GÉNÉRALITÉS

Les connaissances de base

Les inhibiteurs de l'enzyme de conversion (IEC) sont des médicaments qui empêchent l'activation d'un agent vasoconstricteur puissant, l'angiotensine II, par blocage de l'activité de l'enzyme de conversion de l'angiotensine en angiotensine II.
Ils agissent sur le système rénine-angiotensine, qui représente un des principaux facteurs de contrôle de la pression artérielle. Les IEC sont indiqués:
- dans l'hypertension artérielle (HTA).
  Ils abaissent en effet la pression artérielle des sujets hypertendus en faisant baisser la résistance vasculaire totale. Ils ne provoquent pas de tachycardie réflexe;
- dans le traitement de l'insuffisance cardiaque;
- dans l'infarctus du myocarde: dans les 24 premières heures (captopril, zofénopril, lisinopril) ou en post-infarctus (ramipril).

Pour plus de précisions concernant la maladie hypertensive ainsi que la place des IEC au sein de l'arsenal thérapeutique médicamenteux, il convient de se reporter à la section ***« Antihypertenseurs »***.

Inhibiteurs de l'enzyme de conversion (IEC)

La classe médicamenteuse, pour se repérer

Mécanisme d'action

Des explications claires sur le mécanisme d'action

La *figure II.11* schématise la cascade de réactions enzymatiques aboutissant à la formation d'angiotensine II, puissant vasoconstricteur; l'ensemble des enzymes et substrats concernés forme le système rénine-angiotensine.
Schématiquement, l'angiotensinogène est transformé en angiotensine I sous l'action de la rénine. L'angiotensine I est ensuite convertie en angiotensine II sous l'action de l'enzyme de conversion de l'angiotensine…

Propriétés pharmacologiques

Effets hémodynamiques

L'effet hémodynamique principal des IEC est l'effet vasodilatateur qui se traduit par une réduction des résistances périphériques et une baisse tensionnelle.

Sur la pression artérielle

La baisse de pression artérielle reste modeste chez le sujet sain ; chez l'hypertendu, la chute de la pression artérielle est marquée. À partir d'une certaine posologie, l'effet devient maximal et l'augmentation des doses prolonge alors la durée de l'effet sans en modifier l'intensité.

Des textes précis sur les propriétés pharmaco-logiques

n° la partie 1 : n° tableau

PRINCIPAUX MÉDICAMENTS – POSOLOGIES

***Tableau II.151** - Inhibiteurs de l'enzyme de conversion (Liste I)*

DCI	Spécialités	Présentations	Posologies
Bénazépril	CIBACENE BRIEM	comp. séc. 5 mg comp. séc.10 mg	À dose progressive : *HTA :* 5 à 10 mg/j en 1 prise
Captopril	LOPRIL CAPTOLANE	comp. séc. 12,5 mg comp. séc. 25 mg comp. séc. 50 mg	À dose progressive : *HTA :* 25 à 100 mg/j en 1 à 3 prises en dehors des repas *IC :* 50 à 150 mg/j en 3 prises
Cilazapril	JUSTOR	comp. séc. 0,5 mg comp. séc. 1 mg comp. séc. 2,5 mg	À dose progressive : *HTA :* 2,5 mg/j en 1 prise *IC :* 1 à 5 mg/j (dose initiale : 0,5 mg/j)
Énalapril	RENITEC	comp. séc. 5 mg comp. séc. ...	...dose progressiv...

Des tableaux complets de tous les médicaments avec leur nom commercial, présentation, indication et posologie

INDICATIONS - CONDUITE DE TRAITEMENT

Inhibiteurs de l'enzyme de conversion (IEC)

Indications

Hypertension artérielle

Il faut utiliser préférentiellement les IEC en cas d'hypertension artérielle compliquée d'insuffisance cardiaque et d'hypertension d'origine rénale.

Insuffisance cardiaque congestive

Infarctus du myocarde

Pour certains IEC, dès les 24 premières heures, et post-infarctus compliqué d'insuffisance cardiaque ou de dysfonction ventriculaire gauche.

Condui...

Les indications et les conduites thérapeutiques recommandées

Inhibiteurs de l'enzyme c...

Administration et conseils au patient

Objectifs du traitement médicamenteux

Les IEC sont utilisés dans le traitement de l'hypertension artérielle, en particulier en cas d'altération de la fonction ventriculaire gauche, d'insuffisance cardiaque, de diabète et d'insuffisance rénale.

Plan de prise

L'administration est généralement réalisée en une prise unique quotidienne, le traitement devant être instauré à dose très progressive (notamment en cas de déplétion hydrosodée préalable).

...odali... ...atio...

Les rappels essentiels pour assurer les conseils au patient et l'éducation thérapeutique

Abréviations

Formes galéniques

amp. : ampoule
amp. buv. : ampoule buvable
bte : boîte
caps. : capsule
comp. : comprimé
comp. efferv. : comprimé effervescent
comp. séc. : comprimé sécable
comp. sub. : comprimé sublingual
drag. : dragée
eau ppi : eau pour préparation injectable
fl. : flacon
fl. pulv. : flacon pulvérisateur
gél. : gélule
gran. : granulé
inj. : injectable
LP : libération prolongée (ou LA)
lyoc : lyophilisat oral (comprimé dispersible)
lyoph. : lyophilisé
past. : pastille
pdre : poudre
pom. : pommade
prép. inj. : préparation injectable
sach. : sachet
sol. : solution
sol. buv. : solution buvable
suppo. : suppositoire
susp. : suspension
susp. buv. : suspension buvable

Dosage – Volumes – Poids

AD : adulte (> 15 ans)
ENF : enfant (30 mois – 15 ans)
BB : nourrisson (1 mois – 30 mois)
NN : nouveau-né (< 1 mois)
càc : cuillère à café (5 mL)
càd : cuillère à dessert (10 mL)
càs : cuillère à soupe (15 mL)
c. mes. : cuillère-mesure
L : litre
mL : millilitre (10^{-3} L)
gtte : goutte
g : gramme
kg : kilogramme (10^{3} g)
mg : milligramme (10^{-3} g)
µg : microgramme (10^{-6} g)
ng : nanogramme (10^{-9} g)
U : unité
UI : unité internationale
MU : million d'unités

MUI : million d'unités internationales
mmol : millimole (10^{-3} mol)
mEq : milliéquivalent

Voies d'administration

appl. loc. : application locale
ID : voie intradermique
IM : voie intramusculaire
IV : voie intraveineuse
IVD : voie intraveineuse directe
perf. IV : perfusion intraveineuse
SC : voie sous-cutanée

Divers

sem. : semaine
j : jour
h : heure
min : minute
s : seconde
m^2 : mètre carré
pr : pour
AINS : anti-inflammatoire non stéroïdien
NFS : numération formule sanguine
HTA : hypertension artérielle
BAV : bloc auriculo-ventriculaire

Avant-propos

Ce guide pratique de pharmacologie, intégralement remis à jour dans cette nouvelle édition, a pour vocation d'être un ouvrage de référence en pharmacologie répondant aux attentes des **acteurs intervenant dans la prise en charge médicamenteuse**, étudiants et professionnels de santé, notamment en matière d'éducation thérapeutique et de conseils aux patients.

Vous y trouverez les bases théoriques (législation, formes galéniques, pharmacocinétique, pharmacodynamie) ainsi que l'étude des grandes classes médicamenteuses réparties en 16 chapitres recouvrant les principales pathologies médicales.

Les auteurs se sont attachés à enrichir chaque section de ce guide d'un encadré de conseils aux patients reprenant les thèmes suivants pour chaque classe médicamenteuse :

- Objectifs du traitement
- Plan de prise
- Modalités d'administration
- Observance du traitement
- Surveillance de l'efficacité et de la tolérance
- Conseils hygiéno-diététiques
- Autres conseils au patient

Extrêmement documenté et pratique dans la recherche de l'information grâce à la présence de nombreux tableaux et d'un index très complet, ce guide constitue une aide précieuse pour l'acquisition de solides connaissances en pharmacologie et la recherche d'informations indispensables aux bonnes pratiques.

Il accompagnera les étudiants tout au long de leur formation et les professionnels dans leur exercice quotidien.

Table des matières

2 Grandes classes médicamenteuses

3 Annexe

1 Bases théoriques

1 Législation pharmaceutique

NOTIONS ESSENTIELLES

- Un médicament est défini comme toute substance ou composition présentée comme possédant des propriétés curatives ou préventives à l'égard des maladies humaines ou animales, ainsi que tout produit pouvant être administré à l'homme ou à l'animal en vue d'établir un diagnostic médical, ou de restaurer, corriger ou modifier leurs fonctions organiques.
- Il existe plusieurs catégories de médicaments :
  - préparations magistrales fabriquées extemporanément par le pharmacien au vu d'une ordonnance en précisant la formule détaillée ;
  - médicaments officinaux dont la composition est définie au Formulaire national (Pharmacopée française) ;
  - préparations hospitalières réalisées par une pharmacie hospitalière ;
  - spécialités pharmaceutiques fabriquées par un laboratoire pharmaceutique, caractérisées par un nom commercial et l'obligation d'une autorisation de mise sur le marché (AMM), accordée par l'Agence nationale de sécurité du médicament et des produits de santé (ANSM) ou par l'Agence européenne du médicament (EMA) dans des indications précises.
- La prescription des médicaments est un acte médical, se concrétisant par la rédaction d'une ordonnance médicale indispensable à la délivrance en pharmacie des médicaments contenant des substances vénéneuses (liste I, liste II et stupéfiants). L'ordonnance comporte des éléments obligatoires et doit être datée et signée.
- La dispensation des médicaments est un acte pharmaceutique qui associe à la délivrance des médicaments une analyse pharmaceutique de la prescription, la préparation

éventuelle des doses à administrer et des conseils de bon usage des médicaments.

- L'administration des médicaments est un acte infirmier qui comporte l'administration et la surveillance thérapeutique : surveillance de l'observance médicamenteuse, de l'efficacité et de la tolérance du médicament.

- En milieu hospitalier, les trois étapes du « circuit du médicament » (prescription, dispensation, administration) ainsi que les conditions de détention des médicaments dans les unités de soins suivent une législation particulière (arrêté du 6 avril 2011).

Définition du médicament

La définition d'un médicament est précisée par l'*article L. 5111-1* du Code de la santé publique (CSP) :

« On entend par médicament toute substance ou composition présentée comme possédant des propriétés curatives ou préventives à l'égard des maladies humaines ou animales, ainsi que toute substance ou composition pouvant être utilisée chez l'homme ou chez l'animal ou pouvant leur être administrée, en vue d'établir un diagnostic médical, ou de restaurer, corriger ou modifier leurs fonctions physiologiques en exerçant une action pharmacologique, immunologique ou métabolique.

Sont notamment considérés comme des médicaments les produits diététiques qui renferment dans leur composition des substances chimiques ou biologiques ne constituant pas par elles-mêmes des aliments, mais dont la présence confère à ces produits soit des propriétés spéciales recherchées en thérapeutique diététique, soit des propriétés de repas d'épreuve. »

Quelques points dans cette définition doivent être soulignés :

- *« ... présentée comme possédant... » :* il s'agit d'une définition par présentation qui repose sur la revendication expresse de propriétés thérapeutiques, mais aussi sur une présentation implicite résultant d'un faisceau d'indices concordants (dénomination, forme pharmaceutique classique...) ;
- *« ... propriétés curatives ou préventives... » :* la définition s'étend des médicaments destinés au traitement d'une pathologie à ceux destinés à la prévention d'une maladie (exemple : les vaccins) ;
- *« ... maladies humaines ou animales... » :* les médicaments vétérinaires sont inclus dans cette définition ;
- *« ... en vue d'établir un diagnostic médical... » :* certains produits sans but curatif ou préventif, comme par exemple les produits de contraste utilisés en radiologie, sont des médicaments.

Chaque médicament fait l'objet d'une dénomination :

- *scientifique ou chimique* répondant à la nomenclature internationale, mais souvent trop compliquée pour être utilisée en pratique quotidienne ;

- *commune internationale* (DCI) attribuant à chaque principe actif un nom simple et utilisable dans tous les pays (propositions de l'OMS).
  Exemple : amoxicilline (antibiotique de la famille des pénicillines) ;
- *commerciale ou spéciale* (voir *« Spécialités pharmaceutiques »*, p. 8) : nom de marque déposé par le fabricant. Dans cet ouvrage, les noms commerciaux sont composés en majuscules.
  Exemple : CLAMOXYL (nom commercial de l'amoxicilline).

Différentes catégories de médicaments

Médicaments magistraux

Il s'agit de médicaments préparés extemporanément (pas de préparation à l'avance) par le pharmacien dans son officine, sur prescription médicale qui en précise la formule détaillée, et destinés à un malade particulier.

Les médicaments magistraux ne peuvent être fabriqués que par un pharmacien ou un préparateur en pharmacie sous le contrôle effectif d'un pharmacien. Ces préparations font l'objet d'une transcription sur un registre, appelé ordonnancier, qui leur attribue un numéro reporté sur l'ordonnance et sur l'étiquette du conditionnement.

Ce type de médicament est en nette régression depuis l'apparition des spécialités pharmaceutiques préparées par l'industrie pharmaceutique.

Médicaments officinaux

Ce sont des médicaments dont la composition est définie avec précision à la *Pharmacopée française* ou au *Formulaire national*.

Ces recueils officiels préparés par la Commission nationale de la Pharmacopée, sous l'autorité du ministre de la Santé et dont tout pharmacien est tenu de posséder les dernières éditions, constituent une norme permettant l'identification et le dosage des substances répertoriées, le *Formulaire* étant un recueil de préparations dont l'appellation et les formules ont également caractère officiel.

Ces médicaments peuvent être préparés par le pharmacien dans son officine ou par l'industrie pharmaceutique (dans ce dernier cas, ils sont vendus par le pharmacien sous son étiquette et prennent le nom de *produits officinaux divisés :* POD).

Préparations hospitalières

Elles correspondent à des médicaments préparés sur prescription médicale hospitalière, à l'avance ou extemporanément, dans le cas où il n'existe pas de spécialité pharmaceutique disponible ou adaptée. Ces médicaments sont préparés dans la pharmacie d'un établissement de santé disposant d'une autorisation d'activité optionnelle de préparations hospitalières et sont uniquement destinés à être délivrés dans cet établissement à un ou plusieurs malades, qu'ils soient hospitalisés ou non.

Spécialités pharmaceutiques

Elles constituent l'essentiel des ventes de médicaments en officine et sont définies par *l'article L. 5111-2* du Code de la santé publique: *« La spécialité pharmaceutique est un médicament préparé à l'avance, présenté sous un conditionnement particulier et caractérisé par une dénomination spéciale. »*

Il existe en France environ 10 500 spécialités pharmaceutiques commercialisées correspondant à 14 600 présentations différentes et à près de 3 500 principes actifs.

La spécialité pharmaceutique répond aux caractéristiques suivantes:

- elle est préparée à l'avance par l'industrie pharmaceutique, sous le contrôle de l'*Agence nationale de sécurité du médicament et des produits de santé* (ANSM, ex-AFSSAPS) ou de l'*Agence européenne du médicament* (EMA), qui délivrent une *autorisation de mise sur le marché* (AMM);
- elle est présentée sous un conditionnement particulier, identique pour toutes les unités de vente;
- elle est caractérisée par une dénomination spéciale (nom commercial).

Le principe actif composant une spécialité pharmaceutique est généralement la propriété du laboratoire fabricant, couverte par un brevet assurant une protection pendant actuellement 20 ans, période pouvant être prolongée par un certificat complémentaire de protection de 5 ans (en pratique, la commercialisation d'un médicament est protégée pendant 10 à 15 ans après l'obtention de l'AMM).

Un médicament *générique* est la copie d'un médicament original (dit « princeps »), dont la production et la commercialisation sont rendues possibles, notamment par la chute de son brevet dans le domaine public une fois écoulée la période légale de protection et d'exclusivité. Un médicament générique doit avoir la même composition qualitative et quantitative en principe actif, la même forme galénique (pour la voie orale, un comprimé et une gélule à libération immédiate sont considérés comme une seule et même forme galénique) et avoir démontré une bioéquivalence avec la spécialité de référence. La couleur, la taille ou la forme de la présentation galénique du générique peuvent être identiques ou différentes de celles du médicament princeps.

Les copies des médicaments issus des biotechnologies sont dénommées des *biosimilaires*. En effet, à la différence des médicaments génériques traditionnels d'origine chimique, les produits biosimilaires sont des molécules biologiques complexes, jugés similaires mais non identiques à des biomédicaments déjà utilisés. Un biosimilaire doit présenter des propriétés physico-chimiques et biologiques similaires, la même substance pharmaceutique et la même forme pharmaceutique que le médicament de référence.

Les médicaments génériques et biosimilaires sont soumis aux mêmes conditions de fabrication et de contrôle, ainsi qu'aux mêmes obligations en matière de pharmacovigilance et de déclaration des effets indésirables que les médicaments princeps. Leur efficacité et leur sécurité doivent être équivalentes au médicament de référence.

Demande d'autorisation de mise sur le marché

Une demande d'autorisation de mise sur le marché d'une spécialité pharmaceutique ne peut être déposée que par un établissement pharmaceutique. Le dossier, présenté sur la base d'un document unique (document technique commun), doit apporter de très nombreuses informations sur le médicament, regroupées dans cinq modules, notamment :

- expertises analytiques : caractéristiques *physico-chimiques* et méthodes de fabrication et de contrôle relatives au(x) principe(s) actif(s) et au produit fini ;
- expertises pharmaco-toxicologiques (essais précliniques) : études pharmacologiques (absorption, distribution, métabolisme, élimination) et toxicologiques *chez l'animal* ;

- expertises cliniques : ces études apportent une connaissance très précise sur l'activité du médicament *chez l'homme*, sur son métabolisme, sa toxicité éventuelle à court ou long terme. Ces études se divisent chronologiquement en quatre phases *(tableau I.1)*. Pour les médicaments génériques, la phase III est limitée à un essai de bioéquivalence.

***Tableau I.1** - Essai d'un médicament chez l'homme pour l'obtention d'une AMM*

Phase	Finalité	Population Nombre de sujets	But
I	Tolérance	Volontaires sains (quelques dizaines)	Déterminer une dose toxique (cerner le profil de la molécule) Pharmacocinétique
II	Efficacité	Volontaires sains, patients (dizaines, voire centaines)	Recherche de la dose efficace Pharmacodynamie
III	Expertises cliniques	Patients (centaines, milliers) ; groupes homogènes	Démonstration de l'efficacité thérapeutique (essais comparatifs) Tolérance
AMM Autorisation de mise sur le marché			
IV (post-AMM)	Utilité	Patients (centaines, milliers) ; recrutement large	Mesure de l'efficacité, du bénéfice, du risque dans les conditions usuelles de prescription (pharmacovigilance)

Les essais cliniques sur l'être humain ont fait l'objet d'une réglementation (loi Huriet-Sérusclat 1988-1138 du 20 décembre 1988 et loi 2004-806 du 9 août 2004) destinée à garantir la protection des personnes qui se prêtent à des recherches biomédicales. Les essais sont réalisés le plus généralement à la demande d'un laboratoire pharmaceutique (dénommé *promoteur de l'essai*) et confiés à des équipes hospitalières ou à tout médecin justifiant d'une expérience appropriée ou appartenant à un organisme de recherche (INSERM, CNRS, etc.). La (ou les) personnes(s) dirigeant et surveillant l'essai est (sont) appelée(s) *investigateur(s)*. Pour ce type de recherche, il est nécessaire de recueillir le consentement libre, éclairé après information préalable et signé des personnes acceptant de se prêter à l'étude. Celle-ci ne peut débuter qu'après avis favorable d'un comité régional de protection des personnes (CPP) et doit être garantie obligatoirement par une police d'assurance. L'ANSM doit également délivrer une autorisation d'essai clinique suite à un dossier de demande établi par le promoteur (données précliniques, protocole de l'étude, conformité avec les bonnes pratiques cliniques et de fabrication des médicaments expérimentaux). Les échantillons ou produits à expérimenter (médicaments pour essais cliniques) sont fournis par le promoteur. Ils transitent et sont dispensés par la pharmacie de l'établissement.

Toute demande d'AMM doit être dorénavant accompagnée d'un plan de gestion des risques dans le domaine de la pharmacovigilance.

L'ensemble des documents constituant le dossier de demande d'AMM est examiné par une *commission d'AMM* de l'ANSM, composée de scientifiques qualifiés, chargée de l'évaluation de la qualité, de l'efficacité, de la tolérance et du rapport bénéfice/risque du médicament. Des compléments d'études peuvent être éventuellement demandés.

Les critères d'évaluation des médicaments en vue de l'obtention de l'AMM ont été harmonisés pour la majorité des pays occidentaux et l'évaluation d'un dossier d'AMM peut être réalisée dans le cadre d'une procédure centralisée européenne (la procédure centralisée est obligatoire pour certains types de médicaments : produits issus des biotechnologies, médicaments de thérapie innovante, médicaments orphelins...). Dans ce cas, le dossier est examiné par le Comité des médicaments à usage humain (CMUH) de l'Agence européenne du médicament.

En cas d'avis favorable, accordé si les conditions de qualité, de sécurité et d'efficacité sont réunies, l'AMM précise les *indications* du médicament (pathologies correspondantes) ainsi que toutes les mentions nécessaires (dénommées « résumé des caractéristiques du produit » ou RCP) à l'information du prescripteur (sort du médicament, contre-indications, effets indésirables, précautions d'emploi, posologie et durée de traitement, interactions médicamenteuses). Elle comporte, si besoin, l'inscription du médicament sur la liste des substances vénéneuses (voir p. 18 et 24).

L'avis est soumis pour signature à une décision ministérielle, suivie, si elle est favorable, par une publication au *Journal officiel* avec attribution du numéro d'AMM (7 chiffres). L'AMM est accordée pour 5 ans renouvelables (elle peut dans certains cas n'être donnée que pour 12 mois dans l'attente de données manquantes).

Certaines spécialités peuvent être inscrites sur une liste des médicaments sous surveillance renforcée, dans le cas où la connaissance sur l'utilisation à long terme est jugée insuffisante (triangle noir inversé ▼ sur le RCP et la notice).

Toute nouvelle présentation, nouveau dosage, nouvelle indication ou association de produits actifs connus nécessitent l'obtention d'une nouvelle AMM ou d'un complément d'AMM.

La commission de transparence

À l'issue du travail de la commission d'AMM, une autre commission dite de transparence de la Haute Autorité de santé (HAS) intervient. Elle est chargée de juger *l'amélioration du service médical rendu* (ASMR) du nouveau médicament par rapport aux spécialités déjà existantes pour la (ou les) même(s) indication(s).

Qu'est-ce que l'ASMR et le SMR ?

L'ASMR est une note permettant d'objectiver le rapport efficacité/tolérance d'un nouveau médicament *par rapport aux autres médicaments de la classe pharmaco-thérapeutique de référence* déjà disponibles dans la même indication.

L'ASMR est cotée en 6 niveaux :

I : progrès thérapeutique majeur

II : amélioration importante en termes d'efficacité thérapeutique et/ou de réduction des effets indésirables

III : amélioration modeste en termes d'efficacité thérapeutique et/ou de réduction des effets indésirables

IV : amélioration mineure en termes d'efficacité et/ou d'utilité (commodité d'emploi, propriétés cinétiques, moindre risque d'interaction…)

V : absence d'amélioration avec avis favorable au remboursement

VI : avis défavorable au remboursement

L'ASMR ne doit pas être confondue avec l'avis de la commission de transparence sur le service médical rendu (SMR), avis non chiffré tenant compte de l'efficacité du médicament mis sur le marché indication par indication, de ses effets indésirables, de sa place dans l'arsenal thérapeutique et de la gravité de la pathologie dans laquelle il est indiqué :

SMR majeur ou important

SMR modéré ou faible mais justifiant cependant le remboursement

SMR insuffisant pour justifier une prise en charge

La commission de transparence se prononce également sur le *remboursement éventuel par l'Assurance maladie* (si le fabricant le demande) et sur l'*agrément éventuel aux collectivités*, selon que la spécialité présente ou non un intérêt pour les malades hospitalisés.

L'agrément aux collectivités et/ou le remboursement par la Sécurité sociale font l'objet, après décision et signature du ministre de la Santé, de publication au *Journal officiel*.

Le Comité économique des produits de santé (CEPS)

Cet organisme interministériel tripartite (finances, santé, industrie) propose au fabricant, suite à une négociation, un prix de vente au public. Ce prix prend en compte particulièrement l'évaluation de l'ASMR, le prix des médicaments à même visée thérapeutique et le volume prévisible des ventes sur lequel le laboratoire doit s'engager.

Enfin, l'Union nationale des caisses d'Assurance maladie fixe le taux de remboursement :

- 100 % : médicaments considérés comme irremplaçables et particulièrement coûteux (exemple : anticancéreux), vignette blanche en rectangle barré de deux diagonales ;
- 65 % : médicaments présumes apporter une amélioration du service médical rendu ou une économie dans le coût de la santé, vignette blanche ;
- 30 % : médicaments destinés au traitement des troubles ou des affections sans caractère habituel de gravité, vignette bleue ;
- 15 % : nouveau taux de remboursement minoré mis en place en avril 2010 pour certains médicaments présentant un service médical rendu jugé faible ou insuffisant, vignette orange ;

Certains médicaments, appelés souvent *« grand public »* ou *« d'automédication »*, ne sont pas remboursables. Il s'agit de produits non admis au remboursement ou n'ayant pas fait l'objet de demande de remboursement par le fabricant. Leur prix est fixé librement par les industriels. Ils peuvent faire l'objet, contrairement aux spécialités remboursables, de publicité auprès du public.

Cas particuliers

- *Médicaments à prescription restreinte :* l'Agence nationale de sécurité du médicament et des produits de santé (ANSM) est susceptible de classer certaines spécialités pharmaceutiques, lors de la délivrance de l'AMM (ou postérieurement à celle-ci), comme médicaments soumis à prescription restreinte pour des raisons de santé publique (décret du 15 juin 2004) :
  - médicaments *réservés à l'usage hospitalier :* la « réserve hospitalière » est justifiée par les caractéristiques pharmacologiques, le degré d'innovation, ou pour des motifs de santé publique. Ces médicaments ne sont disponibles qu'en milieu hospitalier et leur prescription est réservée à un médecin hospitalier (restriction éventuelle à certains spécialistes ou services hospitaliers spécialisés). Ils ne peuvent être administrés qu'au cours d'une hospitalisation ;
  - médicaments à *prescription hospitalière :* cette restriction de prescription est justifiée par la nécessité d'effectuer, dans des établissements disposant de moyens adaptés, le diagnostic et le suivi des maladies pour le traitement desquelles le médicament est habituellement utilisé. La prescription est réservée à un médecin hospitalier (voire, comme dans le cas précédent, à certains spécialistes hospitaliers) ;
  - médicaments à *prescription initiale hospitalière :* ils doivent être prescrits initialement par un médecin hospitalier (spécialiste si l'AMM le prévoit), mais le renouvellement (limité généralement à une période de 6 mois à 1 an) peut être réalisé par un médecin de ville, avec possibilité de modifier la posologie ou la durée du traitement ;
  - médicaments à *prescription réservée à certains spécialistes :* ils ne peuvent être prescrits que par un médecin spécialiste disposant des qualifications ou des titres indiqués dans l'AMM du médicament ;
  - médicaments nécessitant une *surveillance particulière pendant le traitement :* la restriction de prescription est justifiée par la gravité des

effets indésirables que peut provoquer le médicament. La prescription est subordonnée à des examens périodiques que doit subir le patient et peut être réservée à certains prescripteurs spécialistes, en ville ou à l'hôpital. L'AMM précise la nature et la périodicité des examens.

Les médicaments appartenant aux quatre dernières catégories décrites ci-dessus (à l'exception donc des médicaments réservés à l'usage hospitalier) sont disponibles pour les patients ambulatoires (non hospitalisés) :

- soit en officine,
- soit auprès d'une pharmacie hospitalière, s'ils sont inscrits sur la liste « rétrocession » (une rétrocession correspond à la dispensation à un patient externe d'un médicament par une pharmacie hospitalière disposant d'une autorisation d'activité optionnelle de « vente au public »).

Dans tous les cas ci-dessus, où la prescription est réservée à certaines catégories de prescripteurs, le pharmacien doit s'assurer que le titre ou la qualification du prescripteur correspond bien à ce qui est mentionné dans l'AMM.

- *Médicaments d'exception :* il s'agit d'une procédure de prise en charge du remboursement de certains médicaments *particulièrement coûteux et d'indications précises*. Ces médicaments (classés le cas échéant en prescription restreinte) sont prescrits sur une ordonnance particulière à quatre volets, attestant de l'adéquation de la prescription aux indications, posologies et durées de traitement précisées sur la « fiche d'information thérapeutique » établie par la commission de transparence. Ils présentent une vignette particulière bordée d'un liséré vert. Exemples : érythropoïétine, sétrons, anti-TNF, interférons bêta, hormone de croissance...
- *Autorisation temporaire d'utilisation* (ATU) : ces autorisations permettent l'utilisation à des fins thérapeutiques *de médicaments sans AMM*, qu'ils soient importés ou non, pour le traitement de *maladie grave ou rare*, et lorsqu'il n'existe pas de traitement approprié, sous réserve d'une autorisation de l'ANSM.

  Il existe deux types d'ATU :

  - *ATU de cohorte :* accordée à un laboratoire pharmaceutique qui en fait la demande pour un médicament destiné à plusieurs (voire à de nombreux) malades. Elle est assortie d'un protocole d'utilisation thé-

rapeutique, qui permet notamment de suivre les données de tolérance du produit ;
- *ATU nominative :* accordée à un médecin traitant qui en fait la demande par l'intermédiaire du pharmacien hospitalier pour répondre à un besoin thérapeutique particulier d'un malade nommément désigné (demande à effectuer à l'aide du formulaire disponible sur le site Internet http://ansm.fr).

L'ATU de cohorte possède une validité d'un an, éventuellement renouvelable. Celle de l'ATU nominative correspond à la durée prévisible du traitement, dans la limite maximale d'un an.

La dispensation de ces médicaments est réservée aux seules pharmacies hospitalières. Les effets indésirables graves ou inattendus doivent faire l'objet d'une déclaration immédiate de pharmacovigilance auprès d'un centre régional de pharmacovigilance ou du laboratoire exploitant le médicament.

- *Traçabilité :* les médicaments dérivés du sang, issus de pools de plasma (albumine, immunoglobulines, fractions coagulantes, etc.), sont soumis à l'obligation de traçabilité. Il s'agit de mesures permettant, à partir d'une identité enregistrée (numéro de lot du médicament), de retrouver à tout moment l'historique, l'utilisation et la localisation d'un produit sanguin. Il est alors possible de réaliser des enquêtes ascendantes (des patients aux donneurs) ou descendantes (des donneurs aux patients), par l'intermédiaire du lot concerné et éventuellement de procéder à un rappel de lot dans un but de sécurité.

  Le médicament est toujours accompagné d'un bordereau permettant la notification d'informations lors de la dispensation et de l'administration, ainsi que l'apposition d'étiquettes détachables se trouvant sur le conditionnement du produit (une étiquette est également apposée dans le dossier médical). Ces enregistrements sont conservés pendant une durée de quarante ans.

Prescription des médicaments

La prescription des médicaments est un *acte médical* se concrétisant par la rédaction d'une *ordonnance*, indispensable à la délivrance par le pharmacien de médicaments contenant des *substances vénéneuses* (médicaments à prescription médicale obligatoire) :
- liste I : médicaments toxiques,
- liste II : médicaments dangereux,
- stupéfiants : médicaments toxicomanogènes.

Les médicaments non inscrits sur la liste des substances vénéneuses peuvent être délivrés sur ordonnance médicale, ou conseillés par le pharmacien, ou simplement demandés par le patient (médicaments de prescription médicale facultative).

L'ordonnance établie sur papier à en-tête précisant le nom, la qualité et l'adresse du médecin (n° RPPS du médecin et n° FINESS de l'établissement le cas échéant) et à deux feuillets autocopiants doit comporter dans tous les cas les éléments suivants :
- date,
- nom, sexe et âge du malade (la précision du poids est importante s'il s'agit d'un jeune enfant, la taille et le poids sont nécessaires pour le calcul de la surface corporelle),
- nom des médicaments, forme pharmaceutique et dosage (ou formule détaillée s'il s'agit d'une préparation),
- posologie et mode d'administration,
- durée du traitement pour chaque médicament prescrit (le cas échéant, le nombre de renouvellements de la prescription),
- mention manuscrite « non substituable » ou « prescription hors AMM » le cas échéant ; la prescription hors AMM d'une spécialité déjà commercialisée peut faire l'objet d'une recommandation temporaire d'utilisation (RTU), précisée par l'ANSM, afin d'assurer un suivi des patients pendant 3 ans,
- signature du médecin.

L'ordonnance doit être écrite lisiblement. Les chirurgiens-dentistes, les sages-femmes ou les vétérinaires peuvent prescrire les médicaments nécessaires à l'exercice de leur art.

L'original de l'ordonnance est la propriété du patient et est seul recevable par le pharmacien pour la dispensation. Le duplicata est destiné à l'Assurance maladie du patient pour un éventuel remboursement.

L'ordonnance peut être manuscrite, informatisée voire établie par courriel sous certaines conditions.

Il existe des ordonnances « bizone » destinées au remboursement à 100 % des médicaments prescrits dans le cadre d'une affection de longue durée (ALD).

La *posologie maximale* par prise ou par 24 heures est fixée pour de nombreux principes actifs par la Pharmacopée française. Le médecin a le droit de dépasser une dose maximale mais doit, dans ce cas, le confirmer sciemment en précédant la posologie de la mention « je dis » (telle dose).

Les dispositions légales relatives à la prescription des médicaments contenant des substances vénéneuses sont rassemblées dans le *tableau I.2*.

Tableau I.2 *- Prescription des médicaments contenant des substances vénéneuses*

	Liste II	Liste I	Stupéfiants
Ordonnance	obligatoire	*idem*	rédigée sur ordonnance « protégée »*, dosage, nombre d'unités thérapeutiques par prise et nombre des prises à écrire en toutes lettres
Durée de la prescription	au maximum 12 mois	*idem*	limitée à 28 jours : • 28 jours : règle générale (ex. : morphine orale) • 14 jours : méthadone • 7 jours : morphine injectable Le délai court à partir de la date d'établissement de la prescription
Renouvellement de la prescription	*possible*, sauf indication contraire du prescripteur, dans la limite de 12 mois au maximum	*impossible*, sauf indication du prescripteur précisant le nombre de renouvellements dans la limite de 12 mois au maximum	interdit

* Le décret du 31 mars 1999 a supprimé l'obligation du carnet à souches pour la prescription des médicaments stupéfiants en le remplaçant par l'ordonnance « protégée » ou « sécurisée » à compter du 1er octobre 1999. Les ordonnances « protégées » sont établies à partir de référentiels techniques et organisationnels élaborés par l'AFNOR (Association française de normalisation) et destinés à les rendre infalsifiables (papier filigrané blanc, préimpression à l'encre bleue de tous les éléments ou identifiants obligatoires, numéro d'identification par lot d'ordonnances, etc.).

Distribution des médicaments

Le monopole pharmaceutique (article L. 4211-1 CSP)

La distribution des médicaments n'est autorisée par la loi qu'aux pharmaciens (monopole pharmaceutique). Le pharmacien doit être obligatoirement propriétaire de son *officine*, soumise aux règles classiques du commerce. L'officine est surtout le lieu d'exercice d'une profession libérale, contrainte au respect d'une déontologie particulière et à l'obligation de service public (service de garde en particulier). Le Conseil de l'ordre des pharmaciens veille aux bonnes conditions d'exercice du monopole pharmaceutique. Un corps d'inspection, dépendant des agences régionales de santé, assure le contrôle de l'application des aspects réglementaires et techniques concernant la fabrication et la délivrance des médicaments.

À l'intérieur de l'officine, les médicaments remboursables ne peuvent être laissés à la portée du public. Ils sont regroupés dans la partie de l'officine réservée aux pharmaciens et à leurs collaborateurs qualifiés, les préparateurs en pharmacie.

Les rayons réservés à la clientèle ne peuvent contenir que des médicaments non remboursables (produits « conseil » ou d'automédication), des produits diététiques, cosmétologiques ou d'hygiène.

L'acte pharmaceutique

Le pharmacien est l'ultime maillon de la chaîne de *dispensation du médicament*. Il met sa compétence et son expérience au service du malade en réalisant un *acte pharmaceutique* (article R. 4235-48 CSP), associant à la délivrance des médicaments :

- l'analyse pharmaceutique de l'ordonnance médicale,
- la préparation éventuelle des doses à administrer,
- la mise à disposition d'informations nécessaires au bon usage des médicaments.

Pour accomplir cette dispensation, le pharmacien peut demander au prescripteur tous renseignements utiles.

L'analyse pharmaceutique ou validation de l'ordonnance doit prendre en compte :

- l'identité et les paramètres « physiologiques » (exemple : grossesse ou allaitement) ou « pathologiques » (exemple : insuffisance rénale) du patient,
- la conformité de l'ordonnance à la réglementation,
- le respect de la législation des substances vénéneuses,
- la cohérence du traitement,
- le contrôle de la posologie, notamment chez les personnes âgées et en pédiatrie,
- le contrôle des précautions d'emploi ou des contre-indications,
- la recherche d'interactions médicamenteuses.

La détection d'anomalies et/ou le dialogue avec le patient peut nécessiter la rédaction par le pharmacien d'une *opinion pharmaceutique* à l'intention du médecin prescripteur. Ce document décrit la nature du problème identifié (posologie, effet indésirable, contre-indication, interaction médicamenteuse, inobservance...) et comporte les arguments pharmaceutiques et les références consultées.

La délivrance des médicaments au patient doit être nécessairement associée aux informations nécessaires au bon usage et à la prise correcte des médicaments. Le pharmacien doit s'assurer que le malade ou son entourage a bien compris les recommandations qui lui sont données :

- plan de prises (heures de prises, interférences avec les repas ou les boissons...) et respect des posologies,
- prévention des effets indésirables évitables,
- surveillance clinique ou biologique.

Pour les pathologies chroniques par exemple, ou pour les clients réguliers de la pharmacie, un *dossier pharmaceutique* (ou dossier patient) est d'une grande aide pour le pharmacien, notamment dans le cadre actuel de déploiement du dossier informatisé consultable en réseau, proposé par le Conseil de l'ordre des pharmaciens.

Comme pour toute profession de santé, le pharmacien exerce également un rôle d'éducateur sanitaire et social (prévention, diététique, hygiène, etc.). Il contribue aussi à l'organisation de la pharmacovigilance par le recueil des informations sur les effets indésirables des médicaments.

Les grossistes-répartiteurs

Ils sont chargés de l'approvisionnement des officines et sont des intermédiaires entre les laboratoires fabricants et les pharmaciens. Ils sont répartis sur l'ensemble du territoire et mettent à la disposition des officines, qui sont livrées généralement plusieurs fois par jour, la totalité des spécialités pharmaceutiques commercialisées.

Dans certains cas (« médicaments grand public » en particulier), les pharmaciens d'officine préfèrent s'approvisionner directement auprès des fabricants.

Les pharmacies hospitalières

Les établissements publics de santé, ou privés comme les cliniques, disposent d'une pharmacie à usage intérieur (PUI) destinée à délivrer les médicaments aux patients hospitalisés. Les établissements les moins importants peuvent toutefois faire appel à une pharmacie « de ville ». Les pharmacies hospitalières sont placées sous l'autorité d'un pharmacien salarié à temps plein ou à temps partiel (pharmacien assurant la gérance de la PUI) selon l'importance de la structure de soins.

Le pharmacien hospitalier est responsable des procédures d'achat, du contrôle, de la fabrication éventuelle et de la dispensation des médicaments, des dispositifs médicaux et des prothèses stériles ainsi que des pansements aux malades hospitalisés et aux services de soins. Il apporte une information sur les médicaments ou tous produits du domaine pharmaceutique aux médecins et au personnel soignant.

D'autres activités sont généralement confiées au pharmacien hospitalier :
- suivi thérapeutique par le dosage des médicaments,
- toxicologie d'urgence,
- hygiène et stérilisation,
- diététique pharmaceutique.

Les pharmacies hospitalières des hôpitaux publics assurent un service de rétrocession ou « vente au public » (patients non hospitalisés ou sortants) pour certains médicaments inscrits sur la liste « rétrocession » (liste limitative), pour les médicaments disposant d'une ATU (voir p. 15) ou pour les préparations hospitalières.

Procédures d'achat

Les procédures d'achat sont régies par le *Code des marchés publics* pour les établissements participant au service public. Tous les médicaments ne sont pas disponibles en milieu hospitalier, seuls les médicaments agréés aux collectivités peuvent être utilisés. De plus, chaque établissement constitue une liste de médicaments « admis », donc immédiatement disponibles (médicaments dits « en stock permanent ») et correspondant aux besoins médicaux en fonction des diverses spécialités existantes. Ce mode de fonctionnement permet une meilleure gestion et autorise une politique de mise en concurrence des fabricants (le prix des médicaments est libre dans le secteur hospitalier) pour des médicaments à l'activité et aux indications similaires, voire identiques.

L'approvisionnement s'effectue directement auprès des laboratoires pharmaceutiques en raison de l'importance des quantités consommées. Les grossistes ou les officines de ville ne sont fournisseurs que pour de faibles quantités ou pour l'achat ponctuel d'un médicament non tenu en stock permanent.

Distribution des médicaments en milieu hospitalier

Jusqu'en 1980, en France, la distribution des médicaments a reposé sur le système de « *délivrance globale* » :

- le service de soins dispose d'une armoire à pharmacie représentant un stockage de sécurité (3 à 4 jours d'utilisation). Le pharmacien et le médecin-chef de service déterminent, après consultation du cadre de santé, la *dotation* de médicaments permettant de faire face aux besoins urgents et les plus courants ;
- cette liste qualitative et quantitative est affichée dans l'armoire et la dotation est révisée au minimum une fois par an ;
- les prescriptions sont individuelles, écrites, datées et signées. Les ordonnances protégées ne sont pas obligatoires pour les patients hospitalisés (elles ne le sont que pour les consultations externes ou les prescriptions de sortie). Elles permettent d'exécuter et de suivre la thérapeutique. La direction de l'établissement doit communiquer au pharmacien-gérant la liste des personnes habilitées à prescrire conformément à la législation et à la réglementation en vigueur ;

- l'approvisionnement de l'armoire à pharmacie (renouvellement de la dotation) est réalisé à la demande du service par la pharmacie de l'établissement. Le cadre de santé ou un infirmier désigné par écrit par le responsable de l'unité, en accord avec le pharmacien, définit les procédures de commande, réception et conditions de stockage des médicaments. Tout transport de médicament doit se faire dans des chariots ou containers clos et disposant d'un système de fermeture en assurant la sécurité ;
- les médicaments doivent être détenus sous la responsabilité du cadre de santé de l'unité dans des locaux, armoires ou autres dispositifs de rangement fermés à clé et non accessibles au public. Le pharmacien doit vérifier régulièrement la composition de l'armoire, ainsi que le respect des règles d'étiquetage et de conservation des médicaments.

La délivrance globale semble un système maintenant dépassé et est peu à peu remplacée par la « *dispensation nominative* ». La dispensation individuelle ou nominative consiste à la délivrance directe, par le service pharmaceutique à partir de l'ordonnance médicale, des médicaments nécessaires au traitement du malade. La dispensation est généralement journalière, mais elle peut être hebdomadaire pour les services de moyen ou long séjour. Le service de soins conserve une petite réserve de médicaments nécessaires aux besoins urgents.

Ce système permet d'accroître la sécurité thérapeutique du malade par la validation pharmaceutique de la prescription (voir p. 20), d'améliorer sensiblement la gestion des stocks de médicaments et de décharger le corps infirmier d'une tâche d'approvisionnement du service au profit des soins, de la surveillance et de la présence auprès des malades.

L'évolution actuelle tend vers l'informatisation du « circuit du médicament » à l'hôpital pour ses trois étapes (prescription, dispensation, administration). La prise en charge médicamenteuse du patient dans un établissement de soins est un processus complexe impliquant plusieurs acteurs, sur lequel doit être mis en place un système de management de la qualité, ce qui suppose un engagement de la direction et une organisation propre à chaque établissement, fondée en particulier sur une cartographie des risques.

La déclaration interne des erreurs médicamenteuses (avérées ou potentielles) ou des dysfonctionnements dans la prise en charge médicamenteuse, en vue de leur analyse et de la détermination d'actions correctives, doit être exploitée. Cette approche nouvelle est inscrite dans l'*arrêté du 6 avril 2011* sur la qualité de la prise en charge médicamenteuse dans les établissements de soins.

Dispensation et étiquetage des substances vénéneuses

Dispositions légales

Les dispositions légales relatives à la dispensation des médicaments contenant des substances vénéneuses sont rassemblées dans le *tableau I.3*.

***Tableau I.3** - Dispensation des médicaments contenant des substances vénéneuses*

	Liste II	Liste I	Stupéfiants
Délivrance	au vu d'une ordonnance datant de moins de 3 mois quantité maximale délivrée : 1 mois*	*idem*	au vu d'une ordonnance « protégée », quantité maximum délivrée : • 28 jours : règle générale (la délivrance doit être réalisée en 2 fois pour certaines spécialités) • 14 jours : méthadone (délivrance en 2 fois 7 jours) • 7 jours : morphine injectable Le délai court à partir de la date d'établissement de la prescription
Inscription sur l'ordonnancier (enregistrement)	obligatoire	*idem*	*idem* (éventuellement référence de la pièce d'identité présentée par le porteur de l'ordonnance)

* À l'exception des médicaments contraceptifs et des médicaments présentés sous un conditionnement correspondant à une durée de traitement supérieure à 1 mois qui peuvent être délivrés pour cette durée dans la limite de 3 mois.

	Liste II	Liste I	Stupéfiants
Inscriptions à porter sur l'ordonnance ou sa copie	timbre de l'officine, numéros d'enregistrement, date d'exécution, quantités délivrées	*idem*	*idem*
Étiquetage des spécialités *(figure I.1)*	• espace blanc entouré d'un *filet vert* pour l'inscription des mentions obligatoires par le pharmacien • mention : « Respecter les doses prescrites », et éventuellement (pour la voie externe) : « Ne pas avaler » • pour les médicaments vétérinaires : « Médicaments vétérinaires », et éventuellement : « Ne pas faire avaler » • pour tous les médicaments : « Uniquement sur ordonnance médicale »	*idem* mais *filet rouge*	*idem* liste I • pour les médicaments vétérinaires : *double filet rouge*

Dispositions particulières

Les dispositions particulières relatives à la dispensation des *stupéfiants en milieu hospitalier* sont les suivantes (arrêté du 6 avril 2011) : l'unité de soins peut disposer d'une dotation de stupéfiants détenus dans l'armoire à pharmacie, dans un compartiment séparé fermant à clé. Le renouvellement de la dotation ne peut être réalisé que sur présentation d'un état récapitulatif de couleur rose *(tableau I.4)* et d'un relevé nominatif d'administration des stupéfiants faisant l'objet de la demande de réapprovisionnement *(tableau I.5)*.

***Tableau I.4** - État récapitulatif de renouvellement de la dotation de stupéfiants en milieu hospitalier (couleur rose)*

Établissement de .... N° ....

Dotation pour besoins urgents

Unité de soins ....

Désignation de la substance	Réserve normale	Quantité consommée du .... au	Quantité demandée

Date :

Signature du médecin responsable de l'unité de soins :

***Tableau I.5** - Relevé nominatif d'administration des stupéfiants en milieu hospitalier*

Établissement de ....

Relevé nominatif d'administration des stupéfiants

du .... au ....
Désignation .... Dosage ....
Unité de soins ....

Date	Heure	Nom et prénom du malade	Dose administrée	Identité prescripteur	Identité personne ayant administré	Signature personne ayant administré

Date :

Signature du médecin responsable de l'unité de soins :

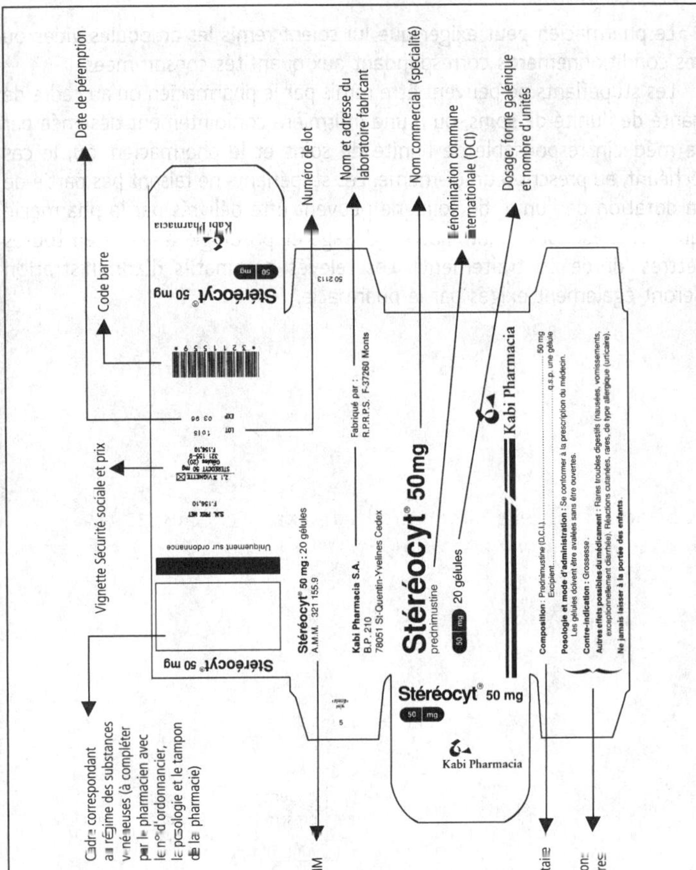

***Figure I.1** - Exemple d'emballage et d'étiquetage d'une spécialité pharmaceutique contenant une substance vénéneuse**

* Cette spécialité a été retirée du marché en 1997.

Le pharmacien peut exiger que lui soient remis les ampoules vides ou les conditionnements correspondant aux quantités consommées.

Les stupéfiants ne peuvent être remis par le pharmacien qu'au cadre de santé de l'unité de soins, ou à une infirmière conjointement désignée par le médecin responsable de l'unité de soins et le pharmacien, ou, le cas échéant, au prescripteur lui-même. Les stupéfiants ne faisant pas partie de la dotation de l'unité de soins ne peuvent être délivrés par la pharmacie que sur prescription nominative (dosage et posologie à écrire en toutes lettres, durée du traitement). Les relevés nominatifs d'administration seront également exigés par la pharmacie.

Administration des médicaments et surveillance thérapeutique

L'administration des médicaments est un *acte infirmier* (article R. 4311-1 à 15 du Code de la santé publique), s'inscrivant en aval de la prescription médicale et de la dispensation pharmaceutique. L'infirmier/infirmière, par sa présence privilégiée auprès du malade, occupe une place de choix pour suivre l'évolution de l'état des malades, noter toute observation permettant de juger de l'efficacité ou de la tolérance d'une thérapeutique médicamenteuse et d'instaurer, en quelque sorte, un système d'alerte.

La complexité actuelle des traitements médicamenteux, particulièrement en milieu hospitalier (chimiothérapie anticancéreuse par exemple), et les graves conséquences parfois liées à leur mauvaise utilisation nécessitent, de la part de l'infirmier/infirmière, de solides notions de pharmacologie. La bonne administration des médicaments *(« le bon médicament, au bon moment, au bon malade »)* est indissociable d'une prescription rigoureuse et d'une dispensation élaborée.

La relation médecin-pharmacien-infirmière-malade est fondamentale et nécessaire à l'efficacité optimale d'une thérapeutique médicamenteuse *(figure I.2)*. Les trois professions de santé (médicale, pharmaceutique et infirmière) doivent travailler de manière interactive, le malade étant le premier bénéficiaire de cette complémentarité.

Administration des médicaments

- *Toute administration de médicament à un malade ne doit être effectuée que sur prescription médicale écrite*, particulièrement en milieu hospitalier. Certaines pathologies mineures ou courantes (insomnie, douleurs, etc.) peuvent faire l'objet de « protocoles de service » rédigés par le médecin et permettant à l'infirmier/infirmière d'intervenir de façon précise en son absence.

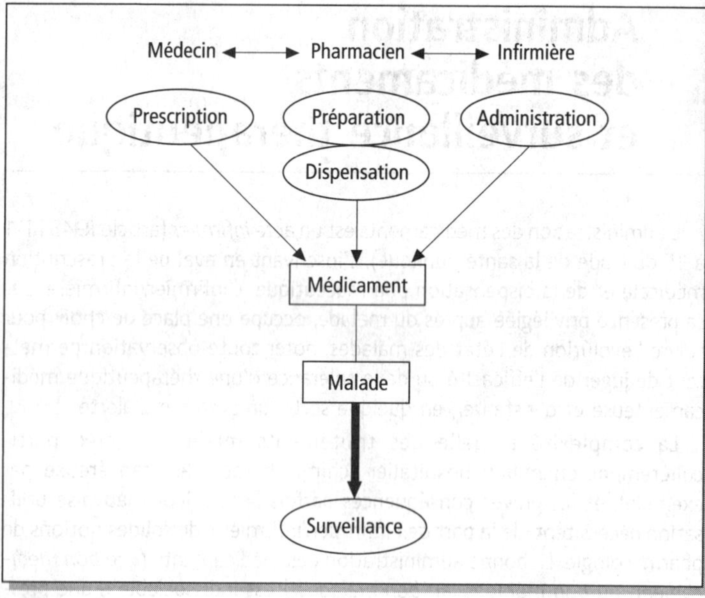

Figure I.2 *- Relations médecin-pharmacien-infirmière*

- *Toute administration de médicament à un malade doit être tracée en temps réel de façon écrite (produit, dose, heure)* dans le dossier de soins infirmiers et/ou dans le dossier médical.
- Contrôles essentiels à réaliser avant administration :
  - nom du malade : vérifier l'identité du patient, préférer un nom de patient à un numéro de lit ;
  - nom, forme et dosage du médicament : prendre le temps de lire attentivement la prescription et l'étiquette du médicament (au moment de la collecte dans le stock du service, de la préparation et enfin juste avant l'administration du médicament) ;
  - posologie : attention en particulier à l'emplacement des zéros ou des virgules, vérifier toujours les calculs de dose ;
  - voie d'administration : ne pas confondre par exemple, voie intramusculaire, intraveineuse directe ou perfusion intraveineuse ;

- heure et fréquence d'administration : demander toute information au médecin ou au pharmacien en cas de prescription incomplète ;
- date de péremption des médicaments.

Les précautions indispensables peuvent être résumées par la « règle des 5 B ».

***Tableau I.6** - La règle des 5 B*

Les 5 B	Bon patient	Être certain de l'identité du patient
	Bon médicament	Avoir vérifié de façon attentive la prescription et l'étiquette du médicament
	Bonne dose	Le dosage est approprié au poids, à la voie et au mode d'administration
	Bonne voie	Le médicament est approprié à la voie prescrite La qualité de la voie et l'état clinique et psychologique du patient ont été vérifiés
	Bon moment	Le plan de soins du patient a été vérifié et son information réalisée L'administration a été tracée

- Principales causes d'erreurs d'administration :
  - ordonnance mal écrite ou incomplète ;
  - abréviations mal codifiées
    exemples :
    cc : cuillère à café ou cm^3 ?
    g : gramme ou goutte ?
  - retranscriptions erronées ;
  - la prescription verbale doit rester une situation exceptionnelle (urgence vitale). Elle doit être régularisée par écrit et signée par le médecin le plus tôt possible ;
  - confusion entre deux spécialités au conditionnement similaire
    exemple : ampoules de volume et d'aspect identiques pour deux dosages différents (atropine 0,25 et 0,5 mg) ;
  - déconditionnement à l'avance des formes orales avec perte d'identité ou de péremption (à ne jamais faire) ;
  - administration de médicaments périmés
    exemple : chariot d'urgence insuffisamment contrôlé.

Toute erreur dans l'administration d'un médicament *doit aussitôt être signalée* au médecin. Ces erreurs peuvent être, en grande partie, évitées par une bonne méthode de travail et une organisation rigoureuse.

Surveillance thérapeutique

La surveillance thérapeutique s'effectue après que le médicament a été prescrit, dispensé et administré.

Surveillance de l'observance médicamenteuse

L'observance (ou « compliance ») est définie par le respect de la prescription par le malade et son entourage. Une bonne observance passe donc d'abord par la coopération du patient, qui ne peut être obtenue qu'en lui apportant une information suffisante sur l'activité, les règles d'utilisation ou les effets indésirables possibles des médicaments qui lui sont administrés.

Une mauvaise observance correspond par exemple à l'arrêt prématuré, complet ou partiel du traitement, à des modifications de posologie (en plus ou en moins), à la prise d'autres médicaments à l'insu du prescripteur.

Bien sûr, ce problème ne se pose pas dans le cas d'administration par voie parentérale, et semble moins problématique en milieu hospitalier où le malade bénéficie d'une surveillance plus rapprochée.

Surveillance de l'efficacité

Elle est appréciée en grande partie par des signes cliniques qui sont du ressort du médecin et de l'infirmière.

Exemples :

- chute de la fièvre après instauration d'une antibiothérapie en cas d'infection ;
- abaissement de la pression artérielle après traitement antihypertenseur ;
- ralentissement du rythme cardiaque après administration d'un cardiotonique.

Le pharmacien aussi, par son attitude « réceptive » et par le contact avec le malade ou son entourage, peut contribuer à révéler des signes d'amélioration ou d'aggravation d'une pathologie.

Le suivi biologique du patient (accès aux résultats du laboratoire) est un élément important de l'analyse pharmaceutique des prescriptions.

Surveillance de la tolérance

La détection des *effets indésirables* (ou secondaires) fait partie de la surveillance thérapeutique à laquelle participe l'infirmier/infirmière. Les effets indésirables peuvent être attendus ou inattendus, survenir à plus ou moins long terme. Ils seront signalés au médecin ou au pharmacien, qui prendra les mesures nécessaires pour les réduire ou les prévenir et les déclarera si besoin aux organismes officiels (30 centres régionaux de pharmacovigilance, voir « Bases théoriques », chapitre 4).

Surveillance particulière à certains traitements

Cette surveillance s'adresse à des malades « à risques » ou à des médicaments dits « à marge thérapeutique étroite ».

- *Malades « à risques » :* il s'agit de malades fragilisés pour certaines raisons physiopathologiques.
  Exemples :
  - nouveau-nés et nourrissons,
  - sujets âgés,
  - insuffisants rénaux,
  - insuffisants hépatiques,
  - femme enceinte ou allaitant.

  Ces patients nécessitent souvent des adaptations posologiques (réduction des doses administrées) ou justifient la contre-indication de certains médicaments. La surveillance de la tolérance sera particulièrement renforcée par l'infirmier/infirmière auprès de ces malades.
- *Médicaments à marge thérapeutique étroite :* il s'agit de médicaments dont les doses efficaces (ou les concentrations plasmatiques efficaces) sont proches des doses toxiques (ou des concentrations plasmatiques pouvant entraîner l'apparition d'effets indésirables).
  Exemples :
  - antiépileptiques,
  - digitaliques,
  - antibiotiques (aminosides),
  - anticoagulants.

  Le suivi thérapeutique fait appel dans ce cas au dosage plasmatique des médicaments concernés ou à la mesure de certains paramètres biologiques reflétant l'activité du médicament (par exemple : taux de pro-

thrombine pour les anticoagulants oraux ou glycémie pour les antidiabétiques).
Ces dosages sont réalisés couramment par les laboratoires de biologie clinique. Les résultats apportent une aide au médecin dans l'ajustement posologique adapté à chaque patient.

2 Origine, présentation et mode d'administration des médicaments

NOTIONS ESSENTIELLES

- Les médicaments proviennent de diverses origines : végétale (plantes), animale (tissus humains ou animaux), microbiologique (vaccins, par exemple), minérale, synthétique, pour la grande majorité des médicaments, et enfin biotechnologique (génie génétique).
- Il existe quatre voies possibles d'administration des médicaments : orale (par la bouche), parentérale (injection à travers la peau), transmuqueuse (sur une muqueuse) et cutanée (sur la peau).
- Les formes galéniques les plus utilisées par voie orale sont les comprimés et les gélules pour les formes solides (sèches) et les solutés, suspensions, gouttes buvables et sirops pour les formes liquides.

  Il existe par ailleurs des formes à libération modifiée permettant soit l'accélération (comprimé effervescent et lyoc), soit le ralentissement (formes à libération prolongée : LP ou LA) de la libération du principe actif.
- Les formes galéniques destinées à la voie parentérale permettent une administration par voie intradermique, sous-cutanée, intramusculaire ou intraveineuse (intraveineuse directe ou perfusion intraveineuse). Elles possèdent des qualités essentielles de stérilité, apyrogénicité, limpidité, isotonie et neutralité.
- Les formes galéniques destinées à la voie transmuqueuse sont destinées à une administration par diverses voies : sublinguale, rectale, vaginale, ORL, oculaire ou pulmonaire.
- Toute administration de médicament doit faire l'objet de contrôles essentiels avant administration (concordance entre la prescription et le médicament préparé, contrôle des dates de péremption) et de respect de précautions de base (lavage des mains, procédure propre ou aseptique).

- Il existe des modalités précises d'administration propres à chaque voie d'administration et/ou spécifiques de la forme galénique du médicament.

Origine des médicaments

Médicaments d'origine végétale

L'utilisation des plantes en thérapeutique *(phytothérapie)* est très ancienne et connaît actuellement un regain d'intérêt auprès du public soucieux de traitements « naturels ». Il est possible d'utiliser les plantes entières ou les produits d'extraction qu'elles fournissent.

- *Plantes entières ou parties de plantes* : elles sont utilisées surtout sous forme de tisanes.
  Exemples :
  - menthe (feuilles) : sédative ;
  - bourdaine (écorce) : laxatif ;
  - eucalyptus (feuilles) : antiseptique ;
  - réglisse (racines) : diurétique.

  Parallèlement à l'utilisation classique des plantes en nature (vendues en vrac ou en sachets), il existe des préparations de poudre de plantes (sous forme de gélules) ou à base de produits d'expression (suc, généralement liquide obtenu par pression d'un végétal frais).
- *Principes actifs de végétaux* utilisés en thérapeutique : il est possible d'extraire, d'isoler et de purifier certains principes actifs d'origine végétale, appartenant à deux catégories :
  - *alcaloïdes :* ce sont des substances organiques azotées, à propriétés basiques et présentant une forte activité pharmacologique.
    Exemples :
    · quinine extraite de l'écorce de quinquina,
    · morphine extraite de la capsule du pavot à opium,
    · alcaloïdes de la pervenche (vincristine, vinorelbine, etc.) ou de l'if (paclitaxel, docétaxel) utilisés comme anticancéreux ;
  - *hétérosides :* substances organiques formées d'une partie sucrée et d'une partie non sucrée (appelée génine ou aglycone).
    Exemple : digoxine extraite de la feuille de digitale.

Médicaments d'origine animale

Leur emploi est aussi ancien que celui des plantes. L'utilisation d'organes ou de glandes fraîches vers la fin du XIXe siècle a ouvert la voie à l'*opothérapie*.

On utilise actuellement en thérapeutique :

- *des organes, glandes ou tissus humains ou animaux* : leur emploi est en régression (poudre de glande thyroïde, par exemple), mis à part bien sûr le sang et ses éléments considérés comme de véritables tissus (sang et plasma humains, médicaments dérivés du sang) ;
- *des principes actifs obtenus par extraction* : il s'agit essentiellement des hormones et des enzymes.
  Exemples :
  - hormone de croissance extractive, d'origine hypophysaire, utilisée jusqu'en 1988,
  - héparine, médicament anticoagulant extrait du poumon de bœuf ou de l'intestin de porc,
  - insuline, extraite du pancréas de bœuf ou de porc, avant la production par biotechnologie.

Médicaments d'origine microbiologique

Les *vaccins*, obtenus à partir de bactéries ou de virus atténués ou tués et conférant après injection une immunité contre les infections correspondantes, sont classés dans cette catégorie.

Exemples :
- vaccin BCG (contre la tuberculose),
- vaccin antigrippal.

Certains micro-organismes cultivés de façon appropriée sécrètent diverses substances utilisées en thérapeutique. Il s'agit essentiellement des *antibiotiques*, découverte fondamentale dans le traitement des maladies infectieuses. Le premier antibiotique, découvert par Fleming en 1929 et utilisé à partir de 1940, a été la pénicilline, obtenue à partir d'une culture de champignon du genre *Penicillium*.

Médicaments d'origine minérale

De nombreux minéraux ont été, comme les plantes, longtemps utilisés avant le développement de la chimie organique. Certains d'entre eux, qu'ils soient des produits naturels purifiés ou obtenus par des réactions de *chimie minérale*, sont encore employés en qualité de principes actifs ou d'excipients des médicaments.

Exemples : eau, talc, argiles, bicarbonate de sodium, sulfate de magnésium, chlorure de sodium, chlorure de calcium...

Médicaments d'origine synthétique

La *chimie organique* (chimie des composés du carbone) représente de loin la principale source de production des médicaments modernes. La synthèse de molécules complexes nécessite souvent d'importantes études de recherche et de mise au point par étapes successives pour aboutir à la structure désirée.

Il est possible dans certains cas de « partir » de molécules déjà connues, d'origine naturelle ou synthétique, et de les transformer pour aboutir à de nouvelles molécules (on parle alors d'hémi-synthèse).

Médicaments d'origine biotechnologique

Il s'agit de méthodes de synthèse très élaborées faisant intervenir pour l'essentiel des techniques de génie génétique. Le but est d'isoler des cellules vivantes (micro-organismes) et de leur faire produire des produits d'intérêt thérapeutique qu'elles ne synthétiseraient pas en temps normal. Les « ordres » sont donnés à la cellule productive sous la forme d'ADN recombiné et injecté.

Exemples : interféron, insuline humaine, hormone de croissance recombinante, vaccin contre l'hépatite B...

Voies d'administration des médicaments

Voie orale

La voie *orale* ou *buccale*, la plus couramment utilisée, consiste en l'administration du médicament par la bouche *(tableau I.7)*. Le médicament, après son passage dans l'estomac, atteint l'intestin grêle où se situent les zones de *résorption* (voir p. 67).

***Tableau I.7** - Avantages et inconvénients de l'administration par voie orale*

Avantages	Inconvénients
• facile, économique • assez rapide (mais insuffisamment en cas d'urgence) • aisément répétable	• irritation possible du tube digestif • risques d'altération des principes actifs par les sucs digestifs • impossibilité d'utilisation en cas de vomissements ou de coma • goût parfois désagréable (peut être masqué) • coopération du malade nécessaire (parfois difficile en pédiatrie ou avec un malade affaibli) • interférences possibles avec l'alimentation ou les boissons • résorption parfois médiocre

Voie parentérale (ou transcutanée)

La voie *parentérale* consiste en l'administration du médicament par effraction, à travers la peau *(tableau I.8)*. Ce type d'administration nécessite donc une *injection* par utilisation le plus souvent d'une aiguille et d'une seringue graduée munie d'un piston.

En fonction du site d'injection utilisé, on parle de :

- *voie intradermique* (ID) : administration immédiatement sous la surface de la peau (à la limite de l'épiderme et du derme) ;
- *voie sous-cutanée* (SC) : administration sous la peau ;
- *voie intramusculaire* (IM) : administration dans le tissu musculaire profond (muscle fessier) ;

- *voie intraveineuse :* administration dans les veines superficielles selon diverses modalités :
  - *intraveineuse directe* (IVD) : injection directe dans la veine plus ou moins rapidement (IVD lente ou IVD flash dite en *bolus*),
  - *perfusion intraveineuse* : utilisée pour l'administration de volumes importants (en pratique à partir de 50 à 100 mL), nécessite un dispositif médical adapté (tubulure à perfusion ou perfuseur). Il est possible également d'injecter un médicament dans la tubulure à perfusion (par un robinet), on parle alors d'injection *intratubulaire*.

Les voies d'administration suivantes correspondent à des *actes médicaux* :

- voie *intra-artérielle* (IA) : administration dans une artère ;
- voie *intrarachidienne* (IR) ou *intrathécale :* administration dans l'espace sous-arachnoïdien où circule le liquide céphalorachidien ;
- voie *intracardiaque* (IC) : administration dans le muscle cardiaque ou dans les cavités cardiaques ;
- voie *intra-articulaire :* administration dans une articulation ;
- voie *épidurale :* administration dans l'espace épidural (ou péridural) situé entre la dure-mère et la paroi du canal rachidien.

Tableau I.8 - *Avantages et inconvénients de l'administration par voie parentérale*

	Avantages	Inconvénients
Voie intradermique	• action locale uniquement	
Voie intramusculaire	• possibilité d'injecter des suspensions • résorption rapide	• parfois douloureux • volumes injectés réduits • dangereux en cas d'atteinte de nerfs, veines ou artères
Voie sous-cutanée : - injection sous-cutanée - perfusion sous-cutanée (hypodermoclyse)	• résorption un peu moins rapide que la voie intramusculaire • pour les injections sous-cutanées simples : - faisable par le malade lui-même - possibilité d'injecter des suspensions	• *idem* voie intramusculaire

	Avantages	Inconvénients
Voie intraveineuse : - injection intraveineuse directe (IVD) lente ou en *bolus* - perfusion intraveineuse continue ou discontinue	• résorption complète et immédiate	• injection possible de solutions aqueuses seulement • irritation veineuse possible • dangereux en cas d'injection trop rapide de certains médicaments • difficulté à répéter les injections à certains endroits • durée d'action courte

Voie transmuqueuse

La voie *transmuqueuse* consiste en l'administration du médicament sur ou au travers d'une muqueuse. Elle permet donc soit une action *locale*, soit une action *générale* s'il existe pénétration du principe actif au travers de la muqueuse et diffusion vers un autre tissu ou organe.

En fonction de la muqueuse utilisée, on parle d'administration par :

- *voie sublinguale* : administration sur la muqueuse située sous la langue. Cette voie permet une action générale, rapide et évite le « premier passage hépatique » (voir p. 69). La voie *perlinguale* correspond à une résorption par la muqueuse de la langue et de la face interne des joues ;
- *voie rectale* : administration dans le rectum sur la muqueuse rectale, richement vascularisée. Action générale (après résorption) ou locale. Irritation possible de la muqueuse, résorption irrégulière ;
- *voie vaginale :* administration dans le vagin, généralement pour une action locale en raison d'une perméabilité plus faible que celle des autres muqueuses ;
- *voies aériennes supérieures et ORL :* administration sur les muqueuses des cavités nasales (voie *nasale*), de la bouche et du pharynx, du conduit auditif (voie *auriculaire*) et destinée à une action locale ;
- *voie oculaire :* administration au niveau de l'œil (sur la conjonctive) en vue d'une action locale ;
- *voie pulmonaire :* administration par voie respiratoire (nébulisation) d'*aérosols* formés de fines particules, dont le diamètre permet, s'il est suffisamment faible, d'atteindre les bronchioles terminales et les alvéoles pulmonaires *(tableau I.9)*.

Il est possible également d'administrer par cette voie des gaz anesthésiques ou des anesthésiques volatils.

Tableau I.9 *- Administration d'aérosols par voie respiratoire*

Diamètre des particules aérosolisées	Niveau d'action
> 30 μ	fosses nasales
20 à 30 μ	trachée
10 à 20 μ	bronches et bronchioles
3 à 5 μ	bronchioles terminales
< 3 μ	alvéoles pulmonaires

Voie cutanée

La voie *cutanée* consiste en l'application des médicaments sur la peau, soit pour une action *locale*, soit pour une action *générale* après pénétration à travers les différentes couches cellulaires et diffusion par la circulation sanguine. Dans ce dernier cas, dénommé *voie percutanée*, l'application doit être faite dans une zone où l'absorption est facile (derrière les oreilles, sur le torse par exemple).

La peau lésée ou malade peut augmenter fortement la résorption de certains principes actifs et favoriser l'apparition d'effets indésirables.

Formes galéniques des médicaments

Formes galéniques des médicaments

Le terme de *« galénique »* provient du nom de Claudius Galenus (Galien), médecin ayant vécu au IIe siècle av. J.-C. à Rome, où il fut le médecin de l'empereur Marc Aurèle et de ses successeurs. Il s'intéressa tout particulièrement à la formulation et à la préparation des médicaments. La *« pharmacie galénique »* est maintenant la science et l'art de préparer, conserver et présenter les médicaments.

Avant la mise sur le marché, chaque médicament doit faire l'objet d'une étude de composition, de forme et de présentation qui convienne le mieux à son administration, permettant ainsi de garantir la précision du dosage, une stabilité satisfaisante pendant une durée déterminée et d'en rendre l'administration la plus facile possible.

Schématiquement, un médicament se compose de *principe(s) actif(s)*, *d'excipient(s)*, l'ensemble étant contenu dans un *récipient (figure I.3)*.

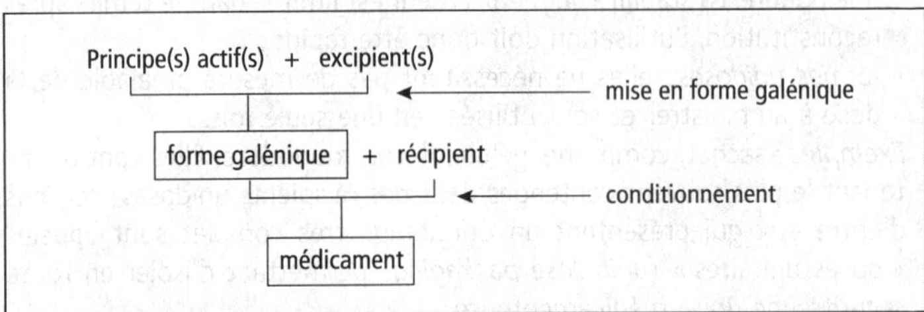

Figure I.3 - Mise en forme d'un médicament

- Le principe actif est la substance active douée de propriété pharmacologique et à la base de l'effet thérapeutique du médicament.
- Les excipients (ou adjuvants, ou véhicules) sont des composants sans action pharmacologique mais nécessaires à la fabrication, à l'administration ou à la conservation du médicament.

Exemples :
- solvant pour une préparation injectable,
- diluant, lubrifiant ou liant pour un comprimé.

Des excipients dits « à effet notoire » (amidon de blé, aspartam, huile d'arachide...) peuvent être responsables d'effets indésirables chez certaines personnes sensibles.

- Le récipient (flacon, pilulier, « blister », etc.) est destiné à contenir le médicament et à le protéger de l'environnement extérieur. Le tout est regroupé dans un emballage accompagné d'une notice explicative.

D'une manière générale, on peut distinguer plusieurs grandes catégories de formes galéniques :

- *formes liquides :* indispensables pour la voie parentérale, utilisées également pour la voie orale (chez l'enfant particulièrement) ;
- *formes solides :* très utilisées pour l'administration par voie orale, elles permettent une bonne conservation du médicament ;
- *formes prêtes à l'emploi :* directement utilisables ;
- *formes à reconstituer :* elles doivent faire l'objet d'une reconstitution, avant administration, en mélangeant un solvant (eau le plus souvent) à une poudre. La stabilité du médicament est limitée dans le temps après reconstitution, l'utilisation doit donc être rapide ;
- *formes unidoses :* elles ne nécessitent pas de mesure préalable de la dose à administrer et sont utilisées en une seule fois.

Exemples : sachet, comprimé, gélule, flacon monodose. Elles sont maintenant le plus souvent contenues dans des récipients unidoses ; certains d'entre eux qui présentent un étiquetage très complet sont appelés « doses unitaires » *(unit dose packaging)* permettant d'isoler en toute sécurité une unité médicamenteuse ;

- *formes multidoses :* il est nécessaire de mesurer la dose à administrer au préalable avec un instrument de mesure (cuillère à café, cuillère-mesure, seringue graduée, compte-gouttes, etc.). Elles sont contenues dans des récipients multidoses.

Formes destinées à la voie orale

***Tableau I.10** - Formes galéniques destinées à la voie orale*

	Solides	**Liquides**
Unidoses	cachet capsule à enveloppe molle comprimé gélule (capsule à enveloppe dure) granule pâte officinale pastille tablette	
Unidoses ou multidoses	granulé poudre	soluté buvable suspension
Multidoses		gouttes buvables potion sirop

Caractéristiques des principales formes galéniques :

- *Cachet :* forme ancienne adaptée aux préparations magistrales et composée de deux capsules cylindriques en pain azyme s'emboîtant l'une dans l'autre, contenant à l'intérieur une poudre. Cette forme est maintenant remplacée très souvent par la gélule.
- *Capsule à enveloppe molle :* forme ovoïde constituée d'une enveloppe épaisse à base de gélatine et de glycérine, et contenant à l'intérieur un liquide ou un produit pâteux.
- *Gélule :* parfois appelée capsule à enveloppe dure, formée de deux capsules cylindriques de forme allongée, s'emboîtant l'une dans l'autre et contenant une poudre. Il est possible, si besoin, d'ouvrir la gélule et d'en mélanger le contenu aux aliments ou à une boisson.
- *Comprimé :* forme d'aspect variable, souvent arrondie, solide et compacte, formée d'un ou de plusieurs principes actifs et d'excipients, la plus courante pour l'administration par voie orale.

  Certains comprimés sont *enrobés*, c'est-à-dire recouverts de plusieurs couches de substances diverses (sucre par exemple, on parle dans ce cas de *comprimés dragéifiés*) qui en facilitent la prise ou la conservation. Ils possèdent alors un aspect lisse et brillant mais ne peuvent être ni écrasés, ni fractionnés. Les *comprimés pelliculés* présentent un enrobage par un film polymère très fin afin de masquer la couleur ou le goût du médicament. D'autres comprimés sont dits *sécables* et présentent dans ce cas une fente qui en facilite le fractionnement en vue de l'adaptation de la posologie à chaque patient (administration d'un demi ou d'un quart de comprimé par exemple). Les *comprimés à croquer* ne doivent pas être avalés mais croqués, alors que les *comprimés à sucer* (ou pastilles), destinés à une action locale, doivent être conservés le plus longtemps possible dans la cavité buccale. Enfin, il existe des comprimés à la formulation plus ou moins complexe, destinée à modifier la vitesse de libération du principe actif (voir p. 49).

- *Granulé :* forme sèche, principalement à base de sucre, constituée d'agrégats de particules de faible dimension. Les granulés sont soit à croquer (granulé à croquer), soit à absorber après dissolution ou mise en suspension dans l'eau (granulé pour sirop).
- *Poudre :* forme sèche, présentée soit en vrac, soit en sachet unidose, obtenue par mélange homogène de principes actifs et d'excipients secs préalablement pulvérisés.
- *Soluté buvable :* forme liquide présentée en récipient unidose (ampoule buvable en verre *jaune*) ou en flacon multidose, préparée par dissolution d'un ou de plusieurs principes actifs dans un solvant approprié. On parle de soluté aqueux, huileux ou hydro-alcoolique en fonction de la nature du solvant utilisé.
- *Suspension :* forme liquide résultant de la dispersion d'un ou de plusieurs principes actifs solides, en fines particules insolubles (phase dispersée), dans un liquide (phase dispersante ou externe). Il est toujours nécessaire d'agiter le récipient avant l'emploi.
- *Émulsion :* forme liquide résultant du mélange stable de deux liquides non miscibles, dont l'un est l'eau et l'autre en général l'huile. Un agent émulsionnant est souvent ajouté pour stabiliser la préparation. Il existe des émulsions huile/eau (H/E), les plus courantes correspondant à la dispersion de très fines gouttelettes d'huile dans l'eau, et des émulsions eau/huile (E/H).

- *Gouttes buvables :* forme liquide, à boire généralement après dilution. Il s'agit d'un soluté buvable concentré obtenu par dissolution d'un ou de plusieurs principes actifs dans un solvant approprié.
- *Sirop :* forme liquide, aqueuse, contenant une forte quantité de sucre (minimum 45 %) et un ou plusieurs principes actifs, liquides ou solides solubles dans l'eau. Les sirops, faciles à administrer, sont particulièrement utilisés en pédiatrie.

Certaines formes galéniques destinées à la voie orale permettent une *modification de la vitesse de libération du principe actif.*

- *Formes à libération accélérée :* elles permettent une absorption plus rapide et parfois plus intense du principe actif. Il s'agit des *comprimés effervescents* (se désagrégeant dans l'eau en dégageant du gaz carbonique ; tenir compte de la quantité de sodium apportée par le comprimé) et des *comprimés dispersibles ou orodispersibles* (forme solide poreuse également appelée lyophilisat oral ou « *lyoc* », obtenue par lyophilisation, administrée par voie orale après dissolution dans l'eau ou par voie sublinguale).
- *Formes à libération ralentie :* elles permettent une durée d'absorption plus longue, donc une durée d'action du principe actif prolongée, ce qui permet de réduire le nombre de prises. Dans cette catégorie, il existe des formes à *libération répétée* (comprimés à double noyau ou « Repetabs », par exemple) ou des formes à *libération prolongée* (LP ou LA) permettant une libération contrôlée du principe actif dans le temps (comprimé à matrice ou gélule contenant des microgranules, par exemple).
- *Formes à libération retardée* (formes « retard ») : elles permettent de retarder l'absorption du principe actif. Il s'agit par exemple des comprimés gastro-résistants, ne libérant leur principe actif qu'en milieu intestinal et non gastrique.

Formes destinées à la voie parentérale

***Tableau I.11** - Formes galéniques destinées à la voie parentérale*

	Nature de la préparation	Voie d'administration	Conditionnement
Préparations injectables	Solution	IM, SC, ID, IV	ampoule plastique ampoule verre « bouteille » flacon verre seringue ou cartouche préremplie
	Émulsion	IV	
	Suspension	IM, SC, ID	
Préparations injectables pour perfusion	Solution (volume > 100 mL)	IV	flacon verre ou plastique poche plastique
	Émulsion (volume > 100 mL)	IV	
Poudres pour préparations injectables	Poudre lyophilisée donnant après reconstitution une solution ou une suspension	Solution : IM, SC, ID, IV	flacon verre + solvant (ampoule séparée)
		Suspension : IM, SC, ID	
Implants		Implantations sous la peau	

Caractéristiques des formes galéniques injectables :

- *Stérilité :* nécessité d'une stérilisation, d'une filtration stérilisante ou d'une fabrication en milieu stérile.
- *Absence de substances pyrogènes :* ne contiennent pas de substances dites pyrogènes pouvant provoquer des poussées fébriles plus ou moins graves.
- *Limpidité :* absence de particules en suspension (ne s'applique évidemment pas aux émulsions et aux suspensions injectables).
- *Isotonie :* une solution est isotonique lorsqu'elle possède la même pression osmotique que le sang. L'osmolarité de la forme injectable doit être aussi proche que possible de l'osmolarité plasmatique (300 mOsm/L). La voie veineuse périphérique est utilisable pour des osmolarités $\leqslant$ 800 mOsm/L.

  Exemple : un soluté isotonique de chlorure de sodium contient 9 grammes par litre de chlorure de sodium (0,9 %). La règle d'isotonie n'est pas

absolue. Il est possible d'injecter par voie sous-cutanée ou intramusculaire une solution non isotonique. Par voie intraveineuse, l'injection de solutions fortement hypotoniques (eau pour préparation injectable, par exemple) est à proscrire, mais l'injection de solutions hypertoniques est possible pour un volume limité et en injection très lente.
Étiquetage des solutions injectables hypertoniques : « Attention, solution hypertonique à injecter avec précaution ».
- *Neutralité :* les préparations injectables doivent présenter un pH voisin de celui du sang (7,4). Il est toutefois possible d'injecter des préparations alcalines ou acides, particulièrement par voie intraveineuse en raison du fort pouvoir tampon du sang.

Formes destinées à la voie transmuqueuse

***Tableau I.12** - Formes galéniques destinées à la voie transmuqueuse*

Voie d'administration	Présentation	Conditionnement ou mode d'administration particulier
Sublinguale ou perlinguale	« lyoc » (lyophilisat oral), comprimé orodispersible granule (homéopathie en particulier) solution	
Rectale	capsule rectale (suppositoire à enveloppe), lavement, mini-lavement, mousse rectale, pommade rectale, solution à usage rectal, suppositoire	récipient souple et canule rectale
Vaginale	capsule vaginale, comprimé vaginal (ovule sec), crème et gelée vaginales, ovule	
Aériennes supérieures et ORL	bain de bouche collutoire gargarisme gouttes auriculaires gouttes nasales pommade nasale	 bombe pressurisée pulvérisateur ou flacon compte-gouttes pulvérisateur ou flacon compte-gouttes nasal

Voie d'administration	Présentation	Conditionnement ou mode d'administration particulier
Oculaire	capsule ophtalmique collyre (gouttes ophtalmiques) insert ophtalmique occusert ophtalmique pommade ophtalmique solution pour bain oculaire (lotion oculaire)	 prêt à l'emploi ou poudre à reconstituer bâtonnet placé dans le cul-de-sac conjonctival réservoir placé dans le cul-de-sac conjonctival
Pulmonaire	préparation pour aérosol	nébuliseur pneumatique ou ultrasonique inhalateur de poudre aérosol-doseur

Caractéristiques des principales formes galéniques :

- *Lavement :* forme liquide ou semi-liquide, constituée d'un ou de plusieurs principes actifs dissous ou dispersés dans l'eau, administrée par voie rectale en vue d'un effet évacuateur. Les lavements présentés dans un récipient souple, d'un volume inférieur à 10 mL, muni d'une canule rectale, sont appelés *mini-lavements*.
- *Suppositoire :* forme conique et allongée de consistance solide, administrée par voie rectale et fondant à la température du corps, en vue d'une action locale ou de l'absorption d'un principe actif dans la circulation générale.
- *Comprimé vaginal :* comprimé plat de forme allongée, destiné à être introduit dans la cavité vaginale.
- *Ovule :* forme ovoïde de consistance solide, administrée par voie vaginale et se désagrégeant à la température du corps.
- *Bain de bouche :* forme liquide, obtenue par dissolution ou dispersion d'un ou de plusieurs principes actifs dans l'eau, et destinée au lavage de la cavité buccale. Les bains de bouche ne doivent pas être avalés.
- *Collutoire :* forme liquide destinée à être appliquée sur les muqueuses de la cavité buccale et de l'arrière-gorge, afin d'exercer une action locale. Les collutoires peuvent être appliqués par badigeonnage sur les surfaces à traiter ou en pulvérisation (bombe pressurisée).

- *Gargarisme :* forme liquide, destinée au lavage de la gorge. Les gargarismes ne doivent pas être avalés.
- *Gouttes auriculaires :* forme liquide ou semi-solide (solution ou suspension aqueuse ou huileuse) destinée à être appliquée, instillée ou pulvérisée dans le conduit auditif (flacon plastique souple ou en verre avec compte-gouttes).
- *Gouttes nasales :* forme liquide (solution ou suspension aqueuse ou huileuse) destinée à être instillée ou pulvérisée dans la cavité nasale (flacon plastique souple ou verre avec compte-gouttes nasal).
- *Collyre :* forme liquide (solution ou suspension aqueuse ou huileuse) stérile, destinée à l'instillation oculaire. Le conditionnement multidose le plus courant correspond au flacon de verre muni d'une « tétine » en plastique ou au flacon plastique souple, délivrant une goutte par simple pression entre deux doigts sur la tétine ou le flacon. Il existe également des formes unidoses dénommées *ophtadoses* contenant le volume nécessaire à une seule instillation.
- *Pommade ophtalmique :* forme pâteuse, stérile, destinée à être appliquée sur les conjonctives, conditionnée dans un tube souple comportant une canule.
- *Solution pour bain oculaire :* forme liquide, limpide, contenant un ou plusieurs principes actifs à propriétés décongestionnante et antiseptique, destinée à être appliquée au niveau de l'œil (au moyen d'une œillère le plus souvent), en vue d'une hygiène oculaire.
- *Aérosol :* dispersion dans l'air ou dans un gaz de fines particules solides ou liquides dont le diamètre conditionne le degré de pénétration dans l'appareil respiratoire. Le terme d'aérosol médicamenteux *est réservé aux formes dispersées dont les particules ont un diamètre inférieur à 5 μm.* Les aérosols sont produits grâce à un générateur d'aérosol réutilisable (nébuliseur pneumatique ou ultrasonique), un aérosol-doseur ou un inhalateur de poudre. L'administration est réalisée par la bouche par l'intermédiaire d'un embout buccal ou d'un masque.

Formes destinées à la voie cutanée

***Tableau I.13** - Formes galéniques destinées à la voie cutanée*

Solides	Liquides	Pansements ou adhésifs
pommade crème dermique gel dermique (oléogel ou hydrogel) pâte dermique liniment cérat et *cold-cream* poudre à usage externe	lotion à usage externe solution à usage externe	dispositif transdermique emplâtre pansement médicamenteux timbre

Caractéristiques des principales formes galéniques :

- *Crème dermique* : pommade de consistance molle, peu graisseuse et peu épaisse, constituée d'une émulsion H/E ou E/H (voir p. 48). Cette composition favorise la pénétration dans les tissus cutanés. Conditionnement en pot ou en tube.
- *Pâte dermique* : pommade renfermant de fortes proportions de poudres dispersées dans l'excipient.
- *Pommade* : préparation de consistance molle, onctueuse et épaisse, d'aspect homogène, destinée à être appliquée sur la peau ou sur certaines muqueuses, en vue d'une action locale ou parfois générale après pénétration percutanée. Contrairement aux crèmes, les pommades présentent une phase aqueuse en quantité limitée. Conditionnement en pot ou en tube. Les pommades hydrophobes renfermant une forte proportion d'huiles et de cires sont appelées cérats ou *cold-cream* et sont largement utilisées en cosmétologie.
- *Gel dermique* : forme liquide gélifiée à l'aide d'agents gélifiants appropriés.
- *Solution et lotion à usage externe* : forme liquide obtenue par dissolution ou dispersion de principes actifs dans un véhicule aqueux ou légèrement alcoolisé, destinée à l'application sur la peau sans friction.
- *Dispositif transdermique* : petit réservoir fixé sur la peau contenant un principe actif. La membrane, en contact avec la surface cutanée, libère progressivement le principe actif qui pénètre dans la circulation générale après diffusion à travers la peau. La durée d'action est variable (de 24 à 72 heures, voire 1 semaine).

Mode d'administration des médicaments

Toute administration de médicament doit être précédée des précautions suivantes :
- contrôles essentiels : nom du malade, nom du médicament **(lire impérativement l'étiquette)**, posologie, voie, heure et fréquence d'administration, concordance entre la prescription et le médicament préparé (voir p. 30) ;
- lavage soigneux des mains et respect d'une procédure propre, voire aseptique ;
- vérification de la date de péremption du médicament.

Administration par voie orale

Ne pas administrer de médicaments par voie orale aux patients comateux ou vomisseurs.

Formes orales solides

- Toute administration d'une forme orale solide doit être *accompagnée d'un grand verre d'eau* (à l'exception des comprimés ou des granulés à croquer et des comprimés à sucer).
- Les *comprimés effervescents* et les *comprimés dispersibles* doivent être dissous avant administration dans un verre d'eau. Les comprimés orodispersibles se désagrègent en quelques secondes dans la bouche.
- *L'eau est la boisson idéale* pour une prise de médicament par voie orale et est à préférer. Le lait, les jus de fruits, les boissons gazeuses, le thé... peuvent dans certains cas modifier la stabilité et la résorption d'un médicament.
- Dans le cas de conditionnement « en vrac » (pilulier), *ne pas verser les comprimés ou gélules dans la main*, mais les verser dans le couvercle du flacon avant de les mettre dans le gobelet du patient.
- Les *poudres* doivent être diluées ou dispersées dans un verre d'eau avant administration, ou simplement absorbées avec un volume suffisant de liquide.

- Il peut être utile, pour un malade présentant des difficultés à avaler, d'écraser un comprimé ou d'ouvrir une gélule pour mélange dans une boisson ou un aliment. Une telle opération n'est toutefois *pas possible* dans les cas suivants :
  - comprimés dragéifiés,
  - toutes les formes à libération modifiée (comprimés effervescents ou dispersibles, comprimés et gélules à libération répétée ou prolongée, comprimés gastro-résistants).

Formes orales liquides

Une bonne administration de formes orales liquides nécessite la connaissance et un usage convenable des instruments de mesure. Les systèmes de mesure (compte-gouttes, cuillères, seringues, etc.), se trouvant généralement dans le conditionnement, ne doivent pas être interchangés.

- *Gouttes buvables :* la prescription est faite en gouttes. La mesure doit être réalisée avec un compte-gouttes en bon état, propre et tenu *verticalement* (la variation de volume d'une goutte peut aller jusqu'à 50 % selon l'inclinaison du compte-gouttes). Il faut éviter la présence de bulles d'air dans la partie effilée du compte-gouttes et le nettoyer après usage, tout dépôt pouvant fausser les mesures. Bien refermer le flacon de gouttes après usage.
- *Soluté buvable*, *sirop*, *potion*, *suspension* et *émulsion en flacon multidose :* l'instrument de mesure des formes liquides multidoses est la cuillère.

***Tableau I.14** - Volumes et poids des différentes cuillères*

		Volume	Poids	
			sirop	soluté aqueux
Contenances	cuillère à café (càc)	environ 5 mL	7 g	5 g
	cuillère à dessert (càd)	environ 10 mL	15 g	10 g
	cuillère à soupe (càs)	environ 15 mL	20 g	15 g

La plupart des spécialités nécessitant l'utilisation d'une cuillère sont maintenant livrées avec leur système de mesure : cuillère-mesure, dosette, petit gobelet ou, plus récemment, pipette graduée en kg (permettant la mesure directe de la dose par prise en fonction du poids de l'enfant). Ceci permet une plus grande précision de la mesure. Nettoyer l'instrument de mesure après l'emploi, ainsi que le goulot du flacon qui doit être soigneusement refermé.

Les flacons de suspension doivent toujours être agités avant l'emploi.

En pédiatrie, il est possible d'administrer un médicament liquide au nourrisson à l'aide d'une seringue dont l'embout est placé entre la joue et la gencive. Ceci permet une mesure précise de la dose et diminue le risque d'inhalation.

- *Soluté buvable et suspension en forme unidose :* de nombreux solutés buvables sont conditionnés en monodose (ampoule buvable en verre jaune). Il suffit de verser le contenu de l'ampoule dans un verre contenant de l'eau (éventuellement sucrée) avant administration. Les ampoules sont soit des ampoules à deux pointes, l'ouverture se faisant au moyen d'une lime ou par simple pression si l'ampoule est autocassable, soit des ampoules-bouteilles présentant une seule extrémité à couper (bien secouer l'ampoule la tête en bas pour faire s'écouler le contenu). Dans le cas de suspension buvable présentée en sachet monodose, il est nécessaire avant ouverture de bien le malaxer entre les doigts afin d'en homogénéiser le contenu. Vider ensuite le sachet en pressant dessus du fond vers l'ouverture.

Administration par voie parentérale

Quelques recommandations, d'ordre général, sont rappelées ici :

- choisir soigneusement le point d'injection afin d'éviter les principaux nerfs et vaisseaux sanguins ;
- s'assurer que l'aiguille choisie est de la longueur appropriée en fonction du type d'injection et de la corpulence du malade ;
- vérifier le reflux sanguin avant injection. Il doit être visualisé avant toute injection intraveineuse. Il ne doit pas être présent en cas d'injections intramusculaires, sous-cutanées ou intradermiques ;

- établir un programme de rotation des points d'injection chez les patients devant recevoir des injections répétées.

L'étiquetage des solutions injectables a fait l'objet d'une harmonisation par l'AFSSAPS en 2007 afin de minimiser les risques d'erreurs médicamenteuses résultant d'une mauvaise interprétation des mentions relatives à la concentration du principe actif.

Les mentions suivantes doivent désormais apparaître dans l'axe longitudinal de l'ampoule, selon la disposition ci-dessous :

DCI – Nom du médicament®
Y mg-Z mL
X mg/mL
Voie d'administration
Forme pharmaceutique
Mode d'administration
Date de péremption
Numéro de lot
« Respecter les doses prescrites »

Y : quantité totale de principe actif contenue dans le conditionnement

Z : volume total de la solution contenu dans le conditionnement

X : quantité de principe actif contenue dans **1 mL** de solution

La taille minimale de police de l'étiquette est de 7 points (1,4 mm), les mentions devant être de couleur noire à l'exception du chlorure de potassium et de l'adrénaline pour lesquels la couleur est rouge.

De plus, pour différencier clairement les solutions d'électrolytes, notamment les solutions de sodium et de potassium, le symbole chimique (Na ou K) doit apparaître sur l'étiquette.

Enfin, il est demandé pour trois substances à risque une différenciation par des caractères d'accroche : ADREnaline, ATROpine, EPHEDrine.

Administration par voie transmuqueuse

Formes destinées à la voie sublinguale

Les comprimés, granules ou solutions destinés à la voie sublinguale ne doivent pas être déglutis mais maintenus sous la langue.

Formes destinées à la voie rectale

Demander au patient de rester couché sur le côté gauche et de respirer par la bouche pour relâcher le sphincter anal.

- *Suppositoire :*
  - utiliser un doigtier pour protéger le doigt servant à insérer le suppositoire ;
  - écarter les fesses et insérer par l'extrémité pointue (qui peut être légèrement mouillée ou lubrifiée) au-delà du sphincter anal interne (environ 5 cm) ;
  - demander au patient de rester dans cette position pendant 20 min. En pédiatrie, il est préférable de serrer les fesses en les tenant ensemble ou en les faisant tenir ensemble à l'aide d'un ruban adhésif jusqu'à disparition du réflexe de défécation.
- *Lavement :* l'administration d'un lavement à garder doit être réalisé après défécation de façon à en augmenter la rétention dans un rectum vide.

Formes destinées à la voie vaginale

L'administration des *comprimés vaginaux* se fait en mettant l'extrémité effilée en avant, généralement au moyen d'un applicateur, après avoir rapidement trempé le comprimé dans l'eau. Le comprimé doit être placé profondément dans la cavité vaginale, l'administration se fait de préférence au coucher puisque la position allongée facilite le contact du médicament avec la surface de la muqueuse.

À défaut, demander à la patiente de rester allongée au moins 20 min.

Formes destinées aux voies aériennes supérieures et ORL

- *Gouttes nasales :*
  - demander au patient d'incliner la tête en arrière. Les gouttes nasales sont instillées avec un compte-gouttes nasal en évitant de toucher les parois des narines avec le compte-gouttes. Pour les gouttes condition-

nées en flacon pulvérisateur, demander au patient de prendre une légère inspiration lorsque le flacon est comprimé, rapidement et fermement. La position tête inclinée vers l'arrière doit être maintenue pendant environ 5 minutes ;
- nettoyer l'embout ayant été en contact avec la muqueuse nasale à l'aide d'un coton imbibé d'alcool à 70° avant de bien refermer le pulvérisateur ou le flacon (celui-ci doit être réservé à un seul malade).

- *Gouttes auriculaires :*
  - réchauffer les gouttes à la température du corps en tenant le flacon dans la main quelques minutes avant l'instillation ;
  - faire coucher le patient sur le côté et exposer le conduit auditif en tirant doucement le pavillon de l'oreille vers le haut et vers l'arrière ;
  - en cas d'utilisation d'un flacon compte-gouttes, instiller les gouttes en évitant de toucher l'oreille avec le compte-gouttes ;
  - demander au patient de rester sur le côté pendant quelques minutes pour garder le médicament dans le conduit auditif.

Formes destinées à la voie oculaire

- *Collyre – L'utilisation d'un collyre entamé est au maximum de 4 semaines :*
  - demander au patient d'incliner la tête en arrière et légèrement du côté de l'œil à traiter afin d'empêcher la solution de couler dans le canal lacrymal ;
  - demander au patient de regarder le plafond de la pièce ;
  - détacher doucement de l'œil la paupière inférieure pour former une poche ;
  - instiller les gouttes dans le cul-de-sac conjonctival inférieur sans toucher l'œil, la paupière ou les cils ;
  - relâcher la paupière et faire cligner l'œil afin de répartir le médicament sur le globe oculaire à l'intérieur de la paupière ;
  - demander au patient d'appuyer doucement avec le doigt pendant une minute sur l'arête du nez du côté de l'œil sans le toucher (pour réduire l'élimination par le canal lacrymal) ;
  - refermer soigneusement le flacon sans en toucher l'embout avec les doigts.

- *Pommade ophtalmique :*
  - demander au patient d'incliner la tête en arrière et de regarder le plafond de la pièce ;
  - détacher doucement de l'œil la paupière inférieure pour former une poche ;
  - appliquer la pommade le long du cul-de-sac conjonctival en allant de la commissure interne jusqu'à la commissure externe de l'œil ;
  - relâcher la paupière et demander au patient de garder l'œil fermé pendant 1 à 2 minutes afin de répartir le médicament sur le globe oculaire à l'intérieur de la paupière ;
  - refermer soigneusement le tube sans en toucher l'extrémité avec les doigts.

Formes destinées à la voie pulmonaire

L'administration d'un médicament par utilisation d'un aérosol-doseur avec valve doseuse doit suivre des règles précises qui seront explicitées au patient :
- expirer à fond afin de vider les poumons ;
- après avoir agité le flacon, le serrer entre les lèvres (l'aérosol-doseur doit être muni d'un embout buccal) ;
- inspirer lentement et profondément en appuyant *simultanément* sur la valve doseuse ;
- retenir la respiration pendant 5 à 10 secondes après avoir retiré l'aérosol-doseur de la bouche ;
- nettoyer l'embout buccal à l'eau chaude.

Certains aérosols-doseurs ou inhalateurs récents permettent un déclenchement de la valve doseuse ou d'un dosimètre uniquement à l'inspiration, réduisant ainsi la difficulté de coordination des gestes pour le patient.

Administration par voie cutanée

- *Crème dermique, pommade, pâte dermique, solution à usage externe :*
  - nettoyer la peau avant application du médicament ;
  - pour les médicaments conditionnés en pot, prélever avec un abaisse-langue plutôt qu'avec les doigts ;
  - n'appliquer pâte et pommade qu'en couche mince, à moins de prescription contraire ;

- les solutions à usage externe peuvent être badigeonnées avec un applicateur ou appliquées en compresses humides préparées par immersion de compresses stériles dans la solution prescrite.

• *Dispositif transdermique :*
- coller le dispositif sur la peau à un endroit sec, propre, à pilosité rare et où les mouvements ne provoquent pas de plis importants ;
- bien presser pendant environ 10 secondes avec la paume de la main ;
- le renouvellement du système transdermique dépend de la spécialité ;
- une nouvelle application se fera à un autre endroit, ne recoller le dispositif à la même place qu'après quelques jours.

3 Devenir des médicaments dans l'organisme

NOTIONS ESSENTIELLES

- La pharmacocinétique d'un médicament dans l'organisme comporte quatre étapes : résorption, distribution, biotransformation (métabolisme), élimination.
- La résorption correspond au passage d'un médicament dans la circulation générale à partir de son lieu d'administration. Plusieurs mécanismes entrent en jeu dans la résorption en permettant le passage des membranes cellulaires ; la diffusion passive est le mode de transfert le plus courant.
- La biodisponibilité d'un médicament est la fraction (exprimée en %) de la dose administrée qui atteint la circulation générale. Par définition, la biodisponibilité est de 100 % après administration par voie intraveineuse.
  Pour les autres voies d'administration, la biodisponibilité est fonction de la quantité résorbée et de la quantité éliminée par les effets de « premier passage », notamment hépatique.
- La distribution est l'étape correspondant à la diffusion du médicament dans l'organisme au niveau plasmatique et tissulaire. Dans le plasma, le médicament se trouve sous deux formes :
  - forme liée aux protéines plasmatiques : cette fraction circulante est inactive pharmacologiquement et non diffusible vers les tissus. Elle constitue une « réserve » de principe actif qui est progressivement libérée (fixation réversible) ;
  - forme libre, active et diffusible.
- La biotransformation (métabolisme) correspond à la transformation enzymatique, essentiellement hépatique, du médicament en métabolite (le plus souvent inactif) plus hydrosoluble, donc plus facile à éliminer au niveau rénal ou biliaire.
  Certains médicaments dits « inducteurs enzymatiques » peuvent accélérer le métabolisme hépatique d'autres médicaments associés.

- La demi-vie d'élimination (T1/2) correspond au temps nécessaire à la diminution de moitié de la concentration sanguine d'un médicament. Il s'agit d'un paramètre théorique important pour définir un nombre de prises par jour ou préciser le temps nécessaire pour parvenir à l'état d'équilibre en début de traitement.
- L'élimination rénale d'un médicament ou de son métabolite est la résultante de mécanismes complexes au niveau du néphron : filtration glomérulaire, sécrétion et réabsorption tubulaires.
  En cas d'insuffisance rénale, la posologie de certains médicaments ou leur fréquence d'administration doivent être adaptées en fonction de la valeur de la clairance de la créatinine.

Entre l'administration d'un médicament et son action sur le récepteur de l'organe cible permettant d'obtenir la réponse pharmacologique recherchée, survient un certain nombre d'événements regroupés sous le terme de *pharmacocinétique*.

Classiquement, la pharmacocinétique d'un médicament est divisée en quatre étapes *(figure I.4)*:
- la résorption,
- la distribution,
- la biotransformation (ou métabolisme),
- l'élimination.

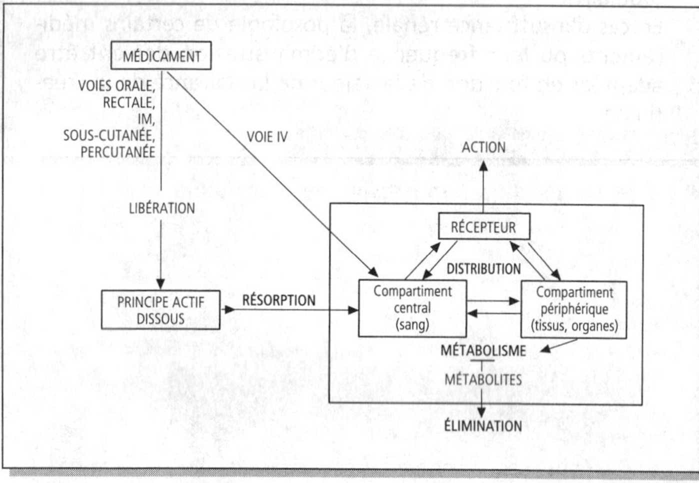

Figure I.4 - *Représentation schématique du devenir d'un médicament dans l'organisme*

Résorption

La résorption est le *passage d'un médicament dans la circulation générale* à partir de son lieu d'administration. Après administration par voie orale la résorption se situe nécessairement après les phénomènes de désagrégation et de dissolution de la forme galénique au niveau du tube digestif, aboutissant à la *libération* du principe actif.

Cette étape suppose que le médicament franchisse certaines « barrières » cellulaires (membranes cellulaires) afin d'accéder à la circulation sanguine. Bien entendu, l'étape de résorption n'existe pas lorsque le médicament est introduit directement dans la circulation par voie intraveineuse.

Différents types de résorption

Résorption par diffusion passive en phase lipidique

La plupart des médicaments franchissent la membrane cellulaire par diffusion passive à travers la partie lipidique de cette membrane (formée essentiellement d'une double couche lipidique dans laquelle sont insérées des protéines).

Les caractéristiques physico-chimiques du médicament conditionnent fortement son aptitude à traverser les membranes biologiques. Dans le cas le plus fréquent de résorption par *diffusion passive*, deux facteurs sont importants :

- la *liposolubilité* : en raison de la nature lipo-protéique des membranes cellulaires, la diffusion passive (du milieu le plus concentré vers le milieu le moins concentré) n'intervient que pour les molécules *liposolubles*. Un certain degré d'hydrosolubilité doit cependant être conservé pour assurer la dissolution du médicament dans la phase aqueuse intracellulaire (l'huile de paraffine, par exemple, n'est pas résorbée après prise par voie orale) ;
- *le degré d'ionisation* : les médicaments présentent le plus souvent un caractère acide faible ou base faible, d'où l'importance de la connaissance de leur pKa. Ils sont alors susceptibles de plus ou moins s'ioniser en

fonction du pH du milieu intérieur. Ainsi, l'aspirine (acide acétylsalicylique) est un médicament acide faible. En milieu acide, dans l'estomac en particulier, l'aspirine sera faiblement ionisée. Cet état de faible ou de non-ionisation lui permet une bonne résorption au niveau gastrique et duodénal. À l'inverse, les médicaments bases faibles (morphine, par exemple) seront ionisés en milieu gastrique et peu ionisés en milieu intestinal et leur résorption se situera préférentiellement dans l'intestin. En pratique, l'intestin (plus particulièrement le petit intestin composé du duodénum, du jéjunum et de l'iléon) est le lieu privilégié de résorption en raison de la grande surface d'échange qu'il présente (villosités intestinales), même si la concentration en forme non ionisée des médicaments acides faibles y est plus réduite. Il faut signaler la possible dégradation de certains médicaments au niveau digestif en raison de la présence des enzymes digestives et de l'acidité gastrique (insuline par exemple).

Résorption par diffusion passive en phase aqueuse

Elle est possible pour les molécules hydrosolubles ionisées de faible poids moléculaire (électrolytes ou lithium, par exemple) à travers les pores aqueux des membranes biologiques.

Résorption par diffusion facilitée

Ce processus passif de résorption ne nécessite pas de dépense d'énergie mais la présence d'un « transporteur membranaire » (protéines membranaires de transport). Ce mécanisme est saturable (liaison médicament-transporteur) et susceptible de phénomènes de compétition.

Résorption par transport actif

Ce mécanisme, permettant la résorption de certains médicaments contre un gradient de concentration (c'est-à-dire passage vers le milieu le plus concentré), nécessite un transporteur et de l'énergie.

Ce mécanisme est saturable et concerne par exemple la lévodopa, dont la résorption est diminuée par compétition avec certains acides aminés de l'alimentation.

Notions de biodisponibilité

La biodisponibilité d'un médicament est la *fraction* (F)de la dose administrée qui atteint la circulation générale et la *vitesse* avec laquelle elle l'atteint.

La biodisponibilité est directement liée à l'intensité de la résorption du médicament. Ce n'est toutefois pas une simple mesure de la résorption digestive dans le cas de la prise d'un médicament par voie orale. En effet, avant qu'il puisse atteindre la circulation générale à partir de la circulation porte, le médicament doit « franchir » le foie, susceptible de capter et de transformer une plus ou moins grande quantité du principe actif résorbé. Il s'agit de l'*effet de premier passage hépatique* (« *first pass effect* »). La voie intraveineuse bien évidemment, mais aussi les voies sublinguale et transdermique permettent d'éviter ou de limiter l'effet de premier passage hépatique.

Par définition, la biodisponibilité est de 100 % pour un médicament administré par voie intraveineuse. Il est important de connaître la biodisponibilité, particulièrement pour les formes galéniques destinées à la voie orale. Sa quantification s'effectue par comparaison des *surfaces sous la courbe* (SSC ou AUC) pour chaque forme galénique administrée séparément. Ainsi, un même principe actif présenté en gouttes, en comprimé, ou en comprimé à libération prolongée ne présentera pas nécessairement la même biodisponibilité. Si les quantités biodisponibles peuvent être identiques après administration de la même posologie, c'est le plus souvent la vitesse avec laquelle le principe actif atteint la circulation générale qui est différente ***(figure I.5)***.

Facteurs pouvant modifier la résorption

Certains facteurs physiopathologiques ou exogènes peuvent modifier la résorption des médicaments.

Facteurs physiopathologiques

L'âge, l'activité physique, la position du corps, la grossesse, la diarrhée ou la constipation, l'insuffisance cardiaque, l'achlorhydrie, la maladie cœliaque... peuvent modifier la résorption.

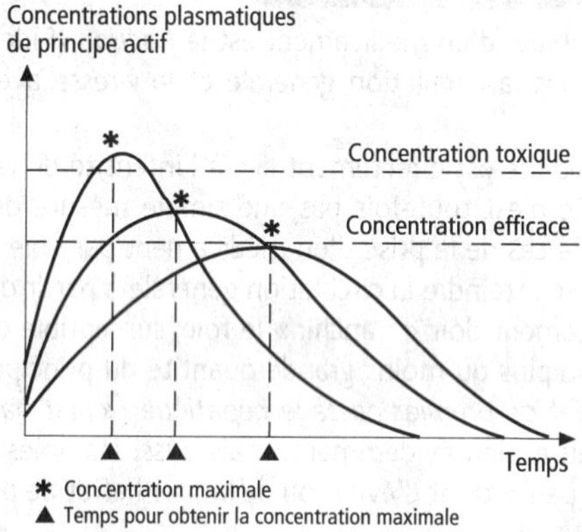

***Figure I.5** - Concentrations plasmatiques obtenues après administration de trois formes galéniques différentes contenant la même dose de principe actif. Les quantités biodisponibles sont identiques mais les concentrations maximales et les temps pour obtenir ces concentrations maximales sont différents.*

Facteurs exogènes

- *Alimentation* : la prise alimentaire est susceptible de modifier sensiblement la vitesse et/ou l'intensité de résorption de certains médicaments. Certains sont mieux résorbés lorsqu'ils sont pris en dehors des repas (exemple : antituberculeux) alors que d'autres principes actifs présenteront une meilleure biodisponibilité lors d'une prise en cours de repas (exemple : nitrofurantoïne, griséofulvine). Les laitages, en raison de leur forte teneur en calcium, peuvent donner des complexes insolubles non résorbables avec certains médicaments (antibiotiques de la famille des tétracyclines).

  Le jus de pamplemousse peut augmenter de façon importante l'absorption de certains médicaments (simvastatine, atorvastatine, immunosuppresseurs), entraînant un risque de majoration de la fréquence et de la gravité de leurs effets indésirables.

- *Médicaments associés* : des interactions médicamenteuses peuvent se produire lors de l'administration simultanée de plusieurs médicaments. Ainsi, les antiacides utilisés dans le traitement de l'ulcère gastroduodénal peuvent réduire la résorption d'autres médicaments pris au même moment, en empêchant le contact avec la muqueuse qu'ils tapissent, ou en modifiant le pH gastro-intestinal et l'état d'ionisation des principes actifs.

  D'autres médicaments peuvent accélérer la vidange gastrique et le transit digestif ou, à l'inverse, les ralentir avec des conséquences variables sur la résorption de certains principes actifs associés.

  Exemple : un ralentisseur de vidange gastrique (anticholinergique) peut augmenter la résorption de certains médicaments peu solubles par prolongation de leur séjour dans l'estomac (exemple : digoxine) ou, à l'inverse, la réduire en majorant leur dégradation par exposition prolongée aux enzymes gastriques (exemple : lévodopa).

La glycoprotéine P

Certains mécanismes de traversée des membranes biologiques nécessitent la présence de transporteurs, dont le plus connu est la glycoprotéine P.

La glycoprotéine P constitue une pompe présente dans la membrane de certaines cellules (intestin, tubule rénal, barrière hémato-méningée) et permet l'expulsion en dehors de la cellule de diverses substances, dont les médicaments.

La glycoprotéine P joue un rôle important à diverses étapes pharmacocinétiques : réduction de la résorption intestinale ou de la diffusion hémato-encéphalique, augmentation de l'élimination hépatique ou rénale.

Les médicaments substrats de la glycoprotéine P (souvent également substrats de l'isoenzyme CYP 3A4 du cytochrome P450) sont nombreux : immunodépresseurs, anticancéreux, antiprotéases, colchicine, hormones stéroïdes, incrétinomimétiques hypoglycémiants, antiépileptiques, antiparasitaires, statines, inhibiteurs de la pompe à protons, certains médicaments cardiovasculaires (digoxine, antagonistes calciques, ticagrélor, aliskirène, rivaroxaban et dagibatran)...

Par analogie avec le cytochrome P450, certains médicaments peuvent inhiber ou activer la glycoprotéine P *(tableau I.15)*.

En conséquence, en présence d'un médicament inhibiteur de la glycoprotéine P, les concentrations d'un médicament substrat de la glycoprotéine P risquent d'être majorées, par augmentation de la résorption intestinale et/ou diminution de l'élimination hépatique ou rénale.

À l'inverse, l'association d'un médicament inducteur de la glycoprotéine P et d'un médicament substrat de la glycoprotéine P peut entraîner une diminution des concentrations plasmatiques et de l'activité de ce dernier.

***Tableau I.15** - Médicaments inhibiteurs et médicaments inducteurs de la glycoprotéine P*

Inhibiteurs de la glycoprotéine P	Inducteurs de la glycoprotéine P
• Antiarythmiques (amiodarone, dronédarone, quinidine, propafénone) • Macrolides (érythromycine, clarithromycine) • Inhibiteurs de la pompe à protons • Inhibiteurs calciques (diltiazem, vérapamil, nicardipine) • Antifongiques azolés • Antiprotéases • Antiagrégants plaquettaires (ticagrélor, dipyridamole)...	• Rifampicine, rifabutine • Millepertuis • Carbamazépine

Distribution

La distribution est l'étape intervenant une fois la circulation sanguine atteinte. Elle correspond à la diffusion du médicament au niveau plasmatique, ainsi que dans les liquides interstitiels et intracellulaires.

Le *volume de distribution* (Vd) est un volume théorique virtuel, exprimé en L/kg ou en L, qui quantifie la distribution du médicament dans l'ensemble des espaces extracellulaires et cellulaires (tissulaires). Il se calcule en faisant le rapport de la quantité de médicament administré par voie IV (dose) sur la concentration plasmatique une fois l'équilibre atteint (concentration au temps 0 = Co). Il s'agit donc du volume qui serait nécessaire pour contenir de façon homogène le médicament à une concentration identique à celle du plasma :

$$Vd = \frac{dose}{Co}$$

Son calcul peut être également fait en utilisant la relation entre la clairance et la constante d'élimination Kel (voir p. 80) :

$$Vd = \frac{clairance}{Kel}$$

Si un médicament diffuse et se fixe fortement au niveau tissulaire, sa concentration plasmatique sera faible et son volume de distribution grand, et réciproquement.

Exemples :
- gentamicine = 0,25 L/kg ;
- digoxine = 7,3 L/kg ;
- amiodarone = 70 L/kg.

Un volume de distribution Vd < 5 L indique que le médicament est retenu dans le compartiment vasculaire ; une valeur < 15 L suggère une distribution limitée au compartiment extracellulaire (liquide interstitiel) alors qu'une valeur > 15 L indique une large distribution tissulaire.

En cas d'intoxication médicamenteuse, plus le Vd est élevé, moins l'épuration extrarénale par dialyse sera efficace en raison des faibles concentrations plasmatiques du médicament.

Fixation protéique

Le médicament une fois résorbé parvient dans le plasma où il se trouve sous deux formes :

- *forme liée* aux protéines plasmatiques, particulièrement à l'albumine et à l'alpha-1-glycoprotéine acide. La fraction liée aux protéines est *inactive*, non diffusible et constitue une réserve de principe actif qui est progressivement libéré ;
- *forme libre*, active, diffusible, pouvant exercer son action pharmacologique.

La fixation protéique des médicaments sur les protéines plasmatiques est un phénomène réversible, variable en intensité en fonction de la nature du principe actif (jusqu'à 99 % de fixation de la dose administrée). Dès qu'une fraction de médicament sous forme libre quitte la circulation générale (diffusion tissulaire ou élimination), une fraction équivalente se libère du complexe protéine-médicament. La fixation protéique est un phénomène saturable, c'est-à-dire que la capacité de fixation protéique n'est pas inépuisable.

Toute variation dans la concentration en protéines plasmatiques, toute modification de leur structure ou encore un déplacement possible des médicaments par des substances endogènes (bilirubine, par exemple) s'y fixant également, va entraîner des modifications de l'intensité de fixation des médicaments, avec dans certains cas augmentation de la fraction libre, active et/ou toxique du médicament.

Il peut exister également des phénomènes de compétition entre deux ou plusieurs médicaments se fixant habituellement sur les mêmes sites protéiques, susceptibles d'entraîner des interactions médicamenteuses.

Exemple : défixation protéique des antivitamines K (anticoagulants par voie orale) par administration d'anti-inflammatoires non stéroïdiens (utilisés en particulier en rhumatologie), pouvant dans certains cas aboutir à un accident hémorragique (augmentation de l'activité de l'anticoagulant, dont la fraction libre est majorée).

Des facteurs physiopathologiques peuvent également modifier la fixation protéique des médicaments :
- la fixation est souvent plus faible chez les jeunes enfants et les sujets âgés. Il faut être très prudent lors de l'utilisation des médicaments à forte fixation protéique (sulfamides, par exemple), particulièrement chez le nourrisson présentant une hyperbilirubinémie ;
- l'insuffisance rénale ou hépatique, une baisse du taux d'albumine plasmatique, une fuite protéique d'origine rénale...

Diffusion tissulaire

La fraction libre du médicament diffuse vers les tissus et passe ainsi du « compartiment » plasmatique (ou central) vers le « compartiment » tissulaire (ensemble de l'organisme hormis le sang), après traversée des membranes tissulaires, par les mêmes mécanismes que ceux qui ont été décrits pour la résorption.

Cette diffusion dépend de l'importance de la vascularisation du tissu considéré ; certains tissus sont richement vascularisés (cœur, cerveau, foie, reins, etc.), alors que d'autres le sont beaucoup moins (os, dents, phanères, etc.) et seront difficilement atteints par les médicaments.

L'obésité, des modifications de l'importance relative des secteurs liquidiens, protéiques ou graisseux sont susceptibles de modifier la diffusion des médicaments. Ainsi, chez la femme enceinte, le poids en eau augmente de 50 % et les posologies devront être majorées pour tenir compte de cette dilution.

Après diffusion tissulaire, le médicament est susceptible de se fixer sur son récepteur spécifique et d'exercer ainsi son action pharmacologique. Il peut aussi y être « stocké » (dans les tissus de nature lipidique en particulier) ou être transformé par des mécanismes enzymatiques (biotransformation).

Biotransformation (métabolisme)

Un médicament sera d'autant plus facilement éliminé par l'organisme (par le rein essentiellement) qu'il sera plus hydrosoluble.

Les biotransformations sont réalisées grâce à des processus enzymatiques. Le foie, en raison de sa vascularisation et de sa richesse en enzymes microsomiales, joue un rôle primordial, bien que d'autres organes ou tissus (tube digestif, poumons, reins, etc.) contribuent aussi, de façon moins importante, au métabolisme des médicaments.

L'élément fondamental de ce système enzymatique est le cytochrome P450, qui comprend de nombreuses isoenzymes (notamment le CYP 3A4).

Les médicaments biotransformés par l'organisme sont appelés *métabolites*. Ces métabolites correspondent à des transformations chimiques (réactions de phase I de type oxydation, réduction, hydrolyse, etc.) des principes actifs ou à des réactions de conjugaison (réactions de type II, notamment de glucuroconjugaison, d'acétylation, etc.), aboutissant à des composés plus polaires et plus hydrosolubles.

Les métabolites ne présentent généralement plus de propriétés pharmacologiques ; on parle de *métabolites inactifs*.

Pour certains médicaments (appelés bioprécurseurs), le métabolisme aboutit à un *métabolite actif* dont l'activité est similaire (exemple : oxazépam, métabolite actif du diazépam), voire supérieure (exemple : canrénone, métabolite actif de la spironolactone) à celle du produit administré.

Dans certains cas, le métabolisme peut entraîner la formation de *métabolites toxiques*.

Exemple : acétylisoniazide, métabolite hépatotoxique de l'isoniazide (antituberculeux).

Facteurs pouvant modifier la biotransformation

Certains facteurs physiopathologiques ou exogènes peuvent modifier la biotransformation des médicaments.

Facteurs physiopathologiques

L'insuffisance hépatocellulaire entraîne une diminution du métabolisme des médicaments (cirrhose, hépatite chronique et virale). Il peut être nécessaire, dans ce cas, de réduire la posologie de certains médicaments.

Il existe des variations individuelles, ethniques et génétiques des biotransformations médicamenteuses. Il est possible, par exemple, de distinguer deux types de « populations » pour le métabolisme de l'isoniazide ; les acétyleurs lents et les acétyleurs rapides. La connaissance de la vitesse d'acétylation de cet antituberculeux peut être utile à connaître pour mieux en ajuster la posologie et pour prévoir la nature des effets indésirables.

Facteurs exogènes

- *Alimentation :* la capacité métabolique du foie peut être augmentée (on parle d'induction enzymatique) sous l'influence de certains types d'aliments (viandes cuites au feu de bois, choux, brocolis, etc.). Ces aliments, comme la fumée de tabac, contiennent des *inducteurs enzymatiques* (hydrocarbures polycycliques en particulier) accélérant le métabolisme des médicaments (théophylline, par exemple). L'alcool présente, quant à lui, un effet biphasique : chez le buveur occasionnel, l'absorption aiguë d'alcool provoque un ralentissement (inhibition) du métabolisme de certains médicaments. À l'inverse, la prise répétée et excessive d'alcool (alcoolisme chronique) est responsable d'induction enzymatique et de l'accélération du métabolisme des médicaments.
- *Médicaments associés :* le métabolisme hépatique d'un médicament peut être modifié par d'autres médicaments administrés simultanément. Il s'agit d'interactions médicamenteuses pouvant entraîner une augmentation ou une diminution d'activité de l'un des médicaments associés :
  - certains médicaments appelés *inducteurs enzymatiques* ont la capacité de stimuler l'activité microsomiale hépatique. En cas d'induction enzymatique, le métabolisme des médicaments est accéléré. Les inducteurs enzymatiques les plus actifs sont :
    - les antiépileptiques (phénobarbital, phénytoïne, fosphénytoïne, carbamazépine, primidone),
    - la rifampicine et la rifabutine (antituberculeux).

Exemple : la rifampicine peut rendre inefficace la « pilule » chez une tuberculeuse traitée par cet antituberculeux et utilisant cette méthode contraceptive,

· certains antirétroviraux (éfavirenz, névirapine, étravirine), le millepertuis ;

- à l'inverse, d'autres médicaments exercent un effet d'*inhibition enzymatique* par réduction de l'activité des enzymes ou iso-enzymes des microsomes, responsable d'une diminution du métabolisme hépatique des médicaments associés. Les inhibiteurs de l'isoenzyme CYP 3A4 du cytochrome P450 sont notamment les suivants :
  · la plupart des macrolides,
  · les antifongiques azolés,
  · certains médicaments cardiovasculaires (amiodarone, vérapamil, diltiazem),
  · certains antirétroviraux inhibiteurs de la protéase (notamment le ritonavir),
  · la cimétidine,
  · certains anticancéreux comme l'imatinib,
  · le bicalutamide (antiandrogène), le triclabendazole (antiparasitaire), le stiripentol (antiépileptique),
  · le jus de pamplemousse.

Inducteurs et inhibiteurs enzymatiques du cytochrome P450

Le cytochrome P450 est un système complexe d'isoenzymes, une trentaine d'entre elles ayant été identifiées au niveau hépatique et intestinal, dont quatre sont impliquées dans le métabolisme de la plupart des médicaments : CYP 1A2, CYP 2C9, CYP 2D6 et CYP 3A4.

Ce système enzymatique peut être stimulé par les inducteurs enzymatiques, ce qui a pour conséquence l'accélération du métabolisme des médicaments fortement métabolisés par l'une de ces isoenzymes, donc une diminution de leur activité ou parfois une majoration de leurs effets indésirables (dans le cas de la formation d'un métabolite toxique).

À l'inverse, en présence d'un inhibiteur d'une isoenzyme spécifique, il y a ralentissement du métabolisme des médicaments métabolisés par cette isoenzyme, avec pour conséquence une augmentation de leur demi-vie d'élimination et de leur concentration plasmatique avec potentialisation d'activité et/ou d'effets indésirables.

Les isoenzymes CYP 2B6, 2C8 et 2C19 ne sont concernées que pour quelques interactions seulement.

L'étude du rôle respectif des différentes isoenzymes du cytochrome P450 dans le métabolisme d'un médicament peut être réalisée *in vitro*, ce qui permet la prévision des interactions médicamenteuses décrites dans la monographie de l'AMM. Toutefois, les interactions étudiées *in vitro* ne sont pas toujours retrouvées en clinique. Il existe de plus des variations individuelles liées à l'activité enzymatique hépatique propre à chaque individu, ce qui rend aléatoires les conséquences cliniques des interactions impliquant le cytochrome P450.

Élimination

L'élimination (ou excrétion) des médicaments et de leurs métabolites est assurée par diverses voies dont la plus importante est la voie urinaire, les autres voies étant la voie biliaire et la voie pulmonaire.

La *clairance* du médicament constitue un concept important, reflétant les processus d'élimination du médicament essentiellement par les voies rénale et hépatique. Elle se définit comme le volume sanguin débarrassé du médicament par unité de temps et s'exprime en mL/min. Sa connaissance nécessite la mesure des concentrations plasmatiques en fonction du temps (SSC ou AUC) obtenues après administration du médicament :

$$Clairance\ totale = \frac{dose\ IV}{SSC}$$

ou

$$Clairance = \frac{dose\ per\ os \times F}{SSC}$$

(F est la biodisponibilité et SSC la surface sous la courbe)

Son calcul peut également se faire à partir de la connaissance du volume de distribution (Vd) et de la constante d'élimination (Kel) du médicament :

$$Clairance = Vd \times Kel$$

Kel est la fraction du médicament qui sera éliminée par unité de temps (exemple : Kel = 0,02/minute signifie que 2 % du médicament présent dans l'organisme est éliminé en 1 minute).

Elle se calcule à partir de la demi-vie du médicament :

$$Kel = \frac{0,693}{T1/2}$$

La clairance totale correspond à la somme des clairances rénale et extrarénales (notamment hépatique).

Notion de demi-vie *(figure I.6)*

La demi-vie d'un médicament (T1/2) est le temps nécessaire à l'élimination de la moitié de la concentration d'un médicament dans le sang.

Par exemple, si la concentration plasmatique de la phénytoïne (antiépileptique) est de 20 µg/mL après administration d'une dose donnée, et si le temps nécessaire pour réduire cette concentration à 10 µg/mL est de 24 heures, à condition de n'administrer aucune dose additionnelle entre temps, la demi-vie sera dans ce cas de 24 heures.

La valeur de la demi-vie est fonction des processus de distribution et d'élimination. Il s'agit d'une notion statistique donnée à titre d'indication, mais elle est variable d'un patient à l'autre en fonction de l'état physiopathologique individuel.

$$T1/2 = \frac{0,693 \times Vd}{Clairance}$$

La demi-vie est un paramètre pharmacocinétique important à connaître. Il conditionne en particulier le nombre de prises par 24 heures. Plus la demi-vie d'un médicament est courte, plus le nombre de prises sera

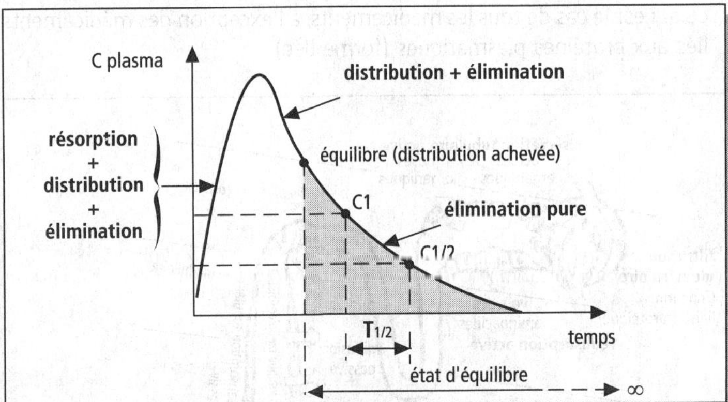

***Figure I.6** - Courbe concentration plasmatique/temps après administration orale d'une dose unique d'un médicament T1/2 : demi-vie d'élimination*

Élimination

important et la fréquence d'administration rapprochée. La demi-vie est très généralement indépendante de la dose administrée.

D'autre part, lors de la mise en route d'un traitement oral à long terme, le médicament s'accumule dans l'organisme jusqu'au moment où la vitesse d'élimination égale la vitesse de résorption. L'*état d'équilibre* est atteint au bout d'un temps égal à 5 à 6 fois la demi-vie. Les dosages plasmatiques nécessaires au suivi thérapeutique (voir p. 32) doivent être pratiqués, pour être interprétables, lorsque l'état d'équilibre est atteint. Après tout changement de posologie, il faut attendre le nouvel état d'équilibre pour prélever.

Exemple : pour la phénytoïne dont la demi-vie est de 24 heures, l'état d'équilibre est de 5 à 6 jours.

Élimination rénale

L'élimination des médicaments par le rein est la résultante de phénomènes complexes au niveau du néphron, unité fonctionnelle du rein *(figure I.7)*.

- *Filtration glomérulaire :* le glomérule se comporte comme un filtre laissant passer tous les composés d'un poids moléculaire inférieur à 60 000, ce qui est le cas de tous les médicaments, à l'exception des médicaments liés aux protéines plasmatiques (forme liée).

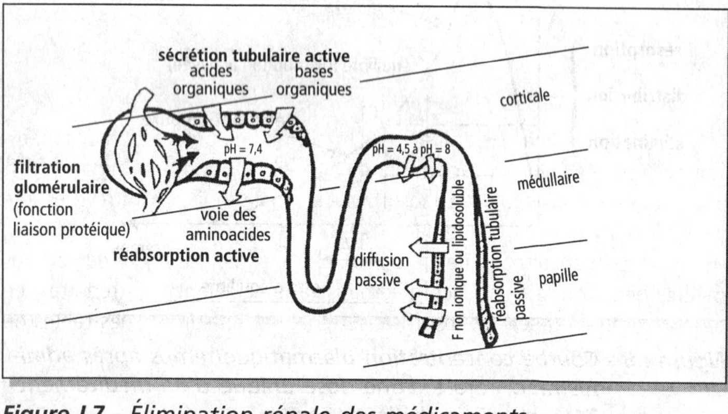

Figure I.7 - *Élimination rénale des médicaments*

- *Sécrétion tubulaire active :* il s'agit d'un processus de transport actif situé au niveau du tube contourné proximal, consommant de l'énergie et permettant le passage de médicaments, sous forme ionisée (acides et bases organiques faibles), de la corticale vers le tube contourné.
- *Réabsorption tubulaire :* les médicaments présents dans le tubule peuvent être réabsorbés dans la circulation générale, par diffusion passive pour la fraction non ionique ou liposoluble au niveau du tube distal, ou par transport actif au niveau du tube proximal.

Élimination biliaire

Après passage hépatique, la fraction du médicament non métabolisé peut retourner dans la circulation générale ou être excrétée par la bile.

Il peut exister dans ce dernier cas un *cycle entéro-hépatique* : le médicament excrété dans la bile arrive dans l'intestin et peut à nouveau être absorbé, repasser dans le sang et revenir au foie ! La voie d'élimination biliaire est généralement une voie accessoire (certains médicaments ont cependant une élimination biliaire prédominante), mais qui peut devenir prépondérante si la voie principale d'élimination (rénale) est défaillante.

Facteurs pouvant modifier l'élimination

Certains facteurs physiopathologiques ou exogènes peuvent modifier l'élimination des médicaments.

Facteurs physiopathologiques

L'insuffisance rénale entraîne une diminution de l'élimination des médicaments et en favorise l'accumulation. La diminution d'élimination est proportionnelle au degré de l'insuffisance rénale, qui peut être mesurée par certains examens biologiques (créatinine, clairance de la créatinine ; se reporter au chapitre « *Infectiologie* », p. 1074). La posologie de certains médicaments ou la fréquence d'administration doivent être réduites, en tenant compte du degré d'insuffisance rénale et en suivant des tables ou abaques souvent conseillées par le fabricant.

Toute modification de fixation protéique des médicaments, en augmentant la fraction libre, accélère l'élimination.

Facteurs exogènes

Toute modification du pH urinaire est susceptible de modifier la réabsorption tubulaire passive, intervenant sur la fraction liposoluble non ionisée du médicament.

Ainsi, l'alcalinisation des urines va induire l'ionisation des médicaments acides faibles (exemple : barbituriques) et réduire considérablement leur réabsorption. Il s'agit d'un traitement (alcalinisation des urines par du bicarbonate de sodium) habituel des intoxications barbituriques.

Il peut exister des phénomènes de compétition entre médicaments au niveau de la sécrétion tubulaire rénale (sulfamides hypoglycémiants et phénylbutazone, par exemple, avec réduction de la sécrétion tubulaire du sulfamide hypoglycémiant et manifestations d'hypoglycémie sévère).

4 Activité, toxicité, interactions et posologie des médicaments

NOTIONS ESSENTIELLES

- Les mécanismes d'action des médicaments sont variés : action substitutive (maladies par carence), action sur certains processus métaboliques et/ou physiologiques (exemples : anticancéreux, antibiotiques, inhibiteurs de la pompe à protons, inhibiteurs calciques, etc.), action par reproduction ou antagonisme des effets d'une substance naturelle comme un neurotransmetteur (action « mimétique » ou « lytique »).
- Les médicaments peuvent induire des effets indésirables ou toxiques liés à des phénomènes de toxicité aiguë ou chronique, à des risques tératogènes, mutagènes ou cancérogènes, à une pharmacodépendance et enfin à des effets secondaires non souhaités.
- Il existe deux grands types d'interactions médicamenteuses résultant de l'association d'au moins deux médicaments :
  - *synergie ou potentialisation* : dans ce cas, l'association des deux médicaments permet d'obtenir un effet pharmacologique plus important par rapport à l'administration d'un seul médicament ;
  - *antagonisme* : l'association de deux médicaments entraîne la réduction de l'activité de l'un d'entre eux.

  Les interactions médicamenteuses sont de nature soit pharmacocinétique, soit pharmacodynamique.
- Les interactions médicamenteuses sont classées en quatre catégories en fonction de la gravité de leurs conséquences potentielles :
  - association contre-indiquée,
  - association déconseillée,
  - association nécessitant une précaution d'emploi,
  - association à prendre en compte.
- Les incompatibilités médicamenteuses résultent de phénomènes physico-chimiques se produisant entre plusieurs prin-

cipes actifs mélangés dans un même contenant ou entre un principe actif et un excipient ou diluant inadapté.
Elles se manifestent dans certains cas par l'apparition d'un précipité, d'un trouble ou d'une coloration anormale.

- La posologie est l'étude des doses auxquelles les médicaments doivent être administrés. La posologie dépend de plusieurs paramètres : pathologie traitée, voie d'administration, facteurs propres au patient (âge, poids, surface corporelle, insuffisance rénale ou hépatique, etc.).

Activité des médicaments

La pharmacodynamie a pour objet l'étude de l'action des médicaments sur l'organisme.

Les médicaments peuvent exercer un effet *curatif* et permettent alors la guérison d'une pathologie, ou un effet *symptomatique*. Dans ce dernier cas, les médicaments ne permettent que de soulager ou réduire certains symptômes, ou de suppléer une fonction organique déficiente. Ils doivent alors être administrés « à long terme », aussi longtemps que la pathologie persiste.

On peut distinguer plusieurs grands types de mécanismes d'action.

- *Action non spécifique*, relevant des simples propriétés physico-chimiques ou mécaniques des médicaments.

  Exemple : huile de paraffine dans le traitement de la constipation, charbon activé utilisé dans les intoxications médicamenteuses, diurétiques osmotiques...

- *Action spécifique correspondant à la fixation des médicaments sur des protéines membranaires présentes sur la membrane cellulaire, appelées récepteurs.*

  Ces récepteurs existent à l'état naturel et sont stimulés par des substances endogènes comme les *neurotransmetteurs* (neuromédiateurs) synaptiques ou les hormones.

  Exemples :

  - acétylcholine libérée par les terminaisons des nerfs moteurs et se fixant sur les récepteurs des muscles squelettiques en déclenchant la contraction musculaire ;
  - noradrénaline et acétylcholine libérées respectivement au niveau des terminaisons nerveuses des fibres sympathiques ou parasympathiques postganglionnaires du système nerveux autonome.

  Les médicaments peuvent également se fixer sur ces récepteurs, en lieu et place du neurotransmetteur physiologique, en y exerçant un effet *agoniste* (ou stimulant ou mimétique) ou *antagoniste* (ou inhibiteur ou bloquant ou lytique) ***(tableau I.16)***.

Tableau I.16 - *Quelques agonistes et antagonistes du système nerveux autonome (SNA)*

	Système sympathique (Σ) ou adrénergique		**Système parasympathique (pΣ) ou cholinergique**
	récepteurs α	**récepteurs β**	
Agonistes ou « mimétiques »	adrénaline (épinéphrine)		acétylcholine pilocarpine
	éphédrine néosynéphrine noradrénaline	isoprénaline salbutamol	
Antagonistes ou « lytiques »	ergotamine	bêtabloquants (propranolol)	atropine

Un antagoniste après fixation sur un récepteur n'est pas en capacité de l'activer et de déclencher une réponse biologique.

Exemples :

- le *propranolol* est le « chef de file » des médicaments bêtabloquants. Il est susceptible de « bloquer » les récepteurs β1 et β2 du système nerveux autonome sympathique situés au niveau cardiaque et bronchique. L'activation des récepteurs β1 et β2 entraînant normalement une stimulation cardiaque et une bronchodilatation, on observera à l'inverse après administration de propranolol :
  - un ralentissement de la fréquence cardiaque, une baisse de la force de contraction, du débit cardiaque et de la conduction intracardiaque ; ces effets sont à la base de l'utilisation des bêtabloquants comme antiangoreux et antiarythmiques et expliquent leur contre-indication théorique en cas d'insuffisance cardiaque ou de bloc auriculo-ventriculaire ;
  - une tendance à la bronchoconstriction, justifiant une grande prudence lors de leur utilisation chez l'asthmatique ;
- une bradycardie pourra être traitée par un médicament agoniste sympathomimétique comme l'isoprénaline, pouvant stimuler les récepteurs β1 cardiaques, ou par l'atropine, médicament parasympatholytique antagoniste de l'action bradycardisante du système parasympathique.

La stimulation d'un récepteur n'entraîne pas nécessairement l'activation d'un système ou d'une fonction métabolique, mais aussi parfois son inhibition.

Exemple : la stimulation des récepteurs GABAergiques (récepteurs au GABA) assure une fonction d'inhibition et de régulation dans le système nerveux central et périphérique.

Certains médicaments agissent en inhibant (antithyroïdiens, par exemple) ou en stimulant (antidiabétiques oraux) la sécrétion hormonale.

La réponse pharmacologique déclenchée suite à l'activation d'un récepteur par un agoniste fait souvent intervenir un mécanisme de transduction impliquant des molécules appelées *« seconds messagers »*, dont les plus connues sont les ions Ca^{2+}, l'adénosine monophosphate cyclique (AMPc), l'inositol-1.4.5-triphosphate (IP3) et le diacylglycéril (DG).

L'interaction entre le médicament et son récepteur dépend de la complémentarité entre les deux éléments sur un modèle « clé sur serrure » : on parle d'affinité ou de spécificité plus ou moins sélective d'un médicament pour son récepteur.

- *Action spécifique sur les mécanismes de transport.*

Certains médicaments interagissent avec les processus de transport membranaires entre les compartiments intra et extracellulaires nécessaires aux divers processus métaboliques et/ou physiologiques. Les canaux ioniques correspondent à des pores membranaires qui permettent le transfert d'ions selon un gradient électrochimique. L'ouverture ou la fermeture de ces canaux dépend du potentiel de membrane (canaux voltage-dépendants, dont il existe 3 types : sodique, calcique et potassique) ou de l'action de substances neurotransmettrices (canaux neurotransmetteurs-dépendants), certains canaux dépendant des deux.

Exemples :

- les antagonistes calciques bloquent les canaux calciques des fibres lisses des vaisseaux et des fibres myocardiques et empêchent le calcium de pénétrer dans les cellules vasculaires ou cardiaques ;
- les anesthésiques locaux agissent par blocage des canaux sodiques des terminaisons nerveuses.

Les mécanismes de transport actif, permettant le transport de substances contre un gradient de concentration, peuvent être également modifiés par les médicaments.

Exemples :
- les digitaliques inhibent la pompe Na^+/K^+ ATPase-dépendante, ce qui augmente la concentration intracellulaire en sodium et calcium, entraînant une majoration de la contraction du muscle cardiaque ;
- les inhibiteurs de la pompe à protons agissent sur la pompe H^+/K^+ ATPase-dépendante en bloquant la sécrétion acide de la cellule pariétale gastrique ;
- les antidépresseurs tricycliques prolongent l'activité de la noradrénaline en bloquant sa recapture par les terminaisons nerveuses centrales.

- *Action spécifique sur les activités enzymatiques.*

Certains médicaments agissent par l'intermédiaire de processus enzymatiques, qui catalysent dans l'organisme la vitesse des réactions chimiques.

Exemples :
- les anticholinestérasiques (notamment utilisés dans le traitement de la myasthénie ou de la maladie d'Alzheimer) qui ralentissent la dégradation de l'acétylcholine ;
- les inhibiteurs de la monoamine oxydase, utilisés comme antidépresseurs en ralentissant le catabolisme de la noradrénaline et de la sérotonine ;
- les inhibiteurs de l'enzyme de conversion, s'opposant à la formation de l'angiotensine II (puissant agent vasoconstricteur) par inhibition de l'enzyme de conversion nécessaire à l'activation de l'angiotensine I en angiotensine II ;
- les inhibiteurs de l'HMG CoA réductase (statines), enzyme intervenant à une étape précoce de la synthèse endogène du cholestérol, entraînant une baisse du LDL-cholestérol et des triglycérides et par là-même du risque cardiovasculaire.

- Enfin, d'autres médicaments agissent directement sur les synthèses cellulaires (antibiotiques, anticancéreux) ou par simple action substitutive dans le cas d'une carence de l'organisme exogène (vitamine D, par exemple) ou endogène (insuline, thyroxine...).

Toxicité des médicaments

C'est l'ensemble des manifestations toxiques, indésirables, consécutives à l'administration d'un médicament.

Toxicité aiguë

Elle se manifeste rapidement, voire immédiatement, après une prise unique ou à court terme après plusieurs prises rapprochées.

Exemple : surdosage médicamenteux (par erreur de posologie ou tentative de suicide).

Toxicité chronique

Elle se manifeste à retardement après administration répétée et prolongée d'un médicament.

Exemple : irritation ou ulcération digestive après administration répétée d'anti-inflammatoires.

Elle peut être la conséquence d'une accumulation du médicament dans l'organisme liée à une élimination déficiente.

Risque tératogène

Il s'agit du risque de malformations chez le fœtus après administration de certains médicaments, dits tératogènes, chez la femme enceinte. La période la plus critique correspond aux trois premiers mois de grossesse.

Exemple : malformations de type *phocomélies* (insertion des mains et des pieds directement sur le tronc) observées dans les années 1960 chez les nouveau-nés de mères ayant pris du *thalidomide* (utilisé à cette époque comme hypnotique). Ce médicament, toujours disponible aujourd'hui dans des indications très limitées, est bien sûr strictement contre-indiqué chez la femme enceinte.

Tous les nouveaux médicaments font l'objet d'une recherche d'un possible effet tératogène avant leur mise sur le marché.

Risque mutagène

Il s'agit de la modification des caractères génétiques sous l'influence des médicaments.

Risque cancérigène

Certains médicaments peuvent favoriser l'apparition ou accélérer le développement d'un cancer.

Dépendance aux médicaments (pharmacodépendance)

Un sujet en état de dépendance vis-à-vis d'un médicament (cas des stupéfiants tout particulièrement) est incapable d'en contrôler l'usage. L'état de dépendance (ou de toxicomanie dans le cas d'utilisation de substances toxicomanogènes à des fins non thérapeutiques) est de deux ordres :

- dépendance psychique : liée à la sensation de « plaisir » à consommer le toxique ;
- dépendance physique : il s'agit d'une adaptation physiologique de l'organisme au produit qui fait s'accompagner tout arrêt de consommation (sevrage) de manifestations physiques.

La pharmacodépendance peut être ou non accompagnée de *tolérance* (ou *accoutumance*) se traduisant par la réduction progressive de l'activité du produit concerné, obligeant le consommateur à augmenter régulièrement les doses utilisées.

Les symptômes du *sevrage* sont particulièrement sévères (d'ordre neurovégétatifs essentiellement) lors de la dépendance aux stupéfiants (morphine, héroïne, opium, etc.), voire à l'alcool (crise de *delirium tremens*).

D'autres médicaments (hypnotiques, anxiolytiques, etc.) ou certaines « drogues licites » (tabac, alcool, café, etc.) sont également susceptibles d'induire un état de dépendance psychique et/ou physique.

Effets indésirables et effets secondaires

Il s'agit de l'apparition d'effets non souhaités se développant plus ou moins rapidement parallèlement à l'effet pharmacologique recherché.

Il peut s'agir d'*effets secondaires* (latéraux) qui sont connus, souvent observés, et prévisibles.

Exemples :

- sécheresse buccale ou rétention urinaire après administration d'un antispasmodique anticholinergique ;
- somnolence après administration d'antihistamiminiques (anti-allergiques).

Certains *effets* dits *indésirables* (toxiques) sont inattendus, imprévisibles, et semblent plus souvent liés à l'état du patient et à ses caractéristiques physiopathologiques.

Exemples : allergie aux sulfamides caractérisée par des éruptions cutanées, des plaques érythémateuses...

À la limite, certains produits sans activité pharmacologique (substances inertes comme le lactose) peuvent induire des effets indésirables *(« effet nocebo »)*, ou à l'inverse un effet thérapeutique *(« effet placebo »)*.

L'observation, l'analyse et la recherche des effets secondaires ou indésirables sont du domaine de la *pharmacovigilance*.

Il est parfois possible de corréler la fréquence d'apparition des effets secondaires ou indésirables à certains facteurs particuliers au traitement instauré ou au patient :

- posologie utilisée ;
- nombre de médicaments administrés (associations médicamenteuses) ;
- voie d'administration choisie ;
- administration antérieure d'un médicament similaire ;
- âge, sexe, facteurs génétiques du patient ;
- existence d'une insuffisance rénale ou hépatique...

Qu'est-ce que la pharmacovigilance ?

La pharmacovigilance a pour objet l'identification, l'évaluation et la prévention du risque d'effets indésirables résultant de l'utilisation des médicaments (art. R. 5121-22 à 26 CSP) et médicaments dérivés du sang (art. R. 5121-196 CSP).

Pourquoi déclarer les effets indésirables ?

L'évaluation de la sécurité des médicaments après commercialisation est une nécessité de santé publique. En effet, seuls les effets indésirables

les plus importants sont détectés lors des essais préalables à la mise sur le marché. La déclaration des effets indésirables permet d'identifier de nouveaux risques qui peuvent conduire à des mises en garde, à des limitations d'utilisation, voire au retrait du produit.

Qui doit déclarer ?

Tout médecin, chirurgien-dentiste ou sage-femme ayant constaté un effet indésirable grave ou inattendu susceptible d'être dû à un médicament ou produit mentionné à l'article L. 5121-1 du CSP, qu'il l'ait ou non prescrit, doit en faire la déclaration immédiate au centre régional de pharmacovigilance.

De même tout pharmacien ayant eu connaissance d'un effet indésirable grave ou inattendu susceptible d'être dû à un médicament ou produit mentionné à l'article R. 5121-1 qu'il a délivré doit également le déclarer aussitôt au centre régional de pharmacovigilance.

Tout membre d'une profession de santé ayant fait la même constatation peut également en informer le centre régional de pharmacovigilance.

Que faut-il déclarer ?

- *L'effet indésirable* : une réaction nocive ou non voulue, se produisant aux posologies normalement utilisées chez l'homme pour la prophylaxie, le diagnostic ou le traitement d'une maladie ou la modification d'une fonction physiologique, ou résultant d'un mésusage du médicament ou du produit.
- *L'effet indésirable grave* : un effet indésirable létal, ou susceptible de mettre la vie en danger, ou entraînant une invalidité ou une incapacité, ou provoquant ou prolongeant une hospitalisation, ou se manifestant par une anomalie ou malformation congénitale.
- *L'effet indésirable inattendu* : un effet indésirable qui n'est pas mentionné dans le résumé des caractéristiques du produit.
- *Le mésusage* : une utilisation non conforme aux recommandations du résumé des caractéristiques du produit, à l'exclusion de l'usage abusif.

Comment déclarer ?

Au centre régional de pharmacovigilance (voir la liste sur le site Internet de l'ANSM) sur la fiche téléchargeable sur http://ansm.fr.

Interactions médicamenteuses

Dans certains cas, lorsqu'un médicament est administré simultanément avec un autre médicament (voire avec certains aliments ou avec l'alcool), il peut produire des effets pharmacologiques ou toxiques différents de ceux qu'il exerce seul.

Certaines interactions médicamenteuses permettent d'accroître l'efficacité d'un traitement et sont utilisées dans ce but (traitements antihypertenseur ou anticancéreux, par exemple).

De nombreuses interactions ne sont toutefois pas souhaitées et entraînent des effets secondaires.

Synergie

Elle correspond à l'interaction entre deux médicaments présentant une *activité pharmacologique identique*. L'intensité de l'activité de l'association est supérieure à celle que l'on pourrait obtenir avec l'un des médicaments administré seul.

Potentialisation

Elle s'exerce entre deux médicaments dont l'*activité pharmacologique est différente*.

L'intensité de l'activité de l'un des deux médicaments est supérieure à celle que l'on pourrait observer, pour une posologie identique, lors d'une administration isolée.

Antagonisme

Il s'agit d'une interaction entre deux médicaments dont l'*activité pharmacologique est identique ou différente*. Dans ce cas, l'administration simultanée de deux médicaments entraîne l'inhibition partielle ou complète de l'action de l'un d'entre eux.

Dans le cas précis d'une intoxication médicamenteuse, il est parfois possible d'utiliser pour le traitement une substance qui va antagoniser les effets toxiques du médicament ; on parle alors d'*antidote*.

Exemple : naloxone utilisée lors des intoxications aiguës morphiniques.

Différents types d'interactions médicamenteuses

Interactions pharmacocinétiques

Ces interactions se manifestent lors de la résorption, de la distribution, du métabolisme ou de l'élimination d'un médicament. Les principaux mécanismes de ces interactions ont été décrits précédemment (voir chapitre 3, p. 63).

Il résulte de ces interactions une augmentation ou une diminution de la concentration plasmatique et tissulaire du médicament, se traduisant surtout par une modification de l'*intensité* de l'activité pharmacologique.

Dans le cas d'une augmentation de concentration du médicament, les effets seront majorés et pourront parfois entraîner des effets toxiques. À l'inverse, une baisse de concentration conduira à une diminution, voire à une disparition de l'efficacité thérapeutique du médicament.

Interactions pharmacodynamiques

Ces interactions se manifestent au niveau de l'organe cible et plus précisément au niveau des sites d'action des médicaments. Il est possible d'observer aussi bien une modification de l'*intensité* que de la *nature* de l'effet pharmacologique recherché. Les mécanismes de ces interactions s'expliquent par exemple :
- par l'effet synergique de deux médicaments agissant sur le même récepteur ;
- par une compétition entre un agoniste et un antagoniste vis-à-vis d'un même récepteur ;
- par un antagonisme physiologique entre deux médicaments à l'action opposée (hypoglycémiant et hyperglycémiant, par exemple).

Conséquences des interactions médicamenteuses

Les interactions médicamenteuses sont d'une importance particulière pour les médicaments à « *marge thérapeutique étroite* », c'est-à-dire ceux dont les concentrations efficaces sont proches des concentrations toxiques. Dans ce cas, une faible variation des concentrations plasmatiques ou tissulaires peut modifier de façon sensible l'activité de ces médicaments et faire apparaître des effets toxiques (théophylline, cardiotoniques, anticoagulants, etc.).

La fréquence actuelle des associations médicamenteuses (polythérapie) expose d'autant plus au risque d'apparition d'interactions. Toutes ne revêtent pas toutefois la même importance et il faut, en pratique, tenir compte des interactions ayant une *importance clinique significative*.

Il existe un Thesaurus regroupant l'ensemble des interactions médicamenteuses mis à la disposition des professionnels de santé par l'ANSM (http://ansm.fr). Les interactions médicamenteuses sont classées en 4 niveaux de contrainte définis comme suit :

- *association contre-indiquée* : elle ne doit pas être transgressée et revêt un caractère absolu ;
- *association déconseillée* : elle doit le plus souvent être évitée, sauf en cas d'examen approfondi du rapport bénéfice/risque et surveillance étroite du patient ;
- *association nécessitant une précaution d'emploi* : l'association est possible dès lors que sont respectées, notamment en début de traitement, les recommandations simples permettant d'éviter l'interaction (adaptation posologique, surveillance clinique ou biologique renforcée...) ;
- *association à prendre en compte* : le risque d'interaction existe et correspond le plus souvent à une addition d'effets indésirables, aucune recommandation pratique ne peut être proposée et il revient au médecin d'évaluer l'opportunité de l'association.

Les deux premiers niveaux (associations contre-indiquées ou déconseillées) sont les plus importants à détecter par le pharmacien.

Incompatibilités médicamenteuses

Il ne faut pas confondre interactions et incompatibilités médicamenteuses. Ces dernières surviennent *en dehors de l'organisme* et résultent d'une incompatibilité de nature physico-chimique entre plusieurs principes actifs ou entre un principe actif et un excipient. Ces incompatibilités ont une importance particulière lors de l'administration des médicaments par voie injectable, notamment en perfusion. Elles peuvent se manifester par l'apparition d'un précipité, d'un trouble ou d'une coloration anormale.

Elles doivent être connues de l'infirmier/infirmière, responsable des bonnes conditions d'administration des médicaments. Certains ouvrages spécialisés et les résumés des caractéristiques des spécialités pharmaceutiques donnent des informations précises sur la stabilité des médicaments dans divers solutés de perfusion, ou en présence d'autres principes actifs ajoutés.

Posologie des médicaments

Définition de la posologie

La posologie est l'étude des doses auxquelles doivent être administrés les médicaments. Elle est spécifique d'un médicament donné et est fonction de plusieurs paramètres :

- nature du principe actif ;
- nature de la pathologie : un même principe actif peut être utilisé à des doses variables en fonction de la maladie traitée ;
- voie d'administration : les posologies destinées à la voie injectable sont généralement inférieures à celles utilisées par voie orale ;
- facteurs inhérents au patient :
  - âge : les posologies ne sont pas identiques pour traiter une même pathologie, selon qu'il s'agit d'un adulte ou d'un enfant. Il existe donc des *posologies infantiles*, variables en fonction de l'âge du patient. Au-delà de 15 ans, les posologies sont celles de l'adulte *(tableau I.17)*.

    Il faut, d'autre part, être prudent lors de l'utilisation des médicaments chez le sujet âgé dont les capacités de métabolisme et d'élimination sont réduites. Les posologies doivent souvent être diminuées par rapport à celles de l'adulte, et le nombre de médicaments limité au strict nécessaire. Les sujets âgés représentent la catégorie de patients la plus souvent victime de *pathologies iatrogènes* (induites par les médicaments) ;
  - poids : c'est un élément essentiel pour la détermination posologique chez l'enfant comme chez l'adulte. Dans certains cas, il est préférable de calculer une posologie en fonction de la *surface corporelle* du sujet (déterminée par des tables ou abaques après mesure du poids et de la taille, et exprimée en m^2 ; se reporter au chapitre « *Cancérologie* », p. 336-337) ;
  - caractéristiques physiopathologiques : sujet âgé, insuffisance rénale ou hépatique, femme enceinte...

***Tableau I.17** - Les différentes tranches d'âge*

Nouveau-né (NN)	< 1 mois
Nourrisson (BB)	1 mois à 30 mois
Enfant (ENF)	30 mois à 15 ans
Adulte (AD)	> 15 ans

Détermination de la posologie

Elle est définie grâce aux études réalisées tant chez l'animal que chez l'homme (phase II en particulier) et nécessaires à la demande d'autorisation de mise sur le marché.

On trouve dans la *Pharmacopée française* des tableaux de posologie pour de nombreux médicaments, chez l'adulte et chez l'enfant. Ces posologies sont données chez l'adulte en :
- *doses usuelles :* par prise et par 24 heures ;
- *doses maximales* (à ne pas dépasser) : par prise et par 24 heures.

Les posologies sont précisées selon les voies d'administration. Ces tableaux sont utiles au pharmacien lors de la validation et de la dispensation des ordonnances (voir p. 20).

Les tableaux de posologie infantile sont présentés en fonction de l'âge de l'enfant :
- 0 à 1 mois : nouveau-né ;
- 1 mois à 30 mois : nourrisson ;
- 30 mois à 15 ans : enfant.

EXPRESSION DE LA POSOLOGIE

(retenue par la Pharmacopée française)

Unités couramment utilisées :

- g : gramme
- mg : milligramme (10^{-3} gramme)
  1 g = 1 000 mg
- µg : microgramme (10^{-6} gramme) (dit aussi gamma : γ)
  1 mg = 1 000 µg
- ng : nanogramme (10^{-9} gramme)
- mL : millilitre (10^{-3} litre)
  1 litre = 1 000 mL
- càc : cuillère à café = 5 mL
- càs : cuillère à soupe = 15 mL
- cm : cuillère-mesure

Unités dont il faut éviter l'utilisation :

- cg : centigramme (1 cg = 10 mg)
- cc : centimètre cube (1 cc = 1 mL)
- mcg : millicentigramme (10^{-5} g) parfois confondu avec le microgramme (µg)

2

Grandes classes médicamenteuses

1 Analgésie – Rhumatologie

Médicaments de la douleur

NOTIONS ESSENTIELLES

- Il est nécessaire de rechercher d'abord la cause de la douleur et de mettre en place un traitement étiologique (antiangoreux dans l'angor, geste chirurgical approprié, etc.), une prise en charge psychologique étant toujours nécessaire. Si le traitement étiologique est impossible ou inefficace, il est fait appel au traitement antalgique symptomatique.
- Le choix d'un médicament antalgique dépend essentiellement :
  - du type de douleur :
    - douleurs par excès de nociception de faible ou moyenne intensité (céphalées, douleurs musculaires ou du squelette, dysménorrhées, douleurs dentaires, etc.) : antalgiques non morphiniques (non opioïdes) ;
    - douleurs par excès de nociception de forte intensité (aiguës ou chroniques, notamment d'origine cancéreuse) : morphiniques (opioïdes) ;
    - douleurs neuropathiques : antidépresseurs et antiépileptiques ;
  - des effets indésirables possibles et des éventuelles contre-indications ;
  - du risque d'accoutumance.
- Il est important de respecter une hiérarchie dans l'emploi des antalgiques, en les utilisant par paliers successifs :
  - palier I : antalgiques non opioïdes (paracétamol, aspirine, anti-inflammatoires non stéroïdiens) ;
  - palier II : antalgiques opioïdes faibles (codéine, tramadol) ;
  - palier III : antalgiques opioïdes forts agonistes-antagonistes (buprénorphine, nalbuphine) et agonistes purs (morphine, fentanyl).

- La posologie du médicament antalgique doit être ajustée grâce à l'évaluation de la douleur chez le patient (utilisation de l'échelle visuelle analogique : EVA, par exemple). L'intervalle de prise doit être régulier et respecté : 4 heures le plus souvent, à l'exception des formes à libération prolongée (1 à 2 prises par jour), afin de prévenir la réapparition de la douleur.
- Les antalgiques morphiniques agonistes-antagonistes ne doivent pas être associés aux agonistes morphiniques purs.

GÉNÉRALITÉS

Définition de la douleur

C'est une expérience sensorielle et émotionnelle correspondant à une lésion tissulaire réelle ou potentielle, ou encore à une sensation subjective toujours désagréable et associée à une poussée émotionnelle dominée par l'inquiétude.

La douleur est donc à la fois une sensation (conscience d'un stimulus nocif) et une expérience affective (sentiment intense de déplaisir).

Neurophysiologie de la douleur

Voies de la douleur

Les voies de la douleur *(figure II.1)* assurent la transmission d'un stimulus des récepteurs périphériques, les nocicepteurs, jusqu'au cortex cérébral.

Nocicepteurs

Ils siègent dans les tissus cutanés, musculaires, articulaires et la paroi des organes viscéraux.

Terminaisons nerveuses libres

Ce sont des ramifications des fibres de petit calibre. Leur stimulation peut être d'origine physique ou chimique.

Une lésion tissulaire conduit à l'accumulation de substances algogènes (prostaglandines, bradykinine, sérotonine, histamine).

Les prostaglandines (PGE_1, PGE_2) sont impliquées dans la genèse des phénomènes douloureux; elles sensibilisent les récepteurs des terminaisons nerveuses sensitives à l'action des médiateurs algogènes.

Voies ascendantes médullaires

Les terminaisons nerveuses se prolongent par des fibres primaires afférentes (protoneurones sensitifs) qui atteignent le système nerveux central par les racines postérieures de la moelle épinière. Les neurones relais

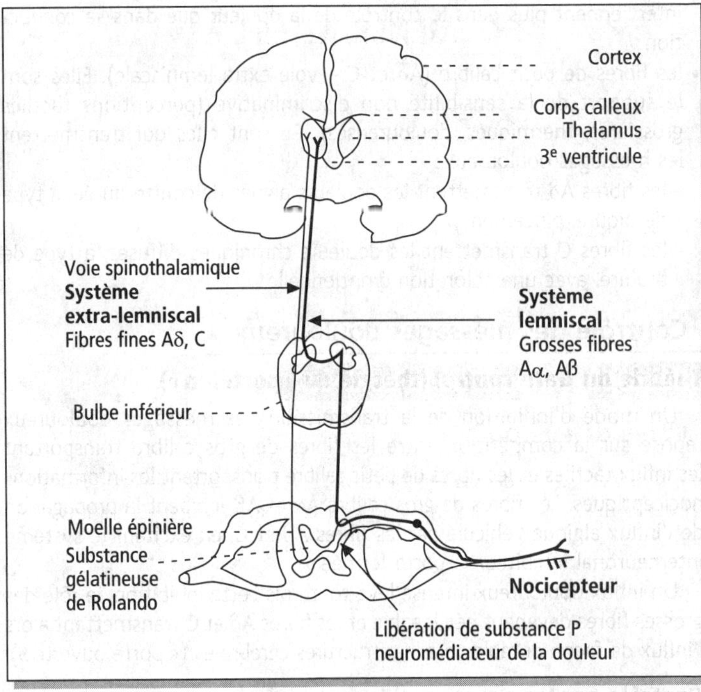

Figure II.1 - Les voies de la douleur

(deutoneurones) transmettent ensuite l'influx nociceptif vers les centres supérieurs.

Voies supramédullaires

Les fibres nerveuses transmettent l'influx de la moelle épinière jusqu'au thalamus, puis du thalamus au cortex.

Les fibres sont regroupées en faisceaux. On différencie :

- les fibres de gros calibre (Aα et Aβ – voie lemniscale) : elles sont le support de la sensibilité discriminative (sensibilité tactile fine). Elles

interviennent plus dans le contrôle de la douleur que dans sa conduction ;
- les fibres de petit calibre (Aδ et C – voie extra-lemniscale). Elles sont le support de la sensibilité non discriminative (perceptions tactiles grossières, thermiques, douloureuses). Ce sont elles qui transmettent les messages douloureux :
  - les fibres Aδ transmettent les douleurs aiguës de courte durée, à type de piqûre, pincement ;
  - les fibres C transmettent les douleurs chroniques diffuses, à type de brûlure, avec une coloration émotionnelle.

Contrôle des messages douloureux

Théorie du *Gate control* (théorie du « portillon »)

Un mode d'inhibition de la transmission des messages douloureux repose sur la compétition entre les fibres de gros calibre transportant les influx tactiles et les fibres de petit calibre transportant les informations nociceptiques. Les fibres de gros calibre Aα et Aβ inhibent la propagation de l'influx algique véhiculé par les fibres Aδ et C, en excitant le système interneuronal inhibiteur (« porte fermée »).

Un influx douloureux intense lève toutefois cette inhibition, le rôle des grosses fibres devenant négligeable et les fibres Aδ et C transmettant alors l'influx de façon durable vers les structures cérébrales (« porte ouverte »).

Contrôle par les neuropeptides

LA SUBSTANCE P

La substance P est le neuromédiateur des fibres C qui transmettent la douleur intense. D'autres substances messagères de la douleur libérées par les fibres afférentes, comme le *calcitonin gene related peptide* (CGRP) ou le glutamate, peuvent également intervenir.

Les influx véhiculés par les fibres C libèrent la substance P dans la fente synaptique, ce qui excite le neurone postsynaptique au niveau de la corne postérieure de la moelle (corne dorsale), lieu où les fibres C font relais.

LES PEPTIDES OPIOÏDES ENDOGÈNES

Ce sont des substances synthétisées par l'organisme (ligands endogènes). Ils regroupent :

- les endorphines (« morphines endogènes ») ;
- les enképhalines (« morphines du cerveau ») ;
- les dynorphines.

Ils sont présents dans le système nerveux central où ils sont largement distribués, ainsi qu'au niveau périphérique (tube digestif).

Les opioïdes endogènes se fixent sur des récepteurs opioïdes spécifiques situés au niveau présynaptique des fibres afférentes Aδ et C, sites auxquels se lient également les analgésiques centraux.

Ainsi, l'enképhaline produite au niveau des interneurones de la moelle épinière inhibe la libération de substance P par les fibres C, donc l'excitation du neurone récepteur relais transmettant l'influx vers les centres supérieurs *(figure II.2)*.

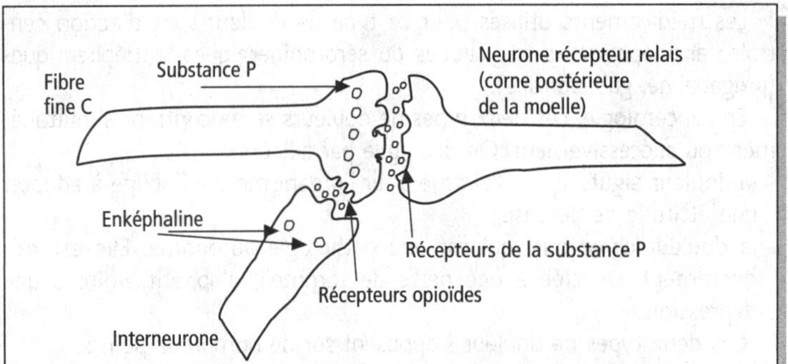

***Figure II.2** - Le système enképhalinergique médullaire*

Voies sérotoninergiques et noradrénergiques descendantes

C'est un troisième mode d'inhibition qui module la transmission des messages nociceptifs au niveau de la moelle épinière. Elles partent du tronc cérébral et sont elles-mêmes activées par les peptides opioïdes, induisant une diminution d'activité des neurones relais.

Pathogénie de la douleur

Deux types de douleurs peuvent être opposés.

Douleur par excès de nociception

Elle est liée à une augmentation de la transmission des messages douloureux transportés par les fibres fines. Son traitement relève des antalgiques.

Douleur par défaut d'inhibition ou désafférentation (douleur neurogène)

Elle succède à l'atteinte d'un nerf périphérique (section de nerf, amputation, zona, lésions nerveuses consécutives à la radiothérapie, radiculopathies, neuropathies du diabète, neuropathies alcooliques ou toxiques...) ou à des lésions centrales (lésions médullaires traumatiques, accident vasculaire cérébral, sclérose en plaques) ; elle résulte de l'altération des systèmes inhibiteurs d'origine centrale.

Les médicaments utilisés pour ce type de douleur sont d'action centrale : antidépresseurs tricycliques ou sérotoninergiques, antiépileptiques (prégabaline, gabapentine).

En cancérologie, ces deux types de douleurs se rencontrent simultanément ou successivement. On distingue par ailleurs :
- la douleur aiguë, signe d'alarme pour l'organisme qui l'oblige à adopter une attitude de défense ;
- la douleur chronique, qui est une pathologie autonome. Elle est fréquemment associée à une perte de sommeil, d'appétit, voire à une dépression.

Ces deux types de douleur s'opposent sur de nombreux points.

Le *tableau II.1* indique les principales caractéristiques des deux types de douleur.

***Tableau II.1** - Caractéristiques des douleurs aiguë et chronique*

	Douleur aiguë	Douleur chronique
Rôle	protection de l'organisme	pas de rôle positif
Rythme	ponctuelle de durée limitée	état de durée illimitée
Traitement	cède dès l'instauration du traitement antalgique ou tend à s'améliorer d'elle-même	tend à s'aggraver, résiste aux antalgiques courants
Voie d'administration préférentielle	administration à la demande parentérale (action rapide, durée brève)	administration régulière orale (action prolongée)

Médicaments utilisés dans le traitement de la douleur

Analgésiques non morphiniques (non opioïdes)

Les analgésiques (ou antalgiques) non morphiniques regroupent plusieurs familles: paracétamol, aspirine et anti-inflammatoires non stéroïdiens (AINS), correspondant au palier I de l'OMS.

Ils sont indiqués en 1re intention dans le traitement des douleurs d'intensité légère à modérée.

Analgésiques morphiniques (opioïdes)

On distingue classiquement:

- les analgésiques morphiniques faibles (liste I), correspondant au palier II de l'OMS (voir *tableau II.6*, p. 120): ils sont indiqués dans le traitement des douleurs modérées à sévères qui ne répondent pas, ou insuffisamment, aux antalgiques de palier I;
- les analgésiques morphiniques forts (stupéfiants), correspondant au palier III de l'OMS: ils sont utilisés en cas d'efficacité insuffisante aux doses maximales autorisées des antalgiques de palier II.

Tableau II.2 - *Équi-analgésie opioïdes/morphine* per os *(conversion en morphine* per os*)*

Opioïdes	Facteur de conversion	Équivalents posologiques
Morphine *per os*	×1	
Morphine IV	×3	3,3 mg = 10 mg de morphine *per os*
Morphine SC	×2	5 mg = 10 mg de morphine *per os*
Codéine	×0,15	60 mg = 10 mg de morphine *per os*
Tramadol	×0,2	50 mg = 10 mg de morphine *per os*
Dextropropoxyphène	×0,15	60 mg = 10 mg de morphine *per os*
Nalbuphine	×2	5 mg = 10 mg de morphine *per os*
Oxycodone	×2	10 mg = 20 mg de morphine *per os*
Hydromorphone *per os*	×7,5	4 mg = 30 mg de morphine *per os*

Opioïdes	Facteur de conversion	Équivalents posologiques
Buprénorphine sublingual	× 50	0,2 mg = 10 mg de morphine *per os*
Fentanyl transdermique	× 100	25 µg/h = 60 mg/jour de morphine *per os*

Adjuvants ou coanalgésiques

Ils sont capables de diminuer les douleurs en agissant seuls ou en association avec les antalgiques ; cette association a pour but d'augmenter l'efficacité de l'analgésique.

Plusieurs familles pharmacologiques peuvent être utilisées comme adjuvants.

Glucocorticoïdes (prednisone)

Ce sont de puissants coantalgiques. Ils sont recommandés dans les douleurs liées à une compression tumorale ou à l'œdème inflammatoire.

Ils sont également préconisés dans :
- les céphalées par hypertension intracrânienne ;
- les douleurs de compression osseuse ;
- les névralgies sciatiques ;
- les lymphœdèmes (œdèmes des membres inférieurs consécutifs aux cancers pelviens) ;
- les douleurs viscérales (lors d'hépatomégalies) ;
- les douleurs osseuses.

Antispasmodiques

Ils sont indiqués dans les coliques ou spasmes viscéraux provoqués par un cancer colique ou ovarien.

Antibiotiques

Ils sont indiqués dans les infections profondes secondaires aux tumeurs et dans les douleurs d'origine pleurale.

Neuroleptiques et tranquillisants

Ils peuvent être associés à la morphine administrée *per os* ; ils permettent d'atténuer la composante anxieuse liée à la douleur. On utilise :

- les neuroleptiques : tiapride (TIAPRIDAL).

Ce neuroleptique est utilisé dans le traitement des algies intenses et rebelles ;

- les benzodiazépines :
  - diazépam (VALIUM),
  - lorazépam (TEMESTA).

Elles sont intéressantes lorsque la douleur est accompagnée d'anxiété, d'insomnie ou de contractures musculaires.

Antidépresseurs

Ces médicaments sont efficaces dans les neuropathies périphériques : douleurs postzostériennes, neuropathie diabétique, douleurs des membres fantômes, envahissement néoplasique des racines.

Les antidépresseurs tricycliques sont les plus anciennement prescrits dans ces indications (amitriptyline, imipramine, clomipramine) à dose inférieure à la dose antidépressive, dans le cas de douleurs permanentes. Les antidépresseurs inhibiteurs sélectifs de la recapture de la sérotonine et de la noradrénaline (IRSNA) constituent maintenant une alternative et présentent une meilleure tolérance (venlafaxine, duloxétine). Ils permettent la stimulation par la sérotonine des fibres Aα et Aβ inhibitrices des voies de la douleur.

Antiépileptiques (anticonvulsivants)

Ils sont efficaces dans le traitement des douleurs spécifiquement neurologiques en réduisant par leur action gabaergique le message nociceptif transmis par les fibres Aδ et C :

- névralgies du trijumeau : carbamazépine (TEGRETOL), phénytoïne (DI-HYDAN), clonazépam (RIVOTRIL) ;
- douleurs neuropathiques périphériques (polyneuropathies du diabète, douleurs postzostériennes) : prégabaline (LYRICA), gabapentine (NEURONTIN) ;
- douleurs de désafférentation fulgurantes : clonazépam (RIVOTRIL) ;
- traitement de fond des migraines : topiramate (EPITOMAX).

Mélange protoxyde d'azote/oxygène (50/50) ou MEOPA

Le MEOPA (KALINOX, MEDIMIX, OXYNOX) possède un effet analgésique rapide, apparaissant 3 min après le début de l'inhalation. Il est utilisé lors des actes douloureux de courte durée chez l'adulte et chez l'enfant (petite chirurgie, ponction lombaire, pansements de brûlés, etc.).

Anesthésiques

La lidocaïne en emplâtres (VERSATIS) a montré une efficacité dans le traitement des douleurs postzostériennes ; elle permettrait de réduire le recours aux antalgiques utilisés par voie générale.

La kétamine, anesthésique général, a récemment été proposée à doses sub-anesthésiques dans les douleurs postopératoires avec réduction des doses de morphiniques coprescrits, voire dans le traitement de certaines douleurs chroniques, notamment neuropathiques.

Capsaïcine

La capsaïcine à 8 % en patch (QUTENZA) est réservée aux centres de prise en charge de la douleur et est indiquée dans le traitement des douleurs neuropathiques, seule ou en association avec d'autres antalgiques, chez les adultes non diabétiques (une application pendant 20 à 60 min tous les 3 mois sur les zones cutanées les plus douloureuses).

Le *tableau II.3* propose quelques indications des coantalgiques dans des syndromes douloureux spécifiques.

***Tableau II.3** - Indications de quelques coantalgiques*

Type de douleurs	Coantalgiques
Douleurs osseuses	Aspirine ou AINS
Compression intracrânienne élevée	Corticostéroïdes
Douleurs liées à une compression nerveuse ou intracrânienne	Corticostéroïdes
Douleurs neuropathiques	• Amitriptyline 40-75 mg/j • Venlafaxine 150-225 mg/j • Duloxétine 60-120 mg/j • Gabapentine 1 200-3 600 mg/j • Prégabaline 150-600 mg/j
Névralgies faciales et algies rebelles	Tiapride 200-800 mg/j
Distension de l'estomac	Métoclopramide 10 mg toutes les 4 h

Type de douleurs	Coantalgiques
Crampes musculaires	• Diazépam 5 mg × 2 ou autre benzodiazépine • Baclofène 10 mg × 2
Lymphœdème de la peau	Dexaméthasone, diurétiques
Ulcérations de la peau (malignes, décubitus ou infectieux)	Aspirine ou AINS - si infection, antibiotique - si changement de pansement douloureux, inhalation de protoxyde d'azote ou lidocaïne + prilocaïne crème (EMLA)
Douleurs et dépression	Antidépresseurs
Douleurs et anxiété	Benzodiazépines

Tableau II.4 *- Traitement médicamenteux des douleurs cancéreuses*

Origine de la douleur	Traitement primaire	Traitement secondaire
Compression nerveuse	Analgésiques	Glucocorticoïdes à faibles doses
Douleurs osseuses	AINS	Analgésiques
Céphalées par hypertension intracrânienne	Glucocorticoïdes à faibles doses	Éviter les morphiniques si possible
Lymphœdème	Analgésiques	Glucocorticoïdes à fortes doses
Douleur pleurale	Antibiotiques si besoin	Analgésiques
Infection secondaire profonde	Antibiotiques	Analgésiques
Infiltration des parties molles	Analgésiques	• Glucocorticoïdes à faibles doses • AINS
Viscérale par envahissement d'organes abdominaux ou pelviens	Analgésiques	Glucocorticoïdes à faibles doses
Coliques par subocclusion	Antispasmodiques	Analgésiques

Principes et objectifs du traitement antalgique

Identifier l'étiologie de la douleur

La thérapeutique médicamenteuse est différente selon qu'il s'agit de douleurs par excès de nociception ou de douleurs de désafférentation (défaut d'inhibition).

Objectif du traitement

Il est non seulement de diminuer, voire de supprimer la douleur mais également de la prévenir. Les sujets qui ont déjà souffert conservent la mémoire de la douleur et sont plus difficiles à prendre en charge. La « douleur mémoire » majore la douleur véritable en raison de la composante anxieuse.

Le traitement de la douleur doit laisser au patient la possibilité d'être en liaison avec son entourage en ne modifiant pas l'humeur, c'est-à-dire sans la déprimer ni l'exacerber.

Critères de choix d'un antalgique

Ils reposent sur la recherche de la plus grande efficacité et de la meilleure tolérance.

Efficacité

Elle est fonction :
- de la nature de la douleur,
- de son intensité,
- de son caractère aigu ou chronique.

NATURE DE LA DOULEUR

C'est un facteur prédictif de la réponse au traitement. La douleur peut être de nature neurologique, rhumatismale, néoplasique ou autre. Le *tableau II.5* présente les traitements antalgiques en fonction de la nature de la douleur.

***Tableau II.5** - Traitement de la douleur selon sa nature*

Indications	Analgésiques morphiniques	Antidépresseurs et antiépileptiques	Analgésiques non morphiniques
Céphalées, migraines		+	+
Douleurs dentaires	(avulsion +)		+
Douleurs viscérales	+		+
Douleurs postopératoires	+		+
Amputation		+	±
Plexus brachial		+	±
Section nerveuse		+	±
Zona		+	±
Neuropathies diabétiques et autres		+	±
Névralgie du trijumeau		+	±
Cancer	+	+	±
Douleurs rhumatologiques		±	+
Syndrome algodystrophique		+	±
Syndrome postcommotionnel		+	±
Algie faciale atypique		+	±

INTENSITÉ DE LA DOULEUR

Le choix du traitement antalgique se fait en utilisant des paliers successifs en fonction de l'intensité de la douleur.

L'auto-évaluation de la douleur par le patient, grâce à l'utilisation de l'échelle verbale d'intensité (5 niveaux, de 0 à 4) ou de l'échelle visuelle analogique (EVA), par exemple, est d'une aide précieuse.

La douleur est qualifiée de légère, moyenne ou sévère. Chaque palier antalgique ne sera atteint que lorsque les médicaments du palier précédent, utilisés à dose optimale, se révèlent insuffisants ou inefficaces *(tableau II.6)*.

Tableau II.6 - *Paliers analgésiques de l'OMS dans le traitement de la douleur selon l'intensité*

Analgésique non morphinique ± adjuvants **Douleurs légères**	*PALIER I. Analgésiques non opioïdes* - Aspirine, paracétamol - AINS (indométacine, diclofénac, ibuprofène, etc.)
Morphinique faible + non morphinique ± adjuvants **Douleurs d'intensité croissante ou persistante**	*PALIER II. Analgésiques opioïdes faibles* - Codéine + paracétamol ou aspirine - Dextropropoxyphène* - Tramadol
Morphinique fort ± non morphinique ± adjuvants **Douleurs sévères**	*PALIER III. Analgésiques opioïdes forts* *Morphiniques* • Agonistes-antagonistes Buprénorphine Nalbuphine • Agonistes Péthidine Fentanyl Morphine *ADJUVANTS* • Psychotropes Antidépresseurs Anxiolytiques • Anticonvulsivants • Glucocorticoïdes

* Le dextropropoxyphène a été retiré du marché en France au 1er mars 2011.

La voie orale doit être privilégiée.

- *Palier I : douleurs modérées*. Analgésiques non opioïdes, type aspirine, paracétamol, ou AINS.
- *Palier II : douleurs moyennes*. Association d'analgésiques non opioïdes et d'analgésiques opioïdes faibles : codéine, tramadol. L'association paracétamol et codéine est recommandée par l'OMS (Organisation mondiale de la santé) en raison de l'addition des effets et de la similitude des profils pharmacologiques des deux molécules. Le dosage optimal associe 500 mg de paracétamol à 30 mg de codéine.
- *Palier III : douleurs sévères*. Opioïdes forts : morphine, oxycodone, hydromorphone, péthidine, fentanyl, buprénorphine, nalbuphine.

CARACTÈRE DE LA DOULEUR

Les modalités de traitement sont différentes s'il s'agit d'une douleur aiguë ou chronique (*tableau II.1*, p. 112). Si la douleur est chronique, le traitement doit être régulier et préventif. Si la douleur est aiguë, le choix peut se faire, au contraire, à la demande du patient.

Tolérance

Il faut respecter certaines règles :

- respecter les contre-indications : par exemple, le paracétamol sera préféré à l'aspirine chez un patient ayant des antécédents allergiques ou gastriques ;
- choisir le produit le mieux toléré, à posologie efficace et tenir compte de sa cinétique pour l'espacement des prises ;
- choisir des doses modérées lors des toutes premières prises ;
- être prudent chez les personnes âgées, les enfants, les femmes enceintes ;
- bien connaître les effets indésirables des antalgiques et leurs modalités particulières d'administration : par exemple, administrer l'aspirine au milieu des repas pour en améliorer la tolérance gastrique.

Analgésiques morphiniques

GÉNÉRALITÉS

Mécanisme d'action

La morphine se fixe sur les récepteurs aux opiacés présents dans le système nerveux central. Ce sont :

- les récepteurs μ (mu) des endorphines et enképhalines ; leur meilleur ligand est la morphine ;
- les récepteurs σ (sigma) des enképhalines seules ;
- les récepteurs κ (kappa) des dynorphines.

La morphine prend la place des peptides opioïdes endogènes au niveau des récepteurs présynaptiques. La liaison morphine-récepteur est saturable, c'est-à-dire que le nombre de récepteurs est défini (ce qui a une incidence en thérapeutique). En se fixant sur les récepteurs opiacés, la morphine inhibe la libération de la substance P ; la morphine présente donc un mécanisme d'action identique au système naturel d'inhibition de transmission de la douleur. La liaison morphine-récepteur déclenche un effet pharmacologique différent selon le type de récepteurs *(tableau II.7)*.

***Tableau II.7** - Effets engendrés par les différents types de récepteurs aux opiacés*

	Récepteur mu	Récepteur kappa	Récepteur sigma
Œil	Myosis	Myosis	Mydriase
Analgésie	Supraspinale ++	Spinale ++	±
Comportement	Euphorie et dépendance physique	Sédation	Dysphorie Hallucination
Fonction ventilatoire	Dépression	Dépression	Stimulation

Un opiacé dit agoniste se fixe sur les récepteurs et reproduit les effets de la morphine.

Un opiacé dit antagoniste peut occuper les sites récepteurs (et donc déplacer un agoniste par compétition), mais il ne déclenche pas de réponse pharmacologique.

Classification

Cette classification repose sur l'action des morphiniques sur les récepteurs opiacés. On distingue :

Agonistes

Il faut distinguer :

- les *agonistes morphiniques faibles* (palier II de l'OMS) : il s'agit de la codéine et du tramadol ; le dextropropoxyphène, jusqu'alors très largement utilisé, a été retiré du marché en 2011 (risque de décès en cas de surdosage accidentel ou volontaire) ;
- les *agonistes morphiniques forts* (palier III de l'OMS) : ils sont représentés par la morphine, le fentanyl, l'hydromorphone, l'oxycodone et la péthidine.

Ils se lient aux récepteurs mu qu'ils activent, entraînant une réponse dose-dépendante *(figure II.3)*. Ils présentent une haute activité intrinsèque en reproduisant les effets des peptides opioïdes endogènes.

Agonistes-antagonistes

Les agonistes-antagonistes sont représentés par la nalbuphine et la buprénorphine. Ils présentent vis-à-vis des récepteurs opiacés une affinité plus forte que celle de la morphine.

Les agonistes-antagonistes présentent un *effet plafond* ; celui-ci une fois atteint, il n'est pas utile d'augmenter les doses pour obtenir un effet analgésique supérieur, seuls les effets indésirables s'en trouveraient majorés.

Ils possèdent, utilisés seuls, un effet antalgique mais, en présence de morphine, ils se comportent en antagonistes (déplacement de la morphine de son récepteur).

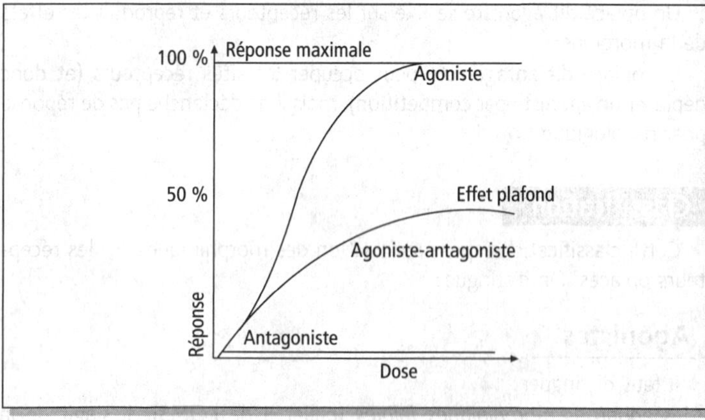

***Figure II.3** - Courbe dose-réponse des différentes catégories de morphiniques*

Antagonistes

Ils sont capables de lever l'action d'un agoniste en le déplaçant de son récepteur et s'opposent donc à tous les effets de la morphine.

Ce sont :
- la naloxone,
- la nalorphine.

Propriétés pharmacologiques

La morphine reste l'analgésique central de référence.

Effet analgésique

Les morphiniques élèvent le seuil de perception de la douleur et modifient les réactions à celle-ci.

L'effet euphorisant participe aussi à l'amélioration de l'état douloureux.

Le pouvoir analgésique d'un morphinique est caractérisé par sa puissance et sa durée d'action. Pour la puissance, l'étalon de référence est

10 mg de morphine de puissance 1 (*tableau II.2*, p. 113). La buprénorphine et le fentanyl sont les morphiniques les plus puissants.

Une durée d'action longue est un avantage car elle permet d'espacer les administrations :

- buprénorphine : 2 à 3 prises/24 h,
- hydromorphone, oxycodone ou morphine à libération prolongée (LP) : 2 prises/24 h.

Autres effets

Ils correspondent aux effets indésirables.

Effets neurovégétatifs centraux

Il s'agit d'un effet respiratoire avec réduction de la fréquence et de l'amplitude des mouvements respiratoires, notamment chez l'insuffisant respiratoire et l'asthmatique. On note également un effet antitussif et émétisant, un myosis, une hypotension avec bradycardie.

Effets périphériques sur la musculature lisse

- Effet antidiarrhéique et constipation.
- Effet spasmogène avec augmentation du tonus des sphincters et facilitation du bronchospasme.

Les analgésiques morphiniques franchissent le placenta et passent dans la sécrétion lactée.

Ce sont des stupéfiants pouvant entraîner une toxicomanie. En réalité, il n'a jamais été observé de dépendance à la morphine chez le sujet qui souffre. Il existe un risque de dépendance physique en cas de sevrage brutal ou en cas d'association avec un agoniste-antagoniste morphinique.

PRINCIPAUX MÉDICAMENTS – POSOLOGIES

***Tableau II.8** - Analgésiques morphiniques faibles (Liste I)*

DCI	Spécialités	Présentations	Posologies
Codéine + paracétamol	KLIPAL-CODÉINE	comp. 50 mg + paracétamol 600 mg	**AD** : 1 à 2 comp. 1 à 3 fois/j
	DAFALGAN-CODÉINE	comp. efferv. séc. 30 mg + paracétamol 500 mg	**AD** : 1 à 2 comp. 1 à 3 fois/j **ENF** > 15 kg : 3 mg/kg/j (en codéine) en 4 à 6 prises (max. 6 mg/kg/j)
	CODOLIPRANE		
	DAFALGAN-CODÉINE	comp. 30 mg + paracétamol 500 mg	**AD** : 1 à 2 comp. 1 à 3 fois/j
	CODOLIPRANE		
	ALGISEDAL LINDILANE	comp. 25 mg + paracétamol 400 mg	**AD** : 1 à 2 comp. 1 à 3 fois/j
	KLIPAL-CODÉINE*	comp. 25 mg + paracétamol 300 mg	**AD** : 1 à 2 comp. 1 à 4 fois/j
	CODOLIPRANE ADULTE*	comp. 20 mg + paracétamol 400 mg	
	CLARADOL-CODÉINE*	comp. 20 mg + paracétamol 500 mg	**AD** : 1 à 2 comp. 1 à 3 fois/j
Dihydrocodéine	DICODIN LP	comp. 60 mg	**AD** : 1 comp. 1 à 2 fois/j (espacer les prises de 12 h)
Codéine	CODENFAN	sirop 1 mg/mL	**ENF** > 1 an : 3 mg/kg/j en 4 à 6 prises (max. 6 mg/kg/j)
Codéine + ibuprofène	ANTARENE-CODÉINE	comp. 30 mg + ibuprofène 200 mg	**AD et ENF** > 15 ans : 1 à 2 comp., puis 1 comp. 4 à 6 fois/j
		comp. 60 mg + ibuprofène 400 mg	**AD** : 1 comp., puis 1 comp. 3 à 4 fois/j
Codéine + aspirine	ASPEGIC-CODÉINE	sach. 25 mg + aspirine 500 mg	**AD** : 1 à 2 sach. 1 à 3 fois/j

* Hors liste pour ces spécialités.

DCI	Spécialités	Présentations	Posologies
Tramadol	TOPALGIC ZAMUDOL CONTRAMAL	gél. 50 mg	**AD et ENF** > 12 ans : 50 à 100 mg 4 à 6 fois/j (max. 400 mg/j)
	OROZAMUDOL	comp. orodispersible 50 mg	
	BIODALGIC ZUMALGIC	comp. efferv. 50 mg	
	TAKADOL ZUMALGIC	comp. efferv. 100 mg	
	CONTRAMAL TOPALGIC	sol. buv. 100 mg/mL	**ENF** > 3 ans : 1 à 2 mg/kg/prise 3 à 4 fois/j (max. 400 mg/j)
	TOPALGIC LP CONTRAMAL LP	comp. 100 mg comp. 150 mg comp. 200 mg	**AD et ENF** > 12 ans : 100 à 200 mg 2 fois/j (max. 400 mg/j)
	ZAMUDOL LP	gél. 50 mg gél. 100 mg gél. 150 mg gél. 200 mg	
	MONOCRIXO LP MONOALGIC LP MONOTRAMAL LP	gél. 100 mg gél. 150 mg gél. 200 mg	**AD et ENF** > 12 ans : 100 à 400 mg/j en 1 seule prise
	TOPALGIC CONTRAMAL ZAMUDOL	amp. 2 mL = 100 mg (réservé aux hôpitaux)	IV lente (2 à 3 minutes) **AD** : 50 à 100 mg toutes les 4 à 6 h (max. 600 mg/j)
Tramadol + paracétamol	IXPRIM ZALDIAR	comp. 37,5 mg + paracétamol 325 mg	**AD et ENF** > 15 ans : 1 à 2 comp. toutes les 4 à 6 h
Opium + paracétamol (Liste II)	LAMALINE	gél. 10 mg + paracétamol 300 mg + caféine 30 mg	**AD** : 3 à 5 gél./j (max. : 10 gél./j)
		suppo. 15 mg + paracétamol 500 mg + caféine 50 mg	**AD** : 1 suppo. 2 à 3 fois/j (max. : 6 suppo./j)

***Tableau II.9** - Analgésiques morphiniques forts (stupéfiants)*

DCI	Spécialités	Présentations	Posologies
Morphine sulfate par voie orale libération prolongée	MOSCONTIN LP	comp. 10 mg comp. 30 mg comp. 60 mg comp. 100 mg comp. 200 mg	**AD et ENF** > 6 ans : en 2 prises espacées de 12 h Posologie initiale **AD** : 60 mg/j **ENF** : 1 mg/kg/j
	SKENAN LP	gél. 10 mg gél. 30 mg gél. 60 mg gél. 100 mg gél. 200 mg	**AD et ENF** > 6 mois : en 2 prises espacées de 12 h Posologie initiale **AD** : 60 mg/j **ENF** : 1 mg/kg/j
	KAPANOL LP	gél. 20 mg gél. 50 mg gél. 100 mg	Posologie initiale **AD** : 50 mg/j en 1 prise
Morphine sulfate par voie orale libération immédiate	SEVREDOL	comp. séc. 10 mg comp. séc. 20 mg	**AD et ENF** > 6 ans : en 6 prises espacées de 4 h Posologie initiale **AD** : 60 mg/j **ENF** : 1 mg/kg/j
	ACTISKENAN	gél. 5 mg gél. 10 mg gél. 20 mg gél. 30 mg	**AD et ENF** > 6 mois : en 6 prises espacées de 4 h Posologie initiale **AD** : 60 mg/j **ENF** : 1 mg/kg/j
	ORAMORPH	amp. buv. 10 mg/5 mL amp. buv. 30 mg/5 mL amp. buv. 100 mg/5 mL	
		gttes buv. 1,25 mg/gtte (20 mg = 1 mL = 16 gttes)	Posologie initiale **AD** : 2 à 8 gttes/prise **ENF** : 0,8 gtte/kg/prise
Morphine chlorhydrate	MORPHINE injectable	inj. 1 mg/mL (amp. 1 mL, 10 mL, poche 100 mL) inj. 10 mg/mL (amp. 1 mL, 2 mL,	Posologie initiale **AD, ENF** : SC, perf. SC : 0,5 mg/kg/j (30 mg/j chez l'**AD**) ou 5 à 10 mg/inj. SC

DCI	Spécialités	Présentations	Posologies
		5 mL, 10 mL, poche 100 mL) inj. 20 mg/mL (amp. 1 mL, 10 mL, poche 100 mL) inj. 40 mg/mL (amp. 10 mL) inj. 50 mg/mL (amp. 5 mL, 10 mL, 20 mL) inj. 0,1 mg/mL (amp. 5 mL)	Perf. IV : 0,3 mg/kg/j (20 mg/j chez l'**AD**) ou 1 à 3 mg/inj. IV *Note :* la présentation sous forme de poches de 100 mL déjà diluées est destinée exclusivement à l'administration à l'aide d'un système pour perfusion à débit contrôlé (IV ou SC) Présentation réservée à l'administration intrathécale 0,1 à 0,2 mg toutes les 12 ou 24 h
Agonistes morphiniques			
Fentanyl transdermique	DUROGESIC MATRIFEN	dispositif transdermique (patch) 12 µg/h 25 µg/h 50 µg/h 75 µg/h 100 µg/h	**AD** : posologie initiale fondée sur les antécédents d'utilisation de morphinique ; la conversion recommandée fentanyl patch et morphine *per os* se fait sur la base d'un ratio de 1/100 (1 patch à 25 µg/h = 60 mg de morphine *per os*/j) Remplacement du patch toutes les 72 heures seulement
Fentanyl transmuqueux	Spécialités indiquées dans le traitement des accès douloureux paroxystiques en complément d'un traitement opioïde de fond Ne pas traiter plus de 4 accès douloureux par jour		
	ACTIQ	comp. avec applicateur buccal 200 µg 400 µg 600 µg 800 µg 1 200 µg 1 600 µg	**AD** : 200 µg/prise puis adaptation Un 2e comprimé peut être administré 30 min après le 1er comprimé si une analgésie satisfaisante n'est pas obtenue. Dans ce cas, utiliser le dosage immédiatement supérieur lors du prochain accès douloureux
	BREAKYL	film buccal 200 µg 400 µg 600 µg 800 µg 1 200 µg	**AD** : 200 µg/prise puis adaptation Un 2e film peut être appliqué 30 min après le 1er film si une analgésie satisfaisante n'est pas obtenue. Dans ce cas, utiliser le dosage

DCI	Spécialités	Présentations	Posologies
			immédiatement supérieur lors du prochain accès douloureux
	ABSTRAL	comp. sublingual 100 µg 200 µg 300 µg 400 µg 600 µg 800 µg	**AD** : 100 µg/prise puis adaptation Un 2e comprimé* peut être administré 15 à 30 min après le 1er comprimé si une analgésie satisfaisante n'est pas obtenue. Dans ce cas, utiliser le dosage immédiatement supérieur lors du prochain accès douloureux
	RECIVIT	comp. sublingual 133 µg 267 µg 400 µg 533 µg 800 µg	**AD** : 133 µg/prise puis adaptation Un 2e comprimé** peut être administré 15 à 30 min après le 1er comprimé si une analgésie satisfaisante n'est pas obtenue. Dans ce cas, utiliser le dosage immédiatement supérieur lors du prochain accès douloureux
	EFFENTORA	comp. gingival efferv. 100 µg 200 µg 400 µg 600 µg 800 µg	**AD** : 100 µg puis adaptation Un 2e comprimé*** peut être administré 30 min après le 1er comprimé si une analgésie satisfaisante n'est pas obtenue. Dans ce cas, utiliser le dosage immédiatement supérieur lors du prochain accès douloureux
	INSTANYL (fentanyl nasal)	sol. pour pulvérisation nasale 50 µg/dose 100 µg/dose 200 µg/dose	**AD** : 50 ou 100 µg dans une narine puis adaptation Une 2e pulvérisation peut être administrée au moins 10 min après la 1re (30 min après la 1re pour le PECFENT) en cas de soulagement de la douleur insuffisant. Dans ce cas, utiliser le dosage immédiatement supérieur lors du prochain accès douloureux (pour PECFENT, respecter les paliers suivants : 100 µg, puis 2 × 100 µg, 400 µg et 2 × 400 µg)
	PECFENT	sol. pour pulvérisation nasale 100 µg/dose 400 µg/dose	

* 100 µg si la 1re dose est de 100, 200 ou 300 µg ; 200 µg pour 400 et 600 µg.
** 133 µg si la 1re dose est de 133, 267 ou 400 µg ; 267 µg pour 533 µg.
*** 100 µg si la 1re dose est de 100 µg ; 200 µg pour 200, 400 et 600 µg.

DCI	Spécialités	Présentations	Posologies
Hydromorphone	SOPHIDONE LP	gél. 4 mg gél. 8 mg gél. 16 mg gél. 24 mg	**AD** : posologie initiale fondée sur les antécédents d'utilisation de morphinique ; la conversion se fait sur la base d'un ratio d'environ 1 mg d'hydromorphone pour 7,5 mg de morphine *per os* En 2 prises/24 h (espacer les prises de 12 h)
Oxycodone	OXYCONTIN LP	comp. 5 mg comp. 10 mg comp. 20 mg comp. 40 mg comp. 80 mg comp. 120 mg	**AD** : posologie initiale fondée sur les antécédents d'utilisation de morphinique ; la conversion se fait sur la base d'un ratio d'environ 1 mg d'oxycodone pour 2 mg de morphine *per os* En 2 prises/24 h (espacer les prises de 12 h)
	OXYNORM OXYNORMORO	gél. ou comp. orodispersible 5 mg 10 mg 20 mg (libération immédiate) sol. buv., 10 mg/mL	**AD** : en 4 à 6 prises/24 h (espacer les prises de 4 à 6 h) Posologie initiale 5 mg/prise
		inj. 10 mg/mL (amp. 1 mL, 2 mL, 20 mL) inj. 50 mg/mL (amp. 1 mL)	Posologie initiale **AD** SC, perf. SC, IV, perf. IV : 0,125 mg/kg/j (environ 7,5 mg/j)
Péthidine	PETHIDINE	amp. 2 mL – 100 mg	IM uniquement **AD** : 100 mg/injection (dose max. 600 mg/j)

DCI	Spécialités	Présentations	Posologies
Agonistes-antagonistes morphiniques			
Buprénorphine (Liste I)	TEMGESIC	amp. 1 mL = 0,3 mg (réservé aux hôpitaux)	SC, IM, IV **AD** : 0,3 mg toutes les 6 ou 8 h (toutes les 12 h dans les douleurs chroniques)
			voie épidurale : 1,2 à 1,5 μg/kg en solution dans 7 à 8 mL de chlorure de sodium à 0,9 %
		comp. sublingual 0,2 mg	**AD** : 1 à 2 comprimés 2 à 3 fois/j (dose max. 1 mg 3 fois/j) **ENF** > 7 ans : 6 μg/kg/j
Nalbuphine (Liste I)	NALBUPHINE (réservé aux hôpitaux)	amp. 2 mL = 20 mg	SC, IM, IV **AD** : 10 à 20 mg toutes les 3 à 6 h (dose max. 160 mg/j) **ENF** > 18 mois : 0,2 mg/kg toutes les 4 à 6 h

***Tableau II.10** - Antimorphiniques (Liste I)*

DCI	Spécialités	Présentations	Voies d'administration
Naloxone	NALONE NARCAN NEONATAL	amp. 1 mL = 0,4 mg amp. 1 mL = 0,04 mg	IV, IM, SC
Nalorphine	NALORPHINE	amp. 2 mL = 10 mg	IV, IM

INDICATIONS – CONDUITE DE TRAITEMENT

Indications

Les morphiniques doivent être réservés aux douleurs de forte intensité, après échec d'autres thérapeutiques analgésiques. Leur prescription doit rester indépendante du pronostic de la maladie, de la durée prévisible de son évolution et du caractère aigu ou chronique de la douleur.

Deux types d'indications peuvent être retenus.

Douleurs chroniques

Les morphiniques sont préférentiellement indiqués dans les douleurs d'origine néoplasique rebelles aux analgésiques non opioïdes et secondaires, le plus souvent lors d'un excès de nociception par envahissement osseux, nerveux ou viscéral. Les morphiniques ne sont pas indiqués dans les douleurs rhumatismales ou neurologiques, sauf dans les cas de douleurs neuropathiques associées à une forte composante nociceptive.

Crises hyperalgiques

L'efficacité des morphiniques est habituellement moindre dans les douleurs aiguës.

Coliques hépatiques et néphrétiques

La douleur de la colique hépatique est due à l'hypertension liée à un obstacle, celle de la colique néphrétique est due à l'augmentation brutale de la pression intrapyélique. Les morphiniques ne sont prescrits qu'après échec d'autres analgésiques non morphiniques et seulement en présence d'un diagnostic bien établi ; ils sont en effet responsables, chez certains sujets, d'un effet spastique sur les voies biliaires ou sur l'uretère. Par prudence, ils doivent être associés à un antispasmodique.

Infarctus du myocarde

La morphine est le médicament de choix de traitement de la douleur de l'infarctus du myocarde pour ses propriétés analgésiques et anxiolytiques ; par ailleurs, elle diminue l'hyperactivité sympathique (réduction de la postcharge, de la précharge et de la force de contraction du myocarde) et réduit ainsi la consommation du myocarde en oxygène.

Œdème aigu pulmonaire

La morphine lève la vasoconstriction périphérique, diminue la précharge, donc la pression dans la petite circulation (comme une saignée).

Son activité anxiolytique est également favorable.

Embolie pulmonaire

Prescrite dans les embolies pulmonaires sans collapsus, la morphine réduit la douleur et l'angoisse.

Douleurs postopératoires

En postopératoire immédiat, les effets rémanents des médicaments utilisés en anesthésie peuvent potentialiser les effets dépresseurs centraux des morphiniques, qu'il est légitime de prescrire de façon différée (pour la morphine : 0,15 mg/kg en SC ou IV en dose de charge, puis 0,1 à 0,2 mg/kg toutes les 3 à 4 h en SC).

Selon le type d'intervention, certains effets secondaires peuvent être gênants :
- dépression respiratoire et toux ;
- effet émétisant ;
- rétention urinaire.

Conduite de traitement

Traitement de la douleur aiguë

Le recours à la voie injectable (uiliser les ampoules de 10 mg/1 mL) est préférable chaque fois que possible, notamment en cas de douleur sévère, de voie orale difficile ou d'un contexte d'urgence ou de douleur postopératoire.

La phase de titration consiste à administrer de faibles doses d'opioïdes (1 à 3 mg de morphine chez l'adulte toutes les 5 à 10 min) jusqu'à obtenir un effet analgésique jugé satisfaisant par le patient (ce qui correspond à une concentration de morphine efficace) avec un minimum d'effets indésirables. Le maintien de l'analgésie peut être effectué de diverses façons :

- de façon continue en perfusion sous-cutanée ou intraveineuse (par pousse-seringue électrique, pompe ou diffuseur portable) : par exemple, dose de titration divisée par 6 toutes les heures pour la morphine.
- la technique PCA *(Patient Controlled Analgesia)* permet au patient de s'autoadministrer des doses prédéterminées d'un opioïde fort en bolus, associées ou non à un débit continu du même opioïde. Les pompes PCA électroniques nécessitent la programmation de paramètres précis : concentration en mg/mL de la solution de morphine, débit de perfusion en mg/h, bolus en mg que le patient peut s'autoadministrer, nombre de bolus possibles par heure et période réfractaire entre 2 bolus. La PCA peut être utilisée dans le cas de douleur aiguë avec bolus seuls ou de douleurs chroniques avec exacerbations douloureuses en associant débit continu et bolus. La PCA peut être utilisée d'emblée en phase de titration en cas de douleur aiguë intense.
- de façon discontinue en injection sous-cutanée, à heure fixe : par exemple, la moitié ou les deux tiers de la dose de titration toutes les 3 à 6 heures pour la morphine ;
- la voie spinale est utilisée dans les douleurs aiguës en postopératoire, post-traumatique et en analgésie obstétricale. Le risque principal de l'analgésie péridurale (2 à 6 mg de morphine toutes les 12 à 24 h) ou intrathécale (0,1 à 0,2 mg de morphine toutes les 12 à 24 h) aux morphiniques est la dépression respiratoire.

Traitement de la douleur chronique cancéreuse

Les morphiniques doivent être administrés à heure fixe.

Morphine

C'est l'analgésique opiacé de choix. La voie orale est préférable quand elle est possible. Le premier temps consiste à déterminer pour chaque patient la dose minimale permettant un soulagement.

On commence habituellement avec une forme à libération immédiate (ACTISKENAN, SEVREDOL) à la dose de 5 à 10 mg toutes les 4 heures.

Si la douleur n'est pas contrôlée, il convient d'augmenter les doses de morphine d'environ 50 % toutes les 4 heures.

La plupart des malades sont soulagés avec des doses allant de 5 à 30 mg toutes les 4 heures.

On peut avoir recours à des formes à libération prolongée (MOSCONTIN LP, SKENAN LP) lorsque l'état d'équilibre est obtenu, voire d'emblée en début de traitement à la dose de 30 mg toutes les 12 heures, avec si nécessaire des interdoses de morphine à libération immédiate à la demande toutes les 4 heures (1/10 à 1/6 de la dose journalière de morphine LP) et réajustement de la dose de morphine LP au bout de 24 heures.

Ces formes à libération prolongée de sulfate de morphine permettent d'obtenir sur 12 heures une biodisponibilité et des concentrations plasmatiques identiques à celles d'une forme à libération immédiate administrée 3 fois durant la même période. Le SKENAN LP offre, par ailleurs, l'avantage de pouvoir être administré dans une sonde d'alimentation entérale continue *(tableau II.11)*.

La conversion forme libération immédiate/forme à libération prolongée se fait en divisant par 2 la dose quotidienne totale de morphine à libération immédiate et en l'administrant toutes les 12 heures.

Il existe une forme à libération prolongée (KAPANOL LP) permettant de réduire le nombre de prises à 1 par 24 heures.

***Tableau II.11** - Schéma thérapeutique du SKENAN LP*

Matin	Soir	Dose totale/24 h
Instauration du traitement		
30 mg	30 mg	60 mg
Si la douleur persiste ou réapparaît		
30 mg + 10 mg	30 mg + 10 mg	80 mg
60 mg	60 mg	120 mg
60 mg + 30 mg	60 mg + 30 mg	180 mg
100 mg + 30 mg	100 mg + 30 mg	260 mg
200 mg	200 mg	400 mg

On peut avoir recours à d'autres voies d'administration si la voie orale n'est pas possible. Il s'agit :
- de la voie sous-cutanée. La dose initiale pour 24 h par voie sous-cutanée sera égale à la moitié de la dose orale ;
- des voies péridurale et intrathécale, qui provoquent des effets indésirables non négligeables comme un prurit du visage, une rétention urinaire et une dépression respiratoire retardée.

Il faut prévenir les effets indésirables de la morphine et des morphiniques en général :
- la somnolence apparaît parfois en début de traitement et disparaît dans les 2 à 5 jours qui suivent une posologie stable et adaptée ;
- la constipation, quasi constante, doit être prévenue (laxatifs osmotiques, diététique) ;
- les nausées et vomissements sont prévenus par le métoclopramide (PRIMPERAN) et les neuroleptiques (LARGACTIL, HALDOL) ;
- la dépression respiratoire n'apparaît pas lors d'une utilisation de morphine par voie orale à un niveau adapté à la douleur.

Buprénorphine (TEMGESIC)

Elle est administrée par voie sublinguale (comprimé sublingual 0,2 mg). Elle ne doit pas être associée à d'autres analgésiques morphiniques agonistes (il faut attendre un délai d'environ 4 heures pour débuter un traitement par buprénorphine chez un patient après sa dernière dose de morphine).

Au-delà de 1 mg par prise apparaît l'effet plafond : l'analgésie n'augmente plus.

Pour passer de la buprénorphine sublinguale à la morphine *per os*, il faut attendre au moins 8 heures et prescrire une dose au moins équianalgésique ou supérieure : en pratique, la dose quotidienne de buprénorphine sera multipliée par 50. La dose de morphine obtenue sera répartie en 6 prises/j (ou 2 prises pour les formes à libération prolongée).

Fentanyl (DUROGESIC, MATRIFEN, ACTIQ, BREAKYL, ABSTRAL, RECIVIT, EFFENTORA, INSTANYL, PECFENT)

Le fentanyl possède un effet agoniste morphinique environ 100 fois plus puissant que la morphine et est une alternative intéressante à la morphine *per os* ou parentérale continue. Le DUROGESIC ou le MATRIFEN se présentent en dispositif transdermique (patch) constitué d'un réservoir de fentanyl en contact avec la peau par l'intermédiaire d'une membrane semi-perméable assurant une diffusion continue et régulière de fentanyl. Les doses délivrées sont proportionnelles à la surface de contact cutané (donc à la taille du patch), la réserve de fentanyl permettant 72 heures de traitement.

La posologie initiale est fondée sur la posologie de morphine *per os* reçue par le patient antérieurement (dose équi-analgésique : 25 µg/h = environ 60 mg/j de morphine *per os*).

Il faut prévoir la coadministration de morphinique en début de traitement (dernière prise de morphine à libération immédiate 4 heures après la pose du patch, dernière prise de morphine à libération prolongée au moment de la pose du patch).

Le patch ne doit être remplacé que toutes les 72 heures.

En cas d'efficacité insuffisante, il est possible d'associer au patch des interdoses de morphine à courte durée d'action. Celles-ci seront prises en compte pour augmenter la posologie de fentanyl après 3 jours lors du changement du patch.

L'effet se prolonge 12 à 24 heures après le retrait du patch.

Plusieurs spécialités à base de fentanyl destinées à la voie transmuqueuse (ACTIQ, BREAKYL, ABSTRAL, RECIVIT, EFFENTORA, INSTANYL, PECFENT) sont indiquées pour le traitement des accès douloureux paroxystiques chez les patients adultes recevant déjà un traitement de fond opioïde pour les douleurs chroniques d'origine cancéreuse.

Ces spécialités ne doivent donc pas être prescrites chez les patients naïfs de morphine ou utilisées pour la titration du traitement de fond morphinique.

Hydromorphone (SOPHIDONE LP) et oxycodone (OXYCONTIN LP)

Ces agonistes morphiniques, administrés en 2 prises par 24 h, sont indiqués dans le traitement des douleurs intenses d'origine cancéreuse, notamment en cas de résistance (« rotation des opioïdes ») ou d'intolérance à la morphine.

EFFETS INDÉSIRABLES – INTERACTIONS MÉDICAMENTEUSES – PRÉCAUTIONS D'EMPLOI – CONTRE-INDICATIONS

***Tableau II.12** - Effets indésirables des analgésiques morphiniques*

Effets indésirables	Prévention du risque médicamenteux
Constipation (surtout avec la morphine et la codéine *per os*), douleurs abdominales	règles hygiéno-diététiques (boire plus de 1,5 l/jour) et prise régulière de laxatif osmotique
Dépression respiratoire, dépression circulatoire	ne pas utiliser de posologies trop élevées
Nausées, vomissements	associer un antiémétique (métoclopramide, dompéridone)
Confusion mentale, cauchemar	réduction de la posologie
Rétention urinaire	surveillance de la diurèse, réduction de la posologie
Hypotension orthostatique (surtout péthidine)	
Sédation (surtout en début de traitement), somnolence, fatigue	réduction de la posologie si elle persiste
Pharmacodépendance	tout traitement par opioïde d'une durée supérieure à 1 à 2 semaines doit être interrompu progressivement par paliers
Vertiges, étourdissements (tramadol)	
Fentanyl transmuqueux : réactions locales d'irritation de la muqueuse buccale ou nasale	respect de la posologie et de l'indication de l'AMM
Surdosage : dépression respiratoire, myosis, hypotension, hypothermie, coma profond	

Tableau II.13 - *Interactions médicamenteuses des analgésiques morphiniques – Niveaux contre-indications et associations déconseillées*

Analgésiques morphiniques	Autres médicaments	Niveau
Agonistes morphiniques	naltrexone (après-sevrage des opiacés et de l'alcool) agonistes-antagonistes morphiniques	*Association déconseillée (contre-indiquée pour les agonistes de palier III) :* risque de diminution de l'effet antalgique et/ou d'apparition d'un syndrome de sevrage
Agonistes-antagonistes morphiniques (buprénorphine, nalbuphine)	morphiniques agonistes de palier III	*Association contre-indiquée :* diminution de l'effet antalgique
	morphiniques agonistes de palier II	*Association déconseillée :* diminution de l'effet antalgique
	antitussifs morphiniques	*Association déconseillée :* diminution de l'effet antalgique ou antitussif
	méthadone (sevrage aux opiacés)	*Association contre-indiquée :* diminution de l'effet de la méthadone
	naltrexone (après-sevrage des opiacés et de l'alcool)	*Association contre-indiquée :* risque de diminution de l'effet antalgique et/ou d'apparition d'un syndrome de sevrage
En plus des interactions propres aux agonistes morphiniques		
Péthidine	IMAO non sélectifs ou sélectifs, linézolide	*Association contre-indiquée :* risque d'apparition d'un syndrome sérotoninergique
Tramadol	carbamazépine	*Association déconseillée :* risque de diminution des concentrations plasmatiques de tramadol
	IMAO non sélectifs et IMAO-A sélectifs, linézolide	*Association contre-indiquée :* risque d'apparition d'un syndrome sérotoninergique

Tableau II.14 *- Précautions d'emploi des analgésiques morphiniques*

Codéine	• Éviter toute utilisation prolongée à fortes doses (risque de dépendance) • Utiliser avec prudence chez les conducteurs et utilisateurs de machines et en cas d'insuffisance respiratoire • À éviter chez l'asthmatique • En cas d'insuffisance rénale sévère, espacer les prises d'au moins 8 h • Réduire la posologie chez le sujet âgé • A éviter pendant la grossesse (1er trimestre) et l'allaitement
Tramadol	• Éviter toute utilisation prolongée (risque de dépendance) • Prudence en cas d'association : - aux antidépresseurs inhibiteurs de la recapture de la sérotonine ou à la venlafaxine (risque de convulsions et/ou de syndrome sérotoninergique) - aux anticoagulants oraux : augmentation de l'effet de l'anticoagulant (contrôle plus fréquent de l'INR) - à la bupropione (risque de convulsions), ou à l'odansétron (diminution de l'effet antalgique et risques de diminution d'efficacité de l'odansétron) • Utiliser avec prudence chez les conducteurs et utilisateurs de machines • Réduire la posologie chez le sujet âgé et en cas d'insuffisance hépatique ou rénale • Par voie IV : utiliser sous surveillance médicale stricte
Morphine et dérivés	• Utiliser avec prudence chez le sujet âgé, l'enfant, ou en cas d'insuffisance hépatique, rénale ou respiratoire. La posologie initiale est généralement réduite de moitié chez le sujet âgé (par exemple : 2,5 à 5 mg de morphine orale à libération immédiate 4 à 6 fois/j) ou chez l'insuffisant rénal, puis adaptée en fonction des besoins du patient • Prudence en cas d'association : - aux autres agonistes morphiniques ou antitussifs morphiniques (risque majoré de dépression respiratoire) - aux dépresseurs du SNC (barbituriques, alcool, benzodiazépines) : majore le risque de dépression respiratoire et la sédation - à la rifampicine (diminution d'efficacité de la morphine) • Utiliser avec prudence chez les conducteurs et utilisateurs de machines • Associer un antispasmodique dans les coliques hépatiques ou néphrétiques • Prévenir la constipation par un laxatif et les nausées par un antiémétisant • Grossesse : ne pas utiliser en cas de prématurité et après 5 cm de dilatation du col au cours du travail (risque de dépression respiratoire du nouveau-né) • Syndrome de privation du nouveau-né en cas de toxicomanie chez la mère

***Tableau II.15** - Contre-indications des analgésiques morphiniques*

Codéine	• Hypersensibilité à la codéine ou à la dihydrocodéine • Insuffisance respiratoire • Insuffisance hépatocellulaire • Hypersensibilité au paracétamol • Enfant de moins de 1 an • Celles du paracétamol, des AINS ou de l'aspirine s'ils sont associés
Tramadol	• Hypersensibilité au tramadol • Insuffisance respiratoire sévère • Insuffisance hépatique grave • Grossesse et allaitement • Enfant de moins de 3 ans ou de 12 ans selon les spécialités • Certaines associations médicamenteuses (voir « *Interactions médicamenteuses* ») • Celles du paracétamol s'il est associé
Morphine et morphiniques	• Insuffisance respiratoire décompensée • Syndrome abdominal aigu d'origine inconnue • Insuffisance hépatocellulaire grave • Hypertension intracrânienne et traumatisme crânien • Épilepsie non contrôlée • Intoxication alcoolique aiguë • Allaitement • Association aux agonistes-antagonistes morphiniques
Péthidine	• Association aux agonistes-antagonistes morphiniques • Certaines associations médicamenteuses (voir « *Interactions médicamenteuses* »)
Agonistes-antagonistes morphiniques (buprénorphine, nalbuphine)	• Association aux agonistes morphiniques de palier III et à la méthadone

Administration et conseils au patient

Objectifs du traitement médicamenteux

- Parvenir à une prise en charge efficace : diminuer, voire supprimer mais aussi prévenir la douleur.
- Prévenir les conséquences psychologiques de la douleur et les risques de désocialisation du patient.
- Prévenir le risque de passage à la chronicité.

Plan de prise

- Douleur chronique :
  - utiliser en première intention la voie orale lorsqu'elle est possible et à défaut la voie injectable, de préférence IV (en cas de vomissements, dysphagie...) ;
  - il est nécessaire de prévenir et d'anticiper la douleur plutôt que d'avoir recours à un traitement « à la demande ». Les prises doivent donc être régulièrement espacées en fonction de la durée d'action de l'antalgique.
    Exemples :
    - pour les morphiniques faibles (palier II) à libération immédiate : 4 à 6 prises par jour ;
    - pour la morphine orale à libération immédiate (ACTISKENAN, SEVREDOL) ou pour la morphine en injections discontinues : toutes les 4 heures ;
    - pour la morphine orale à libération prolongée : toutes les 12 heures (MOSCONTIN, SKENAN) ou toutes les 24 heures (KAPANOL) ;
    - pour l'hydromorphone LP (SOPHIDONE) et l'oxycodone LP (OXYCONTIN) : 2 prises par jour toutes les 12 heures.
- Douleur aiguë : la prise peut être réalisée au moment de l'apparition de la douleur, sauf dans le cas où celle-ci est prévisible

(soin ou examen douloureux). La voie injectable IV est utilisée dans les douleurs aiguës de forte intensité.

Modalités d'administration

- Morphine sulfate : les gélules de SKENAN, ACTISKENAN (ces gélules doivent être ouvertes chez l'enfant de moins de 6 ans en raison du risque de fausse route) ou KAPANOL peuvent être ouvertes et mélangées à un aliment semi-liquide ou liquide ou, encore, introduites dans une sonde d'alimentation entérale rincée ensuite avec 30 à 50 mL d'eau. Ne pas couper, écraser ou broyer les comprimés de MOSCONTIN.
- Buprénorphine (TEMGESIC) : les comprimés ne doivent être ni avalés, ni croqués mais placés sous la langue jusqu'à dissolution.
- Fentanyl (DUROGESIC, MATRIFEN) : le dispositif doit être appliqué sur une peau sèche et non pileuse (ne pas raser mais couper les poils si besoin) au niveau du torse ou des bras. Appliquer le dispositif immédiatement après ouverture du sachet, en appuyant fermement avec la paume de la main *pendant 30 secondes*, d'abord au centre puis vers la périphérie en s'assurant que l'adhérence est complète. Remplacer le dispositif après 72 heures, en changeant de site à chaque fois. Les dispositifs usagés doivent être repliés face adhésive pliée vers l'intérieur, puis placés dans la pochette fournie (à retourner à la pharmacie).
- Fentanyl (ACTIQ) : le comprimé doit être placé contre la face interne de la joue. Il doit être déplacé ensuite avec l'applicateur de façon à optimiser le contact avec la muqueuse. Il faut laisser fondre le comprimé, sans le croquer, le mâcher ni le sucer.
- Fentanyl (BREAKYL) : le film orodispersible doit être placé dans une bouche humidifiée de façon que la face rose du film soit en contact avec la muqueuse de la joue. Appuyer pendant au moins 5 secondes. Le patient peut boire au bout de 5 min mais doit éviter de manger pendant 30 min.
- Fentanyl (ABSTRAL, RECIVIT) : le comprimé doit être placé directement sous la langue, sans être mâché ni sucé. Le patient

ne doit ni manger ni boire avant la dissolution complète du comprimé sublingual.

- Fentanyl (EFFENTORA) : le comprimé doit être placé dans la cavité buccale près d'une molaire entre la joue et la gencive. Il ne doit être ni sucé, ni mâché ou avalé. Le comprimé peut être également placé sous la langue. Après 30 minutes, s'il reste des morceaux de comprimé, il est possible de les avaler avec un verre d'eau.
- Fentanyl (INSTANYL, PECFENT) : la pulvérisation nasale est réalisée si possible chez un patient en position assise ou debout. L'embout du pulvérisateur doit être nettoyé entre chaque administration. Ne pas se moucher immédiatement après administration.

Observance du traitement

La prise régulière de l'antalgique est nécessaire à l'action optimale du traitement.

Surveillance de l'efficacité et de la tolérance

Toute prescription d'antalgique nécessite :

- d'en évaluer l'effet afin d'adapter la posologie (il n'y a pas de limite supérieure de posologie pour la morphine ou le fentanyl tant que les effets indésirables sont contrôlés) ;
- de reconnaître les effets indésirables afin de les traiter et de les prévenir.

Conseils hygiéno-diététiques

La constipation étant un effet indésirable fréquent des morphiniques (morphine et codéine *per os* notamment), encourager le patient à consommer plus de fibres alimentaires et de liquides (plus de 1,5 L/j). Un laxatif osmotique peut être prescrit.

Autres conseils au patient

- Le patient doit respecter la posologie prescrite, les modalités d'administration et les intervalles de prises.
- L'effet antalgique peut être accompagné d'effet sédatif, surtout en début de traitement. Avertir le patient de ne pas conduire un véhicule à moteur ou effectuer des tâches sur une machine dangereuse. L'alcool, majorant l'effet sédatif, est fortement déconseillé.
- Prévenir les patients du risque d'hypotension orthostatique (conseiller au patient de se lever lentement).
- Les antalgiques morphiniques peuvent favoriser une rétention urinaire, notamment chez le sujet âgé en cas d'adénome prostatique. La surveillance de la diurèse est donc nécessaire et il est utile d'inciter le patient à uriner toutes les 3 ou 4 heures.
- Expliquer au patient et/ou à sa famille :
  - comment mesurer la dose et comment l'administrer correctement ;
  - qu'ils doivent consulter le médecin si la dose est inefficace et ne pas l'augmenter sans avis médical ;
  - que certains effets indésirables peuvent survenir en début de traitement (nausées, vomissements, vertiges, désorientation), mais qu'ils s'atténuent généralement après quelques jours. Un antiémétique peut être éventuellement associé ;
  - que le risque de toxicomanie ne doit pas être craint lorsque le traitement antalgique est justifié.
- Signaler au médecin :
  - les réactions allergiques cutanées ;
  - les signes de dépression respiratoire (diminution de la fréquence respiratoire).

Analgésiques non morphiniques

GÉNÉRALITÉS

Les analgésiques (ou antalgiques) sont des médicaments capables de diminuer ou d'abolir la sensation douloureuse sans entraîner la perte de connaissance contrairement aux anesthésiques généraux. Parmi les analgésiques, on distingue :

- les analgésiques morphiniques d'action centrale ;
- les analgésiques non morphiniques qui n'agissent pas sur les récepteurs opioïdes.

Il convient de rappeler que de nombreux médicaments possèdent des propriétés antalgiques « accessoires » ou limitées à certains états pathologiques. On peut citer :

- les hypo-uricémiants dans la maladie goutteuse ;
- les antiulcéreux ;
- les antiangoreux ;
- les antimigraineux ;
- les antispasmodiques pour combattre de nombreuses douleurs viscérales ;
- les antidépresseurs et les anticonvulsivants dans les douleurs neurogènes dites de désafférentation ;
- les anesthésiques locaux (chirurgie dentaire, anesthésie péridurale dans les accouchements, intervention sur les membres inférieurs, injection de préparations médicamenteuses, etc.).

Les analgésiques non morphiniques se caractérisent par leur activité sur les douleurs par excès de nociception et leur absence d'effet toxicomanogène.

Les terminologies, longtemps usitées, d'« analgésiques périphériques » en opposition aux « analgésiques centraux » sont inappropriées. En effet, d'une part, les analgésiques morphiniques peuvent activer non seulement les récepteurs opiacés centraux mais également des récepteurs enképhalinergiques périphériques et, d'autre part, les analgésiques non morphiniques sont susceptibles d'agir au niveau de systèmes régulateurs centraux (le paracétamol, par exemple, inhibe les cyclo-oxygénases centrales, empêchant la synthèse des prostaglandines en réduisant ainsi la transmission de l'influx nociceptif).

Rappels de physiopathologie

À la suite de la stimulation des nocicepteurs périphériques, la douleur est véhiculée par des fibres spécifiques de petit calibre jusqu'à la moelle épinière (corne dorsale) et ensuite au cortex cérébral.

Les voies de transmission de la douleur jusqu'au cortex cérébral ont été décrites précédemment.

L'excitation directe des nocicepteurs engendre une douleur immédiate ; la douleur tardive et diffuse résulte de la sécrétion de substances chimiques algogènes : prostaglandines, bradykinine, histamine, etc.

Classification

Les analgésiques non morphiniques appartiennent à des groupes chimiques très divers ; ils ont été classés en trois séries pharmacologiques distinctes.

Analgésiques purs

Fénines

Seule la floctafénine (IDARAC) subsiste depuis les retraits du marché successifs de l'antrafénine (STAKANE) et de la glafénine (GLIFANAN).

Néfopam (ACUPAN)

Sa structure s'apparente à un antihistaminique (NAUTAMINE) expliquant ses effets anticholinergiques.

Analgésiques antipyrétiques

Dérivés du para-aminophénol

Le paracétamol, analgésique le plus consommé dans le monde, est commercialisé en France dans une cinquantaine de spécialités.

Dérivés de la pyrazolone

La noramidopyrine (ou métamizole) n'est plus utilisée en raison de ses effets indésirables : agranulocytose, choc anaphylactique.

Anti-inflammatoires non stéroïdiens (AINS)

Leur chef de file est l'aspirine. Les AINS sont proposés à dose faible ou moyenne comme analgésiques. C'est le cas :
- des salicylés,
- du fénoprofène (NALGESIC),
- de l'ibuprofène (ADVIL, NUREFLEX, etc.),
- du kétoprofène (TOPREC),
- de l'acide méfénamique (PONSTYL),
- du naproxène (ALEVETABS).

Propriétés pharmacologiques

Les analgésiques non morphiniques ont sensiblement la même efficacité thérapeutique et diffèrent principalement par leurs effets indésirables et leurs interactions médicamenteuses.

Ils s'adressent aux douleurs de faible et moyenne intensité comme les céphalées, les douleurs d'origine dentaire, musculaire, ostéo-articulaire, tendinoligamentaire et les dysménorrhées ; les AINS sont efficaces dans les coliques hépatiques et néphrétiques.

Ces médicaments figurent au premier palier de la stratégie par paliers préconisée par l'OMS dans les douleurs chroniques.

PRINCIPAUX MÉDICAMENTS – POSOLOGIES

Tableau II.16 *- Analgésiques non morphiniques*

DCI	Spécialités	Présentations	Posologies
Analgésiques purs			
Dérivé de l'amino-4-quinoléine (Liste II)			
Floctafénine	IDARAC	comp. séc. 200 mg	**AD** : 1 à 2 comp. 1 à 3 fois/j
Autre antalgique pur non morphinique (Liste I)			
Néfopam	ACUPAN	amp. 20 mg/2 mL	Voie IM ou IV lente : **AD** : 20 mg/injection 4 à 6 fois/j (dose max. : 120 mg/j) Prise possible *per os* (sur un sucre)
Antalgiques-antipyrétiques			
Paracétamol Formes pédiatriques	DOLIPRANE	sach. 100 mg sach. 150 mg sach. 200 mg sach. 300 mg suppo. 100 mg suppo. 150 mg suppo. 200 mg suppo. 300 mg	**Posologie pédiatrique** : 60 mg/kg/j en 4 prises (15 mg/kg/prise)
	DAFALGAN	sach. 80 mg sach. 150 mg sach. 250 mg suppo. 80 mg suppo. 150 mg suppo. 300 mg	
	PARALYOC	lyoc. 250 mg	
	DOLIPRANE susp. buvable 2,4 %	fl. avec système-doseur gradué en kg 1 graduation de 1 kg = 15 mg	
	DAFALGAN pédiatrique sol. 3 %	fl. avec système-doseur gradué en kg 1 graduation de 1 kg = 15 mg	

DCI	Spécialités	Présentations	Posologies
	DOLKO sol. 3 %	fl. avec système doseur gradué en kg 1 graduation de 1 kg = 15 mg suppo. 80 mg suppo. 170 mg	
	DOLSTIC sol. 10%	fl. avec compte-gttes 4 mg/gtte fl. avec seringue graduée 20 mg/0,2 mL	
Paracétamol Formes adultes	DOLIPRANE	comp. 500 mg, 1 g comp. efferv. 500 mg, 1 g gél. 500 mg, 1 g sach. 500 mg, 1 g suppo. 1 g	**Posologie adulte** : 4 g/j en 4 prises
	DOLIPRANEORO	comp. orodispersible 500 mg	
	PARALYOC	lyoc. 500 mg	
	DAFALGAN adulte	gél. ou comp. 500 mg comp. 1 g comp. efferv. séc. 500 mg comp. efferv. 1 g suppo. 600 mg	
	CLARADOL	comp. séc. 500 mg comp. efferv. 500 mg	
	EFFERALGAN	comp. 500 mg comp. efferv. séc. 500 mg comp. efferv. 1 g	
	EFFERALGAN-ODIS*	comp. orodispersible 500 mg	

* Spécialités disponibles en pharmacie en accès libre (non remboursables)

DCI	Spécialités	Présentations	Posologies
	EFFERALGAN-TAB*	comp. 1 g	
	DOLKO	comp. séc. 500 mg, 1 g sach. 500 mg	
Paracétamol injectable	PERFALGAN et génériques	fl. ou poche 1 000 mg = 100 mL (sol. prête à l'emploi)	Perf. IV **AD** > 50 kg : 1 g 3 à 4 fois/j **ENF** > 33 kg et ⩽ 50 kg : 15 mg/kg/perfusion (max. : 60 mg/kg/j)
	PERFALGAN et génériques ENF/BB	fl. ou poche 500 mg = 50 mL (sol. prête à l'emploi)	Perf. IV **ENF** > 10 kg et < 33 kg : 15 mg/kg/perfusion (max. : 60 mg/kg/j sans dépasser 2 g) **NN, BB, ENF** < 10 kg : 7,5 mg/kg/perfusion (max. : 30 mg/kg/j)
Analgésiques-antipyrétiques-anti-inflammatoires			
Salicylés : aspirine			
Acétylsalicylate de lysine	ASPEGIC enfants nourrissons	sach. 100 mg	*Per os* : **posologie pédiatrique** 25 à 50 mg/kg/j en 4 à 6 prises (max. : 60 mg/kg/j dans le traitement de la douleur ou de l'état fébrile)
	ASPEGIC 250 enfants > 3 ans	sach. 250 mg	
	ASPEGIC 500	sach. 500 mg	**ENF** > 20 kg : 25 à 50 mg/kg/j en plusieurs prises **AD** : 0,5 à 1 g/prise 1 à 3 fois/j (max. : 6 g/j)
	ASPEGIC 1 000	sach. 1 000 mg	**AD** : 1 g 3 fois/j (max. : 6 g/j)
	ASPEGIC inj.	fl. 500 mg/5 mL fl. 1 000 mg/5 mL	Voie IM (ou IV lente) : **AD** : 0,5 à 1 g/injection sans dépasser 4 g/j **ENF** > 6 ans : 10 à 25 mg/kg/j en 4 à 6 injections (max. : 8 mg/kg/injection 6 fois/j)

* Spécialités disponibles en pharmacie en accès libre (non remboursables)

DCI	Spécialités	Présentations	Posologies
Acide acétylsalicylique	ASPIRINE UPSA	comp. efferv. 500 mg, 1 g	**AD** : mêmes posologies que l'acétylsalicylate de lysine par voie orale
	ASPIRISUCRE	comp. à croquer 400 mg	
	ASPIRINE PH 8 (à libération entérique)	comp. 500 mg	
AINS dont l'activité principale est antalgique			
Fénoprofène	NALGESIC (Liste II)	comp. 300 mg	**AD** : 1 comp. 1 à 4 fois/j
Ibuprofène	ADVIL	comp. 200 mg	**AD** : 200 à 400 mg par prise à renouveler si besoin toutes les 4 à 6 h (max. : 1 200 mg/j)
	ADVILMED	comp. 400 mg	
	ADVILEFF	comp. efferv. 200 mg	
	ADVILCAPS	caps. 200 mg, 400 mg	
	NUROFEN	comp. 200 mg comp. ou caps. 400 mg	
	NUROFENFLASH	comp. 200 mg, 400 mg	
	NUROFENTABS	comp. orodispersible 200 mg	
	ANTARENE	comp. 200 mg	
	EXPANFEN	comp. 200 mg	
	GELUFENE	gél. 200 mg	
	NUREFLEX	comp. 200 mg	
	SPIFEN	comp. 200 mg	
	UPFEN	comp. 200 mgcomp. efferv. 200 mg	
	NUREFLEX LP (Liste II)	gél. 300 mg	**AD** : 1 à 2 gél. 2 fois/j (max. : 1 200 mg/j)

DCI	Spécialités	Présentations	Posologies
	ADVILMED ANTARENE	comp. 100 mg	**ENF** de 6 à 15 ans : 20 à 30 mg/kg/j en 3 à 4 prises
	ADVILMED ANTARENE NUROFENPRO	susp. buv. 20 mg/mL	**ENF** de 3 mois à 12 ans : 20 à 30 mg/kg/j en 3 à 4 prises
Kétoprofène	TOPREC (Liste II)	comp. 25 mg fl. avec système doseur gradué en kg par prise 1 mL = 1 mg	**AD-ENF** > 15 ans : 1 comp. 1 à 3 fois/j **BB** > 6 mois-**ENF** ⩽ 11 ans : 0,5 mg/kg 3 à 4 fois/j (max. 2 mg/kg/j)
Flurbiprofène	STREFEN	past. 8,75 mg	**AD-ENF** > 12 ans : 1 pastille toutes les 3 à 6 h (max. 5 pastilles/j)
Acide méfénamique	PONSTYL (Liste II)	gél. 250 mg	**AD-ENF** > 12 ans : 1 à 2 gél. 1 à 3 fois/j
Naproxène	ALEVETABS (Liste II)	comp. 220 mg	**AD-ENF** > 15 ans : 1 comp. 1 à 3 fois/j
Diclofénac	VOLTAREN-DOLO (Liste II)	comp. 12,5 mg	**AD-ENF** > 15 ans : 1 à 2 comp. toutes les 4 à 6 h (max. 6 comp./j)

INDICATIONS – CONDUITE DE TRAITEMENT

Indications

Il s'agit du traitement symptomatique des affections douloureuses : céphalées, douleurs dentaires, douleurs de l'appareil locomoteur, dysménorrhées.

Analgésiques purs non morphiniques

Traitement symptomatique des affections douloureuses.

Analgésiques – antipyrétiques

Le paracétamol est indiqué dans le traitement symptomatique des affections douloureuses et/ou fébriles.

Analgésiques – antipyrétiques – anti-inflammatoires

Traitement symptomatique des affections douloureuses et/ou fébriles et/ou inflammatoires.

Conduite de traitement

Choix d'un analgésique

Les besoins en médicaments analgésiques sont très variables selon l'attitude du patient et celle du prescripteur face à la douleur. Le choix d'un médicament analgésique repose sur un ensemble de points :

- *le champ d'action préférentiel des molécules* :
  - céphalées, douleurs musculaires et du squelette, dysménorrhée, pour les analgésiques non morphiniques,
  - douleurs neuropathiques pour certains antidépresseurs (amitriptyline, venlafaxine, duloxétine), ou antiépileptiques (prégabaline, gabapentine) ;
- *les effets indésirables possibles* ;
- *le risque d'accoutumance*.

Il convient donc de respecter une hiérarchisation dans la prescription des analgésiques, que ce soit dans le cadre des douleurs cancéreuses ou non ; on passe d'un niveau à l'autre si les analgésiques d'un niveau se révèlent être d'une efficacité insuffisante :

- palier I – analgésiques non morphiniques : aspirine, paracétamol, AINS ;
- palier II – analgésiques morphiniques faibles : codéine, tramadol, utilisés seuls ou en association avec un analgésique non morphinique ;
- palier III – analgésiques morphiniques forts agonistes-antagonistes : buprénorphine, nalbuphine, ou agonistes : morphine, péthidine, fentanyl, hydromorphone, oxycodone.

Le choix d'un analgésique non morphinique prend en compte les caractéristiques de la douleur, du médicament et le terrain du patient.

- *La douleur*

Les douleurs par excès de nociception sont les plus communes, elles présentent une forte sensibilité à la morphine. Quand la composante inflammatoire domine, le recours à un AINS s'impose.

- *Le médicament*

Le rapport bénéfice/risque de chaque médicament est un critère de choix essentiel.

- *Le patient*

Les antécédents du patient, ses pathologies intercurrentes et leur traitement spécifique peuvent être des contre-indications à l'emploi de certains analgésiques.

Par ailleurs, l'efficacité d'un analgésique sur un symptôme donné peut varier d'un individu à l'autre, ce qui incite à changer de produit.

Association d'analgésiques

Il ne faut y avoir recours que dans le traitement des algies moyennes à sévères. Dans ce cas, il convient d'associer des molécules aux modes d'action distincts, par exemple un analgésique non morphinique et un opiacé.

EFFETS INDÉSIRABLES – INTERACTIONS MÉDICAMENTEUSES – PRÉCAUTIONS D'EMPLOI – CONTRE-INDICATIONS

Tableau II.17 Effets indésirables des analgésiques non morphiniques

Analgésiques non morphiniques	Effets indésirables	Prévention du risque médicamenteux
Analgésiques purs		
Néfopam	• somnolence, sueurs, nausées	
	• réactions de type atropinique (anticholinergique) surtout pour la voie IV : bouche sèche, rétention d'urines, vertiges, tachycardie, irritabilité	• préférer la voie IM
	• réactions d'hypersensibilité, troubles neuropsychiques, risque de pharmacodépendance	• utilisation à éviter dans les douleurs chroniques
Floctafénine	• accidents allergiques aigus d'aspect anaphylactique	• rares
	• somnolence (aggravée par l'alcool), nausées, vomissements, dyspnée, insuffisance rénale aiguë	• exceptionnels
Analgésiques / antipyrétiques		
Paracétamol	• accidents allergiques	• rares
	• troubles hématologiques (neutropénies, thrombopénies)	• rares
	• hypotension artérielle	• pour la voie IV
	• surdosage (> 125 mg/kg en 1 prise) : hépatotoxicité, cytolyse hépatique apparaissant dans les 24 h avec hypophosphorémie par atteinte tubulaire rénale • taux plasmatiques toxiques : 200 mg/L à la 4e h ou 100 mg/L à la 8e h	• traitement préventif (6 à 8 h après l'intoxication) par la N-acétylcystéine *per os* ou en perf. IV

Analgésiques non morphiniques	Effets indésirables	Prévention du risque médicamenteux
Analgésiques / antipyrétiques / anti-inflammatoires		
Aspirine	• bourdonnements d'oreille, céphalées, hypoacousie (marque d'un surdosage)	• respect des posologies maximales, notamment en pédiatrie
	• ulcérations gastriques, hémorragies digestives, gastralgies, dyspepsies	• utiliser de préférence les formes solubles, effervescentes ou à délitement entérique • à proscrire en cas de risque hémorragique (période périopératoire, troubles de la coagulation)
	• réactions cutanées allergiques, prurit, œdème, bronchospasme	• contre-indiquer de façon définitive l'emploi de l'aspirine
	• syndrome de Reye (chez l'enfant ayant une infection virale)	• préférer le paracétamol
Autres AINS	• accidents digestifs (nausées, vomissements, dyspepsies, gastralgies)	• prise de préférence au cours des repas • associer éventuellement au misoprostol (CYTOTEC)
	• accidents allergiques	

***Tableau II.18** - Interactions médicamenteuses des analgésiques non morphiniques – Niveaux contre-indications et associations déconseillées*

Analgésiques non morphiniques	Autres médicaments	Niveau
Analgésiques purs		
Floctafénine	• bêtabloquants	*Association contre-indiquée :* ils aggravent le pronostic des réactions anaphylactiques à la floctafénine (réduction des réactions cardiovasculaires de compensation)

Analgésiques non morphiniques	Autres médicaments	Niveau
Analgésiques antipyrétiques anti-inflammatoires		
Aspirine (sauf en cas d'utilisation à des doses antiagrégantes plaquettaires)	• méthotrexate	*Association contre-indiquée :* augmentation de la toxicité hématologique du méthotrexate (pour les doses > 20 mg/semaine)
	• anticoagulants oraux	• *Association contre-indiquée :* augmentation du risque hémorragique pour posologie d'aspirine ⩾ 1 g/prise ou ⩾ 3 g/j ou pour posologie d'aspirine ⩾ 500 mg/prise ou < 3 g/j et en cas d'antécédent d'ulcère gastroduodénal • *Association déconseillée* dans les autres cas
	• héparine (héparine non fractionnée ou HBPM à dose curative et/ou sujet âgé)	*Association déconseillée :* augmentation du risque hémorragique
	• glucocorticoïdes	*Association déconseillée :* augmentation du risque hémorragique pour posologie d'aspirine ⩾ 1 g/prise ou ⩾ 3 g/j
	• clopidogrel	*Association déconseillée :* majoration du risque hémorragique (sauf dans le cas d'indication validée pour cette association)
	• ticlopidine, anagrélide	*Association déconseillée :* majoration du risque hémorragique
	• pemetrexed	*Association déconseillée :* majoration de la toxicité du pemetrexed
	• uricosuriques	*Association déconseillée :* diminution de l'effet uricosurique
	• autres AINS	*Association déconseillée :* augmentation du risque ulcérigène et d'hémorragies digestives

Analgésiques non morphiniques	Autres médicaments	Niveau
AINS	• aspirine et autres AINS	*Association déconseillée :* augmentation du risque ulcérigène et d'hémorragies digestives
	• anticoagulants oraux, héparines (à doses curatives et/ou sujet âgé)	*Association déconseillée :* augmentation du risque hémorragique
	• méthotrexate	*Association déconseillée :* augmentation de la toxicité hématologique du méthotrexate (pour les doses > 20 mg/semaine)
	• lithium	*Association déconseillée :* augmentation de la lithémie pouvant atteindre des valeurs toxiques
	• pemetrexed	*Association déconseillée :* majoration de la toxicité du pemetrexed

Tableau II.19 - Précautions d'emploi des analgésiques non morphiniques

Analgésiques purs	
Néfopam	• Prudence chez l'insuffisant hépatique ou rénal • Administrer de préférence chez le patient couché • Utilisation déconseillée pendant la grossesse ou l'allaitement
Floctafénine	• Éviter d'ingérer en même temps une boisson alcoolisée • Éviter les prises occasionnelles itératives, facteurs de sensibilisation • Utiliser avec prudence chez les conducteurs et les utilisateurs de machines
Analgésiques antipyrétiques	
Paracétamol	• Espacer les prises d'au moins 4 h et ne pas dépasser les doses maximales indiquées • En cas de traitement par anticoagulant oral : contrôle plus fréquent de l'INR (augmentation de l'effet de l'anticoagulant en cas de prise de paracétamol à 4 g/j pendant au moins 4 jours)

Analgésiques antipyrétiques anti-inflammatoires	
Salicylés AINS	• Prudence chez les asthmatiques (salicylés) à et en cas d'antécédents ulcéreux ou d'hémorragie digestive • Surveillance de la diurèse et de la fonction rénale chez les insuffisants rénaux chroniques, les insuffisants cardiaques et les cirrhotiques • Surveillance de la fonction rénale chez le sujet âgé et/ou déshydraté, notamment en cas de traitement associé par diurétique, sartan ou IEC (hydrater le malade) • Prudence en cas d'association à la ciclosporine ou au tacrolimus (surveiller la fonction rénale en raison d'une majoration des effets néphrotoxiques) • Utilisation déconseillée dans la goutte (salicylés) • Administration déconseillée au cours des 5 premiers mois de la grossesse, ainsi que pendant l'allaitement • En cas de varicelle ou de zona, les AINS doivent être évités pour traiter la fièvre ou la douleur (risque de complications cutanées graves). Préférer le paracétamol

Tableau II.20 - Contre-indications des analgésiques non morphiniques

Analgésiques purs	
Néfopam	• épilepsie et antécédents de troubles convulsifs • troubles vésico-prostatiques • risque de glaucome par fermeture de l'angle
Floctafénine	• hypersensibilité à la floctafénine ou autres fénines • insuffisance cardiaque sévère, cardiopathies ischémiques • certaines associations médicamenteuses (voir « *Interactions médicamenteuses* »)
Analgésiques / antipyrétiques	
Paracétamol	• insuffisance hépatocellulaire • accidents allergiques antérieurs au paracétamol
Analgésiques / antipyrétiques / anti-inflammatoires	
Tous les AINS	• maladie ulcéreuse gastro-duodénale en évolution • antécédents d'hypersensibilité aux AINS ou à l'aspirine • grossesse : l'utilisation des salicylés ou d'AINS à partir du 6e mois de la grossesse peut exposer le fœtus à un risque hémorragique ou de fermeture du canal artériel fœtal, et risque de retarder l'accouchement • insuffisance hépatocellulaire sévère

Tous les AINS sauf aspirine	• insuffisance rénale sévère
Contre-indications spécifiques à l'aspirine	• risque hémorragique • certaines associations médicamenteuses (voir « *Interactions médicamenteuses* »)

Administration et conseils au patient

Objectifs du traitement médicamenteux

- Parvenir à une prise en charge efficace : diminuer, voire supprimer mais aussi prévenir la douleur.
- Prévenir le risque de passage à la chronicité.

Plan de prise

- Le rythme d'administration dépend du caractère aigu ou chronique de la douleur ; dans le premier cas, on privilégie l'administration à la demande alors que, dans le second, il faut prévenir la réapparition de la douleur.
- L'administration se fait généralement par voie orale à raison de 4 à 6 prises par jour à horaire fixe (paracétamol, aspirine, ibuprofène, diclofénac).
- Les formes orales solubles ou effervescentes et les « lyoc » administrés en voie sublinguale permettent une action plus rapide dans le cas de douleur aiguë.
- Les suppositoires, dont la résorption est plus lente, sont utiles dans les tableaux douloureux associés à des manifestations digestives.
- Les formes parentérales sont indiquées dans les douleurs aiguës, sévères, particulièrement lorsque la voie orale n'est pas possible.

Modalités d'administration

- L'aspirine doit être prise de préférence en dehors des repas dans un grand verre d'eau pour un effet plus rapide (sauf en cas de troubles digestifs, où la prise en cours de repas est conseillée). Il en est de même pour la floctafénine et le paracétamol. À l'inverse, les AINS sont à prendre avec un grand verre d'eau au cours des repas pour limiter le risque d'intolérance digestive.

- Le paracétamol injectable (PERFALGAN) est une solution prête à l'emploi et s'administre en perfusion IV de 15 minutes. Le relais *per os* doit être instauré dès que possible.

La présentation adaptée à l'enfant de moins de 33 kg et au nourrisson est le flacon ou la poche de 50 mL.

Observance du traitement

La prise régulière de l'antalgique est nécessaire à l'action optimale du traitement.

Surveillance de l'efficacité et de la tolérance

Toute prescription d'antalgique nécessite :

- d'en évaluer l'effet afin d'adapter la posologie,
- de reconnaître les effets indésirables afin de les traiter et de les prévenir.

Conseils hygiéno-diététiques

En cas de régime sans sel, il ne faut pas utiliser les comprimés effervescents.

Autres conseils au patient

- Le patient doit respecter la posologie prescrite, les modalités d'administration et les intervalles de prises.
- Expliquer au patient et/ou à sa famille :
  - comment mesurer la dose et comment l'administrer correctement,
  - qu'ils doivent consulter le médecin si la dose est inefficace et ne pas l'augmenter sans avis médical,

- que certains effets indésirables peuvent survenir : allergie, troubles digestifs, risque hémorragique pour les AINS et l'aspirine. Les effets indésirables sont rares avec le paracétamol, la toxicité hépatique n'apparaissant qu'en cas de surdosage (> 125 mg/kg en 1 prise).

- Signaler au médecin :
  - les antécédents d'hypersensibilité, d'ulcère gastroduodénal ou de maladie hémorragique pouvant entraîner la contre-indication de prescription de certains antalgiques ;
  - les effets indésirables : bourdonnements d'oreille, maux de tête, gastralgies, saignements (nez, gencives ou selles noires), réactions allergiques cutanées ;
  - les traitements en cours par d'autres médicaments (anticoagulants, antigoutteux, autres AINS, lithium, méthotrexate...) pouvant correspondre à des associations contre-indiquées ou déconseillées.

Anti-inflammatoires non stéroïdiens (AINS)

NOTIONS ESSENTIELLES

- Les AINS sont des médicaments symptomatiques s'opposant au processus inflammatoire quelle qu'en soit la cause. Ils possèdent des propriétés anti-inflammatoire, antalgique et antipyrétique en inhibant la synthèse des prostaglandines, directement impliquées dans l'inflammation, la douleur et l'hyperthermie.
- Les AINS peuvent être classés en plusieurs familles chimiques :
  - salicylés ;
  - indoliques ;
  - arylcarboxyliques ;
  - oxicams ;
  - fénamates ;
  - inhibiteurs sélectifs de la Cox-2 ;
  - pyrazolés (retirés du marché en 2012).
- Les AINS sont indiqués :
  - *en traitement symptomatique au long cours :*
    - des rhumatismes inflammatoires chroniques (polyarthrite rhumatoïde, spondylarthrite ankylosante) ;
    - de certaines arthroses douloureuses et invalidantes ;
  - *en traitement de courte durée :*
    - des affections rhumatismales abarticulaires (tendinites, périarthrites) ;
    - des pathologies rachidiennes (lombalgies, radiculalgies, cervicalgies) ;
    - au cours de certaines poussées aiguës d'arthrose ;

- dans les arthrites microcristallines (goutte, chondrocalcinose) ;
- en traumatologie ;
- en urologie (coliques néphrétiques) ;
- en gynécologie (dysménorrhée et manifestations inflammatoires) ;
- en ORL (angines, otites, sinusites) et en stomatologie.

- Certains effets indésirables sont communs à tous les AINS :
  - irritation de la muqueuse gastro-intestinale, pouvant être réduite par une prise du médicament en cours de repas, voire par l'administration d'un topique gastro-intestinal ou de misoprostol ;
  - réactions d'hypersensibilité dermatologique ou respiratoire (bronchospasme) ;
  - insuffisance rénale en début de traitement, notamment chez le sujet déshydraté ou sous traitement diurétique ;
  - troubles hépatiques ;
  - risque hémorragique en cas d'association aux anticoagulants ou d'association de deux AINS entre eux.
- Les AINS sont contre-indiqués en cas d'antécédents d'hypersensibilité connue à l'un de ces médicaments, en cas d'ulcère gastro-intestinal évolutif, d'insuffisance hépatique ou rénale sévère, ainsi que chez la femme enceinte à partir du 6e mois de grossesse.

GÉNÉRALITÉS

Les anti-inflammatoires (AINS) sont des médicaments symptomatiques capables de s'opposer au processus inflammatoire, quelle qu'en soit la cause (mécanique, chimique, infectieuse, immunologique) ; ils agissent sur les signes locaux de l'inflammation : rougeur, chaleur, douleur et œdème.

En outre, tous les AINS possèdent, à côté de leur action anti-inflammatoire, une action antalgique et antipyrétique. Ces médicaments sont très utilisés en pratique médicale, notamment en rhumatologie.

Les AINS se caractérisent par l'absence d'une structure chimique stéroïdienne, s'opposant en cela aux corticostéroïdes anti-inflammatoires que sont les glucocorticoïdes.

Les AINS appartiennent à plusieurs familles chimiques, ayant en commun un certain nombre de propriétés concernant leur action, leur cinétique et leurs effets secondaires.

Rappels de physiopathologie

L'inflammation ou réaction inflammatoire est l'ensemble des réactions locales et générales de l'organisme à toute agression tissulaire.

La réaction inflammatoire comprend trois étapes principales :
- la phase vasculaire, avec dilatation et perméabilité des vaisseaux et libération de facteurs chimiotactiques ;
- la phase cellulaire, marquée par un afflux de polynucléaires et macrophages, une libération d'enzymes lysosomiales et la phagocytose, une production de lymphokines ;
- la phase de régénération et de cicatrisation, correspondant à la synthèse de collagène par les fibroblastes.

Mécanisme d'action

Le mécanisme d'action commun de tous les AINS est la diminution de la production de prostaglandines du fait de l'inhibition de la cyclo-oxygénase (Cox-1 et Cox-2), comme l'indique la *figure II.4*.

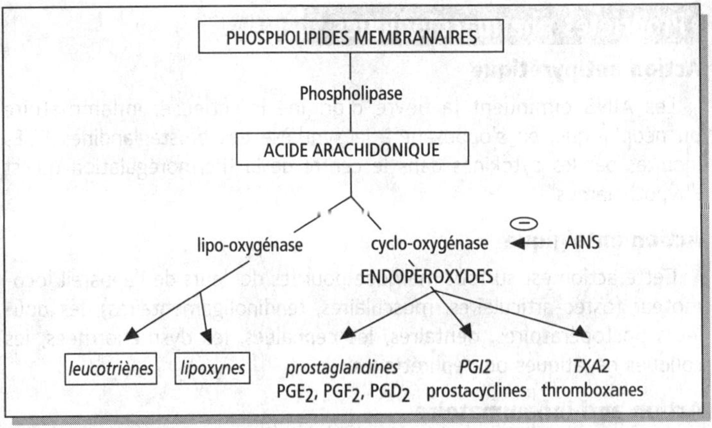

***Figure II.4** - Diminution de la production de prostaglandines par inhibition de la cyclo-oxygénase*

Les prostaglandines sont directement impliquées dans l'inflammation, la douleur et l'hyperthermie.

Classification

Les AINS sont regroupés en plusieurs familles chimiques qui possèdent certaines particularités. On distingue ainsi :

- anti-inflammatoires indoliques : indométacine (INDOCID) ;
- anti-inflammatoires arylcarboxyliques : diclofénac (VOLTARENE), naproxène (APRANAX), kétoprofène (PROFENID) ;
- anti inflammatoires oxicams : piroxicam (FELDENE) ;
- anti-inflammatoires anthraniliques (fénamates) : acide niflumique (NIFLURIL) ;
- anti-inflammatoires pyrazolés : phénylbutazone (BUTAZOLIDINE, arrêt de commercialisation en 2012) ;
- anti-inflammatoires salicylés : acide acétylsalicylique (ASPIRINE) ;
- inhibiteurs sélectifs de la Cox-2 : célécoxib (CELEBREX).

L'acide acétylsalicylique (aspirine) ne possède des propriétés anti-inflammatoires qu'à fortes doses (3 à 6 g/j).

Propriétés pharmacologiques

Action antipyrétique

Les AINS diminuent la fièvre d'origine infectieuse, inflammatoire ou néoplasique, en s'opposant à la synthèse des prostaglandines PGE_2 induites par les cytokines dans le centre de la thermorégulation qu'est l'hypothalamus.

Action antalgique

Cette action est surtout marquée pour les douleurs de l'appareil locomoteur (ostéo-articulaires, musculaires, tendinoligamentaires), les douleurs postopératoires, dentaires, les céphalées, les dysménorrhées, les coliques hépatiques ou néphrétiques.

Action anti-inflammatoire

Cette action, très intriquée avec les deux précédentes, requiert des posologies plus élevées, notamment avec l'aspirine et les dérivés propioniques (kétoprofène, ibuprofène, naproxène, flurbiprofène, alminoprofène, acide tiaprofénique).

Action anti-agrégante

L'aspirine est le produit qui allonge le plus nettement le temps de saignement en inhibant de façon irréversible la cyclo-oxygénase plaquettaire et, de ce fait, la synthèse de thromboxane (TXA2). Les inhibiteurs sélectifs de la Cox-2 ne sont pas antiagrégants aux doses thérapeutiques.

Action sur le métabolisme de l'acide urique

La plupart des AINS ne modifient pas le métabolisme de l'acide urique. Seule l'aspirine à des doses supérieures à 4 g/j est uricosurique.

Pharmacocinétique

Voies d'administration

Voie orale

Elle assure une résorption rapide et complète du principe actif au niveau gastrique ; des artifices galéniques permettent une libération prolongée

(LP) du produit dans la lumière intestinale (PROFENID LP, VOLTARENE LP) ou combinent libérations immédiate et progressive (BI-PROFENID, CHRONO-INDOCID).

Voie rectale

Les suppositoires sont résorbés plus lentement que les formes orales conventionnelles.

Voie parentérale

Il existe des préparations intramusculaires de plusieurs AINS (VOLTARENE, PROFENID, FELDENE, MOBIC). Seuls l'ASPEGIC et le PROFENID pour perfusion peuvent être injectés par voie intraveineuse.

Voies locales

Des collyres, gels et pommades sont disponibles ; les réactions systémiques restent possibles par passage plus ou moins important de l'AINS dans la circulation générale.

Distribution

Les AINS sont fortement liés (75 à 99 %) à l'albumine plasmatique, ce qui explique certaines interactions médicamenteuses avec d'autres médicaments à forte affinité pour les protéines plasmatiques (antivitamines K et sulfamides hypoglycémiants, en particulier).

Demi-vie d'élimination plasmatique

Elle est très variable et conditionne la fréquence des prises. Ainsi on distingue les AINS à demi-vie :
- courte, inférieure à 8 heures : salicylés, kétoprofène ;
- moyenne, entre 10 et 18 heures : sulindac, naproxène ;
- longue, supérieure à 48 heures : oxicams.

Métabolisme et élimination

La plupart des AINS sont métabolisés par le foie et certains, qualifiés de promédicaments ou prodrogues (sulindac), ne sont actifs qu'après cette transformation hépatique. L'élimination rénale des AINS peut entraîner certaines interactions avec d'autres médicaments lors de cette étape pharmacocinétique.

PRINCIPAUX MÉDICAMENTS – POSOLOGIES

La toxicité, surtout hématologique, des pyrazolés a conduit, en 1983, le ministère de la Santé à en limiter la prescription, la dernière spécialité commercialisée (BUTAZOLIDINE) ayant été retirée du marché en 2012.

Parallèlement, ont été inscrits en liste I les AINS pour lesquels des effets secondaires graves ont été décrits avec plus de fréquence ; de plus, les AINS nouveaux sont commercialisés pour une période probatoire de 3 ans.

***Tableau II.21** - Anti-inflammatoires non stéroïdiens*

DCI	Spécialités	Présentations	Posologies
Salicylés			
Acétyl-salicylate de lysine	ASPEGIC	sachet 500 mg sachet 1 g	*Per os :* AD : – ***dose d'attaque :*** 6 g/j en 3 à 4 prises – ***dose d'entretien :*** 0,5 à 1 g/prise 1 à 3 fois/j (max. 6 g/j)
	ASPEGIC inj.	fl. 500 mg, 1 g fl. 1 g	Voie injectable : voie IM ou IV lente AD : 0,5 à 1 g/injection (max. : 4 g/j)
Acide acétylsalicylique	ASPIRINE UPSA	comp. efferv. 500 mg, 1 g	Mêmes posologies que l'acétylsalicylate de lysine *per os*
	ASPIRISUCRE	comp. à croquer 400 mg	
	ASPIRINE PH 8 (à libération entérique)	comp. 500 mg	
Indoliques (Liste I)			
Indométacine	INDOCID	gél. 25 mg	AD : 50 à 200 mg/j en 3 prises
	INDOCID suppo.	suppo. 100 mg	AD : 100 mg/j (max. 200 mg/j)

DCI	Spécialités	Présentations	Posologies
	CHRONO-INDOCID	gél. 75 mg à libération prolongée	AD : 1 à 2 gél./j en 1 à 2 prises
Sulindac	ARTHROCINE	comp. séc. 100 mg comp. séc. 200 mg	AD : 200 à 400 mg/j en 1 à 2 prises
Arycarboxyliques			
Kétoprofène (Liste II)	PROFENID KETUM	gél. 50 mg comp. 100 mg suppo. 100 mg	AD : 150 à 300 mg/j en 2 à 3 prises ou 1 à 2 suppo./j
	PROFENID LP 200 KETOPROFENE LP 200	comp. ou gél. 200 mg à libération prolongée	AD : 200 mg/j en 1 prise
	KETUM LP	gél. 200 mg	
	KETOPROFENE LP 100	comp. 100 mg	AD : 100 à 200 mg/j en 1 à 2 prises
	BI-PROFENID LP 100	comp. séc. 100 mg	
	PROFENID inj. pr perfusion IV	fl. 100 mg	AD : 100 à 200 mg/j (en perfusion de 20 min) pendant 48 h au maximum
	PROFENID inj.	amp. 100 mg/2 mL	Par voie IM : AD : 100 à 200 mg/j en 1 à 2 injections
Dexkétoprofène (Liste II)	KETESSE	comp. 12,5 mg comp. 25 mg	AD : 12,5 mg toutes les 4 à 6 h ou 25 mg toutes les 8 h (max. 75 mg/j)
	KETESSE inj.	amp. 50 mg/2 mL	Perf. IV : AD : 50 à 150 mg/j
Ibuprofène (Liste II)	BRUFEN ADVIL ANTARENE NUREFLEX SPIFEN	comp. 400 mg sach. 400 mg	AD : 3 comp. ou sach./j (max. 6 comp. ou sach./j) en 3 prises
Naproxène (Liste II)	APRANAX	comp. 275 mg sach. 250 mg sach. 500 mg comp. séc. 550 mg	AD : 500 à 1 100 mg/j en 1 à 2 prises ENF > 25 kg : 10 mg/kg/j en 2 prises

DCI	Spécialités	Présentations	Posologies
	APRANAX LP 750	comp. 750 mg à libération prolongée	**AD** : 750 mg/j en 1 prise
	NAPROSYNE ANTALNOX	comp. 250 mg comp. 500 mg suppo. 500 mg	**AD** : 500 à 1 000 mg/j en 2 prises ou 1 suppo./j le soir **ENF** > 25 kg : 10 mg/kg/j en 2 prises
	NAPROSYNE	comp. 750 mg comp. 1 000 mg	**AD** : 750 à 1 000 mg/j en 1 prise
Flurbiprofène (Liste II)	CEBUTID	comp. 50 mg comp. 100 mg	**AD** : 100 à 300 mg/j en 2 à 3 prises
	CEBUTID LP 200	gél. 200 mg à libération prolongée	**AD** : 200 mg/j en 1 prise
	ANTADYS	comp. 100 mg	**AD** : 200 à 300 mg/j en 2 à 3 prises
Alminoprofène (Liste II)	MINALFENE	comp. 300 mg	**AD** : 600 à 900 mg/j en 2 à 3 prises
Acide tiaprofénique (Liste II)	SURGAM FLANID	comp. séc. 100 mg comp. séc. 200 mg	**AD** : 300 à 600 mg/j en 3 prises **ENF** > 20 kg : 10 mg/kg/j en 3 prises
Diclofénac (Liste II)	VOLTARENE	comp. 50 mg comp. 25 mg	*Per os* : **AD** : 75 à 150 mg/j en 2 à 3 prises **ENF** > 17 kg (comp. 25 mg uniquement) : 2 à 3 mg/kg/j en 2 à 3 prises
		suppo. 100 mg suppo. 25 mg	Voie rectale : **AD** : 1 suppo. à 100 mg/j le soir **ENF** > 17 kg (suppo. 25 mg uniquement) : 2 à 3 mg/kg/j en 2 à 3 prises
	VOLTARENE LP	comp. 75 mg comp. 100 mg à libération prolongée	**AD** : 75 à 150 mg/j en 1 prise
	VOLTARENE inj.	amp. 75 mg/3 mL	Voie IM : **AD** : 1 amp./j pendant 2 jours puis *per os* ou suppo.

DCI	Spécialités	Présentations	Posologies
Diclofénac épolamine (Liste II)	FLECTOR	sach. 50 mg à action rapide	AD : 150 mg/j en 3 prises
Diclofénac + misoprostol (Liste I)	ARTROTEC	comp. 50 mg comp. 75 mg	AD : 100 à 150 mg/j en 2 à 3 prises
Etodolac (Liste II)	LODINE	comp. 200 mg comp. 300 mg	AD : 200 à 600 mg/j en 2 à 3 prises
Acéclofénac (Liste II)	CARTREX	comp. 100 mg	AD : 200 mg/j en 2 prises
Nabumétone (Liste I)	NABUCOX	comp. 500 mg comp. 1 g orodispersible	AD : 1 g/j (en 1 prise) à 2 g/j (en 2 prises)
Oxicams (liste I)			
Piroxicam	FELDENE	gél. 10 mg gél. 20 mg	AD : 10 à 20 mg/j en 1 à 2 prises (max. 40 mg/j sur une courte durée)
	FELDENE dispersible	comp. séc. 20 mg	
	PROXALYOC	lyoc. 10 mg lyoc. 20 mg	
	FELDENE suppo	suppo. 20 mg	AD : 1 suppo./j
	FELDENE inj. ZOFORA	amp. 20 mg	Voie IM : AD : 20 à 40 mg/j en 1 injection pendant 1 à 2 jours puis *per os* ou suppo.
Piroxicam-β-cyclodextrine	BREXIN CYCLADOL	comp. séc. 20 mg	AD : 10 à 40 mg/j en 1 à 2 prises
Ténoxicam	TILCOTIL	comp. séc. 20 mg	AD : 10 à 20 mg/j en 1 prise
	TILCOTIL suppo.	suppo. 20 mg	AD : 1 suppo./j
Meloxicam	MOBIC	comp. 7,5 mg comp. 15 mg	AD : 7,5 à 15 mg/j en 1 prise
	MOBIC	suppo. 7,5 mg suppo. 15 mg	AD : 1 suppo./j

DCI	Spécialités	Présentations	Posologies
	MOBIC inj.	amp. 15 mg/1,5 mL	Voie IM : **AD** : 7,5 à 15 mg/j pendant 2 à 3 jours puis *per os* ou suppo.
Fénamates (liste II)			
Acide niflumique	NIFLURIL	gél. 250 mg	**AD** : 3 gél. (jusqu'à 6) en 3 prises **ENF** > 13 ans : 2 à 3 gél./j
	NIFLURIL	suppo. 700 mg	**AD et ENF** > 13 ans : 1 suppo. 2 fois/j
	NIFLURIL enfants 400 mg	suppo. séc. 400 mg	**ENF** de 30 mois à 13 ans : 1 suppo./10 kg/j (3 suppo./j max.) **BB** > 6 mois : un demi-suppo. 2 fois/j (5 jours max.)
Inhibiteurs sélectifs de la Cox-2 (liste I)			
Parécoxib	DYNASTAT (réservé aux hôpitaux)	fl. 20 mg fl. 40 mg	*Indications limitées au traitement des douleurs postopératoires* Voie IM ou IV : **AD** : 40 mg puis 20 à 40 mg toutes les 6 à 12 h (max. 80 mg/j)
Célécoxib	CELEBREX	gél. 100 mg gél. 200 mg	**AD** : 200 mg/j en 1 à 2 prises (max. 400 mg/j)
Etoricoxib	ARCOXIA	gél. 30 mg gél. 60 mg	**AD** : en 1 prise/j *Arthrose* : 30 à 60 mg/j *Polyarthrite rhumatoïde* : 90 mg/j *Goutte* : 120 mg/j

INDICATIONS – CONDUITE DE TRAITEMENT

Indications

- Traitement symptomatique au long cours des rhumatismes inflammatoires chroniques :
  - polyarthrite rhumatoïde ;
  - spondylarthrite ankylosante ;
  - rhumatisme psoriasique.
- Traitement symptomatique au long cours de certaines arthroses douloureuses et invalidantes.
- Traitement symptomatique de courte durée des poussées aiguës de :
  - rhumatisme abarticulaire (tendinites, périarthrites) ;
  - arthrite microcristalline ;
  - poussée aiguë d'arthrose ;
  - lombalgies, cervicalgies, radiculalgies sévères.
- Traumatologie.
- Dysménorrhée.
- Colique néphrétique.
- Traitement adjuvant des manifestations inflammatoires en ORL (angines, otites, sinusites) et en stomatologie.

Conduite de traitement

Choix d'un AINS

Le choix d'un AINS est empirique, son activité et sa tolérance étant variables d'un malade à l'autre. On peut toutefois considérer schématiquement trois catégories d'AINS :

- les AINS de la liste I sont utilisés dans le domaine de la pathologie inflammatoire, dégénérative et post-traumatique de l'appareil locomoteur. Le piroxicam ne doit être utilisé qu'en seconde intention dans le traitement symptomatique de l'arthrose de la hanche et du genou, de la polyarthrite rhumatoïde et de la spondylarthrite ankylosante ;

- les AINS de la liste II seront prescrits dans les indications extra-rhumatologiques (états fébriles, inflammations ORL, douleurs dentaires, céphalées, dysménorrhées, etc.) ;
- l'aspirine et l'ibuprofène dosé à 200 mg, délivrés sans ordonnance, sont indiqués dans le traitement symptomatique des affections douloureuses et/ou fébriles. L'aspirine est le seul AINS utilisé comme antiagrégant plaquettaire.

Posologie

La posologie efficace est variable d'un produit à l'autre et d'un sujet à l'autre.

Elle doit être d'emblée forte, si l'on a affaire à une pathologie sévère. Une fois l'équilibre sanguin atteint, il faut diminuer les posologies afin d'éviter un surdosage, notamment avec les produits d'action prolongée.

On évitera les posologies élevées ou les traitements prolongés quand cela n'est pas indispensable.

Terrain

Chez le sujet âgé, il convient d'éviter les posologies maximales dites d'attaque et les traitements prolongés.

En pédiatrie, les AINS disponibles sont :

- l'aspirine : la posologie usuelle est de 25 à 50 mg/kg/j (dose maximale de 60 mg/kg/j) dans la douleur et l'état fébrile et de 50 à 100 mg/kg/j dans les indications rhumatologiques ;
- le diclofénac : 2 à 3 mg/kg/j chez l'enfant de plus de 17 kg ;
- l'acide tiaprofénique : 10 mg/kg/j chez l'enfant de plus de 20 kg ;
- l'acide niflumique : 40 mg/kg/j en suppositoire au-delà de 30 mois (de 6 à 30 mois : ½ suppo 2 fois/j) ;
- le naproxène : 10 mg/kg/j chez l'enfant de plus de 25 kg.

L'association de deux AINS est inutile, car l'efficacité n'est pas meilleure et les effets indésirables s'additionnent.

Surveillance

Un malade sous traitement anti-inflammatoire non stéroïdien au long cours doit être minutieusement surveillé périodiquement afin d'éviter les complications digestives, hémorragiques, cutanées et neurosensorielles.

EFFETS INDÉSIRABLES – INTERACTIONS MÉDICAMENTEUSES – PRÉCAUTIONS D'EMPLOI – CONTRE-INDICATIONS

***Tableau II.22** - Effets indésirables des AINS*

Effets indésirables	Remarques	Prévention du risque médicamenteux
Troubles gastroduodénaux • nausées, diarrhées, douleurs épigastriques • ulcère gastroduodénal • hémorragie digestive	• fréquents, en début de traitement (facteurs favorisants : grand âge, alcoolisme, tabagisme, ulcère gastroduodénal évolutif ou ancien) • rares	• prise de préférence au cours des repas • associer éventuellement au misoprolol (CYTOTEC) ou à un antihistaminique H_2
Réactions d'hypersensibilité • dermatologiques : rash, eczéma, urticaire, dermatoses bulleuses dans les cas les plus graves • respiratoires : bronchospasmes, réactions anaphylactiques, notamment chez les sujets présentant une allergie à l'aspirine	• il existe des intolérances croisées avec des molécules sans parenté chimique	• utilisation à éviter chez les sujets allergiques, et asthmatiques en particulier

Effets indésirables	Remarques	Prévention du risque médicamenteux
Complications hématologiques • neutropénie, thrombopénie et plus rarement agranulocytose aiguë, pancytopénie • risque hémorragique	• surviennent surtout avec les AINS pyrazolés • lié à l'effet antiagrégant plaquettaire	• utilisation à éviter chez les sujets cancéreux et immunodéprimés • à éviter en cas de troubles de la coagulation, pendant la période des règles et chez le prématuré
Troubles rénaux • insuffisance rénale fonctionnelle • néphrites interstitielles aiguës	• favorisée par une hypoperfusion rénale (traitement diurétique, déshydratation, etc.) • exceptionnelles	• hydrater le patient • surveillance de la fonction rénale
Troubles du SNC • céphalées, vertiges, sensation de tête vide, troubles du sommeil	• aux doses usuelles, surtout avec les indoliques	
Réactions cutanées • dermatoses bulleuses • réactions de photosensibilité	• exceptionnelles	
Troubles hépatiques • élévation des transaminases • ictère		
Thromboses artérielles et infarctus du myocarde	• surtout pour les coxibs et le diclofénac	

Remarque concernant les inhibiteurs sélectifs de la Cox-2 :
Ils sont associés à une toxicité gastro-intestinale plus faible, mais à une incidence plus élevée d'infarctus du myocarde et d'accidents vasculaires cérébraux. Cela a conduit au retrait du marché mondial du rofécoxib (VIOXX) en 2004.

Tableau II.23 - Interactions médicamenteuses des AINS (pour les salicylés, voir le tableau II.18, p. 158)

Interactions majeures	
• anticoagulants (AVK et héparines à doses curatives et/ou sujet âgé)	*Association déconseillée (contre-indiquée pour le piroxicam et l'aspirine à dose anti-inflammatoire) :* augmentation du risque hémorragique
• méthotrexate	*Association déconseillée :* augmentation de la toxicité hématologique du méthotrexate (pour des doses > 20 mg/semaine) ; cette interaction est surtout marquée avec les pyrazolés, le kétoprofène et les salicylés
• lithium	*Association déconseillée :* risque d'augmentation de la lithémie pouvant atteindre des valeurs toxiques
• pemetrexed	*Association déconseillée :* majoration de la toxicité du pemetrexed
• AINS entre eux (y compris les salicylés à fortes doses)	*Association déconseillée :* augmentation du risque ulcérigène et d'hémorragies digestives
Interactions majeures décrites avec les pyrazolés (phénylbutazone) en sus des interactions ci-dessus	
• sulfamides hypoglycémiants	*Association déconseillée :* risque d'hypoglycémie
• sels d'or	*Association déconseillée :* risque majoré d'aplasie médullaire

Tableau II.24 - Précautions d'emploi des AINS

- Administration prudente et sous surveillance chez les malades présentant :
  - des antécédents digestifs
  - des troubles de la coagulation
  - des antécédents de perturbations hématologiques
- Une surveillance attentive de la diurèse, de la kaliémie (risque d'hyperkaliémie) et de la fonction rénale est nécessaire :
  - en début de traitement
  - chez les malades insuffisants cardiaques, cirrhotiques et néphrotiques chroniques
  - chez les patients prenant un traitement diurétique ou antihypertenseur (diurétiques, IEC, antagonistes de l'angiotensine II), ou présentant une hypovolémie ou une déshydratation, et chez le sujet âgé
  - après une intervention chirurgicale majeure
- Prudence en cas d'association à la ciclosporine ou au tacrolimus (surveiller la fonction rénale en raison d'une majoration des effets néphrotoxiques)
- Les antiagrégants plaquettaires, les antidépresseurs inhibiteurs sélectifs de la recapture de la sérotonine (ISRS) et la corticothérapie majorent le risque d'hémorragie digestive
- Prévenir les patients de l'apparition possible de légères sensations de vertiges ou d'autres troubles du SNC (conducteurs de véhicules et utilisateurs de machines dangereuses)
- Administration déconseillée au cours des 5 premiers mois de la grossesse (risque d'avortement spontané et de malformations), ainsi que pendant l'allaitement
- Utilisation déconseillée dans la goutte (salicylés)

Tableau II.25 - Contre-indications des AINS

- Allergie à l'AINS et aux substances apparentées
- Ulcère gastro-duodénal en évolution
- Antécédents d'ulcère peptique ou d'hémorragie récurrente (au moins 2 épisodes objectivés)
- Antécédents de saignement ou de perforation digestifs survenus sous AINS
- Insuffisance hépatocellulaire sévère
- Insuffisance rénale sévère (sauf aspirine)
- Insuffisance cardiaque sévère
- Antécédents récents de rectite (pour les formes rectales)
- Grossesse à partir du 6e mois (risque chez le fœtus de fermeture du canal artériel, d'hypertension artérielle pulmonaire et d'insuffisance rénale). Pour les coxibs : contre-indication durant toute la grossesse
- Certaines associations médicamenteuses (voir « *Interactions médicamenteuses* »)
- AINS inhibiteurs sélectifs Cox-2 et diclofénac : patients présentant une maladie cardiovasculaire. Pour l'étoricoxib : hypertension artérielle non contrôlée

Administration et conseils au patient

Objectifs du traitement médicamenteux

- Diminuer la douleur et l'inflammation.
- Préserver les capacités fonctionnelles des patients traités au long cours dans des indications rhumatologiques.

Plan de prise

- La durée de traitement par AINS doit être la plus courte possible, la poursuite du traitement n'étant indiquée que dans les rhumatismes inflammatoires chroniques et dans certaines arthroses.
- La voie généralement utilisée est la voie orale.
- La voie rectale, d'action généralement plus durable, permet d'éviter les réveils liés à la recrudescence inflammatoire nocturne.
- La voie intramusculaire exerce une action plus rapide, intéressante lors de la première injection ou les premiers jours de traitement ; les injections intramusculaires ne doivent pas dépasser quelques jours car elles exposent aux abcès fessiers. Elle n'est pas conseillée pour les traitements au long cours des rhumatismes inflammatoires et le traitement symptomatique de la fièvre.

Modalités d'administration

- L'horaire d'administration est généralement celui des repas et du coucher. Les comprimés doivent être absorbés au cours des repas et accompagnés d'un verre d'eau.
- L'utilisation habituelle comporte 2 à 3 prises par 24 heures. Certains AINS, en raison de la durée de leur demi-vie plasma-

tique ou d'une forme à libération prolongée, peuvent être administrés en une prise unique quotidienne.

Surveillance de l'efficacité et de la tolérance

- Elle doit porter avant tout sur la recherche d'une intolérance digestive. Cette dernière peut être améliorée en administrant les AINS au cours des repas.
- En cas d'effets indésirables mineurs (brûlures, douleurs épigastriques), la prescription de topiques gastroduodénaux peut être utile ; dans ce cas, le pansement doit être administré à distance et non simultanément avec l'AINS.
- De façon générale, il faut éviter l'emploi d'un AINS chez un ulcéreux. Cependant, il est parfois impératif d'employer un AINS même si la maladie ulcéreuse est en évolution ; dans ce cas, le traitement simultané de l'ulcère est indispensable. Le misoprostol (CYTOTEC) diminue l'incidence des lésions gastriques induites par les AINS.
- Une surveillance étroite est nécessaire pour les traitements de longue durée, tout particulièrement pour ajuster la posologie selon l'âge du patient, son état et l'évolution de la maladie.

Conseils hygiéno-diététiques

Dans les indications rhumatologiques, un régime alimentaire équilibré sans restrictions particulières est préconisé. Une activité physique régulière et des exercices adaptés favorisent l'entretien de la mobilité articulaire.

Autres conseils au patient

- Il convient d'être prudent si l'on désire conduire un véhicule car certains AINS peuvent entraîner des vertiges et autres troubles du SNC.

- Signaler au médecin :
  - les antécédents d'hypersensibilité aux AINS ou à l'aspirine, d'ulcère gastro-duodénal, d'hémorragie et autres pathologies digestives, l'existence d'une insuffisance hépatique ou rénale, nécessitant des précautions d'emploi ou pouvant entraîner la contre-indication de prescription des AINS ;
  - les effets indésirables : troubles digestifs, douleurs gastriques, réactions cutanées ;
  - les traitements en cours par d'autres médicaments (anticoagulants, autres AINS, lithium, méthotrexate...) pouvant correspondre à des associations contre-indiquées ou déconseillées ;
  - les situations de grossesse et d'allaitement.

Médicaments de l'ostéoporose

NOTIONS ESSENTIELLES

- L'ostéoporose se définit comme une maladie diffuse du squelette, caractérisée par une diminution de la masse osseuse et une altération de la microarchitecture du tissu osseux, responsable d'une fragilisation des os et d'une augmentation du risque de fracture. Le diagnostic s'appuie sur les données de l'ostéodensitométrie osseuse.
- On distingue classiquement l'ostéoporose liée à l'âge, notamment l'ostéoporose post-ménopausique, la plus courante, mais il existe aussi des ostéoporoses d'origine médicamenteuse (corticothérapie au long cours) ou endocrinienne.
- Les médicaments anti-ostéoporotiques se divisent en deux groupes :
  - anti-ostéoporotiques spécifiques : biphosphonates, raloxifène, ranélate de strontium, tériparatide ;
  - supplémentation œstrogénique et/ou vitamino-D calcique.
- La conduite du traitement prend en compte le type d'ostéoporose, sa sévérité et les facteurs de risque fracturaire.
- L'administration des anti-ostéoporotiques, notamment des biphosphonates ou des œstrogènes, nécessite une information précise du patient. Le traitement médicamenteux est nécessairement associé à des mesures hygiéno-diététiques et de prévention des chutes, en particulier chez le sujet âgé.

GÉNÉRALITÉS

L'ostéoporose

L'ostéoporose est définie comme une maladie diffuse du squelette caractérisée par une diminution de la masse osseuse associée à une altération microarchitecturale du tissu osseux, entraînant sa fragilisation et un risque fracturaire accru.

On distingue :

- l'ostéoporose liée à l'âge, correspondant à la diminution progressive de la masse osseuse (0,5 à 1 %/an) à partir de son maximum atteint vers 20 ans (la masse osseuse se constitue chez l'enfant et le jeune adulte), avec une accélération chez la femme à la ménopause, en raison de la carence en œstrogènes (ostéoporose post-ménopausique). Chez l'homme, elle survient à un âge plus avancé, notamment en raison de carences nutritionnelles (calcium, vitamine D) et de stimulation parathyroïdienne ;
- l'ostéoporose d'origine médicamenteuse : corticothérapie prolongée (ostéoporose cortisonique) ou d'origine endocrinienne : hyperthyroïdie, hyperparathyroïdie, ovariectomie, hypogonadisme.

Le diagnostic est fondé sur les résultats de l'ostéodensitométrie, quantifiée par la réduction de la densité minérale osseuse (DMO) par rapport au pic de masse osseuse d'une population de référence :

- *T-score* $< -2,5$: ostéoporose (dite sévère en cas de fracture) ;
- $-2,5 <$ *T-score* $\leqslant -1$: ostéopénie ;
- *T-score* > -1 : normal.

La prévention primaire a pour but de ralentir la perte de masse osseuse et de réduire le risque de fractures ou tassements vertébraux, de fractures des os longs (col fémoral) ou du poignet.

La prévention secondaire (traitement « curatif ») a pour but d'éviter de nouvelles fractures.

Médicaments anti-ostéoporotiques

Anti-ostéoporotiques spécifiques

- Biphosphonates : ils agissent en ralentissant le remodelage osseux, principalement par inhibition de l'activité des ostéoclastes responsables de la résorption osseuse. L'alendronate, le résidronate et le zolédronate réduisent l'incidence des fractures ou tassements vertébraux ainsi que celle des fractures du fémur. L'ibandronate présente une action sur les ostéoporoses à prédominance rachidienne, mais son efficacité dans la prévention des fractures du col du fémur n'a pas été démontrée.
- Raloxifène : c'est un modulateur sélectif de l'activation des récepteurs aux œstrogènes. Il agit comme agoniste œstrogénique au niveau de l'os (mais antagoniste œstrogénique au niveau de l'utérus et des seins) et diminue la perte osseuse et le risque de fractures vertébrales.
- Ranélate de strontium : c'est un inhibiteur des ostéoclastes, réduisant le risque de fractures vertébrales et de la hanche (col du fémur).
- Tériparatide : c'est un agent ostéoformateur, correspondant à la séquence active (1-34) de la parathormone, stimulant préférentiellement l'activité ostéoblastique par rapport à l'activité ostéoclastique. Il réduit les risques de fractures vertébrales et de la hanche.
- Dénosumab : cet anticorps monoclonal humain est un inhibiteur des ostéoclastes, réduisant le risque de fractures vertébrales et de la hanche.

Anti-ostéoporotiques non spécifiques

- Œstrogènes : ils permettent la correction des troubles climatériques liés à la carence œstrogénique chez la femme ménopausée, en ralentissant la perte osseuse notamment au début de la ménopause, grâce à leur action anti-ostéoclastique et de ralentissement du *turn-over* osseux.
- Associations œstroprogestatives : elles limitent la perte osseuse de la ménopause, les progestatifs protégeant l'endomètre du risque d'hyperplasie et aussi du cancer de l'endomètre induit par les œstrogènes.
- Calcium : l'insuffisance des apports de calcium est responsable de l'aggravation de la perte osseuse par stimulation de la parathormone. Il est donc nécessaire de veiller à des apports journaliers suffisants.

- Vitamine D3 : cette vitamine est synthétisée par la peau sous les effets des rayons UV. Elle augmente la résorption intestinale du calcium et du phosphore et favorise la minéralisation osseuse. Elle doit être associée à un apport en calcium.

PRINCIPAUX MÉDICAMENTS – POSOLOGIES

***Tableau II.26** - Anti-ostéoporotiques*

DCI	Spécialités	Présentations	Posologies
Anti-ostéoporotiques spécifiques (Liste I)			
Biphosphonates			
Alendronate	FOSAMAX	comp. 5 mg comp. 10 mg comp. 70 mg	**AD** : 70 mg/semaine ou 10 mg/j en prévention secondaire 5 mg/j en prévention primaire
	FOSAVANCE ADROVANCE	comp. 70 mg (+ colécalciférol 2 800 UI)	**AD** : 70 mg/semaine
Risédronate	ACTONEL	comp. 5 mg comp. 35 mg	**AD** : 35 mg/semaine en prévention secondaire 5 mg/j en prévention primaire
		comp. 75 mg	**AD** : 75 mg/j 2 jours consécutifs par mois en prévention secondaire
	ACTONEL COMBI	comp. 35 mg + calcium + colécalciférol	**AD** : 35 mg/semaine en prévention secondaire
Ibandronate	BONVIVA	comp. 150 mg	**AD** : 150 mg/mois
	BONVIVA inject.	amp. 3 mg/3 mL	**AD** : 3 mg IV tous les 3 mois
Zolédronate	ACLASTA	inj. 5 mg/100 mL	**AD** : perf. IV de 5 mg en 15 min 1 fois/an (donner une dose de charge de 50 000 à 125 000 UI de vitamine D *per os* ou IV avant la perfusion)

DCI	Spécialités	Présentations	Posologies
Modulateur sélectif de l'activation œstrogénique (SERMS)			
Raloxifène	EVISTA OPTRUMA RALOPHARM	comp. 60 mg	**AD** : 60 mg/j
Strontium			
Ranélate de strontium	PROTELOS	sach. 2 g	**AD** < 80 ans : 1 sach./j
Analogue de la parathormone			
Tériparatide (médicament d'exception)	FORSTEO (à conserver à + 4 °C)	stylo prérempli 3 mL 20 µg/dose	**AD** : 20 µg/j par voie SC pendant 24 mois au maximum
Inhibiteur des ostéoclastes			
Dénosumab	PROLIA (à conserver à + 4 °C)	seringue 60 mg	**AD** : 1 injection SC tous les 6 mois
Anti-ostéoporotiques non spécifiques			
Œstrogènes (Liste II)			
Œstradiol oral	ESTREVA OROMONE PROVAMES ESTROFEM PROGYNOVA	comp. 1,5 mg comp. 1 ou 2 mg	**AD** : 1 à 2 mg/j 21 jours/mois
Œstradiol percutané (patch ou gel)	CLIMARA DERMESTRIL SEPTEM FEMSEPT THAIS SEPT ESTRAPATCH	Patch 25 à 100 µg/24 h	1 patch à renouveler 1 fois/semaine, 3 semaines sur 4
	DERMESTRIL ESTRADERM TTS ESTRADIOL G GAM OESCLIM THAÏS VIVELLEDOT	Patch de 25 à 100 µg/24 h	1 patch à renouveler 2 fois/semaine, 3 semaines sur 4
	ESTREVA GEL ŒSTRODOSE	0,5 à 1,5 mg par mesure délivrée	0,5 à 1,5 mg/j 3 semaines sur 4

DCI	Spécialités	Présentations	Posologies
	ŒSTROGEL DELIDOSE		
Associations œstroprogestatives (Liste I)			
Nombreuses spécialités : ANGELIQ, CLIMASTON, CLIMENE, CLIMODIENE, DUOVA, DIVINA, DIVISEQ, NAEMIS, AVADENE, ACTIVELLE, NOVOFEMME, KLIOGEST, TRISEQUENS En patch : FEMSEPTCOMBI, FEMSEPTEVO (1 patch à renouveler 1 fois/semaine en traitement continu)			
Calcium			
Nombreuses spécialités : OSTRAM, CACIT, CALCIDOSE, DENSICAL, OSTEOCAL, CALCIUM-SANDOZ (dosages : 500/600 mg, 1 000/1 200 mg) Les besoins journaliers sont de l'ordre de 900 à 1 500 mg en calcium élément			
Vitamine D (Liste II)			
Colécalciférol (vitamine D3)	UVEDOSE VIT. D3 BON ZYMAD	amp. buv. 100 000 UI amp. buv./inj. 200 000 UI/mL amp. buv. 200 000 UI/mL	Les besoins journaliers sont de l'ordre de 800 UI L'administration est généralement réalisée en 4 prises de 100 000 UI/an ou 2 prises de 200 000 UI/an
Association calcium + colécalciférol			
Nombreuses spécialités : CACIT VIT D3, CALCIDOSE VIT D, CALCIPRAT VIT D3, CALPEROS D3, CALTRATE D3, CALCOS VIT D3, DENSICAL VIT D3, FIXICAL VIT D3, OROCAL D3, OSTEOCAL D3...			

INDICATIONS – CONDUITE DE TRAITEMENT

Indications des anti-ostéoporotiques spécifiques

- Biphosphonates :
  - prévention primaire de l'ostéoporose post-ménopausique ;
  - traitement de l'ostéoporose post-ménopausique avérée ;
  - traitement de l'ostéoporose chez l'homme à haut risque de fracture ;

- prévention de la perte osseuse chez les patients nécessitant une corticothérapie de plus de 3 mois par voie générale, à plus de 7,5 mg/j d'équivalent prednisone.

Les diverses spécialités disponibles ne disposent pas de l'ensemble des indications citées ci-dessus (voir les mentions légales d'AMM). Les biphosphonates possèdent d'autres indications hors ostéoporose : maladie de Paget, traitement des hypercalcémies induites par les tumeurs avec ou sans métastase et/ou atteintes osseuses.

- Raloxifène : prévention et traitement de l'ostéoporose chez les femmes ménopausées si l'ostéoporose est surtout rachidienne.
- Ranélate de strontium : traitement de l'ostéoporose post-ménopausique sévère et, chez l'homme adulte, ostéoporose sévère à risque élevé de fractures, lorsque d'autres alternatives médicamenteuses ne peuvent être utilisées.
- Tériparatide :
  - traitement de l'ostéoporose post-ménopausique avérée chez les femmes présentant au moins 2 fractures vertébrales ;
  - ostéoporose masculine et cortisonique lors d'une corticothérapie au long cours par voie générale.
- Dénosumab : traitement de l'ostéoporose post-ménopausique chez la femme à risque élevé de fractures.

Conduite de traitement

Prévention de l'ostéoporose

Mesures hygiéno-diététiques

Elles comportent l'incitation à une activité physique régulière (30 min de marche chaque jour, par exemple), un apport vitamino-calcique (la supplémentation en vitamine D est souvent nécessaire chez le sujet âgé peu exposé au soleil), la lutte contre le tabagisme et l'alcoolisme (facteurs de risque d'ostéoporose) et le maintien d'un poids et d'un indice de masse corporelle normaux.

Prévention médicamenteuse

Certains biphosphonates (alendronate, risédronate, zolédronate) ou le raloxifène (en 2e intention) possèdent une indication d'AMM dans la prévention de l'ostéoporose chez les femmes ménopausées à risque élevé d'ostéoporose.

Le traitement de la ménopause par les œstrogènes peut retarder la perte osseuse, mais ses effets indésirables en limitent l'utilisation (bouffées de chaleur). Il est proposé en deuxième intention chez la femme présentant un risque élevé de fracture, en cas de contre-indication aux biphosphonates.

Traitement de l'ostéoporose

Il est toujours associé à une correction d'une éventuelle carence vitamino-D calcique et à des mesures de prévention des chutes.

Tableau II.27 *- Facteurs de risque fracturaire*

- Antécédent personnel de fracture de fragilité
- Âge > 60 ans
- Antécédent de corticothérapie systémique (⩾ 7,5 mg/j d'équivalent prednisone pendant au moins 3 mois)
- Antécédent de fracture de l'extrémité supérieure du fémur chez un parent du 1er degré
- Masse corporelle < 19 kg/m²
- Ménopause précoce (avant 40 ans)
- Tabagisme
- Alcoolisme
- Baisse de l'acuité visuelle
- Troubles neuromusculaires et orthopédiques

Ostéoporose liée à l'âge (ostéoporose post-ménopausique et ostéoporose de l'homme âgé)

Le traitement est nécessaire en cas d'ostéoporose (T-score ⩽ – 2,5).

La durée du traitement sera au moins de 4 ans (à l'exception du tériparatide : 18 mois au plus).

- *En l'absence de fracture, chez les patients ayant des facteurs de risque de fracture :*
  - chez la femme :
    - biphosphonates (alendronate, risédronate, zolédronate) ou ranélate de strontium (en 2e intention) en prévention des fractures vertébrales et périphériques,
    - ou si l'ostéoporose est surtout rachidienne : raloxifène,

· en cas de troubles climatériques ou de contre-indications aux autres anti-ostéoporotiques : traitement hormonal de la ménopause, dénosumab ;
- chez l'homme : biphosphonates.
- *En cas de fracture :*
  - chez la femme :
    · une seule fracture vertébrale : raloxifène, biphosphonates (alendronate, risédronate, zolédronate) ou ranélate de strontium,
    · pour les formes sévères (au moins 2 fractures vertébrales) : tériparatide ;
  - chez l'homme : biphosphonates.

Ostéoporose cortisonique

La prévention est envisagée lors d'une corticothérapie systémique à doses supérieures ou égales à 7,5 mg/j d'équivalent prednisone pendant au moins 3 mois.

Chez la femme ménopausée avec une fracture ostéoporotique, un traitement par biphosphonates est instauré quel que soit le T-score.

Dans les autres cas, le traitement est proposé si le T-score est $\leqslant -1{,}5$ sur au moins un site (rachis ou extrémité supérieure du fémur).

Ostéoporose endocrinienne

Le traitement de la cause permet d'éviter l'apparition d'une ostéoporose et la survenue de fracture. Une prévention sur le modèle de l'ostéoporose cortisonique est également envisageable.

EFFETS INDÉSIRABLES – PRÉCAUTIONS D'EMPLOI – INTERACTIONS MÉDICAMENTEUSES – CONTRE-INDICATIONS

***Tableau II.28** - Effets indésirables des anti-ostéoporotiques*

Médicaments	Effets indésirables	Prévention du risque médicamenteux
Biphosphonates	• Troubles digestifs (douleurs abdominales, nausées, dyspepsie,	• Afin de réduire le risque d'irritation œsophagienne, la prise des

Médicaments	Effets indésirables	Prévention du risque médicamenteux
	constipation, diarrhée, flatulences, régurgitations acides, irritations œsophagiennes) • Réactions cutanées (prurit, urticaire) • Ostéonécrose de la mandibule et/ou du maxillaire (rare dans le cadre du traitement *per os* de l'ostéoporose)	biphosphonates doit être accompagnée d'un grand verre d'eau, et réalisée en position assise ou debout. Le patient ne doit pas s'allonger pendant au moins 30 min après la prise du comprimé • Bilan bucco-dentaire
Raloxifène	• Bouffées de chaleur • Crampes des membres inférieurs • Augmentation du risque thromboembolique veineux • Œdèmes périphériques	• Interrompre le traitement en cas d'immobilisation prolongée du patient
Ranélate de strontium	• Troubles digestifs (nausées, diarrhée) • Hypocalcémie • Élévation des CPK • Céphalées, pertes de mémoire, troubles de la conscience • Réactions cutanées, syndrome d'hypersensibilité DRESS • Risque accru de thrombose veineuse, d'embolie pulmonaire et d'infarctus du myocarde	• Interrompre le traitement en cas d'éruption cutanée • Traitement déconseillé en cas d'antécédents thromboemboliques
Tériparatide	• Douleurs des membres • Vertiges, nausées, céphalées, fatique • Hypercalcémie transitoire et hypotension après injection • Crampes • Dyspnée, douleurs thoraciques • Hypercholestérolémie	
Dénosumab	• Infections (voies respiratoires, urinaires, cutanées) • Sciatique • Douleurs dorsales et musculo-squelettiques	

Médicaments	Effets indésirables	Prévention du risque médicamenteux
	• Éruption cutanée • Cataracte • Constipation	
Œstrogènes	• Risque de cancer du sein et de l'endomètre	• À associer systématiquement à un progestatif pendant les 14 derniers jours d'œstrogènes
	• Tension mammaire, mastopathies bénignes ou malignes • Accidents thromboemboliques • Nausées, céphalées • Irritabilité	• Suivi gynécologique au moins 1 fois/an, mammographie tous les 2 ans
Calcium	• Réactions cutanées (éruptions, prurit, urticaire) • Troubles digestifs (constipation, nausées, vomissements)	

Tableau II.29 - Précautions d'emploi des anti-ostéoporotiques

Biphosphonates	• Respecter les modalités d'administration (voir «*Administration et conseils au patient*») • Utiliser avec prudence en cas d'affection gastro-intestinale haute évolutive • Corriger préalablement les troubles du métabolisme calcique (carence en vitamine D, hypocalcémie) • Prendre les biphosphonates à distance de sels de calcium, de fer et des topiques gastro-intestinaux
Raloxifène	• Examen gynécologique complet en cas de saignement utérin • Prudence en cas d'association aux antivitamines K
Ranélate de strontium	• Restreindre l'emploi de ce médicament aux femmes de moins de 80 ans ayant une contre-indication ou une intolérance aux biphosphonates et à risque élevé de fractures • Le traitement doit être réévalué chez les patientes de plus de 80 ans à risque d'événements veineux thromboemboliques • Grossesse (innocuité non établie) • Administrer les antiacides 2 heures après le ranélate de strontium • L'absorption digestive du strontium est diminuée par la prise simultanée de calcium, de fer, de zinc, des fluoroquinolones et des cyclines (espacer les prises de plus de 2 heures)

Tériparatide	• Prudence en cas d'association aux digitaliques • Prudence chez les conducteurs et utilisateurs de machines (hypotension, vertiges)
Dénosumab	• Supplémentation en calcium et vitamine D • Examen dentaire avec soins préventifs appropriés à réaliser avant tout traitement
Œstrogènes	• Prudence en cas de : endométriose, fibrome utérin, tumeur bénigne du sein, tumeur hypophysaire, antécédents familiaux de cancer du sein, obésité, diabète, hypertriglycéridémie, HTA, insuffisance rénale, épilepsie, troubles hépatiques, antécédents de cholestase, tabagisme
Calcium	• Surveillance régulière de la calcémie et de la calciurie. L'hypercalcémie pourrait être associée à une majoration du risque cardiovasculaire • Respecter un intervalle de 2 heures entre les prises orales de calcium et de biphosphonates

Tableau II.30 - Interactions médicamenteuses des anti-ostéoporotiques

Aucune interaction médicamenteuse de niveau « contre-indication » ou « association déconseillée » n'est actuellement décrite pour les médicaments de l'ostéoporose.

Tableau II.31 - Contre-indications des anti-ostéoporotiques

Pour tous les anti-ostéoporotiques	• Hypersensibilité au produit
Biphosphonates	• Insuffisance rénale aiguë sévère • Hypocalcémie • Grossesse et allaitement • Pour l'alendronate : maladies de l'œsophage
Raloxifène	• Insuffisance rénale aiguë sévère • Insuffisance hépatique • Cancer du sein ou de l'endomètre • Antécédents de maladies thromboemboliques • Grossesse et allaitement

Ranélate de strontium	• Allaitement • Épisode actuel ou antécédents d'événement veineux thromboembolique • Épisode actuel ou antécédent de pathologie cardiaque ischémique, d'artériopathie périphérique et/ou de pathologie vasculaire cérébrale • Hypertension artérielle non contrôlée • Immobilisation temporaire ou permanente • Insuffisance rénale sévère
Tériparatide	• Insuffisance rénale sévère • Maladies métaboliques osseuses (autres que l'ostéoporose) et antécédents d'irradiation du squelette • Augmentation inexpliquée des phosphatases alcalines • Hypercalcémie • Grossesse et allaitement
Dénosumab	• Grossesse et allaitement • Hypocalcémie
Œstrogènes	• Accidents thromboemboliques veineux ou artériels en évolution • Cancer du sein ou de l'utérus • Atteinte hépatique sévère
Calcium	• Hypercalcémie, hypercalciurie • Lithiase urinaire calcique, néphrocalcinose • Calcifications tissulaires

Administration et conseils au patient

Objectifs du traitement médicamenteux

- Ralentir la perte de masse osseuse et réduire le risque de fractures ou tassements vertébraux, de fractures des os longs (col fémoral) ou du poignet (prévention primaire).
- Prévenir la survenue de nouvelles fractures (prévention secondaire).

Plan de prise

- La voie orale est utilisée pour les biphosphonates (prise quotidienne, hebdomadaire ou mensuelle en fonction de la spécialité et du dosage prescrit), le raloxifène (prise quotidienne), le strontium (prise quotidienne), les œstrogènes (prise 3 semaines sur 4), la vitamine D et le calcium.
- La voie percutanée est également utilisable pour les œstrogènes (en gel ou en « patch »).
- La voie injectable SC concerne le tériparatide (FORSTEO) et le dénosumab (PROLIA) et la voie IV l'ibandronate (BONVIVA) et le zolédronate (ACLASTA).
- Les traitements anti-ostéoporotiques sont des traitements au long cours à poursuivre pendant plusieurs années, nécessitant des précautions strictes de prise dont le patient doit être informé (voir ci-après).

Modalités d'administration

- Alendronate (FOSAMAX) :
  - dosages à 5 et 10 mg : 1 prise par jour avec un grand verre d'eau (pas de lait ou laitages), le matin à jeun ou 30 min avant le petit déjeuner, en position debout ou assise (ne pas s'allonger pendant au moins 30 min après la prise) ;

- dosage à 70 mg : 1 prise par semaine (mêmes modalités que ci-dessus).
- Résidronate (ACTONEL) :
  - dosage à 5 mg : 1 prise par jour avec un grand verre d'eau (pas de lait ou laitages), le matin à jeun ou 30 min avant le petit déjeuner, ou à un autre moment de la journée (au moins 2 h avant un repas ou au moins 30 min avant le coucher), en position debout ou assise (ne pas s'allonger pendant au moins 30 min après la prise) ;
  - dosage à 35 mg : 1 prise par semaine (mêmes modalités que ci-dessus) ;
  - dosage à 75 mg : 1 prise sur 2 jours consécutifs chaque mois.
- Étidronate (DIDRONEL) : prise à distance des repas (2 h avant) avec un grand verre d'eau (pas de lait ou laitages), en position debout ou assise (ne pas s'allonger pendant au moins 30 min après la prise).
- Ibandronate (BONVIVA) : prise 1 fois par mois à date fixe, avec un grand verre d'eau (pas de lait ou laitages), le matin à jeun et 1 h avant la prise d'aliments, en position debout ou assise (ne pas s'allonger dans l'heure qui suit la prise). En injection IV : 1 ampoule à 3 mg en 30 secondes tous les 3 mois.
- Zolédronate (ACLASTA) : 1 perfusion IV de 5 mg en 15 min au minimum, 1 fois/an.
- Raloxifène (EVISTA) : en 1 prise par jour, avant, pendant ou après un repas.
- Ranélate de strontium (PROTELOS) : 1 prise par jour le soir au coucher avec de l'eau, au moins 2 h après le dîner (ou une prise de lait ou de laitages).
- Tériparatide (FORSTEO) : 1 injection par jour par voie SC dans la cuisse ou l'abdomen.
- Dénosumab (PROLIA) : 1 injection par voie SC tous les 6 mois.
- Œstrogènes : administration *3 semaines sur 4*. Pour le gel et le dispositif transdermique (patch), application sur une peau

propre au niveau de l'abdomen, cuisse, bras, épaule, mais pas sur les seins :
- gel : 1 application/jour sur une large surface sans massage matin ou soir ;
- patch : 1 à 2 applications/semaine, ne pas appliquer 2 fois de suite au même endroit.
- Calcium : administration en 1 ou 2 prises quotidiennes. Une prise le soir est particulièrement recommandée afin de freiner la sécrétion parathyroïdienne nocturne.

Observance du traitement

L'observance du traitement doit être évaluée par un suivi clinique régulier.

Surveillance de l'efficacité et de la tolérance

- L'efficacité est évaluée par le suivi clinique (notamment perte de taille par rapport à celle mesurée en début de traitement), biologique (bilan phosphocalcique), par l'ostéodensitométrie et la radiographie standard (clichés du rachis).
- La surveillance de la tolérance doit viser tout particulièrement les effets indésirables :
  - des biphosphonates : gastralgies, œsophagites ;
  - des œstrogènes : nausées, céphalées, tension mammaire, mastopathies, irritabilité, augmentation des risques thromboemboliques. Un suivi gynécologique doit être réalisé au moins une fois par an en raison des risques de cancer du sein ou de l'endomètre.

Conseils hygiéno-diététiques

La prévention de l'ostéoporose et du risque de fracture ne repose pas uniquement sur le traitement médicamenteux, mais aussi sur des mesures hygiéno-diététiques : activité physique régulière adaptée à l'âge, apports suffisants de calcium (produits laitiers), exposition solaire suffisante en prévention de la carence en vitamine D, arrêt du tabac et de l'alcool.

Autres conseils au patient

- Les patientes sous ranélate de strontium doivent être informées des symptômes d'hypersensibilité sévère (DRESS, syndrome de Stevens-Johnson, syndrome de Lyell). Elles doivent arrêter immédiatement le traitement et contacter leur médecin dès l'apparition d'une éruption cutanée ou autres signes d'hypersensibilité (notamment en début de traitement).
- La prévention des chutes est indispensable, notamment chez le sujet âgé : correction de l'acuité visuelle, aménagement de l'environnement domestique, limitation des médicaments altérant la vigilance du patient...

Antigoutteux

NOTIONS ESSENTIELLES

- La goutte est une arthrite microcristalline résultant d'un dépôt de cristaux d'urate de sodium au niveau intra-articulaire, notamment au niveau de l'articulation métatarsophalangienne du gros orteil, évoluant par poussées (accès goutteux).
- Les médicaments antigoutteux sont :
  - la colchicine, utilisée soit en traitement curatif de la crise aiguë, soit en traitement préventif au long cours ou en début de traitement par l'allopurinol ;
  - l'allopurinol et le fébuxostat, inhibiteurs de la synthèse de l'acide urique, utilisés dans le traitement des hyperuricémies symptomatiques et en traitement de fond de la goutte, surtout lorsqu'elles s'accompagnent d'hyperuricurie et d'hyperuraturie ;
  - le probénécide, uricosurique indiqué dans le traitement de fond de la goutte et des hyperuricémies symptomatiques en l'absence d'hyperuraturie.
- Le traitement de la crise de goutte est la colchicine ; un AINS ou un corticostéroïde intra-articulaire ou systémique peuvent aussi être utilisés.
- La prévention des récidives fait appel à la colchicine, voire aux AINS, ou à un médicament hypo-uricémiant inhibiteur de la synthèse de l'acide urique (allopurinol et fébuxostat) ou uricosurique (probénécide). Les hypo-uricémiants et uricosuriques seront associés à la colchicine en début de traitement afin d'éviter la survenue de crise aiguë d'arthrite goutteuse.

- Les effets indésirables sont essentiellement d'ordre digestif (diarrhées, nausées, vomissements, douleurs abdominales), qu'il est possible de réduire par une prise en cours de repas.
- Les traitements antigoutteux ne dispensent pas des mesures hygiéno-diététiques, notamment de restriction des apports en purines et de contrôle des rations protidique, alcoolique et calorique.

GÉNÉRALITÉS

La goutte

La goutte résulte du dépôt de cristaux d'urate de sodium dans les tissus, notamment au niveau articulaire (en particulier au niveau métatarsophalangien du gros orteil), dépôt responsable d'une arthrite microcristalline inflammatoire aiguë avec douleur, rougeur, chaleur et œdème (accès goutteux). La répétition des crises peut entraîner des dépôts visibles et palpables de cristaux autour des articulations (tophi).

La goutte correspond à un désordre du métabolisme des purines, se manifestant par une hyperuricémie ; le risque de crise de goutte devient élevé en cas d'uricémie > 90 mg/L (540 μmol/L). L'acide urique est le métabolite de la dégradation des purines (nucléotides puriques provenant des cellules mortes du corps ou purines provenant de l'alimentation) ; les cristaux d'acide urique peu solubles sont phagocytés d'abord par les synoviocytes, avec synthèse de prostaglandines, d'enzymes lysosomiales et d'interleukine 1, les polynucléaires migrent alors dans l'espace articulaire et accentuent l'inflammation. L'hyperuricémie peut être également secondaire au syndrome de lyse tumorale au cours du traitement des cancers.

La goutte touche essentiellement les hommes (7 à 9 hommes pour 1 femme, 1 % des hommes surtout entre 50 et 60 ans dans les pays développés).

La biologie montre une uricémie > 70 mg/L trois jours consécutifs, une uraturie sensiblement augmentée, une hyperleucocytose avec augmentation des polynucléaires, ainsi qu'une VS et une CRP augmentées.

Les risques de l'hyperuricémie sont liés à la précipitation de l'acide urique dans les milieux articulaires, mais aussi dans le parenchyme rénal, avec insuffisance rénale, et dans les cavités excrétrices urinaires, avec crises de colique néphrétique. L'arthropathie uratique n'apparaît que plusieurs années après le premier accès goutteux.

Médicaments antigoutteux

Colchicine

La colchicine est un alcaloïde extrait de la colchique *(Colchicum autumnale)*, appartenant à la famille des poisons du fuseau. La colchique était utilisée depuis l'Antiquité comme médicament de la goutte, avant isolement de la colchicine par A. Houdé. La colchicine est utilisée dans la crise de goutte pour son action anti-inflammatoire, en réduisant l'afflux leucocytaire et la phagocytose des microcristaux d'urate de sodium, de même que la production d'acide lactique favorable à leur précipitation.

La colchicine est éliminée par voie rénale et surtout biliaire avec cycle entéro-hépatique.

La colchicine est associée dans la spécialité COLCHIMAX à un antispasmodique atropinique (tiémonium) et à un antidiarrhéique (poudre d'opium).

Hypo-uricémiants inhibiteurs de la synthèse de l'acide urique

Allopurinol (ZYLORIC)

L'allopurinol est un analogue structural de l'hypoxanthine, à la fois substrat et inhibiteur de la xanthine oxydase par son métabolite l'oxypurinol. Il réduit de façon puissante et en deux semaines la formation de l'acide urique à partir de la xanthine (issue de la dégradation des bases puriques) par inhibition de la xanthine oxydase, enzyme responsable de la conversion des xanthines en acide urique. Il y a en conséquence augmentation des concentrations d'hypoxanthine et de xanthine, beaucoup plus solubles que l'acide urique (elles sont éliminées par voie rénale).

Fébuxostat (ADENURIC)

Le fébuxostat est un nouvel inhibiteur de la xanthine oxydase. Il a montré une supériorité par rapport à l'allopurinol sur la réduction de l'uricémie et est utilisé en alternative avec lui.

Hypo-uricémiants uricosuriques

Le probénécide (BENEMIDE) augmente l'élimination urinaire de l'acide urique, par inhibition de la réabsorption tubulaire des urates, chez les patients présentant une fonction rénale adéquate pour obtenir une réponse optimale, c'est-à-dire une clairance de la créatinine > 80 mL/min.

Le probénécide augmente le risque de lithiases rénales uratiques et est contre-indiqué chez les patients présentant des antécédents de lithiases rénales.

Il diminue également la sécrétion tubulaire de certains médicaments et peut dans certains cas être utilisé pour en prolonger l'activité (pénicillines, par exemple).

Urate oxydase (uricolytique)

Ce médicament est utilisé dans les hyperuricémies consécutives au traitement de certaines hémopathies par chimiothérapie (lyse tumorale rapide), en vue de prévenir le risque d'insuffisance rénale aiguë. Cette enzyme permet la transformation de l'acide urique en allantoïne, éliminée par les urines.

L'urate oxydase initialement extraite d'*Aspergillus flavus* (URICOZYME) est maintenant remplacée par une urate oxydase recombinante ou rasburicase (FASTURTEC). Administrable en perfusion IV, elle n'a aucune indication dans le traitement de la goutte.

Une forme pégylée de l'urate oxydase, s'administrant par voie IV et réservée à l'usage hospitalier, la pegloticase (KRYSTEXXA), vient d'être commercialisée dans le traitement de la goutte invalidante et sévère. Elle expose à des réactions graves pendant la perfusion, à des réactions anaphylactiques ou à des infections.

PRINCIPAUX MÉDICAMENTS – POSOLOGIES

***Tableau II.32** - Antigoutteux*

DCI	Spécialités	Présentations	Posologies
Colchicine (liste I)			
Colchicine	COLCHICINE	comp. séc. 1 mg	*Crise de goutte*:* 3 mg/j en 3 prises le 1er jour, puis 2 mg/j en 2 prises pendant 2 jours, puis 1 mg/j *Traitement au long cours:* 0,5 à 1,5 mg/j
Colchicine + tiémonium 50 mg + poudre d'opium 12,5 mg	COLCHIMAX	comp. séc. 1 mg	*Idem*
Hypo-uricémiants inhibiteurs de la synthèse de l'acide urique (liste I)			
Allopurinol	ZYLORIC	comp. 100 mg comp. 200 mg comp. 300 mg	**AD**: 2 à 10 mg/kg/j (max. 900 mg/j en 2 prises) **ENF** > 6 ans: 10 à 20 mg/kg/j en 3 prises (max. 400 mg/j)
Fébuxostat	ADENURIC	comp. 80 mg comp. 120 mg	**AD**: 80 mg/j, à augmenter à 120 mg/j si l'uricémie reste > 360 µmol/L après 4 semaines de traitement
Hypo-uricémiants uricosuriques (liste II)			
Probénécide	BENEMIDE	comp. 500 mg	**AD**: 1 comp./j la 1re semaine, puis 2 à 3 comp./j (4 comp./j en adjuvant de la pénicillinothérapie) **ENF** > 2 ans: 1/2 à 2 comp./j

* Cette posologie peut être réduite en cas de prise en charge précoce (jusqu'à 36 heures): 1 à 2 mg/j pendant 3 jours, puis 1 mg/j.

INDICATIONS – CONDUITE DE TRAITEMENT

Indications

Colchicine

- Traitement curatif de la crise aiguë de goutte.
- Prévention des crises en début de traitement par hypo-uricémiant (1 à 1,5 mg/j jusqu'à normalisation de l'uricémie, soit 1 à 6 mois).
- Prévention des crises de goutte au long cours.
- Chondrocalcinose articulaire.
- Autres indications : maladie périodique ou fièvre méditerranéenne familiale, amylose, maladie de Behçet.

Allopurinol

- Traitement de fond de la goutte (goutte tophacée, arthropathie uratique).
- Traitement des hyperuricémies symptomatiques primitives ou secondaires (hémopathies, néphropathies, hyperuricémie iatrogène).
- Traitement des hyperuricuries et hyperuraturies.
- Traitement et prévention de la lithiase urique.
- Prévention des récidives de lithiase calcique chez les patients hyperuricémiques ou hyperuricuriques.

Fébuxostat

Traitement de l'hyperuricémie chronique dans le cas où un dépôt d'urate s'est déjà produit.

Probénécide

- Traitement de fond de la goutte en l'absence d'hyperuraturie.
- Traitement de l'hyperuricémie primitive ou secondaire sans insuffisance rénale.
- Traitement adjuvant de la pénicillinothérapie.

Conduite de traitement

Traitement de la crise aiguë de goutte

- La colchicine agit remarquablement sur la douleur de l'arthrite goutteuse en 12 à 24 heures, sans modifier le métabolisme ou l'excrétion de l'acide urique. Le traitement doit être mis en place le plus tôt possible après le début de la crise.
- Les épisodes de crise de goutte peuvent être également traités avec succès, notamment en cas de contre-indication de la colchicine, par les anti-inflammatoires non stéroïdiens (AINS) : naproxène, 550 mg 2 fois/j initialement, puis 1 fois/j, indométacine, 150 à 200 mg/j pendant 3 jours puis 100 mg/j les 4 jours suivants, kétoprofène, 300 mg/j, diclofénac, 150 à 200 mg/j, ou ibuprofène, 2 400 mg/j les 3 premiers jours, puis diminution les jours suivants. Les AINS peuvent être considérés comme des médicaments de premier choix en l'absence de contre-indication dans la crise de goutte en raison des effets indésirables dose-dépendants de la colchicine.
- L'anakinra (KINERET), immunosuppresseur inhibiteur de l'interleukine-1, présente hors indication d'AMM une bonne efficacité sur la réduction de la douleur et de l'inflammation de la crise de goutte, notamment en cas de contre-indication aux AINS ou à la colchicine.
- Un autre inhibiteur de l'interleukine-1, le canakinumab (ILARIS), peut être utilisé dans le traitement des crises d'arthrite goutteuse en l'absence d'efficacité ou en cas de contre-indication des traitements habituels. Il expose à des effets indésirables de type infections, réactions d'hypersensibilité et sensations vertigineuses.
- Dans le cas de l'atteinte d'une articulation unique, il est possible de réaliser une ponction du liquide articulaire et l'injection d'un corticostéroïde à effet retard (méthylprednisolone ou triamcinolone). Des doses rapidement dégressives de méthylprednisolone ou de prednisone par voie orale ou parentérale sont également utilisées lors des atteintes polyarticulaires.
- La prévention des crises de goutte, notamment celles liées à l'introduction d'un traitement hypo-uricémiant (allopurinol) qui résulteraient de la mobilisation des cristaux autour de l'articulation, peut être assurée par la colchicine ou un AINS.

Traitement de l'hyperuricémie

- La prévention des récidives comporte toujours des mesures diététiques nécessaires à la réduction des apports en purines (voir « *Conseils hygiéno-diététiques* », p. 216).
- En cas d'échec des mesures hygiéno-diététiques et au plus tôt 15 jours à 1 mois après la dernière crise, le traitement par allopurinol sera débuté, l'objectif étant de maintenir une uricémie < 70 mg/L (420 µmol/L). L'allopurinol est associé à la colchicine à la dose de 1 mg/j jusqu'à normalisation de l'uricémie et disparition des tophi en cas de goutte tophacée.
- Le probénécide peut également être proposé en l'absence d'hyperuraturie, d'insuffisance rénale et d'antécédents de lithiase rénale. Il sera également associé à la colchicine à la dose de 1 mg/j jusqu'à normalisation de l'uricémie et disparition des tophi en cas de goutte tophacée.
- Le fébuxostat peut être une alternative chez les patients présentant une insuffisance rénale modérée ou une hypersensibilité à l'allopurinol.

EFFETS INDÉSIRABLES – INTERACTIONS MEDICAMENTEUSES – PRÉCAUTIONS D'EMPLOI – CONTRE-INDICATIONS

***Tableau II.33** - Effets indésirables des antigoutteux*

Médicaments	Effets indésirables	Prévention du risque médicamenteux
Colchicine	• Troubles digestifs (nausées, vomissements, diarrhée) : peuvent être les premiers signes d'un surdosage (dose toxique = 10 mg, dose mortelle > 40 mg) • Éruptions cutanées, urticaire • Troubles hématologiques (anémie, neutropénie, thrombopénie) • Troubles neuromyopathiques	• La prise en cours de repas améliorerait la tolérance digestive • Rares et réversibles à l'arrêt du traitement

Antigoutteux

Médicaments	Effets indésirables	Prévention du risque médicamenteux
Allopurinol	• Crise de goutte en début de traitement • Gynécomastie • Troubles digestifs : nausées, gastralgies, diarrhée • Céphalées, somnolence, vertiges, neuropathie périphérique • Troubles cutanés, hypersensibilité généralisée (toxidermies) • Troubles hématologiques (leucopénie), fièvre, stomatite, alopécie	• À associer à la colchicine ou à un AINS jusqu'à normalisation de l'uricémie • La prise pendant ou après le repas permet d'améliorer la tolérance digestive • Rares • Rares • Interrompre immédiatement le traitement • Exceptionnels
Fébuxostat	• Ne semble pas provoquer les réactions d'hypersensibilité observées avec l'allopurinol • Atteintes hépatiques décrites, troubles cardiaques et thyroïdiens	• Non recommandé chez les patients cardiaques ou présentant un trouble thyroïdien, surveillance de la fonction hépatique
Probénécide	• Crise de goutte en début de traitement • Céphalées, vertiges • Troubles digestifs : nausées, diarrhée, vomissements, anorexie, douleur gingivale • Mictions fréquentes • Fièvre, troubles cutanés • Nécrose hépatique, syndrome néphrotique, anémie	• À associer à la colchicine ou à un AINS jusqu'à normalisation de l'uricémie • La prise en cours de repas permet d'améliorer la tolérance digestive • Rares • Très rares

Tableau II.34 - *Interactions médicamenteuses des antigoutteux – Niveaux contre-indications (CI) ou associations déconseillées (AD)*

Antigoutteux	Médicaments associés	Niveau	Effet
Colchicine	Macrolides (sauf spiramycine)	CI	Augmentation des effets indésirables de la colchicine (neuromusculaires) et de sa toxicité, aux conséquences potentiellement fatales
	Pristinamycine	CI	Augmentation de toxicité de la colchicine, aux conséquences potentiellement fatales
	Antifongiques azolés	AD	Augmentation de toxicité de la colchicine
	Inhibiteurs de protéases et autres inhibiteurs puissants du CYP 3A4	AD	Augmentation de toxicité de la colchicine
	Ciclosporine	AD	Augmentation de toxicité de la colchicine
	Télapravir	AD	Augmentation de toxicité de la colchicine
	Vérapamil	AD	Augmentation de toxicité de la colchicine
Allopurinol	Azathioprine	CI	Risque d'insuffisance médullaire grave
	Didanosine	AD	Augmentation des concentrations plasmatiques de didanosine et de ses effets indésirables
	Mercaptopurine	AD	Risque d'insuffisance médullaire grave (adaptation posologique de la mercaptopurine)
	Vidarabine	AD	Risque accru de troubles neurologiques de type tremblements ou confusion par inhibition du métabolisme de l'antiviral
Fébuxostat	Azathioprine et mercaptopurine	AD	Risque d'insuffisance médullaire grave
Probénécide	Méthotrexate	CI	Augmentation de la toxicité hématologique du méthotrexate
	Salicylés	AD	Diminution de l'effet de l'uricosurique

Antigoutteux

Tableau II.35 - *Précautions d'emploi des antigoutteux*

Colchicine	• Surveillance attentive des patients en cas d'insuffisance rénale ou hépatique • Surveillance de la NFS en cas de traitement au long cours • Plusieurs associations médicamenteuses nécessitent des précautions d'emploi : anticoagulants oraux (contrôle plus fréquent de l'INR et adaptation posologique de l'anticoagulant), fibrates et statines (majoration des effets indésirables musculaires, voire de risque de rhabdomyolyse : surveillance clinique et de la CPK) • Grossesse : le traitement peut être poursuivi si la pathologie le justifie • Allaitement : à éviter en l'absence de données • Pour COLCHIMAX : risque de glaucome par fermeture de l'angle et de rétention urinaire par obstacle urétroprostatique
Allopurinol	• Ne jamais débuter un traitement lors d'une crise de goutte • Le traitement doit être débuté à une posologie de 100 mg/j et sera progressivement augmenté tous les 1 à 2 mois • L'association à la colchicine (1 mg/j) est recommandée en début de traitement et en cas d'interruption de celui-ci afin d'éviter le déclenchement d'une crise de goutte • Plusieurs associations médicamenteuses nécessitent des précautions d'emploi : anticoagulants oraux (contrôle plus fréquent de l'INR et adaptation posologique de l'anticoagulant), théophylline (surveillance clinique et contrôle de la théophyllinémie) • Surveillance régulière de l'uricémie et de l'uraturie • Prévenir les patients de la survenue possible de vertiges • Surveillance particulière recommandée en cas d'insuffisance rénale (fréquence accrue des effets indésirables) et réduction posologique : 200 mg/j au max. si clairance de la créatinine < 80 mL/min, 100 mg/j si < 40 mL/min, 100 mg 1 j sur 2 si < 20 mL/min • Chez les patients atteints de syndrome de Lesch-Nyhan ou de lymphome, une diurèse abondante sera assurée afin d'éviter le risque de lithiase xanthique • Chez les patients atteints d'hémopathies malignes, corriger l'hyperuricémie et l'hyperuraturie existantes avant d'initier le traitement cytotoxique • Grossesse et allaitement : utilisation déconseillée
Fébuxostat	• Ne jamais débuter le traitement lors d'une crise de goutte • L'association à la colchicine (1 mg/j) est recommandée en début de traitement et en cas d'interruption de celui-ci afin d'éviter le déclenchement d'une crise de goutte • Association à la théophylline à éviter • Grossesse et allaitement : utilisation déconseillée en l'absence de données
Probénécide	• Ne jamais débuter le traitement lors d'une crise de goutte • L'association à la colchicine (1 mg/j) est recommandée en début de traitement et en cas d'interruption de celui-ci afin d'éviter le déclenchement d'une crise de goutte • Surveillance régulière de l'uricémie et de l'uraturie • Contrôle de l'uraturie avant le traitement (qui ne doit pas être ⩾ 700 mg/24 h) et prescrire une cure de diurèse et un alcalinisant urinaire en raison du risque de lithiase urique et de colique néphrétique • Grossesse et allaitement : utilisation déconseillée

***Tableau II.36** - Contre-indications des antigoutteux*

Colchicine	• Certaines associations médicamenteuses (voir « *Interactions médicamenteuses* ») • Insuffisance rénale sévère • Insuffisance hépatique sévère
Allopurinol	• Hypersensibilité au produit • Certaines associations médicamenteuses (voir « *Interactions médicamenteuses* »)
Fébuxostat	• Hypersensibilité au produit
Probénécide	• Hypersensibilité au produit • Certaines associations médicamenteuses (voir « *Interactions médicamenteuses* ») • Insuffisance rénale modérée ou sévère • Antécédents de lithiase rénale • Hyperuraturie ⩾ 700 mg/L sous régime alimentaire normal (haut risque de lithiase urinaire) • Goutte secondaire aux hémopathies

Administration et conseils au patient

Objectifs du traitement médicamenteux

- Soulager les crises de goutte et prévenir les récidives en corrigeant l'hyperuricémie.
- Prévenir l'arthropathie goutteuse et la lithiase urique.

Plan de prise et modalités d'administration

Colchicine

- Prise au cours du repas.
- Accès aigu :
  - le premier jour : 1 comp. à 1 mg matin, midi et soir ;
  - les 2e et 3e jours : 1 comp. à 1 mg matin et soir ;

- le 4e jour et les suivants : 1 comp. à 1 mg le soir.
- Prévention des accès aigus : 1 comp. à 1 mg le soir.

Allopurinol

- Prise au cours ou après un repas.
- 1 prise par jour, avec un grand verre d'eau.

Fébuxostat

- 1 prise par jour.

Probénicide

- Prise au cours du repas.
- La 1re semaine : 1 comp./j en association avec la colchicine.
- En traitement d'entretien : 1 comp. 2 à 3 fois/j.

Observance du traitement

L'éducation thérapeutique du patient est essentielle pour la bonne observance du traitement : distinction entre les médicaments de la crise (colchicine ou AINS) et les hypo-uricémiants, surveillance de l'uricémie, nécessité d'un traitement de fond au long cours.

Surveillance de l'efficacité et de la tolérance

- L'efficacité est évaluée par des mesures de l'uricémie et de l'uraturie des 24 heures à intervalles réguliers.
- La surveillance de la tolérance doit viser tout particulièrement les effets indésirables, en particulier digestifs, cutanés, neurologiques et hématologiques.

Conseils hygiéno-diététiques

- Certains aliments riches en purines sont à éviter : viandes non dégraissées, extraits de viande, charcuterie, abats, gibiers, oie, canard, certains poissons (anchois, sardine, hareng, saumon, truite), coquillages et crustacés, lentilles, champignons, épinards, choux-fleurs, asperges, oseille.

- Le contrôle des rations protidique, alcoolique et calorique (sodas sucrés) est préconisé : privilégier le lait et les yaourts à 0 %, les fromages allégés, les viandes dégraissées, le poisson et les volailles, les légumes et salades. Le thé et le café seront consommés de façon raisonnable.
- Certains aliments ne contenant pas d'acide urique sont à consommer avec modération : féculents (pâtes, riz, pommes de terre, pain), confitures, pâtisseries.
- Le régime alcalinisant doit être riche en fruits et légumes, produit laitiers maigres et respecter une bonne hydratation (notamment, eau bicarbonatée de type Vichy Célestins). Il est conseillé de boire au moins 2,5 litres d'eau par jour et de surveiller le pH urinaire au moyen de bandelettes.

Autres conseils

- Un minimum d'exercice physique est conseillé, de même que le contrôle du poids chez les patients obèses.
- L'aspirine est déconseillée en cas de goutte, car elle réduit l'élimination de l'acide urique.
- Les patients sous allopurinol doivent être informés des symptômes d'hypersensibilité sévère (DRESS, syndrome de Stevens-Johnson, syndrome de Lyell). Ils doivent arrêter immédiatement le traitement et contacter leur médecin dès l'apparition d'une éruption cutanée ou autres signes d'hypersensibilité (notamment en début de traitement).

2 Anesthésiologie

Anesthésiques généraux

NOTIONS ESSENTIELLES

- Les anesthésiques généraux sont des médicaments utilisés dans le but d'obtenir une perte réversible de la conscience et de toute sensation douloureuse d'un patient, dans un but thérapeutique, chirurgical ou diagnostique.
- L'anesthésie générale associe narcose et analgésie. Différentes classes de médicaments sont associées afin d'obtenir ces deux effets conjugués :
  - les anesthésiques généraux volatils halogénés ;
  - les anesthésiques généraux intraveineux ;
  - les morphiniques.
- L'adjonction de curares aux médicaments cités précédemment peut être nécessaire pour permettre l'intubation quand elle est nécessaire et pour obtenir une relaxation musculaire facilitant le travail du chirurgien.
- Les principaux effets indésirables des anesthésiques généraux sont liés à leur activité pharmacologique sur le SNC, le système cardio-vasculaire et le système respiratoire, et à leurs propriétés histaminolibératrices.
- Ces effets indésirables peuvent être en partie maîtrisés par :
  - la consultation préanesthésique ;
  - le respect de règles de surveillance strictes ;
  - la mise en œuvre d'une prémédication adaptée (arrêt éventuel de certains médicaments) ;
  - le choix de médicaments à élimination rapide.

GÉNÉRALITÉS

Définition de l'anesthésie

L'anesthésie (étymologiquement : « privation de sensibilité ») a pour but de supprimer la sensation douloureuse provoquée par un acte médical ou chirurgical. Dans le cas de l'anesthésie générale (AG), l'absence de sensation douloureuse (analgésie) s'accompagne d'une perte de la conscience (narcose), d'une disparition des réflexes et d'un relâchement musculaire.

La narcose ou sommeil artificiel est obtenue grâce à l'utilisation de médicaments anesthésiques généraux hypnotiques, administrés par voie intraveineuse ou par voie inhalée.

L'analgésie est obtenue en cours d'intervention chirurgicale grâce au blocage des stimuli nociceptifs au niveau du système nerveux central par des agents morphiniques puissants. Cette analgésie est poursuivie pendant la période postopératoire grâce à l'utilisation d'analgésiques périphériques (paracétamol, AINS), d'agonistes morphiniques, ou de la morphine elle-même.

Le relâchement musculaire total du patient, nécessaire pour permettre au chirurgien d'opérer dans de bonnes conditions (chirurgie viscérale, entre autres), est obtenu grâce à l'utilisation d'agents myorelaxants : les curares.

La puissance des agents anesthésiques et des agents morphinomimétiques utilisés lors de l'AG impose un accès aux voies aériennes et une assistance ventilatoire car les centres de régulation de la ventilation sont profondément déprimés par ces agents d'anesthésie. L'accès aux voies aériennes est réalisé par un masque ou par introduction intratrachéale d'un tube (sonde d'intubation) pour permettre la ventilation contrôlée. Les curares, précédemment cités, sont utilisés aussi pour faciliter l'intubation.

Étapes de l'anesthésie générale

L'anesthésie peut se diviser en trois phases : l'induction, l'entretien et le réveil. Elle est précédée d'une prémédication qui a pour objectif d'induire une sédation légère pour calmer l'anxiété.

Induction

La première phase, appelée « induction », a pour but d'obtenir un sommeil suffisant pour réaliser l'intervention. Elle est obtenue par l'administration par voie IV ou par voie inhalée (spécialement en pédiatrie) des agents hypnotiques.

L'induction implique rapidement le besoin de contrôle des voies aériennes qui peut nécessiter une curarisation si l'intubation est nécessaire. Il n'est pas toujours nécessaire d'injecter un curare pour intuber. L'alternative à l'intubation est l'utilisation d'un masque facial ou laryngé. Le patient peut aussi rester en ventilation spontanée au cours d'une anesthésie légère.

Entretien

C'est au cours de cette phase qu'est réalisée l'intervention chirurgicale. L'anesthésie du patient est alors obtenue en assurant des apports modulés entre agents hypnotique, analgésique et curarisant. En routine, la profondeur de l'anesthésie s'apprécie essentiellement sur les variations de pression artérielle et de fréquence cardiaque, et la surveillance de l'électrocardiogramme. Au cours de l'anesthésie, il faut réchauffer le patient pour maintenir le corps proche de la température normale et compenser les pertes hydriques et hémorragiques.

Durant cette phase, les patients bénéficient d'une surveillance intense en salle de surveillance post-interventionnelle (SSPI).

Réveil

Au cours de la phase de réveil du patient, l'agent hypnotique, dont l'administration a été interrompue, s'élimine progressivement. La poursuite de l'analgésie est obtenue par le remplacement des morphiniques puissants par les analgésiques périphériques ou dérivés morphiniques. L'élimination totale du curare est attendue pour procéder à l'extubation du patient ou au retrait du masque.

Accidents de l'anesthésie

Ils restent rares, surtout depuis le développement des techniques de monitoring cardio-vasculaire et respiratoire. Les complications sont, par ordre de fréquence de survenue :

- les complications de l'intubation et de la ventilation ; elles sont la cause la plus fréquente des décès ;
- l'instabilité circulatoire et le surdosage médicamenteux, responsables d'arrêts cardiaques ;
- l'inhalation du contenu gastrique survenant en situation d'urgence et en obstétrique. Ce risque d'inhalation est prévenu par une séquence d'injections des agents anesthésiques adaptée et par des manœuvres d'intubation appropriées ;
- les accidents allergiques dont sont responsables les solutés de remplissage (gélatines, dextrans) et les curares ;
- l'hyperthermie maligne : les gaz halogénés sont un des facteurs déclenchants.

Prémédication

La prémédication vise à réduire l'anxiété du patient en limitant ainsi la décharge réactionnelle de catécholamines, et prévenir les effets néfastes de l'anesthésie générale (accidents vagaux, en particulier).

Les médicaments sont administrés soit la veille de l'intervention, soit juste avant l'induction en salle opératoire. Leur prescription est réalisée par le médecin anesthésiste lors de la consultation d'anesthésie ou lors de la visite préanesthésique. Elle dépend du terrain du patient et du type d'anesthésie envisagée.

Les principaux médicaments utilisés en prémédication sont les suivants.

Sédatifs psychiques

Ils possèdent également une action de protection neurovégétative (diminution des réactions cardio-vasculaires).

Tranquillisants

- benzodiazépines :
  - flunitrazépam (NARCOZEP) ;
  - diazépam (VALIUM) ;
- dérivés pipérazinés : hydroxyzine (ATARAX), médicament diminuant la libération d'histamine.

Neuroleptiques
- dropéridol (DROLEPTAN) ;
- chlorpromazine (LARGACTIL).

Parasympatholytiques

Ils bloquent le tonus vagal et préviennent ainsi certains effets néfastes de l'anesthésie ; l'atropine en est le principal représentant. Elle réduit les sécrétions salivaires et bronchiques, ainsi que le risque de bradycardie. Ces médicaments sont moins utilisés depuis la commercialisation d'anesthésiques intraveineux mieux tolérés, assurant eux-mêmes une bonne protection neurovégétative.

Autres médicaments

L'administration d'une *héparine de bas poids moléculaire* (HBPM), 2 à 4 h ou 12 h avant l'intervention (notamment en chirurgie cancérologique et orthopédique) et poursuivie jusqu'à déambulation, est réalisée en prophylaxie des thromboses veineuses postopératoires (voir chapitre « *Hématologie* », p. 717).

L'administration d'*antibiotiques* en prophylaxie (antibioprophylaxie) à l'induction de l'anesthésie et sur une courte période (24 h) concerne un certain nombre d'interventions chirurgicales (voir chapitre « *Infectiologie* », p. 1059).

Médicaments spécifiques de l'anesthésie

Plusieurs catégories de médicaments sont utilisées en anesthésie :
- les anesthésiques généraux administrés par voie pulmonaire assurent la narcose (état de sommeil provoqué) de même que les anesthésiques intraveineux. L'anesthésique idéal devrait assurer une narcose et un réveil rapide, peu déprimer la ventilation et l'inotropisme cardiaque, avoir une courte durée d'action et une élimination rapide et ne pas entraîner d'histaminolibération ;
- les morphiniques et le protoxyde d'azote assurent l'analgésie ;
- les curares ou curarisants assurent la relaxation musculaire et la suppression des réflexes.

ANESTHÉSIQUES GÉNÉRAUX ADMINISTRÉS PAR VOIE PULMONAIRE

Ces anesthésiques inhalés peuvent être utilisés en induction de l'anesthésie ou en entretien.

On distingue les anesthésiques gazeux non halogénés et les anesthésiques volatils halogénés.

Ces médicaments agissent par inhibition du transport actif du calcium à travers la membrane plasmatique. Ils induisent ainsi une augmentation de la concentration neuronale du calcium qui se traduit par une altération de l'excitabilité des cellules.

Leurs propriétés pharmacologiques sont détaillées dans le *tableau II.37*.

Tableau II.37 *- Propriétés pharmacologiques et effets indésirables des anesthésiques généraux administrés par voie pulmonaire*

	Anesthésiques gazeux non halogénés		**Anesthésiques volatils halogénés**			
	Protoxyde d'azote	**Xénon**	**FLUOTHANE Halothane**	**FORENE Isoflurane**	**SUPRANE Desflurane**	**SEVORANE Sévoflurane**
Propriétés pharmacologiques						
Système nerveux central						
• stimulant du SNC (risque de convulsions)	±		–	–	–	–
• effet analgésique	+	++	–	–	–	–
Système cardio-vasculaire						
• diminution de la pression artérielle	±		++	–	+	–
• effet inotrope négatif	++	–	+++	+	+	+
• troubles du rythme	–	–	+++	±	±	±
• tachycardie à l'induction	–	–	–	+	++	–

	Anesthésiques gazeux non halogénés		Anesthésiques volatils halogénés			
	Protoxyde d'azote	Xénon	FLUOTHANE Halothane	FORENE Isoflurane	SUPRANE Desflurane	SEVORANE Sévoflurane
Système respiratoire						
• dépression respiratoire	–	–	+	+	+	+++
• bronchodilatation	–	–	+	+	+	+
Muscles striés						
• relaxation musculaire	–		+	++	++	++
Effets indésirables						
• hépatotoxicité	–		+++	exceptionnelle	–	–
• hyperthermie maligne	–	–	+	+	+	+
• nausées, vomissements	+		+	+	+	++
• irritation des voies aériennes supérieures	–	–	–	+	+	+

Principaux médicaments – Posologies *(tableau II.38)*

Anesthésiques généraux gazeux non halogénés *(tableau II.38)*

Le protoxyde d'azote (N_2O) est essentiellement utilisé en mélange (N_2O 50 %-oxygène 50 %).
Le mélange oxygène-protoxyde d'azote est le support des autres agents de narcose (anesthésiques halogénés volatils). Il constitue le mélange de base administré au patient anesthésié en ventilation artificielle (celle-ci pouvant être réalisée au masque ou avec intubation endotrachéale reliant l'opéré au respirateur).
Le protoxyde d'azote est faiblement narcotique mais potentialise les autres narcotiques et analgésiques et possède lui-même des propriétés analgésiques. L'action du protoxyde d'azote est immédiate, l'arrêt d'administration et le passage en oxygène + air permettant un réveil immédiat.

Le xénon est un gaz incolore, inodore et sans saveur qui appartient à la famille des gaz rares. Il exerce son effet anesthésique à la pression atmosphérique ambiante.
Il possède une action hypnotique puissante ainsi qu'un effet analgésique important. Il a très peu d'effets respiratoires et dépresseurs cardiaques. Sa cinétique rapide permet un endormissement et un réveil extrêmement rapide.

Anesthésiques généraux volatils halogénés

Ils se présentent sous forme de liquide volatil. Leur structure comporte un ou plusieurs atomes halogènes : le chlore, le brome et le fluor. Les médicaments disponibles sur le marché sont les suivants :
- halothane (HALOTHANE) ;
- isoflurane (FORENE, AERANE) ;
- desflurane (SUPRANE) ;
- sévoflurane (SEVORANE).

Tableau II.38 - *Principaux médicaments anesthésiques généraux administrés par voie pulmonaire et posologies*

DCI / Spécialités	Posologies – Modes d'utilisation
Anesthésiques généraux gazeux	
Protoxyde d'azote	Mélange N_2O/O_2 (50/50)
Xénon inhalé LENOXE	Gaz rare utilisé en entretien de l'anesthésie en circuit fermé strict (non indiqué pour l'induction anesthésique) Effets anesthésiques à la pression atmosphérique
Anesthésiques généraux volatils halogénés (fluorés)	
Halothane HALOTHANE fl. 100 mL	*Induction :* **AD** : 2 à 4 % dans un mélange N_2O/O_2 (50/50) **ENF** : 1,5 à 2 % dans un mélange N_2O/O_2 (50/50) ou O_2 pur *Entretien :* 0,5 à 2 % dans un mélange N_2O/O_2 (50/50) ou O_2 pur
Isoflurane FORENE fl. 100 mL, 200 mL AERANE fl. 100 mL, 200 mL	Pas d'utilisation en induction anesthésique compte tenu de ses propriétés irritantes pour les voies respiratoires *Entretien :* 0,75 à 2 % dans l'O_2 pur 0,5 à 1,5 % dans un mélange N_2O/O_2 (50/50)

DCI / Spécialités	Posologies – Modes d'utilisation
Desflurane SUPRANE fl. 240 mL	*Induction*:* 4 à 11 % *Entretien:* 2 à 6 % avec N_2O 2,5 à 8,5 % dans un mélange N_2O/O_2 (50/50)
Sévoflurane SEVORANE fl. 100 mL	*Induction :* jusqu'à 8 % dans O_2 ou mélange N_2O/O_2 (50/50) *Entretien:* 0,5 à 3 % dans O_2 ou mélange N_2O/O_2 (50/50)

* Pour le desflurane : contre-indication en induction chez l'enfant.

Conduite de traitement

Modalités d'administration

L'administration par voie pulmonaire est réalisée grâce à des appareillages complexes comportant principalement :

- un *débitmètre-mélangeur* permettant de faire les mélanges O_2 + air ou O_2 + N_2O ;
- un *ventilateur* (ou respirateur) renouvelant le mélange gazeux alvéolaire du patient et lui apportant les anesthésiques gazeux ou volatils nécessaires par l'intermédiaire d'une sonde endotrachéale (intubation) ou grâce à un masque facial ou un masque laryngé ;
- un *évaporateur* permettant la vaporisation de l'anesthésique volatil et son « entraînement » à la concentration voulue par le mélange respiratoire du patient. À chaque anesthésique correspond une cuve spécifique dotée d'un code couleur et d'un « système de détrompage » destiné à éviter toute erreur de remplissage ;
- un système complet de *monitorage* assurant la surveillance de l'anesthésie (contrôle du mélange gazeux inhalé et des différents paramètres physiologiques).

On distingue plusieurs systèmes de ventilation en anesthésie :

- *système sans réinspiration* (« circuit ouvert ») : la totalité du mélange gazeux inspiré est rejetée à l'extérieur ;

- *système de réinspiration partielle* (« circuit semi-ouvert » ou « semi-fermé ») : une partie du mélange expiré est renvoyée dans le circuit respiratoire ;
- *système à réinspiration complète* (« circuit fermé ») : aucune fraction du mélange expiré n'est rejetée à l'extérieur, le tout étant renvoyé dans le circuit respiratoire après avoir été débarrassé du dioxyde de carbone (par la chaux sodée). Il y a dans ce dernier système une moindre déperdition d'anesthésiques, ceux-ci étant très peu retenus dans l'organisme. Le système à « circuit fermé » n'est possible qu'en phase d'entretien de l'anesthésie, lorsque le malade est équilibré.

Critères de choix de l'anesthésique inhalé

Chez l'enfant

L'induction de l'anesthésie par un anesthésique halogéné volatil est pratiquée particulièrement chez l'enfant (bonne acceptation du masque et abord veineux parfois difficile). L'halothane et le sévoflurane sont les deux produits utilisables, car ils ne présentent pas d'âcreté et sont donc agréables à respirer, contrairement aux autres gaz qui ne sont généralement pas utilisés en induction. L'halotane expose à un risque d'hépatite grave chez l'adulte essentiellement, ce qui a conduit à limiter son utilisation à l'anesthésie pédiatrique. Cette utilisation est malgré tout progressivement remplacée par celle du sévoflurane.

L'entretien de l'anesthésie est possible aussi par les anesthésiques volatils. Lors des anesthésies itératives, l'isoflurane, le desflurane ou le sévoflurane ont pour avantage une absence d'hépatotoxicité.

Chez le patient adulte

Chez l'adulte, l'induction de l'anesthésie est le plus souvent effectuée par un anesthésique intraveineux, suivie d'un entretien par un anesthésique halogéné volatil.

- Isoflurane : il n'est utilisé que pour l'entretien de la narcose.
- Desflurane :
  - non conseillé en induction du fait de ses propriétés irritantes sur les voies aériennes ;
  - son élimination rapide le rend intéressant dans la chirurgie nécessitant un réveil peropératoire (chirurgie du rachis) ou postopératoire rapide.

- Sévoflurane : utilisable en induction et en entretien de l'AG.

Chez le patient coronarien ou **hypertendu**, desflurane et sévoflurane sont les mieux tolérés (moins tachycardisants, moins vasodilatateurs coronaires).

Chez le patient insuffisant hépatique ou **rénal**, isoflurane et desflurane sont les agents les plus sûrs car les moins métabolisés.

Chez le patient asthmatique, ils présentent tous un effet bronchodilatateur comparable, qui est mis à profit dans cette situation.

Effets indésirables – Interactions médicamenteuses

Effets indésirables

Les principaux effets indésirables des anesthésiques inhalés sont liés à leurs propriétés pharmacologiques *(tableau II.37)*. Par ailleurs, les autres manifestations toxiques graves sont les suivantes.

La toxicité hépatique

L'hépatite survient essentiellement avec l'halothane chez les patients adultes. Elle est liée à l'accumulation de métabolites et à la formation d'haptènes, à l'origine d'une réaction immunologique. Son risque est majoré par la répétition des administrations.

Les précautions suivantes doivent être prises pour éviter la survenue d'hépatites :
- éviter l'utilisation d'halothane chez des sujets porteurs d'hépatopathies ;
- ne pas utiliser d'anesthésiques fluorés chez des sujets à antécédents d'ictères consécutifs à l'emploi de ces produits ;
- éviter toute hypoxie en cours d'anesthésie ;
- surveiller les sujets atteints d'insuffisance respiratoire.

L'hyperthermie maligne

Les anesthésiques halogénés volatils peuvent déclencher un état d'hypermétabolisme du muscle squelettique, conduisant à une forte demande en oxygène et au syndrome d'hyperthermie maligne. Les antécédents d'hyperthermie maligne contre-indiquent l'emploi des anesthésiques fluorés.

La survenue d'un tel accident impose l'arrêt de l'administration de l'anesthésique, une ventilation sous oxygène pur, l'alcalinisation, le refroidissement du malade et l'administration de dantrolène (DANTRIUM) par voie intraveineuse.

Interactions et synergies avec les autres médicaments utilisés en anesthésie générale

Anesthésiques intraveineux

Les benzodiazépines, barbituriques, neuroleptiques, la kétamine ont une action synergique avec les anesthésiques halogénés sur la profondeur et la durée de l'anesthésie.

Protoxyde d'azote

L'action synergique permet de diminuer les doses administrées d'anesthésiques halogénés.

Morphiniques

La synergie d'action permet de diminuer les posologies. En fin d'intervention, une ventilation à l'oxygène est nécessaire, car la dépression respiratoire due aux morphiniques diminue l'élimination de l'anesthésique halogéné.

Curares

L'action myorelaxante des anesthésiques halogénés potentialise celle des curares, ce qui permet de diminuer la dose de curare utilisée et d'obtenir, du fait de l'élimination rapide de l'anesthésique fluoré, une décurarisation postopératoire plus précoce.

ANESTHÉSIQUES GÉNÉRAUX ADMINISTRÉS PAR VOIE INTRAVEINEUSE (AG VOIE IV)

Classification

Ces anesthésiques peuvent être classés en deux groupes selon leur durée d'action.

Agents d'action rapide et courte

- Thiopental (PENTHOTAL, TRAPANAL)
- Propofol (DIPRIVAN)
- Étomidate (HYPNOMIDATE)
- Kétamine (KETAMINE)

Agents d'action plus lente et plus prolongée

- Benzodiazépines :
  - flunitrazépam (NARCOZEP)
  - midazolam (HYPNOVEL)
- Neuroleptique : dropéridol (DROLEPTAN)
- Hydroxybutyrate de sodium (GAMMA-OH)

Parmi ces agents d'action plus lente, seul le midazolam, agent le plus utilisé, fera l'objet d'un exposé complet.

Mode d'action

Tous les AG voie IV induisent une dépression du système nerveux. Celle-ci affecte successivement plusieurs structures dont le cortex, le cervelet, les centres médullaires et la moelle épinière.

Ces AG voie IV ont pour effet commun de renforcer l'action du GABA (acide gamma-aminobutyrique), qui est le neurotransmetteur inhibiteur le plus important du SNC, à l'exception de la kétamine, qui est couplée au récepteur N-méthyl-D-aspartate-L-glutamate (NMDA) et possède une action sur les récepteurs aux opiacés.

Ainsi :

- le thiopental diminue le taux de dissociation du neurotransmetteur inhibiteur GABA de son récepteur ;

- le propofol et l'étomidate interfèrent avec les récepteurs GABA ;
- le midazolam est un agoniste sélectif du récepteur aux benzodiazépines. L'occupation du récepteur aux benzodiazépines favorise l'action du récepteur GABA.

Profil pharmacologique et pharmacocinétique des anesthésiques généraux injectables

***Tableau II.39** - Propriétés et effets indésirables des anesthésiques administrés par voie intraveineuse)*

	PENTHOTAL Thiopental	**DIPRIVAN Propofol**	**HYPNO-MIDATE Étomidate**	**KETAMINE Kétamine**	**HYPNOVEL Midazolam**
Caractéristiques pharmacocinétiques					
• délai d'action • durée d'action	30 s à 1 min 15 à 30 min	30 à 40 s 5 à 10 min	30 s 4 à 6 min	1 min 5 à 15 min	2 min 10 à 20 min 1 à 2 h (sédation)
Propriétés pharmacologiques					
Système nerveux central	effet hypno-tique et anti-convulsivant	réveil rapide et de bonne qualité	réveil rapide	hallucinations et agitation au réveil	effet hypno-tique, anxio-lytique, anti-convulsivant
Système cardio-vasculaire					
• pression artérielle	↘	↘	↘ (modérée)	↗	↘ (modérée)
• fréquence cardiaque	↗	↘ (modérée)	–	↗	–
• débit cardiaque	↘	↘ (modérée)	–	–	↘ (modérée)
• dépression cardio-vasculaire	++	+	–	–	–
Système respiratoire					
• dépression respiratoire	+	+	–	–	+
• broncho-constriction	+	–	–	broncho-dilatation	–

	PENTHOTAL Thiopental	DIPRIVAN Propofol	HYPNOMIDATE Étomidate	KETAMINE Kétamine	HYPNOVEL Midazolam
Effets indésirables					
• histamino-libération	+	–	–	–	–
• douleurs au point d'injection	+	+	++ (atténuées par la forme Lipuro)	–	–
• nécrose si extravasation	+	–	+ ++	–	–
• nausées, vomissements	+	–		–	–

Thiopental

C'est un barbiturique à action rapide et à durée d'action courte. Il entraîne une diminution du débit sanguin cérébral (utilité en cas d'hypertension intracrânienne) et possède des propriétés anticonvulsivantes.

Les effets indésirables sont de type cardio-vasculaire (vasodilatation avec chute de la pression artérielle) et respiratoire (dépression respiratoire). Il provoque nausées et vomissements au réveil.

Son accumulation dans l'organisme explique une somnolence post-opératoire prolongée.

Propofol

Son principal avantage réside dans la qualité du réveil qu'il procure. Il est employé comme agent d'induction, agent d'entretien des actes de courte et moyenne durée (du fait de sa rapidité d'élimination) ainsi qu'en anesthésie ambulatoire et en complément d'une anesthésie locorégionale. En unité de soins intensifs, une perfusion continue de propofol permet une sédation stable.

Étomidate

Ce médicament est proche du propofol au plan de la cinétique. Malgré des propriétés pharmacodynamiques intéressantes : bonne stabilité cardio-vasculaire, peu d'effets respiratoires, pas d'histaminolibération, l'étomidate a vu son utilisation se restreindre du fait de ses effets indésirables, en particulier une inhibition de la sécrétion corticosurrénalienne qui a suscité une grande réticence quant à son emploi en perfusion continue.

Kétamine

Cet anesthésique agit sur des récepteurs spécifiques, d'où son activité complémentaire analgésique. L'action de la kétamine est brève. Elle présente moins d'effet hypotenseur que les autres agents d'induction intraveineux et un effet bronchodilatateur puissant. Les effets indésirables spécifiques sont des cauchemars et des hallucinations au réveil.

Midazolam

Diverses benzodiazépines peuvent être utilisées en anesthésiologie, mais le midazolam est le mieux adapté en raison de son action très brève, de sa rapidité d'élimination et de sa tolérance veineuse excellente. Comme toutes les benzodiazépines, il possède une action anticonvulsivante.

Principaux médicaments – Posologies

Les posologies des principaux anesthésiques généraux par voie intraveineuse figurent dans le *tableau II.40.*

***Tableau II.40** - Principaux anesthésiques généraux administrés par voie intraveineuse et posologies*

DCI / Spécialités (Liste I)	Posologies – Modes d'utilisation
Thiopental sodique inj. PENTHOTAL TRAPANAL fl. 500 mg fl. 1 g	*Induction* : AD : 3 à 5 mg/kg IV ENF : 4 à 5 mg/kg IV *Entretien* : réinjection de doses décroissantes à la demande (ne pas dépasser 0,75 à 1 g pour une anesthésie de 40 à 60 min) *Remarque* : solution injectable de pH élevé, devant être administrée à une concentration < 5 %

DCI / Spécialités (Liste I)	Posologies – Modes d'utilisation
Propofol inj. DIPRIVAN amp. 200 mg/20 mL fl. 500 mg/50 mL seringue 500 mg/50 mL fl. 1 000 mg/100 mL seringue 1 000 mg/50 mL PROPOFOL LIPURO (flacons)	*Induction* : AD : 1,5 à 2,5 mg/kg IV ENF et NOUR > 1 mois : 2,5 à 5 mg/kg IV *Entretien* : AD : 0,1 à 0,2 mg/kg/min (6 à 12 mg/kg/h) en perfusion ou réinjections de 20 à 25 % de la dose initiale ENF et NOUR > 1 mois : 9 à 15 mg/kg/h ***Anesthésie ambulatoire*** (chirurgies urologique, stomatologique, gynécologique mineure) : 2 mg/kg ***En complément d'une anesthésie locorégionale*** : 3 à 4 mg/kg
Étomidate inj. HYPNOMIDATE / ÉTOMIDATE LIPURO amp. 20 mg/10 mL	*Induction* : 0,25 à 0,40 mg/kg IV Non indiqué chez l'enfant < 2 ans
Kétamine inj. KETAMINE amp. 50 mg/5 mL amp. 250 mg/5 mL	*Induction* : IV : 1 à 4,5 mg/kg IM : 6,5 à 13 mg/kg *Entretien* : réinjections de doses équivalentes à la moitié de la dose d'induction IV ou IM
Midazolam inj. HYPNOVEL amp. 5 mg/1 mL amp. 5 mg/5 mL amp. 50 mg/50 mL	***Prémédication avant anesthésie générale*** : AD : voie IM 0,07 à 0,12 mg/kg 30 min avant l'induction ENF : voie rectale 0,3 à 0,4 mg/kg 15 min avant l'induction *Induction* : 0,15 à 0,30 mg/kg IV *Entretien* : 0,03 à 0,1 mg/kg
Hydroxybutyrate de sodium GAMMA-OH amp. 2 000 mg/10 mL	***Entretien par voie IV*** : AD : 30 à 60 mg/kg selon la durée d'intervention ENF : 50 à 100 mg/kg selon la durée d'intervention

Conduite de traitement et critères de choix

Induction et entretien de l'anesthésie

Les anesthésiques généraux utilisés par voie intraveineuse induisent un sommeil rapide et agréable en moins d'une minute, sauf pour les benzodiazépines (deux minutes).

En entretien, les anesthésiques intraveineux sont employés quand l'utilisation d'un halogéné n'est pas désirée ou quand un réveil rapide est souhaité. L'administration est réalisée grâce à une seringue électrique permettant d'ajuster la posologie ; il est également possible de procéder à des réinjections d'anesthésique correspondant à 20-25 % des doses d'induction.

- Le thiopental est utilisé pour les inductions d'anesthésie générale de courte durée. L'imprégnation possible dans les graisses de l'organisme et le risque d'accumulation font de lui un agent peu utilisé en entretien de l'anesthésie. Son action au niveau cérébral (baisse de l'activité métabolique cérébrale, baisse du débit sanguin cérébral, avec baisse de la pression intracrânienne) est mise à profit en neurochirurgie.
- Le propofol est utilisable en induction puis en relais pour l'entretien d'anesthésie générale de durée plus longue. Il n'expose pas au risque d'accumulation et de réveil retardé. Il est très utilisé en chirurgie ambulatoire, mais possède des effets dépresseurs cardio-circulatoires qui imposent la prudence chez les malades à l'hémodynamique instable.
- L'étomidate est utilisé comme seul agent hypnotique pour des interventions peu douloureuses de courte durée et nécessitant un réveil rapide. Il potentialise l'action des anesthésiques volatils. Il demeure utile en neurochirurgie et traumatologie crânienne (car il diminue le débit sanguin central et la pression intracrânienne) ainsi que chez les insuffisants cardiaques et les patients en hypovolémie ou en état de choc, du fait de la bonne stabilité cardio-vasculaire qu'il permet. Du fait d'un effet inhibiteur dose-dépendant sur la sécrétion cortico-surrénalienne, son utilisation est limitée en perfusion continue prolongée.
- La kétamine est utile pour l'induction chez l'enfant ou le patient non coopérant chez qui la ponction IV est impossible, car elle peut être administrée par voie IM. Du fait de ses propriétés pharmacologiques, elle est intéressante chez le patient hypovolémique et chez l'asthmatique. Les effets psychiques de la kétamine (hallucinations et agitation au réveil) peuvent être atténués par l'administration au préalable d'une benzodiazépine ou l'administration concomitante d'anesthésiques volatils.
- Le midazolam est plus souvent utilisé pour son action anxiolytique et sédative que pour obtenir la narcose. L'induction de l'anesthésie est obtenue avec des doses plus élevées que les posologies anxiolytiques et dans un délai moins rapide que celui des barbituriques ou de la

kétamine. Il possède un effet amnésiant intéressant en induction. C'est avec le propofol l'anesthésique IV le plus utilisé en entretien de l'anesthésie.

Prémédication

Seul le midazolam est couramment utilisé dans cette indication :
- en intramusculaire chez l'adulte (effet maximal vers la 30e minute) ;
- par voie rectale chez l'enfant (effet maximal vers la 20e minute).

Effets indésirables – Précautions d'emploi – Contre-indications

Effets indésirables

Voir le *tableau II.39*.

Précautions d'emploi

- L'irritation veineuse des agents IV peut être limitée soit en les diluant, soit en les injectant lentement. Pour le propofol, la douleur dans le bras à l'injection du médicament peut être supprimée par adjonction de lidocaïne dans la seringue sous garrot.
- La posologie doit être adaptée en fonction du terrain : sujet âgé, cirrhotique, insuffisant rénal.
- Ils peuvent provoquer une apnée ; l'intensité de ces effets respiratoires dépend de la dose et de la vitesse d'injection.
- Le thiopental doit être administré par voie intraveineuse stricte.
- Le propofol doit être utilisé avec précaution chez les insuffisants cardiaques, rénaux, respiratoires ou hépatiques et en cas d'hypovolémie. Il faut s'assurer que le patient épileptique a bien reçu son traitement.
- L'étomidate doit être utilisé avec prudence chez le malade épileptique.
- La kétamine doit être utilisée avec prudence en cas d'hypertension intracrânienne, d'hypertension artérielle, d'antécédent d'accident vasculaire cérébral ou d'insuffisance cardiaque sévère.
- Lors de l'utilisation intraveineuse de midazolam chez des sujets fragiles ou insuffisants respiratoires, il convient de prévoir une assistance respiratoire pour corriger une éventuelle hypoventilation.

Contre-indications

- Thiopental : porphyrie, obstruction respiratoire, état de mal asthmatique, défaillance cardio-circulatoire, hypersensibilité aux barbituriques, myotonie atrophique.
- Propofol : enfant de moins de 1 mois.
- Étomidate : enfant de moins de 2 ans, insuffisance surrénalienne non traitée.
- Kétamine : hypersensibilité à la kétamine.
- Midazolam : myasthénie, antécédents d'intolérance et d'hypersensibilité aux benzodiazépines.

MORPHINIQUES UTILISÉS EN ANESTHÉSIE GÉNÉRALE

Parmi les médicaments dérivés de la morphine, quatre sont utilisés en anesthésie :
- alfentanil (RAPIFEN),
- fentanyl (FENTANYL),
- sufentanil (SUFENTA),
- rémifentanil (ULTIVA).

Mode d'action

Tous ces médicaments sont des morphinomimétiques puissants. Leur puissance d'action est mesurée en comparaison au fentanyl, lui-même 100 fois plus puissant que la morphine : l'alfentanil est 7 fois moins puissant que le fentanyl et le sufentanil est 10 fois plus puissant que le fentanyl.

Profil pharmacologique et pharmacocinétique des morphiniques utilisés en anesthésie *(tableau II.41)*

Les propriétés pharmacologiques des morphiniques sont proches. Le choix de la molécule est effectué en fonction du délai d'action et de la tolérance.

Tableau II.41 ***Propriétés des morphiniques spécifiques de l'anesthésie***

	FENTANYL Fentanyl	RAPIPEN Alfentanil	SUFENTA Sufentanil	ULTIVA Rémifentanil
Caractéristiques pharmacocinétiques				
• délai d'action	1 min	30 s	45 s	30 s
• durée d'action	20 à 30 min	7 à 10 min	30 à 40 min	5 à 10 min
Propriétés pharmacologiques				
Système nerveux central				
• analgésie	+++++	++	+++++	+++++
• sédation (effet narcotique)	+	+	++	+
• effet épileptogène	+	+	–	–
Système cardiovasculaire				
• dépression (bradycardie ou abaissement de la pression artérielle)	+	+	–	+
Système respiratoire				
• dépression	+++	+++	+++	+++
• bronchoconstriction	+	+	+	
Effets indésirables				
• vomissements, nausées	++	++	++	++
• histaminolibération	–	–	–	–
• hypertonie musculaire	++	++	++	++

Principaux médicaments – Posologies

***Tableau II.42** - Principaux morphiniques spécifiques de l'anesthésie (stupéfiants avec étiquetage harmonisé)*

DCI / Spécialités	Posologies – Modes d'utilisation
Fentanyl inj. FENTANYL amp. 0,1 mg/2 mL amp. 0,5 mg/10 mL	• Anesthésie - analgésie *Induction :* 20 à 100 μg/kg IVD lente *Entretien :* 5 à 10 μg/kg en réinjection ou 0,3 à 0,5 μg/kg/min en continu • Anesthésie balancée - neuroleptanalgésie *Induction :* 1 à 7 μg/kg IVD (1 à 3 μg/kg chez l'enfant) *Entretien :* 1 à 3 μg/kg selon besoins (1 à 2 μg/kg chez l'enfant) • Sédation en réanimation *Bolus :* 1 à 3 μg/kg IV *Entretien :* 1 à 5 μg/kg/h en perfusion continue • Anesthésie régionale péridurale 30 à 100 μg en association aux anesthésiques locaux • Analgésie postopératoire voie péridurale 50 à 100 μg
Alfentanil inj. RAPIFEN amp. 1 mg/2 mL amp. 5 mg/10 mL	• Analgésie en ventilation assistée *Induction :* 20 à 150 μg/kg *Entretien :* 15 μg/kg toutes les 10 à 15 min (ou perfusion continue : 1 à 1,5 μg/kg/min) • Analgésie en ventilation spontanée *Induction :* 7 à 12 μg/kg *Entretien :* 5 à 10 μg/kg toutes les 10 à 15 min
Sufentanil inj. SUFENTA amp. 10 μg/2 mL amp. 50 μg/10 mL amp. 250 μg/5 mL	• Anesthésie - analgésie (chirurgie cardiovasculaire) *Induction :* 8 à 20 μg/kg *Entretien :* 25 à 50 μg/kg selon besoin • Anesthésie balancée *Induction :* 0,1 à 2 μg/kg *Entretien :* 10 à 25 μg/kg selon besoin • Sédation en réanimation *Bolus :* 0,1 à 0,3 μg/kg IV *Entretien :* 0,2 à 2 μg/kg/h en perfusion continue • Anesthésie régionale péridurale 15 à 20 μg en association aux anesthésiques locaux • Analgésie postopératoire voie péridurale Bolus de 0,75 μg/kg, répété en fonction des signes de levée d'analgésie, ou perfusion de 0,2 à 0,3 μg/kg/h

DCI / Spécialités	Posologies – Modes d'utilisation
Rémifentanil ULTIVA amp. 1 mg amp. 2 mg amp. 5 mg	• En ventilation assistée *Induction :* perfusion continue 0,5 à 1 µg/kg/min avec ou sans bolus préalable de 1 µg/kg en au moins 30 s *Entretien :* selon l'anesthésique associé, 0,25 à 0,4 µg/kg/min (puis augmentation ou diminution selon besoins) • Sédation en réanimation Perfusion initiale de 0,10 à 0,15 µg/kg/min, puis augmentation par paliers de 0,025 µg/kg/min si besoin

Conduite de traitement

Les dérivés morphiniques sont utilisés pour leurs propriétés analgésiques lors de l'induction et de l'entretien de l'anesthésie générale, mais aussi dans les neuroleptanalgésies et les anesthésies analgésiques. Une ventilation assistée est obligatoire en raison de leur forte action dépressive respiratoire.

- Fentanyl et sufentanil peuvent être administrés par voie péridurale pour l'analgésie péridurale obstétricale mais aussi pour obtenir une analgésie post-opératoire, en association avec les anesthésiques locaux.
- L'alfentanil, moins puissant que le fentanyl, agit plus rapidement et de façon moins prolongée. Il est utilisé en anesthésie ambulatoire ou de courte durée.
- Le rémifentanil est éliminé très rapidement, ce qui impose de l'administrer en perfusion et de prévoir une analgésie postopératoire avant le terme de l'intervention pour éviter toute hyperalgie à l'arrêt de la perfusion.
- Fentanyl, sufentanil et rémifentanil sont par ailleurs utilisables pour la sédation de patients ventilés en réanimation ou en unité de soins intensifs.

Effets indésirables – Précautions d'emploi – Contre-indications

Effets indésirables et précautions d'emploi

- Dépression respiratoire induite et risque d'apnée : ils imposent la présence de matériel d'assistance respiratoire disponible.
- Bradycardie : elle peut être prévenue ou corrigée par l'utilisation d'un anticholinergique (atropine).

- Rigidité musculaire : elle est constante (rigidité thoracique, particulièrement). Elle peut être limitée par une administration en perfusion lente, une prémédication par les benzodiazépines et l'administration de curares.
- Hypotension.
- Nausées, vomissements postopératoires.
- Mouvements myocloniques.

Contre-indications

- Dépression respiratoire non assistée.
- Myasthénie, contre-indiquant l'usage de myorelaxant.
- Association aux agonistes-antagonistes morphiniques (nalbuphine, buprénorphine) car risque de syndrome de sevrage.

CURARES

La classification des curares est liée à leur mode d'action.

On distingue :

- un curare dépolarisant : *leptocurare*
  - suxaméthonium (CELOCURINE) ;
- les curares non dépolarisants : *pachycurares*
  - vécuronium (NORCURON),
  - atracurium (TRACRIUM),
  - mivacurium (MIVACRON),
  - rocuronium (ESMERON),
  - cisatracurium (NIMBEX).

Mode d'action des curares

- Les curares dépolarisants interrompent la transmission des influx nerveux au niveau de la plaque motrice en se fixant aux récepteurs postsynaptiques en lieu et place de l'acétylcholine. Il en résulte une dépolarisation importante, permanente et une augmentation de la libération d'acétylcholine.
- Les curares non dépolarisants sont antagonistes des récepteurs pré et postsynaptiques à l'acétylcholine au niveau de la jonction neuromuscu-

laire mais aussi des récepteurs muscariniques cardiaques et des récepteurs nicotiniques des ganglions du système nerveux autonome. Ils ont donc, à des degrés divers, en dehors des effets sur la plaque motrice, des effets cardiaques, ganglioplégiques et histaminolibérateurs. Leur antagoniste est la néostigmine, inhibiteur des cholinestérases.

Profil pharmocologique et pharmacocinétique des curares *(tableau II.43)*

Les curares agissent sur tous les muscles, notamment respiratoires, de façon dose-dépendante. Ils sont donc dépresseurs respiratoires et peuvent conduire à l'apnée.

Le choix d'un curare dépend de sa durée d'action, du type d'intervention et du terrain.

***Tableau II.43** - Profil pharmacologique et pharmacocinétique des curares utilisés en anesthésie*

Spécialités	Modes d'action	Délais d'action	Durées d'action
Suxaméthonium (CELOCURINE)	dépolarisant	1 min	10 à 12 min
Vécuronium (NORCURON)	non dépolarisant	3 min	40 à 60 min
Atracurium (TRACRIUM)	non dépolarisant	3 min	40 à 60 min
Rocuronium (ESMERON)	non dépolarisant	1,5 min*	40 à 60 min
Mivacurium (MIVACRON)	non dépolarisant	2,5 min	15 à 30 min
Cisatracurium (NIMBEX)	non dépolarisant	3 à 5 min	50 à 75 min

* Le délai d'action du rocuronium peut être raccourci à environ 1 min lors de l'administration de posologies élevées.

Principaux médicaments – Posologies

Tableau II.44 *- Principaux curares utilisés en anesthésie (Liste I) et posologies*

DCI / Spécialités	Posologies – Modes d'utilisation
Suxaméthonium inj. CELOCURINE amp. 100 mg/2 mL	• *Induction* : AD : 1 mg/kg ENF : 1,5 mg/kg
Vécuronium inj. NORCURON amp. 4 mg amp. 10 mg	• *Induction :* 0,10 mg/kg IVD lente • *Entretien :* 0,03 mg/kg IVD toutes les 20 à 30 min
Atracurium inj. TRACRIUM amp. 25 mg/2,5 mL amp. 50 mg/5 mL amp. 250 mg/25 mL	• *Induction :* 0,5 mg/kg IVD lente • *Entretien :* 0,1 à 0,2 mg/kg IVD lente toutes les 20 à 40 min (ou perfusion continue : 0,3 à 0,6 mg/kg/h)
Rocuronium inj. ESMERON amp. 50 mg/5 mL	• *Induction :* 0,6 mg/kg IVD • *Entretien :* 0,15 mg/kg IVD (ou perfusion continue : 0,3 à 0,6 mg/kg/h)
Mivacurium inj. MIVACRON amp. 10 mg/5 mL amp. 20 mg/10 mL	• *Induction :* 0,2 mg/kg IVD • *Entretien :* 0,1 mg/kg IVD toutes les 15 min (ou perfusion continue : 0,5 à 0,6 mg/kg/h)
Cisatracurium inj. NIMBEX amp. 5 mg/2,5 mL amp. 10 mg/5 mL amp. 20 mg/10 mL amp. 150 mg/30 mL	• *Induction :* 0,15 mg/kg • *Entretien :* 0,03 mg/kg en réinjection (ou perfusion continue : 0,12 mg/kg/h)

Conduite de traitement

Critères de choix

Les curares sont administrés comme adjuvants de l'anesthésie pour obtenir la relaxation des muscles squelettiques (notamment ceux de la paroi abdominale), empêcher la contraction musculaire (liée aux agents morphiniques, entre autres) et faciliter l'intubation endotrachéale.

En fonction du type d'intervention

INTERVENTIONS DE TRÈS COURTE DURÉE (ANESTHÉSIE DE MOINS DE 30 MINUTES)

Le suxaméthonium est tout particulièrement indiqué grâce à son action plus rapide et plus fugace, par exemple dans :
- les intubations difficiles, en urgence ;
- les intubations pour des interventions ne nécessitant pas de relâchement musculaire ;
- en cas de contre-indications aux curares non dépolarisants.

Le mivacurium est également adapté aux interventions de courte durée.

Le rocuronium à très forte posologie (1,2 mg/kg) possède une action aussi rapide que le suxaméthonium, mais très prolongée, qui peut être antagonisée par le sugammadex (BRIDION).

INTERVENTIONS DE PLUS LONGUE DURÉE

Les curares non dépolarisants sont employés. Parmi ceux-ci, les plus récents, atracurium, rocuronium, vécuronium et cisatracurium, présentent l'avantage d'avoir un moindre retentissement sur la pression artérielle et le rythme cardiaque ainsi qu'un faible pouvoir histaminolibérateur :
- l'atracurium et le vécuronium sont utilisés en chirurgie abdominale, thoracique et obstétricale ;
- en chirurgie ophtalmique, l'ensemble des curares non dépolarisants permettent une diminution de la pression intraoculaire.

En fonction du terrain

- *L'enfant :* le cisatracurium n'est pas indiqué chez l'enfant de moins de 2 ans.

- *Le sujet âgé :* l'atracurium, le rocuronium et le vécuronium sont préférés en raison de leur bonne tolérance hémodynamique, de leur courte durée d'action, de leur absence d'effet vagal.
- *L'insuffisant rénal :* l'atracurium et le vécuronium, n'ayant pas d'élimination rénale prépondérante, sont utilisés.
- *L'insuffisant hépatique :* lors d'insuffisance hépatique aiguë, avec hyperkaliémie, les curares non dépolarisants sont employés (atracurium).
- *Myopathie :* l'atracurium et le vécuronium peuvent être utilisés à faibles doses après administration de doses-test.

Effets indésirables – Contre-indications

Effets indésirables

Tous les curares sont allergisants à divers degrés : du simple rush cutané à la réaction anaphylactique plus grave, voire au choc.

- Curare dépolarisant :
  - hyperkaliémie ;
  - apparition de fasciculations ;
  - tachycardie précoce ;
  - troubles bronchopulmonaires et digestifs.
- Curares non dépolarisants :
  - histaminolibération liée, entre autres, à la vitesse d'injection, à la dose injectée et à l'existence d'un terrain atopique ;
  - hyperkaliémie.

Contre-indications

- Allergie.
- Suxaméthonium : rabdomyolyse, déficit en cholinestérase, myopathie, tétraplégie.

MÉDICAMENTS ANTAGONISTES DES PRINCIPES ACTIFS UTILISÉS EN ANESTHÉSIE GÉNÉRALE

- Néostigmine (PROSTIGMINE), amp. inj. 0,5 mg
  La néostigmine est utilisée afin d'obtenir une décurarisation après utilisation de curares non dépolarisants. La posologie est de 0,05 mg/kg en IV chez l'adulte. On y associe l'atropine afin d'en limiter les effets secondaires de type nicotinique ou muscarinique.
- Naloxone (NARCAN), amp. inj. 0,4 mg
  La naloxone est un antagoniste pur, spécifique et compétitif des opiacés. Elle est utilisée pour le traitement des dépressions respiratoires induites par les morphiniques, en fin d'intervention chirurgicale. L'action par voie IV se manifeste en 30 secondes et dure de 25 à 45 minutes.
  La posologie est de 1 à 2 μg/kg, à répéter si besoin.
- Flumazénil (ANEXATE), amp. inj. 0,5 et 1 mg
  Le flumazénil est un antagoniste compétitif de l'action des benzodiazépines sur les récepteurs centraux.
  Il est utilisé afin d'interrompre l'anesthésie générale induite ou maintenue par les benzodiazépines.
  La posologie est de 0,2 mg en IV lente suivie d'éventuelles réinjections sans dépasser 1 mg.
- Suggamadex (BRIDION), amp. inj. 200 et 500 mg
  Le suggamadex est un antagoniste spécifique du rocuronium. Il est utilisé afin d'obtenir une décurarisation rapide après utilisation de ce curare. La posologie est de 2 à 4 mg/kg. La décurarisation est obtenue en 2 à 3 minutes.

TECHNIQUES D'ANESTHÉSIE

Anesthésie balancée

C'est une anesthésie associant :

- un anesthésique intraveineux ;
- un analgésique morphinique ;
- un curare ;
- un complément gazeux (mélange à 50/50 de protoxyde d'azote et d'oxygène) est fréquemment utilisé.

L'anesthésique intraveineux est utilisé pour l'induction ; l'entretien de la narcose est obtenu avec un anesthésique volatil halogéné potentialisé par un morphinomimétique (exemple : fentanyl) ; l'analgésie est maintenue grâce au morphinomimétique et au protoxyde d'azote.

La relaxation musculaire est obtenue grâce aux curares.

Neuroleptanalgésie

Elle est réalisée par l'association de morphinomimétiques et de neuroleptiques (exemple : dropéridol et fentanyl).

Cette méthode conserve la ventilation et a pour but d'apporter une analgésie suffisante qui permet la réalisation d'actes simples de diagnostic tels que les endoscopies et les artériographies. Le patient peut entendre et mémoriser.

Cette technique offre une parfaite protection neurovégétative tout au long de l'intervention et pendant le réveil, et une grande stabilité des constantes cardiovasculaires.

La narco-neuroleptanalgésie est obtenue soit par adjonction d'un hypnotique, soit par administration de fortes doses de fentanyl : dans ce cas, le patient n'est plus vigile.

Anesthésie analgésique

Cette méthode associe analgésie et curarisation, l'analgésique étant un morphinomimétique. Elle se caractérise par :

- l'absence d'agent d'induction sauf pour le confort du patient ;
- la nécessité d'une ventilation assistée peropératoire ;
- pas de réelle contre-indication ;
- une analgésie de durée variable évoluant parallèlement à la dépression respiratoire ;
- une hyperréactivité neurovégétative ;
- en fin d'intervention, les antidotes : prostigmine (NEOSTIGMINE), permettent de supprimer la curarisation puis la dépression respiratoire tout en conservant l'analgésie postopératoire.

L'anesthésie analgésique séquentielle fait appel en plus du morphinomimétique et du curare à un potentialisateur type protoxyde d'azote.

Cette méthode est employée chez les sujets âgés, en chirurgie à hauts risques et prolongée, en cas de césarienne.

Narco-analgésie

Deux associations sont fréquemment employées :
- flunitrazépam et fentanyl (NARCOZEP-FENTANYL) ;
- flunitrazépam et alfentanil (NARCOZEP-RAPIFEN).

L'interruption de ce type d'anesthésie peut être obtenue par l'administration intraveineuse de flumazénil (ANEXATE), antagoniste spécifique des benzodiazépines.

Cette technique est tout particulièrement indiquée en chirurgie prolongée et chez les sujets âgés.

ANESTHÉSIE ET ARRÊT DES MÉDICAMENTS

Des questions difficiles se posent aux anesthésistes à la veille d'une intervention chirurgicale, quand le patient est en traitement avec un médicament dont l'arrêt brutal est déconseillé (tranquillisants, hypnotiques, neuroleptiques, antidépresseurs imipraminiques, barbituriques, antiparkinsoniens, antihypertenseurs, bêtabloquants, corticoïdes, anticoagulants) ou dont les interactions avec les produits d'anesthésie sont majeures ou le cumul d'effets indésirables important.

Le *tableau II.45* propose la conduite à tenir selon 3 niveaux :
- médicaments qui doivent être impérativement arrêtés en préopératoire ;
- médicaments dont l'arrêt ou la poursuite du traitement est à considérer au cas par cas en fonction du terrain du patient, des risques encourus et du type d'anesthésie ;
- médicaments dont l'administration est poursuivie en peropératoire.

***Tableau II.45** - Anesthésie et arrêt des médicaments – Conduite à tenir*

Traitements en cours et interactions en cours d'anesthésie	Conduite à tenir vis-à-vis du traitement en cours
Médicaments arrêtés en préopératoire	
IMAO non sélectifs : • accumulation de catécholamines, à l'origine d'accidents cardiovasculaires graves au cours de l'anesthésie (accès hypertensifs, troubles du rythme) • inhibition de systèmes enzymatiques assurant la dégradation de médicaments utilisés en anesthésie (neuroleptiques, morphiniques, benzodiazépines, barbituriques)	• la gravité de ces accidents cardiovasculaires impose l'arrêt du traitement trois semaines avant une intervention prévue • en cas d'urgence, les morphiniques, les amines pressives et la CELOCURINE sont à éviter
IMAO sélectifs de type A : • plus maniables que les précédents mais les interactions sont du même type	• le traitement est interrompu 24 à 48 h avant l'anesthésie
Inhibiteurs de la recapture de la sérotonine et de la noradrénaline (venlafaxine, milnacipran, duloxétine) : • risque d'hypertension et de tachycardie paroxystique en cas d'utilisation peropératoire de vasopresseurs	• interrompre le traitement durant 48 heures (interruption anticipée pour la duloxétine avec diminution progressive des posologies)
Metformine : • risque théorique d'acidose lactique	• arrêt la veille de l'intervention, le relais est pris par l'insuline • réintroduction de la metformine au bout de 48 heures si la fonction rénale le permet

Traitements en cours et interactions en cours d'anesthésie	Conduite à tenir vis-à-vis du traitement en cours
Inhibiteurs de l'enzyme de conversion (IEC) et antagonistes des récepteurs à l'angiotensine II (ARA II) : • risque d'hypertension peropératoire	• interrompre le traitement la veille ou l'avant-veille de l'intervention selon la durée d'action de l'IEC afin d'éviter les risques d'hypotension
Médicaments dont l'arrêt ou la poursuite sont à considérer en fonction du terrain du patient, des risques éventuels et du type d'anesthésie	
Antidépresseurs tricycliques : • peuvent créer une instabilité tensionnelle, des troubles du rythme • interagissent avec des agents anesthésiques : - halothane : prédisposition aux arythmies ventriculaires - dropéridol : risque d'hypotension artérielle accru	• la longue durée d'action de ces médicaments induit qu'ils ne soient pas arrêtés en peropératoire • les médicaments proarythmogènes sont évités en cours d'anesthésie (bupivacaïne)
Antiagrégants plaquettaires : • allongement du temps de saignement	• interrompre le traitement une semaine avant l'intervention si besoin
Antivitamines K : • risque de saignement	• pour les actes peu invasifs, le traitement peut être maintenu • sinon, interrompre le traitement 5 jours avant l'intervention et réaliser un relais par l'héparine • en cas d'urgence, administrer une association de facteurs de coagulation vitamine K-dépendants, ou de la vitamine K *per os* ou injectable
Antihypertenseurs centraux : alphaméthyldopa (ALDOMET) • toxicité hépatique	• traitement maintenu mais contre-indique l'utilisation de l'halothane
Contraceptifs oraux : • risques de complications thromboemboliques	• interrompre le traitement un mois avant l'intervention si geste à risque thrombotique important

Traitements en cours et interactions en cours d'anesthésie	Conduite à tenir vis-à-vis du traitement en cours
Isoniazide : • hépatotoxique	• ne pas l'associer à l'halothane
Nouveaux anticoagulants oraux non AVK : • risque de saignement majeur	• arrêt du traitement de 24 heures à 5 jours avant l'intervention selon le risque hémorragique lié à l'intervention, l'état de la fonction rénale du malade et le médicament
Aminosides – polymyxines – lincosanides : • potentialisent les curares	• réduire les doses du curare
Lithium : • il interagit avec les curares (potentialisation) • il entraîne des arythmies à doses toxiques • toute hyponatrémie ou déshydratation entraîne un risque d'accumulation	• contrôle de la lithémie • contrôle de la natrémie
Morphiniques : • effets antalgiques annulés en cas d'utilisation d'agonistes-antagonistes	• les agonistes-antagonistes (TEMGESIC, NUBAIN) sont remplacés par des agonistes purs pendant la période préopératoire
Antiangoreux	• intérêt de poursuivre, de majorer le traitement voire d'instituer un traitement anti-ischémique chez le coronarien
Antiarythmiques	• maintenir le traitement jusqu'au jour de l'intervention
Hypolipémiants de type fibrates	• souvent interruption du traitement du fait de la crainte d'augmentation du risque de rhabdomyolyse
Diurétiques	• du fait du risque de déséquilibre ionique et d'hypovolémie, ils sont souvent interrompus la veille de l'intervention
Médicaments dont l'administration est poursuivie en peropératoire	
Antiparkinsoniens : • la lévodopa se transforme en dopamine qui peut interférer avec de nombreux anesthésiques mais l'arrêt du traitement expose le malade à un risque de syndrome extrapyramidal	• les antiparkinsoniens doivent être poursuivis

Traitements en cours et interactions en cours d'anesthésie	Conduite à tenir vis-à-vis du traitement en cours
Bêtabloquants : • si arrêt brutal : risque d'infarctus et poussées hypertensives	• traitement poursuivi, au besoin renforcé pendant la période préopératoire (forme intraveineuse)
Cardiotoniques digitaliques : • majoration de troubles de conduction et du rythme lors d'hypoxémie ou d'hypokaliémie	• ne pas interrompre le traitement • corriger une éventuelle déplétion potassique
Neuroleptiques	• le traitement peut être poursuivi
Antiépileptiques : • les morphiniques peuvent provoquer des crises convulsives même chez le sujet sain	• chez les épileptiques traités, il est indispensable de maintenir le traitement
Clonidine : • rebond hypertensif si arrêt brutal	• traitement maintenu au besoin par voie parentérale
Antiasthmatiques : • corticothérapie au long cours et bêtamimétiques	• poursuivre impérativement le traitement, au besoin par voie injectable
Corticoïdes : • augmentation des besoins hormonaux en période chirurgicale	• traitement poursuivi et même majoré
Hypolipémiants de type statines	• pas d'arrêt : le sevrage majore le risque de survenue d'événements cardiaques
Antidépresseurs inhibiteurs sélectifs de la recapture de la sérotonine (IRS)	• le traitement ne doit pas être interrompu en raison du risque d'apparition de syndrome de sevrage
Inhibiteurs calciques	• pas d'arrêt car risque d'effet rebond
Digoxine	• pas d'arrêt du fait de la longue demi-vie de la digoxine (surveillance clinique et biologique renforcée en postopératoire)

Administration et conseils au patient

Objectifs du traitement médicamenteux

L'anesthésie est un ensemble de techniques qui permet la réalisation d'un acte chirurgical, obstétrical ou médical (endoscopie...), en supprimant la sensibilité du patient à la douleur provoquée par ces actes.
Dans le cas de l'anesthésie générale, l'absence de sensation douloureuse (analgésie) s'accompagne d'une perte de la conscience (narcose ou état comparable au sommeil), d'une disparition des réflexes et d'un relâchement musculaire.

Modalités de mise en œuvre

L'anesthésie est obtenue par l'association d'au moins trois types de médicaments dont les posologies et débits d'administration sont variables au cours des trois phases de l'anesthésie : phase d'induction, d'entretien et de réveil :

- la narcose ou sommeil artificiel est obtenue grâce à l'utilisation de médicaments anesthésiques généraux hypnotiques, administrés **par voie intraveineuse ou par voie inhalée**. Dans ce second cas, le patient inhale grâce à un masque posé sur son visage des vapeurs anesthésiques obtenues par évaporation d'un médicament anesthésique halogéné volatil dans un dispositif approprié (évaporateur ou cuve d'anesthésie). Les deux techniques d'anesthésie peuvent être combinées au cours d'une même intervention ;
- l'analgésie est obtenue par des agents morphiniques puissants administrés **par voie intraveineuse** ;
- le relâchement musculaire total du patient, nécessaire pour permettre au chirurgien d'opérer dans de bonnes conditions (chirurgie viscérale, entre autres), est obtenu grâce à l'utilisa-

tion d'agents myorelaxants : les curares administrés **par voie intraveineuse**.

La puissance des agents anesthésiques et des agents morphinomimétiques utilisés lors de l'anesthésie générale impose un accès aux voies aériennes et une assistance ventilatoire car les centres de régulation de la ventilation sont profondément déprimés par ces agents d'anesthésie. L'accès aux voies aériennes est réalisé par un masque ou par introduction intratrachéale d'un tube (sonde d'intubation) pour permettre la ventilation contrôlée. Les curares, précédemment cités, sont utilisés aussi pour faciliter l'intubation. La durée d'administration des agents anesthésiques est très variable et liée à la durée de l'acte douloureux (de quelques minutes à plusieurs heures).

Surveillance de l'efficacité et de la tolérance du traitement

- La surveillance en cours d'anesthésie est effectuée par un médecin anesthésiste qui maintient l'anesthésie en ajustant le débit d'administration des différents médicaments évoqués précédemment ou en réalisant des réinjections si besoin. Il est aidé par des appareils de monitoring qui permettent de surveiller en permanence la profondeur de l'anesthésie, le pouls, la tension artérielle, le rythme cardiaque, l'oxymétrie et de nombreux paramètres respiratoires.
- Le patient devra être informé des effets secondaires les plus couramment observés suite à une anesthésie et des mesures mises en place pour les éviter ou les atténuer :
  - les nausées et vomissements peuvent survenir au moment du réveil et induire des accidents liés à l'inhalation du contenu gastrique. Cet effet est minimisé si les consignes de jeûne préopératoire sont respectées : absence de boisson et de nourriture dans les 6 heures qui précèdent l'anesthésie. La prise de médicaments en préopératoire peut être réalisée avec une

seule gorgée d'eau. Une prémédication grâce à des médicaments diminuant l'acidité du contenu gastrique peut être administrée aussi avant intervention pour diminuer ce risque. Une prémédication par des agents anxiolytiques permet de mettre en œuvre l'anesthésie dans de meilleures conditions mais aussi de minimiser cet effet secondaire digestif ;

- des maux de gorge ou un enrouement passager peuvent être observés : ils sont liés à la nécessité de l'intubation pour maintenir la fonction respiratoire en cours d'anesthésie et cèdent spontanément en quelques jours ;
- des traumatismes dentaires sont possibles, dus aux manœuvres réalisées au moment de l'intubation. Le patient devra signaler au médecin anesthésiste toute fragilité dentaire particulière et les prothèses dentaires seront retirées avant intervention ;
- des veinites peuvent être observées, liées aux médicaments injectés en cours d'anesthésie ; elles cèdent spontanément ou avec l'aide de pansements alcoolisés ou de pommades anti-œdémateuses en quelques jours ;
- la position prolongée sur la table d'opération peut provoquer des engourdissements, douleurs ou courbatures dans les bras ou les jambes. Ces symptômes disparaissent en quelques jours ;
- des troubles passagers de la mémoire ou une diminution des facultés de concentration peuvent survenir dans les heures suivant l'anesthésie et s'estomper progressivement en quelques heures à plusieurs jours (chez les sujets âgés entre autres). Il faut donc éviter de conduire un véhicule ou d'effectuer un travail dangereux dans les 24 heures qui suivent l'anesthésie ;
- des réactions allergiques graves peuvent parfois survenir. Il sera nécessaire que le patient signale au médecin tout antécédent allergique ou terrain atopique (asthme, eczéma...). Une prémédication par des agents antihistaminiques pourra être proposée dans certains cas.

- Toute anesthésie générale réalisée pour un acte non urgent nécessite une **consultation préanesthésique** plusieurs jours à l'avance et une **visite préanesthésique** la veille ou le jour même de l'intervention. Au cours de ces deux rencontres, le médecin anesthésiste évalue le choix du type d'anesthésie à réaliser, évalue les risques potentiels et pourra demander des examens complémentaires pour les apprécier de façon plus précise et informe le patient sur le déroulement de l'anesthésie. Il est conseillé au patient de se rendre en consultation avec son ordonnance habituelle car certains médicaments devront être interrompus ou relayés par des alternatives compatibles avec l'acte opératoire et l'anesthésie (voir *tableau II.45*).
- Toute anesthésie générale est suivie d'une **phase de surveillance intense au moment du réveil** (salle de réveil). Cette surveillance est réalisée par le médecin anesthésiste. Le retour à la conscience est progressif et dépend beaucoup de l'âge du patient, de la durée de l'intervention, des médicaments utilisés au cours de l'anesthésie. Le temps passé en salle de réveil est donc variable et peut durer quelques heures.

Conseils hygiéno-diététiques

- Outre le jeûne qui doit être respecté dans les 6 heures qui précèdent l'anesthésie, le tabac et l'alcool sont aussi contre-indiqués.
- Afin de prévenir l'apparition d'infection du site opératoire, le patient devra réaliser une douche préopératoire avec un savon antiseptique selon un protocole précis.
- Le maquillage, le vernis à ongles, les bijoux et les perruques seront retirés.

Autres conseils au patient

Les prothèses dentaires amovibles, les lentilles de contact, les prothèses auditives seront retirées avant de pénétrer en salle d'opération.

Anesthésiques locaux

NOTIONS ESSENTIELLES

- Les anesthésiques locaux sont des médicaments capables d'abolir de façon temporaire et réversible le fonctionnement des terminaisons nerveuses au contact desquelles ils sont amenés.
- Ils bloquent la conduction axonale de l'influx nerveux en diminuant la perméabilité membranaire au sodium.
- Les anesthésiques locaux appartiennent à deux grandes familles chimiques, les aminoesters et les aminoamides :
  - les aminoesters sont facilement hydrolysés dans le sang et sont de ce fait peu toxiques ;
  - les aminoamides sont métabolisés par le foie ; leur toxicité dépend de l'état fonctionnel hépatique.
- Les anesthésiques locaux présentant l'activité la plus marquée sont ceux dont le délai et la durée d'action sont les plus longs. Il s'agit de la bupivacaïne, la chloroprocaïne, la ropivacaïne et la lévobupivacaïne.
- Les principaux effets indésirables des anesthésiques locaux sont d'ordre neurologique et cardiaque sous la forme de crises convulsives et d'hypotension artérielle. Ces accidents sont plus graves avec les anesthésiques locaux puissants.
- Quelle que soit l'anesthésie locorégionale à pratiquer, des règles de surveillance strictes sont à respecter.
- Les indications cliniques de ces médicaments sont les anesthésies de contact, par infiltration, tronculaires, rachidiennes, péridurales et l'anesthésie régionale intraveineuse.

GÉNÉRALITÉS

Définition

Un anesthésique local est une substance qui, appliquée au contact des fibres nerveuses, à concentration appropriée, possède la propriété de bloquer la conduction axonale.

Il agit de façon spécifique, temporaire et réversible sur toutes les fibres motrices, sensitives, sensorielles et autonomes à tout niveau du système nerveux.

Un anesthésique local est destiné à supprimer toute sensation douloureuse, sans perte de conscience, après application locale, infiltration locorégionale ou injection à proximité de structures conductrices.

Classification

Cette classification est fondée sur la structure chimique des anesthésiques locaux *(figure II.5)*.

La structure chimique d'un anesthésique local comporte :
- un pôle lipophile : le noyau aromatique ;

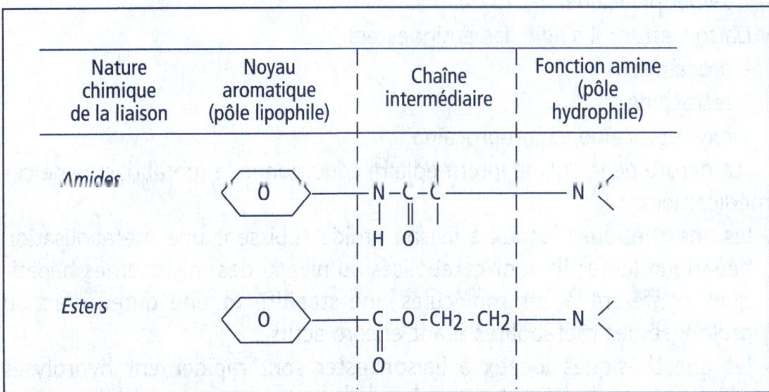

***Figure II.5** - Structure chimique des anesthésiques locaux*

- une chaîne intermédiaire de longueur variable ;
- un pôle hydrophile : la fonction amine.

Pôle lipophile

Il confère à la molécule ses propriétés anesthésiques ; il conditionne la liposolubilité et par là-même la pénétration au travers de la gaine de myéline et de la membrane axonale (de nature lipidique) ; la latence et la durée d'action en dépendent.

Pôle hydrophile

Il conditionne l'hydrosolubilité donc la répartition sanguine, la diffusion et la fixation protéique.

Chaîne intermédiaire

Elle permet de classer les anesthésiques locaux en deux grands groupes selon le type de liaison qu'ils possèdent.

- *Liaison amide :* il s'agit des aminoamides :
  - lidocaïne ;
  - prilocaïne ;
  - bupivacaïne ;
  - mépivacaïne ;
  - ropivacaïne ;
  - lévobupivacaïne.
- *Liaison ester :* il s'agit des aminoesters :
  - procaïne ;
  - tétracaïne ;
  - oxybuprocaïne, chloroprocaïne.

La nature de la chaîne intermédiaire conditionne le métabolisme de ces médicaments :

- les anesthésiques locaux à liaison amide subissent une métabolisation hépatique lente ; ils sont catabolisés au niveau des microsomes hépatiques conférant à ces molécules une stabilité et une durée d'action prolongée, les métabolites étant encore actifs ;
- les anesthésiques locaux à liaison ester sont rapidement hydrolysés dans le plasma par les cholinestérases, ce qui explique leur faible toxicité systémique.

Caractéristiques chimiques et durée d'action sont indissociables :
- les anesthésiques locaux qui ont une liposolubilité et une fixation protéique élevées ont une durée d'action longue ;
- les anesthésiques locaux qui ont une liposolubilité plus faible ont, au contraire, une durée d'action plus courte.

Mécanisme d'action

Les anesthésiques locaux agissent au niveau de la membrane neuronale, siège de l'excitation.

Électrophysiologie du potentiel d'action (PA) : au sein de la fibre nerveuse au repos, les canaux sodiques sont fermés. Toute dépolarisation de la membrane entraîne une ouverture progressive de ces canaux et le courant sodique dépolarise la membrane : c'est la phase ascendante du PA. À la dépolarisation complète de la membrane, les canaux sodiques deviennent imperméables et les canaux potassiques s'ouvrent, entraînant une sortie massive d'ions K+ jusqu'à repolarisation.

Les anesthésiques locaux diminuent la perméabilité membranaire au sodium. L'inhibition spécifique de la conduction sodique diminue la vitesse de dépolarisation et l'amplitude du potentiel d'action et augmente la durée de la période réfractaire.

L'interaction avec l'ion calcium est également impliquée, le calcium potentialisant l'action des anesthésiques locaux.

Activité anesthésique locale

Facteurs déterminant l'activité anesthésique locale

Nature de l'anesthésique local

Elle dépend de :
- sa liposolubilité ;
- son degré d'ionisation et sa fixation protéique.

Les anesthésiques locaux se comportent comme des bases faibles, c'est-à-dire comme des accepteurs de protons. Au pH plasmatique (7,4), les principaux anesthésiques locaux ont une fraction non ionisée relativement importante ; en revanche, au sein de la cellule nerveuse où le pH est plus faible (6,9), ils se retrouvent essentiellement sous forme ionisée.

Dans le plasma, les anesthésiques locaux se trouvent sous trois formes :
- une forme liée aux protéines (albumine) non dégradée, représentant un « réservoir » ;
- une forme libre non ionisée, seule forme diffusible à travers les membranes, responsable de l'activité et de la toxicité ;
- une forme libre ionisée (c'est-à-dire dissociée) responsable de la fixation sur les récepteurs cellulaires.

Voie d'administration

Les anesthésiques locaux ne sont pas absorbés par la peau saine (à l'exception de certaines formes galéniques particulières, comme celle de la crème EMLA). Au niveau des muqueuses, l'absorption varie selon sa nature et son état : elle est importante pour la trachée et le pharynx.

L'absorption varie avec :
- le lieu d'injection : elle augmente avec la vascularisation ;
- les caractéristiques de l'anesthésique local : pouvoir vasodilatateur, vitesse d'élimination ;
- l'addition d'un vasoconstricteur (adrénaline) : il diminue la résorption sanguine en bloquant l'anesthésique dans la zone d'injection, diminue sa vitesse de diffusion et prolonge ainsi sa durée d'action.

En pratique, quatre techniques sont utilisées :
- l'anesthésie topique ou de contact ;
- l'anesthésie par infiltration ;
- l'anesthésie par blocage nerveux périphérique, unique ou multiple (plexus) ;
- l'anesthésie par blocage médullaire intrarachidien ou extradural.

Forme galénique et concentration de l'anesthésique local

- L'absorption est plus rapide avec les sprays qu'avec les gels dans le cas d'une anesthésie de contact.
- L'augmentation de la dose majore la durée d'action et diminue son délai.

Principales caractéristiques des anesthésiques locaux

On peut distinguer trois grands groupes d'anesthésiques locaux :
- ceux qui ont une puissance faible : procaïne ;

- ceux qui ont une puissance intermédiaire : lidocaïne, prilocaïne, mépivacaïne ;
- les plus puissants : tétracaïne, bupivacaïne, ropivacaïne, lévobupivacaïne.

Par ailleurs, les anesthésiques locaux les plus puissants sont ceux qui présentent le délai et la durée d'action les plus longs *(tableau II.46)*.

***Tableau II.46** - Délai et durée d'action des principaux anesthésiques locaux*

	Procaïne	Lidocaïne	Bupivacaïne	Mépivacaïne	Ropivacaïne	Lévobupivacaïne
Délai d'action	1 à 2 min	2 à 5 min	10 à 30 min	10 à 30 min	10 à 30 min	10 à 15 min
Durée d'action	20 à 40 min	45 à 90 min	150 à 240 min	60 à 180 min	150 à 210 min	150 à 210 min

Autres effets pharmacologiques

Au niveau du système nerveux central

Les anesthésiques locaux traversent la barrière hématoméningée ; à fortes doses, de véritables crises convulsives peuvent survenir. Les anesthésiques locaux les plus puissants sont ceux qui présentent la toxicité cérébrale la plus marquée.

Au niveau cardiaque et vasculaire

Ils dépriment toutes les fonctions cardiaques.

Ainsi, un bloc péridural ou une rachianesthésie peut provoquer une diminution du volume d'éjection ventriculaire, des résistances vasculaires périphériques et du débit cardiaque ; il s'ensuit une hypotension artérielle.

Au niveau respiratoire

Ils provoquent une dépression pouvant aller jusqu'à l'arrêt respiratoire pour de fortes concentrations.

Effets allergisants

Ils sont très rares, les réactions anaphylactoïdes sont exceptionnelles; quelques manifestations cutanées sont possibles mais rares (éruptions urticariennes, eczéma de contact).

TECHNIQUES D'ANESTHÉSIE LOCORÉGIONALE ET PRINCIPES ACTIFS UTILISÉS

Anesthésie de surface

Anesthésique topique, par contact

L'anesthésique, sous forme de crème, gel ou aérosol, pastilles, est appliqué sur la surface du tissu à anesthésier par pulvérisation, tamponnement ou contact direct: peau, conjonctive, muqueuse digestive, bronchique, gingivale, génito-urinaire, rectale.

Plusieurs anesthésiques sont disponibles sur le marché. La lidocaïne est l'anesthésique le plus utilisé en anesthésie par contact. Ses indications sont détaillées dans le *tableau II.47*, p. 269.

Les autres anesthésiques utilisés sont:
- l'association lidocaïne + prilocaïne (EMLA) (indications: *tableau II.47*);
- la pramocaïne (TRONOTHANE) utilisée dans le traitement des manifestations douloureuses et prurigineuses anales;
- la tétracaïne, qui entre dans la composition de nombreuses préparations à but antalgique des affections de la muqueuse buccale et de l'oropharynx.

L'oxybuprocaïne (CEBESINE) et la tétracaïne en collyre sont indiquées pour les interventions nécessitant une anesthésie locale de la conjonctive et de la cornée.

L'application répétée d'anesthésiques sur des muqueuses très vascularisées peut conduire à la survenue d'effets indésirables (neurologiques ou cardiovasculaires; il convient surtout de bien contrôler la dose administrée lors de l'utilisation de vaporisateur ou nébuliseur).

Anesthésie par infiltration

Elle est réalisée au moyen d'une ou plusieurs injections sous-cutanées, intradermiques ou intramuqueuses. L'injection ne doit pas être intravasculaire.

Le principal inconvénient de ce type de technique est la nécessité de recourir à des quantités importantes d'anesthésiques pour traiter une surface peu étendue ; ce type d'anesthésie est réservé à des gestes chirurgicaux mineurs très localisés.

Les anesthésiques utilisés sont :
- la lidocaïne ;
- la procaïne ;
- la mépivacaïne ;
- la bupivacaïne ;
- la ropivacaïne ;
- la lévobupivacaïne.

Les posologies préconisées pour ces différents principes actifs sont détaillées dans le *tableau II.48*, p. 271.

La durée d'action dépend surtout de l'adjonction ou non d'adrénaline.

Bloc central ou anesthésie périmédullaire

On regroupe sous ce terme les anesthésies péridurale et rachidienne.

Les médicaments utilisés et les posologies préconisées figurent dans le *tableau II.48*.

Anesthésie péridurale

L'anesthésique (ainsi que l'agent opiacé éventuellement associé) est injecté dans l'espace péridural, espace virtuel situé entre le ligament jaune et la dure-mère, au contact des racines nerveuses. On obtient un bloc, d'abord sensitif, puis moteur des racines spinales correspondant au niveau de l'injection. On distingue ainsi :
- l'anesthésie thoracique (chirurgie abdominale haute et thoracique) ;
- l'anesthésie lombaire (chirurgie de membres inférieurs, du bas abdomen, périnéale, obstétrique) ;
- l'anesthésie caudale (chirurgie pelvienne, périnéale, obstétrique).

On procède à une injection unique ou à des injections répétées grâce à un cathéter introduit dans l'espace péridural et laissé en place.

L'injection est toujours précédée d'une dose test de 2 à 3 mL destinée à s'assurer que l'aiguille ou le cathéter n'ont pas traversé la dure-mère ; dans ce cas en effet, il y a apparition d'une rachianesthésie.

La quantité d'anesthésique est à adapter en fonction du niveau de l'injection : 3 à 5 mL pour une péridurale thoracique contre 10 à 30 mL pour une péridurale lombaire.

Pour éviter un nombre de réinjections important, il est préférable d'avoir recours à des anesthésiques de longue durée d'action (bupivacaïne, ropivacaïne, chloroprocaïne et lévobupivacaïne).

Anesthésie rachidienne : rachianesthésie

L'injection de l'anesthésique se fait dans le LCR, au niveau de la région lombaire (L4-L5). L'étendue de l'anesthésie dépend :
- de la densité de la solution ;
- du volume injecté ;
- de la position du patient après l'injection.

On distingue :
- la rachianesthésie isobare : la solution d'anesthésique de même densité que le LCR stagne au niveau de l'injection ; la position du patient n'influe pas ;
- la rachianesthésie hyperbare : la solution d'anesthésique est rendue hyperbare par l'adjonction de soluté glucosé à 10 % et est plus dense que le LCR ; le niveau de l'anesthésie est dépendant de la position du patient et parfaitement contrôlable en la faisant varier.

Les indications de la rachianesthésie sont semblables à celles de l'anesthésie péridurale. Cette technique d'anesthésie provoque aussi un bloc central bilatéral et symétrique concernant les membres inférieurs et remontant plus ou moins haut sur l'abdomen et le thorax. Le bloc obtenu en rachianesthésie est, pour une quantité d'anesthésique local moindre, plus intense et plus rapide que celui qui résulte d'une injection épidurale.

Les produits utilisés dans ce type de technique sont : la bupivacaïne, la ropivacaïne et la lévobupivacaïne.

La latence et la durée d'action sont plus courtes que dans le cas de l'anesthésie péridurale.

Bloc des plexus et des nerfs périphériques

La conduction d'un nerf est bloquée en injectant l'anesthésique à son contact.

On distingue les blocs nerveux ou tronculaires, dans lesquels l'anesthésique est injecté à proximité d'un nerf périphérique, et les blocs plexiques, pour lesquels l'anesthésique est injecté à proximité d'un ensemble de nerfs constituant un plexus nerveux.

Cette technique nécessite une prémédication et l'emploi d'un matériel approprié, en particulier des aiguilles à biseaux courts pour éviter de blesser les nerfs.

La difficulté principale réside dans le repérage des nerfs ; plusieurs techniques existent ; la plus complexe et en même temps la plus précise est la stimulation électrique du nerf grâce à une aiguille reliée à un générateur d'impulsions.

Les indications de cette technique d'anesthésie sont les actes chirurgicaux sur des parties spécifiques et limitées du membre supérieur, inférieur, ou de la tête et du cou.

La lidocaïne et la mépivacaïne sont choisies pour des durées d'anesthésie de 1 h 30 à 2 h, la bupivacaïne, la ropivacaïne et la lévobupivacaïne pour des durées plus longues (supérieures à 3 heures).

Le volume injecté varie en fonction du calibre du nerf.

L'adjonction d'adrénaline est recommandée pour allonger le temps d'anesthésie.

Anesthésie locorégionale intraveineuse (ALRIV)

L'anesthésique, *sans vasoconstricteur*, est injecté dans une veine d'un membre dont la circulation sanguine est momentanément interrompue à l'aide d'un garrot artériel. La compression doit être suffisante afin d'éviter les effets systémiques de l'anesthésique qui diffuse alors dans le compartiment extravasculaire.

L'indication principale de cette technique est la chirurgie d'urgence de l'avant-bras et du bras, d'une durée de 30 à 60 minutes.

Le seul anesthésique local dont l'utilisation est recommandée pour cette technique est la lidocaïne sans dépasser une dose totale de 200 mg.

La bupivacaïne n'est pas utilisable compte tenu de sa forte toxicité cardiovasculaire en cas de lâchage accidentel du garrot.

Remarque : association aux vasoconstricteurs

L'association aux anesthésiques locaux de vasoconstricteurs a plusieurs buts :

- prolonger leur durée d'action ;
- ralentir leur vitesse de résorption et diminuer ainsi leurs taux sanguins, facteur de sécurité pour les techniques d'infiltration ou de conduction qui nécessitent des doses importantes d'anesthésiques ;
- diminuer le saignement local dans le cas de l'anesthésie de surface des muqueuses.

L'adrénaline est le vasoconstricteur le plus utilisé à la concentration de 1 pour 200 000 (0,1 mL d'une solution à 0,1 % pour 20 mL d'anesthésique) pour l'anesthésie par infiltration ou par conduction ; il est utilisé à raison de 0,2 mL d'une solution à 0,1 % en rachianesthésie.

L'adjonction de vasoconstricteurs est contre-indiquée en cas :

- d'anesthésie des extrémités en raison d'un risque d'ischémie et de gangrène ;
- d'anesthésie locorégionale intraveineuse ;
- de sujets fragilisés chez lesquels une stimulation adrénergique doit être évitée (coronariens, hypertendus, personnes âgées).

PRINCIPAUX MÉDICAMENTS – INDICATIONS ET POSOLOGIES

Tableau II.47 - Anesthésiques locaux : anesthésiques de surface (Liste II)

Spécialités	Présentations	Indications/posologies
Lidocaïne		
XYLOCAINE 5 % à la naphtazoline	fl. de 24 mL	• Anesthésie de la peau et des muqueuses en ORL, odonto-stomatologie, bronchoscopie : **AD-ENF** > 6 ans : dose maximale de 4 mL par acte anesthésique
XYLOCAINE GEL URETRAL 2 % INSTILLAGEL URETRAL 2 %	seringue préremplie 10 g seringue préremplie 11 mL	• Anesthésies de l'urètre avant sondage : **AD** : 1 seringue de 10 g ou de 11 mL par anesthésie **ENF** : 2 à 4 mg/kg
XYLOCAINE 5 % NÉBULISEUR	fl. de 20 g	• Anesthésie de la peau et des muqueuses avant petite chirurgie en ORL, avant examens endoscopiques en ORL, pneumologie, gastro-entérologie, et avant intubation : **AD** : jusqu'à 225 mg soit 25 pulvérisations **ENF** > 6 ans : 2 à 4 mg/kg (max. 200 mg)
XYLOCAINE VISQUEUSE 2 %	tube de 100 g	• Traitement des syndromes hyperalgiques œsphago-gastriques : **AD** : 1 càd ou 1 càs avant les 3 repas • Anesthésie des voies digestives supérieures lors des explorations instrumentales en radiologie, ORL et stomatologie : **AD** : 1 càd ou 1 càs à avaler sans eau
DYNEXAN 2 % crème buccale	Tube 10 g	• Traitement des lésions douloureuses de la cavité buccale : **AD et ENF** de 6 à 15 ans : 0,5 g de crème 4 fois/j Dose max. : 200 mg de lidocaïne/j
DYNEXAN GIVAL 1 % crème buccale	Tube 10 g	• Traitement des lésions douloureuses de la cavité buccale : **AD et ENF** > 6 ans : 0,2 g de crème 4 fois/j

Spécialités	Présentations	Indications/posologies
NEURODOL-TISSUGEL VERSATIS compresse	Emplâtre 700 mg	• Traitement symptomatique des douleurs neuropathiques postzostériennes **AD** : 1 à 3 emplâtres 12 heures par jour
Lidocaïne + prilocaïne		
EMLA crème 5 % ANESDERM EMLAPATCH	tube 5 g tube 30 g patch 1 g/10 cm²	• Anesthésie de la peau saine (par exemple avant ponctions veineuses, chirurgie cutanée superficielle, etc.) **ENF** < 1 an : 0,5 g **AD** : 2 à 3 g ou 1 à 1,5 g/10 cm² *Durée d'application :* 1 heure Sous pansement occlusif L'anesthésie obtenue persiste 2 heures après le retrait de la crème • Anesthésie des muqueuses génitales de l'adulte : 5 à 10 g *Durée d'application :* 5 à 10 min Absence de pansement occlusif • Anesthésie locale des ulcères de jambe avant détersion mécanique douloureuse : 1 à 2 g/10 cm² (max. 10 g) *Durée d'application :* 30 min Sous pansement occlusif

Tableau II.48 - *Anesthésiques locaux injectables (formes pour anesthésie odonto-stomatologique exclues) (Liste II – Liste I pour les formes adrénalinées; attention: étiquetages harmonisés)*

Spécialités	Présentations	Indications/posologies
Procaïne		
PROCAINE 10 mg/mL 20 mg/mL	amp. inj. 5 mL = 50 mg amp. inj. 5 mL = 100 mg	Anesthésie par infiltration : 200 mg à 600 mg Blocs plexiques et tronculaires : 100 à 400 mg
Lidocaïne (XYLOCAINE, MESOCAINE)		
XYLOCAINE 5 mg/mL 10 mg/mL 20 mg/mL	fl. 20 mL = 100 mg fl. 20 mL = 200 mg fl. 20 mL = 400 mg	AD : • Anesthésie par infiltration : dose maximale = 200 mg • Anesthésie péridurale et caudale : dose maximale = 400 mg • Blocs plexiques et tronculaires : dose maximale = 400 mg • ALRIV : dose maximale = 200 mg ENF : • Anesthésie par infiltration, péridurale, caudale, blocs plexiques et tronculaires : 2 à 7 mg/kg • ALRIV (ENF > 5 ans) : 2,5 mg/kg
MESOCAINE 5 mg/mL 10 mg/mL	amp. 5 mL = 25 mg amp. 5 mL = 50 mg	• Anesthésie locale par infiltration : 5 à 20 mL à 0,5 % ou 1 %
XYLOCAINE ADRÉNALINÉE 10 mg/mL 20 mg/mL	fl. 20 mL = 200 mg + adrénaline 0,1 mg fl. 20 mL = 400 mg + adrénaline 0,1 mg	AD : anesthésie par infiltration, péridurale, caudale, blocs plexiques et tronculaires : dose maximale = 500 mg ENF : anesthésie par infiltration, péridurale, caudale, blocs plexiques et tronculaires : 3 à 10 mg/kg (max.)
Bupivacaïne (BUPIVACAINE, MARCAINE)		
BUPIVACAINE 2,5 mg/mL	fl. 5 mL = 12,5 mg fl. 10 mL = 25 mg fl. 20 mL = 50 mg	Anesthésie chirurgicale AD : • Anesthésie par infiltration : dose maximale = 150 mg • Anesthésie péridurale et caudale : 25 à 150 mg (max.)

Spécialités	Présentations	Indications/posologies
BUPIVACAINE 5 mg/mL	fl. 20 mL = 100 mg	• Blocs plexiques et tronculaires : dose maximale = 150 mg **ENF :** • Anesthésie par infiltration : dose maximale = 2 mg/kg • Anesthésie péridurale et caudale : dose maximale : 2 mg/kg • Blocs périphériques : 2 à 2,5 mg/kg **Prise en charge de la douleur aiguë** **AD :** perfusion péridurale : 12,5 à 18,5 mg/h (max. 400 mg/jour) **ENF :** perfusion péridurale : 0,2 à 0,4 mg/kg/h
BUPIVACAINE ADRÉNALINÉE 2,5 mg/mL 5 mg/mL	 fl. 20 mL = 50 mg + adrénaline 0,1 mg fl. 20 mL = 100 mg + adrénaline 0,1 mg	Indications identiques à la forme non adrénalinée Dose maximale : 150 mg par acte anesthésique
MARCAINE 5 mg/mL pour rachi-anesthésie	amp. 4 mL = 20 mg	Injection intrarachidienne de 2 à 4 mL en une seule fois au niveau de L4-L5
Mépivacaïne		
CARBOCAINE 10 mg/mL 20 mg/mL	 amp. 20 mL = 200 mg amp. 20 mL = 400 mg	**AD :** • Anesthésie par infiltration : dose maximale = 200 mg • Anesthésie péridurale et caudale : dose maximale = 400 mg • Blocs tronculaires : dose maximale = 400 mg **ENF** > 1 mois : • Anesthésie par infiltration : dose maximale = 5 mg/kg • Anesthésie caudale : 0,5 à 1 mg/kg
Ropivacaïne		
NAROPEINE 2 mg/mL *Concentration adaptée au traitement de la douleur aiguë*	amp. 10 mL = 20 mg amp. 20 mL = 40 mg poche 100 mL = 200 mg poche 200 mL = 400 mg	**Prise en charge de la douleur aiguë** • *Accouchement* : bolus péridural de 20 à 40 mg puis perfusion péridurale de 12 à 20 mg/h • *Douleur postopératoire* : perfusion péridurale de 12 à 28 mg/h ou bloc périphérique nerveux = 10 à 20 mg/h

Spécialités	Présentations	Indications/posologies
NAROPEINE 7,5 mg/mL NAROPEINE 10 mg/mL NAROPEINE 5 mg/mL pour rachianesthésie	amp. 10 mL = 75 mg amp. 20 mL = 150 mg amp. 10 mL = 100 mg amp. 20 mL = 200 mg amp. 10 mL = 50 mg	**Anesthésie chirurgicale** AD : • Anesthésie par infiltration : dose moyenne = 7,5 à 225 mg • Anesthésie péridurale et caudale : dose moyenne = 120 à 200 mg • Bloc plexique (bloc du plexus brachial) : dose moyenne = 225 à 300 mg ENF de 1 à 12 ans, douleur postopératoire : bloc péridural caudal = 2 mg/kg • Rachianesthésie : injection intrarachidienne de 15 à 25 mg
Lévobupivacaïne		
CHIROCAINE 0,625 mg/mL CHIROCAINE 1,25 mg/mL CHIROCAINE 2,5 mg/mL CHIROCAINE 5 mg/mL	poche 100 mL = 62,5 mg poche 200 mL = 125 mg poche 100 mL = 125 mg poche 200 mL = 250 mg amp. 10 mL = 25 mg amp. 10 mL = 50 mg	**Prise en charge de la douleur aiguë** • *Accouchement* : bolus péridural de 15 à 25 mg puis perfusion péridurale de 5 à 12,5 mg/h • *Douleur postopératoire* : perfusion péridurale de 12,5 à 18,75 mg/h **Anesthésie chirurgicale** AD : • Anesthésie par infiltration : dose maximale = 150 mg • Anesthésie péridurale : 50 à 150 mg (max.) • Bloc nerveux périphérique, dont bloc nerveux péribulbaire (chirurgie ophtalmologique) : dose maximale = 150 mg • Rachianesthésie : injection intrarachidienne de 15 mg ENF < 12 ans : bloc ilio inguinal et ilio hypogastrique = 0,625 à 2,5 mg/kg

EFFETS INDÉSIRABLES – INTERACTIONS MÉDICAMENTEUSES – PRÉCAUTIONS D'EMPLOI – CONTRE-INDICATIONS

***Tableau II.49** - Effets indésirables des anesthésiques locaux*

Toxicité aiguë et surdosage	
• sur le plan neurologique : - signes d'appels : tremblements, nausées, céphalées, nervosité... - si aggravation : convulsions, dépressions du SNC	• s'observent lorsque des quantités excessives d'anesthésique local passent dans la circulation générale à la suite d'infiltrations répétées, ou d'une injection intravasculaire accidentelle
• sur le plan respiratoire : tachypnée puis dyspnée	• traitement : réanimation cardiorespiratoire ; atropine si bradycardie, benzodiazépines si convulsions
• sur le plan cardio-circulatoire : - malaise vagal, hypotension - aux doses élevées : bradycardie, bloc auriculo-ventriculaire, voire arrêt cardiaque	• mise en décubitus, jambes surélevées
Ces manifestations aigües en cas de surdosage ou de passage de l'anesthésique local dans la circulation générale peuvent être prises en charge par l'injection IV dès l'apparition des premiers symptômes d'une émulsion lipidique (type INTRALIPIDE)	
Réactions allergiques (exceptionnelles)	
prurit, toux, œdème laryngé, collapsus cardiovasculaire	

Tableau II.50 - Interactions médicamenteuses des anesthésiques locaux

Médicaments de la classe	Autres médicaments	Conséquences
Lidocaïne injectable	• bêtabloquants • cimétidine • fluvoxamine • amiodarone	• *associations nécessitant des précautions d'emploi :* augmentation des concentrations de lidocaïne nécessitant surveillance clinique et ECG
Formes adrénalinées de lidocaïne	• IMAO • antidépresseurs tricycliques	• *associations contre-indiquées :* risque de poussées hypertensives

Ces interactions médicamenteuses sont limitées du fait de l'administration de l'anesthésique par voie locale. Elles sont marquées lorsque la lidocaïne est utilisée par voie IV comme antiarythmique.

Tableau II.51 - Précautions d'emploi des anesthésiques locaux

Lors d'anesthésie locale
• Interrogatoire du patient (connaissance du terrain, antécédents allergiques) • Utiliser avec prudence en cas de lésions cutanées ou des muqueuses
Lors d'anesthésie locorégionale
• Prémédication par une benzodiazépine à dose modérée • Disposer d'une voie veineuse, prévoir le matériel de réanimation, les médicaments d'urgence (anticonvulsivants, atropine, vasopresseurs), surveillance électrocardiographique continue • Injecter strictement hors des vaisseaux (sauf anesthésie locorégionale intraveineuse) • Pratiquer une injection test de 3 à 4 mL pour les formes adrénalinées, injecter lentement en réaspirant fréquemment • Ne pas utiliser les formes adrénalinées pour l'anesthésie des extrémités • Maintenir le contact verbal avec le patient • Réduire si besoin la posologie en cas d'insuffisance cardiaque ou hépatique sévère, d'hypovolémie, d'hypoxie, d'hyperkaliémie ou d'acidose

Tableau II.52 - Contre-indications des anesthésiques locaux

Pour les formes injectables
• Malades sous anticoagulants (sauf par voie IV) • Porphyries • Antécédents d'hyperthermie maligne • Troubles de la conduction auriculo-ventriculaire • Épileptiques non contrôlés par le traitement • Zones infectées ou inflammatoires • Enfants de moins de 30 mois
Pour les formes adrénalinées
Il s'agit des contre-indications dues à l'adrénaline : • sujets sous IMAO et antidépresseurs tricycliques • sujets hyperthyroïdiens • anesthésie des extrémités • injection par voie IV
Pour les formes non injectables
• Allergie à la lidocaïne (très rare) • Porphyries • Infection ou traumatisme important dans la zone d'application • Nourrisson et petit enfant (< 6 ans) pour la lidocaïne 5 %

Administration et conseils au patient

Objectifs du traitement médicamenteux

L'anesthésie est un ensemble de techniques qui permet la réalisation d'un acte chirurgical, obstétrical ou médical (endoscopie...), en supprimant la sensibilité du patient à la douleur provoquée par ces actes.
Dans le cas de l'anesthésie locale ou locorégionale, l'insensibilité est limitée à une partie du corps, et le patient reste conscient pendant l'intervention.

Plan de prise et modalités d'administration

ANESTHÉSIE TOPIQUE PAR CONTACT

L'anesthésique, sous forme de crème, gel ou aérosol, pastilles, est appliqué sur la surface du tissu à anesthésier par pulvérisation, tamponnement ou contact direct: peau, conjonctive, muqueuse digestive, bronchique, gingivale, génito-urinaire, rectale.

- **Administration de EMLA crème:** l'application de la crème ou du patch est réalisée au niveau du point de ponction prévu. Chez l'enfant, compte tenu des difficultés prévisionnelles à la ponction plusieurs sites d'injections peuvent être préparés. Un pansement occlusif est mis en place. Un temps de contact d'une heure est respecté. Chez les patients à peau noire l'obtention de l'efficacité nécessite souvent un temps de pose plus prolongé. Après le retrait du pansement l'efficacité de la crème est maintenue durant 2 heures. La ponction doit toujours être précédée d'une désinfection de la peau.
- **Administration de XYLOCAÏNE gel urétral:** il s'agit d'une application locale au niveau de l'urètre avant les sondages vésicaux, les cystoscopies, dilatations urétrales, cathétérismes urétraux:

- chez l'homme, il faut déposer une goutte de gel sur le méat urinaire, puis introduire la canule montée sur le tube et injecter lentement son contenu dans l'urètre sans forcer et en pinçant le méat sur la canule ; il faut ensuite appliquer une pince molle au niveau du sillon balano-préputial pendant quelques minutes ;
- chez la femme : il convient de faire pénétrer quelques millilitres de gel dans l'urètre, puis d'imprégner un petit bâtonnet de gel et l'introduire dans l'orifice urétral pour éviter le reflux.

• **Administration de XYLOCAINE VISQUEUSE gel** : lors de l'utilisation pour le traitement antalgique de lésions de la muqueuse buccale, appliquer localement sur les lésions douloureuses avant les principaux repas ou au moment des symptômes hyperalgiques.

AUTRES MODALITÉS D'ADMINISTRATION DE L'ANESTHÉSIE LOCALE OU LOCORÉGIONALE

Ces modalités d'administration des anesthésiques correspondent à des pratiques médicales. Le patient sera cependant informé du déroulement de la mise en œuvre de l'anesthésie par ces diverses voies.

• L'anesthésie par infiltration est réalisée au moyen d'une ou plusieurs injections sous-cutanées, intradermiques ou intramuqueuses. L'injection ne doit pas être intravasculaire. Ce type d'anesthésie est réservé à des gestes chirurgicaux mineurs très localisés.

• La rachianesthésie et l'anesthésie péridurale sont deux formes particulières d'anesthésie locorégionale, où le médicament anesthésique est injecté à proximité de la moelle épinière (dans le LCR) ou des nerfs qui émergent de la moelle (dans l'espace péridural) grâce à un cathéter introduit dans le LCR ou dans l'espace péridural et laissé en place pour des réinjections. Ce type d'anesthésie est utilisée pour l'anesthésie thoracique (chirurgie abdominale haute et thoracique), l'anesthésie

lombaire (chirurgie de membres inférieurs, du bas abdomen, périnéale, obstétrique), l'anesthésie caudale (chirurgie pelvienne, périnéale, obstétrique).
- Les blocs nerveux ou plexiques : la conduction d'un nerf est bloquée en injectant l'anesthésique à son contact. La difficulté principale réside dans le repérage des nerfs ; plusieurs techniques existent ; la plus complexe et en même temps la plus précise est la stimulation électrique du nerf grâce à une aiguille reliée à un générateur d'impulsions. Les indications de cette technique d'anesthésie sont les actes chirurgicaux sur des parties spécifiques et limitées du membre supérieur, inférieur, ou de la tête et du cou.

Surveillance de l'efficacité et de la tolérance du traitement

L'utilisation des formes topiques ne nécessite pas de surveillance particulière.

Utilisation des autres formes :
- La surveillance en cours d'anesthésie locorégionale est effectuée par un médecin anesthésiste qui maintient l'anesthésie en réalisant des réinjections du médicament anesthésique si besoin. Il est aidé dans la surveillance de la tolérance par des appareils de monitoring qui permettent de surveiller en permanence la profondeur de l'anesthésie, le pouls, la tension artérielle, le rythme cardiaque, l'oxymétrie et de nombreux paramètres respiratoires.
- Le patient devra être informé des effets secondaires les plus couramment observés suite à une anesthésie locorégionale et des mesures mises en place pour les éviter ou les atténuer :
  - des maux de tête peuvent survenir après anesthésie péridurale ou rachianesthésie. Ils nécessitent parfois un repos en position allongée stricte de plusieurs jours ou un traitement local spécifique *(blood patch)* ;

- une paralysie transitoire de la vessie peut nécessiter la pose d'une sonde urinaire ;
- des douleurs transitoires au niveau du point de ponction dans le dos suite à une anesthésie péridurale et rachianesthésie peuvent survenir. Elles disparaissent spontanément ;
- des troubles passagers de la mémoire ou une diminution des facultés de concentration peuvent survenir dans les heures suivant l'anesthésie et s'estomper progressivement en quelques heures à plusieurs jours (chez les sujets âgés entre autres). Il faut donc éviter de conduire un véhicule ou d'effectuer un travail dangereux dans les 24 heures qui suivent l'anesthésie ;
- des complications graves mais très rares peuvent survenir en cas de passage de l'anesthésique local dans la circulation veineuse générale : convulsions voire arrêt cardiaque. Le patient doit être prévenu des premiers signes préalables à cette toxicité (goût métallique dans la bouche, nausées, céphalées). Une surveillance continue de l'électrocardiogramme est réalisée pour dépister précocement les troubles du rythme débutants.

- Au cours de tout acte sous anesthésie locorégionale des complications imprévues peuvent nécessiter le recours en urgence à une anesthésie générale. C'est pourquoi les mêmes précautions sont appliquées en préanesthésie :
  - le jeûne préopératoire : absence de boisson et de nourriture dans les 6 heures qui précèdent l'anesthésie. La prise de médicaments en préopératoire peut être réalisée avec une seule gorgée d'eau. Une prémédication grâce à des médicaments diminuant l'acidité du contenu gastrique peut être administrée aussi avant intervention pour diminuer ce risque ;
  - une prémédication par des agents anxiolytiques permet de mettre en ouvre l'anesthésie dans de meilleures conditions mais peut aussi minimiser cet effet secondaire digestif ;

- recherche de toute fragilité dentaire particulière et retrait des prothèses dentaires avant intervention ;
- recherche de tout antécédent allergique ou terrain atopique (asthme, eczéma...). Une prémédication par des agents antihistaminiques pourra être proposée dans certains cas ;
- toute anesthésie même locorégionale réalisée pour un acte non urgent nécessite une **consultation préanesthésique** plusieurs jours à l'avance et une **visite préanesthésique** la veille ou le jour même de l'intervention. Au cours de ces deux rencontres le médecin anesthésiste évalue le choix du type d'anesthésie à réaliser, évalue les risques potentiels et pourra demander des examens complémentaires pour les apprécier de façon plus précise et informe le patient sur le déroulement de l'anesthésie. Il est conseillé au patient de se rendre en consultation avec son ordonnance habituelle car certains médicaments devront être interrompus ou relayés par des alternatives compatibles avec l'acte opératoire et l'anesthésie (voir *tableau II.45*, p. 250).

• Pour les anesthésies locorégionales, la récupération de la fonction des nerfs est progressive et peut prendre plusieurs heures. Il n'y a pas obligatoirement de passage du patient par la salle de réveil (voir chapitre : « Anesthésiques généraux »). Ce dernier devra être prévenu qu'il ne devra pas mobiliser la partie anesthésiée sans l'avis d'une infirmière compte tenu de la durée parfois longue à récupérer une force musculaire normale même si la sensibilité du membre est retrouvée.

Conseils hygiéno-diététiques

• Outre le jeûne qui doit être respecté dans les 6 heures qui précèdent l'anesthésie, le tabac et l'alcool sont aussi contre-indiqués.

- Afin de prévenir l'apparition d'infection du site opératoire, le patient devra réaliser une douche préopératoire avec un savon antiseptique selon un protocole précis.
- Le maquillage, le vernis à ongles, les bijoux et les perruques seront retirés.

Autres conseils au patient

Les prothèses dentaires amovibles, les lentilles de contact et les prothèses auditives seront retirées avant de pénétrer en salle d'opération.

3 Antisepsie – Désinfection

Antiseptiques et désinfectants

NOTIONS ESSENTIELLES

- Les antiseptiques sont des médicaments utilisés dans la prévention des infections en favorisant l'asepsie et dans le traitement local de certaines affections cutanées.
- Les désinfectants exercent comme les antiseptiques une action antimicrobienne et sont destinés à une utilisation sur les surfaces inertes (sols, surfaces, instruments médico-chirurgicaux) ou sur la peau saine (notamment désinfection des mains).
- Les produits antiseptiques et désinfectants appartiennent à plusieurs familles chimiques : oxydants halogénés chlorés ou iodés, biguanides, alcools, ammoniums quaternaires...
- Les antiseptiques comme les désinfectants doivent être distingués en fonction de leur destination :
  - antiseptiques : antisepsie de la peau lésée, antisepsie des muqueuses ;
  - désinfectants : désinfection du sol et des surfaces, prédésinfection du matériel ou des instruments, désinfection du matériel thermosensible par trempage ou en machine, désinfection par voie aérienne (désinfection terminale), désinfection par contact (par sprays), désinfection de la peau saine...
- Il est nécessaire de respecter les conditions d'utilisation préconisées par le fabricant : dilution spécifique pour chaque indication, conservation, durée d'utilisation du produit après son ouverture (préférer les présentations de petit volume de type « unitaire »).
- L'utilisation des antiseptiques doit répondre au schéma général :

  nettoyage / rinçage / séchage / antisepsie / séchage

  Le schéma peut se réduire à deux temps : *antisepsie / séchage* en cas d'application sur une peau jugée propre.

L'usage des antiseptiques et des désinfectants est très ancien (vinaigre de vin par exemple, utilisé pour traiter les infections cutanées et les blessures). Certains produits utilisés dès le XIXe siècle (hypochlorite de sodium, dérivés iodés) le sont encore largement de nos jours.

L'essor de l'antisepsie et de la désinfection, à la base des règles d'asepsie, date toutefois de la fin du XIXe siècle.

Semmelweiss à Vienne fut un véritable précurseur en obligeant dès 1847 le personnel à se laver les mains avec une solution de chlorure de chaux ou d'eau de Javel avant de pratiquer un accouchement. Par cette mesure, il fit reculer et même pratiquement disparaître l'infection puerpérale, le taux de mortalité des accouchées passant de 12 % à 2 % en 2 ans.

La révolution pastorienne, éliminant la théorie de la « génération spontanée » (avant Pasteur, les complications infectieuses étaient attribuées à la « malignité de l'air » ou à l'« inflammation » de la plaie elle-même), apporta les bases scientifiques de l'antisepsie et de la désinfection.

Lister fut un des premiers chirurgiens à comprendre l'importance des travaux de Pasteur en préconisant l'emploi du phénol en chirurgie (sur les fractures compliquées de plaies).

L'antisepsie, comme la désinfection et la stérilisation, furent appliquées avec la plus grande rigueur jusqu'à l'avènement des antibiotiques qui entraînèrent un certain relâchement des mesures d'asepsie et d'antisepsie, car ils apparurent comme l'arme absolue de traitement, voire de prévention des infections.

Depuis quelques années toutefois, l'apparition de nombreuses résistances aux antibiotiques, de même que le développement préoccupant des infections hospitalières, rendent aux techniques d'asepsie, d'antisepsie ou de désinfection un rôle essentiel.

DÉFINITIONS

- *Asepsie* : ensemble de mesures préventives permettant d'empêcher tout apport exogène de micro-organismes au niveau des surfaces (inertes ou biologiques) ou des fluides.

- *Antisepsie* : opération au résultat momentané permettant au niveau des *tissus vivants*, dans la limite de leur tolérance, d'éliminer ou de tuer les micro-organismes et/ou d'inactiver les virus, en fonction des objectifs fixés. Le résultat de cette opération est limité aux micro-organismes et/ou virus présents au moment de l'opération.

  Selon le Comité européen de normalisation, le terme d'antisepsie devrait être réservé aux cas où l'opération est destinée au traitement d'une infection constituée, la désinfection prévenant l'infection. On parle ainsi de désinfection des mains et d'antisepsie d'une plaie infectée.

  Cette même normalisation européenne préconise le terme de lavage hygiénique des mains lorsque l'on utilise un savon antiseptique, et de friction hygiénique lors de l'utilisation d'une solution hydro-alcoolique pour la désinfection des mains sans rinçage.

- *Antiseptique* : produit ou procédé utilisé pour l'antisepsie dans des conditions définies. Les antiseptiques sont des médicaments (médicaments officinaux ou spécialités pharmaceutiques possédant une AMM). L'appellation « antiseptique » est aujourd'hui limitée aux produits utilisés sur une peau lésée, alors que les désinfectants s'adressent aux surfaces inertes (sols, surfaces, instruments) et à la peau saine.

- *Désinfection* : selon la norme française AFNOR de 1981, c'est une opération au résultat momentané, permettant d'éliminer ou de tuer les micro-organismes et/ou d'inactiver les virus indésirables portés par les milieux contaminés, en fonction des objectifs fixés. Le résultat de cette opération est limité aux micro-organismes présents au moment de l'opération.

- *Désinfectant* : produit utilisé pour l'opération de désinfection dans des conditions parfaitement définies. On ne peut désinfecter que ce qui est propre. Les produits désinfectants, en fonction de leur destination, doivent satisfaire aux normes françaises ou européennes requises.

Il existe deux catégories de désinfectants : l'une destinée à l'application sur des surfaces inertes et l'autre à l'utilisation sur la peau saine (médicaments pour les produits avec AMM ou biocides, comme la plupart des gels ou solutions hydro-alcooliques pour l'hygiène des mains).

- *Prédésinfection* : opération correspondant à la première étape à réaliser sur des objets ou matériels souillés par des matières organiques afin de réduire la population de micro-organismes et de faciliter le nettoyage ultérieur.

  La prédésinfection a pour objectifs :
  - de protéger le personnel ;
  - d'éviter la dispersion des germes et de protéger l'environnement immédiat du malade ;
  - de faciliter l'opération suivante qui est le nettoyage lui-même suivi d'un rinçage.

  Ce n'est qu'une fois ces opérations effectuées (prédésinfection, nettoyage, rinçage) que l'on pourra réaliser une désinfection ou une stérilisation. La prédésinfection fait appel à un produit nettoyant-prédésinfectant (*alias* « décontaminant »).
- *Nettoyage* : opération ayant pour but d'éliminer, d'une surface ou d'un objet, les déchets, les souillures, les fibres, les particules, etc., de façon à ramener ces derniers à l'état de propreté requise pour la désinfection ou la stérilisation. Le nettoyage tend à priver les micro-organismes du substrat qui leur sert de support de vie.
- *Détergent ou détersif* : produit destiné à éliminer les souillures, les salissures, les impuretés d'une surface solide, qui peut être lisse ou plus ou moins poreuse. Les produits de base des détergents appartiennent à la classe des agents de surfaces.
- *Normes* : les normes sont des tests réalisés *in vitro* à partir d'un protocole strict, servant de base de travail au bactériologiste pour définir une concentration active.

  En France, ce sont les normes AFNOR (NF) et de plus en plus les normes européennes (EN) qui font référence et qui permettent de valider l'efficacité bactéricide, fongicide, virucide, sporicide d'une solution désinfectante.
- *Stérilisation* : ensemble de méthodes et des moyens capables de détruire tous les micro-organismes présents sur le matériel médicochirurgical. Le résultat doit être maintenu dans le temps (contrairement à la désinfection).

CLASSIFICATION

La classification la plus courante repose sur les propriétés physico-chimiques des produits.

Principales familles d'antiseptiques (A) et de désinfectants (D)

Les propriétés et les indications des principaux antiseptiques sont détaillées dans le *tableau II.53*, p. 299.

Agents oxydants (A, D pour eau de Javel et acide peracétique)

- oxydants chlorés (soluté de DAKIN, eau de Javel)
- oxydants iodés (alcool iodé et polyvidone iodée)
- autres oxydants : eau oxygénée, acide peracétique.

Les dérivés halogénés iodés sont largement utilisés et présentent un spectre d'action très large.

Biguanides et diamidines (A)

- chlorhexidine
- hexamidine.

La chlorhexidine est très utilisée seule ou en formulation composée en dermatologie. Elle est disponible en solution aqueuse ou alcoolique. Certaines présentations comportent des substances tensioactives dans leur formulation (HIBISCRUB).

Alcools (A et D)

- éthanol
- autres alcools : isopropanol, alcool benzylique, éthylique... L'alcool dénaturé (dit alcool à brûler) est un mélange de divers alcools et ne peut être utilisé que comme désinfectant en usage « domestique » (petites surfaces, thermomètres, etc.).

Surfactifs (tensioactifs) (A et D)

- anioniques, chargés négativement
- cationiques (ammoniums quaternaires), chargés positivement.

Les surfactifs anioniques correspondent aux savons et aux détergents qui abaissent la tension interfaciale entre l'eau et les surfaces hydrophobes. Cette action augmente la mouillabilité des surfaces et permet à l'eau de les imprégner et de les débarrasser de leurs souillures.

Les ammoniums quaternaires sont à la fois tensioactifs et antimicrobiens.

Ils entrent dans la composition de nombreux produits détergents-désinfectants destinés à la prédésinfection des dispositifs médicaux.

Il existe également des tensioactifs amphothères (possédant les deux charges) et non ioniques.

Organomercuriels (métaux) (A)

- sels de cuivre et d'argent.

Carbanilides (A)

- triclocarban.

Colorants (A)

Ils ne possèdent qu'une très faible action antiseptique ; l'éosine est surtout utilisée pour son effet asséchant.

Aldéhydes (D)

Les aldéhydes ne sont pas des antiseptiques en raison de leur forte toxicité cutanée, mais ils ont été très utilisés comme désinfectants, car ils présentent un large spectre d'action. On distingue le formaldéhyde et le glutaraldéhyde.

FORMALDÉHYDE

L'aldéhyde formique ou formaldéhyde est un gaz utilisé dans la désinfection aérienne des locaux (sous forme gazeuse ou en aérosols formolés), mais aussi en stérilisation dans des conditions très précises (autoclave à vapeur – formaldéhyde).

GLUTARALDÉHYDE

Le glutaraldéhyde utilisé seul à une concentration de l'ordre de 2 %, ou associé à d'autres composants qui en potentialisent l'action, sert à la désinfection du matériel ne pouvant être stérilisé à la vapeur sous pression (endoscopes en particulier). Le glutaraldéhyde est réglementairement de plus en plus remplacé par l'acide peracétique pour la désinfection des endoscopes, ce dernier ayant l'avantage d'une certaine activité sur le prion.

Phénols (A et D)

- Les monophénols (crésol, chlorophénol) sont utilisés comme désinfectants des surfaces et conservateurs en pharmacie. Les monophénols présentent l'intérêt d'être peu inhibés par les matières organiques et les eaux dures.
- Les biphénols (arylphénols) entrent plutôt dans la composition d'antiseptiques (savon, talc, lotion). L'hexachlorophène en est le plus connu, car il a provoqué en 1972 des accidents neurologiques chez des nourrissons après qu'il eut été incorporé accidentellement en trop grande quantité à du talc.

MODE D'ACTION ET FACTEURS INFLUENÇANT L'ACTIVITÉ DES ANTISEPTIQUES ET DES DÉSINFECTANTS

Mode d'action

Les antiseptiques et les désinfectants agissent par des modalités diverses sur les micro-organismes.

Les agents oxydants et les métaux se combinent avec les groupements thiols des enzymes cellulaires et les inactivent. L'hypochlorite de sodium (DAKlN), en présence de l'eau contenue dans le cytoplasme des bactéries, donne naissance à de l'acide hypochloreux qui va libérer de l'oxygène et détruire les micro-organismes.

Les alcools entraînent la coagulation des protéines bactériennes.

D'autres antiseptiques ou désinfectants, ainsi que les détergents, altèrent la perméabilité de la membrane cytoplasmique et la bactérie perd dans le milieu extérieur ses constituants vitaux.

Certains agents chimiques, enfin, exercent une action plus spécifique en perturbant ou bloquant certaines fonctions essentielles de la cellule bactérienne (phénols, colorants, etc.).

En fait, les divers mécanismes d'action ne sont pas toujours bien connus et semblent souvent associés. Les spores bactériennes ou fungiques sont les formes les plus résistantes aux antiseptiques. Le mode d'action sur les virus est encore imprécis, les dérivés oxydants chlorés et iodés présentent la meilleure activité virucide.

Facteurs influençant l'activité des antiseptiques et des désinfectants

Facteurs microbiologiques

Nombre de germes

Les antiseptiques et désinfectants sont destinés à diminuer le nombre des micro-organismes présents sur les tissus vivants ou les surfaces inertes (bactéries, spores, champignons, virus). Cette diminution s'exprime par un logarithme : par exemple, quand le nombre de germes est divisé par 1 000 (10^3), on a gagné 3 logarithmes de 10 (log 1 000 = 3).

L'évaluation de l'activité se réalise *in vitro* en suivant les techniques très codifiées des normes qui utilisent un nombre précis de formes végétatives bactériennes, de spores ou de champignons. Les produits sont testés sur 4 (spectre 4) ou 5 (spectre 5) espèces bactériennes ou sur des spores ou des virus bien définis.

Par exemple, on considère qu'un désinfectant est bactéricide et répond aux normes (NF EN 1040) lorsqu'il est susceptible de réduire la population bactérienne de 5 log (nombre de germes divisé par 100 000 = 10^5) en 5 minutes.

D'autres normes (dites d'application) déterminent l'efficacité du produit dans des conditions expérimentales aussi proches que possible de celles trouvées lors de l'application pratique (en présence de substances interférentes : albumine, eau dure, etc.).

Même si ce modèle de décroissance logarithmique du nombre des micro-organismes semble un peu théorique, s'adaptant mal aux phénomènes biologiques *in vivo*, il faut en retenir que le résultat d'une antisepsie ou d'une désinfection dépend du nombre de germes présents au départ. Ainsi, le même antiseptique appliqué sur une plaie présentant 10^8 ou 10^3 germes conduira à un résultat très différent : dans le premier cas et pour une décroissance possible de 10^4, il persistera 10^4 germes alors que, dans le second cas, on obtiendra l'absence totale de germes.

Il est donc nécessaire au départ de réduire au maximum le nombre de germes par des moyens mécaniques (nettoyage) avant l'antisepsie proprement dite. Il ne faudra pas oublier l'étape « rinçage » entre les deux séquences (nettoyage et antisepsie), car les deux produits utilisés peuvent être antagonistes.

Nature du germe

Tous les micro-organismes ne sont pas également sensibles aux antiseptiques ou désinfectants. Les germes « Gram négatif » sont en général moins sensibles que les « Gram positif » sur lesquels agissent la quasi-totalité des produits.

Ainsi, les ammoniums quaternaires sont inactifs sur les « Gram négatif ». Les antiseptiques présentant le plus large spectre, donc la meilleure efficacité, sont les dérivés iodés et la chlorhexidine (*tableau II.53*, p. 299).

Résistance

La résistance des germes aux agents antimicrobiens peut être naturelle ou s'acquérir lors de contacts répétés avec l'antiseptique ou le désinfectant (adaptation des germes). Dans ce cas, la résistance correspond à une mutation (chlorhexidine, par exemple) ou à un transfert de plasmide (dérivés mercuriels, de l'argent, etc.).

Facteurs physiques

pH

Les antiseptiques ne sont pas également actifs à toutes les valeurs de pH. À titre d'exemple, le pH le plus favorable à l'action de la chlorhexidine est situé entre 5 et 8, alors que les dérivés halogénés (chlorés, iodés) ont une action optimale à un pH compris entre 2 et 6 (pH acide). Il semble donc judicieux, dans certains cas, de mesurer le pH d'une plaie.

Température

L'activité de la plupart des antiseptiques et désinfectants augmente avec la température. Ceci n'est que l'application pratique limitée en antisepsie. La chaleur peut d'autre part dégrader le soluté de DAKIN ou le triclocarban.

Conservation et dilution

De mauvaises conditions de conservation ou de dilution peuvent compromettre la qualité bactériologique ou l'efficacité des antiseptiques. Il faut savoir qu'un antiseptique peut être contaminé (solution aqueuse d'ammonium quaternaire en particulier).

Quelques règles simples permettent un usage optimal de ces produits :

- conserver, dans la mesure du possible, le conditionnement d'origine ; *les transvasements sont source d'erreur et de contamination* ;
- si le reconditionnement est nécessaire :
  - préférer les flacons à embout pipette à couper ou à levier,
  - vider, nettoyer et désinfecter (voire stériliser) les pipettes avant chaque remplissage ;
- vérifier la date de péremption ;
- indiquer la date d'ouverture sur le flacon ;
- ne pas contaminer l'ouverture du flacon avec les doigts ou des objets souillés ;
- bien reboucher les flacons entre deux utilisations ;
- utiliser les monodoses stériles lorsqu'elles existent (EOSINE aqueuse, HIBIDIL) ;
- les antiseptiques doivent être stockés à l'abri de la lumière et de la chaleur ;
- les dilutions d'antiseptiques doivent être réalisées de façon précise en sérum physiologique ou en eau stérile pour un usage extemporané ;
- respecter strictement les dilutions préconisées.

Facteurs chimiques

Matières organiques

La plupart des antiseptiques sont antagonisés par les matières organiques (sang, sérosités, pus, protéines, etc.). Elles doivent donc être éliminées au maximum avant l'application de l'antiseptique.

Il existe donc un schéma général, selon la séquence :

nettoyage / rinçage / séchage / antisepsie

Certaines formulations proposent des associations prêtes à l'emploi comprenant détergent + antiseptique ou détergent + désinfectant.

Ce type d'association permettant un gain de temps est considéré comme moins efficace qu'une application séquentielle d'un détergent puis d'un antiseptique. Il est en revanche tout à fait justifié pour la prédésinfection du matériel (nettoyant + désinfectant) et d'une bonne efficacité pour la désinfection des surfaces.

Autres antagonismes chimiques

Les mélanges d'antiseptiques ou de désinfectants peuvent aboutir à des effets antagonistes ou toxiques.

Il ne faut donc jamais mélanger les antiseptiques ou les désinfectants.

Synergies

Certaines associations, préparées à l'avance et étudiées *in vitro* ou *in vivo*, se sont révélées synergiques. D'une manière générale, l'association de l'alcool à un autre antiseptique est favorable, les solutions alcooliques présentant une meilleure efficacité que les solutions aqueuses (alcool iodé ou chlorhexidine alcoolique par exemple).

CHOIX DES ANTISEPTIQUES DANS DIVERSES SITUATIONS

L'utilisation d'un antiseptique doit reposer sur des critères de choix précis, en fonction de la nature des germes à combattre, du type de soins et de leurs fréquences, ainsi que des particularités du milieu à traiter (peau, muqueuse, etc.).

Plusieurs critères pourraient définir l'antiseptique idéal et doivent être pris en compte au moment du choix :
- effet bactéricide ;
- large spectre ;
- rapidité d'action ;
- rémanence et effet cumulatif ;
- faible inhibition par les matières organiques ;
- bonne tolérance locale et toxicité réduite.

Il est tout aussi important que le choix tienne compte du type de soins. Schématiquement, on peut distinguer trois grands domaines d'application :
- peau saine ;
- peau lésée ;
- muqueuses.

Les *tableaux II.54*, *II.55* et *II.56*, p. 306 à 309, proposent des choix raisonnés dans ces diverses situations. Les antiseptiques recommandés ont été volontairement limités aux seules familles présentant un effet bactéricide :
- dérivés halogénés (chlorés, iodés) ;
- chlorhexidine ;
- alcool éthylique à 70 %.

L'utilisation des antiseptiques doit être prudente chez les enfants et surtout chez les nouveau-nés, en raison du risque de passage systémique de certains principes actifs (dérivés iodés, solutions alcooliques, phénols). La chlorhexidine est actuellement l'antiseptique le plus utilisé en pédiatrie.

CHOIX DES DÉSINFECTANTS DANS DIVERSES SITUATIONS

Il existe trois principales catégories de produits destinés au traitement des surfaces inertes :
- nettoyants (savons et détergents) ;
- désinfectants (principalement : aldéhydes, phénols, halogénés chlorés, acide peracétique, ammoniums quaternaires) ;
- nettoyants-désinfectants.

Les nettoyants ne permettent que d'éliminer les salissures, alors que les désinfectants ne présentent aucune action nettoyante. Les nettoyants-désinfectants permettent d'obtenir les deux résultats en une seule opération.

Trois types de désinfection sont d'une importance particulière en hygiène hospitalière :

- désinfection du matériel et des instruments ;
- désinfection des sols et des surfaces ;
- désinfection des mains.

Désinfection du matériel

Immédiatement après usage, l'instrumentation ou le matériel doivent être placés dans un bac de trempage contenant un produit nettoyant-désinfectant. Cette première étape correspond à une prédésinfection.

Il existe de nombreuses formules disponibles associant un tensioactif, un désinfectant et éventuellement un constituant protéolytique.

Il est indispensable de respecter la dilution et le temps de contact préconisés par le fabricant.

Cette opération concerne aussi bien les surfaces extérieures que les parties internes et doit être complétée si besoin d'un brossage.

À l'issue du trempage, il est nécessaire de procéder à un rinçage à l'eau du robinet. Il existe alors trois possibilités :

- réutilisation immédiate du matériel : ceci concerne le matériel n'étant pas en contact direct avec le malade (exemple : haricot) ;
- stérilisation : à la vapeur d'eau ou en basse température (oxyde d'éthylène) pour les matériaux thermosensibles ;
- désinfection par trempage : cette technique s'adresse notamment au matériel fragile (thermosensible) ne pouvant être stérilisé, comme les endoscopes. Les précautions concernant les endoscopes ont été renforcées en 2001-2003 en raison du risque lié aux agents transmissibles non conventionnels (ATNC), dits « prions ». Il est désormais nécessaire de procéder à un double nettoyage/rinçage avec un détergent-désinfectant et d'utiliser ensuite un désinfectant susceptible d'inactiver les ATNC (acide peracétique, par exemple), en respectant les instructions et temps de trempage préconisés par le fabricant.

Le matériel est ensuite soigneusement rincé à l'eau stérile, puis séché dans un champ stérile et stocké le plus aseptiquement possible.

Désinfection des sols et des surfaces

Il existe deux possibilités :

- nettoyage par un détergent dans un premier temps, puis application d'un désinfectant (comme par exemple l'eau de Javel) ;
- utilisation d'un détergent-désinfectant (dD) permettant un nettoyage et une désinfection en une seule opération.

Dans les deux cas, le nettoyage et la désinfection doivent être précédés d'un balayage humide (balai trapèze et gaze à usage unique).

La technique d'application du désinfectant la plus courante est celle de la « méthode des deux seaux » : un seau contient le désinfectant (dont on a respecté la dilution préconisée par le fabricant) et sert au trempage de l'applicateur (serpillière ou balai à franges appelé « Faubert »), l'autre seau ne contient que de l'eau et sert au rinçage de l'applicateur entre deux trempages.

L'application du désinfectant s'effectue en partant du tour de la pièce pour aller vers le centre et du fond en reculant vers la porte. Le sol ne doit pas être rincé.

Le contenu du « seau-désinfectant » doit être fréquemment renouvelé (idéalement à chaque chambre).

En fin d'entretien, les serpillières ou le balai à franges doivent être rincés à l'eau puis désinfectés au trempage dans de l'eau javellisée, enfin rincés et séchés à l'air.

Désinfection des mains

L'hygiène des mains est un élément fondamental de la lutte contre les infections associées aux soins. Si le respect de l'hygiène des mains par lavage permet de réduire la transmission des infections, la friction hydro-alcoolique (FHA) est la technique d'hygiène des mains préconisée en situation de soins depuis 2001 en remplacement du lavage conventionnel à l'eau et au savon : *« On lave des mains sales, on les désinfecte par friction pour les soins. »*

Il est en effet prouvé que la FHA est plus efficace en termes d'élimination de la flore portée par les mains. Les formulations actuelles permettent une excellente activité bactéricide, y compris sur les bactéries multirésistantes, fongicide et virucide sur les virus enveloppés (herpès, HIV, grippe, hépatite B, VRS). La FHA présente de plus une meilleure tolérance cutanée et permet une amélioration de l'observance de la désinfection des mains.

La FHA doit être réalisée sur des mains propres (pas de souillures organiques), non poudrées et sèches, mains et poignets dépourvus de tous bijoux (y compris l'alliance lisse), montres, bracelets, les ongles étant courts, sans décorations, faux ongles ou vernis.

L'application d'une quantité suffisante de gel ou de solution hydro-alcoolique sur l'ensemble de la surface des mains et poignets doit répondre à une gestuelle précise et à un temps de contact suffisant.

Conclusion

Les antiseptiques et les désinfectants ne sont pas des « produits à tout faire ». Leur usage est encore trop souvent empirique alors que le choix du produit le mieux adapté à une situation précise doit être réfléchi pour permettre à l'antiseptique ou au désinfectant d'exercer sa pleine activité. Un antiseptique, aussi puissant soit-il, peut être totalement inefficace s'il est mal utilisé.

Il est essentiel que chaque service hospitalier engage une réflexion, en concertation avec les responsables de l'hygiène et le CLIN (comité de lutte contre les infections nosocomiales) de l'établissement, afin de sélectionner les produits les mieux adaptés aux techniques de soins mises en œuvre, de s'assurer des bonnes conditions de conservation, de dilution et d'emploi des produits retenus.

Ces techniques fondamentales d'hygiène hospitalière doivent faire l'objet de protocoles écrits, mis à la disposition de tout le personnel concerné, ainsi que d'une information permanente et d'une évolution.

PRINCIPAUX MÉDICAMENTS

(Voir *tableau II.53*.)

Tableau II.33 Principales familles d'antiseptiques

Familles	Spectre et activité	Présentations	Indications	Effets indésirables	Incompatibilité Contre-indications
AGENTS OXYDANTS					
Dérivés chlorés Hypochlorite de sodium	• Bactéricide sur la majorité des bactéries G+ et G– • Moins bonne activité sur les mycobactéries, les spores, les champignons • Virucide (notamment virus VIH)	• SOLUTÉ DE DAKIN (soluté neutre titrant 0,5 % de chlore actif = 1,5° chlorométrique) *Conservation à l'abri de la lumière et de la chaleur* *DLU : 15 jours après fabrication* • DAKIN COOPER stabilité : 30 mois • AMUKINE (0,06 % de chlore actif) stabilité : 36 mois	• Antisepsie de la peau et des muqueuses • Antisepsie des plaies et des brûlures	• Irritation cutanée • Toxicité digestive en cas d'ingestion	• Inactivation par l'eau dure et les matières organiques • Ne pas associer aux savons, aux détergents
Dérivés iodés	• Bactéricide sur la majorité des bactéries G+ et G– • Sporicide, fongicide, virucide • Maximum d'activité à pH compris entre 2 et 6	• ALCOOL IODÉ 1 % (dans alcool 70°) • Polyvidone iodée (PVPI) : BÉTADINE 5 % alcoolique	• Antisepsie de la peau avant ponctions, infiltrations, préparation du champ opératoire • Antisepsie de la peau avant acte de petite chirurgie • Préparation du champ opératoire	• Réactions allergiques à l'iode • Toxicité digestive grave en cas d'ingestion • Risques de surcharge iodée avec hypothyroïdie en cas d'applications répétées ou étendues	• Ne pas associer aux dérivés mercuriels (formation de diiodure de mercure toxique) • Inactivation par le thiosulfate de sodium • Contre-indications : - allergie à l'iode - enfant de moins de 30 mois

Familles	Spectre et activité	Présentations	Indications	Effets indésirables	Incompatibilité Contre-indications
		• Polyvidone iodée (PVPI) : BÉTADINE DERMIQUE 10 % (flacon jaune)	• Antisepsie des plaies et des brûlures (pure ou diluée jusqu'au 1/4 dans eau stérile ou sérum physiologique) • Antisepsie de la peau (pure ou en badigeonnage)	• Cytotoxicité au niveau des muqueuses ou des tissus profonds • Salissant	• Ne pas utiliser de façon prolongée chez la femme enceinte ou allaitant et chez les jeunes enfants
		• BÉTADINE irrigation oculaire 5 %	• Antisepsie en chirurgie OPH		
		• BÉTADINE sol. vaginale 10 % (flacon bleu)	• Antisepsie gynécologique (pure en badigeonnage, diluée en injections vaginales)		
		• BÉTADINE Scrub 4 % (sol. moussante) (flacon rouge)	• Nettoyage et antisepsie des mains et de la peau et des muqueuses saines ou lésées		
		• BÉTADINE gargarisme - bain de bouche 8,5 % (flacon vert)	• Infections de la cavité buccale et de l'oropharynx • Soins postopératoires en stomatologie		

Familles	Spectre et activité	Présentations	Indications	Effets indésirables	Incompatibilité Contre-indications
		• BÉTADINE gel, compresses, tulle	• Antisepsie des plaies et des brûlures superficielles		
Eau oxygénée	• Bactériostatique • Effet mécanique de nettoyage de plaies	• EAU OXYGÉNÉE 10 volumes Conservation en flacon bien bouché *(instabilité)*	• Nettoyage et antisepsie des plaies	• Dessèchement de la peau en cas d'utilisation prolongée	• Ne pas associer au permanganate de sodium
Permanganate de potassium	• Bactériostatique sur bactéries G+ et G–	• PERMANGANATE DE POTASSIUM sachet 500 mg (à diluer au 1/10 000 soit 1 sachet de 500 mg pour 5 L d'eau)	• Antisepsie de la peau et des muqueuses	• Irritation cutanée • Dessèchement de la peau en cas d'utilisation prolongée • Toxicité digestive grave en cas d'ingestion	• Ne pas associer à l'eau oxygénée • Inactivation par les matières organiques
BIGUANIDES ET DIAMIDINES					
Chlorhexidine	• Bactéricide sur la majorité des bactéries G+ et G– en solution aqueuse • Tuberculicide et fungicide sous sa forme alcoolique • Action variable sur les virus (actif sur virus VIH)	*Conserver à l'abri de la lumière* • HIBISCRUB 4 % (sol. moussante) • HIBITANE CHAMP sol. alcool. 0,5 % • CHLORHEXIDINE sol. alcool. 0,5 %	• Nettoyage et antisepsie des mains et de la peau • Préparation du champ opératoire	• Quelques rares cas d'intolérance (idiosyncrasie) • Eczéma allergique de contact possible • Risques d'effets systémiques lors d'applications étendues sous pansement occlusif	• Matières organiques • Liège (bouchons) • Ne pas associer aux détergents anioniques (savons) • Ne pas mettre en contact avec le cerveau, les méninges ou le conduit auditif interne en cas de

Familles	Spectre et activité	Présentations	Indications	Effets indésirables	Incompatibilité Contre-indications
	• Non sporicide • Maximum d'activité à pH neutre ou alcalin	• CHLORHEXIDINE sol. acqueuse 0,2 % • CHLORHEXIDINE sol. acqueuse 0,05 % • HIBIDIL 0,05 % • BISEPTINE chlorhexidine 0,25 % + chlorure de benzalkonium + alcool benzylique • BISEPTINE SCRUB	• Antisepsie des plaies superficielles et des brûlures • Antisepsie des plaies chirurgicales et traumatiques peu profondes • Antisepsie du champ opératoire • Nettoyage et traitement d'appoint des affections dermatologiques	sur peau lésée, muqueuses et chez le nourrisson	perforation tympanique
		• MERCRYL 0,2 % (sol. moussante) • SEPTIVON 1,5 % (sol. moussante)	• Nettoyage et antisepsie de la peau et des muqueuses • Nettoyage et antisepsie de la peau		
Hexamidine	• Bactéricide sur bactéries G+ • Actif sur *C. albicans*	• HEXOMÉDINE 0,1 % (sol. hydroalcoolique)	• Antisepsie de la peau et des muqueuses • Dermatoses infectieuses (application en pansements locaux ou bains humides sans rinçage)	• Rares cas de sensibilisation locale	• Action non inhibée par le pus, le sérum, les débris organiques • Ne pas associer à d'autres antiseptiques

Familles	Spectre et activité	Présentations	Indications	Effets indésirables	Incompatibilité Contre-indications
		• HEXOMÉDINE TRANSCUTANÉE 0,15 % (sol. alcoolique) • HEXOMÉDINE 1 % gel • CYTÉAL 0,1 %	• Dermatoses infectieuses (folliculites staphylococciques), périonyxis pyocyaniques (en bain de doigt) • Traitement d'appoint des dermatoses infectieuses non suintantes • Nettoyage et antisepsie de la peau et des muqueuses		• Ne pas appliquer la solution transcutanée sur les plaies et les muqueuses, ni sous pansement occlusif
ALCOOLS					
Éthanol 70 % (alcool éthylique)	• Bactéricide sur la majorité des bactéries G+ et G– • Tuberculicide (minimum contact 1 à 3 min) • Fongicide • Action virucide variable (virus des hépatites résistants, actif sur virus HIV) • Non sporicide	• ALCOOL 70° USAGE MÉDICAL (alcool jaune) • ALCOOL 70° USAGE PÉDIATRIQUE (alcool bleu)	• Antisepsie de la peau saine (avant ponction veineuse, injection intramusculaire, etc.) • Antisepsie de la peau saine chez l'enfant de moins de 30 mois	• Ivresse, coma éthylique en cas d'ingestion • Résorption plus importante (intoxication alcoolique) sur la peau du nourrisson	• Ne pas utiliser sur les muqueuses, les plaies, à proximité des yeux • Ne pas utiliser chez l'enfant de moins de 30 mois (présence de camphre) • Réservé à l'utilisation chez l'enfant de moins de 30 mois

Familles	Spectre et activité	Présentations	Indications	Effets indésirables	Incompatibilité Contre-indications
DIVERS					
Surfactifs					
Agents anioniques (savons et détergents)	• Antisepsiques faibles (bactériostatique sur les germes G+) agissant essentiellement par effet détergent	• DERMACIDE	• Nettoyage de la peau et des muqueuses	• Irritation locale possible • Le milieu acide est favorable au développement de *C. albicans*	• Ne pas associer aux antiseptiques cationiques ou avec la chlorhexidine
Agents cationiques (ammoniums quaternaires)	• Bactéricide essentiellement sur les germes G+ • Effet détergent	• CÉTAVLON (crème) • STERLANE (sol. aqueuse)	• Traitement d'appoint des affections de la peau • Nettoyage de la peau dans les affections cutanées	• Risque d'hyper-sensibilité • Muqueuses génitales : risques de vaginite érosive et de balanite	• Ne pas associer aux surfactifs anioniques (savons) • Inactivation par l'eau dure, les matières organiques • Ne pas appliquer sur les muqueuses génitales
Dérivés minéraux					
Dérivés de cuivre	• Bactériostatiques	• DALIBOUR (pommade, eau) (sulfate de Cu + sulf. de zinc) • DERMO-CUIVRE (pommade)	• Dermatoses infectées, érythème fessier	• Réactions allergiques locales possibles	

Familles	Spectre et activité	Présentations	Indications	Effets indésirables	Incompatibilité Contre-indications
Dérivés de l'argent	• Bactériostatiques	• ARGENT COLLOÏDAL (pommade) • FLAMMAZINE pommade 1 % (sulfadiazine argentine)	• Plaies infectées • Plaies infectées et brûlures • Dermatoses infectées	• Passage systémique en cas de plaies ouvertes, d'utilisation répétée sur grande surface, sur peau lésée ou du nourrisson ou sous pansement occlusif	• Sensibilité connue aux sulfamides (pour FLAMMAZINE)
Carbanilides					
Triclocarban	• Bactéricide en cas d'emploi sans dilution • Bactériostatique (G+)	• SOLUBACTER (sol. moussante)	• Nettoyage et antisepsie de la peau et des muqueuses • Dermatoses infectées	• Exceptionnelles réactions cutanées allergiques • Irritation cutanée si absence de rinçage ou si utilisé pur	• Ne pas chauffer ni mélanger à de l'eau très chaude (≥ 50 °C)
Colorants					
Éosine	• Bactériostatique (G+) • Effet asséchant	• EOSINE AQUEUSE ou ALCOOLIQUE à 2 %	• Dermatose suintante • Érythème fessier	• Salissant	• Ne pas utiliser les solutions alcooliques en cas de lésions très irritées, surtout chez le nourrisson et le jeune enfant
Vert de méthyle + Violet de gentiane	• Bactériostatique (G+) • Fongistatique	• MILIAN AQUEUSE ou ALCOOLIQUE à 0,25 %	• Érythème fessier • Dermatoses infectieuses suintantes		

EXEMPLES D'UTILISATION DES ANTISEPTIQUES DANS DIVERSES SITUATIONS

(Voir *tableaux II.54, II.55, II.56*)

Tableau II.54 *- Désinfection de la peau saine*

INDICATIONS		NETTOYAGE	ANTISEPSIE	
			Choix 1	Choix 2
HYGIÈNE DES MAINS	Lavage simple (courant)	Savon liquide ordinaire		
	Lavage hygiénique (antiseptique)		BÉTADINE SCRUB	HIBISCRUB
	Friction hydroalcoolique (FHA)		Solution ou gel hydro-alcoolique	
	Lavage chirurgical (double lavage indispensable)		BÉTADINE SCRUB	HIBISCRUB
	Friction chirurgicale des mains		Solution ou gel hydro-alcoolique	
PEAU SAINE	Injections ou prélèvements sanguins	Si nécessaire : savon liquide ordinaire + rinçage eau stérile et séchage	ALCOOL 70° usage médical	
	Ponctions (biopsiques, lombaires), hémocultures		BÉTADINE ALCOOLIQUE	HIBITANE CHAMP 0,5 %*

* CHLORHEXIDINE sol. alcoolique 0,5 %.

INDICATIONS		NETTOYAGE	ANTISEPSIE	
			Choix 1	**Choix 2**
	Pose et entretien de cathéters veineux	BÉTADINE SCRUB ou HIBISCRUB + rinçage eau stérile et séchage	Si nettoyage préalable à la BÉTADINE SCRUB : BÉTADINE ALCOOLIQUE	Si nettoyage préalable à l'HIBISCRUB : HIBITANE CHAMP 0,5 %
	Préparation de la peau avant chirurgie réglée	Dans le service, la veille et/ou le jour de l'intervention Toilette (douche + shampoing) avec : BÉTADINE SCRUB ou HIBISCRUB rinçage, séchage	Au bloc Si toilette préalable à la BÉTADINE SCRUB, détersion BÉTADINE SCRUB rinçage/séchage + double badigeonnage BÉTADINE ALCOOLIQUE ou BÉTADINE OPH en chirurgie OPH	Au bloc Si toilette préalable à l'HIBISCRUB, détersion HIBISCRUB rinçage/séchage + double badigeonnage HIBITANE CHAMP 0,5 %
	Toilette du malade	Savon personnel ou savon liquide ordinaire	*Ne jamais utiliser d'antiseptiques sans prescription médicale*	

Tableau II.55 - Antisepsie de la peau lésée

INDICATIONS	NETTOYAGE	ANTISEPSIE	
		Choix 1	Choix 2
Plaies propres • superficielles • postopératoires ou ouvertes	SÉRUM PHYSIOLOGIQUE stérile séchage	SOLUTÉ DE DAKIN	
		BÉTADINE DERMIQUE pure	CHLORHEXIDINE sol. aqueuse 0,2 %
Plaies souillées	BÉTADINE SCRUB diluée au 1/3 ou HIBISCRUB ou EAU OXYGÉNÉE 10 volumes + rinçage sérum physiologique stérile et séchage	Si nettoyage préalable à la BÉTADINE SCRUB : BÉTADINE DERMIQUE pure ou diluée jusqu'au 1/10 (dans sérum physiologique ou eau stérile) Pour l'irrigation des plaies : BÉTADINE DERMIQUE diluée à 2 % dans du sérum physiologique (1/50)	Si nettoyage préalable à l'HIBISCRUB : CHLORHEXIDINE sol. aqueuse 0,2 %
Brûlures	Détersion : BÉTADINE SCRUB ou HIBISCRUB	BÉTADINE DERMIQUE pure ou diluée jusqu'au 1/10 Bain : BÉTADINE DERMIQUE diluée au 1/1 000 (500 mL pour 500 L d'eau stérile)	CHLORHEXIDINE sol. aqueuse 0,2 %

Tableau II.56 - Antisepsie des muqueuses

INDICATIONS	NETTOYAGE	ANTISEPSIE	
		Choix 1	Choix 2
Pose et entretien de sonde vésicale avant ECBU	Toilette vulvaire et périnéale avec BÉTADINE SCRUB + rinçage abondant au sérum physiologique ou à l'eau stérile et séchage	BÉTADINE sol. vaginale pure	SOLUTÉ DE DAKIN

INDICATIONS	NETTOYAGE	ANTISEPSIE	
		Choix 1	Choix 2
Chirurgie du périnée	Dans le service, la veille et/ou le jour de l'intervention Toilette (douche + shampoing) avec : BÉTADINE SCRUB Rinçage, séchage	Au bloc détersion BÉTADINE SCRUB rinçage/séchage + double badigeonnage BÉTADINE sol. vaginale pure (périnée et voies génitales internes)	
Oropharynx (bains de bouche, gargarismes)		ANTISEPTIQUE BUCCAL Nombreuses spécialités : PAROEX, PREXIDINE, ÉLUDRIL, THIOVALONE, HEXTRIL, BÉTADINE buccale, DENTEX, ALODONT, SYNTHOL	
Irrigation vaginale		BÉTADINE sol. vaginale diluée (30 mL pour 1 L d'eau stérile)	

Utilisation et conseils au patient

Objectifs du traitement

Les antiseptiques sont des médicaments avec AMM destinés à réduire le nombre de micro-organismes sur des tissus vivants lésés (peau lésée ou muqueuses). Ils ne doivent pas être utilisés pour la désinfection du matériel (à l'exception des surfaces en étroit contact avec le patient comme par exemple les flacons de perfusion, les connexions des tubulures de perfusion, les sites de prélèvement des collecteurs d'urine...).

Les produits destinés à l'application sur la peau saine sont maintenant désignés par le terme de « désinfectant » (statut de médicament ou de biocide) : savons « antiseptiques », solution ou gel hydro-alcoolique pour la friction hygiénique des mains.

Modalités d'utilisation

- Les antiseptiques sont inhibés par les matières organiques et doivent donc être utilisés après un nettoyage préalable, selon la séquence suivante en 5 temps :

1. nettoyage (avec un savon antiseptique le plus souvent ou savon ordinaire)
2. rinçage
3. séchage
4. antisepsie (de la même famille que le savon antiseptique utilisé en temps 1)
5. séchage

- Bien respecter le mode d'emploi, notamment la concentration préconisée et la durée minimale de contact nécessaire : d'une manière générale, il faut attendre le séchage du produit après son application. Exemple : 30 secondes entre l'application d'un produit alcoolique et la réalisation d'une ponction ou injection intraveineuse.

- Ne pas toucher l'ouverture du flacon avec les doigts ou des surfaces souillées afin d'éviter une contamination de l'antiseptique.
- Bien refermer le flacon après utilisation et préférer les présentations de faible volume, voire des doses unitaires stériles lors qu'elles existent (une dose = un soin). D'une façon générale, le recours au flacon réservé à un « patient unique » est préférable et nécessaire dans le cas d'un patient infecté placé en isolement septique.

Surveillance de la tolérance

- Surveillance de la tolérance locale : irritation, érythème, dessèchement de la peau...
- Bien respecter les précautions d'emploi et contre-indications :
  - chez le nouveau-né et l'enfant de moins de 1 mois : l'alcool à 70° et les dérivés iodés sont contre-indiqués ;
  - chez l'enfant de 1 à 30 mois : l'alcool à 70° (n'utiliser que l'alcool « bleu » à usage pédiatrique) et les dérivés iodés doivent être utilisés avec précaution en raison du risque de passage systémique (risque d'hypothyroïdie) ;
  - chez la femme enceinte il faut éviter l'application d'antiseptique sur la muqueuse génitale, de même que sur les seins chez la femme allaitante.

Conseils au patient

- Vérifier la date de péremption et respecter la durée maximale d'utilisation préconisée après ouverture (noter la date d'ouverture sur le flacon).
- Toute solution aqueuse diluée d'antiseptique doit être préparée au moment du besoin et utilisée extemporanément.

- Conserver les antiseptiques à l'abri de la lumière et de la chaleur.
- Ne pas reconditionner les antiseptiques, ni transvaser ou compléter un flacon entamé.
- Ne jamais mélanger ou utiliser successivement 2 antiseptiques différents, car il existe un risque d'incompatibilités avec inactivation ou d'apparition d'effets indésirables

4 Cancérologie

Généralités en cancérologie

CROISSANCE TUMORALE

Définition

La croissance tumorale est la prolifération clonogénique qui, d'une cellule maligne, aboutit à une tumeur macroscopique et/ou à des métastases.

Croissance tumorale

La croissance tumorale peut être évaluée par le temps de doublement ou la durée nécessaire à la multiplication par 2 du nombre de cellules tumorales.

Durée du cycle cellulaire

Le cycle cellulaire de la cellule tumorale est, comme pour toute autre cellule, constitué de quatre étapes successives *(figure II.6)* :

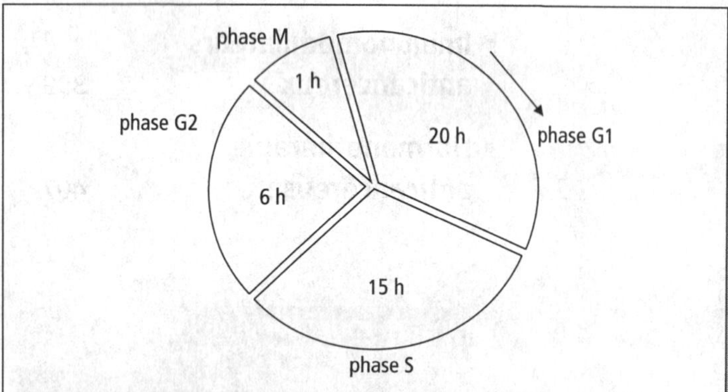

***Figure II.6** - Durée moyenne des phases du cycle cellulaire*

- la phase G1 de préparation à la réplication ;
- la phase S de réplication de l'ADN ;
- la phase G2 de préparation à la mitose ;
- la phase M ou mitose (dédoublement des chromosomes).

La durée moyenne du cycle cellulaire est de 2 jours.

Variations de la croissance tumorale

- À l'intérieur d'une même tumeur, la croissance va en diminuant de la périphérie au centre, cet effet étant lié aux différences de vascularisation.
- D'une tumeur à l'autre, la cinétique de croissance tumorale dépend du type histologique.

Par ailleurs, la vitesse de croissance d'une métastase est habituellement plus grande que celle de la tumeur primitive.

Dans une tumeur, de nombreuses cellules sont en phase G0, les cellules sont alors quiescentes et les anticancéreux n'agissent pas sur elles.

À la suite de la destruction des cellules cancéreuses en multiplication, il s'effectue un recrutement des cellules en G0 qui passent dans le cycle avec reprise de la croissance.

Plus la fraction proliférante est importante, plus la tumeur se développe rapidement, mais plus elle est sensible à la chimiothérapie.

ÉLÉMENTS DE DIAGNOSTIC ET DE SURVEILLANCE DES CANCERS

Examen clinique

Il est orienté vers le site présumé de la tumeur initiale et d'éventuels sites métastatiques : examen de la peau, de la bouche, des glandes mammaires, toucher rectal, toucher vaginal, etc.

Examens radiologiques et endoscopiques

Lorsque la tumeur siège sur un organe profond, le diagnostic fait appel à la radiographie, la tomodensitométrie, l'échotomographie, la scintigraphie, la mammographie, la tomographie par émission de positons.

Examens anatomopathologiques

La confirmation du diagnostic de tumeur maligne est apportée par l'examen anatomopathologique ; l'aspect cytologique de la tumeur définit le type de tumeur, son degré de différenciation, son origine tissulaire, son extension microscopique dans les tissus environnants.

Marqueurs biologiques tumoraux

Ce sont des protéines ou des hormones sécrétées par certaines tumeurs ; leur présence dans le sang signe une prolifération tumorale. Malgré leur absence de spécificité tumorale, ces marqueurs peuvent permettre la confirmation d'un diagnostic de cancer ; leur intérêt réside surtout dans la surveillance de l'évolutivité pendant et après le traitement.

Récepteurs hormonaux

Certaines hormones, liées à des récepteurs cellulaires spécifiques, déclenchent la mitose et la prolifération des cellules porteuses de ces récepteurs ; ces derniers se trouvent normalement dans les tissus hormonodépendants (le sein, par exemple).

La détection des récepteurs hormonaux en pathologie mammaire est indispensable pour l'orientation de la thérapeutique et l'évaluation du pronostic des lésions et permet de prévoir l'action probable d'une hormonothérapie.

CLASSIFICATION DES TUMEURS

La classification des tumeurs permet d'adapter la stratégie de traitement et d'établir un pronostic au moment du diagnostic.

La classification TNM permet d'établir le premier bilan clinique de toute tumeur solide. Elle est fondée sur trois paramètres :

- T : degré d'extension de la tumeur primitive (de T0 à T4) ;
- N : envahissement des ganglions lymphatiques (de N0 à N3) ;
- M : présence ou absence de métastases à distance (de M0 à M1).

D'autres classifications sont spécifiques de certaines tumeurs; par exemple:
- classification de Dukes pour les cancers colo-rectaux;
- classification FIGO du cancer de l'ovaire.

ORIENTATION THÉRAPEUTIQUE

L'arsenal thérapeutique comprend:
- la chirurgie;
- la radiothérapie;
- les traitements anticancéreux médicamenteux.

Chirurgie et radiothérapie

Elles ont pour but le traitement locorégional des tumeurs malignes.

La chirurgie

Elle est d'autant plus efficace qu'elle est précoce et plus large et que la tumeur n'est pas encore métastasée.

Elle peut être palliative dans des cancers à des stades avancés en situation d'urgence (état occlusif, hémorragie, etc.).

La radiothérapie

Elle a plusieurs indications:
- elle est curative sur certaines tumeurs radiosensibles;
- en préopératoire, elle vise à réduire le volume d'une tumeur facilitant l'intervention chirurgicale;
- en postopératoire, elle stérilise les lésions dont l'exérèse chirurgicale n'aurait pas été complète et diminue ainsi les risques de récidive;
- elle est palliative dans les cancers apparemment incurables et certaines métastases, en étant utilisée dans un but antalgique et parfois hémostatique.

Traitements médicamenteux anticancéreux

Les traitements médicamenteux peuvent être utilisés dans plusieurs situations:

- en préopératoire, afin de réduire le volume d'une tumeur et d'en faciliter l'exérèse chirurgicale : traitement *néoadjuvant* ;
- en postopératoire, afin de compléter le geste chirurgical et d'éviter les récidives : traitement *adjuvant* ;
- en association à la radiothérapie, afin d'augmenter la sensibilité de la tumeur à cette dernière : traitement *chimio-radio concomitant* ;
- en situation de cancers disséminés ou métastatiques.

Dans cette dernière situation, les traitements médicamenteux anticancéreux sont utilisés suivant différentes *lignes de traitement* :

- première ligne : traitement utilisable en première intention ;
- deuxième ligne : traitement utilisable en cas d'échec ou d'intolérance à la première ligne de traitement ;
- troisième ligne : traitement utilisable en cas d'échec ou d'intolérance à la deuxième ligne de traitement.

Les grands types de traitements médicamenteux anticancéreux sont les médicaments cytotoxiques, les thérapeutiques ciblées, l'hormonothérapie et les immunomodulateurs.

Le traitement de la maladie cancéreuse met souvent en œuvre plusieurs types de médicaments, de manière successive ou concomitante.

PRINCIPES D'ACTION DES ANTICANCÉREUX

Médicaments cytotoxiques

Les cytotoxiques ont pour but d'altérer le fonctionnement de la cellule cancéreuse soit en empêchant la cellule de se diviser, soit en provoquant des altérations métaboliques ou morphologiques conduisant à la mort cellulaire.

La chimiothérapie est toxique à la fois sur les cellules cancéreuses et les cellules saines. Les tissus sains les plus touchés par la chimiothérapie sont ceux dont la fraction de renouvellement est naturellement élevée : moelle osseuse, follicule pileux, épithélium digestif.

La chimiothérapie est d'autant moins efficace que la tumeur est d'un volume important. En effet :

- plus la tumeur grossit, moins la proportion de cellules en cycle est importante ;
- au fur et à mesure de la croissance de la tumeur, il y a acquisition de résistances à la chimiothérapie.

Pour surmonter le handicap de la résistance, il faut utiliser des produits en association ne présentant pas de résistance croisée entre eux.

La chimiothérapie est appliquée de façon séquentielle en *cycles* répartis sur un ou plusieurs jours, espacés le plus souvent de 3 ou 4 semaines. Le terme « cure » peut être utilisé pour désigner une séquence de plusieurs cycles.

Thérapeutiques ciblées

Les thérapeutiques ciblées désignent des thérapeutiques dirigées contre des cibles moléculaires présentes sur la cellule cancéreuse et supposées jouer un rôle dans sa transformation ou sa prolifération néoplasique.

Les cibles moléculaires concernées peuvent être des anomalies moléculaires responsables de la transformation néoplasique ou des anomalies moléculaires contribuant à la progression tumorale.

Ces thérapeutiques ciblées n'ont pas d'impact sur les cellules saines ne présentant pas les anomalies moléculaires citées précédemment.

Pour garantir leur efficacité, il peut être nécessaire de vérifier, avant leur emploi, l'expression dans la cellule cancéreuse de la cible moléculaire en cause.

Immunomodulateurs

L'utilisation de ces médicaments repose sur le postulat selon lequel l'organisme est capable de détecter la transformation de cellules normales en cellules cancéreuses et de les éliminer. L'utilisation d'immunomodulateurs a pour objectif de stimuler le système immunitaire afin d'accroître l'élimination des cellules cancéreuses.

Hormonothérapie

Elle a pour but de supprimer ou de réduire le taux et l'action des hormones susceptibles de favoriser la croissance tumorale. Les cancers qui présentent une sensibilité aux traitements hormonaux sont les cancers du sein, de la prostate, de la thyroïde, de l'endomètre, et également, mais à un moindre degré, du testicule, de l'ovaire et du rein.

Anticancéreux cytotoxiques

NOTIONS ESSENTIELLES

- Les anticancéreux sont utilisés dans le traitement des cancers aux côtés de la radiothérapie et de la chirurgie.
- Au sein des anticancéreux, il est possible de distinguer les chimiothérapies les plus anciennes, « à large spectre » ou « cytotoxiques », dont la cible est la prolifération cellulaire. Ces anticancéreux cytotoxiques sont classés en fonction de la structure chimique de la molécule active et de son mode d'action.
- Ils sont prescrits et administrés dans le cadre de protocoles spécifiques du type et du stade du cancer, tout en tenant compte de l'état général du patient.
  Le protocole précise les posologies en fonction de la surface corporelle (mg/m^2) et les voies d'administration et établit le rythme et le nombre des cycles (un cycle correspond à une ou plusieurs séances de chimiothérapie réparties sur un à plusieurs jours). Le terme de cure est utilisé pour désigner une séquence de plusieurs cycles espacés généralement de 2 à 4 semaines.
- Les effets indésirables des cytotoxiques sont souvent importants, bien qu'il soit possible de les prévenir ou de les atténuer par des mesures préventives ou curatives adaptées.
  On distingue essentiellement :
  - des nausées et des vomissements, qui peuvent être contrôlés par les antiémétiques (sétrons) ;
  - une toxicité hématologique (neutropénie) favorisant l'apparition d'infection, mais dont la durée peut être réduite par l'utilisation des facteurs de croissance hématopoïétiques ;

- des mucites et stomatites (surtout avec les antimétabolites) nécessitant des règles d'hygiène bucco-dentaire strictes ;
- une alopécie réversible (surtout avec les cytotoxiques utilisés dans le traitement du cancer du sein et de l'ovaire) ;
- d'autres effets indésirables correspondant le plus souvent à une toxicité retardée et cumulative (toxicité cardiaque, toxicité neurologique), obligeant au respect des doses limites à ne pas dépasser.

- L'administration des anticancéreux doit faire l'objet de règles strictes d'asepsie et de protection du capital veineux du patient. L'utilisation des chambres à cathéter implantable est courante.
  La préparation des chimiothérapies nécessite des précautions destinées à la protection du manipulateur.
- La surveillance du patient s'exerce avant l'administration du traitement (nécessité d'un bilan biologique permettant de donner un « feu vert »), pendant l'administration (site d'abord veineux et tolérance du malade) ainsi que dans l'intervalle entre deux cycles (effets indésirables retardés, température, NFS, etc.).

CLASSIFICATION ET MODE D'ACTION DES ANTICANCÉREUX CYTOTOXIQUES

Médicaments cytotoxiques

Parmi les médicaments cytotoxiques, on peut classer les molécules en fonction des différents modes d'action suivants.

- *Alkylants*

Médicaments induisant des modifications de l'ADN (liaisons covalentes intrabrin ou interbrins d'ADN) :
- moutardes à l'azote ;
- organoplatines ;
- autres (nitroso-urées, triazènes...).

- *Intercalants*

Médicaments induisant ou stabilisant des coupures de l'ADN : médicaments inhibiteurs des topo-isomérases, enzymes intervenant principalement dans la régulation de la structure tridimensionnelle de l'ADN. Au cours des étapes de transcription, réplication et séparation des chromosomes, elles créent des coupures transitoires d'un brin ou des deux brins de la double hélice d'ADN. Les agents de cette classe stabilisent les coupures, les transformant en lésions permanentes et létales. On distingue :
- les inhibiteurs de la topo-isomérase I ;
- les inhibiteurs de la topo-isomérase II (anthracyclines, notamment).

- *Antimétabolites*

Médicaments inhibant la synthèse de l'ADN : il s'agit d'analogues structuraux de composés indispensables à la synthèse des acides nucléiques. Ils peuvent se substituer à eux ou inhiber des enzymes essentielles dans la synthèse des acides nucléiques. Les 3 classes principales d'antimétabolites sont :
- les antagonistes pyrimidiques ;
- les antagonistes foliques ;
- les antagonistes puriques.

- *Poisons du fuseau mitotique*

Médicaments interagissant avec la tubuline : les microtubules jouent un rôle, entre autres, dans la séparation des chromosomes durant la mitose. L'assemblage-désassemblage des microtubules se fait grâce à la polymérisation-dépolymérisation de la tubuline. On distingue :
- les vinca-alcaloïdes : inhibiteurs de la polymérisation de la tubuline ;
- les taxanes : inhibiteurs de la dépolymérisation de la tubuline.

PRINCIPAUX MÉDICAMENTS – POSOLOGIES

(Voir *tableau II.57*.)

	Médicaments	Indications	Administration	Posologies
Médicaments alkylants				
Moutardes à l'azote	Cyclophosphamide ENDOXAN Comprimés : 50 mg Injectable : 500, 1 000 mg (lyophilisat)	• Cancers du sein, de l'ovaire, bronchique à petites cellules, du testicule, de la vessie • Lymphome non hodgkinien • Maladie de Hodgkin, myélome • Leucémies • Conditionnement allo et autogreffes médullaires (fortes doses) • Sarcomes • Neuroblastomes	*Per os* : une prise le matin à jeun	De 40 à 100 mg/m² par jour en continu ou 100 à 200 mg/m² par jour durant 1 à 14 jours (un cycle toutes les 2 à 4 semaines)
			Intratubulaire ou perfusion lente (de 30 min à 2 h)	• De 150 à 1 200 mg/m² **(enfant)** • De 500 à 4 000 mg/m² **(adulte)** • Administration de la dose totale sur 1 à 3 jours • Cycle toutes les 3 à 4 semaines • De 50 à 200 mg/kg (avant autogreffe de moelle osseuse)
	Ifosfamide HOLOXAN Injectable : 1 000, 2 000 mg (lyophilisat)	• Cancer du sein, de l'ovaire, bronchique, du col utérin, ORL • Carcinome testiculaire • Lymphomes hodgkiniens ou non hodgkiniens • Rechute de leucémie aiguë lymphoblastique • Sarcome	Perfusion IV lente ou IM	De 1 000 à 1 500 mg/m² par jour en cycle de 3 à 5 jours toutes les 3 à 4 semaines
	Melphalan ALKERAN Injectable : 50 mg/10 mL Comprimés : 2 mg *Conservation entre + 2 et + 8 °C*	• Myélome multiple • Adénocarcinome de l'ovaire • Adénocarcinome du sein • Conditionnement d'autogreffe de lymphomes malins et leucémies aiguës	*Per os* ou IV lente	• *Per os* : selon indication, posologie variant de 0,15 à 0,30 mg/kg par jour en cure de 4 à 6 jours toutes les 4 à 6 semaines • Voie IV : 100 à 240 mg/m² à répartir sur 2 à 3 jours
	Chlorambucil CHLORAMINOPHENE Gélules : 2 mg	• Leucémie lymphoïde chronique • Lymphome non hodgkinien de faible grade • Traitement immunodépresseur (glomérulonéphrites)	*Per os* : une prise à jeun sans ouvrir la gélule	• 6 à 10 mg/m² par jour pendant 5 jours tous les mois • 0,2 mg/kg/j (traitement immunodépresseur)

	Médicaments	Indications	Administration	Posologies
Organoplatines	Cisplatine CISPLATINE Injectable : 10 mg, 25 mg, 50 mg, 100 mg (lyophilisat ou liquide prêt à l'emploi) *Conservation à l'abri de la lumière*	• Cancers du testicule, de l'ovaire, du col de l'utérus, de l'endomètre, de la vessie, de la sphère ORL, de l'œsophage, de l'estomac • Cancer bronchique	• Perfusion courte (de 30 min à 3 h) • Perfusion longue (de 6 à 8 h) • Perfusion continue (de 1 à 5 jours) • Dilution conseillée : NaCl 0,9 %	• De 50 à 120 mg/m² par cycle • Administration de la dose totale sur 1 à 5 jours • Cycle toutes les 3 à 6 semaines
	Carboplatine PARAPLATINE Injectable : 50 mg, 150 mg, 450 mg, 600 mg (solution prête à l'emploi)	• Cancers de l'ovaire, bronchique à petites cellules, des voies aéro-digestives supérieures	• Perfusion courte (de 15 à 60 min) • Perfusion continue (de 1 à 5 jours) • À diluer uniquement dans du glucosé à 5 %	• En moyenne de 300 à 400 mg/m² par cycle (cycle toutes les 3 ou 4 semaines) • Adaptation de la posologie au débit de filtration glomérulaire
	Oxaliplatine ELOXATINE Injectable : 50 mg, 100 mg (lyophilisat ou liquide prêt à l'emploi)	• Cancer colo-rectal métastatique en association avec le 5 FLUORO URACILE • Cancer colo-rectal en traitement adjuvant	• Perfusion (de 2 à 6 h) • À diluer uniquement dans du glucose à 5 %	85 mg/m² tous les 15 jours
Triazènes	Témozolomide TEMODAL Gélules : 5 mg, 20 mg, 100 mg, 250 mg	• Gliome malin (glioblastome multiforme ou astrocytome anaplasique) en récidive • Glioblastome multiforme, en association à la radiothérapie puis en monothérapie	*Per os* : prise à jeun	• Monothérapie : 150 à 200 mg/m² par jour durant 5 jours (un cycle tous les 28 jours) • Association à la radiothérapie : 75 mg/m² par jour durant 42 jours

Autres médicaments alkylants : altrétamine (HEXASTAT), bendamustine (LEVACT), busulfan (MYLERAN), carmustine (BICNU, GLIADEL), chlorméthine (CARYOLYSINE, MUSTAGEN), dacarbazine (DETICENE), estramustine (ESTRACYT), fotémustine (MUPHORAN), lomustine (BELUSTINE), mitomycine C (AMETYCINE), procarbazine (NATULAN), streptozocine (ZANOSAR), thiotépa (THIOTEPA), trabectédine (YONDELIS).

Médicaments		Indications	Administration	Posologies
Médicaments intercalants				
Inhibiteurs de la topo-isomérase I	Irinotécan CAMPTO Injectable : 40 mg, 100 mg, 300 mg (liquide prêt à l'emploi)	Cancer colo-rectal métastatique : – en association avec le 5FU et acide folinique – ou en association avec le cétuximab si expression de l'EGFR – ou en association au bévacizumab	Perfusion lente (de 30 à 90 min)	180 mg/m² tous les 15 jours ou 350 mg/m² tous les 21 jours
	Topotécan HYCAMTIN Injectable : 4 mg/5 mL Gélules : 0,25 mg, 1 mg	• Voie injectable : – carcinome métastatique de l'ovaire en échec des lignes précédentes – carcinome métastatique du col utérin en échec des lignes précédentes • Voie injectable ou orale : cancer bronchique à petites cellules en rechute	• Perfusion IV d'au moins 30 minutes • Voie orale	• Voie IV : 1,5 mg/m² par jour durant 5 jours de suite tous les 21 jours • *Per os* : 2,3 mg/m² par jour durant 5 jours de suite tous les 21 jours

Médicaments		Indications	Administration	Posologies
Inhibiteurs de la topo-isomérase II Anthracyclines	Doxorubicine ADRIBLASTINE Injectable : 10 mg, 20 mg, 50 mg, 200 mg (liquide prêt à l'emploi ou lyophilisat) *Conservation à température ambiante ou au frais selon la forme*	• Cancers de l'ovaire, du sein, de la vessie, de l'estomac, du poumon • Lymphome non hodgkinien • Maladie de Hodgkin • Leucémies • Tumeurs solides de l'enfant	• Perfusion courte (de 3 à 5 min en intratubulaire) • S'assurer de l'absence d'extravasation et bien rincer • Concentration maximale de la solution : 5 mg/mL	• De 40 à 75 mg/m^2 par cycle • Administration de la dose totale sur 1 à 4 jours • Un cycle toutes les 3 semaines
	Doxorubicine liposomale pégylée CAELYX Injectable : 20 mg, 50 mg (solution prête à l'emploi) *Conservation entre + 2 et + 8 °C*	• Cancer de l'ovaire à un stade avancé en 2e intention • Cancer du sein métastatique • Sarcome de Kaposi • Myélome multiple	• Première perfusion à la vitesse de 1 mg/min puis pour les perfusions ultérieures : – 60 min pour une dose de 50 mg/m^2 – 30 min pour une dose de 20 mg/m^2 • Dilution dans du glucose à 5 % uniquement	20 à 50 mg/m^2 toutes les 4 semaines
	Épirubicine FARMORUBICINE Injectable : 10 mg, 20 mg, 50 mg, 150 mg, 200 mg (lyophilisat ou liquide prêt à l'emploi) *Conservation à l'abri de la lumière et à température ambiante ou au frais selon la forme*	• Cancers de l'ovaire, du sein, de l'estomac, du poumon, de l'œsophage, du pancréas, de la sphère ORL • Lymphome non hodgkinien • Maladie de Hodgkin • Cancer hépatocellulaire	• Perfusion courte (de 5 à 10 min en intratubulaire) ou perfusion continue • S'assurer de l'absence d'extravasation et bien rincer	• De 40 à 100 mg/m^2 par cycle • Un cycle toutes les 3 à 4 semaines

	Médicaments	Indications	Administration	Posologies
Inhibiteurs de la topo-isomérase II	Étoposide VÉPÉSIDE, CELLTOP Comprimés : 25 mg, 50 mg, 100 mg Injectable : 100 mg, 200 mg (liquide prêt à l'emploi)	• Cancer bronchique à petites cellules et non à petites cellules • Lymphomes • Maladie de Hodgkin • Leucémies • Cancer du sein • Cancer du testicule	*Per os* : dose totale quotidienne à fractionner en 2 ou 3 prises	Double de la dose injectable
			• Perfusion intraveineuse lente (de 30 à 60 min) • Concentration maximale de la solution : 0,4 mg/mL	• De 50 à 150 mg/m² par jour, durant 2 à 3 jours • Cycle de 3 à 4 semaines • Fortes doses : de 300 à 800 mg/m² durant 3 jours avant greffe de cellules souches
	Étoposide phosphate ETOPOPHOS Injectable : 100 mg (liquide prêt à l'emploi) *Conservation entre +2 et +8 °C*	• Cancer bronchique à petites cellules et non à petites cellules • Lymphomes • Maladie de Hodgkin • Leucémies • Cancer du sein • Cancer du testicule	Perfusion courte (5 min) en intratubulaire ou perfusion de 4 h, ou en continu	• De 50 à 150 mg/m² par jour, durant 2 à 3 jours • Cycle de 3 à 4 semaines • Fortes doses : de 300 à 800 mg/m² durant 3 jours avant greffe de cellules souches

Autres médicaments intercalants :

- Inhibiteurs de la topo-isomérase II : actinomycine D ou dactinomycine (COSMEGEN), amsacrine (AMSALYO) daunorubicine (CERUBIDINE), daunorubicine liposomale (DAUNOXOME), doxorubicine liposomale (MYOCET), idarubicine (ZAVEDOS), mitoxantrone (NOVANTRONE).

	Médicaments	Indications	Administration	Posologies
Antimétabolites				
Analogues des pyrimidines	Fluoro-uracile (5 FU) 5 FLUORO-URACILE Injectable : 250 mg, 500 mg, 1 000 mg, 5 000 mg, 10 000 mg (liquide prêt à l'emploi) *Ne pas mettre au frais (risque de cristallisation)*	Cancers colo-rectal, de l'estomac, du pancréas, du sein, de l'ovaire, des voies aéro-digestives supérieures	• Injection intratubulaire • Perfusion en bolus (15 min) • Perfusion continue (de 2 à 10 jours)	De 400 à 600 mg/m^2, de 3 à 6 jours par mois
Analogues des pyrimidines	Capécitabine XELODA Comprimés : 150 mg, 500 mg	• Cancer colo-rectal métastatique, ou en traitement adjuvant • Cancer du sein métastatique • Cancer gastrique	2 prises par jour matin et soir après le repas	• 2 000 ou 2 500 mg/m^2 par jour durant 14 jours • Cycle de 3 semaines
Antifolate polyvalent	Pemetrexed ALIMTA Injectable : 500 mg (lyophilisat)	• Mésothéliome pleural malin • Cancer bronchique non à petites cellules	Perfusion intraveineuse de 10 min	500 mg/m^2 toutes les 3 semaines

	Médicaments	Indications	Administration	Posologies
Analogue de l'acide folique	Méthotrexate MÉTHOTREXATE, LEDERTREXATE Comprimés : 2,5 mg Injectable : 5 mg, 25 mg, 50 mg, 500 mg, 1 g, 5 g (lyophilisat ou liquide prêt à l'emploi) *Conservation à l'abri de la lumière*	• Leucémies aiguës lymphoblastiques • Lymphomes malins non hodgkiniens • Cancer bronchique à petites cellules • Cancers de l'ovaire, du sein, de la vessie, des voies aéro-digestives supérieures	*Per os* (avant les repas)	De 10 à 15 mg/m² en 1 prise par semaine
			Voie injectable IV, SC, IM	• Posologies variables : de 3 mg/m² à 15 g/m² et plus • Sauvetage par acide folinique et hyperdiurèse alcaline pour les fortes doses
			Voie intra-artérielle	De 25 à 50 mg par jour
			Voie intrarachidienne	10 mg/m², au maximum 15 mg
	Raltitrexed TOMUDEX Injectable : 2 mg *Conservation entre + 2 et + 8 °C*	Cancers colo-rectaux métastatiques	Perfusion IV courte (15 min)	3 mg/m² tous les 21 jours (posologie à adapter à la fonction rénale)
Analogue nucléosidique	Gemcitabine GEMZAR Injectable : 200 mg, 1 000 mg (lyophilisat ou liquide prêt à l'emploi)	Cancers du poumon non à petites cellules, de la vessie, du pancréas, du sein métastatique	Perfusion intraveineuse de 30 min au maximum après dilution dans NaCl 0,9 % uniquement	De 1 000 à 1 250 mg/m², 2 à 3 semaines sur 4

Autres antimétabolites : azacytidine (VIDAZA), cladribine (LEUSTATINE, LITAK), clofarabine (EVOLTRA), cytarabine (ARACYTINE), cytarabine lyposomale (DEPOCYTE), décitabine (DACOGEN), fludarabine (FLUDARA), hydroxycarbamide (= hydroxyurée : HYDREA), 6-mercaptopurine (PURINETHOL XALUPRINE), mélarabine (ATRIANCE), pentostatine (NIPENT), thioguanine (LANVIS).

	Médicaments	Indications	Administration	Posologies
Poisons du fuseau				
Vinca-alcaloïdes	Vincristine ONCOVIN Injectable : 1 mg, 2 mg (liquide prêt à l'emploi) *Conservation à l'abri de la lumière, et entre + 2 et + 8 °C*	• Cancers du poumon, du sein, du col de l'utérus • Lymphomes non hodgkiniens • Maladie de Hodgkin • Leucémies aiguës • Sarcomes • Myélome	• Injection intratubulaire stricte (1 min environ) ou perfusion continue • S'assurer de l'absence d'extravasation ++ • Voie intrarachidienne interdite	• 1,4 mg/m² • Dose maximale par injection : 2 mg • Une injection par semaine au maximum
Vinca-alcaloïdes	Vinorelbine NAVELBINE Injectable : 10 mg, 50 mg (liquide prêt à l'emploi) Capsules molles : 20 mg, 30 mg *Conservation entre + 2 et + 8 °C*	• Cancer bronchique non à petites cellules • Cancer du sein métastatique	• Perfusion IV courte toutes les semaines • Prise au cours du repas une fois par semaine	• 25 à 30 mg/m² une fois par semaine • 60 mg/m²/semaine

	Médicaments	Indications	Administration	Posologies
Taxanes	Paclitaxel TAXOL, PAXENE Injectable : 30 mg, 100 mg, 150 mg, 300 mg (liquide prêt à l'emploi) (incompatibilité avec le PVC)	Cancers de l'ovaire, du sein, du poumon non à petites cellules	• Perfusion intraveineuse (3 h) • Dispositifs de perfusion dépourvus de PVC	• Selon indications et médicaments associés : de 135 à 175 mg/m² toutes les 3 semaines • Schéma hebdomadaire possible : de 80 à 90 mg/m²
	Docétaxel TAXOTERE Injectable : 20-80 mg (liquide prêt à l'emploi)	Cancers du poumon non à petites cellules, de la prostate, de l'estomac, des voies aéro-digestives supérieures, de l'œsophage, du sein	Perfusion intraveineuse (1 h environ)	• Selon indications et médicaments associés : de 75 à 100 mg/m² toutes les 3 semaines • Schéma hebdomadaire possible : de 35 à 40 mg/m²
	Cabazitaxel JEVTANA Injectable : 60 mg (solution à diluer)	Cancer de la prostate métastatique hormonorésistant et prétraité par docétaxel Utilisation en association à un corticoïde	• Perfusion IV de 1 heure • Dispositif de perfusion dépourvu de PVC et muni de filtre • Prémédication par anti-H1 et anti-H_2	25 mg/m² toutes les 3 semaines avec corticoïde en continu
Autre	Éribuline HALAVEN Injectable : 0,88 mg/2 mL (liquide prêt à l'emploi)	Cancer du sein localement avancé ou métastatique après échec d'au moins 2 lignes de traitement	Voie IV en 2 à 5 min	• 1,23 mg/m² à J1 et J8 • Cycle de 21 jours

Médicaments	Indications	Administration	Posologies
Inhibiteur du protéasome			
Bortézomib VELCADE Injectable : 3,5 mg (lyophilisat)	Myélome multiple en rechute ou réfractaire	• Voie IVD : bolus de 3 à 5 secondes • Voie SC	1,3 mg/m² par injection 2 fois par semaine durant 14 jours, suivis de 10 jours d'arrêt

Autres poisons du fuseau :
Vinca-alcaloïdes : vinblastine (VELBE), vindésine (ELDISINE), vinflunine (JAVLOR).
Taxanes : paclitaxel lié à l'albumine (ABRAXANE).

INDICATIONS – CONDUITE DE TRAITEMENT

Indications

Se reporter au *tableau II.57*.

Conduite de traitement

L'établissement d'un protocole d'association chimiothérapeutique repose sur un certain nombre de points théoriques et pratiques essentiels :

- les médicaments choisis doivent avoir fait la preuve de leur efficacité dans la variété de tumeur à traiter ;
- leurs modes d'action au niveau de la cellule doivent être complémentaires ;
- leurs toxicités ne doivent pas s'additionner.

Le protocole précise les voies d'administration et la posologie en fonction de la surface corporelle (mg/m^2) pour permettre une meilleure adaptation posologique, tout en veillant à ne pas dépasser les doses maximales toxiques. La surface corporelle du patient est déterminée à l'aide de tables de mesures (exemple en *figures II.7* et *II.8*).

Le protocole établit par ailleurs le rythme et le nombre des cycles.

À titre d'exemples, quelques protocoles de chimiothérapie couramment utilisés dans différentes indications sont précisés dans les tableaux suivants (*tableaux II.58 à II.89*, p. 338 à 351).

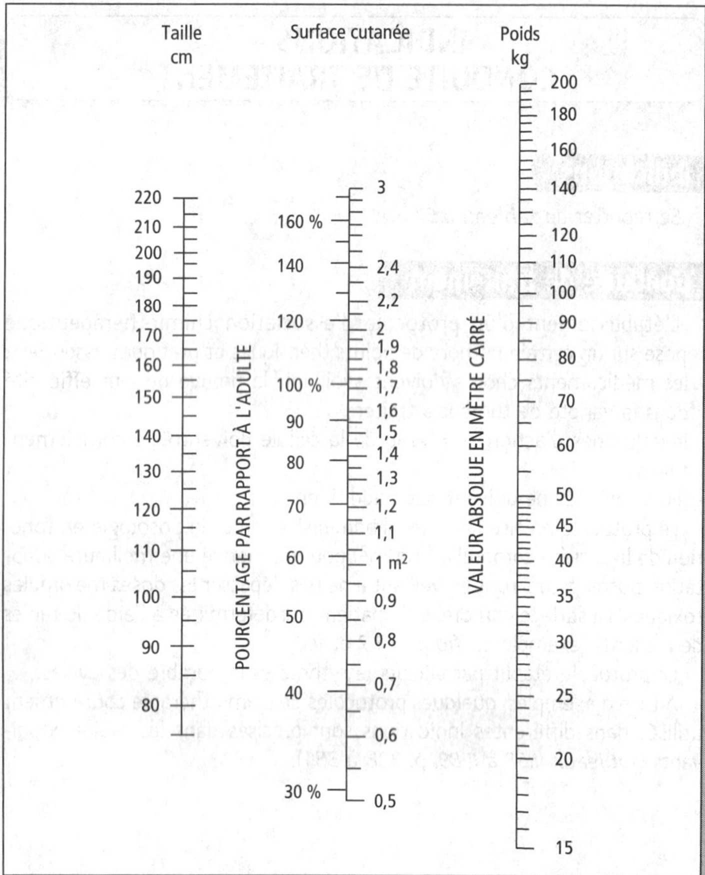

***Figure II.7** - Surface cutanée en fonction du poids et de la taille (enfant – adulte)*

La surface est obtenue en reliant le poids et la taille du patient : point d'intersection avec la droite représentant la surface cutanée. Un patient de 60 kg et 1,70 m a une surface cutanée de 1,70 m^2.

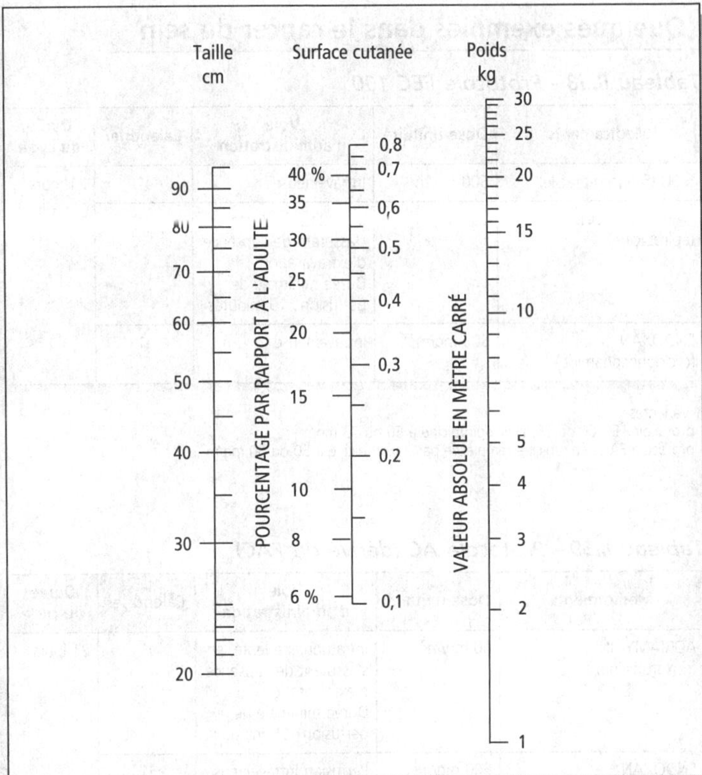

Figure II.8 - *Surface cutanée en fonction du poids et de la taille (nouveau-né – enfant)*

Quelques exemples dans le cancer du sein

Tableau II.58 - Protocole FEC 100

Médicaments	Dose unitaire	Voie d'administration	Calendrier	Durée du cycle
5 FU (5 fluoro-uracile)	500 mg/m²	Intraveineuse	J1	21 jours
FARMORUBICINE (épirubicine)	100 mg/m²	Intratubulaire lente, en s'assurant de l'absence d'extravasation Durée minimale de perfusion : 15 minutes	J1	
ENDOXAN (cyclophosphamide)	500 mg/m²	Intraveineuse	J1	

* Variantes :
- protocole FEC 60 ou 75, avec épirubicine à 60 ou 75 mg/m² ;
- protocole FAC : épirubicine remplacée par doxorubicine à 50 ou 60 mg/m².

Tableau II.59 - Protocole AC (dérivé du FAC)

Médicaments	Dose unitaire	Voie d'administration	Calendrier	Durée du cycle
ADRIAMYCINE (doxorubicine)	60 mg/m²	Intratubulaire lente, en s'assurant de l'absence d'extravasation Durée minimale de perfusion : 15 minutes	J1	21 jours
ENDOXAN (cyclophosphamide)	600 mg/m²	Perfusion intraveineuse	J1	

* Variante : protocole EC, avec la doxorubicine remplacée par l'épirubicine à 40 mg/m².

Tableau II.60 - Protocole TAC (variante TEC)

Médicaments	Dose unitaire	Voie d'administration	Calendrier	Durée du cycle
TAXOTERE (docétaxel)	75 mg/m²	Perfusion intraveineuse	J1	21 jours
ADRIAMYCINE (doxorubicine)	50 mg/m²	Intratubulaire lente, en s'assurant de l'absence d'extravasation Durée minimale de perfusion : 15 minutes	J1	
ENDOXAN (cyclophosphamide)	500 mg/m²	Perfusion intraveineuse	J1	

* Variante : protocole TEC, avec la doxorubicine remplacée par l'épirubicine à 50 mg/m² et le docétaxel remplacé par le paclitaxel à 225 mg/m².

Tableau II.61 - Protocole FARMORUBICINE-TAXOTERE (ou ET ou EPITAX)

Médicaments	Dose unitaire	Voie d'administration	Calendrier	Durée du cycle
FARMORUBICINE (épirubicine)	75 mg/m²	Intratubulaire lente, en s'assurant de l'absence d'extravasation Durée minimale de perfusion : 15 minutes	J1	21 jours
TAXOTERE (docétaxel)	75 mg/m²	Perfusion intraveineuse	J1	

Tableau II.62 - Protocole XELODA-TAXOTERE

Médicaments	Dose unitaire	Voie d'administration	Calendrier	Durée du cycle
XELODA (capécitabine)	1 000 mg/m² toutes les 12 heures	*Per os*	De J1 à J14	21 jours
TAXOTERE (docétaxel)	75 mg/m²	Perfusion intraveineuse	J1	

Tableau II.63 *- Protocole FUN*

Médicaments	Dose unitaire	Voie d'administration	Calendrier	Durée du cycle
5 FLUORO-URACILE (5 FU)	750 mg/m^2	Perfusion intraveineuse continue	De J1 à J5	21 jours
NAVELBINE (vinorelbine)	25 à 30 mg/m^2	Perfusion intraveineuse de 10 min	J1 et J5	

Tableau II.64 *- Protocole XELODA-NAVELBINE (dérivé du protocole FUN avec administration d'un dérivé du 5 FU* per os*)*

Médicaments	Dose unitaire	Voie d'administration	Calendrier	Durée du cycle
XELODA (capécitabine)	1 000 mg/m^2 toutes les 12 heures	*Per os*	De J2 à J15	21 ou 28 jours
NAVELBINE (vinorelbine)	25 mg/m^2	Perfusion intraveineuse de 10 min	J1 et J8	

Quelques exemples dans le cancer ORL

Tableau II.65 *- Protocole CISPLATINE-5 FLUORO-URACILE (CCDP-5 FU)*

Médicaments	Dose unitaire	Voie d'administration	Calendrier	Durée du cycle
CISPLATINE (cisplatine)	25 mg/m^2	Perfusion intraveineuse (chlorure de sodium à 0,9 %) précédée et suivie d'une hyperhydratation	De J1 à J4	21 jours
5 FLUORO-URACILE (5 FU)	1 000 mg/m^2	Perfusion intraveineuse en continu	De J1 à J4	

Tableau II.66 - Protocole TPF ou TCF : DOCETAXEL-CISPLATINE-5 FLUORO-URACILE

Médicaments	Dose unitaire	Voie d'administration	Calendrier	Durée du cycle
TAXOTERE (docétaxel)	75 mg/m²	Perfusion intraveineuse	J1	21 jours
CISPLATINE (cisplatine)	100 mg/m²	Perfusion intraveineuse précédée et suivie d'une hyperhydratation	J1	
5 FLUORO-URACILE (5 FU)	750 mg/m²	Perfusion intraveineuse en continu	De J1 à J5	

Variante : le 5 FU peut être administré à la posologie de 1 000 mg/m² de J1 à J4 dans les cancers ORL si la chimiothérapie est suivie d'une radio-chimiothérapie.

Tableau II.67 - Protocole PFL

Médicaments	Dose unitaire	Voie d'administration	Calendrier	Durée du cycle
CISPLATINE (cisplatine)	100 mg/m²	Perfusion intraveineuse précédée et suivie d'une hyperhydratation	J1	21 jours
5 FLUORO-URACILE (5 FU)	1 000 mg/m²	Perfusion intraveineuse continue	De J1 à J4	
ACIDE FOLINIQUE	500 mg/m²	Perfusion intraveineuse	De J1 à J4	

Variante : protocole TPFL :
- ajout de TAXOTERE (docétaxel) à 60 mg/m² à J1 ;
- fractionnement du cisplatine sur 4 jours ;
- réduction de la dose de 5 FU à 700 mg/m² de J2 à J4.

Quelques exemples dans le cancer colo-rectal

***Tableau II.68** - Protocole LV5FU2 (protocole de Gramont)*

Médicaments	Dose unitaire	Voie d'administration	Calendrier	Durée du cycle
5 FLUORO-URACILE (5 FU)	350 ou 400 mg/m²	Bolus intraveineux	J1-J2	15 jours
5 FLUORO-URACILE (5 FU)	540 ou 600 mg/m²	Perfusion intraveineuse de 22 h	J1-J2	
LEDERFOLINE (acide folinique)	200 mg/m²	Intraveineuse pendant 2 h (à administrer avant le 5 FU)	J1-J2	

***Tableau II.69** - Protocole FOLFOX 4*

Médicaments	Dose unitaire	Voie d'administration	Calendrier	Durée du cycle
ELOXATINE (oxaliplatine)	85 mg/m²	Intraveineuse pendant 3 h	J1	15 jours
LEDERFOLINE (acide folinique)	200 mg/m²	Intraveineuse pendant 2 h	J1-J2	
5 FLUORO-URACILE (5 FU)	400 mg/m²	Bolus intraveineux	J1-J2	
5 FLUORO-URACILE (5 FU)	600 mg/m²	Perfusion intraveineuse de 22 h	J1-J2	

Variantes :
- protocole XELOX, avec oxaliplatine (ELOXATINE), 130 mg/m² à J1 tous les 21 jours, et capécitabine (XELODA), 1 000 mg/m² par voie orale toutes les 12 heures de J1 à J14 ;
- protocole FOLFOX 4 simplifié : acide folinique, 400 mg/m² à J1 et 5 FU en bolus de 400 mg/m² à J1 + 5 FU en perfusion IV de 46 heures, 2 400 mg/m².

Tableau II.70 - Protocole FOLFIRI

Médicaments	Dose unitaire	Voie d'administration	Calendrier	Durée du cycle
ELOXATINE (oxaliplatine)	85 mg/m²	Perfusion intraveineuse de 3 h	J1	15 jours
CAMPTO (irinotécan)	180 mg/m²	Perfusion intraveineuse de 30 à 90 min	J1	
LEDERFOLINE (acide folinique)	200 mg/m²	Intraveineuse pendant 2 h	J1-J2	
5 FLUORO-URACILE (5 FU)	300 mg/m² ou 400 mg/m²	Bolus intraveineux	J1-J2	
5 FLUORO-URACILE (5 FU)	450 mg/m² ou 600 mg/m²	Perfusion intraveineuse de 22 h	J1-J2	

Variantes :
– protocole XELIRI, avec irinotécan (CAMPTO), 250 mg/m² à J1 tous les 21 jours, et capécitabine (XELODA), 1 000 mg/m² par voie orale toutes les 12 heures de J1 à J14 ;
– protocole FOLFIRI simplifié : acide folinique, 400 mg/m² à J1 et 5 FU en bolus de 400 mg/m² à J1 + 5 FU en perfusion continue de 46 heures, 2 400 mg/m² ;
– protocole FOLFIRI fort, avec escalade de dose pour irinotécan : 180 mg/m² au cycle 1, puis 220 mg/m² au cycle 2, puis 260 mg/m² aux cycles 3 et suivants.

Tableau II.71 - Protocole FOLFIRINOX

Médicaments	Dose unitaire	Voie d'administration	Calendrier	Durée du cycle
ELOXATINE (oxaliplatine)	85 mg/m²	Perfusion intraveineuse de 3 h	J1	15 jours
CAMPTO (irinotécan)	180 mg/m²	Perfusion intraveineuse de 30 à 90 min	J1	
LEDERFOLINE (acide folinique)	200 mg/m²	Intraveineuse pendant 2 h	J1-J2	
5 FLUORO-URACILE (5 FU)	300 mg/m² ou 400 mg/m²	Bolus intraveineux	J1-J2	
5 FLUORO-URACILE (5 FU)	450 mg/m² ou 600 mg/m²	Perfusion intraveineuse de 22 h	J1-J2	

Tableau II.72 - Protocole TOMIRI et TOMOX

Médicaments	Dose unitaire	Voie d'administration	Calendrier	Durée du cycle
TOMUDEX (raltitrexed)	3 mg/m^2	Perfusion intraveineuse courte	J1	21 jours
CAMPTO (irinotécan)	350 mg/m^2	Perfusion intraveineuse de 30 à 90 min	J1	

Dans le protocole TOMOX, l'irinotécan est remplacé par l'oxaliplatine à la posologie de 130 mg/m^2 toutes les 3 semaines.

Quelques exemples dans le cancer du poumon à petites cellules

Tableau II.73 - Protocole EP : CISPLATINE-ETOPOSIDE ou CARBOPLATINE-ETOPOSIDE

Médicaments	Dose unitaire	Voie d'administration	Calendrier	Durée du cycle
CISPLATINE (cisplatine)	100 mg/m^2	Perfusion intraveineuse pendant 1 h	J1	21 jours
VEPESIDE (étoposide)	100 mg/m^2	Perfusion intraveineuse	J1 à J3	

Il existe de nombreuses variantes de ce protocole : dose totale de CISPLATINE répartie sur 3 jours et dose totale de VEPESIDE répartie sur 5 jours.
Dans le protocole CARBOPLATINE-ETOPOSIDE, le cisplatine est remplacé par le carboplatine AUC 5 ou 6 à J1.

Quelques exemples dans le cancer bronchique non à petites cellules

Tableau II.74 - Protocole CISPLATINE-NAVELBINE

Médicaments	Dose unitaire	Voie d'administration	Calendrier	Durée du cycle
CISPLATINE (cisplatine)	80 mg/m^2	Perfusion intraveineuse précédée et suivie d'une hyperhydratation	J1	21 jours
NAVELBINE (vinorelbine)	30 mg/m^2	Perfusion intraveineuse	J1 et J8	

Lors des associations de ce protocole à la radiothérapie, la dose de vinorelbine est réduite à 15 mg/m^2.

Tableau II.75 - Protocole GEMCITABINE-CISPLATINE

Médicaments	Dose unitaire	Voie d'administration	Calendrier	Durée du cycle
GEMZAR (gemcitabine)	1 250 mg/m^2	Perfusion intraveineuse	J1 et J8	21 jours
CISPLATINE (cisplatine)	100 mg/m^2	Perfusion intraveineuse	J1	

Variante de ce protocole : gemcitabine, 1 000 mg/m^2 à J1, J8 et J15, et cisplatine à posologie inchangée en cycle de 28 jours.
Possibilité de remplacer le cisplatine par du carboplatine AUC 5.

Tableau II.76 - Protocole TAXANES-CISPLATINE

Médicaments	Dose unitaire	Voie d'administration	Calendrier	Durée du cycle
TAXOTERE (docétaxel) ou TAXOL (paclitaxel)	75 mg/m^2 175 mg/m^2	Perfusion intraveineuse de 1 h pour docétaxel ou de 3 h pour paclitaxel	J1 J1	21 jours
CISPLATINE (cisplatine)	75 mg/m^2	Perfusion intraveineuse	J1	

Dans ce protocole, le cisplatine peut être remplacé par le carboplatine AUC 6.

Tableau II.77 - Protocole TAXANES-GEMCITABINE

Médicaments	Dose unitaire	Voie d'administration	Calendrier	Durée du cycle
TAXOTERE (docétaxel) ou TAXOL (paclitaxel)	75 mg/m² 175 mg/m²	Perfusion intraveineuse de 1 h pour docétaxel ou de 3 h pour paclitaxel	J1 J1	21 jours
GEMZAR (gemcitabine)	1 000 à 1 250 mg/m²	Perfusion intraveineuse	J1 et J8	

Quelques exemples dans le cancer digestif

Tableau II.78 - Protocole GEMOX

Médicaments	Dose unitaire	Voie d'administration	Calendrier	Durée du cycle
GEMZAR (gemcitabine)	1 000 mg/m²	Perfusion intraveineuse	J1	15 jours
ÉLOXATINE (oxaliplatine)	100 mg/m²	Perfusion intraveineuse de 3 h	J2	

Ce protocole est utilisé également dans l'adénocarcinome pancréatique. Variante possible avec cycle de 21 jours : gemcitabine, 1 000 mg/m² à J1 et J8, et oxaliplatine, à posologie inchangée.

Tableau II.79 - Protocole ECF

Médicaments	Dose unitaire	Voie d'administration	Calendrier	Durée du cycle
EPIRUBICINE (épirubicine)	50 mg/m²	Injection intratubulaire lente, en s'assurant de l'absence d'extravasation	J1	21 jours
CISPLATINE (cisplatine)	60 mg/m²	Perfusion intraveineuse	J1	
FLUORO URACILE (fluoro-uracile)	200 mg/m²/j	Perfusion intraveineuse continue	J1 à J21	

Ce protocole est utilisé dans les cancers de l'estomac avancés ou métastatiques.

Tableau II.80 *- Protocole EOX*

Médicaments	Dose unitaire	Voie d'administration	Calendrier	Durée du cycle
EPIRUBICINE (épirubicine)	50 mg/m^2	Injection intratubulaire lente, en s'assurant de l'absence d'extravasation	J1	21 jours
ÉLOXATINE (oxaliplatine)	130 mg/m^2	Perfusion intraveineuse lente (3 à 6 heures)	J1	
XELODA (capécitabine)	625 mg/m^2 2 fois/j	Voie orale	En continu	

Ce protocole est utilisé dans les cancers de l'estomac avancés ou métastatiques.

Quelques exemples dans le cancer de l'ovaire

Tableau II.81 *- Protocole CARBOPLATINE-PACLITAXEL*

Médicaments	Dose unitaire	Voie d'administration	Calendrier	Durée du cycle
CARBOPLATINE (carboplatine)	AUC 6 ou 7 (posologie selon la formule de Calvert)	Perfusion intraveineuse	J1	21 jours
TAXOL (paclitaxel)	175 mg/m^2	Perfusion intraveineuse de 3 h	J1	

AUC : aire sous la courbe (mg/mL). Elle est de 6 chez les patients prétraités et de 7 chez les patients non prétraités.
Dans ce protocole, le carboplatine peut être remplacé par du cisplatine à la posologie de 50 mg/m^2.
Le paclitaxel peut être remplacé par du docétaxel à la posologie de 75 mg/m^2.

Quelques exemples dans le cancer de la vessie

Tableau II.82 *- Protocole M. VAC (protocole M. VEC identique avec remplacement de DOXORUBICINE par EPIRUBICINE)*

Médicaments	Dose unitaire	Voie d'administration	Calendrier	Durée du cycle
MÉTHOTREXATE (méthotrexate)	30 mg/m²	Perfusion intraveineuse	J1 J15 J22	28 jours
VELBE (vinblastine)	3 mg/m²	Intraveineuse	J2 J15 J22	
DOXORUBICINE (doxorubicine)	30 mg/m²	Intraveineuse avec surveillance du risque d'extravasation	J2	
CISPLATINE (cisplatine)	70 mg/m²	Perfusion intraveineuse	J2	

Quelques exemples dans le cancer de la prostate

Tableau II.83 *- Protocole TAXOTERE-PREDNISONE*

Médicaments	Dose unitaire	Voie d'administration	Calendrier	Durée du cycle
TAXOTERE (docétaxel)	75 mg/m²	Perfusion intraveineuse de 1 heure	J1	21 jours
PREDNISONE (prednisone)	10 mg/j	Voie orale en traitement continu	J1 à J21	

Ce protocole est utilisé dans le cancer de la prostate métastatique hormonorésistant.

Quelques exemples dans le lymphome de Hodgkin

***Tableau II.84** - Protocole ABVD*

Médicaments	Dose unitaire	Voie d'administration	Calendrier	Durée du cycle
DOXORUBICINE (doxorubicine)	30 mg/m^2	Intraveineuse avec surveillance du risque d'extravasation	J1 et J8	28 jours
BLEOMYCINE (bléomycine)	10 mg/m^2	Perfusion intraveineuse	J1 et J8	
VELBE (vinblastine)	6 mg/m^2	Intraveineuse	J1 et J8	
DETICENE (dacarbazine)	200 mg/m^2	Perfusion intraveineuse de 30 min	J1 et J8	

Variante possible avec réinjection à J14.

***Tableau II.85** - Protocole MOPP*

Médicaments	Dose unitaire	Voie d'administration	Calendrier	Durée du cycle
CARYOLYSINE (méchloréthamine ou chlorméthine)	6 mg/m^2	Intratubulaire en 3 à 5 minutes	J1 et J8	28 jours
ONCOVIN (vincristine)	1,4 mg/m^2 (dose maximale par injection : 2 mg)	Intratubulaire	J1 et J8	
NATULAN (procarbazine)	90 mg/m^2	Voie orale	J1 à J15	
PREDNISONE (prednisone)	60 mg/m^2	Voie orale	J1 à J15	

Ce protocole peut être alterné avec le protocole ABVD.

Quelques exemples dans le lymphome non hodgkinien

Tableau II.86 - *Protocole CHOP*

Médicaments	Dose unitaire	Voie d'administration	Calendrier	Durée du cycle
ENDOXAN (cyclophosphamide)	750 mg/m²	Perfusion intraveineuse	J1	21 jours
DOXORUBICINE (doxorubicine)	50 mg/m²	Intraveineuse avec surveillance du risque d'extravasation	J1	
ONCOVIN (vincristine)	1,4 mg/m² (dose maximale : 2 mg)	Intratubulaire	J1	
PREDNISONE (prednisone)	100 mg/m²	*Per os*	J1 à J5	

Protocole R-CHOP : voir ***tableau II.105***, p. 391.

Tableau II.87 - *Protocole Mini-CHOP*

Médicaments	Dose unitaire	Voie d'administration	Calendrier	Durée du cycle
ENDOXAN (cyclophosphamide)	200 mg/m²	*Per os*	J1 à J5	28 jours
DOXORUBICINE (doxorubicine)	30 mg/m²	Voie intratubulaire en surveillant le risque d'extravasation	J1	
ONCOVIN (vincristine)	1,4 mg/m² (dose maximale : 2 mg)	Intratubulaire	J1	
PREDNISONE (prednisone)	60 mg/m²	*Per os*	J1 à J15	

Quelques exemples dans le myélome

***Tableau II.88** - Protocole VAD*

Médicaments	Dose unitaire	Voie d'administration	Calendrier	Durée du cycle
ONCOVIN (vincristine)	0,4 mg (dose totale)	Perfusion intraveineuse continue	J1 à J4	28 jours
DOXORUBICINE (doxorubicine)	9 mg/m^2	Perfusion intraveineuse continue	J1 à J4	
DEXAMETHASONE (dexaméthasone)	40 mg (dose totale)	*Per os*	J1 à J4	

***Tableau II.89** - Protocole VELCADE-DEXAMETHASONE*

Médicaments	Dose unitaire	Voie d'administration	Calendrier	Durée du cycle
VELCADE (bortézomib)	1,3 mg/m^2	Intratubulaire	J1, J4, J8, J11	21 jours
DEXAMETHASONE (dexaméthasone)	40 mg (dose totale)	*Per os*	J1 à J4	

Protocole utilisé en deuxième ligne de traitement, pour des patients inéligibles pour une greffe de moelle osseuse.

EFFETS INDÉSIRABLES – INTERACTIONS MÉDICAMENTEUSES – PRÉCAUTIONS D'EMPLOI – CONTRE-INDICATIONS

Effets indésirables

L'administration des médicaments anticancéreux s'accompagne le plus souvent d'effets indésirables ou toxiques, variables en fonction des médicaments et des protocoles utilisés (notamment des posologies). Il est possible d'en atténuer la fréquence ou l'intensité grâce à des mesures préventives ou correctives adaptées.

On distingue trois grands types de toxicité des cytotoxiques :

- toxicité immédiate, apparaissant au cours de l'administration du médicament ou dans les quelques jours suivants ;
- toxicité précoce, apparaissant au cours des premières cures de traitement ;
- toxicité retardée, apparaissant généralement après plusieurs cures de traitement.

La toxicité des médicaments anticancéreux est présentée dans le *tableau II.90*.

Tableau II.90 - *Effets indésirables des cytotoxiques*

Effets indésirables	Principaux médicaments responsables	Prévention du risque médicamenteux Correction des effets indésirables
Toxicité immédiate		
Nausées, vomissements (parfois anticipés)	• Cyclophosphamide et ifosfamide • Sels de platine (cisplatine, carboplatine, oxaliplatine) • Méthotrexate (fortes doses) • Doxorubicine et épirubicine, étoposide *per os*, irinotécan, témozolomide *per os*, vinorelbine *per os*	• Prémédication par antiémétiques et poursuite possible les jours suivant la cure : métoclopramide (PRIMPERAN), sétrons (ZOPHREN, KYTRIL, NAVOBAN, ANZEMET), aprépitant (EMEND) ; voir le chapitre « *Hépatogastro-entérologie* », p. 841 • Association possible avec les corticoïdes, les anxiolytiques, et les neuroleptiques (vomissements anticipés) • Tenir compte des facteurs de risque liés au malade : âge < 50 ans, sexe féminin, anxiété, antécédents de vomissements durant la grossesse et de mal des transports dans l'enfance, pour optimiser la prémédication dès la première cure
Réactions d'hypersensibilité (anaphylaxie) : œdème, érythème, prurit	• Taxanes (paclitaxel, docétaxel)	• Prémédication par antihistaminiques et corticoïdes • Ralentissement du débit, voire arrêt de la perfusion et traitement symptomatique (corticoïdes, paracétamol, bronchodilatateurs)
Toxicité veineuse	• Doxorubicine, épirubicine, étoposide, vinca-alcaloïdes	• Abord veineux périphérique à éviter • Privilégier l'abord veineux central par cathéter long ou à chambre implantable • Vérification de l'abord veineux avant la chimiothérapie par « rinçage de veine » par 20 à 30 mL de chlorure de sodium à 0,9 % • Traitement immédiat des extravasations (risques de nécrose des tissus superficiels ou profonds) : aspiration des tissus infiltrés par ponctions sous-cutanées, utilisation d'antidotes spécifiques de certains anticancéreux et application de pansements chauds (vinca-alcaloïdes) ou froids (anthracyclines)

Effets indésirables	Principaux médicaments responsables	Prévention du risque médicamenteux Correction des effets indésirables
Néphrotoxicité	• Cisplatine • Méthotrexate	• Hyperhydratation avant et après la chimiothérapie (de 2 à 4 L par jour avec alcalinisation des urines et surveillance du pH supérieur à 7 pour le méthotrexate utilisé à fortes doses) • Préférence pour le carboplatine plutôt que le cisplatine pour les patients avec insuffisance rénale préexistante
Urotoxicité (cystite hémorragique)	• Cyclophosphamide • Ifosfamide	• Utilisation de mesna (UROMITEXAN) en intraveineuse ou *per os* pour les fortes doses de cyclophosphamide et pour toute dose d'ifosfamide
Toxicité cardiaque (modifications de l'électrocardiogramme, troubles du rythme)	• Anthracyclines (doxorubicine, épirubicine) • 5 Fluoro-uracile	• Surveillance clinique, écho- et électromyocardique avant le début et en cours de traitement
Toxicité hépatique (ictère)	• Méthotrexate	• Surveillance des transaminases
Diarrhées et constipation	• 5 Fluoro-uracile, irinotécan } (diarrhées) • Capécitabine } • Vinca-alcaloïdes (constipation)	• Prémédication par atropine par voie sous-cutanée avant administration d'irinotécan • Utilisation d'antidiarrhéiques (IMODIUM) et d'antispasmodiques en postcure si besoin • Laxatifs et/ou lavements en postcure ou si besoin

Effets indésirables	Principaux médicaments responsables	Prévention du risque médicamenteux Correction des effets indésirables
Toxicité précoce		
Toxicité hématologique : 1. Neutropénie et infection	1. Toxicité commune à tous les cytotoxiques	1. Surveillance NFS • Respect d'un intervalle suffisant de « récupération » entre deux cures (3 semaines en général) • Surveillance clinique (fièvre, frissons), mesures d'hygiène et d'asepsie rigoureuses • Antibiothérapie en cas de neutropénie fébrile • Réduction de la durée de la neutropénie par l'utilisation des facteurs de croissance hématopoïétiques (G-CSF : NEUPOGEN, GRANOCYTE, NEULASTA)
2. Anémie	2. Toxicité commune à tous les cytotoxiques, notamment les sels de platine	2. Surveillance NFS et utilisation possible d'érythropoïétine (EPREX, NEORECORMON) ou darbopoétine (ARANESP)
3. Thrombopénie	3. Toxicité commune à tous les cytotoxiques, notamment carboplatine, gemcitabine, cyclophosphamide à fortes doses, témozolomide	3. Transfusions de concentrés plaquettaires si le nombre de plaquettes est inférieur à 30 000/mm^3 (30 × 10^9/L) 4. Prévention de la toxicité hématologique du pémétrexed par prémédication par acide folique et vitamine B12
Mucites et stomatites	• Antimétabolites (5 fluoro-uracile, méthotrexate), anthracyclines, paclitaxel, certains alkylants, taxanes	• Remise en état de la dentition avant le début du traitement • Maintien de la salivation en faisant sucer des glaçons • Nettoyage doux des dents et utilisation de bains de bouche antiseptiques (BETADINE) plusieurs fois par jour • Mesures curatives si besoin : bains de bouche et traitement antifongique systémique, traitements antalgiques locaux (gel de LIDOCAINE) ou par voie générale

Effets indésirables	Principaux médicaments responsables	Prévention du risque médicamenteux Correction des effets indésirables
Alopécie	• Anthracyclines, taxanes, topotécan, cyclophosphamide, ifosfamide, vinorelbine, capécitabine	• Port du casque réfrigérant lors de la chimiothérapie et jusqu'à 2 h après • Le patient doit être prévenu de la réversibilité de l'alopécie
Toxicité retardée		
Toxicité cardiaque : 1. Troubles du rythme, cardiomyopathie, insuffisance cardiaque 2. Arythmies, insuffisance cardiaque, infarctus	1. Anthracyclines, mitoxantrone 2. Fluoro-uracile	• Surveillance clinique, écho- et électromyocardique • Respect des doses totales cumulées (doxorubicine : 550 mg/m^2 ; épirubicine : 900 mg/m^2) • Surveillance de la fraction d'éjection ventriculaire
Toxicité neurologique : neuropathie sensitive périphérique, paresthésie, névrite optique, dysesthésie	• Sels de platine, vinca-alcaloïdes, taxanes	• Surveillance neurologique • Réduction posologique, voire arrêt du traitement • Respect des doses maximales à partir desquelles surviennent les manifestations neurotoxiques
Ototoxicité	• Cisplatine	
Iléus paralytique	• Vinca-alcaloïdes	
Syndrome main-pied : engourdissement, picotements, œdèmes, rougeur (paume des mains et plante des pieds) Douleurs, desquamation, ulcérations	• Capécitabine, 5 FU, tégafur-uracile, docétaxel	• Prévention par application d'eau froide, voire de glace sur paumes des mains et plantes des pieds • Rester mains et pieds découverts • Crème émolliente sur les zones atteintes

Effets indésirables	Principaux médicaments responsables	Prévention du risque médicamenteux Correction des effets indésirables
Toxicité sur les fonctions gonadiques Homme : oligo-azoospermie Femme : aménorrhée	• Tous les cytotoxiques, notamment les alkylants	• Cryoconservation du sperme chez l'homme jeune • Cryoconservation des ovocytes chez la femme jeune
Tératogénicité	• Tous les cytotoxiques	• Contre-indication dans les deux premiers trimestres de grossesse (à discuter au cas par cas durant le 3e trimestre) • Allaitement contre-indiqué.
Carcinogénicité (induction de leucémies aiguës secondaires)	• Alkylants, inhibiteurs de la topo-isomérase II	

Interactions médicamenteuses

Tableau II.91 - *Interactions médicamenteuses avec les anticancéreux cytotoxiques - Niveaux contre-indication (CI) et association déconseillée (AD)*

Médicaments anticancéreux	Autres médicaments	Niveau d'interaction	Conséquences
Interactions entre médicaments anticancéreux			
Cyclophosphamide Fludarabine	Pentostatine	AD	Majoration de la toxicité pulmonaire
Anthracyclines	Trastuzumab	CI	Majoration de la toxicité cardiaque
Interactions entre anticancéreux cytotoxiques et autres médicaments			
Tous les anticancéreux cytotoxiques	Vaccin antiamarile	CI	Risque de maladie vaccinale généralisée mortelle
	Vaccins vivants atténués	AD	
	Phénytoïne et fosphénytoïne	AD	Diminution de l'absorption digestive de la phénytoïne par le cytotoxique et augmentation du métabolisme hépatique du cytotoxique par la phénytoïne
	Anticoagulants oraux	Précaution d'emploi	Recours à un traitement anticoagulant fréquent en cancérologie : la variabilité de la coagulation et le risque majeur d'interaction imposent une prudence particulière avec contrôle rapproché de l'INR ou utilisation des HBPM
5 Fluoro-uracile ou capécitabine ou tégafur-uracile	Warfarine	AD	Augmentation importante de l'effet de l'anticoagulant avec risque hémorragique
Bortézomib Docétaxel	Clarithromycine Érythromycine Itraconazole Kétoconazole Nelfinavir	AD	Augmentation des concentrations et donc de la toxicité du bortézomib et du docétaxel

Médicaments anticancéreux	Autres médicaments	Niveau d'interaction	Conséquences
Bortézomib Docétaxel	Posaconazole Ritonavir Télithromycine Voriconazole	AD	Augmentation des concentrations et donc de la toxicité du bortézomib et du docétaxel
Busulfan	Itraconazole Métronidazole	AD	Augmentation importante des concentrations de busulfan d'où majoration de la toxicité
Carmustine Lomustine	Cimétidine à posologie ⩾ 800 mg/j	AD	Inhibition du métabolisme des anticancéreux et majoration de leur toxicité médullaire
Docétaxel	Bocéprévir	CI	Augmentation de la toxicité du docétaxel
Estramustine	Inhibiteurs de l'enzyme de conversion	AD	Majoration des risques d'œdème angioneurotique des 2 médicaments
Ifosfamide	Phénobarbital Primidome	AD	Augmentation du métabolisme hépatique de l'ifosfamide : accumulation du métabolite neurotoxique
Irinotécan	Millepertuis	CI	Diminution des concentrations plasmatiques du métabolite actif de l'irinotécan avec risque d'échec du traitement cytotoxique
	Clarithromycine Érythromycine Itraconazole Kétoconazole Posaconazole Ritonavir	AD	Augmentation de la concentration et des effets indésirables de l'irinotécan
Mercaptopurine	Allopurinol	AD	Surdosage en mercaptopurine dont le catabolisme hépatique est diminué, d'où le risque d'insuffisance médullaire grave

Médicaments anticancéreux	Autres médicaments	Niveau d'interaction	Conséquences
Méthotrexate (MTX)	Triméthoprime (TMP)	CI	Augmentation de la toxicité hématologique du MTX par inhibition de la sécrétion tubulaire du MTX, et par inhibition de la dihydrofolate réductase pour l'association au TMP
	Ciprofloxacine	AD	
	Pénicillines	AD	
	Probénécide	CI	
	Acide acétylsalicylique à des doses antalgiques, antipyrétiques ou anti-inflammatoires et MTX à des doses > 20 mg/semaine	CI	Augmentation de la toxicité hématologique du MTX par diminution de sa clairance rénale
	AINS : phénylbutazone	CI	
	Tout AINS et MTX > 20 mg/semaine	AD	
	Tout AINS et acide acétylsalicylique et MTX < 20 mg/semaine	Précaution d'emploi	
Pemetrexed	Acide acétylsalicylique et AINS chez les patients ayant une insuffisance rénale modérée à forte	AD	Augmentation de la toxicité hématologique du pemetrexed par diminution de sa clairance rénale
Vinca-alcaloïdes : vinblastine, vincristine, vindésine, vinorelbine	Itraconazole Posaconazole	AD	Diminution du métabolisme hépatique des vinca-alcaloïdes avec majoration de la neurotoxicité
Interactions avec la radiothérapie			
Gemcitabine	Radiothérapie	CI	Risque accru de fibroses pulmonaires et œsophagiennes sévères. Un délai de 1 mois est nécessaire entre chimio et radiothérapie

Précautions d'emploi et contre-indications

Compte tenu de la toxicité importante des anticancéreux cytotoxiques, il est nécessaire de vérifier un certain nombre de paramètres biologiques et cliniques avant le démarrage d'une cure, qu'elle soit orale ou administrée par voie injectable. Ces vérifications ont pour but de donner un « feu vert » avant la réalisation d'un cycle. Les paramètres suivants sont habituellement vérifiés :

- poids, température ;
- leucocytes supérieurs à 2 000 ou 3 000/mm^3 (2 ou 3 g/L) ;
- polynucléaires neutrophiles supérieurs à 1 500 ou 2 000/mm^3 (1,5 ou 2 g/L) ;
- plaquettes supérieures à 100 000 ou 150 000/mm^3 (100 ou 150 g/L) ;
- bilan hépatique : bilirubine inférieure à 20 µmol/L, transaminases inférieures à 3 N ;
- bilan rénal : créatinine inférieure à 140 µmol/L.

Si les valeurs ne correspondent pas aux normes ci-dessus, il est nécessaire de retarder la chimiothérapie jusqu'à leur normalisation, ou de réduire les posologies des cytotoxiques de 25 à 50 %.

Le patient doit être averti de la nécessité de réaliser ce bilan (en laboratoire de ville le plus souvent) et d'en adresser les résultats au médecin la veille ou le jour même de la cure s'il se rend à l'hôpital ou de les lui communiquer par téléphone ou fax en cas d'administration au domicile.

Administration et conseils au patient

Objectifs du traitement

- Les anticancéreux sont des médicaments utilisés dans le traitement du cancer. L'objectif du traitement est de s'opposer à la prolifération des cellules cancéreuses, multiplication rapide et anarchique. Ces médicaments peuvent être utilisés dans plusieurs situations et en association avec d'autres moyens thérapeutiques au cours de la maladie cancéreuse :
  - en traitement néo-adjuvant (avant une intervention chirurgicale, afin de réduire le volume d'une tumeur et d'en faciliter l'exérèse),
  - en traitement adjuvant (après une intervention chirurgicale, afin de compléter le geste chirurgical et d'éviter les récidives),
  - en traitement chimio-radio concomitant (association à la radiothérapie, afin d'augmenter la sensibilité de la tumeur à cette dernière),
  - en situation de cancers disséminés ou métastatiques.
- Selon le stade de la maladie, le traitement est administré :
  - dans un but curatif afin d'éviter l'extension de la maladie au stade métastatique et à terme d'obtenir la rémission de la maladie ou l'amélioration de la survie du patient,
  - dans un but préventif (prévention des récidives locales ou des métastases par exemple),
  - dans un but palliatif afin d'éviter les symptômes liés à la progression tumorale (douleur, compression des organes proches, fatigue, etc.).
- Les durées de traitement par anticancéreux peuvent être très variables : de plusieurs mois à plusieurs années.
- Le traitement de la maladie cancéreuse met souvent en œuvre plusieurs médicaments : associations définies sous le nom de « protocoles », réalisées de façon successives ou concomitantes.

- Les traitements s'administrent le plus souvent en milieu hospitalier mais les formes disponibles pour la voie orale et les administrations par voie injectable au domicile sont de plus en plus utilisées afin de répondre au besoin des patients de rester à leur domicile.

Plan de prise

CYTOTOXIQUES ADMINISTRÉS PAR VOIE INJECTABLE

La plupart du temps, le traitement par chimiothérapie anticancéreuse injectable s'organise dans le cadre de cycles ou de cures. On parle de cycle ou de cure pour chacune des périodes qui correspond à la prise du traitement et à la période de repos qui suit. Avant le démarrage du traitement, le médecin cancérologue choisit le protocole thérapeutique adapté à la pathologie en cause et au patient. Ce protocole définit de façon précise les médicaments prescrits, les posologies, les durées de perfusion et les dates de chaque cycle ou l'intervalle de temps à respecter entre chaque cure. L'administration des médicaments au cours du cycle peut consister en la perfusion des médicaments sur un seul jour ou sur plusieurs jours de suite, voire en continu sur plusieurs jours. Les périodes de perfusions sont suivies d'une période sans perfusion (inter-cure) pour permettre de limiter la toxicité des médicaments injectés. Le protocole de traitement n'est pas figé, mais peut évoluer au fil du temps en fonction de l'efficacité et de la tolérance.

CYTOTOXIQUES ADMINISTRÉS PAR VOIE ORALE

Les traitements donnés par voie orale peuvent s'administrer seuls ou en association aux traitements par voie injectable. Leur administration peut être réalisée tous les jours en continu ou par cures avec des périodes de repos selon le protocole médical. Selon le médicament (voir *tableau II.57*, p. 325), les prises auront lieu une à trois fois par jour, certains médicaments ayant des contraintes de prises par rapport aux repas conditionnant leur efficacité et leur toxicité.

Pour ces médicaments cytotoxiques, quelle que soit la voie d'administration choisie, le démarrage d'une cure n'est possible qu'après obtention du « feu vert médical ». Ce feu vert est donné suite à la vérification d'un certain nombre de paramètres permettant de s'assurer de la bonne tolérance du traitement (voir ci-après « Surveillance de l'efficacité et de la tolérance »).

Modalités d'administration

CYTOTOXIQUES ADMINISTRÉS PAR VOIE INJECTABLE

Le traitement par chimiothérapie anticancéreuse nécessite de réaliser des perfusions à intervalle régulier durant des périodes prolongées.

Afin de préserver le capital veineux du patient (certains médicaments peuvent « abîmer » les veines du bras et devenir difficiles à administrer), il est souvent mis en place un accès veineux central par cathéter à émergence cutanée ou chambre implantable (dispositif implanté sous la peau généralement au-dessus de la poitrine sous la clavicule, et qui est relié à une grosse veine qui est plus résistante que les veines de l'avant-bras). La pose du dispositif est effectuée en milieu hospitalier sous anesthésie locale ou anesthésie générale légère avant le démarrage du traitement. La présence de l'accès veineux central permet de mener une vie normale mais des précautions d'hygiène doivent être prises pour éviter des complications infectieuses liées au dispositif.

- Pour le cathéter à émergence cutanée, la partie apparente doit toujours être propre et protégée par un pansement stérile changé quotidiennement. L'équipe soignante prescrit habituellement au patient les précautions à prendre en ce qui concerne la toilette et l'attitude en cas de pansement souillé ou décollé. Le patient doit disposer d'un antiseptique et de pansements stériles au domicile et être en mesure de réaliser le pansement en urgence si besoin.

- Pour la chambre implantable, les précautions d'hygiène sont moins strictes. Il n'est pas nécessaire de protéger le site avec un pansement stérile entre les cures. Les activités sportives modérées (éviter les chocs à l'endroit d'implantation et les mouvements violents du bras) sont possibles, ainsi que la baignade.
- Les administrations sont réalisées par le biais de cet accès qu'ils s'agissent des perfusions hospitalières ou au domicile du patient.
- Afin de limiter la douleur au point d'injection au moment de l'utilisation de la chambre implantable, l'association lidocaïne + prilocaïne en crème pourra être utilisée sous pansement occlusif avant l'injection.
- Compte tenu du risque infectieux majeur pour le malade, et du risque d'exposition pour les infirmières, ces dernières prennent des précautions d'hygiène et de protection rigoureuses au moment de la pose de la perfusion : blouse à manches longues et à poignets serrés, masque chirurgical à usage unique et parfois lunettes enveloppantes, lavage antiseptique des mains, port de gants stériles à usage unique en latex d'épaisseur suffisante, ou à défaut une double paire de gants.
- Il pourra être demandé au patient de porter un masque et une protection sur les cheveux au cours des manipulations sur la voie d'accès.
- Le traitement administré n'est jamais préparé à l'avance (absence de stabilité et préparation de dose adaptée à chaque patient). La préparation est réalisée habituellement dans un local spécifique par du personnel dédié à cette préparation compte tenu de la toxicité potentielle des médicaments pour les manipulateurs. Les procédures de préparation sont parfois longues et minutieuses et suivies d'une étape de contrôle. Le patient doit être prévenu de l'existence d'un délai entre son installation et le démarrage de la perfusion.

- Les durées de perfusion sont variables d'un médicament à un autre. Certains médicaments nécessitent des perfusions à un débit très lent afin d'éviter des réactions secondaires.

CYTOTOXIQUES ADMINISTRÉS PAR VOIE INJECTABLE CONTINUE

- Certains traitements nécessitent une administration IV continue sur un à plusieurs jours. Pour éviter au patient une hospitalisation complète pour réaliser la cure, il est possible d'utiliser des infuseurs ou diffuseurs portables connectés à la chambre implantable et qui vont libérer le médicament à un débit précis et régulier durant la période prévue. Une infirmière assure la déconnexion du dispositif à la fin de la période de perfusion.
- Ces dispositifs sont fragiles et le débit peut en être modifié par la température corporelle ou la température extérieure, entre autres. Il est conseillé de conserver le dispositif tel qu'il a été posé et si possible sous les vêtements. Un système de graduation permet au patient de vérifier le bon fonctionnement de l'infuseur. Le pansement de protection de la connexion infuseur-chambre implantable doit être gardé propre.

CYTOTOXIQUES ADMINISTRÉS PAR VOIE ORALE

Compte tenu de la toxicité locale des médicaments anticancéreux, il est conseillé de :

- porter des gants avant la manipulation des comprimés ou des gélules ou se laver soigneusement les mains après la prise ;
- ne pas ouvrir les gélules ni écraser les comprimés d'anticancéreux. Les avaler avec un grand verre d'eau sans les mâcher ni les croquer ou les sucer.

Observance du traitement

- Pour les médicaments cytotoxiques administrés par voie orale, en cas d'oubli d'une prise ou de vomissements, il est conseillé de ne pas prendre la dose oubliée et ne pas doubler la dose suivante.

Surveillance de l'efficacité et de la tolérance

- La surveillance de l'efficacité et de la tolérance du traitement a lieu juste avant l'administration d'une cure de chimiothérapie anticancéreuse dans le but de valider le démarrage possible de cette cure, en cours d'administration afin de vérifier la tolérance immédiate et durant l'inter-cure pour vérifier l'apparition des effets secondaires plus tardifs.
- Dans tous les cas un premier bilan préchimiothérapie est réalisé afin de s'assurer de l'absence de contre-indication au traitement.

BILAN AVANT LE TRAITEMENT AU MOMENT DU DIAGNOSTIC

- Bilan complet clinique, biologique et radiologique.
- Élimination de tout syndrome infectieux préalable.
- Élimination de toute entrée possible aux infections (examen de l'état dentaire notamment).
- Recherche d'affection cardiaque, hépatique, rénale ou pulmonaire (pouvant être aggravée par les effets indésirables des anticancéreux).
- Étude du capital veineux, voire pose d'un site d'administration veineux central (chambre à cathéter implantable).
- Vérification de l'absence de grossesse ou d'allaitement chez la femme.

SURVEILLANCE DE LA TOLÉRANCE AVANT L'ADMINISTRATION D'UN CYCLE DE CHIMIOTHÉRAPIE

Il s'agit de donner un « feu vert » avant la réalisation d'un cycle. Les paramètres suivants sont habituellement vérifiés :

- Leucocytes supérieurs à 2 000 ou 3 000/mm^3 (2 ou 3 g/L).
- Polynucléaires neutrophiles supérieurs à 1 500 ou 2 000/mm^3 (1,5 ou 2 g/L).

- Plaquettes supérieures à 100 000 ou 150 000/mm^3 (100 ou 150 g/L).
- Bilan hépatique : bilirubine inférieure à 20 μmol/L, transaminases inférieures à 3 N.
- Bilan rénal : créatinine inférieure à 140 μmol/L.

Si les valeurs ne correspondent pas aux normes ci-dessus, il est nécessaire de retarder la chimiothérapie jusqu'à leur normalisation, ou de réduire les posologies des cytotoxiques de 25 à 50 %.

Le patient doit être averti de la nécessité de réaliser ce bilan (en laboratoire de ville le plus souvent) et d'en adresser les résultats au médecin la veille ou le jour même de la cure s'il se rend à l'hôpital ou de lui communiquer par téléphone ou fax en cas d'administration au domicile.

SURVEILLANCE DE LA TOLÉRANCE PENDANT L'ADMINISTRATION DE LA CHIMIOTHÉRAPIE

- Avant le début de la chimiothérapie, l'infirmière s'assurera que les traitements préventifs des effets indésirables des médicaments ont bien été administrés. Ces derniers peuvent être administrés juste avant les injections d'anticancéreux ou parfois être prescrits dès la veille de la cure au domicile du patient (pour les cures contenant des taxanes par exemple). Pour la prémédication la veille de la cure ou le matin même, il s'agit la plupart du temps de corticoïdes, d'antihistaminiques, ou d'antiémétiques. Le patient devra être prévenu de la nécessité d'une bonne observance de la prémédication afin de pouvoir respecter le planning prévisionnel des cures, l'absence de prise de prémédication pouvant contre-indiquer la mise en œuvre du traitement.
- En cours d'administration, l'infirmière surveillera le site d'abord veineux et recherchera tout signe révélateur d'une extravasation (brûlures, picotements, douleur, induration, œdème au point d'injection, absence de retour veineux après aspiration à la seringue). Le patient sera prévenu de ces signes

et il lui sera demandé de prévenir immédiatement l'infirmière en cas d'apparition de l'un d'entre eux.

- Il sera par ailleurs demandé au patient de signaler très vite tout autre signe anormal en cours de perfusion : céphalées, prurit, frissons, bouffées de chaleur (premiers signes de réactions allergiques).

SURVEILLANCE DE LA TOLÉRANCE PENDANT L'INTER-CURE

Le patient devra être prévenu des toxicités principales des médicaments utilisés lors de la cure, des paramètres à suivre durant l'inter-cure et des médicaments adjuvants prescrits afin de limiter cette toxicité (voir *tableau II.90*, p. 353).

Conseils hygiéno-diététiques

- Du point de vue nutritionnel, le patient devra veiller à garder une alimentation saine et variée afin de limiter la perte de poids qui est fréquemment liée à la réalisation des cures de chimiothérapie et consécutive à la baisse de l'appétit et à l'apparition des mucites. Il peut être conseillé au patient de fractionner les repas, d'éviter le tabac, l'alcool et les épices.
- La surveillance de l'état de la muqueuse buccale doit être réalisée afin d'assurer la prise en charge précoce des mucites entre autres (prévention par ajout de bains de bouche antiseptiques, application de glace localement ou utilisation de gels anesthésiques entre autres).

Autres conseils au patient

- De nombreux anticancéreux se retrouvent sous forme inchangée ou sous forme de métabolites actifs dans l'urine ou les selles. Les médicaments administrés *per os* peuvent se retrouver dans les vomissures consécutives à leur prise.

- Le personnel manipulant excrétas et vomissures doit prendre des mesures de protection vestimentaire : gants et blouse à poignets serrés au minimum.
- La durée pendant laquelle il est nécessaire de se protéger est variable selon le médicament utilisé (de 12 heures à 7 jours).

Thérapies ciblées

NOTIONS ESSENTIELLES

- Les thérapies ciblées ou « cytostatiques » ont été développées plus récemment que les cytotoxiques évoqués dans le chapitre précédent. Ce sont des traitements s'intéressant à la cause du cancer. Il s'agit de thérapeutiques dirigées contre des cibles moléculaires présentes sur la cellule cancéreuse et supposées jouer un rôle dans sa transformation ou sa prolifération néoplasique. Les cibles moléculaires concernées peuvent être des anomalies moléculaires responsables de la transformation néoplasique ou des anomalies moléculaires contribuant à la progression tumorale.
- Au niveau physico-chimique, ces médicaments peuvent être des anticorps monoclonaux destinés à inactiver une cible spécifique (réaction de type antigène-anticorps) (DCI avec suffixe en -mab), médicaments administrables uniquement par voie injectable, ou de petites molécules à mode d'action intracellulaire inhibitrices des tyrosine kinases (ITK) (suffixe -inib sur la DCI du médicament). Ces dernières sont administrables par voie orale.
- Ces thérapeutiques ciblées n'ont pas d'impact sur les cellules saines ne présentant pas les anomalies moléculaires citées précédemment. Pour garantir leur efficacité, il peut être nécessaire de vérifier, avant leur emploi, l'expression dans la cellule cancéreuse de la cible moléculaire en cause.
- Les anticancéreux de la classe des thérapies ciblées sont utilisés dans le traitement des cancers en monothérapie ou en association aux anticancéreux cytotoxiques. Ils sont prescrits et administrés dans le cadre de protocoles spécifiques du type et du stade du cancer, tout en tenant compte de

l'état général du patient. Le protocole précise les posologies en fonction de la surface corporelle (mg/m^2) ou du poids du malade et les voies d'administration, et établit le rythme et le nombre des cycles (un cycle correspond à une ou plusieurs séances de chimiothérapie réparties sur un à plusieurs jours). Le terme de cure est utilisé pour désigner une séquence de plusieurs cycles espacés généralement de 2 à 4 semaines.

- Les effets indésirables des thérapies ciblées sont différents des effets indésirables habituels des cytotoxiques et peuvent se cumuler au sein de protocoles associant les 2 types de médicaments. Il est possible de les prévenir ou de les atténuer par des mesures préventives ou curatives adaptées.
  Les principales toxicités immédiates spécifiques sont les suivantes :
  - des réactions d'hypersensibilité de type anaphylactique pour les anticorps monoclonaux et de type syndrome de lyse tumorale pour certains d'entre eux ;
  - une toxicité hépatique ;
  - des diarrhées.

  D'autres effets indésirables correspondent le plus souvent à une toxicité retardée :
  - une toxicité cutanée (éruption papulo-pustuleuse, xérose, lésion muqueuse, syndrome main-pied et toxicité sur les phanères) ;
  - toxicité cardiaque ;
  - toxicité rénale avec apparition d'HTA ;
  - des complications hémorragiques avec retard à la cicatrisation et risque de perforations digestives.
- L'administration des anticancéreux doit faire l'objet de règles strictes d'asepsie et de protection du capital veineux du patient. L'utilisation des chambres à cathéter implantable est courante.

- La surveillance du patient s'exerce avant l'administration du traitement (nécessité d'un bilan biologique permettant de donner un « feu vert »), pendant l'administration (site d'abord veineux et tolérance du malade) ainsi que dans l'intervalle entre deux cycles (effets indésirables retardés, température, NFS, etc.).

CLASSIFICATION ET MODE D'ACTION DES THÉRAPIES CIBLÉES

Les thérapies ciblées permettent d'inhiber la prolifération tumorale en agissant sur des cibles spécifiques impliquées dans les mécanismes mêmes de l'oncogènes.

Au cours du cycle de vie cellulaire, les signaux déclencheurs de l'activité cellulaire peuvent provenir **de l'extérieur** ou **de l'intérieur** de la cellule.

Un signal déclencheur provenant de l'extérieur de la cellule est transmis vers l'intérieur par le biais du domaine extracellulaire d'un récepteur situé à la surface de la cellule. L'activation du récepteur par la liaison avec un ligand spécifique entraîne la transmission d'un code messager vers le noyau de la cellule grâce à un réseau complexe de communication intracellulaire : c'est la voie de transduction des signaux essentielle à la viabilité cellulaire.

Le signal déclencheur de prolifération cellulaire peut provenir de l'intérieur de la cellule par activation des domaines transmembranaires ou de domaines intracellulaires des récepteurs portant l'activité tyrosine kinase.

Diverses stratégies sont possibles pour bloquer l'activation des récepteurs impliqués dans la prolifération cellulaire.

- **Utiliser un anticorps monoclonal (AM)**, qui va permettre :
  - soit d'inactiver le ligand présent dans le milieu extracellulaire (suffixe -mab sur la DCI du médicament) ;
  - soit de bloquer le domaine extracellulaire du récepteur (suffixe -mab sur la DCI du médicament également).
- Les AM disponibles actuellement en thérapeutique sont les suivants :
  - anticorps de type IgG dirigés contre la partie extracellulaire du récepteur à l'EGF *(Epithelioma Growth Factor)* impliqué dans la croissance de la tumeur et l'invasion métastatique : ces derniers entrent en compétition avec la fixation du ligand naturel, d'où l'inhibition des voies de transduction du signal :
    · cétuximab (ERBITUX) ;

· panitumumab (VECTIBIX) ;
- anticorps dirigés contre HER *(Human Epidermal growth factor Receptor-2)* ou Erb-B2. Le ligand naturel de ce récepteur n'est pas connu. Ce récepteur est aussi un proto-oncogène qui code pour une glycoprotéine transmembranaire à activité tyrosine kinase impliquée dans la régulation de la progression du cycle cellulaire. Ce récepteur HER2 se comporte comme un amplificateur des signaux de croissance cellulaire des autres récepteurs de la famille HER. La surexpression de ce récepteur HER2 sur les cellules de certains cancers du sein est corrélée avec des paramètres histocliniques défavorables : agressivité tumorale, incidence élevée de dissémination métastatique, résistance à l'hormonothérapie et en partie à la chimiothérapie conventionnelle. Pour les localisations surexprimant ce récepteur, on peut utiliser :
  · trastuzumab (HERCEPTIN) ;
  · pertuzumab (PERJETA) ;
- anticorps dirigés contre le VEGF circulant *(Vascular Endothelial Growth Factor)*. L'angiogenèse est un processus important dans la croissance et la dissémination tumorale. La fixation du facteur de croissance VEGF à ses récepteurs VEGFR-1, -2, -3 entraîne, par le biais d'une cascade de phosphorylation, la prolifération des cellules endothéliales et la formation de nouveaux vaisseaux. Pour limiter la néoangiogenèse tumorale, il est possible d'utiliser :
  · bevacizumab (AVASTIN) : en se fixant au VEGF, l'anticorps inhibe son action biologique et réduit la vascularisation de la tumeur ;
  · aflibercept (ZALTRAP) : c'est un médicament au mécanisme d'action proche du précédent. Il agit en « piégeant » le VEGF circulant. Il s'agit d'une glycoprotéine constituée de fragments des domaines extracellulaires des récepteurs au VEGF fusionnés à un fragment Fc d'une immunoglobuline humaine ;
- anticorps dirigés contre l'antigène CD20 exprimé par les lymphocytes B matures normaux ou tumoraux ainsi que les pré-lymphocytes B. Cet antigène est une phosphoprotéine non glycosylée située dans plus de 95 % des cellules B des lymphomes non hodgkiniens (LNH). Le rituximab (MABTHERA) est un anticorps monoclonal chimérique murin/humain obtenu par manipulation génétique. Le fragment Fab du rituximab se lie à l'antigène CD20 des

lymphocytes B et le fragment Fc peut générer des fonctions d'effecteurs immunitaires qui entraînent la lyse de ces lymphocytes. Le rituximab, en se liant à l'antigène CD20 des lymphocytes B, induit aussi une mort cellulaire par apoptose. C'est le cas également de l'ofatumumab (ARZERRA) ;

- anticorps dirigés contre l'antigène transmembranaire CD52. Cet antigène est une glycoprotéine exprimée principalement à la surface des lymphocytes périphériques sanguins B et T normaux et malins ainsi que des monocytes, thymocytes et macrophages. L'alemtuzumab (MABCAMPATH) est un anticorps monoclonal chimérique murin/humain obtenu par manipulation génétique. Il provoque la lyse des lymphocytes par l'intermédiaire d'une fixation du complément et d'une cytotoxicité à médiation cellulaire. L'alemtuzumab ne semble pas endommager les cellules souches hématopoïétiques ni les cellules progénitrices ;
- anticorps dirigés contre l'antigène 4 des lymphocytes T cytotoxiques ou CTLA-4. L'ipilimumab (YERVOY), en bloquant le signal inhibiteur du CTLA-4, potentialise l'activité des cellules T et active leur prolifération et infiltration dans les tumeurs.

• **Utiliser un inhibiteur de tyrosine kinase (ITK)**, qui va agir sur la partie intracellulaire du récepteur. Ces médicaments sont des petites molécules à pénétration intracellulaire (suffixe -inib sur la DCI du médicament). Les tyrosines kinases sont des enzymes qui permettent le transfert d'un phosphate de l'ATP sur une tyrosine. Il existe des tyrosines kinases de différents types présentes sur des récepteurs divers impliqués dans l'oncogenèse. On peut distinguer :
  - les inhibiteurs de la tyrosine kinase de type ABL, représentés par l'imatinib (GLIVEC), le dasatinib (SPRYCEL) et le nilotinib (TASIGNA) ;
  - les inhibiteurs des tyrosines kinases présentes sur les récepteurs de la famille de l'EGF : lapatinib (TYVERB), gefitinib (IRESSA), erlotinib (TARCEVA) ;
  - les inhibiteurs des tyrosines kinases présentes sur les récepteurs de la famille du VEGF : il s'agit de molécules multicibles capables de reconnaître d'autres tyrosines kinases : sorafénib (NEXAVAR), sunitinib (SUTENT), pazopanib (VOTRIENT), axitinib (INLYTA) et régorafénib (STIVARGA) ;

- les inhibiteurs des tyrosines kinases spécifiques d'ALK *(Anaplasic Lymphoma Kinase)* tels que le crizotinib (XALKORI) ;
- les inhibiteurs des tyrosines kinases cytoplasmiques de type JAK, tels que le ruxolitinib (JAKAVI).

• **Utiliser d'autres petites molécules**, de modes d'action variés, entre autres les inhibiteurs de la protéine sérine/thréonine kinase N TOR (suffixe -olimus sur la DCI du médicament).

Les anticorps monoclonaux et les petites molécules s'opposent par leurs voies d'administration respectives :
- injections IV hebdomadaires ou toutes les 2 ou 3 semaines pour les anticorps monoclonaux ;
- par voie orale tous les jours pour les ITK.

PRINCIPAUX MÉDICAMENTS – POSOLOGIES

(Voir *tableaux II.92 à II.94*.)

Tableau II.92 - *Thérapies ciblées en cancérologie : anticorps monoclonaux*

	Médicaments	Indications	Administration	Posologies
Anticorps anti-EGFR	Cétuximab ERBITUX Injectable : 100 mg/20 mL 500 mg/50 mL (liquide prêt à l'emploi) *Conservation entre + 2 et + 8 °C*	1) Cancer colo-rectal surexprimant l'EGFR, en situation métastatique 2) Carcinome épidermoïde de la tête et du cou dans les formes localement avancées ou métastatiques Patients ne présentant pas de mutation du gène KRAS	• Perfusion IV de 2 h lors de la première cure et de 1 h les cures suivantes • Prémédication par antihistaminiques 1 h avant la première cure voire les suivantes • Surveillance durant 1 h après la perfusion	400 mg/m² la première semaine puis 250 mg/m² toutes les semaines ou 500 mg/m² tous les 15 jours
Anticorps anti-EGFR	Panitumumab VECTIBIX Injectable : 100 mg/5 mL 400 mg/20 mL (liquide prêt à l'emploi) *Conservation entre + 2 et + 8 °C*	Cancer colo-rectal surexprimant l'EGFR en situation métastatique et ne présentant pas de mutation du gène KRAS : – en monothérapie – ou en première ligne en association avec un protocole FOLFOX – ou en seconde ligne en association avec un protocole FOLFIRI	• Perfusion IV de 60 minutes • Perfusion à l'aide d'une pompe avec filtre en ligne • À diluer uniquement dans du NaCl à 0,9 %	6 mg/kg tous les 15 jours

	Médicaments	Indications	Administration	Posologies
Anticorps anti-HER2	Trastuzumab HERCEPTIN Injectable : 150 mg (lyophilisat) *Conservation entre + 2 et + 8 °C*	1) Cancer du sein métastatique avec surexpression du récepteur HER2 2) Cancer du sein avec surexpression du récepteur HER2 en traitement adjuvant 3) Cancer du sein précoce HER2-positif en association à une chimiothérapie néoadjuvante 4) Adénocarcinome gastrique avancé ou métastatique en association au cisplatine + 5 FU ou capécitabine	• Perfusion IV de 90 min lors de la première cure et de 30 min les cures suivantes • Dilution uniquement dans du NaCl à 0,9 % • Surveillance durant 24 h après la première perfusion et durant 2 h pour les perfusions suivantes	4 mg/kg lors du premier cycle puis 2 mg/kg une fois par semaine ou 8 mg/kg lors du premier cycle puis 6 mg/kg toutes les 3 semaines
	Pertuzumab PERJETA Injectable : 420 mg/14 mL (liquide prêt à l'emploi) *Conservation entre + 2 et + 8 °C*	Cancer du sein métastatique ou avec récidive locale et surexpression du récepteur HER2, en association au trastuzumab et au docétaxel	• Perfusion IV de 60 min lors de la première cure puis de 30 min les cures suivantes • Dilution uniquement dans du NaCl à 0,9 % • Surveillance durant 1 h après la fin de la première perfusion	• 840 mg en dose de charge lors du premier cycle puis 420 mg toutes les 3 semaines • En association au trastuzumab (voir posologie précédente) et au docétaxel (75 à 100 mg/m²) • L'ordre de perfusion, pertuzumab puis trastuzumab puis docétaxel, doit être respecté

	Médicaments	Indications	Administration	Posologies
Anticorps anti-VEGF	Bevacizumab AVASTIN Injectable : 100 mg/4 mL 400 mg/16 mL (liquide prêt à l'emploi) *Conservation entre + 2 et + 8 °C*	1) Cancer colo-rectal métastatique en association avec 5 FU + acide folinique ± irinotécan 2) Cancer du sein métastatique + paclitaxel ou capécitabine 3) Cancer bronchique non à petites cellules ± sels de platine 4) Cancer du rein + interféron, formes avancées ou métastatiques 5) Cancer de l'ovaire, des trompes de Fallope, ou péritonéal primitif, en association au carboplatine + paclitaxel ou carboplatine + gemcitabine	• Perfusion IV de 90 min lors de la première cure puis réduction à 60 voire 30 min les cures suivantes • Dilution uniquement dans du NaCl à 0,9 %	1) 5 mg/kg ou 10 mg/kg tous les 14 jours ou 7,5 mg/kg ou 15 mg/kg tous les 21 jours 2) 10 mg/kg tous les 14 jours ou 15 mg/kg tous les 21 jours 3) 7,5 mg/kg ou 15 mg/kg tous les 21 jours 4) 10 mg/kg tous les 14 jours 5) 15 mg/kg tous les 21 jours
Glycoprotéine anti-VEGF	Aflibercept ZALTRAP Injectable : 100 mg/4 mL 200 mg/8 mL *Conservation entre + 2 et + 8 °C*	Cancer colo-rectal métastatique en association au FOLFIRI en 2e ligne après échec d'un traitement par oxaliplatine	Perfusion IV de 60 min en respectant un délai de 1 h après FOLFIRI	4 mg/kg toutes les 2 semaines

	Médicaments	Indications	Administration	Posologies
Anticorps anti-CD20	Rituximab MABTHERA Injectable : 100 mg, 500 mg (liquide prêt à l'emploi) *Conservation entre + 2 et + 8 °C*	1) Lymphome non hodgkinien agressif, diffus, à grandes cellules B 2) Lymphome non hodgkinien folliculaire stade III ou IV (1re ou 2e ligne de traitement) 3) Leucémie lymphoïde chronique 4) Nombreuses autres indications hors cancérologie	• Perfusion IV très lente (de 6 à 10 h) : 50 mg/h, augmentés progressivement jusqu'à 400 mg/h • Prémédication par paracétamol, corticoïdes et antihistaminiques avant chaque perfusion	• 375 mg/m² par semaine en monothérapie • 375 mg/m² toutes les 3 semaines en association • ***Traitement d'entretien :*** 375 mg/m² tous les 3 à 6 mois
	Ofatumumab ARZERRA Injectable : 100 mg, 1 000 mg (solution prête à l'emploi) *Conservation entre + 2 et + 8 °C*	• Leucémie lymphoïde chronique (LLC) chez les malades réfractaires à la fludarabine et à l'alemtuzumab • Utilisation possible en cas d'échec du rituximab	• Perfusion IV lente après dilution de la dose totale dans 1 000 mL de NaCl à 0,9 % • Durée moyenne de perfusion de 7 h • Augmentation très progressive des débits : début à 12 mL/h, doublé toutes les 30 min si la tolérance le permet. Débit maximal : 200 mL/h • Prémédication identique au rituximab	300 mg la première semaine puis 2 000 mg par semaine durant 8 semaines puis arrêt de 4 à 5 semaines et reprise avec 4 perfusions par mois

Médicaments		Indications	Administration	Posologies
Anticorps anti-inhibiteur CTLA-4	Ipilimumab YERVOY Injectable : 50 mg, 200 mg (liquide prêt à l'emploi) *Conservation entre + 2 et + 8 °C*	Mélanome avancé ou métastatique après une première ligne de traitement	Perfusion IV de 90 min	3 mg/kg toutes les 3 semaines durant 4 cycles

Autres anticorps monoclonaux : *brentuximab vedotin (ADCETRIS), catumaxomab (REMOVAB).*

***Tableau II.93** - Thérapies ciblées en cancérologie : inhibiteurs de tyrosine kinase*

Médicaments	Indications	Administration	Posologies
Imatinib GLIVEC Comprimés : 100 mg, 400 mg	1) Tumeurs stromales gastro-intestinales (GIST) CD 17-positives 2) Leucémie myéloïde chronique chromosome Philadelphie positif (Ph+) 3) Leucémie aiguë lymphoblastique (Ph+) 4) Syndromes myélodysplasiques et myéloprolifératifs	Une prise par jour au repas pour améliorer la tolérance digestive (diviser la dose totale en 2 prises au repas si nausées)	• De 400 mg par jour à 800 mg par jour • Utilisable chez l'enfant > 2 ans • Traitement continu
Dasatinib SPRYCEL Comprimés : 20 mg, 50 mg, 70 mg, 100 mg, 140 mg	1) Leucémie myéloïde chronique à chromosome Philadelphie positif (Ph+) en phase chronique 2) Leucémie aiguë lymphoblastique et LMC en phase accélérée ou blastique	Dose totale en 1 ou 2 prises par jour par voie orale	• 100 mg par jour pour LMC en phase chronique • 140 mg par jour pour les autres indications
Nilotinib TASIGNA Gélules : 150 mg, 200 mg	Leucémie myéloïde chronique à chromosome Philadelphie positif (Ph+) en phase chronique ou accélérée	Deux prises par jour par voie orale à distance des repas	300 à 400 mg 2 fois par jour
Géfitinib IRESSA Comprimés : 250 mg	Cancer bronchique non à petites cellules dans les formes localement avancées ou métastatiques	• Une prise par jour • Le comprimé peut être dispersé dans l'eau pour faciliter la prise	250 mg/jour

Médicaments	Indications	Administration	Posologies
Erlotinib TARCEVA Comprimés : 25 mg, 100 mg, 150 mg	1) Cancer du poumon non à petites cellules localement avancé ou métastatique, en 2e ligne 2) Cancer du pancréas en situation métastatique en association à la gemcitabine	Une prise par jour à distance des repas	• 150 mg 1 fois par jour (poumons) • 100 mg 1 fois par jour (pancréas) Traitement continu
Lapatinib TYVERB Comprimés : 250 mg	Cancer du sein avec surexpression de HER2, formes avancées ou métastatiques	Une prise par jour de 5 comprimés	1 250 mg/jour
Sorafénib NEXAVAR Comprimés : 200 mg	1) Carcinome rénal avancé (traitement de 2e ligne) 2) Carcinome hépatocellulaire	2 prises par jour en dehors des repas pour améliorer la biodisponibilité	• 400 mg 2 fois par jour • Traitement continu
Sunitinib SUTENT Gélules : 12,5 mg, 25 mg, 50 mg	1) Carcinome rénal (traitement de 2e ligne) 2) Tumeurs stromales gastro-intestinales (GIST) (traitement de 2e ligne)	Une prise par jour	50 mg par jour durant 4 semaines puis arrêt de 15 jours
Régorafénib STIVARGA Comprimés : 40 mg	1) Cancer colo-rectal métastatique en échec ou contre-indications aux autres traitements disponibles 2) Traitement des GIST non résécables ou métastatiques en échec au sunitinib ou imatinib	Une prise *per os* par jour après un repas léger en graisses	• 160 mg par jour durant 21 jours puis arrêt d'une semaine • Cycles de 28 jours

Médicaments	Indications	Administration	Posologies
Pazopanib VOTRIENT Comprimés : 200 mg, 400 mg	1) Traitement du cancer du rein avancé en première ligne ou en deuxième ligne après échec des cytokines 2) Sarcomes des tissus mous (certains sous-types) après échec d'une première ligne de traitement	Une prise par jour à distance des repas	• 800 mg par jour en une prise • Ajustement de dose possible par palier de 200 mg
Axitinib INLYTA Comprimés : 1 mg, 5 mg	Traitement du cancer du rein avancé après échec d'un traitement par cytokine ou sunitinib	Deux prises par jour	• 5 mg 2 fois par jour • La posologie peut être augmentée à 10 mg 2 fois par jour par paliers • Ou abaissée à 3 mg 2 fois par jour si toxicité
Crizotinib XALKORI Gélules : 200 mg, 250 mg Solution buvable : 25 mg/mL	Cancer du poumon non à petites cellules, localement avancé ou métastatique, ALK+, après échec d'un traitement antérieur	Deux prises par jour	250 mg 2 fois par jour
Ruxolitinib JAKAVI Comprimés : 5 mg, 15 mg, 20 mg	Myélofibrose primitive ou secondaire à la maladie de Vaquez ou à une thrombocytémie essentielle	Deux prises par jour	30 à 50 mg par jour selon la numération plaquettaire

Autres ITK : *ponatinib (ICLUSIG), vandetanib (CAPRELSA).*

Tableau II.94 *- Thérapies ciblées en cancérologie : autres petites molécules*

Médicaments	Indications	Administration	Posologies
Vémurafénib ZELBORAF Comprimés : 240 mg	Mélanome non résécable ou métastatique porteur de la mutation BRAF V600 en monothérapie	Deux prises par jour par voie orale	1 920 mg par jour, soit 4 comp. de 240 mg matin et soir
Vismodegib ERIVEDGE Gélules : 150 mg	Carcinome basocellulaire métastatique ou localement avancé	Une prise par jour par voie orale	150 mg par jour
Evérolimus AFINITOR Comprimés : 5 mg, 10 mg	1) Cancer du rein avancé après échec du sunitinib ou du sorafénib 2) Cancer du sein, en association à l'exémestane si récidive ou progression sous antiaromatase 3) Tumeur neuroendocrine d'origine pancréatique non résécable ou métastatique	Une prise par jour par voie orale	• 10 mg par jour • Dose réduite à 5 mg par jour en cas de toxicité
Temsirolimus TORISEL Injectable : 30 mg Solution à diluer	1) Carcinome rénal avancé avec facteurs pronostiques péjoratifs 2) Lymphome de cellules du manteau en rechute ou réfractaire	Perfusion de 30 à 60 min, une fois par semaine, après prémédication par antihistaminiques H1	1) 25 mg par semaine 2) 175 mg par semaine durant 3 semaines puis 75 mg par semaine en traitement d'entretien

Autres thérapies ciblées : *bexarotène (TARGRETIN), dabrafenib (TAFINLAR), trétinoïne (VESANOÏD).*

INDICATIONS – CONDUITE DE TRAITEMENT

Indications

Se reporter aux *tableaux II.92 à II.94*.

Conduite de traitement

Les thérapies ciblées peuvent être utilisées en monothérapie ou en association avec les anticancéreux cytotoxiques. Dans les deux cas, l'utilisation est réalisée selon un protocole. Ce dernier précise les voies d'administration et les posologies en fonction de la surface corporelle (mg/m^2) ou du poids du patient. Il établit par ailleurs le rythme et le nombre des cycles.

À titre d'exemples, quelques protocoles de chimiothérapie associant thérapies ciblées et cytotoxiques couramment utilisés dans différentes indications sont précisés dans les tableaux suivants.

Cancer du sein

Tableau II.95 *- Protocole TRASTUZUMAB-DOCETAXEL*

Médicaments	Dose unitaire	Voie d'administration	Calendrier	Durée du cycle
HERCEPTIN (trastuzumab)	4 mg/kg pour la 1re injection puis 2 mg/kg/semaine	Perfusion intraveineuse	J1	8 jours
TAXOTERE (docétaxel)	35 mg/m^2	Perfusion intraveineuse	J1	

Ce protocole peut être réalisé avec une durée de cycle de 21 jours et les posologies suivantes : trastuzumab, 8 mg/kg pour la première injection puis 6 mg/kg, et docétaxel, 75 mg/m^2.

***Tableau II.96** - Protocole TRASTUZUMAB-PACLITAXEL*

Médicaments	Dose unitaire	Voie d'administration	Calendrier	Durée du cycle
HERCEPTIN (trastuzumab)	4 mg/kg pour la 1re injection puis 2 mg/kg/semaine	Perfusion intraveineuse	J1	8 jours
TAXOL (paclitaxel)	80 mg/m²	Perfusion intraveineuse	J1	

Ce protocole peut être réalisé avec une durée de cycle de 21 jours et les posologies suivantes : trastuzumab, 8 mg/kg pour la première injection puis 6 mg/kg/semaine, et paclitaxel, 175 mg/m².

***Tableau II.97** - Protocole BEVACIZUMAB-PACLITAXEL*

Médicaments	Dose unitaire	Voie d'administration	Calendrier	Durée du cycle
AVASTIN (bevacizumab)	10 mg/kg	Perfusion intraveineuse	J1 et J15	28 jours
TAXOL (paclitaxel)	90 mg/m²	Perfusion intraveineuse	J1, J8 et J15	

Cancer ORL

***Tableau II.98** - Protocole CETUXIMAB-CISPLATINE*

Médicaments	Dose unitaire	Voie d'administration	Calendrier	Durée du cycle
ERBITUX (cétuximab)	400 mg/m² pour la 1re injection puis 250 mg/m² par semaine	Perfusion intraveineuse de 2 h la première semaine, puis de 1 h les semaines suivantes	Semaine 1 à 4	28 jours
CISPLATINE (cisplatine)	100 mg/m²	Perfusion intraveineuse précédée et suivie d'une hyperhydratation	J1	

Cancer colo-rectal

Tableau II.99 - Protocole ERBITUX-CAMPTO ou CETUXIMAB-FOLFIRI

Médicaments	Dose unitaire	Voie d'administration	Calendrier	Durée du cycle
ERBITUX (cétuximab)	400 mg/m² par semaine puis 250 mg/m² par semaine	Perfusion intraveineuse de 2 h la première semaine puis de 1 h les semaines suivantes	J1-J8	15 jours
CAMPTO (irinotécan)	180 mg/m²	Perfusion intraveineuse de 30 à 90 min À commencer 1 h après la fin de ERBITUX	J1	
LEDERFOLINE (acide folinique)	200 mg/m²	Intraveineuse pendant 2 h	J1-J2	
5 FLUORO-URACILE (5 FU)	300 mg/m² ou 400 mg/m²	Bolus intraveineux	J1-J2	
5 FLUORO-URACILE (5 FU)	450 mg/m² ou 600 mg/m²	Perfusion intraveineuse de 22 h	J1-J2	

Tableau II.100 - Protocole BEVACIZUMAB-FOLFIRI

Médicaments	Dose unitaire	Voie d'administration	Calendrier	Durée du cycle
AVASTIN (bévacizumab)	5 mg/kg	Perfusion intraveineuse	J1	15 jours
CAMPTO (irinotécan)	180 mg/m²	Perfusion intraveineuse de 30 à 90 min	J1	
LEDERFOLINE (acide folinique)	200 mg/m²	Intraveineuse pendant 2 h	J1-J2	
5 FLUORO-URACILE (5 FU)	300 mg/m² ou 400 mg/m²	Bolus intraveineux	J1-J2	
5 FLUORO-URACILE (5 FU)	450 mg/m² ou 600 mg/m²	Perfusion intraveineuse de 22 h	J1-J2	

***Tableau II.101** - Protocole BEVACIZUMAB-FOLFOX 4*

Médicaments	Dose unitaire	Voie d'administration	Calendrier	Durée du cycle
AVASTIN (bévacizumab)	5 mg/kg	Perfusion intraveineuse	J1	15 jours
ELOXATINE (oxaliplatine)	85 mg/m²	Intraveineuse pendant 3 h	J1	
LEDERFOLINE (acide folinique)	200 mg/m²	Intraveineuse pendant 2 h	J1-J2	
5 FLUORO-URACILE (5 FU)	400 mg/m²	Bolus intraveineux	J1-J2	
5 FLUORO-URACILE (5 FU)	600 mg/m²	Perfusion intraveineuse de 22 h	J1-J2	

Cancer du poumon non à petites cellules

***Tableau II.102** - Protocole BEVACIZUMAB-GEMCITABINE-CISPLATINE*

Médicaments	Dose unitaire	Voie d'administration	Calendrier	Durée du cycle
AVASTIN (bévacizumab)	7,5 à 15 mg/kg	Perfusion intraveineuse	J1	21 jours
GEMZAR (gemcitabine)	1 250 mg/m²	Perfusion intraveineuse	J1 et J8	
CISPLATINE (cisplatine)	100 mg/m²	Perfusion intraveineuse	J1	

***Tableau II.103** - Protocole BEVACIZUMAB-CARBOPLATINE-PACLITAXEL*

Médicaments	Dose unitaire	Voie d'administration	Calendrier	Durée du cycle
AVASTIN (bévacizumab)	7,5 à 15 mg/kg	Perfusion intraveineuse	J1	21 jours
CARBOPLATINE (carboplatine)	AUC 6	Perfusion intraveineuse	J1	
TAXOL (paclitaxel)	200 mg/m²	Perfusion intraveineuse	J1	

Cancer digestif

Tableau II.104 - Protocole GEMCITABINE-ERLOTINIB

Médicaments	Dose unitaire	Voie d'administration	Calendrier	Durée du cycle
GEMZAR (gemcitabine)	1 000 mg/m^2	Perfusion intraveineuse	1 injection par semaine	7 semaines
TARCEVA (erlotinib)	100 mg/j	*Per os*	J1 à J56	

Protocole utilisé dans l'adénocarcinome pancréatique.

Lymphome non hodgkinien

Tableau II.105 - Protocole R-CHOP

Médicaments	Dose unitaire	Voie d'administration	Calendrier	Durée du cycle
MABTHERA (rituximab)	375 mg/m^2	Perfusion intraveineuse très lente à débit progressif	J0 la première cure J1 les cures suivantes	21 jours
ENDOXAN (cyclophosphamide)	750 mg/m^2	Perfusion intraveineuse	J1	
DOXORUBICINE (doxorubicine)	50 mg/m^2	Intraveineuse avec surveillance du risque d'extravasation	J1	
ONCOVIN (vincristine)	1,4 mg/m^2 (dose maximale : 2 mg)	Intratubulaire	J1	
PREDNISONE (prednisone)	100 mg/m^2	*Per os*	J1 à J5	

EFFETS INDÉSIRABLES – INTERACTIONS MEDICAMENTEUSES – PRÉCAUTIONS D'EMPLOI – CONTRE-INDICATIONS

Effets indésirables

(Voir *tableau II.106*, ci-contre.)

Tableau II.106 - *Effets indésirables des thérapeutiques ciblées*

Effets indésirables	Principaux médicaments responsables	Prévention du risque médicamenteux Correction des effets indésirables
Toxicité immédiate		
Nausées, vomissements	• Imatinib	• Effet indésirable beaucoup moins fréquent qu'avec les anticancéreux cytotoxiques. En cas de survenue, mêmes recommandations que pour ces derniers (voir *tableau II.90*, p. 353)
Réactions d'hypersensibilité (anaphylaxie) au moment de la perfusion : hypotension, bronchospasme, dyspnée, fièvre, frissons, rougeur	• Rituximab, trastuzumab, cétuximab, alemtuzumab, panitumumab	• *À titre prophylactique* : – augmentation progressive des posologies, respect des durées de perfusion et des durées de surveillance post-injection – administration de prémédication par paracétamol, corticoïde et/ou antihistaminiques – augmentation des durées de perfusion si intolérance • *En cas de survenue* : arrêt immédiat de la perfusion. Reprise à un débit plus faible, éventuellement en association à une prémédication • *En cas de réaction sévère* : traitement symptomatique par corticoïdes, antihistaminiques, paracétamol, bronchodilatateurs
Syndrome de lyse tumorale : lyse brutale et massive des cellules tumorales avec libération de leurs composants en quantité qui dépasse les capacités d'élimination des reins **Cliniquement** : arythmie cardiaque et convulsions **Biologiquement** : hyperuricémie +++, hyperkaliémie, hyperphosphorémie, hypocalcémie	• Rituximab ou tout autre traitement utilisé pour les lymphomes de forte masse tumorale ou de haut degré de malignité	• Traitement par hyperhydratation et contrôle de l'hyperuricémie : allopurinol (ZYLORIC) ou rasburicase (FASTURTEC)

Effets indésirables	Principaux médicaments responsables	Prévention du risque médicamenteux Correction des effets indésirables
Toxicité hépatique (cholestase, hépatite)	• Imatinib • Lapatinib	• Toxicité aiguë ou cumulative • Surveillance par un bilan hépatique régulier, avant traitement, hebdomadaire puis mensuel • Imatinab : précautions en cas de métastases hépatiques et coadministration de paracétamol
Diarrhées	• Imatinib • Erlotinib • Sorafénib • Lapatinib	• Diarrhées parfois sévères • Survenant rapidement ou dans les 15 premiers jours de traitement • Prise en charge précoce par antidiarrhéique (lopéramide ou acétorphan) et réhydratation par voie orale ou injectable si besoin
Autres toxicités plus tardives		
Toxicité cutanée : 1. Éruption papulo-pustuleuse acnéiforme	1. Inhibiteurs EGFR : apparition 1 à 3 semaines après le début du traitement	1. • *Formes légères* : camouflage cosmétique • *Formes modérées* : traitement oral par doxycycline ou minocycline 100 mg/j ± corticoïdes locaux • *Formes sévères* : traitement oral par doxycycline ou minocycline 200 mg/j + corticoïdes *per os*, voire arrêt provisoire ou définitif du traitement
2. Xérose avec sécheresse des muqueuses 3. Lésion muqueuse avec télangiectasie et hyperpigmentation	2. Inhibiteurs EGFR 3. Inhibiteurs EGFR	2 et 3. Application d'une crème émolliente 3 fois par jour

Effets indésirables	Principaux médicaments responsables	Prévention du risque médicamenteux Correction des effets indésirables
4. Syndrome mains-pieds 5. Toxicité sur les phanères : paronychies, hémorragies sous-unguéales, hypertrichose du visage, modification de la chevelure	4. Antiangiogéniques : sorafénib, sunitinib 5. Inhibiteurs EGFR, sorafénib, sunitinib	4. Limitation des zones cutanées hyperkératosiques : port de chaussettes de coton, semelles atténuant les chocs, limitation des frottements, crèmes hyperhydratantes, dermocorticoïdes 5. Toxicité unguéale limitée en évitant les traumatismes, application locale d'antiseptiques, dermocorticoïdes en pansements occlusifs, cycline *per os*, voire arrêt temporaire du traitement
Toxicité cardiaque : 1. Modification de la FEVG (fraction d'éjection ventriculaire gauche) 2. Allongement de l'espace QT 3. Insuffisance cardiaque congestive	1. Lapatinib, sunitinib 2. Sunitinib 3. Trastuzumab	1. Évaluation de la FEVG avant et en cours de traitement : arrêt du traitement si chute FEVG et reprise au-delà de 15 jours 2. Prudence si association à des médicaments qui modifient l'espace QT 3. Toxicité réversible, non dose-dépendante, d'amélioration spontanée. Utilisation des anthracyclines contre-indiquée avec ou avant les cures de trastuzumab
Toxicité rénale : protéinurie, syndrome néphrotique, IRA	• Médicaments anti-VEGF : bévacizumab	• Surveillance régulière de la protéinurie à la bandelette urinaire • Si découverte d'une protéinurie, mise en route d'un traitement à visée antiprotéinurique par IEC ou ARA 2 et surveillance de la tension artérielle
Hypertension artérielle	• Médicaments anti-VEGF : bévacizumab, sunitinib	• Mesure de la TA avant et en cours de traitement • Si apparition d'HTA, mise en route d'un traitement antihypertenseur (en excluant vérapamil et diltiazem) et surveillance de la protéinurie

Effets indésirables	Principaux médicaments responsables	Prévention du risque médicamenteux Correction des effets indésirables
Complications hémorragiques : épistaxis, saignement gingival ou vaginal Retard à la cicatrisation	• Bévacizumab	• Dépistage des risques hémorragiques avant traitement (lésions cérébrales, ulcère gastro-duodénal, gros vaisseaux à proximité de la tumeur) • Arrêt du traitement 4 à 6 semaines avant une intervention chirurgicale • Prudence en cas d'intervention non programmée
Thrombose : phlébite, AVC	• Bévacizumab	• Tout accident thromboembolique sévère entraîne l'arrêt du traitement
Perforation digestive	• Bévacizumab	• Utilisation avec prudence en cas de carcinose péritonéale, de maladie inflammatoire colique, d'ulcère gastrique ou de chirurgie récente

Interactions médicamenteuses

***Tableau II.107** - Interactions médicamenteuses avec les thérapies ciblées - Niveaux contre-indication (CI) et association déconseillée (AD)*

Médicaments de la classe	Autre médicaments	Niveau d'interaction	Conséquences
Trastuzumab	Anthracyclines	CI	• Majoration de la toxicité cardiaque • Respecter un délai de 6 mois entre les administrations des 2 médicaments
Inhibiteurs des tyrosine kinases : - erlotinib - géfitinib - imatinib - lapatinib - sorafénib - sunitinib	Bocéprévir	CI	Diminution du métabolisme de l'inhibiteur des tyrosine kinases avec majoration de ses effets indésirables
	Rifampicine	AD	Augmentation du métabolisme de l'inhibiteur des tyrosine kinases avec diminution de son efficacité
	Millepertuis	CI	
	Anticonvulsivants inducteurs enzymatiques : carbamazépine, phénytoïne, phénobarbital	AD	
Évérolimus	Stiripentol	CI	Augmentation de la concentration et de la toxicité de l'anticancéreux
	Clarithromycine Dronédarone Érythromycine Itraconazole Kétoconazole Posaconazole Ritonavir Télithromycine Voriconazole	AD	Augmentation de la concentration et de la toxicité de l'anticancéreux

Précautions d'emploi et contre-indications

Compte tenu de la toxicité des thérapeutiques ciblées, il est nécessaire de vérifier un certain nombre de paramètres biologiques et cliniques avant le démarrage d'une cure, qu'elle soit orale ou administrée par voie injectable. Ces vérifications ont pour but de donner un « feu vert » avant la réalisation d'un cycle. Les paramètres suivants sont habituellement vérifiés :

- poids, température ;
- appréciation de l'état cutané ;
- leucocytes supérieurs à 2 000 ou 3 000/mm^3 (2 ou 3 g/L) ;
- polynucléaires neutrophiles supérieurs à 1 500 ou 2 000/mm^3 (1,5 ou 2 g/L) ;
- plaquettes supérieures à 100 000 ou 150 000/mm^3 (100 ou 150 g/L) ;
- bilan hépatique : bilirubine inférieure à 20 μmol/L, transaminases inférieures à 3 N ;
- bilan rénal : créatinine inférieure à 140 μmol/L, recherche de protéinurie.

Si les valeurs ne correspondent pas aux normes ci-dessus, il est nécessaire de retarder la chimiothérapie jusqu'à leur normalisation, ou de réduire les posologies des cytotoxiques de 25 à 50 %.

Le patient doit être averti de la nécessité de réaliser ce bilan (en laboratoire de ville le plus souvent) et d'en adresser les résultats au médecin la veille ou le jour même de la cure s'il se rend à l'hôpital ou de les lui communiquer par téléphone ou fax en cas d'administration au domicile.

Administration et conseils au patient

Se reporter à la partie « *Administration et conseils au patient* » de la section « *Anticancéreux cytotoxiques* », p. 362.

Immunomodulateurs anticancéreux

CLASSIFICATION ET MODE D'ACTION DES ANTICANCÉREUX IMMUNOMODULATEURS

L'utilisation de ces médicaments repose sur le postulat selon lequel l'organisme est capable de détecter la transformation de cellules normales en cellules cancéreuses et de les éliminer. L'utilisation d'immunomodulateurs a pour objectif de stimuler le système immunitaire afin d'accroître l'élimination des cellules cancéreuses.

Il s'agit principalement des interférons et de l'interleukine-2.

- Les interférons sont des cytokines produites par les macrophages et les lymphocytes non T, non B et ayant 3 actions principales : une action immunomodulatrice portant sur l'immunité cellulaire, une action antiproliférative et une action antivirale. Les interférons alpha-2a et alpha-2b possèdent des indications dans le traitement de certaines leucémies, lymphomes et autres pathologies cancéreuses.
- L'interleukine-2 est un facteur de croissance des lymphocytes T permettant la prolifération et l'activation de ces cellules. Elle est utilisée dans le traitement de certaines formes métastatiques de cancer rénal et de mélanome malin.

PRINCIPAUX MÉDICAMENTS – POSOLOGIES

(Voir *tableau II.108.*)

***Tableau II.108** - Principaux médicaments utilisés en immunothérapie anticancéreuse (liste I)*

Médicaments	Ensemble des indications des interférons en onco-hématologie*	Administration	Posologie en fonction de l'indication**
Interférons			
Interféron alpha-2b INTRONA Solution injectable en : – flacon : 1, 10, 18, 30 MUI – stylo : 18, 30, 60 MUI Interféron alpha-2a ROFERON-A Solution injectable en : – flacon : 18 MUI – seringue : 3 MUI, 4,5 MUI, 6 MUI, 9 MUI *Conservation entre + 2 et + 8 °C*	1) Leucémie à tricholeucocytes 2) Sarcome de Kaposi associé au sida 3) Mélanome malin après résection chirurgicale 4) Leucémie myéloïde chronique en phase chronique 5) Traitement d'entretien du myélome multiple 6) Cancer du rein métastatique ou récidivant 7) Lymphomes cutanés à cellules T 8) Lymphomes folliculaires 9) Tumeurs carcinoïdes	Voie sous-cutanée ou intramusculaire	1) 3 MUI par jour pendant 16 à 24 semaines, puis 3 MUI trois fois par semaine 2) De 3 à 36 MUI par jour jusqu'à J84, puis 36 MUI (dose maximale) trois fois par semaine, ou dose maximale tolérée 3) 3 MUI trois fois par semaine 4) De 3 à 9 MUI par jour jusqu'à J84, puis 9 MUI trois fois par semaine 5) 3 MUI/m^2 trois fois par semaine 6) De 3 à 18 MUI trois fois par semaine 7) De 3 à 18 MUI par jour jusqu'à J84, puis dose maximale tolérée trois fois par semaine (18 MUI au maximum) 8) En association à une chimiothérapie, 6 MUI/m^2 de J22 à J26 de chaque cycle de 28 jours 9) 5 MUI trois fois par semaine

* Aucune des deux spécialités ne possède l'ensemble des indications citées.
** 1) à 4) et 6) à 8) : posologies ROFERON-A. 5) et 9) : posologies INTRONA.

Médicaments	Indications	Administration	Posologie
Interleukines			
Aldesleukine PROLEUKIN Injectable : 1,1 mg = 18×10^6 UI (lyophilisat) *Conservation entre + 2 et + 8 °C*	Formes métastatiques d'adénocarcinome rénal et de mélanome malin	• Perfusion intraveineuse en continu ou bolus IV toutes les 8 heures • Injection sous-cutanée 1 ou 2 fois par jour, 3 à 5 jours par semaine	• *Perfusion intraveineuse* : 18×10^6 UI/m² par jour, pendant 5 jours Fenêtre thérapeutique de 2 à 6 jours, puis traitement identique suivi d'une période de 3 semaines sans traitement • *Voie sous-cutanée* : 18×10^6 UI/m² par jour, pendant 5 jours Fenêtre thérapeutique de 2 jours, puis traitement identique les deux premiers jours de chaque semaine, puis 9×10^6 UI/m² les 3ᵉ, 4ᵉ et 5ᵉ jours Pas de traitement les deux derniers jours de chaque semaine
Immunomodulateurs			
Thalidomide THALIDOMIDE Gélules : 50 mg	Myélome multiple chez le patient de plus de 65 ans ou si CI aux autres chimiothérapies	Prise *per os* le soir (somnolence)	Prise *per os* : 50 à 200 mg par jour
Lénalidomide REVLIMID Gélules : 2,5 mg, 5 mg, 10 mg, 15 mg, 25 mg	1) Myélome multiple en association à la dexaméthasone après échec d'un traitement antérieur 2) Syndromes myélodysplasiques	Prise à horaires fixes avec ou sans repas	1) Prise *per os* : 25 mg en 1 prise par jour de J1 à J21 puis arrêt pendant 1 semaine 2) Prise *per os* : 10 mg en 1 prise par jour de J1 à J21 puis arrêt pendant 1 semaine
Pomalidomide IMNOVID Gélules : 1 mg, 2 mg, 3 mg, 4 mg	Myélome multiple en rechute et réfractaire, en association à la dexaméthasone après échec d'au moins 2 traitements antérieurs : bortézomib et lénalidomide	Une prise par jour par voie orale	4 mg en 1 prise par jour de J1 à J21 puis arrêt pendant 1 semaine

INDICATIONS – CONDUITE DE TRAITEMENT

Pour les interférons, les posologies et rythmes d'administration sont variables en fonction de l'indication.

L'interleukine-2 s'administre en traitement d'attaque de 2 fois 5 jours par voie IV ou SC espacés d'un repos de 2 jours.

En traitement d'entretien, les injections se font ensuite par cures de 5 jours espacées de 4 semaines avec un maximum de 4 cures au total.

EFFETS INDÉSIRABLES – INTERACTIONS MEDICAMENTEUSES – PRÉCAUTIONS D'EMPLOI – CONTRE-INDICATIONS

Effets indésirables

***Tableau II.109** - Effets indésirables de l'immunothérapie anticancéreuse*

Effets indésirables	Prévention du risque médicamenteux Correction des effets indésirables
Interférons	
• Toxicité hématologique : neutropénie, thrombopénie • Syndrome pseudo-grippal : asthénie, fièvre, frissons, myalgie, arthralgie durant 72 h • Toxicité digestive : anorexie, nausées, vomissements, diarrhées • Toxicité sur le système nerveux central : vertiges, somnolence, irritabilité, dépression • Troubles visuels : rétinopathies	• Adaptation de la posologie (demi-dose) ou arrêt momentané du traitement en fonction des taux de neutrophiles et de plaquettes • Prévention du syndrome pseudo-grippal par administration de l'interféron le soir et prémédication par paracétamol • Assurer une hydratation suffisante pendant toute la durée du traitement • Éviter l'association avec les analgésiques centraux et la conduite de véhicules • Troubles réversibles en quelques mois, même après poursuite du traitement

Effets indésirables	Prévention du risque médicamenteux Correction des effets indésirables
Interleukine-2 (IL2)	
• Toxicité hématologique : lymphopénie • Toxicité digestive : nausées vomissements, diarrhées • Toxicité pulmonaire : dyspnée • Toxicité cardiaque : hypotension, œdèmes, rétention hydrique par fuite capillaire • Toxicité neurologique : somnolence, agitation, confusion mentale • Hypersensibilité : fièvre, frissons, prurit, rash cutané • Toxicité hépatique : augmentation des transaminases et des phosphatases alcalines	• La fréquence et l'importance des effets indésirables de l'IL2 sont nettement moindres après administration par voie sous-cutanée par rapport à la voie intraveineuse • Administration intraveineuse : surveillance du pouls, de la pression artérielle, du poids • Correction des effets indésirables au besoin par : solutions de remplissage, dopamine, dobutamine, diurétiques, antihistaminiques, antiacides, antiémétiques, selon les symptômes
Immunomodulateurs	
• Effet tératogène	• Mise en place d'un plan de prévention de grossesse au démarrage du traitement : négativité du test de grossesse ; engagement d'utilisation de contraception (non œstroprogestative) pour les femmes et de préservatif pour les hommes
• Neuropathies périphériques (thalidomide)Neutropénie (lenalidomide) • Complications thromboemboliques	• Surveillance de l'apparition de paresthésies et réduction de dose • Surveillance de la NFS, information des patients sur les premiers signes de neutropénie • Prophylaxie par aspirine ou AVK ou HBPM durant les 5 premiers mois de traitement
• Somnolence, vertiges (pour thalidomide particulièrement) • Constipation	• Prise du traitement le soir

Interactions médicamenteuses

Il n'y a pas d'interactions de type contre-indication ou association déconseillée avec les interférons ni avec l'interleukine-2.

Précautions d'emploi

***Tableau II.110** - Précautions d'emploi de l'immunothérapie anticancéreuse*

Interférons	• Prudence chez les conducteurs de véhicule à cause du risque de somnolence • Réalisation d'une NFS tous les 15 jours • Bilan biologique tous les mois (hémostase, bilan hépatique, rénal, glycémie et calcémie) • Bilan thyroïdien tous les 3 mois • Bilan ophtalmologique avant la mise sous traitement puis régulièrement
Interleukine-2	• Administration uniquement sous surveillance médicale en hospitalisation (disponibilité à proximité des moyens de réanimation) • Surveillance à l'administration toute particulière chez les patients insuffisants cardiaques, insuffisants rénaux respiratoires ou hépatiques et chez les malades ayant des antécédents psychiatriques • Traiter avant la première administration toute infection bactérienne, métastase cérébrale (risque d'aggravation) ou épanchement séreux
Immunomodulateurs	•Contraception efficace chez la femme 4 semaines avant le début du traitement et 4 semaines après • Chez l'homme : utilisation du préservatif jusqu'à 7 jours après l'arrêt du traitement • Surveillance régulière de la NFS pour le lenalidomide (de façon hebdomadaire en début de traitement) • Électromyogramme avant le début du traitement par thalidomide pour déceler une neuropathie latente

Contre-indications

***Tableau II.111** - Contre-indications de l'immunothérapie anticancéreuse*

Interférons	• Allergie connue au médicament • Insuffisance cardiaque sévère ou non compensée • Insuffisance hépatique ou rénale sévère • Antécédents d'épilepsie et/ou atteinte du SNC • Troubles thyroïdiens non contrôlés par un traitement

Interleukine-2	• Allergie connue au médicament • Insuffisance cardiaque ou respiratoire non compensée • Métastase cérébrale non traitée • Infection évolutive • Patients susceptibles de recevoir une corticothérapie • Anomalies de la NFS et perturbation du bilan hépatique et rénal
Immunomodulateurs	• Grossesse et allaitement • Incapacité à respecter des mesures contraceptives • Dons de sang ou de sperme • Neuropathies et association à l'interféron alpha pour le thalidomide • Insuffisance rénale sévère

Administration et conseils au patient

Objectifs du traitement

- Les immunomodulateurs sont des médicaments utilisés dans le traitement du cancer, mais aussi dans d'autres pathologies (hépatites et interférons par exemple). L'objectif du traitement est de s'opposer à la prolifération des cellules cancéreuses, multiplication rapide et anarchique, en stimulant le système immunitaire.
- Les traitements s'administrent en milieu hospitalier pour l'interleukine-2 mais peuvent être administrés au domicile pour les interférons.

Plan de prise

Les médicaments de la classe des immunomodulateurs s'administrent uniquement par voie injectable : IV, IM ou SC. Les schémas d'administration sont variables en fonction des médicaments et des indications thérapeutiques : de une injection par jour à une injection par semaine.

Modalités d'administration

- **Les flacons de PROLEUKIN** doivent être reconstitués avec 1,2 mL d'eau pour préparations injectables en mélangeant doucement de manière à éviter la formation excessive de mousse. La solution obtenue pourra être injectée par voie sous-cutanée ou diluée si nécessaire jusqu'à 500 mL avec une solution de glucose à 50 mg/mL (5 %) pour perfusion contenant 1 mg/mL (0,1 %) d'albumine humaine, puis perfusée en l'espace de 24 heures. L'albumine humaine doit être ajoutée et mélangée au glucose injectable avant d'y ajouter l'aldesleukine reconstituée. L'albumine humaine a pour but d'éviter une perte d'activité biologique.
- Toute solution non utilisée, ainsi que son flacon et la seringue utilisée pour reconstituer la solution doivent être éliminés conformément à la réglementation en vigueur en matière de maniement des déchets biologiques.
- **Les interférons** sont administrés par voie SC, en changeant le point d'injection à chaque fois.

Observance du traitement

La tenue d'un cahier de suivi de ces injections peut être conseillée au patient pour clarifier le schéma thérapeutique et améliorer l'observance.

Surveillance de l'efficacité et de la tolérance

La surveillance de l'efficacité et de la tolérance est analogue à celle effectuée dans le cadre de l'administration des autres anticancéreux.

Hormonothérapie anticancéreuse

DÉFINITION

Il s'agit de médicaments qui suppriment ou réduisent le taux ou l'action des hormones susceptibles de favoriser le développement tumoral. Ce sont :

- les antiœstrogènes ou les progestatifs anticancéreux dans le cancer du sein ;
- les agonistes de la LH-RH ou les antiandrogènes ou les œstrogènes anticancéreux dans le cancer de la prostate.

PRINCIPAUX MÉDICAMENTS – POSOLOGIES

(Voir *tableau II.112*.)

Tableau II.112 *- Principaux médicaments utilisés en hormonothérapie anticancéreuse (liste I)*

Médicaments	Indications	Administration	Posologies
Antiœstrogènes			
Fulvestrant FASLODEX Injectable : 250 mg	Cancer du sein localement avancé ou métastasé en 2e ligne de traitement chez la femme ménopausée	Voie IM	• 1 injection IM de 250 mg dans chaque fesse une fois par mois • Dose supplémentaire de 500 mg 15 jours après la première injection
Tamoxifène NOLVADEX Comprimés : 10 mg, 20 mg Comprimés : 30 mg (générique)	Cancer du sein en traitement adjuvant ou formes avancées ou métastatiques chez la femme ménopausée ou en période d'activité génitale	*Per os*	• 20 mg par jour en traitement adjuvant • 20 à 40 mg par jour en 1 à 2 prises pour les formes avancées ou métastatiques
Progestatifs à fortes doses			
Acétate de médroxy-progestérone DEPOPRODASONE susp. inj. : 250 mg, 500 mg FARLUTAL susp. inj. : 500 mg Comprimés : 500 mg	Cancer du sein et de l'endomètre (traitement adjuvant ou complémentaire)	Voie IM *Per os*	• 500 mg IM par jour durant 1 mois puis 500 mg à 1 g IM par semaine • 500 mg à 1 g par jour en 1 à 2 prises avant les repas
Acétate de megestrol MEGACE Comprimés : 160 mg	Cancer du sein	*Per os*	160 mg par jour
Antiœstrogènes inhibiteurs de l'aromatase			
Letrozole FEMARA Comprimés : 2,5 mg	Cancer du sein hormono-dépendant : • chez la femme ménopausée, à un stade avancé ou • traitement adjuvant durant 5 ans • traitement néoadjuvant chez la femme ménopausée avec récepteurs hormonaux positifs et récepteur HER2 négatif : traitement de 4 à 8 mois	*Per os* 1 prise par jour	2,5 mg par jour

Médicaments	Indications	Administration	Posologies
Anastrozole ARIMIDEX Comprimés : 1 mg	Cancer du sein hormono-dépendant : • chez la femme ménopausée, à un stade avancé ou • traitement adjuvant durant 5 ans	*Per os* 1 prise par jour	1 mg par jour
Exemestane AROMASINE Comprimés : 25 mg	Cancer du sein hormono-dépendant : • chez la femme ménopausée, à un stade avancé ou • traitement adjuvant durant 5 ans	*Per os* 1 prise par jour	25 mg par jour
Antiandrogènes			
Abiratérone ZYTIGA Comprimés : 250 mg	Cancer de la prostate métastasé en échec après castration et chimiothérapie par docétaxel	*Per os* Prise à distance des repas	1 000 mg par jour en association avec prednisone ou prednisolone
Bicalutamide CASODEX ORMANDYL Comprimés : 50 mg	• Cancer de la prostate métastasé • Adjuvant à la prostatectomie ou à la radiothérapie en traitement de 5 ans	*Per os* 1 prise par jour	50 mg par jour, en traitement continu
Cypotérone acétate ANDROCUR Comprimés sécables : 50 mg, 100 mg	Cancer de la prostate en traitement palliatif	*Per os*	De 200 à 300 mg par jour en traitement continu
Dégarelix FIRMAGON Solution injectable SC : 80 mg 120 mg Seringues préremplies	Cancer de la prostate avancé, hormonodépendant	Voie SC	• Initiation du traitement : 240 mg en 2 injections SC de 120 mg chacune • Traitement d'entretien : 80 mg en SC une fois par mois
Enzalutamide XTANDI Comprimés : 40 mg	Cancer de la prostate métastatique résistant à la castration et échappant à une chimiothérapie à base de docétaxel	Une prise par jour *per os*	160 mg (4 comp.) par jour

Médicaments	Indications	Administration	Posologies
Flutamide EULEXINE Comprimés : 250 mg	Cancer de la prostate métastasé	*Per os* 3 prises par jour aux repas	750 mg par jour, en traitement continu
Nilutamide ANANDRON Comprimés : 50 mg, 150 mg	Cancer de la prostate métastasé	*Per os*	300 mg par jour le premier mois puis 150 mg par jour
Agonistes de la LH-RH			
Triptoréline DECAPEPTYL Solution injectable : 0,1 mg DECAPEPTYL LP Solution injectable : 3 mg, 11,25 mg GONAPEPTYL LP Solution injectable : 3,75 mg SALVACYL LP Solution injectable : 11,25 mg	Cancer de la prostate métastasé	• Voie SC pour solution à 0,1 mg • Voie IM pour les formes LP	• 0,1 mg en SC de J1 à J7 • Relais sous forme LP (libération prolongée) à J8 : 3 mg ou 3,75 mg en IM toutes les 4 semaines ou 11,25 mg en IM toutes les 12 semaines
Buséréline BIGONIST Implant SC : 6,3 mg	Cancer de la prostate métastasé	Voie SC	6,3 mg toutes les 8 semaines
Buséréline SUPREFACT Injectable : 6 mg Solution nasale : 100 µg/dose	Cancer de la prostate métastasé	Voie SC pour la forme injectable, puis relais par pulvérisation nasale	500 µg par voie SC 3 fois par jour durant 7 jours puis relais par voie nasale : 2 pulvérisations à 100 µg 3 fois par jour
Goséréline ZOLADEX Implant SC : 3,6 mg, 10,8 mg	• Cancer de la prostate métastasé ou en adjuvant à la radiothérapie • Cancer du sein métastasé	Voie SC	3,6 mg toutes les 4 semaines ou 10,8 mg toutes les 12 semaines

Médicaments	Indications	Administration	Posologies
Leuproréline ENANTONE LP Solution injectable : 3,75 mg, 11,25 mg, 30 mg ELIGARD LP Solution injectable : 7,5 mg, 22,5 mg, 45 mg	• Cancer de la prostate métastasé • Cancer du sein métastasé	Voie IM ou SC	• 3,75 mg toutes les 4 semaines ou 11,25 mg toutes les 12 semaines ou 30 mg tous les 6 mois • 7,5 mg toutes les 4 semaines ou 22,5 mg toutes les 12 semaines ou 45 mg tous les 6 mois
Œstrogènes anticancéreux			
Diéthylstilbestrol DISTILBENE Comprimés : 1 mg	Cancer de la prostate avancé ou métastatique	*Per os*	1 à 3 mg par jour
Histréline VANTAS Implant SC	Traitement palliatif du cancer avancé de la prostate	Voie SC	1 implant à la face interne du bras une fois par an

EFFETS INDÉSIRABLES – INTERACTIONS MÉDICAMENTEUSES – PRÉCAUTIONS D'EMPLOI – CONTRE-INDICATIONS

***Tableau II.113** - Effets indésirables de l'hormonothérapie anticancéreuse*

Effets indésirables	Prévention du risque médicamenteux Correction des effets indésirables
Antiœstrogènes	
• Bouffées de chaleur • Saignements vaginaux, leucorrhées, aménorrhée • Nausées • Risque accru d'accidents thromboemboliques • Augmentation des enzymes hépatiques • Risque accru de cancer de l'endomètre • Risque de rétinopathies avec le tamoxifène	• Surveillance de la fonction hépatique • Examen gynécologique avant et en cours de traitement
Progestatifs anticancéreux	
• Aménorrhée, saignements • Risque accru d'accidents thromboemboliques • Prise de poids • Prurit • Alopécie • Hypertension • Hyperglycémie	
Antiœstrogènes inhibiteurs de l'aromatase	
• Asthénie, bouffées de chaleur, nausées, céphalées, œdèmes • Alopécie (raréfaction des cheveux) • Ostéoporose • Saignements vaginaux dans les premières semaines • Perturbation du bilan hépatique et du cholestérol total	• Mesure de la densité minérale osseuse en début de traitement avec traitement adjuvant par biphosphonate, calcium et vitamine D chez les patientes à risque

Effets indésirables	Prévention du risque médicamenteux Correction des effets indésirables
Antiandrogènes	
• Bouffées de chaleur, nausées et vomissements • Baisse de la libido, impuissance • Hépatites parfois graves • Pneumopathies parfois graves • Sensibilité mammaire et gynécomastie lentement réversible	• Surveillance de la fonction hépatique et arrêt du traitement si transaminases > 3 N • Radio pulmonaire précoce en cas de dyspnée
Agonistes LH-RH	
• Bouffées de chaleur • Céphalées • Disparition de la libido, impuissance • Prise de poids, œdèmes • Syndrome dépressif • Perte de masse osseuse • Aggravation des symptômes en début de traitement liée à l'effet stimulant sur les androgènes chez l'homme et sur les œstrogènes chez la femme	• Surveillance de la testostéronémie • Association à un antiandrogène pendant les 3 premières semaines de traitement pour éviter l'aggravation des symptômes (rétention urinaire)
Œstrogènes anticancéreux	
• Féminisation : gynécomastie, impuissance, atrophie des organes génitaux • Hypertension artérielle, accidents cardiovasculaires et thromboemboliques • Hyperlipidémie • Céphalées, migraines, vertiges	

Tableau II.114 - Interactions médicamenteuses avec l'hormonothérapie anticancéreuse - Niveaux contre-indication (CI) et association déconseillée (AD)

Hormonothérapie anticancéreuse	Autres médicaments	Niveau d'interaction	Conséquences
Tamoxifène	Quinidine	AD	Inhibition de la formation du métabolite actif du tamoxifène par la quinidine et baisse de l'efficacité du tamoxifène
	Fluoxétine Paroxétine	AD	
Fulvestrant et anti-aromatases	Œstrogénothérapie	CI	Antagonisme des effets mutuels
Nilutamide	Alcool	AD	Effet antabuse
Diéthylstilbestrol	Inducteurs enzymatiques (rifampicine, phénytoïne, carbamazépine, barbituriques)	AD	Diminution de l'efficacité des œstrogènes

Tableau II.115 - Précautions d'emploi de l'hormonothérapie anticancéreuse

Progestatifs	• Utilisation prudente en cas d'HTA, d'antécédents d'AVC ou IDM • Renforcer le contrôle glycémique chez le diabétique • L'arrêt du traitement est réalisé en cas de céphalées intenses, diplopie et événement thromboembolique
Antiœstrogènes	• Nécessité de déterminer avant le démarrage du traitement le taux de récepteurs à l'œstradiol et à la progestérone dans la tumeur • Surveillance renforcée si risques thromboemboliques • Renforcer le contrôle glycémique chez le diabétique • Pour la voie IM (fulvestrant) : prudence chez le patient sous anticoagulant
Antiœstrogènes inhibiteurs de l'aromatase	• Nécessité de déterminer avant le démarrage du traitement le taux de récepteurs à l'œstradiol et à la progestérone dans la tumeur • Surveillance du risque d'ostéoporose, bilan hépatique • Dosage du cholestérol : attention aux facteurs de risque cardiovasculaires associés • Précaution d'emploi si IR < 30 mL/min • Examen gynécologique avant et en cours de traitement à la recherche d'un cancer de l'endomètre

Antiandrogènes	• Surveillance régulière du bilan hépatique • Arrêt du traitement et radio pulmonaire en cas de dyspnée inexpliquée
Agonistes de la LH-RH	• Voir « *Prévention du risque médicamenteux* », *tableau II.113*, p. 413

***Tableau II.116** - Contre-indications de l'hormonothérapie anticancéreuse*

Progestatifs	• Grossesse • Allaitement • Manifestations thromboemboliques • HTA sévère • Hémorragies génitales
Antiœstrogènes	• Hyperplasie de l'endomètre • Insuffisance hépatique sévère
Antiœstrogènes inhibiteurs de l'aromatase	• Femme avant la ménopause
Antiandrogènes	• Insuffisance hépatique sévère (nilutamide, cyprotérone)
Agonistes de la LH-RH	• Ostéoporose grave • Grossesse • Allaitement

Administration et conseils au patient

Objectifs du traitement

L'hormonothérapie anticancéreuse a pour objectif de modifier l'imprégnation hormonale du patient (en œstrogène, progestérone et/ou androgènes) de telle sorte qu'elle devienne défavorale au développement de la tumeur cancéreuse sensible.
Les médicaments utilisés pour ces traitements ont pour certains d'autres utilisations en dehors du domaine de la cancérologie : certains agonistes de la LH-RH sont utilisés dans le traitement des endométrioses, le traitement préopératoire des fibromes utérins et les pubertés précoces.

Plan de prise

Pour les traitements par voie orale, les schémas d'administration sont variables d'un médicament à l'autre (d'une seule à plusieurs prises par jour, voir *tableau II.112*, p. 408). Pour les médicaments utilisés par voie injectable, un même principe actif peut se présenter sous plusieurs dosages différents nécessitant pour être efficace des injections quotidiennes, mensuelles ou trimestrielles.

Modalités d'administration

- Les traitements par voie orale ne requièrent pas de modalités particulières de prise.
- Pour les traitements par voie injectable (agonistes de la LH-RH principalement), les injections mensuelles ou trimestrielles nécessitent des formes à libération prolongée qui sont des suspensions administrables par voie SC et/ou IM selon les spécialités.
- Les injections SC seront réalisées au niveau de la paroi abdominale antérieure par une infirmière à domicile. Elles sont

réalisables y compris pour les malades sous traitement anticoagulant en changeant le lieu d'injection chaque mois ou chaque trimestre.
- Les injections IM sont réalisées dans le quart supérieur externe de la fesse. Elles sont contre-indiquées pour les malades sous traitement anticoagulant.

Observance du traitement

Pour les médicaments pris par voie orale, en cas d'oubli de prise, il est conseillé de ne pas prendre la dose oubliée et de ne pas doubler la dose suivante.
Pour les médicaments par voie injectable, la tenue d'un cahier de suivi des injections peut être conseillée au patient pour améliorer l'observance. Lors des injections trimestrielles, la date d'injection peut être avancée ou décalée de quelques jours (sans dépasser une semaine), sans préjudice pour le malade.

Surveillance de la tolérance et de l'efficacité

La surveillance de l'efficacité des traitements sera réalisée par le dosage de certains marqueurs des cancers complété si besoin d'examens échographiques, tomodensitométriques ou IRM.
Selon le profil d'effets secondaires du médicament, la surveillance de la tolérance nécessitera un bilan biologique, clinique ou une densitométrie osseuse régulière (pour les inhibiteurs de l'aromatase entre autres).

5 Cardiologie

Antihypertenseurs

NOTIONS ESSENTIELLES

- L'hypertension artérielle (HTA) est définie par une pression artérielle systolique (PAS) supérieure ou égale à 140 mmHg et/ou une pression artérielle diastolique (PAD) supérieure ou égale à 90 mmHg, confirmée au minimum par 2 mesures par consultation, au cours de 3 consultations successives sur une période de 3 à 6 mois.
- L'objectif du traitement antihypertenseur est de maintenir une pression artérielle (PA) inférieure à 140/90 mmHg et même moins, afin de prévenir les risques de complications cardiovasculaires et rénales de l'hypertension artérielle :
  - en cas de diabète : PA < 130/80 mmHg ;
  - en cas d'insuffisance rénale : PA < 130/80 mmHg ou < 120/70 mmHg si protéinurie > 1 g/L ;
  - chez le sujet de plus de 80 ans : PAS < 150 mmHg.
- Les mesures hygiéno-diététiques sont indispensables chez tous les hypertendus et sont toujours recommandées en première intention : limitation de la consommation de sel (< 6 g/j), réduction de la surcharge pondérale et pratique d'une activité physique, limitation de la consommation d'alcool et arrêt du tabac, modification du régime alimentaire (plus de fruits et légumes, moins de graisses saturées).
- En cas de nécessité d'un traitement médicamenteux, il est logique de prescrire d'abord une monothérapie, choisie parmi les cinq familles d'antihypertenseurs suivantes :
  - diurétiques thiazidiques ;
  - bêtabloquants ;
  - inhibiteurs calciques (ICA) ;
  - inhibiteurs de l'enzyme de conversion (IEC) ;

- antagonistes des récepteurs de l'angiotensine II (ARA II) ou sartans.

Le choix est orienté en fonction de certaines situations particulières et du terrain (sujets âgés, diabétiques, femme enceinte, insuffisant cardiaque, coronarien, antécédent d'accident vasculaire cérébral, etc.).

Lorsque la monothérapie est insuffisante, il est possible d'associer plusieurs antihypertenseurs, en privilégiant les spécialités à association fixe.

- La surveillance en cas d'HTA non compliquée nécessite un suivi tous les 3 à 6 mois (PA, poids, interrogatoire sur les effets indésirables, examen de l'état général, rappel des mesures non pharmacologiques, observance du traitement) et annuellement pour la réévaluation du risque cardiovasculaire, un bilan biologique (protéinurie, créatininémie, glycémie, cholestérol, si nécessaire kaliémie) et éventuellement un ECG.

GÉNÉRALITÉS

Définition de l'hypertension artérielle

L'hypertension artérielle (HTA) est un état pathologique caractérisé par une augmentation des résistances périphériques totales, en rapport avec une vasoconstriction et un épaississement de la paroi artériolaire, entraînant une élévation de la pression artérielle systémique.

Il existe plusieurs niveaux d'hypertension artérielle, l'Organisation mondiale de la santé (OMS) les ayant définis selon une classification en trois grades *(tableau II.117)*.

L'hypertension artérielle est confirmée au minimum par deux mesures par consultation chez le patient au repos, au cours de trois consultations successives sur une période de 3 à 6 mois.

Il existe un effet « blouse blanche » avec augmentation transitoire de la pression artérielle, déclenchée par le stress du patient lors de la mesure de la pression artérielle. Dans ce cas, un enregistrement ambulatoire de la pression artérielle sur 24 heures peut être proposé.

L'hypertension artérielle est la plus fréquente des maladies cardiovasculaires.

- L'hypertension artérielle essentielle, la plus courante, recouvre les formes d'hypertension auxquelles aucune cause évidente ne peut être attribuée. Elle correspond à des anomalies de la régulation neuro-endocrinienne de la pression artérielle, à des facteurs génétiques et/ou environnementaux (consommation de sel, notamment).
- Les hypertensions secondaires présentent des étiologies variées :
  - hypertensions rénovasculaires ;
  - hyperaldostéronisme primaire ou syndrome de Conn ;
  - phéochromocytome (tumeur médullo-surrénale) ;
  - syndrome de Cushing (hypercorticisme) ;
  - hyperthyroïdie ;
  - grossesse ;
  - obésité, alcoolisme chronique, consommation excessive de réglisse (dont pastis sans alcool) ;

- hypertension médicamenteuse (contraceptifs oraux, corticoïdes, AINS, érythropoïétine, ciclosporine, tacrolimus, triptans, sympathomimétiques, amphétamine et dérivés, nicotine, etc.).

L'examen clinique initial orienté sur les principales causes d'hypertension artérielle secondaire est complété par un bilan biologique (créatininémie, kaliémie, glycémie à jeun, recherche d'une protéinurie et d'une hématurie, bilan lipidique), et si besoin par certains examens complémentaires (ECG, fond d'œil, recherche d'une cause rénale ou surrénale).

***Tableau II.117** - Classification de l'hypertension artérielle (OMS)*

Catégorie	Pression systolique	Pression diastolique
Hypotension	< 100 mmHg	< 60 mmHg
Normale	100-139 mmHg	60-89 mmHg
Faible hypertension	140-159 mmHg	90-99 mmHg
Hypertension moyenne	160-179 mmHg	100-109 mmHg
Hypertension sévère	> 180 mmHg	> 110 mmHg

Mécanismes physiologiques de régulation de la pression artérielle

La pression artérielle est une variable hémodynamique qui dépend de deux autres facteurs hémodynamiques, le débit cardiaque et la résistance périphérique totale.

L'hypertension artérielle établie est caractérisée par une résistance périphérique totale élevée et un débit cardiaque normal.

Le débit cardiaque (DC) est la quantité de sang éjectée par le ventricule gauche en une minute ; il dépend de la fréquence cardiaque (FC) et du volume d'éjection systolique (VES) :

DC (L/min) = FC (battements/min) × VES (litres).

La pression artérielle (PA) peut s'exprimer par le produit du débit cardiaque (DC) et des résistances périphériques (R) :

PA = DC × R.

La pression artérielle est maintenue dans les limites normales grâce aux mécanismes qui contrôlent les facteurs hémodynamiques tels que le système nerveux autonome, le système rénine-angiotensine et les facteurs humoraux.

Système nerveux autonome

Le système nerveux sympathique est impliqué surtout pendant la phase précoce de l'hypertension, où l'élévation de la pression artérielle peut être provoquée par une augmentation du rythme et du débit cardiaques par hypertonie sympathique. La stimulation sympathique augmente aussi la sécrétion de rénine.

Système rénine-angiotensine *(figure II.9)*

Le système rénine-angiotensine est un mécanisme de contrôle de la pression artérielle; dans de nombreux cas d'hypertension artérielle, le mécanisme du rétrocontrôle peut s'avérer inopérant entraînant une

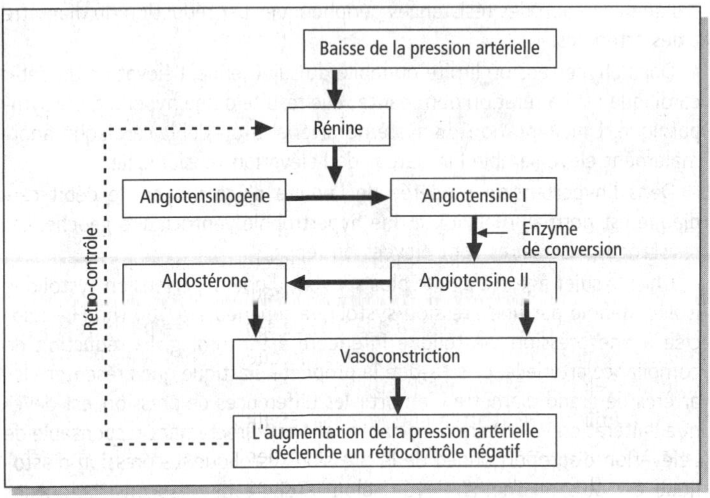

Figure II.9 *- Le système rénine-angiotensine*

production excessive d'angiotensine II, une stimulation de la sécrétion d'aldostérone, une rétention hydrosodée et une augmentation de la vasoconstriction.

Facteurs humoraux

Le facteur natriurétique atrial a un puissant effet diurétique et natriurétique par vasodilatation.

Physiopathologie de l'hypertension artérielle essentielle

L'HTA conserve une origine plurifactorielle qui la rend différente d'un patient à l'autre. L'HTA peut débuter à la faveur :

- d'une majoration directe de l'index cardiaque sous l'effet d'une hyperactivité sympathique ;
- d'une majoration indirecte de l'index cardiaque par rétention sodée et expansion du volume plasmatique ;
- d'une élévation des résistances périphériques par réduction du diamètre des artérioles.

Dans l'hypertension limite ou labile du sujet jeune, l'élévation du débit cardiaque est l'altération dominante ; elle résulte d'une hyperactivité sympathique. L'inadaptation du système artériel à un débit cardiaque anormalement élevé semble l'initiateur de l'élévation tensionnelle.

Dans l'hypertension modérée de l'adulte d'âge moyen, le débit cardiaque est normal, mais il y a une hypertrophie ventriculaire gauche. Les résistances vasculaires sont élevées au repos.

Chez le sujet âgé, il s'agit le plus souvent d'une hypertension systolique isolée, définie par une pression systolique supérieure à 160 mmHg associée à une pression diastolique inférieure à 90 mmHg. La réduction de compliance artérielle, c'est-à-dire la propriété élastique que présentent les artères de grand diamètre d'amortir les différences de pression, est devenue l'altération vasculaire dominante ; elle est directement responsable de l'élévation disproportionnée de la pression systolique. La pression diastolique est plus ou moins élevée selon le degré de vasoconstriction des artérioles périphériques.

Le rôle du traitement n'est pas seulement d'abaisser la pression artérielle, mais aussi de corriger les altérations cardiovasculaires associées à l'hypertension comme l'hypertrophie du ventricule gauche, l'élévation des résistances périphériques, la réduction de compliance artérielle.

Il existe une corrélation étroite entre la valeur de la pression artérielle et la probabilité de complications cardiovasculaires dans la population, que ce soient :

- l'accident vasculaire cérébral ;
- l'insuffisance coronaire ;
- l'infarctus du myocarde ;
- l'insuffisance cardiaque par hypertrophie ventriculaire gauche ;
- les arythmies ;
- l'artériopathie périphérique ;
- l'insuffisance rénale ;
- la rétinopathie hypertensive.

Le risque cardiovasculaire dépend aussi du contexte clinique : âge, diabète, tabagisme, etc. Chez la femme hypertendue, le risque d'accident vasculaire cérébral ou coronarien est majoré par l'utilisation d'une contraception hormonale.

MÉDICAMENTS DE L'HYPERTENSION

Il existe de nombreux médicaments antihypertenseurs appartenant à plusieurs familles.

Diurétiques

(Voir section « *Diurétiques* », p. 447.)

Inhibiteurs de l'enzyme de conversion de l'angiotensine I (IEC)

(Voir section « *Inhibiteurs de l'enzyme de conversion* », p. 463.)

Inhibiteurs calciques (ou antagonistes calciques) (ICA)

(Voir section « *Inhibiteurs calciques* », p. 476.)

Bêtabloquants

(Voir section « *Bêtabloquants* », p. 494.)

Antagonistes des récepteurs de l'angiotensine II (ARA II) ou sartans

Généralités

Les sartans (ARA II) sont des médicaments agissant comme les IEC par l'intermédiaire du système rénine-angiotensine, mais plus en aval par antagonisme direct des récepteurs AT1 de l'angiotensine II localisés au niveau des fibres musculaires lisses vasculaires, entraînant ainsi une réduction de ses effets vasoconstricteurs.

Les sartans présentent un bon profil de tolérance et sont une alternative intéressante chez les patients présentant une toux incoercible sous IEC.

Ils sont utilisés dans le traitement de l'hypertension artérielle, notamment en cas de néphropathie chez le diabétique de type 2 (irbésartan, losartan, telmisartan) ou d'hypertrophie ventriculaire gauche, en association éventuelle à un diurétique.

Principaux médicaments – Posologies

Tableau II.118 - *Antagonistes des récepteurs de l'angiotensine II (sartans) (Liste I)*

DCI	Spécialités	Présentations	Posologies
Losartan	COZAAR	comp. séc. 50 mg comp. séc. 100 mg susp. buv. 2,5 mg/mL	**AD** : 50 mg/j en 1 prise (max. 100 mg/j) **ENF** > 6 ans : 0,7 mg/kg/j en 1 prise
Valsartan	NISIS TAREG	comp. séc. 40 mg comp. séc. 80 mg comp. séc. 160 mg susp. buv. 3 mg/mL	**AD** : 40 à 80 mg/j en 1 prise à jeun (max. 320 mg/j) **ENF** > 6 ans : < 35 kg : 20 mg/j > 35 kg : 40 mg/j

DCI	Spécialités	Présentations	Posologies
Irbésartan	APROVEL IFIRMASTA	comp. 75 mg comp. 150 mg comp. 300 mg	AD : 150 mg/j en 1 prise (max. 300 mg/j)
Candésartan	ATACAND KENZEN	comp. séc. 4 mg comp. séc. 8 mg comp. séc. 16 mg comp. séc. 32 mg	AD : 4 à 32 mg/j en 1 prise
Telmisartan	PRITOR MICARDIS TOLURA	comp. séc. 20 mg comp. séc. 40 mg comp. séc. 80 mg	AD : 20 à 80 mg/j en 1 prise
Eprosartan	TEVETEN	comp. 300 mg	AD : 600 mg/j en 2 prises
Olmésartan	ALTEIS OLMETEC	comp. 10 mg comp. 20 mg comp. 40 mg	AD : 10 à 40 mg/j en 1 prise

Il existe plusieurs associations fixes d'un ARA II avec un diurétique thiazidique (irbésartan : COAPROVEL, IMFIRMACOMBI losartan : HYZAAR/FORTZAAR, candésartan : COKENZEN/HYTACAND, valsartan : COTAREG/NISISCO, telmisartan : PRITORPLUS/MICARDISPLUS, TOLUCOMBI, olmésartan : ALTEISDUO/COOLMETEC) ou avec un inhibiteur calcique (valsartan : EXFORGE, olmésartan : AXELER, SEVIKAR, telmisartan : TWYNSTA).

Effets indésirables – Prévention du risque médicamenteux

***Tableau II.119** - Effets indésirables et prévention du risque médicamenteux des ARA II*

Effets indésirables	Prévention du risque médicamenteux
• Hypotension, vertiges, asthénie • Nausées, vomissements, diarrhées • Crampes musculaires, douleurs lombaires • Hyperkaliémie (surtout en cas d'insuffisance rénale ou d'association à un diurétique hyperkaliémant)	• Bonne tolérance générale • Surveillance de la kaliémie
• Possibilité d'hypotension artérielle brutale et/ou d'insuffisance rénale en cas de déplétion hydrosodée préalable (diurétiques ou régime désodé) ou d'insuffisance cardiaque	• Commencer le traitement à dose faible, surveillance de la PA et de la créatininémie • Si besoin, réduction de posologie ou interruption du diurétique associé
• En cas de surdosage : hypotension avec tachycardie puis bradycardie	• Arrêt du traitement et remplissage vasculaire

Interactions médicamenteuses

Se reporter aux interactions médicamenteuses des IEC (p. 473), celles des ARA II étant considérées comme identiques par extrapolation.

Précautions d'emploi

***Tableau II.120** - Précautions d'emploi des ARA II*

Surveillance de la kaliémie et de la créatininémie, notamment chez le sujet âgé et chez l'insuffisant rénal ou cardiaque
Réduction posologique chez l'insuffisant hépatique
Prudence en cas d'association aux AINS (y compris l'aspirine pour une posologie ⩾ 1 g/prise ou ⩾ 3 g/j) en raison de la majoration du risque d'insuffisance rénale chez le patient déshydraté (hydrater le patient et surveiller la fonction rénale en début de traitement)
En cas d'association à l'éplérénone (INSPRA), il existe un risque de majoration de l'hyperkaliémie, notamment chez le sujet âgé
Grossesse (1er trimestre) : utilisation déconseillée

Contre-indications

***Tableau II.121** - Contre-indications des ARA II*

- Grossesse (2e et 3e trimestres) et allaitement
- Allergie connue à l'un de ces médicaments ou antécédents d'angio-œdème ou de choc anaphylactique
- Sténose bilatérale des artères rénales ou sténose artérielle rénale sur rein unique (risque d'insuffisance rénale)
- Insuffisance hépatique ou rénale sévère

Inhibiteur de la rénine

Généralités

L'aliskirène est le premier inhibiteur de la rénine commercialisé. Cet antihypertenseur agit par inhibition directe et sélective de la rénine, en entrant en compétition avec l'angiotensinogène pour la liaison au site actif de la rénine. Il en résulte une diminution de conversion de l'angiotensinogène en angiotensine I et par conséquent des taux d'angiotensine I et II.

L'aliskirène est caractérisé par une faible biodisponibilité par voie orale (2,5 %).

Posologies

***Tableau II.122** - Inhibiteur de la rénine (Liste I)*

DCI	Spécialités	Présentations	Posologies
Aliskirène	RASILEZ	comp. 150 mg comp. 300 mg	AD : 150 mg/j en 1 prise(jusqu'à 300 mg/j)
	RASILEZ 150-HCT	comp. 150 mg + hydrochlorothiazide 12,5 ou 25 mg	AD : 1 comp./j
	RASILEZ 300-HCT	comp. 300 mg + hydrochlorothiazide 12,5 ou 25 mg	AD : 1 comp./j

Effets indésirables – Prévention du risque médicamenteux

***Tableau II.123** - Effets indésirables et prévention du risque médicamenteux de l'inhibiteur de la rénine*

Effets indésirables	Prévention du risque médicamenteux
• Digestifs (dose-dépendants) : diarrhées, douleurs abdominales, reflux gastro-œsophagien • Rares : éruptions cutanées, angiœdèmes, toux, anémies, hyperkaliémie, hyperuricémie	• Peut nécessiter l'arrêt du traitement

Interactions médicamenteuses

Tableau II.124 - *Interactions médicamenteuses de l'inhibiteur de la rénine*

• Ciclosporine • Quinidine • Itraconazole	*Associations contre-indiquées :* augmentation des concentrations plasmatiques d'aliskirène et majoration du risque de ses effets indésirables
• Inhibiteurs de l'enzyme de conversion (IEC) • Antagonistes des récepteurs de l'angiotensine II (ARA II)	*Associations déconseillées (contre-indiquées chez les patients diabétiques ou insuffisants rénaux) :* risque d'altération de la fonction rénale, d'hyperkaliémie et d'hypotension
• Jus de pamplemousse	*Association déconseillée :* risque de diminution de l'efficacité de l'aliskirène

Précautions d'emploi

Tableau II.125 - *Précautions d'emploi de l'inhibiteur de la rénine*

• La prise doit être réalisée avec un repas léger (réduction de l'absorption lors d'un repas riche en graisses)
• Prudence en cas d'association à d'autres médicaments hyperkaliémiants, notamment les sels de potassium et les diurétiques hyperkaliémiants
• Il convient d'associer avec précaution les médicaments comme le kétoconazole, certains macrolides, l'amiodarone, le vérapamil ou l'atorvastatine (augmentation de biodisponibilité de l'aliskirène)
• L'aliskirène doit être utilisé avec la plus grande prudence chez les patients :
- atteints de diabète de type 2 avec albuminurie
- présentant une insuffisance rénale modérée à sévère
- ayant des antécédents d'accident vasculaire cérébral ou une maladie cardiovasculaire, notamment de type ischémique

Contre-indications

Tableau II.126 - *Contre-indications de l'inhibiteur de la rénine*

• Hypersensibilité connue à ce médicament
• Grossesse et allaitement
• Enfants et adolescents en dessous de 18 ans
• Certaines associations médicamenteuses (voir « *Interactions médicamenteuses* »)

Antihypertenseurs d'action centrale

Généralités

Les antihypertenseurs centraux exercent une action alpha-2-sympathomimétique (alphaméthyldopa et clonidine) ou de stimulation des récepteurs aux imidazolines (rilménidine et moxonidine) au niveau central, se traduisant par une baisse du tonus sympathique en périphérie avec diminution de la tension artérielle.

Ils sont utilisés dans le traitement de l'hypertension artérielle, en deuxième intention.

Principaux médicaments – Posologies

***Tableau II.127** - Antihypertenseurs à action centrale (Liste I)*

DCI	Spécialités	Présentations	Posologies
Actifs sur les récepteurs alpha-adrénergiques			
Alphaméthyldopa	ALDOMET	comp. 250 mg comp. 500 mg	**AD :** 500 à 1 500 mg/j à dose progressive (max. : 3 000 mg/j) en 2 à 4 prises **ENF :** 10 mg/kg/j en 2 à 4 prises
Clonidine	CATAPRESSAN	comp. 0,15 mg inj. 0,15 mg/1 mL (H)	**AD :** 2 à 4 comp./j à dose progressive en 2 prises *Urgences hypertensives :* **AD :** 1 amp. en IM ou IV lente à répéter si besoin toutes les 4 h
Actifs sur les récepteurs aux imidazolines			
Rilménidine	HYPERIUM	comp. 1 mg	**AD :** 1 à 2 comp./j en 1 à 2 prises
Moxonidine	PHYSIOTENS	comp. 0,2 mg comp. 0,4 mg	**AD :** 0,2 à 0,4 mg/j en 1 à 2 prises

(H) : réservé à l'usage hospitalier.

Effets indésirables – Prévention du risque médicamenteux

***Tableau II.128** - Effets indésirables et prévention du risque médicamenteux des antihypertenseurs centraux*

Effets indésirables	Prévention du risque médicamenteux
Neurologiques : sédation, somnolence et troubles psychiques (syndrome dépressif)	Meilleure tolérance de la rilménidine et de la moxonidine
Cardiovasculaires : hypotension orthostatique, bradycardie	
Digestif : sécheresse buccale, nausées, vomissements, constipation	Meilleure tolérance de la rilménidine et de la moxonidine
Risque d'effet rebond à l'arrêt brutal du traitement	Ne pas interrompre brutalement le traitement
• Pour l'alphaméthyldopa : troubles hépatiques, hématologiques (anémie hémolytique, leucopénie, thrombocytopénie) et allergiques • Rétention hydrosodée et œdèmes	• Motivent l'arrêt du traitement (surveillance hématologique et contrôle de la fonction hépatique)

Interactions médicamenteuses

***Tableau II.129** - Interactions médicamenteuses des antihypertenseurs centraux*

Médicaments de la classe	Autres médicaments	Conséquences
Tous les anti-HTA à action centrale	• Alcool • Bêtabloquants utilisés dans l'insuffisance cardiaque	• *Association déconseillée :* majoration de l'effet sédatif • *Association déconseillée*
Clonidine	Antidépresseurs imipraminiques, yohimbine	*Association déconseillée :* inhibition de l'effet anti-HTA

Précautions d'emploi

Tableau II.130 - Précautions d'emploi des antihypertenseurs centraux

• L'instauration du traitement doit se faire à dose progressive et l'arrêt ne doit pas être brutal surtout après un traitement à forte posologie par la clonidine • Adaptation posologique chez l'insuffisant rénal pour l'alphaméthyldopa, la clonidine et la moxonidine • Utiliser avec prudence chez les sujets âgés et les conducteurs ou utilisateurs de machines dangereuses • Utilisation déconseillée chez la femme enceinte pour la rilménidine, la moxonidine et la clonidine • Prudence en cas d'association aux bêtabloquants : ne pas arrêter brutalement le traitement par l'antihypertenseur central (rebond hypertensif) • Pour la clonidine, risque de troubles de l'automatisme cardiaque lors de l'association au diltiazem ou au vérapamil • Pour l'alphaméthyldopa : – diminution de son absorption par les sels de fer (espacer les prises de plus de 2 heures) – augmentation des effets de la lévodopa en cas d'association. Majoration de l'effet antihypertenseur de la méthyldopa – augmentation de la lithémie en cas d'association aux sels de lithium • Allaitement déconseillé

Contre-indications

Tableau II.131 - Contre-indications des antihypertenseurs centraux

• Antécédents d'états dépressifs graves • Hypersensibilité connue au produit • Pour l'alphaméthyldopa : antécédents d'hépatite médicamenteuse, atteinte hépatique, anémie hémolytique, porphyries • Pour la rilménidine et la moxonidine : insuffisance rénale sévère • Pour la moxonidine : insuffisance cardiaque sévère • Pour la clonidine : bradycardie sévère

Antihypertenseurs vasodilatateurs

Généralités

Les antihypertenseurs vasodilatateurs agissent soit par blocage des récepteurs alpha-1 postsynaptiques (dont l'activation déclenche des effets vasoconstricteurs) pour la prazosine et l'urapidil (effet régulateur central de la PA associé pour ce dernier), soit par vasodilatation artériolaire directe pour la dihydralazine, le minoxidil et le nitroprussiate de sodium.

Les antihypertenseurs vasodilatateurs sont utilisés :
- en deuxième ligne, dans le traitement de l'hypertension artérielle (alpha-bloquants en première ligne en cas d'hypertrophie prostatique) ;
- dans les urgences hypertensives pour les formes injectables ;
- dans le traitement du syndrome de Raynaud pour la prazosine.

Principaux médicaments – Posologies

***Tableau II.132** - Antihypertenseurs vasodilatateurs (Liste I)*

DCI	Spécialités	Présentations	Posologies
Vasodilatateurs directs			
Dihydralazine	NEPRESSOL	inj. 25 mg/2 mL (H) (diluer 2 amp. dans 500 mL NaCl 0,9 %)	*Prééclampsies graves* Perf. IV 0,5 mg/min au maximum **AD** : 50 à 100 mg/j
Nitroprussiate de sodium	NITRIATE	inj. 50 mg (H) dilution en G5 % uniquement	*Urgences hypertensives* Perf IV : 0,5 à 8 μg/kg/min (1,2 mg/kg au maximum)
Minoxidil	LONOTEN	comp. séc. 5 mg comp. séc. 10 mg	**AD et ENF > 12 ans** : 5 à 40 mg/j **ENF ⩽ 12 ans** : 0,2 à 1 mg/kg/j en 1 ou 2 prises
Alpha-1-bloquants			
Prazosine	MINIPRESS	comp. séc. 1 mg comp. séc. 5 mg	*HTA et insuffisance cardiaque* **AD** à doses très progressives : 0,5 à 20 mg/j en 2 à 4 prises
	ALPRESS LP	comp. 2,5 mg comp. 5 mg	*HTA* **AD** à doses très progressives : 2,5 à 10 mg/j en 1 prise

DCI	Spécialités	Présentations	Posologies
Urapidil	EUPRESSYL MEDIATENSYL EUPRESSYL IV	gél. 30 mg gél. 60 mg inj. 25 mg/5 mL (H) inj. 50 mg/10 mL (H) inj. 100 mg/20 mL (H)	**AD** : 60 à 120 mg/j en 2 prises (max. 180 mg/j) *Urgences hypertensives* **AD** : IVD : 25 à 50 mg puis perf. IV : 10 à 60 mg/h **ENF** : 2 mg/kg/h puis 0,8 mg/kg/h
Labétolol*	TRANDATE	comp. séc. 200 mg inj. 100 mg	**AD** : 400 à 800 mg/j en 2 à 3 prises *Urgences hypertensives* IVD : 1 mg/kg à répéter si besoin puis relais *per os* ou perf. IV

* Action bêtabloquante associée.
(H) : réservé à l'usage hospitalier.

Effets indésirables – Prévention du risque médicamenteux

***Tableau II.133** - Effets indésirables et prévention du risque médicamenteux des antihypertenseurs vasodilatateurs*

Effets indésirables	Prévention du risque médicamenteux
Vertiges, nausées, céphalées, asthénie, rétention hydrosodée, tachycardie réflexe pouvant induire une crise d'angor, hypotension orthostatique	• La prazosine LP est mieux tolérée • Prévenir le risque de crise d'angor par un bêtabloquant et celui de rétention hydrosodée par un diurétique
Pour le minoxidil : hirsutisme, en sus des effets indésirables ci-dessus	À éviter chez la femme et l'enfant

Interactions médicamenteuses

***Tableau II.134** - Interactions médicamenteuses des antihypertenseurs vasodilatateurs*

Médicaments de la classe	Autres médicaments	Conséquences
Alpha-1-bloquants	Alphabloquants à visée urologique	*Association déconseillée* : majoration de l'effet hypotenseur

Précautions d'emploi

***Tableau II.135** - Précautions d'emploi des antihypertenseurs vasodilatateurs*

• L'instauration du traitement doit se faire à dose progressive jusqu'à l'obtention de la posologie efficace • Utiliser avec prudence chez les sujets âgés et les coronariens • Prudence en cas d'association des alpha-1-bloquants aux inhibiteurs de la phosphodiestérase 5 (médicaments de l'hypertension artérielle pulmonaire et de l'insuffisance érectile) : risque d'hypotension orthostatique, notamment chez le sujet âgé • Placer le patient en décubitus en cas de symptômes d'hypotension orthostatique (vertiges, fatigue, sueurs) • Grossesse et allaitement : administration déconseillée en absence d'information

Contre-indications

***Tableau II.136** - Contre-indications des antihypertenseurs vasodilatateurs*

• Hypersensibilité connue au produit • Pour la prazosine : insuffisance cardiaque droite, insuffisance cardiaque à débit élevé, œdème pulmonaire par sténose aortique ou mitrale, angor non traité • Pour le minoxidil : infarctus du myocarde récent • Pour le nitroprussiate de sodium : hypovolémie, hypothyroïdie, insuffisance hépatique sévère

CONDUITE DE TRAITEMENT

Objectifs du traitement

Si l'objectif immédiatement mesurable du traitement antihypertenseur est d'abaisser les chiffres tensionnels, l'objectif à long terme est la diminution de la morbidité cardiovasculaire et de la mortalité globale.

Pour atteindre ce but, les 5 points fondamentaux du traitement de l'hypertension essentielle sont les suivants :

- Des conseils hygiéno-diététiques à donner au patient (développés dans le paragraphe *« Administration et conseils au patient »*, p. 445).
- La prise en compte des facteurs de risque cardiovasculaire du patient : âge, tabagisme, antécédents familiaux d'accident cardiovasculaire précoce, diabète, dyslipidémie, voire obésité et sédentarité, insuffisance rénale, consommation excessive d'alcool. En pratique, une hypertension artérielle justifie dans la population générale un traitement pour une PA > 160/90 mmHg. En fait, le seuil d'intervention médicamenteuse dans l'HTA doit être adapté au risque cardiovasculaire évalué pour chaque patient. Chez les patients ne présentant ni diabète, ni maladie cardiovasculaire ou rénale, le bénéfice d'un traitement est incertain quand la PA diastolique est comprise entre 90 et 100 mmHg.
- La détermination du niveau de pression artérielle à atteindre. Pour un adulte ayant une HTA non compliquée, les pressions souhaitées sont inférieures à 140/90 mmHg.

  Chez certains patients, on cherchera à obtenir des chiffres plus bas :
  - en cas de diabète : PA < 130/80 mmHg ;
  - en cas d'insuffisance rénale : PA < 130/80 mmHg ou < 120/70 mmHg si protéinurie > 1 g/L.
- Chez les sujets âgés ou atteints d'une affection cardiovasculaire connue, un traitement antihypertenseur trop agressif peut déclencher un accident cardiovasculaire ; une chute brutale de la pression artérielle est dangereuse chez le sujet âgé. Chez le sujet âgé de plus de 80 ans, l'objectif est de maintenir la pression artérielle systolique en dessous de 150 mmHg.

- La recherche systématique des effets indésirables, les dosages plasmatiques réguliers de la créatinine, de l'acide urique, du glucose, du potassium et du cholestérol sont nécessaires, ainsi que la recherche d'une protéinurie. Il convient par ailleurs d'interroger le patient sur l'observance du traitement antihypertenseur et le respect des mesures hygiéno-diététiques.

Quelques principes déterminant le choix du traitement

- Commencer toujours par les moyens non pharmacologiques (mesures hygiéno-diététiques).
- Ne traiter l'hypertension légère que si les chiffres de la pression artérielle restent élevés lors d'au moins 3 consultations successives.
- Commencer toujours par une monothérapie.
- Utiliser si possible les médicaments à prise unique quotidienne.
- Adapter le traitement antihypertenseur à chaque patient.
- Si le premier médicament prescrit n'est pas assez efficace (après 4 à 6 semaines d'un traitement initial), ajouter un deuxième antihypertenseur d'une autre classe ou remplacer par un antihypertenseur d'une autre classe.

Défaut d'observance

C'est la principale cause d'échec du bon contrôle de l'hypertension artérielle. L'observance est particulièrement fragile chez le patient asymptomatique, soumis à une prescription de longue durée dont il redoute les conséquences sans bien appréhender les motifs. Il est donc essentiel de l'informer du but, de la conduite du traitement et de ses résultats.

Résultats des grandes études épidémiologiques

Ils montrent qu'en monothérapie, il n'y a aucune différence d'efficacité entre les différentes classes médicamenteuses d'une part, et les diverses molécules à l'intérieur d'une même classe d'autre part. Toutes les classes normalisent les chiffres tensionnels des hypertendus modérés dans 50 à 60 % des cas.

Il en est de même pour les bithérapies qui normalisent 70 à 80 % des hypertensions modérées.

Choix médicamenteux

On peut diviser les antihypertenseurs en deux catégories.

Les cinq classes de pratique quotidienne

Il s'agit :
- des diurétiques ;
- des bêtabloquants ;
- des inhibiteurs calciques (ICA) ;
- des inhibiteurs de l'enzyme de conversion (IEC) ;
- des antagonistes des récepteurs de l'angiotensine II (ARA II).

Ces médicaments sont aptes à la monothérapie et à la prise unique pour certaines spécialités, susceptibles d'être associés en bi ou trithérapie permettant de contrôler presque toutes les HTA tout en respectant le mode et la qualité de vie des sujets traités.

Les associations efficaces et validées par les études cliniques sont les suivantes :
- diurétique thiazidique et IEC ;
- diurétique thiazidique et ARA II ;
- diurétique thiazidique et bêtabloquant ;
- diurétique thiazidique et inhibiteur calcique ;
- inhibiteur calcique et bêtabloquant ;
- inhibiteur calcique et IEC ;
- inhibiteur calcique et ARA II.

Les autres antihypertenseurs

Il s'agit :
- des antihypertenseurs à action centrale ;
- des antihypertenseurs vasodilatateurs.

Ils sont à réserver à des prescriptions ponctuelles (contre-indications aux précédents médicaments, certaines urgences, etc.).

L'intérêt des inhibiteurs de la rénine (aliskirène) reste encore à préciser, notamment sur les critères cliniques de réduction de la morbi-mortalité, non démontrée à ce jour. L'aliskirène ne doit pas être utilisé chez les patients diabétiques recevant également un IEC ou un ARA II.

Au total, le choix médicamenteux d'un antihypertenseur dépend davantage des caractéristiques individuelles du patient et de ses réactions que du médicament lui-même. Les concepts de bénéfice/risque, coût/efficacité et qualité de vie sont opérants pour optimiser les choix. Le traitement de l'hypertendu ne peut être standardisé, il est à la carte.

Choix en fonction du terrain

HTA du sujet âgé

Ces patients présentent souvent une HTA à prédominance systolique et une tendance à l'hypotension orthostatique ainsi qu'à l'hypovolémie. Par ailleurs, il n'est pas rare qu'ils présentent une insuffisance ventriculaire gauche associée à une insuffisance coronarienne plus ou moins latente. Enfin l'insuffisance rénale est souvent latente et l'artérite des membres inférieurs fréquente.

Ces faits impliquent une utilisation prudente des antihypertenseurs, en particulier lors de la mise en route du traitement. La posologie initiale doit être plus faible et la titration plus lente.

Dans ce contexte, les diurétiques thiazidiques et les inhibiteurs calciques de longue durée d'action constituent les médicaments de premier choix. Au-delà de 80 ans, l'objectif est d'atteindre une PAS < 150 mmHg en l'absence d'hypotension orthostatique et sous réserve d'une surveillance de la créatininémie.

HTA de la femme enceinte ou allaitante

L'hypertension artérielle est présente chez 10 à 15 % des femmes enceintes. Non contrôlée, elle représente la première cause de mortalité et de morbidité néonatales. Elle apparaît essentiellement au cours du dernier trimestre de grossesse et s'accompagne d'œdèmes des membres inférieurs. L'hypertension artérielle gravidique associée à une protéinurie (> 0,5 g/24 h) correspond à la prééclampsie, avec un risque de complications fœtales plus important. Le but du traitement antihypertenseur est de réduire la fréquence des complications tant maternelles que fœtales. Il est essentiel que la baisse tensionnelle ne soit ni trop rapide (l'usage de la voie parentérale est à éviter), ni trop profonde (des valeurs inférieures à 130/80 mmHg peuvent être préjudiciables à la croissance fœtale) :

- les bêtabloquants doivent être utilisés avec précaution en raison d'un risque néonatal (hypoglycémie, hypotension, bradycardie, voire défaillance cardiaque chez le nouveau-né). Ils sont également susceptibles de provoquer un retard de croissance intra-utérin. Le labétalol semble disposer des données les plus sûres. L'allaitement est déconseillé ;
- les antihypertenseurs centraux ont été largement utilisés dans la grossesse ; il convient toutefois d'éviter la clonidine et de privilégier l'alphaméthyldopa, traitement de référence, sous réserve d'une surveillance hématologique et hépatique et de l'absence d'un état dépressif. L'allaitement est déconseillé ;
- les antihypertenseurs vasodilatateurs (alphabloquants), pouvant induire une hypoperfusion placentaire, sont déconseillés pendant la grossesse ou l'allaitement ;
- les inhibiteurs de l'enzyme de conversion (IEC), les antagonistes des récepteurs de l'angiotensine II (ARA II) et les inhibiteurs de la rénine sont contre-indiqués chez la femme enceinte. La découverte d'une grossesse chez une patiente traitée par ces médicaments impose leur arrêt pendant toute la durée de celle-ci. L'allaitement est contre-indiqué chez les patientes traitées par ARA II ou inhibiteur de la rénine, et déconseillé pour les IEC ;
- les inhibiteurs calciques, bien que leurs mentions légales de mise sur le marché en déconseillent l'utilisation pendant la grossesse, sont maintenant considérés comme apportant un rapport bénéfice/risque favorable car ils n'ont pas de retentissement sur la perfusion placentaire et fœtale. Les dihydropyridines (nifédipine, nicardipine) sont à privilégier, ces deux molécules étant également prescrites (hors AMM) en cas de menace d'accouchement prématuré. Les inhibiteurs calciques restent déconseillés pendant l'allaitement ;
- les diurétiques sont susceptibles de réduire la perfusion placentaire et sont déconseillés pendant la grossesse et en cas d'allaitement.

Choix en fonction de la pathologie associée

HTA associée à une cardiopathie

- En cas d'insuffisance cardiaque systolique, les diurétiques et les IEC sont satisfaisants. Les bêtabloquants sont contre-indiqués (sauf certains

d'entre eux indiqués dans l'insuffisance cardiaque) ainsi que les ICA bradycardisants comme le vérapamil.
- En cas de bloc auriculo-ventriculaire, les bêtabloquants et les ICA à effet inotrope négatif (vérapamil, diltiazem) sont contre-indiqués.
- En cas de maladie coronarienne associée, les bêtabloquants et les ICA de longue durée d'action sont particulièrement indiqués.
- En post-infarctus du myocarde, il est recommandé d'utiliser en première intention un IEC ou un bêtabloquant.

HTA associée à une néphropathie

- S'il existe un syndrome néphrotique comportant des œdèmes importants, les diurétiques sont indiqués.
- En cas d'insuffisance rénale, les ICA et bêtabloquants peuvent être utilisés sans dommage pour le rein; le traitement de référence est toutefois un IEC à posologie adaptée à la clairance de la créatinine, associé souvent à un diurétique de l'anse (surveillance de la kaliémie). L'objectif tensionnel à atteindre est une PA < 130/80 mmHg (< 120/70 mmHg si protéinurie > 1 g/L).

HTA associée au diabète

- Chez les diabétiques insulinodépendants, les bêtabloquants peuvent aggraver les crises d'hypoglycémie; les bêtabloquants cardiosélectifs auraient un effet moindre et sont donc préférables.
- En cas de néphropathie diabétique (diabète de type 1), les IEC présentent un effet favorable en diminuant la protéinurie et en augmentant la clairance à la créatinine.
- Chez le diabétique de type 2, les 5 classes d'antihypertenseurs de 1re intention peuvent être utilisées. En présence d'une microalbuminurie, il est recommandé de choisir un IEC ou un ARA II (effet néphroprotecteur).
- Une polythérapie est souvent nécessaire chez le diabétique et il est recommandé d'inclure un diurétique thiazidique dans les associations. L'objectif tensionnel à atteindre est une PA < 130/80 mmHg.

HTA associée à une artériopathie périphérique

En cas d'artérite des membres inférieurs ou de syndrome de Raynaud, les ICA sont les antihypertenseurs de choix, alors que les bêtabloquants sont contre-indiqués (surtout pour les produits non cardiosélectifs et sans ASI).

Le *tableau II.137* présente les pathologies pouvant être aggravées par les antihypertenseurs.

***Tableau II.137** - Pathologies pouvant être aggravées par les antihypertenseurs*

Insuffisance cardiaque, bloc auriculo-ventriculaire	bêtabloquants (sauf ceux ayant une AMM dans le traitement de l'insuffisance cardiaque), vérapamil
Asthme	bêtabloquants
Artérite	bêtabloquants
Diabète	bêtabloquants
Hyperuricémie	diurétiques thiazidiques
Dépression	antihypertenseurs centraux

Au contraire, d'autres pathologies sont améliorées par le traitement antihypertenseur (*tableau II.138*).

***Tableau II.138** - Pathologies pouvant être améliorées par les antihypertenseurs*

Insuffisance cardiaque	diurétiques, IEC, bêtabloquants (si indication), antialdostérone
Insuffisance coronarienne migraine	bêtabloquants
Insuffisance coronarienne artérite et acrosyndromes	ICA
Hyperlipidémies	alphabloquants
Néphropathie diabétique	IEC, ARA II

Administration et conseils au patient

Objectifs du traitement médicamenteux

Maintenir une pression artérielle (PA) inférieure à 140 mmHg pour la PA systolique et à 90 mmHg pour la PA diastolique afin de réduire à long terme les complications cardiovasculaires de l'hypertension artérielle (insuffisance cardiaque par hypertrophie ventriculaire gauche, accident vasculaire cérébral, insuffisance coronarienne, insuffisance rénale, atteinte de la rétine...).

Plan de prise

Il est fonction du médicament antihypertenseur choisi en pratique quotidienne parmi les cinq classes suivantes : diurétiques, bêtabloquants, inhibiteurs calciques (ICA), inhibiteurs de l'enzyme de conversion (IEC) et antagonistes des récepteurs de l'angiotensine II (ARA II ou sartans).

La prise est réalisée le matin en cas de prise unique (à l'exception des antihypertenseurs à action centrale en raison de leur effet sédatif).

Modalités d'administration

La voie orale est la voie d'administration de référence pour un traitement au long cours.

Observance du traitement

Afin de favoriser l'observance, le choix initial correspond le plus souvent à une monothérapie (ou une association fixe à faibles doses) à prise quotidienne unique.

Toutefois, un nombre non négligeable de patients ne suivent pas scrupuleusement leur traitement, la surveillance du patient hypertendu comporte donc une évaluation de son observance. Il faut prendre tout le temps nécessaire pour expliquer au patient l'objet des recommandations et le but du traitement.

Surveillance de l'efficacité et de la tolérance

Même bien contrôlé, un hypertendu doit être revu à intervalles réguliers (2 à 4 consultations/an) afin de surveiller le traitement, suivre l'évolution des autres facteurs de risque et conforter l'adhésion au traitement.

- À chaque visite : mesure de la pression artérielle et dépistage d'une hypotension orthostatique, mesure du poids du patient, interrogatoire en vue de contrôler l'observance, examen cardiovasculaire.
- Recherche des effets indésirables : surveillance biologique (protéinurie et hématurie, dosage à jeun de la kaliémie, créatininémie, bilan lipidique, glycémie). Cette surveillance nécessite au minimum un bilan annuel en l'absence de toute anomalie qui nécessiterait une surveillance plus étroite.
- Un électrocardiogramme sera réalisé tous les 3 ans en l'absence de complication décelée.
- Un fond d'œil complète le bilan en cas de suspicion de risque rétinien.

Conseils hygiéno-diététiques

- La perte de poids

La correction d'une surcharge pondérale fait partie intégrante du traitement, les variations de poids s'accompagnant d'une modification proportionnelle de la pression artérielle. Il convient d'éviter les régimes draconiens ; il faut associer au régime hypocalorique une activité physique régulière.

• Le suivi d'un régime alimentaire sain

La consommation de sel doit être inférieure à 6 g/jour, ce qui est facile en éliminant les aliments très salés (jambon, eau de Vichy, pain en abondance) et l'usage de la salière. Il faut se méfier du sel « caché » dans les plats préparés du commerce, éviter les graisses saturées (graisses d'origine animale) et manger plus de fruits et de légumes.

• La réduction de la consommation d'alcool

Il est aujourd'hui démontré qu'elle entraîne une diminution de la pression artérielle. Ne pas dépasser plus de 2 verres/jour chez la femme et plus de 3 verres/jour chez l'homme.

• Une activité physique régulière

La pratique régulière d'un sport d'endurance (natation, bicyclette, jogging) à raison de 3 séances hebdomadaires de 40 minutes diminue la pression artérielle.

• L'arrêt du tabagisme

À côté du risque spécifique, l'intoxication tabagique a un effet hypertenseur direct, réduit l'efficacité du traitement (bêtabloquants en particulier) et altère la paroi des troncs artériels.

Autres conseils au patient

- Le traitement prescrit doit être suivi avec régularité, son efficacité ne pouvant être évaluée qu'au bout de quelques semaines (4 à 6 semaines).
- Il est conseillé au patient de vivre au calme, d'avoir un sommeil régulier et d'éviter le stress.
- La fatigue est souvent ressentie en début de traitement, puis s'atténue progressivement.
- Il peut être conseillé au patient l'achat d'un tensiomètre agréé pour l'autosurveillance tensionnelle.

Diurétiques

NOTIONS ESSENTIELLES

- Les diurétiques accroissent l'élimination urinaire de l'eau et du sodium (effet natriurétique). Ils sont utilisés dans les situations de surcharge hydrosodée (œdèmes d'origine rénale, cirrhotique ou cardiaque) et dans le traitement de l'hypertension artérielle.
- Les diurétiques se répartissent en deux catégories :
  - diurétiques hypokaliémiants (augmentation de l'élimination du potassium) regroupant les diurétiques thiazidiques (hydrochlorothiazide) et les diurétiques de l'anse (furosémide) ;
  - diurétiques hyperkaliémiants (épargneurs potassiques) : antialdostérones (spironolactone) et pseudo-antialdostérones (amiloride).

  Il existe par ailleurs des associations fixes de diurétiques hypo et hyperkaliémiants.
- Les effets indésirables des diurétiques hypokaliémiants sont :
  - des risques d'hyponatrémie associée à de la déshydratation avec hypovolémie et hypotension orthostatique ;
  - des risques d'hypokaliémie et d'augmentation de la glycémie ou de l'uricémie. En cas d'hypokaliémie ($< 3,5$ mmol/L), il est nécessaire d'associer du chlorure de potassium ou un diurétique hyperkaliémiant.
- Les effets indésirables des diurétiques hyperkaliémiants sont des risques d'hyperkaliémie ($> 5,5$ mmol/L) et des troubles sexuels (gynécomastie, aménorrhée, impuissance).
- La surveillance d'un traitement diurétique est fondée sur la courbe de poids, l'ionogramme sanguin (kaliémie +++) et urinaire, l'hématocrite, la créatininémie, l'uricémie (chez le goutteux), la glycémie (notamment chez le diabétique) et sur la surveillance clinique (pression artérielle, ECG).

GÉNÉRALITÉS

Les médicaments diurétiques augmentent l'élimination urinaire du sodium et de l'eau (effet natriurétique) ; certains d'entre eux augmentent aussi l'élimination du potassium : ce sont les diurétiques hypokaliémiants.

D'autres, au contraire, favorisent la réabsorption de potassium : ce sont les diurétiques hyperkaliémiants, dits épargneurs de potassium.

Les indications principales de ces médicaments sont l'hypertension artérielle et les syndromes œdémateux avec surcharge hydrosodée (insuffisance cardiaque, cirrhose, œdèmes rénaux) ; dans ces maladies, les diurétiques réduisent les œdèmes, signes de la surcharge hydrosodée.

Pour plus de précisions concernant la maladie hypertensive ainsi que la place des diurétiques au sein de l'arsenal thérapeutique, il convient de se reporter à la section « *Antihypertenseurs* », p. 419.

Rappel de physiologie

Le volume quotidien d'ultrafiltrat glomérulaire, environ 180 litres, est réduit d'environ 99 % pendant sa traversée des différents segments du néphron. Les deux tiers sont réabsorbés de façon iso-osmotique avec le NaCl et les bicarbonates dans le tube proximal. La branche large ascendante de l'anse de Henlé est le siège d'une réabsorption active du chlore et du sodium conduisant à l'obtention d'une urine hypotonique à l'entrée du tube distal.

La réabsorption active de NaCl dans la partie terminale du tube distal est soumise à l'action de l'aldostérone.

Au niveau du tube collecteur, la réabsorption passive d'eau est régulée par l'ADH, hormone antidiurétique (vasopressine).

Classification

Diurétiques hypokaliémiants

Diurétiques de l'anse

- furosémide (LASILIX)
- bumétanide (BURINEX)
- pirétanide (EURELIX)

Diurétiques thiazidiques

- à action courte : hydrochlorothiazide (ESIDREX)
- à action prolongée : chlortalidone (en association avec un bêtabloquant : TRASITENSINE)

Antihypertenseurs faiblement diurétiques

- indapamide (FLUDEX)
- ciclétanine (TENSTATEN)

Diurétiques hyperkalimémiants

Antialdostérones

- spironolactone (ALDACTONE, SPIROCTAN, SPIRONONE, PRACTON)
- canrénoate de potassium (SOLUDACTONE)
- spironolactone + thiazidique (altizide) (ALDACTAZINE, PRACTAZIN, SPIROCTAZINE)

Pseudo-antialdostérones

- amiloride (MODAMIDE)
- amiloride + furosémide (LOGIRENE)
- amiloride + hydrochlorothiazide (MODURETIC)
- triamtérène + diurétique thiazidique (ISOBAR, PRESTOLE)

Diurétiques osmotiques

Mannitol injectable

Mécanisme d'action

Il y a quatre sites d'action des diurétiques *(figure II.10)*:
- le tube proximal ;
- la branche ascendante de l'anse de Henlé ;
- la portion initiale du tube distal ;
- la portion terminale du tube distal.

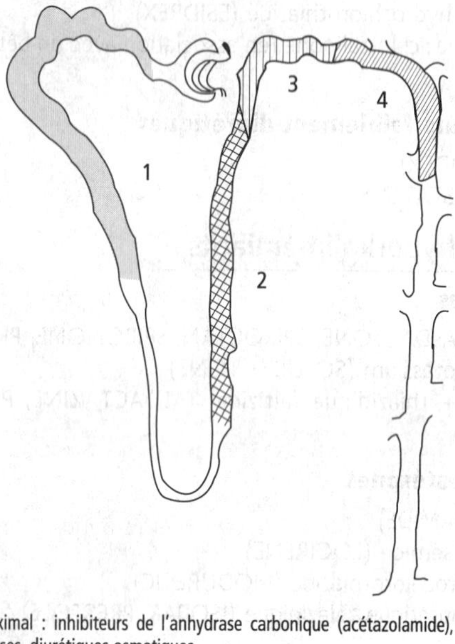

1 Tube proximal : inhibiteurs de l'anhydrase carbonique (acétazolamide), thiazides à hautes doses, diurétiques osmotiques.
2 Branche ascendante large de l'anse de Henlé : « diurétiques de l'anse » (pirétanide, bumétanide, furosémide) ; diurétiques osmotiques.
3 Segment initial du tube distal (« segment de dilution ») : thiazides.
4 Tube distal terminal et tube collecteur cortical : diurétiques antikaliurétiques (spironolactone, amiloride, triamtérène).

***Figure II.10** - Sites d'action des diurétiques*

Diurétique inhibiteur de l'anhydrase carbonique

L'acétazolamide (DIAMOX) agit au niveau du tube proximal par diminution de la réabsorption du bicarbonate, de l'eau et du sodium (avec alcalinisation urinaire et risque d'acidose métabolique). L'acétazolamide est utilisée dans le traitement du glaucome (diminution de la sécrétion de bicarbonate et d'eau associée dans l'humeur aqueuse) et aussi comme agent prophylactique dans le mal des montagnes.

Diurétiques osmotiques

Le mannitol est un élément ultrafiltré mais non réabsorbé. Par effet osmotique, il augmente le volume de l'eau et par conséquent le volume urinaire.

Diurétiques de l'anse

Ce sont les diurétiques les plus puissants. Ils inhibent la réabsorption des ions Na^+ et Cl^- dans la partie épaisse de la branche ascendante de l'anse de Henlé. Leur action diurétique persiste en cas d'insuffisance rénale : ce sont les seuls diurétiques utilisables si la clairance de la créatinine est inférieure à 40 mL/min.

Diurétiques thiazidiques

Ils agissent en inhibant la réabsorption des ions Na^+ et Cl^- principalement au niveau du segment initial du tube distal (ou segment dit de dilution) ; ils ont par ailleurs un effet anticalciurique par augmentation de la réabsorption urinaire du calcium, et un effet antidiurétique dans le diabète insipide.

Diurétiques hyperkaliémiants

Également dénommés diurétiques distaux, ils inhibent l'absorption des ions Na^+ et Cl^- au niveau de la partie terminale du tube distal et du tube collecteur cortical. Ils y diminuent la sécrétion d'ions potassium.

Leur efficacité est faible, n'atteignant que 2 à 3 % du sodium filtré. Ils sont le plus souvent associés aux diurétiques hypokaliémiants et plus spécialement dans l'insuffisance cardiaque que dans l'hypertension artérielle.

Antialdostérones ou antagonistes de l'aldostérone

Ils agissent par compétition avec l'aldostérone en se fixant sur ses récepteurs ; il en résulte une inhibition des effets tubulaires de l'aldostérone.

« Pseudo-antialdostérones »

Ils présentent une activité comparable à la spironolactone mais indépendante de l'aldostérone.

Le mécanisme de l'effet antihypertenseur des diurétiques n'est pas entièrement clair :

- à court terme, l'action antihypertensive et l'effet natriurétique sont en étroite corrélation. La déplétion sodée s'accompagne d'une fuite d'eau du secteur plasmatique et extracellulaire avec une baisse de la volémie et du débit cardiaque ;
- à long terme, il s'opère un réajustement du métabolisme des électrolytes. Un certain degré de déplétion sodée se maintient tandis que la volémie se normalise mais les effets antihypertenseurs persistent.

PRINCIPAUX MÉDICAMENTS – POSOLOGIES

***Tableau II.139** - Diurétiques hypokaliémiants : diurétiques de l'anse (Liste II)*

DCI	Spécialités	Présentations	Posologies
Furosémide	LASILIX	comp. séc. 40 mg comp. séc. 20 mg sol. buv. 10 mg/mL	**AD :** 20 à 160 mg/j **ENF :** 1 à 2 mg/kg/j en 1 à 2 prises
	LASILIX RETARD	gél. 60 mg à libération prolongée	**AD :** 1 gél./j en 1 prise (jusqu'à 2 gél./j)
	LASILIX inj.	amp. 20 mg = 2 mL	**AD :** 1 à 3 amp./j voie IV lente ou IM **ENF :** 0,5 à 1 mg/kg/j en IV
	LASILIX SPECIAL (réservé aux hôpitaux)	amp. 250 mg = 25 mL comp. séc. 500 mg	perfusion veineuse ou IV lente 1 à 1,5 g/j *per os* jusqu'à 1 g/j

DCI	Spécialités	Présentations	Posologies
Bumétanide	BURINEX 1 mg BURINEX 5 mg BURINEX inj.	comp. séc. 1 mg comp. séc. 5 mg amp. 4 mL = 2 mg	**AD** : 1 à 15 mg/j en 1 à 2 prises **AD** : 1 à 2 mg dans l'OAP voie IV lente ou perf. IV (à répéter si besoin)
Pirétanide	EURELIX LP	gél. 6 mg	**AD** : 1 gél./j

Tableau II.140 - Diurétiques hypokaliémiants : thiazidiques (Liste II)

DCI	Spécialité	Présentations	Posologies
Hydrochlorothiazide	ESIDREX	comp. séc. 25 mg	*HTA* : 12,5 à 25 mg/j en 1 prise (6,25 à 12,5 mg/j en association avec un autre antihypertenseur) *Œdèmes* : 50 à 200 mg/j en 1 à 4 prises *Anticalciurique* : 6,25 à 25 mg/j en 1 prise

Tableau II.141 - Autres diurétiques hypokaliémiants

DCI	Spécialités	Présentations	Posologies
Indapamide (Liste II)	FLUDEX FLUDEX LP	comp. 2,5 mg comp. 1,5 mg	1 comp./j le matin 1 comp./j le matin
Ciclétanine (Liste I)	TENSTATEN	gél. 50 mg	1 gél./j (dose max. : 150 mg/j)

Tableau II.142 - Diurétiques hyperkaliémiants : antialdostérones

DCI	Spécialités	Présentations	Posologies
Spironolactone (Liste II)	ALDACTONE	comp. séc. 25 mg comp. séc. 50 mg comp. séc. 75 mg	**AD** : 25 à 150 mg/j (jusqu'à 300 mg/j) **ENF** : 1 à 4 mg/kg/j
	SPIROCTAN	gél. 50 mg gél. 75 mg	**AD** : 25 à 150 mg/j

DCI	Spécialités	Présentations	Posologies
Canrénoate de potassium	SOLUDACTONE (Liste I)	fl. 100 mg fl. 200 mg	inj. IV lente en 3 min ou perf. IV : **AD :** 100 à 200 mg 4 fois/j (max. 800 mg/j)
Éplérénone	INSPRA (Liste I)	comp. 25 mg comp. 50 mg	*Insuffisance cardiaque après infarctus du myocarde récent et dysfonction ventriculaire gauche* *Insuffisance cardiaque chronique NYHA II avec dysfonction ventriculaire gauche* 25 à 50 mg/j en 1 prise

***Tableau II.143** - Diurétiques hyperkaliémiants : pseudo-antialdostérones (Liste I)*

DCI	Spécialité	Présentation	Posologie
Amiloride	MODAMIDE	comp.5 mg	**AD :** 1 à 2 comp./j en 1 à 2 prises (max. 20 mg/j)

Associations de diurétiques

Ces spécialités associent un diurétique thiazidique et un diurétique hyperkaliémiant ; cette association ne prévient pas nécessairement les déséquilibres du bilan potassique et une surveillance reste nécessaire.

***Tableau II.144** - Associations de diurétiques*

DCI	Spécialités	Présentations	Posologies
Spironolactone 25 mg + Altizide 15 mg	ALDACTAZINE SPIROCTAZINE (Liste II)	comp. séc.	**AD :** 1 à 2 comp./j (max. 4 comp./j)
Triamtérène 50 mg + Hydrochlorothiazide 25 mg	PRESTOLE (Liste II)	gél.	**AD :** 1 gél./j (max. 4 gél./j)
Triamtérène 150 mg + Méthyclothiazide 5 mg	ISOBAR (Liste II)	comp. séc.	**AD :** 1/2 à 1 comp./j

DCI	Spécialités	Présentations	Posologies
Amiloride 5 mg + Hydrochlorothiazide 50 mg	MODURETIC (Liste I)	comp. séc.	AD : 1 à 2 comp./j (max. 4 comp./j)
Amiloride 5 mg + Furosémide 40 mg	LOGIRENE (Liste I)	comp. séc.	AD : 1 comp./j (max. 2 comp./j)

Diurétiques osmotiques

MANNITOL 10 ou 20 %.

INDICATIONS – CONDUITE DE TRAITEMENT

Indications

***Tableau II.145** - Indications des diurétiques*

Médicaments	Indications
Diurétiques de l'anse	Voie orale • hypertension artérielle (forme LP) • œdèmes au cours des pathologies rénales et hépatiques et de l'insuffisance cardiaque congestive • œdème pulmonaire Voie parentérale • urgences cardiologiques : œdème aigu du poumon • poussées hypertensives sévères (en association avec les autres antihypertenseurs) • rétention sodée sévère d'origine cardiaque, rénale, cirrhotique
Diurétiques thiazidiques	• hypertension artérielle • œdèmes rénaux, hépatiques, insuffisance cardiaque • hypercalciurie avec lithiases urinaires
Diurétiques hyperkaliémiants	• hypertension artérielle • hyperaldostéronisme primaire • états œdémateux : insuffisance cardiaque, cirrhose, syndromes néphrotiques • insuffisance cardiaque chronique (NYHA ⩾ II)

Médicaments	Indications
Ciclétanine Indapamide	• hypertension artérielle
Éplérénone	• réduction de la morbi-mortalité après un infarctus du myocarde, en cas de dysfonction ventriculaire gauche et de signes d'insuffisance cardiaque • insuffisance cardiaque de la classe NYHA II avec dysfonction ventriculaire gauche

Conduite de traitement

Le choix du médicament diurétique dépend de l'indication thérapeutique, du délai d'action souhaité, de l'intensité de la natriurèse recherchée et de l'état de la fonction rénale.

Hypertension artérielle

Un effet natriurétique peu intense et prolongé est souhaitable ; on utilisera les doses les plus faibles possibles d'un diurétique thiazidique, ou d'un diurétique de l'anse sous une forme à libération prolongée, ou d'un diurétique hyperkaliémiant, ou encore d'une association d'un diurétique thiazidique et d'un diurétique épargneur de potassium ; la prise unique quotidienne est souhaitable.

Il est recommandé de débuter par une monothérapie ou par une association fixe à faible dose. En deuxième intention, une bithérapie peut être instaurée dans un délai d'au moins 4 semaines en cas de réponse tensionnelle insuffisante au traitement initial. Les diurétiques sont utilisés en association avec d'autres antihypertenseurs (bêtabloquants, inhibiteurs de l'enzyme de conversion, antagonistes des récepteurs de l'angiotensine II, inhibiteurs calciques). En bithérapie, les posologies doivent rester faibles.

Syndromes œdémateux

Dans le traitement des œdèmes, commencer par une posologie faible. Puis augmenter progressivement la posologie en fonction de la réponse individuelle des patients.

Les dosages forts ne sont à utiliser que dans le traitement de la rétention hydrosodée, lorsqu'il existe une insuffisance rénale sévère, aiguë ou chronique.

Œdèmes rénaux

Le traitement des œdèmes nécessite une réponse natriurétique d'autant plus puissante que la natriurèse spontanée est faible ; les diurétiques de l'anse sont les plus puissants. L'effet natriurétique des diurétiques hyperkaliémiants est faible mais potentialise celui des diurétiques de l'anse et des thiazidiques.

Un traitement trop agressif peut favoriser une aggravation de l'insuffisance rénale.

Ascite cirrhotique

Le traitement comporte une réduction des apports sodés associés à une dose progressive de spironolactone puis, si nécessaire, à un diurétique de l'anse.

Le risque du traitement est de déclencher un syndrome hépatorénal de mauvais pronostic.

Insuffisance cardiaque

Les diurétiques sont indiqués dans l'insuffisance cardiaque sous toutes ses formes dès qu'il existe une rétention hydrosodée.

Un régime désodé doit aller de pair avec le traitement diurétique ; environ 2 g de NaCl par jour est suffisant. Pour autant, un régime trop pauvre en sel (< 2 g/jour) associé à un traitement puissant par les diurétiques de l'anse peut s'avérer dangereux.

Les diurétiques les plus utilisés sont ceux de l'anse du fait de leur efficacité : la posologie est standardisée à 1 comprimé de LASILIX ou d'une association de diurétiques (MODURETIC, ALDACTAZINE, etc.).

L'association des diurétiques hyper et hypokaliémiants est souhaitable pour limiter les risques d'hypokaliémie et lutter contre l'hyperaldostéronisme, fréquent dans l'insuffisance cardiaque.

En cas d'œdème pulmonaire, lorsqu'une action rapide est souhaitée, on a recours au furosémide intraveineux, en raison de sa grande efficacité.

En cas d'insuffisance rénale, lorsque la clairance de la créatinine est inférieure à 40 mL/min, on ne peut utiliser que les diurétiques de l'anse.

EFFETS INDÉSIRABLES – PRÉVENTION DU RISQUE MÉDICAMENTEUX – INTERACTIONS MÉDICAMENTEUSES – PRÉCAUTIONS D'EMPLOI – CONTRE-INDICATIONS

***Tableau II.146** - Effets indésirables des diurétiques et prévention du risque médicamenteux*

Médicaments	Effets indésirables	Prévention du risque médicamenteux
• Diurétiques de l'anse • Diurétiques thiazidiques et apparentés	• hyponatrémie, déshydratation avec hypovolémie et hypotension orthostatique	• suivi de l'ionogramme et de la créatininémie, hydratation suffisante des personnes âgées
	• élévation de la glycémie et de l'uricémie en cours de traitement	• surveillance de la glycémie chez le diabétique et de l'uricémie chez le patient goutteux
	• risque de déplétion potassique avec hypokaliémie Le risque est augmenté chez les sujets dénutris, âgés, cirrhotiques. Ce risque peut être grave chez les insuffisants cardiaques et peut entraîner des torsades de pointes souvent mortelles surtout en cas d'association avec les antiarythmiques quinidiniques • en cas d'insuffisance hépatique, possibilité de survenue d'encéphalopathie hépatique	• contrôle régulier de la kaliémie, association à un diurétique hyperkaliémiant ou apport de chlorure de potassium, régime riche en potassium (bananes, fruits secs, etc.)

Médicaments	Effets indésirables	Prévention du risque médicamenteux
Diurétiques hyperkaliémiants	• gynécomastie dose-dépendante réversible à l'arrêt du traitement, troubles des règles, impuissance chez l'homme • troubles gastro-intestinaux • éruptions cutanées • risque d'hyperkaliémie sévère (pouvant être aggravé par l'hyperglycémie chez le diabétique)	• contrôle régulier de la kaliémie

Tableau II.147 - Principales interactions médicamenteuses des diurétiques

Médicaments de la classe	Autres médicaments	Conséquences
Diurétiques de l'anse	• lithium	*association déconseillée* augmentation de la lithémie
Diurétiques thiazidiques	• lithium	*association déconseillée* augmentation de la lithémie
Diurétiques hyperkaliémants	• autres diurétiques hyperkaliémants (sauf en cas d'hypokaliémie) • sels de potassium (sauf en cas d'hypokaliémie)	*associations contre-indiquées* hyperkaliémie potentiellement létale, surtout chez l'insuffisant rénal
	• lithium • inhibiteurs de l'enzyme de conversion, antagonistes des récepteurs de l'angiotensine II (sauf pour l'éplérénone et la spironolactone à des doses comprises entre 12,5 et 50 mg/j dans le traitement de l'insuffisance cardiaque, ainsi qu'en cas d'hypokaliémie) • ciclosporine, tacrolimus	*associations déconseillées* • augmentation de la lithémie • hyperkaliémie • hyperkaliémie

Tableau II.148 - Précautions d'emploi des diurétiques

Diurétiques de l'anse et thiazidiques
• Administration déconseillée chez la femme qui allaite • Grossesse : leur administration ne se justifie pas dans le traitement des œdèmes et hypertension gravidiques en raison du risque d'hypotrophie fœtale • De nombreuses interactions médicamenteuses nécessitent des précautions d'emploi. Surveiller tout particulièrement l'association avec : - les AINS par voie générale et les salicylés à forte dose (risque d'insuffisance rénale aiguë chez le malade déshydraté et/ou le sujet âgé) - les produits de contraste iodés - en plus, pour les diurétiques de l'anse : aminosides, metformine - en plus, pour les diurétiques thiazidiques : inhibiteurs de l'enzyme de conversion et des récepteurs de l'angiotensine II (risque d'hypotension artérielle), carbamazépine (risque d'hyponatrémie), diurétiques hyperkaliémiants (surveiller la kaliémie)
Diurétiques hyperkaliémiants
• À éviter chez le cirrhotique lorsque la natrémie est faible (inférieure à 125 mmole/L) • À déconseiller pendant toute la grossesse et en cas d'allaitement • Surveiller tout particulièrement l'association médicamenteuse avec : - les AINS par voie générale et salicylés à forte dose (risque d'insuffisance rénale aiguë chez le malade déshydraté et/ou le sujet âgé) - les diurétiques hypokaliémiants (surveiller la kaliémie) - les produits de contraste iodés

Tableau II.149 - Contre-indications des diurétiques

Diurétiques de l'anse	• encéphalopathie hépatique • hypovolémie ou déshydratation • hypersensibilité aux sulfamides • obstacle sur les voies urinaires excrétrices
Diurétiques thiazidiques	• encéphalopathie hépatique • insuffisance rénale sévère • hypersensibilité aux sulfamides
Diurétiques hyperkaliémiants	• insuffisance rénale sévère • hyperkaliémie • certaines associations médicamenteuses : voir « *Interactions médicamenteuses* »

Administration et conseils au patient

Objectifs du traitement médicamenteux

- Dans l'hypertension artérielle, les diurétiques utilisés seuls ou en association avec d'autres antihypertenseurs permettent la normalisation de la pression artérielle, afin d'en réduire à long terme les complications cardiovasculaires.
- Dans l'insuffisance cardiaque, la cirrhose et le syndrome néphrotique, le but du traitement est la réduction de la rétention hydrosodée et des œdèmes.

Plan de prise

La prise est réalisée le matin en cas de prise unique (afin d'éviter les levers nocturnes).

Modalités d'administration

La voie orale est la voie d'administration de référence pour un traitement au long cours.

Surveillance de l'efficacité et de la tolérance du traitement

- Surveillance de l'efficacité :
  - tension artérielle mesurée en position debout et couchée (normalisation de la pression artérielle et dépistage d'une hypotension orthostatique) ;
  - courbe régulière de poids (régression des œdèmes) ;
  - diurèse (urines des 24 h).
- Surveillance de la tolérance :
  - surveillance de la kaliémie et de la natrémie au début (hyponatrémie et déshydratation), puis surveillance régulière de la

kaliémie (diurétiques hypokaliémiants) notamment chez l'insuffisant cardiaque, le patient âgé et dénutri ;
- surveillance de la fonction rénale (recherche d'une protéinurie, créatininémie), de la glycémie chez le diabétique et de l'uricémie chez le patient goutteux.

Conseils hygiéno-diététiques

- Les patients (notamment les sujets âgés) doivent bien s'hydrater, surtout lors des fortes chaleurs.
- En raison de l'hypokaliémie induite par les diurétiques hypokaliémiants, il est conseillé de consommer des aliments riches en potassium comme la banane, les fruits secs, etc. La correction et la prévention de l'hypokaliémie peuvent être réalisées par l'association au diurétique hypokaliémiant d'un diurétique distal hyperkaliémiant.

Autres conseils au patient

Le patient doit être informé des signes de déshydratation : soif, sécheresse de la bouche, somnolence, faiblesse générale, nausées, vomissements, crampes musculaires, hypotension orthostatique, troubles du rythme cardiaque.

Inhibiteurs de l'enzyme de conversion (IEC)

NOTIONS ESSENTIELLES

- Les inhibiteurs de l'enzyme de conversion (IEC) sont des médicaments qui agissent sur le système rénine-angiotensine-aldostérone en empêchant l'activation d'un agent vasoconstricteur puissant : l'angiotensinogène II, par blocage de l'enzyme de conversion de l'angiotensine I en angiotensine II.
  Les IEC sont utilisés dans le traitement de l'hypertension artérielle, de l'insuffisance cardiaque chronique et de l'infarctus du myocarde, pour certains d'entre eux.
  Les IEC entraînent une baisse de la pression artérielle chez l'hypertendu et une augmentation du débit cardiaque chez l'insuffisant cardiaque.
- Les effets indésirables peuvent parfois nécessiter l'arrêt du traitement : toux sèche persistante, éruptions cutanées, élévation de la créatinine et des transaminases.
  D'autres effets indésirables sont possibles : céphalées, asthénie, hyperkaliémie (l'association aux diurétiques hyperkaliémiants et aux sels de potassium est déconseillée).
- L'administration est généralement réalisée en une prise unique quotidienne, le traitement devant être instauré à dose très progressive (notamment en cas de déplétion hydrosodée préalable).
  La surveillance comporte le contrôle de la pression artérielle, de la fonction rénale (créatininémie), de la kaliémie, des transaminases, de la NFS et de la protéinurie.

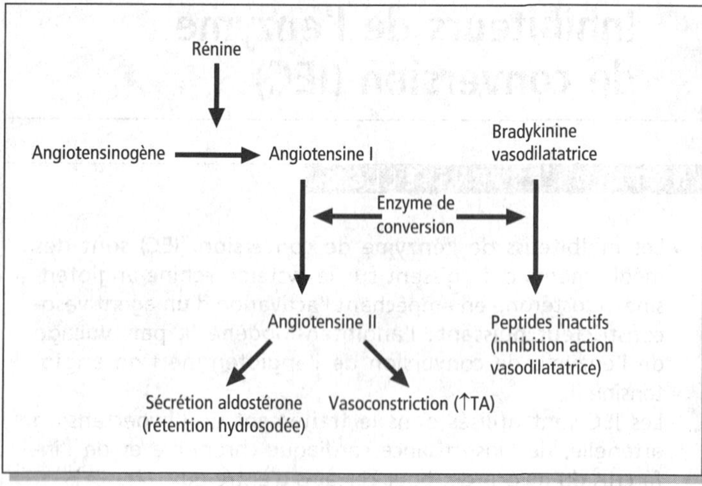

Figure II.11 *- Système rénine-angiotensine*

GÉNÉRALITÉS

Les inhibiteurs de l'enzyme de conversion (IEC) sont des médicaments qui empêchent l'activation d'un agent vasoconstricteur puissant, l'angiotensine II, par blocage de l'activité de l'enzyme de conversion de l'angiotensine I en angiotensine II.

Ils agissent sur le système rénine-angiotensine, qui représente un des principaux facteurs de contrôle de la pression artérielle. Les IEC sont indiqués :

- dans l'hypertension artérielle (HTA).

Ils abaissent en effet la pression artérielle des sujets hypertendus en faisant baisser la résistance vasculaire totale. Ils ne provoquent pas de tachycardie réflexe. Pour plus de précisions concernant la maladie hypertensive ainsi que la place des IEC au sein de l'arsenal thérapeutique médi-

camenteux, il convient de se reporter à la section « *Antihypertenseurs* », p. 419 ;
- dans le traitement de l'insuffisance cardiaque ;
- dans l'infarctus du myocarde : dans les 24 premières heures ou en post-infarctus.

Mécanisme d'action

La *figure II.11* schématise la cascade de réactions enzymatiques aboutissant à la formation d'angiotensine II, puissant vasoconstricteur ; l'ensemble des enzymes et substrats concernés forme le système rénine-angiotensine.

Schématiquement, l'angiotensinogène est transformé en angiotensine I sous l'action de la rénine. L'angiotensine I est ensuite convertie en angiotensine II sous l'action de l'enzyme de conversion de l'angiotensine. L'angiotensine II possède une forte activité vasoconstrictrice (contraction des fibres musculaires lisses vasculaires) et hypertensive (stimulation de la sécrétion d'aldostérone et réduction de la filtration glomérulaire). Parallèlement, l'enzyme de conversion favorise l'inactivation de la bradykinine vasodilatatrice en peptides inactifs.

Les inhibiteurs de l'enzyme de conversion s'opposent à l'activation de l'angiotensine I en angiotensine II par blocage de l'activité de l'enzyme de conversion et génèrent de ce fait une action vasodilatatrice, accompagnée d'une diminution des taux sériques d'aldostérone et d'une augmentation de ceux de bradykinine vasodilatatrice.

Classification

La famille des IEC comprend de nombreux représentants. On distingue ceux présentant un groupe carboxyle (COOH) et ceux à groupement thiol (SH) ou autre.

Tableau II.150 - Groupe carboxyle

DCI	métabolite actif
Bénazépril	bénazéprilate
Cilazapril	cilazaprilate
Énalapril	énalaprilate
Fosinopril	fosinoprilate
Imidapril	imidaprilate
Quinapril	quinaprilate
Périndopril	périndoprilate
Ramipril	ramiprilate
Trandolapril	trandolaprilate

Groupe carboxyle

Les IEC du groupe carboxyle *(tableau II.150)* sont dégradés par les sucs digestifs, ce qui nécessite une administration sous forme de prodrogue ; les métabolites actifs sont libérés après hydrolyse de la prodrogue induisant un délai d'action.

Groupe thiol ou autre groupement

- captopril (groupement thiol)
- lisinopril

Propriétés pharmacologiques

Effets hémodynamiques

L'effet hémodynamique principal des IEC est l'effet vasodilatateur qui se traduit par une réduction des résistances périphériques et une baisse tensionnelle.

Sur la pression artérielle

La baisse de pression artérielle reste modeste chez le sujet sain ; chez l'hypertendu, la chute de la pression artérielle est marquée. À partir d'une certaine posologie, l'effet devient maximal et l'augmentation des doses prolonge alors la durée de l'effet sans en modifier l'intensité.

Sur le cœur

Les IEC ne modifient pas la fréquence cardiaque ou la consommation du cœur en oxygène et n'entraînent pas de tachycardie réflexe, à l'inverse de certains vasodilatateurs. Le débit cardiaque reste inchangé sauf chez l'insuffisant cardiaque pour lequel on note une amélioration de la fonction contractile, une baisse de la précharge et de la postcharge sans accélération du rythme.

Sur le rein

L'effet vasodilatateur des IEC s'accompagne d'une augmentation du flux sanguin rénal et d'une diminution de la pression hydrostatique intraglomérulaire ; cet effet pourrait être responsable de l'action favorable des IEC (notamment pour le ramipril et le lisinopril) en prévention de la dégradation de la fonction rénale en cas de néphropathie diabétique.

Effets métaboliques

Les IEC n'ont pas d'effets défavorables sur les métabolismes des glucides, des lipides et de l'acide urique.

Propriétés pharmacocinétiques

Résorption

La résorption digestive est de l'ordre de 60 à 70 % pour la plupart des IEC, elle n'est pas modifiée par les aliments (sauf pour le captopril, l'imidapril et le périndopril).

Délai d'action

Les IEC du groupe thiol, comme le captopril, agissent rapidement (1 heure).

En revanche, les IEC du groupe carboxyle n'agissent qu'après libération de la forme active, ce qui induit un délai d'action supérieur (1 à 4 heures).

Métabolisme

La plupart des IEC subissent un métabolisme hépatique. Leur demi-vie (12 à 24 heures) permet une seule prise journalière (sauf pour le captopril dont la prise est biquotidienne).

Élimination

Elle est rénale pour l'ensemble des IEC ; seul le trandolapril présente une élimination à la fois rénale (33 %) et hépatique (66 %).

En cas d'insuffisance rénale, les concentrations plasmatiques s'élèvent ; les posologies doivent être alors adaptées à la clairance de la créatinine.

PRINCIPAUX MÉDICAMENTS – POSOLOGIES

***Tableau II.151** - Inhibiteurs de l'enzyme de conversion (Liste I)*

DCI	Spécialités	Présentations	Posologies
Bénazépril	CIBACENE BRIEM	comp. séc. 5 mg comp. séc.10 mg	À dose progressive : **AD** *HTA* : 5 à 10 mg/j en 1 prise
Captopril	LOPRIL	comp. séc. 12,5 mg comp. séc. 25 mg comp. séc. 50 mg	À dose progressive : **AD** *HTA* : 25 à 100 mg/j en 1 à 3 prises en dehors des repas *IC* : 50 à 150 mg/j en 3 prises
Cilazapril	JUSTOR	comp. séc. 0,5 mg comp. séc. 1 mg comp. séc. 2,5 mg	À dose progressive : **AD** *HTA* : 2,5 mg/j en 1 prise *IC* : 1 à 5 mg/j (dose initiale : 0,5 mg/j)
Énalapril	RENITEC	comp. séc. 5 mg comp. séc. 20 mg	À dose progressive : **AD** et **ENF** > 6 ans *HTA* : 20 mg/j en 1 prise (dose initiale de 2,5 à 5 mg/j chez l'enfant) *IC* : 5 à 40 mg/j en 1 à 2 prises

DCI	Spécialités	Présentations	Posologies
Fosinopril	FOZITEC	comp. séc. 10 mg comp. séc. 20 mg	À dose progressive : **AD** *HTA et IC :* 10 à 20 mg/j en 1 prise
Imidapril	TANATRIL	comp. séc. 5 mg comp. séc. 10 mg	À dose progressive : **AD** *HTA :* 2,5 à 10 mg/j en 1 prise en dehors des repas
Lisinopril	ZESTRIL	comp. séc. 5 mg comp. séc. 20 mg	À dose progressive : **AD** et **ENF** > 6 ans *HTA :* 20 mg/j en 1 prise (dose initiale de 2,5 mg/j chez l'enfant) *IC :* 5 à 35 mg/j en 1 à 2 prises
Moexipril	MOEX	comp. séc. 7,5 mg comp. séc. 15 mg	À dose progressive : **AD** *HTA :* 3,75 à 15 mg en 1 prise
Périndopril	COVERSYL	comp. 2,5 mg comp. séc. 5 mg comp. séc. 10 mg	À dose progressive : **AD** *HTA :* 2 à 5 mg/j en 1 prise en dehors des repas *Maladie coronaire stable :* 8 à 10 mg/j en 1 prise
	PERINDOPRIL	comp. 2 mg comp. 4 mg comp. 8 mg	
Quinapril	KOREC	comp. séc. 5 mg comp. séc. 20 mg	À dose progressive : **AD** *HTA :* 20 mg/j en 1 prise *IC :* 5 à 20 mg/j en 1 à 2 prises
Ramipril	TRIATEC	comp. 1,25 mg comp. séc. 2,5 mg comp. séc. 5 mg comp. séc. 10 mg	À dose progressive : **AD** *HTA :* 1,25 à 5 mg/j en 1 prise *IC :* 2,5 à 10 mg/j en 2 prises
Trandolapril	ODRIK	gél. 0,5 mg gél. 2 mg gél. 4 mg	À dose progressive : **AD** *HTA :* 2 mg/j en 1 prise *IC :* 4 mg/j en 1 prise
Zofénopril	ZOFENIL	comp. 15 mg comp. 30 mg comp. 60 mg	À dose progressive : **AD** 15 à 30 mg/j en 1 à 2 prises

HTA : hypertension artérielle. IC : insuffisance cardiaque congestive.

Note : il existe plusieurs associations d'un IEC avec un diurétique thiazidique (CAPTEA/ECAZIDE, CO-RENITEC, PRINZIDE/ZESTORETIC, BRIAZIDE/CIBADREX, ACUILIX, FOZIRETIC, COTRIATEC, ZUFENILDUO), avec un diurétique de l'anse (PRETERAX, BIPRETERAX, PARATERAX), ou avec un inhibiteur calcique (TARKA LP, ZANEXTRA, LERCAPRESS, COVERAM), destinées au traitement de l'hypertension artérielle (1 seule prise/j).

INDICATIONS – CONDUITE DE TRAITEMENT

Indications

Hypertension artérielle

Il faut utiliser préférentiellement les IEC en cas d'hypertension artérielle compliquée d'insuffisance cardiaque et d'hypertension d'origine rénale.

Insuffisance cardiaque congestive par dysfonction systolique du ventricule gauche

Infarctus du myocarde

Pour certains IEC, dès les 24 premières heures (captopril, lisinopril, zofénopril), et en post-infarctus compliqué d'insuffisance cardiaque ou de dysfonction ventriculaire gauche (ramipril, trandolapril, captopril).

Conduite de traitement

Hypertension artérielle

L'effet antihypertenseur des IEC en monothérapie est équivalent à celui des diurétiques, des bêtabloquants ou des inhibiteurs calciques dans l'hypertension artérielle modérée.

Les IEC sont particulièrement indiqués chez les patients présentant une insuffisance cardiaque, un diabète ou une insuffisance rénale (effet néphroprotecteur).

Dans le traitement de l'hypertension artérielle, les IEC peuvent être utilisés en monothérapie ou associés ; deux associations sont privilégiées :
- avec les diurétiques, à condition d'utiliser des doses modérées et d'éviter les épargneurs de potassium ;
- avec les inhibiteurs calciques lorsqu'il existe une maladie vasculaire associée (insuffisance coronaire, artérite, syndrome de Raynaud).

Tout traitement par IEC doit être précédé d'un hémogramme, d'un ionogramme, d'une créatininémie et la recherche d'une protéinurie. La kaliémie et la créatininémie sont vérifiées au début du traitement, puis tous les 6 mois si la fonction rénale est normale.

Il est recommandé d'utiliser de faibles posologies en début de traitement et de les augmenter progressivement en surveillant la pression artérielle et en dosant la créatininémie après quelques jours. Il existe un risque d'hypotension artérielle brutale et d'insuffisance rénale aiguë en cas de déplétion sodée préalable au traitement, de sténose des artères rénales ou d'insuffisance cardiaque.

En cas de déplétion hydrosodée importante, interrompre, 3 jours auparavant, un éventuel traitement diurétique associé pour le réintroduire par la suite, si nécessaire.

En l'absence de déplétion hydrosodée préalable, la posologie efficace est déterminée en fonction de la réponse au traitement, en respectant des paliers de 3 à 4 semaines pour chaque adaptation, très généralement en une seule prise quotidienne.

Insuffisance cardiaque chronique

Les IEC permettent, par la diminution de la précharge et de la post-charge qu'ils entraînent, d'augmenter le débit cardiaque et le volume d'éjection systolique sans modifier la fréquence cardiaque.

Les IEC doivent être administrés en respectant des règles très précises. Le traitement est débuté par un quart de comprimé du plus faible dosage ; la surveillance régulière de la pression artérielle et de la fonction rénale permet de décider s'il est licite de doubler la dose.

Quelques précautions d'emploi sont à respecter : il convient d'avoir recours à de faibles posologies et de surveiller la fonction rénale tout particulièrement chez le sujet âgé, en cas d'hypertension réno-vasculaire et d'insuffisance cardiaque congestive.

Une insuffisance rénale peut s'observer dans certaines circonstances favorisantes :
- sténose bilatérale des artères rénales ;
- hypovolémie induite par un traitement diurétique ;
- régime désodé strict chez des sujets âgés ou porteurs d'une insuffisance cardiaque.

En cas d'HTA importante ou d'insuffisance cardiaque, les IEC sont habituellement associés à un diurétique (de l'anse ou thiazidique). L'association aux IEC de diurétiques hyperkaliémiants ou de sels potassiques est déconseillée en raison du risque d'hyperkaliémie.

EFFETS INDÉSIRABLES – PRÉVENTION DU RISQUE MÉDICAMENTEUX – INTERACTIONS MÉDICAMENTEUSES – PRÉCAUTIONS D'EMPLOI – CONTRE-INDICATIONS

(Voir *tableaux II.152 à II.155.*)

***Tableau II.152** - Effets indésirables et prévention du risque médicamenteux des IEC*

Effets indésirables	Prévention du risque médicamenteux
• rare angiœdème (majoration du risque lors de l'association aux gliptines antidiabétiques)	• motive l'arrêt du traitement et contre-indique toute utilisation ultérieure d'IEC
• céphalées, asthénie, vertiges	
• toux sèche persistante (15 à 20 % des patients)	• peut nécessiter l'arrêt de l'IEC (les antitussifs sont sans effet)
• élévation de la créatininémie	• surveillance de la créatininémie, peut entraîner l'arrêt de l'IEC
• hyperkaliémie (surtout en cas d'insuffisance rénale ou d'association à un diurétique hyperkaliémant)	• surveillance de la kaliémie
• éruptions cutanées, prurit	
• anémie, neutropénie, thrombopénie	• surveillance hématologique, notamment chez les patients transplantés rénaux ou hémodialysés
• troubles digestifs	
• hypoglycémie	
• altération du goût (agueusie, dysgueusie) pour le captopril	
• possibilité d'hypotension artérielle brutale et/ou d'insuffisance rénale en cas de déplétion hydrosodée préalable (diurétiques ou régime désodé), de sténose des artères rénales ou d'insuffisance cardiaque	• commencer le traitement à dose faible, surveillance de la PA et de la créatininémie si besoin, réduction de posologie ou interruption du diurétique
• en cas de surdosage : hypotension sévère, troubles hydro-électriques, insuffisance rénale	• arrêter l'administration de l'IEC et procéder à un remplissage vasculaire

Tableau II.153 - Principales interactions médicamenteuses des IEC

• potassium, « sels de régime » • diurétiques hyperkaliémiants	*associations déconseillées* (sauf si existence d'une hypokaliémie) risque d'hyperkaliémie
• aliskirène	*association déconseillée* (contre-indiquée chez le diabétique ou l'insuffisant rénal) risque d'hyperkaliémie
• lithium	*association déconseillée* augmentation de la lithémie
• estramustine	*association déconseillée* majoration du risque d'angiœdème

Tableau II.154 - Précautions d'emploi des IEC

• Il faut éviter l'utilisation concomitante chez des patients hémodialysés d'un traitement antihypertenseur à base d'IEC et des membranes d'hémodialyseurs en polyacrylonitrile, responsable de réactions anaphylactoïdes (baisse tensionnelle, dyspnée)
• Chez les personnes âgées, il faut évaluer la fonction rénale avant le début du traitement et adapter la posologie en tenant compte de la clairance de la créatinine
• Prudence en cas d'association aux AINS (y compris l'aspirine à posologie ⩾ 1 g par prise ou ⩾ 3 g/j) en raison de la majoration du risque d'insuffisance rénale chez le patient déshydraté (hydrater le patient et surveiller la fonction rénale en début de traitement)
• Chez le diabétique traité par l'insuline ou par les sulfamides hypoglycémiants, l'utilisation des IEC peut majorer l'effet hypoglycémiant (renforcer l'autosurveillance glycémique)
• En cas d'association aux diurétiques hyperkaliémiants, il existe un risque de majoration de l'hyperkaliémie, notamment chez le sujet âgé
• Arrêter immédiatement le traitement en cas de survenue d'un œdème de la face et des lèvres
• Grossesse (1er trimestre) : utilisation déconseillée
• Allaitement déconseillé durant le traitement

Tableau II.155 - Contre-indications des IEC

• Grossesse (2e et 3e trimestres)
• Allergie connue à l'un de ces médicaments et antécédents d'angiœdème ou de choc anaphylactique
• Sténose bilatérale des artères rénales ou sténose artérielle rénale sur rein unique (risque d'insuffisance rénale)

Administration et conseils au patient

Objectifs du traitement médicamenteux

Les IEC sont utilisés dans le traitement de l'hypertension artérielle, en particulier en cas d'altération de la fonction ventriculaire gauche, d'insuffisance cardiaque, de diabète et d'insuffisance rénale.

Plan de prise

L'administration est généralement réalisée en une prise unique quotidienne, le traitement devant être instauré à dose très progressive (notamment en cas de déplétion hydrosodée préalable).

Modalités d'administration

- Ce médicament doit être pris régulièrement, de préférence à la même heure, 1 heure avant les repas dans le cas du captopril, de l'imidapril et du périndopril.
- Lors de la première prise, il est conseillé de se placer en position assise ou allongée et d'éviter de se lever trop brusquement.

Surveillance de l'efficacité et de la tolérance

- Surveillance de l'efficacité : pression artérielle mesurée en position debout et couchée (normalisation de la pression artérielle et dépistage d'une hypotension orthostatique).
- Surveillance de la tolérance :
  - les IEC sont hyperkaliémiants et nécessitent un contrôle régulier de la kaliémie, ainsi que de la créatinine en cas d'insuffisance rénale (peut entraîner une adaptation de la posologie). Le bilan biologique est complété par le dosage des

transaminases, une NFS (neutropénie) et la recherche d'une protéinurie ;
- d'autres effets indésirables peuvent être observés : toux sèche non productive et persistante de jour comme de nuit pouvant conduire à une interruption du traitement, maux de tête, fatigue, éruption cutanée et démangeaisons ;
- l'apparition d'un œdème de la face, des lèvres, des mains ou des pieds doit conduire le patient à consulter immédiatement son médecin.

Conseils hygiéno-diététiques et autres conseils au patient

Ils sont identiques à ceux décrits dans la section « *Anti-hypertenseurs* », p. 445 : perte de poids, activité physique, régime désodé, réduction de la consommation d'alcool et arrêt du tabac.

Inhibiteurs calciques (ICA) ou antagonistes du calcium

NOTIONS ESSENTIELLES

- Les inhibiteurs calciques sont de puissants vasodilatateurs, utilisés initialement dans le traitement de l'insuffisance coronarienne et à partir de 1980 dans celui de l'hypertension artérielle.
  On distingue deux groupes d'inhibiteurs calciques :
  - ceux dont les effets vasculaires sont prédominants : groupe des dihydropyridines ;
  - ceux dont les effets cardiaques sont prédominants (vérapamil et diltiazem), exerçant un effet dépresseur de la contractibilité cardiaque et de la conduction auriculo-ventriculaire, une action antiarythmique et un effet bradycardisant permettant une réduction de la consommation en oxygène.
- Les effets indésirables sont liés au profil pharmacologique du médicament utilisé :
  - groupe des dihydropyridines : effets liés à la vasodilatation (rougeur faciale, céphalées, œdème des jambes, palpitations cardiaques et hypotension), notamment en début de traitement ;
  - groupe vérapamil et diltiazem : œdèmes périphériques, bradycardie, hypotension, troubles du rythme ou décompensation cardiaque (surtout pour le vérapamil), constipation pour le vérapamil.
- La surveillance comporte le contrôle de la pression artérielle, de la fréquence cardiaque et de l'apparition des œdèmes des membres inférieurs.

- Les formes LP ou les dérivés les plus récents permettent le plus souvent une prise unique quotidienne dans le traitement de fond de l'hypertension artérielle.

GÉNÉRALITÉS

Initialement prescrits en tant qu'antiangineux et plus particulièrement dans l'angor de type spastique, les inhibiteurs calciques (ICA) ou antagonistes du calcium ont vu leurs indications s'étendre à la maladie hypertensive. Les nouvelles formes galéniques dites à libération prolongée, mieux adaptées au traitement de l'hypertension artérielle, sont venues enrichir l'arsenal thérapeutique.

De nombreux ICA sont actuellement disponibles : ils sont utilisés de façon courante dans le traitement de l'hypertension artérielle, de l'insuffisance coronarienne, des arythmies ou des troubles vasomoteurs (phénomènes de Raynaud)...

Cette classe de médicaments a connu, ces dernières années, un essor considérable. La recherche a permis de proposer des molécules récentes, plus puissantes, plus vasculosélectives, mieux tolérées et conçues pour avoir une longue durée d'action permettant de couvrir le nycthémère.

Pour plus de précisions concernant la maladie hypertensive et l'angor, ainsi que la place des ICA au sein de l'arsenal thérapeutique médicamenteux, il convient de se reporter aux sections « *Antihypertenseurs* » (p. 419) et « *Antiangoreux* » (p. 510).

Mécanismes d'action

Le calcium est impliqué :

- dans la contraction des fibres myocardiques et des fibres lisses des vaisseaux ;
- dans l'activité normale du nœud sinusal et du nœud auriculo-ventriculaire.

Il pénètre dans la cellule par l'intermédiaire de canaux spécifiques ; leur ouverture est commandée soit par la dépolarisation cellulaire (canaux voltage-dépendants), soit par la fixation sur des récepteurs membranaires d'agonistes alpha ou bêta-adrénergiques (canaux neurotransmetteurs-dépendants).

Les inhibiteurs calciques (ICA) s'opposent à l'ouverture des portes des canaux calciques voltage-dépendants et empêchent ainsi le calcium de pénétrer dans les cellules myocardiques et musculaires lisses des parois vasculaires. Ainsi les ICA peuvent :
- diminuer la contractilité myocardique ;
- ralentir l'automatisme sinusal (bradycardie) et la conduction nodale ;
- réduire le tonus des fibres musculaires lisses des artères coronaires et systémiques qui se dilatent ainsi.

Classification

La classification des inhibiteurs calciques repose sur leurs propriétés pharmacologiques et leur sélectivité plus ou moins marquée pour le vaisseau. On distingue :

ICA dont les effets vasculaires sont prédominants

Il s'agit des dihydropyridines :
- nifédipine (ADALATE)
- nicardipine (LOXEN)
- nitrendipine (NIDREL, BAYPRESS)
- isradipine (ICAZ LP)
- amlodipine (AMLOR)
- félodipine (FLODIL LP)
- lacidipine (CALDINE)
- lercanidipine (LERCAN, ZANIDIP)
- manidipine (IPERTEN)

ICA caractérisés par des effets cardiaques et vasculaires

Ils appartiennent à deux classes chimiques :
- les phénylalkylamines
  chef de file : vérapamil (ISOPTINE)
- les benzothiazépines
  chef de file : diltiazem (TILDIEM)

Les dihydropyridines, par leur grande sélectivité vasculaire, n'ont pas d'effets dépresseurs myocardiques.

Le vérapamil et le diltiazem se différencient nettement des dihydropyridines par leur tropisme à la fois vasculaire et myocardique, le vérapamil déprimant davantage que le diltiazem les fonctions chronotrope, dromotrope et inotrope du myocarde.

Il en découle certaines nuances tant en ce qui concerne leurs indications thérapeutiques que leurs précautions d'emploi.

Propriétés pharmacologiques

***Tableau II.156** - Propriétés pharmacologiques des inhibiteurs calciques*

Inhibiteurs calciques	Effet inotrope négatif	Bradycardie	Dépression conduction auriculo-ventriculaire	Vaso-dilatation
Dihydropyridines	0	0	0	+++
Diltiazem	+	++	++	++
Vérapamil	+++	+++	+++	++

Effets vasculaires

Tous les ICA ont un effet vasodilatateur artériel dose-dépendant et abaissent la résistance vasculaire périphérique.

Les dihydropyridines sont cependant plus puissamment vasodilatatrices que le diltiazem et le vérapamil et présentent une plus grande sélectivité vasculaire; ainsi aux concentrations inhibant la contraction des muscles lisses vasculaires, les dihydropyridines ont une action vasculaire prédominante, à la différence du vérapamil et du diltiazem qui ont également des effets cardiaques.

Parmi les dihydropyridines, la sélectivité vasculaire est plus marquée pour certaines molécules que pour d'autres: la félodipine présente la plus grande sélectivité vasculaire, la nifédipine est la moins sélective.

Les avantages d'une forte sélectivité vasculaire sont :
- l'absence de troubles cardiaques (conduction auriculo-ventriculaire et fonction sinusale) ;
- la possibilité d'éviter la réduction de la contractilité myocardique et ainsi limiter le risque lors de l'association aux bêtabloquants ou en cas d'altération de la fonction ventriculaire.

Effets cardiaques

Le diltiazem et le vérapamil ont des effets cardiaques dépresseurs :
- effet inotrope négatif (réduction de la contractilité) d'où une diminution de la consommation en oxygène ;
- effet chronotrope négatif (ralentissement de la fréquence cardiaque) ;
- effets dromotrope et bathmotrope négatifs (dépression de la conduction auriculo-ventriculaire).

Ces effets sont plus marqués avec le vérapamil. En pratique, le vérapamil et le diltiazem apportent une diminution plus marquée de la consommation en oxygène du myocarde que les dihydropyridines, mais doivent être utilisés avec prudence, et sont même contre-indiqués en cas d'insuffisance cardiaque.

À l'inverse, les dihydropyridines ne sont pas contre-indiquées en cas d'insuffisance cardiaque mais sont moins bénéfiques en cas d'insuffisance coronaire chronique ou à la phase aiguë de l'infarctus.

Effets protecteurs

Protection myocardique

Les effets protecteurs myocardiques des inhibiteurs calciques s'exercent à la fois en cas d'ischémie myocardique et en cas d'hypertension artérielle.

EN CAS D'ISCHÉMIE MYOCARDIQUE

Les ICA, par leurs propriétés vasodilatatrices coronaires, assurent une augmentation des apports en oxygène du myocarde. Par ailleurs, ils diminuent la consommation en oxygène du cœur en réduisant le travail cardiaque par la diminution de la postcharge (diminution des résistances périphériques) et pour certains d'entre eux, par la réduction de la pression ventriculaire.

EN CAS D'HYPERTENSION ARTÉRIELLE

Les ICA diminuent l'hypertrophie du ventricule gauche, facteur de morbidité et mortalité cardiovasculaires.

Protection rénale

Les dihydropyridines, tout particulièrement, augmentent le débit plasmatique rénal et abaissent la résistance vasculaire rénale.

Effets métaboliques

Les ICA n'ont pas d'effets délétères sur le métabolisme du glucose et des lipides.

Parmi les ICA, la famille des dihydropyridines est celle qui a fait l'objet du plus grand développement. La recherche d'une augmentation de sélectivité vasculaire a conduit à une deuxième génération de dihydropyridines, représentée par la félodipine qui possède une sélectivité vasculaire dix fois supérieure à celle de la nifédipine, chef de file de la première génération.

Plus récemment, une troisième génération de dihydropyridines a été conçue dans un double objectif: obtenir des molécules à longue durée d'action, capables de couvrir le nycthémère en monoprise et de diminuer leurs effets indésirables.

En effet, l'intérêt d'une efficacité antihypertensive sur l'ensemble des 24 heures a été renforcé par la mise en évidence de variations parallèles entre les chiffres de la pression artérielle et l'incidence des accidents vasculaires cérébraux, de l'infarctus du myocarde et de la mort subite, notamment au petit matin, période d'incidence maximale des accidents cardiovasculaires.

Les ICA pouvant être prescrits en monoprise au cours de la maladie hypertensive sont:

- l'amlodipine;
- la félodipine LP;
- l'isradipine LP;
- la lacidipine;
- la lercanidipine;
- la manidipine.

Ce résultat a été obtenu soit par des modifications galéniques (félodipine LP – isradipine LP), soit par une pharmacocinétique lente avec absorption digestive et métabolisme étalés (amlodipine).

Les formes à libération prolongée (LP) permettent de diminuer l'amplitude du pic plasmatique et d'obtenir des concentrations plus élevées et supérieures au seuil d'efficacité à la 24e heure ; elles permettent, de plus, d'estomper les variations interindividuelles des taux plasmatiques pour une même dose.

PRINCIPAUX MÉDICAMENTS – POSOLOGIES

Tableau II.157 *- Inhibiteurs calciques (Liste I)*

DCI	Spécialités	Présentations	Posologies
Amlodipine	AMLOR	gél. 5 mg gél. 10 mg	**AD** : 5 à 10 mg/j en 1 prise le matin (angor, HTA)
Félodipine	FLODIL LP	comp. 5 mg	**AD** : 1 à 2 comp./j en 1 prise le matin (angor, HTA)
Isradipine	ICAZ LP	gél. 2,5 mg gél. 5 mg	**AD** : 5 mg/j en 1 prise le matin (HTA)
Lacidipine	CALDINE	comp. 2 mg comp. séc. 4 mg	**AD** : 4 à 6 mg/j en 1 prise le matin (HTA)
Lercanidipine	LERCAN ZANIDIP	comp. 10 mg comp. 20 mg	**AD** : 10 à 20 mg/j en 1 prise le matin à jeun (HTA)
Manidipine	IPERTEN	comp. 10 mg comp. 20 mg	**AD** : 10 à 20 mg/j en 1 prise le matin (HTA)
Nicardipine	LOXEN	comp. séc. 20 mg	**AD** : 1 comp. 3 fois/j avant les repas (HTA)
	LOXEN LP	gél. 50 mg à libération prolongée	**AD** : 1 gél. 2 fois/j avant les repas (HTA)
	LOXEN inj. (réservé aux hôpitaux)	amp. 10 mL = 10 mg	*Urgences hypertensives :* IVD (1 mg/min jusqu'à dose totale de 10 mg chez l'**AD**) ou perf. IV (8 à 15 mg/h sur 30 min), relais *per os* ou en perf. IV continue

DCI	Spécialités	Présentations	Posologies
Nifédipine	ADALATE	caps. 10 mg	**AD** : 1 caps. 3 fois/j (jusqu'à 6/j) aux repas (angor et syndrome de Raynaud)
	ADALATE LP	comp. 20 mg à libération prolongée	**AD** : 1 comp. 2 fois/j aux repas (HTA)
	CHRONADA-LATE LP	comp. 30 mg à libération prolongée	**AD** : 1 comp./j (jusqu'à 2/j) en 1 prise le matin (angor, HTA)
Nitrendipine	BAYPRESS NIDREL	comp. 10 mg comp. 20 mg	**AD** : 20 mg/j en 1 prise (HTA) (jusqu'à 40 mg/j en 2 prises)
Diltiazem	TILDIEM	comp. 60 mg	**AD** : 1 comp. 3 fois/j (dose max. : 360 mg/j) au début des repas (angor)
	BI-TILDIEM	comp. 90 mg comp. 120 mg à libération prolongée	**AD** : 1 comp. 2 fois/j matin et soir au début des repas (angor)
	MONO-TILDIEM LP	gél. 200 mg gél. 300 mg à libération prolongée	**AD** : 1 gél./j en 1 prise à un repas (angor, HTA)
	DELTAZEN LP DILTIAZEM LP	gél. 300 mg	**AD** : 300 mg/j en 1 prise avant ou au cours d'un repas (HTA)
	TILDIEM inj.	fl. 25 mg fl. 100 mg	IV : 0,15 à 0,30 mg/kg en 2 min Perf. IV : 0,2 à 0,3 mg/kg/h
Vérapamil	ISOPTINE	comp. 40 mg	**AD** : 1 à 2 comp. 3 fois/j aux repas
	ISOPTINE 120	gél. 120 mg	**AD** : 1 gél. 2 à 3 fois/j aux repas
	ISOPTINE LP	comp. séc. 240 mg à libération prolongée	**AD** : 240 à 360 mg/j (HTA) 240 à 480 mg/j (angor) en 1 à 2 prises
	ISOPTINE inj.	amp. 2 mL = 5 mg	inj. IV lente sous ECG continu **AD** : 1 à 2 amp. à répéter si besoin après 10 min puis relais en perfusion veineuse ou *per os*

Il existe des associations à doses fixes d'un inhibiteur calcique avec un IEC (TARKA LP, ZANEXTRA, LERCAPRESS, COVERAM), avec un bêtabloquant (LOGIMAX, BÊTA-ADALATE, TENORDATE), avec un sartan (EXFORGE, AXELER, SEVIKAR, TWYNSTA) ou avec une statine hypocholestérolémiante (CADUET), destinées au traitement de l'hypertension artérielle (1 seule prise/j).

INDICATIONS – CONDUITE DE TRAITEMENT

Indications

Hypertension artérielle

Grâce à leurs propriétés vasculaires périphériques et protectrices myocardiques.

Angor

Grâce à leurs effets vasodilatateurs coronariens et spasmolytiques et leurs propriétés protectrices myocardiques.

Tachycardies supraventriculaires

Grâce à l'effet bradycardisant du vérapamil ou du diltiazem.

Syndrome de Raynaud

Grâce à leurs propriétés relaxantes du muscle lisse artériolaire.

Conduite de traitement

Hypertension artérielle

C'est l'indication de choix des ICA. La baisse de la pression artérielle est dose-dépendante et ne s'épuise pas dans le temps.

Compte tenu de leur excellente efficacité antihypertensive et de leur importance dans toute une série d'autres pathologies, leur prescription en première intention doit être envisagée chez des patients atteints d'une hypertension artérielle légère, modérée ou sévère.

Les dihydropyridines de dernière génération, permettant de couvrir le nycthémère en monoprise, sont intéressantes.

Certaines associations présentent un intérêt dans le traitement de l'hypertension artérielle :

- association dihydropyridine + bêtabloquant (BETA-ADALATE, TENORDATE, LOGIMAX) : elle est synergique ;
- association d'un ICA à un inhibiteur de l'enzyme de conversion (ZANEXTRA, LERCAPRESS, COVERAM, TARKA LP).

Hypertension du sujet âgé

C'est une indication classique et privilégiée des ICA, du fait d'une tolérance qui les fait préférer à d'autres thérapeutiques, ces patients présentant un terrain fragile. En outre, l'amélioration de la compliance artérielle (élasticité des parois des vaisseaux) est particulièrement utile à cet âge. Enfin, ces patients présentent souvent de façon concomitante une insuffisance coronarienne.

Les dihydropyridines sont utilisées dans cette indication.

Patients hypertendus artéritiques

Les dihydropyridines augmentent le périmètre de marche à la différence des bêtabloquants.

Patients hypertendus souffrant d'un syndrome de Raynaud

Le traitement est effectué en monothérapie ; il est débuté à doses progressives.

Patients hypertendus atteints d'affections pulmonaires bronchospastiques ou d'asthme

Les ICA sont dans ce cas plus indiqués que les bêtabloquants (les bêtabloquants non cardiosélectifs étant formellement contre-indiqués), d'autant qu'ils semblent être doués de propriétés bronchodilatatrices.

Hypertensions à rénine basse

C'est une indication des ICA en première intention.

Poussée aiguë hypertensive

La nifédipine (ADALATE) ne doit plus être utilisée dans la crise hypertensive par voie sublinguale car elle expose à des risques d'accidents hypotensifs sévères.

La nicardipine (LOXEN) peut être utilisée dans cette indication en IV directe ou perfusion intraveineuse, suivie d'un relais *per os*.

Angor

L'angor spastique a longtemps été l'indication principale des ICA. L'efficacité de ceux-ci en monothérapie est remarquable quel que soit l'inhibiteur calcique.

Dans l'angor d'effort, les ICA peuvent être prescrits d'emblée ou comme alternative aux bêtabloquants lorsqu'ils sont contre-indiqués, mal tolérés ou inactifs ; parmi les ICA, le vérapamil et le diltiazem sont préférés en raison de leur effet bradycardisant.

Certaines associations présentent un intérêt dans le traitement de l'angor : il est fréquent dans le traitement de l'angor d'effort et de l'angor instable d'associer plusieurs antiangoreux afin d'obtenir une synergie d'action, voire une réduction de posologie visant à limiter les effets indésirables.

Association dihydropyridine-bêtabloquant

Elle est la plus intéressante, car la plus synergique sur l'oxygénation myocardique (diminution de la postcharge et de l'inotropisme) et permet de neutraliser la tachycardie réflexe souvent induite par les inhibiteurs calciques.

En revanche, il ne faut pas associer le vérapamil ou le diltiazem avec les bêtabloquants en raison des risques de dépression de la conduction auriculo-ventriculaire.

Association inhibiteur calcique-dérivé nitré

Elle permet d'associer un vasodilatateur artériel et un vasodilatateur veineux.

Cette association expose aux risques d'hypotension artérielle excessive, surtout des malaises orthostatiques, et de tachycardie réflexe importante.

En pratique, il suffit de prescrire le dérivé nitré, par exemple, avant le repas et l'inhibiteur calcique après le repas.

EFFETS INDÉSIRABLES – PRÉVENTION DU RISQUE MÉDICAMENTEUX – INTERACTIONS MÉDICAMENTEUSES – PRÉCAUTIONS D'EMPLOI – CONTRE-INDICATIONS

***Tableau II.158** - Effets indésirables et prévention du risque médicamenteux des ICA*

Médicaments	Effets indésirables	Prévention du risque médicamenteux
Dihydropyridines	• fréquents : rougeur faciale, céphalées, œdèmes des jambes, hypotension et tachycardie modérées • rares : nausées, douleurs gastriques, asthénie, gingivites (nifédipine, lacidipine)	• effets en général transitoires, s'observant en début de traitement (meilleure tolérance des formes LP)
Diltiazem	• fréquents : œdèmes des membres inférieurs, bradycardie sinusale • rares : troubles digestifs, asthénie, céphalées, éruptions acnéiformes • forme injectable IV : hypotension artérielle, bradycardie sinusale, ou bloc auriculo-ventriculaire	
Vérapamil	• constipation • gastralgies, vertiges • effets cardiaques : œdèmes périphériques, bradycardie, hypotension, possibilité de poussée d'insuffisance cardiaque et de BAV • lors de l'injection IV : baisse transitoire de la pression artérielle, blocage de la conduction auriculo-ventriculaire	• respecter les précautions d'emploi ***(tableau II.160)***. L'apparition de ces effets indésirables conduit à l'arrêt du traitement • l'injection doit se faire sous ECG continu

Tableau II.159 - Principales interactions médicamenteuses des ICA

Médicaments de la classe	Autres médicaments	Conséquences
Dihydropyridines (toutes)	• dantrolène IV	• *association déconseillée* risque de fibrillations ventriculaires mortelles
Lercanidipine	• itraconazole, kétoconazole	• *association déconseillée* risque majoré d'effets indésirables de l'ICA, notamment d'œdemes
Nifédipine	• diltiazem • ciclosporine	• *association contre-indiquée* augmentation importante des concentrations de nifédipine • *association déconseillée* risque d'addition d'effets de type gingivopathies
Diltiazem, vérapamil	• dantrolène IV • sertindole • amiodarone • bêtabloquants • triazolam • ivabradine	• *association contre-indiquée* risque de survenue de fibrillations ventriculaires mortelles • *association contre-indiquée* risque de torsades de pointe • *association déconseillée* risque de bradycardie et de BAV pour diltiazem ou vérapamil IV • *association déconseillée* troubles de l'automatisme cardiaque (n'utiliser cette association que sous surveillance clinique et ECG étroite) • *association déconseillée* majoration de la sédation • *association déconseillée* augmentation des concentrations de l'ivabradine et de ses effets indésirables
En plus, pour le diltiazem	• cisapride • dihydroergotamine, ergotamine • nifédipine • pimozide	• *association contre-indiquée* risque de torsades de pointe • *association contre-indiquée* risque d'ergotisme • *association contre-indiquée* augmentation importante des concentrations de nifédipine • *association contre-indiquée* risque de torsades de pointe

Médicaments de la classe	Autres médicaments	Conséquences
En plus, pour le vérapamil	• millepertuis • colchicine • quinidine	• *association contre-indiquée* réduction importante des concentrations de vérapamil • *association déconseillée* risque de majoration des effets indésirables de la colchicine • *association déconseillée* risques d'hypotension et de bradycardie sévères

Tableau II.160 - Précautions d'emploi des ICA

Inhibiteurs calciques (tous)	• Précautions d'emploi (sauf pour la nimodipine : association déconseillée) en cas d'association aux inducteurs (anticonvulsivants, rifampicine) ou inhibiteurs enzymatiques, nécessitant une possible adaptation de posologie de l'antagoniste du calcium
Dihydropyridines (toutes)	• Précautions d'emploi (sauf pour la lercanidipine : association déconseillée) en cas d'association à l'itraconazole ou au kétoconazole (risque majoré d'effets indésirables de l'ICA, notamment d'œdèmes) • Utilisation déconseillée pendant l'allaitement (par mesure de précaution)
Amlodipine	• Prudence en cas d'association à la simvastatine (risque majoré d'effets indésirables à type de rhabdomyolyse)
Nifédipine	• Les capsules d'ADALATE 10 mg ne doivent plus être utilisées dans la crise hypertensive par voie sublinguale. Leur indication concerne l'angor stable en association avec un bêtabloquant • Des douleurs angineuses survenant dans la demi-heure après la prise doivent faire interrompre le traitement • Prudence en cas d'association à la cimétidine (augmentation de l'effet hypotenseur)
Nicardipine (voie injectable)	• Associer un bêtabloquant chez les coronariens
Isradipine	• Prudence en cas de dysfonctionnement sinusal non appareillé, réduire la posologie chez le sujet âgé et l'insuffisant hépatique ou rénal
Félodipine, lacidipine, nitrendipine	• Réduire la posologie chez le sujet âgé ou insuffisant hépatique

Lercanidipine, nicardipine	• Prudence en cas d'association aux immunosuppresseurs (augmentation des concentrations sanguines de l'immunosuppresseur)
Diltiazem	• Prudence en cas de BAV du 1er degré, de bradycardie et chez les sujets âgés • De nombreuses associations médicamenteuses avec le diltiazem nécessitent des précautions d'emploi
Vérapamil	• Utiliser avec prudence en cas de BAV du 1er degré (risque d'aggravation du trouble de la conduction), de bradycardie, de tension artérielle basse et chez les sujets âgés • Réduire la posologie en cas d'insuffisance hépatique • Interrompre immédiatement le traitement en cas de signes d'insuffisance cardiaque, d'hypotension marquée, de troubles de la conduction • De nombreuses associations médicamenteuses avec le vérapamil nécessitent des précautions d'emploi

***Tableau II.161** - Contre-indications des ICA*

Dihydropyridines	• allergie aux produits • grossesse (sauf traitement ponctuel des poussées hypertensives) • pour la nifédipine : association au diltiazem
Diltiazem Vérapamil	• allergie aux produits • grossesse, allaitement • BAV des 2e et 3e degrés non appareillés • insuffisance cardiaque non compensée • hypotension artérielle • fibrillation auriculaire • certaines associations médicamenteuses : voir « *Interactions médicamenteuses* »
En plus, pour le vérapamil	• phase aiguë de l'infarctus du myocarde

Administration et conseils au patient

Objectifs du traitement médicamenteux

Les inhibiteurs calciques possèdent un effet vasodilatateur artériel périphérique et coronaire. Ils sont utilisés dans le traitement :

- de l'hypertension artérielle, notamment chez les sujets âgés ;
- de l'angine de poitrine (insuffisance coronarienne ou angor), particulièrement en cas de contre-indication aux bêtabloquants ou en cas d'effets indésirables de ces derniers, ou en association aux bêtabloquants s'ils ne sont pas suffisamment efficaces en monothérapie.

Le diltiazem et le vérapamil ont en plus de leur effet vasodilatateur artériel des effets dépresseurs cardiaques (ralentissement de la fréquence cardiaque et de la conduction auriculo-ventriculaire pour le diltiazem et le vérapamil, diminution de la contractilité du cœur pour le vérapamil) entraînant une baisse de la consommation en oxygène du myocarde, mise à profit dans le traitement de l'angor.

Plan de prise

- Les formes classiques de nifédipine, nicardipine, diltiazem ou vérapamil nécessitent 3 prises par jour.
- Les formes à libération prolongée ou les inhibiteurs calciques les plus récents (amlodipine, lacidipine, lercanidipine, manidipine) présentent l'avantage de 1 à 2 prises par jour.

Modalités d'administration

Les inhibiteurs calciques sont à prendre de préférence au moment des repas pour en améliorer la tolérance digestive (juste avant le repas pour le LOXEN).

Surveillance de l'efficacité et de la tolérance

- Des effets gênants, de type maux de tête, bouffées de chaleur avec rougeur du visage, tachycardie sont parfois possibles en début de traitement. Les formes à libération prolongée permettent d'atténuer ces effets indésirables.
- On peut noter parfois des œdèmes des membres inférieurs, notamment avec la nifédipine et la nicardipine.
- La pression artérielle et la fréquence cardiaque doivent être régulièrement vérifiées.
- Exceptionnellement, des réactions cutanées allergiques et des douleurs angineuses paradoxales peuvent survenir (phénomène de « vol coronaire »).

Conseils hygiéno-diététiques et autres conseils au patient

Dans le traitement de l'angor et de l'hypertension artérielle, les conseils sont identiques à ceux décrits dans la section « *Antihypertenseurs* », p. 445 : perte de poids, activité physique, régime désodé pauvre en cholestérol et en graisses saturées, réduction de la consommation d'alcool et arrêt du tabac.

Bêtabloquants

NOTIONS ESSENTIELLES

- Les bêtabloquants sont des médicaments antagonistes des récepteurs bêta-adrénergiques (β) du système nerveux autonome sympathique.
  Les bêtabloquants exercent une action bradycardisante et inotrope négative au niveau cardiaque liée au blocage des récepteurs β1. Ils possèdent parallèlement une activité stabilisatrice de membrane à la base de leurs propriétés antiarythmiques.
  Les bêtabloquants cardiosélectifs présentent un tropisme préférentiel pour les récepteurs β1 cardiaques et limitent en conséquence les effets antagonistes non souhaités sur les récepteurs β2 bronchiques et vasculaires (bronchoconstriction et vasoconstriction).
  Certains bêtabloquants présentent une activité sympathomimétique intrinsèque (ASI), correspondant à une stimulation paradoxale partielle des récepteurs β, ce qui permet de diminuer l'importance de la bradycardie et d'en privilégier l'utilisation chez les patients artéritiques ou bradycardes.
- Les bêtabloquants sont utilisés dans diverses indications : hypertension artérielle, prévention de la crise d'angor, prévention et traitement des troubles du rythme, traitement de l'infarctus du myocarde en phase aiguë et en post-infarctus, et pour certains d'entre eux traitement de l'insuffisance cardiaque chronique.
- Les effets indésirables sont peu fréquents si les précautions d'emploi et les contre-indications sont respectées : troubles digestifs, bradycardie, asthénie, insomnie, extrémités froides.

- La surveillance du traitement concerne le rythme cardiaque, la pression artérielle et la détection des effets indésirables. Il ne faut jamais interrompre brutalement un traitement bêta-bloquant, notamment dans l'angor.

GÉNÉRALITÉS

Les bêtabloquants s'opposent à l'action des catécholamines en bloquant les récepteurs bêta-adrénergiques ; ils sont dits inhibiteurs compétitifs des catécholamines au niveau de ses récepteurs, en particulier du cœur, des vaisseaux et des bronches. Les récepteurs bêta-1 sont localisés au niveau cardiaque alors que les récepteurs bêta-2 le sont au niveau bronchique et vasculaire.

Par cette action, ils associent :

- une action bradycardisante (diminution de la fréquence cardiaque) ;
- une action inotrope négative (diminution de la force de contraction des fibres myocardiques) ;
- un ralentissement de la conduction dans le nœud auriculo-ventriculaire.

Les bêtabloquants sont indiqués dans l'hypertension artérielle, l'angor, la prévention secondaire de l'infarctus du myocarde, les troubles du rythme et, pour certains d'entre eux, dans l'insuffisance cardiaque.

Ils se différencient entre eux essentiellement par quatre particularités (*tableau II.162*, page suivante) qu'ils possèdent ou non :

Existence d'une cardiosélectivité (bêta-1-sélectivité)

La cardiosélectivité limite les effets liés au blocage des récepteurs bêta-2 (vasoconstriction, bronchoconstriction, hypoglycémie). Ils peuvent être utilisés avec prudence en cas d'asthme peu sévère.

Il est logique de les préférer en cas de diabète.

Existence d'une action sympathomimétique intrinsèque (ASI)

Il s'agit d'une action agoniste partielle s'ajoutant à l'effet antagoniste.

Cette action diminue l'importance de la bradycardie liée à l'usage d'un bêtabloquant et le risque d'aggravation d'un syndrome de Raynaud en cours de traitement.

Voie d'élimination hépatique ou rénale

En cas d'insuffisance hépatique ou rénale, il est préférable de choisir un médicament non éliminé par l'organe défaillant ou d'adapter la posologie.

Les bêtabloquants hydrosolubles ont une élimination surtout rénale ; ils n'ont pas d'effets centraux, d'où leur intérêt en cas d'antécédents ou d'états dépressifs.

Existence d'un effet stabilisant de membrane

Il procure une action antiarythmique par réduction de la conduction cardiaque et une action inotrope négative plus marquée.

***Tableau II.162** - Principales propriétés des bêtabloquants*

DCI	Spécialités	Cardio-sélectivité	Activité sympatho-mimétique intrinsèque	Élimination prépondérante H : hépatique R : rénale	Lipo-solubilité relative
Acébutolol	SECTRAL	+	+	H et R	+
Aténolol	BETATOP TENORMINE	+ +	0 0	R R	– –
Bétaxolol	KERLONE	+	0	H	++
Bisoprolol	DETENSIEL	+	0	H et R	+
Céliprolol	CELECTOL	+	+	H et R	– –
Esmolol	BREVIBLOC	+	0	R	+
Labétolol	TRANDATE	–	0	H et R	++
Métoprolol	LOPRESSOR SELOKEN	+ +	0 0	H H	++ ++
Nadolol	CORGARD	–	0	R	– –
Pindolol	VISKEN	–	+++	H et R	+
Propranolol	AVLOCARDYL	–	0	H et R	+++
Sotalol	SOTALEX	–	0	R	–
Tertatolol	ARTEX	–	0	H et R	–
Timolol	TIMACOR	–	0	H	++

PRINCIPAUX MÉDICAMENTS – POSOLOGIES

Tableau II.163 - *Bêtabloquants cardiosélectifs (Liste I)*

DCI	Spécialités	Présentations	Posologies
Avec activité sympathomimétique intrinsèque modérée (ASI)			
Acébutolol	SECTRAL	comp. séc. 200 mg comp. séc. 400 mg	AD : *HTA* : 200 à 400 mg/j en 1 prise *Angor* : 200 mg 3 fois/j *Post-infarctus* : 200 mg 2 fois/j
	SECTRAL LP	comp. 500 mg à libération prolongée	AD : 1 comp./j le matin dans l'angor
	SECTRAL Sol. buv.	sol. buv. 40 mg/mL	ENF : 10 à 20 mg/kg/j en 2 prises
Sans activité sympathomimétique intrinsèque			
Aténolol	TENORMINE BETATOP	comp. séc. 50 mg comp. séc. 100 mg	AD : 100 mg/j en 1 seule prise le matin
	BETA-ADALATE (+ nifédipine) TENORDATE (+ nifédipine)	gél. 50 mg	AD : *HTA* : 1 gél./j (dose max. : 1 gél. 2 fois/j)
	TENORETIC (+ chlortalidone)	comp. 50 mg	AD : *HTA* : 1 comp./j en 1 prise le matin
Bétaxolol	KERLONE	comp. séc. 20 mg	AD : 10 à 20 mg/j en 1 prise le matin
Bisoprolol	DETENSIEL	comp. séc. 5 mg comp. séc. 10 mg	AD : 10 mg/j en 1 prise le matin
	LODOZ (+ hydrochloro-thiazide) WYTENS (+ hydro-chlorothiazide)	comp. 2,5 mg comp. 5 mg comp. 10 mg	AD : *HTA* : 1 comp./j en 1 prise le matin
	CARDENSIEL CARDIOCOR BISOCE	comp. séc. 1,25 mg comp. séc. 2,5 mg comp. séc. 3,75 mg comp. séc. 5 mg comp. séc. 7,5 mg comp. séc. 10 mg	*Spécialité adaptée au traitement de l'insuffisance cardiaque* : à dose très progressive, de 1,25 à 10 mg/j en 1 prise le matin

DCI	Spécialités	Présentations	Posologies
Céliprolol*	CELECTOL	comp. 200 mg	AD : 200 mg/j en 1 prise (jusqu'à 400 mg) le matin
Métoprolol	LOPRESSOR 200 SELOKEN LP	comp. séc. 200 mg à libération prolongée	AD : 100 à 200 mg/j en 1 prise le matin (100 mg 2 fois/j en post-infarctus)
	SELOKEN LOPRESSOR	comp. séc. 100 mg	AD : 100 à 200 mg/j en 2 à 3 prises (100 mg 2 fois/j en post-infarctus)
	SELOZOK LP	comp. 23,75 mg comp. 95 mg comp. 190 mg	*Spécialité adaptée au traitement de l'insuffisance cardiaque :* à dose très progressive, de 23,75 à 190 mg/j en 1 prise le matin
	LOGROTON (+ chlortalidone)	comp. séc. 200 mg	AD : *HTA :* 1 comp./j en 1 prise le matin
	LOGIMAX LP (+ félodipine)	comp. 47,5 mg	AD : *HTA :* 1 comp./j le matin
Nébivolol*	NEBILOX TEMERIT	comp. séc. 5 mg	AD : *HTA :* 5 à 10 mg/j en 1 prise le matin *Insuffisance cardiaque :* à doses très progressives, de 1,25 mg à 10 mg/j en 1 prise le matin
	TEMERITDUO CONEBILOX (+ hydrochlorothia-zide 12,5 ou 25 mg)	comp. 5 mg	AD : *HTA :* 1 comp./j

* Effet vasodilatateur périphérique.

Pour plus de précisions concernant la maladie hypertensive et l'angor ainsi que la place des bêtabloquants au sein de l'arsenal thérapeutique médicamenteux, il convient de se reporter aux sections *« Antihypertenseurs »* (p. 419) et *« Antiangoreux »* (p. 510).

Tableau II.164 - Bêtabloquants non cardiosélectifs sans ASI (Liste I)

DCI	Spécialités	Présentations	Posologies
Sans effet stabilisant de membrane			
Nadolol	CORGARD	comp. séc. 80 mg	**AD** : 40 à 80 mg/j en 1 prise le matin
Tertatolol*	ARTEX	comp. séc. 5 mg	**AD** : 2,5 à 5 mg/j en 1 prise le matin
Timolol	TIMACOR	comp. séc. 10 mg	**AD** : 10 à 30 mg/j en 1 à 3 prises
	MODUCREN (+hydrochlorothia-zide et amiloride)	comp. 10 mg	**AD** : HTA : 1 comp./j en 1 prise le matin
Avec effet stabilisant de membrane important			
Propranolol	AVLOCARDYL	comp. séc. 40 mg	**AD** : 80 à 160 mg/j en 2 à 3 prises
	AVLOCARDYL LP	gél. 160 mg à libération prolongée	**AD** : 160 mg/j en 1 prise le matin
Avec effet antiarythmique particulier			
Sotalol	SOTALEX	comp. séc. 80 mg comp. séc. 160 mg	**AD** : 40 à 480 mg/j en 1 à 2 prises

* Effet vasodilatateur rénal.

Tableau II.165 - Bêtabloquants non cardiosélectifs avec ASI (Liste I)

DCI	Spécialités	Présentations	Posologies
Sans effet stabilisant de membrane			
Pindolol	VISKEN VISKEN-QUINZE	comp. séc. 5 mg comp. séc. 15 mg	**AD** : 5 à 15 mg/j en 1 à 2 prises (jusqu'à 60 mg/j)
	VISKALDIX (+ clopamide)	comp. 10 mg	**AD** : *HTA* : 1 comp./j en 1 prise le matin

Tableau II.166 - Bêtabloquants injectables (Liste I) (réservés à l'usage hospitalier)

DCI	Spécialités	Présentations	Posologies
Aténolol	TENORMINE IV	amp. 10 mL/5 mg	**AD** : voie IV lente sous ECG 1 mg/min jusqu'à 5 mg puis relais *per os*
Esmolol	BREVIBLOC	fl. 10 mL/100 mg poche 10 mg/mL	**AD** : voie IV lente sous ECG 500 µg/kg en 1 min, puis 50 à 200 µg/kg/min
Labétolol	TRANDATE inj.	amp. 20 mL/ 100 mg	**AD** : voie IV 1 mg/kg en 1 min sous ECG perf. IV : 0,1 à 0,3 mg/kg/h
Propranolol	AVLOCARDYL inj.	amp. 5 mL/5 mg	**AD** : voie IV lente sous ECG 1 mg/min sans dépasser 5 à 10 mg

Bêtabloquants présentant des propriétés alphabloquantes

Labétolol (TRANDATE) (Liste I)

Propriétés

C'est un bêtabloquant non cardiosélectif doté d'une activité alphabloquante vasodilatatrice, avec ASI (agoniste β2), ce qui le rend intéressant dans les cas d'acrosyndromes déclenchés par les autres bêtabloquants (syndromes de Raynaud).

Présentations

TRANDATE comp. séc. 200 mg
TRANDATE injectable amp. 100 mg

La forme injectable est utilisée dans les urgences hypertensives à la posologie de 1 mg/kg en injection IV d'une minute, à répéter si besoin.

Carvédilol (KREDEX) (Liste I)

Propriétés

C'est un bêtabloquant particulier présentant une activité alphabloquante et stabilisatrice de membrane, sans ASI, le premier utilisé dans le traitement de l'insuffisance cardiaque chronique, en association avec un inhibiteur de l'enzyme de conversion, un diurétique et éventuellement un digitalique.

Présentations

KREDEX, comp. 6,25, 12,5 et 25 mg

La posologie doit être très progressive, l'instauration se faisant en milieu hospitalier sous surveillance de la fonction cardiaque et rénale. La posologie finale est de 25 à 50 mg 2 fois par jour au cours des repas.

INDICATIONS – CONDUITE DE TRAITEMENT

Indications

Les indications varient selon les principes actifs et la forme galénique.

Bêtabloquants par voie orale

- Hypertension artérielle.
- Prévention de la crise angineuse.
- Réduction ou prévention des troubles du rythme : tachycardies sinusales ou jonctionnelles, rythme ventriculaire élevé des fibrillations ou des flutters auriculaires (acébutolol, métoprolol, nadolol, pindolol, propranolol, sotalol).
- Manifestations cardiovasculaires des hyperthyroïdies (nadolol, pindolol, propranolol, sotalol).
- Signes fonctionnels des cardiomyopathies obstructives.
- Traitement de l'insuffisance cardiaque chronique (bisoprolol, métoprolol LP, carvédilol, nébivolol pour les sujets de plus de 80 ans).
- Traitement au long cours après infarctus du myocarde (acébutolol, aténolol, métoprolol, propranolol, timolol).
- Traitement de fond de la migraine (propranolol, métoprolol).
- Manifestations fonctionnelles cardiaques : éréthisme cardiaque (métoprolol).
- Prévention des hémorragies par rupture des varices œsophagiennes et de leur récidive chez les patients cirrhotiques (propranolol).

Bêtabloquants par voie injectable

- Traitement d'urgence de l'hypertension artérielle sévère.
- Traitement d'urgence de troubles du rythme variés.
- Traitement d'urgence IV à la phase aiguë de l'infarctus du myocarde (aténolol) avec un relais ultérieur par la voie orale.
- Anesthésiologie.

Conduite de traitement

Hypertension artérielle

Dans le traitement de l'hypertension artérielle, il est préférable de commencer celui-ci à doses progressives pour deux raisons : certaines hypertensions sont contrôlées à des posologies moyennes qu'il est inutile de dépasser. Par ailleurs, au cours des premières semaines de traitement, il existe une chute du débit cardiaque qui peut entraîner de la fatigue. La posologie optimale devra donc être atteinte progressivement en un mois environ ; c'est à ce stade, seulement, qu'est établi le traitement définitif, c'est-à-dire la prise unique, de préférence le matin, d'une forme à libération prolongée ou à demi-vie longue.

Dans le cas où le traitement est inefficace, une association thérapeutique est alors nécessaire ; la plus utilisée est l'association aux diurétiques.

Il est logique de préférer les bêtabloquants bêta-1 sélectifs (cardiosélectifs) chez le diabétique (moins de risques de masquer une hypoglycémie) et l'artéritique. On préférera ceux dotés d'activité sympatomimétique intrinsèque (ASI) chez les bradycardes (entre 40 et 60 battements/min) et les artéritiques (sans signes de gravité). Certains bêtabloquants cardiosélectifs (céliprolol) peuvent être utilisés avec prudence en cas d'asthme peu sévère.

Coronaropathies

Angor

Les bêtabloquants diminuent les besoins en oxygène du myocarde en réduisant la fréquence cardiaque et la contractilité. Ce sont les produits de référence de l'angor d'effort.

Il existe un véritable syndrome de sevrage chez les angineux ; un arrêt de traitement par un bêtabloquant chez ces derniers devrait être progressif et s'accompagner d'une réduction de l'activité physique pendant au moins 8 jours afin d'éviter des complications graves pouvant aller jusqu'à l'infarctus du myocarde et la mort subite.

Ce problème ne se pose pas en pratique chez les hypertendus.

Pour les patients sous bêtabloquant devant subir une intervention chirurgicale, le traitement doit être maintenu, ou arrêté à la rigueur le jour de l'intervention ; l'anesthésiste doit être prévenu, les mesures à prendre étant l'augmentation des doses de parasympatholytiques en cas de bradycardie et une surveillance attentive de la volémie en cours d'intervention.

Infarctus du myocarde

Lors de la phase aiguë, l'administration très précoce par voie intraveineuse de bêtabloquants limiterait la taille de la nécrose, diminuerait la fréquence des récidives et réduirait la mortalité. Dans la plupart des cas, un bêtabloquant *per os* peut être suffisant.

Insuffisance cardiaque systolique chronique

La dose initiale doit être très faible puis augmentée progressivement par paliers de 2 semaines en fonction de la tolérance clinique et de l'ECG.

EFFETS INDÉSIRABLES – INTERACTIONS MÉDICAMENTEUSES – PRÉCAUTIONS D'EMPLOI – CONTRE-INDICATIONS

***Tableau II.167** - Effets indésirables des bêtabloquants*

• Asthénie transitoire • Bradycardie asymptomatique • Gastralgies, nausées, vomissements, diarrhée • Insomnies, cauchemars • Extrémités froides • Dysfonction érectile	} bénins et fréquents
• Bradycardie sévère • Chute tensionnelle • Insuffisance cardiaque • Bloc auriculo-ventriculaire • Aggravation des artérites et phénomènes de Raynaud • Bronchospasme • Hypoglycémie • Éruptions cutanées	} imposent l'arrêt du traitement

Tableau II.168 - Interactions médicamenteuses des bêtabloquants

Médicaments de la classe	Autres médicaments	Conséquences
Bêtabloquants (sauf esmolol)	floctafénine	*association contre-indiquée :* en cas de choc ou d'hypotension à la floctafénine, réduction par les bêtabloquants des réactions cardiovasculaires de compensation
	diltiazem, vérapamil	*association déconseillée :* troubles de l'automatisme et de la conduction, défaillance cardiaque
Bêtabloquants dans l'insuffisance cardiaque (bisoprolol, carvédilol, métoprolol, nébivolol), en plus des interactions ci-dessus	antiarythmiques de classe I (sauf lidocaïne)	*association contre-indiquée :* effet inotrope négatif avec risque de décompensation cardiaque
	antihypertenseurs centraux	*association déconseillée :* diminution centrale du tonus sympathique et effet vasodilatateur des antihypertenseurs centraux préjudiciable en cas d'insuffisance cardiaque
	diltiazem, vérapamil	*association déconseillée :* effet inotrope négatif avec risque de décompensation cardiaque, troubles de l'automatisme et de la conduction
Esmolol	diltiazem, vérapamil	*associations déconseillées :* en cas d'altération de la fonction ventriculaire gauche, troubles de l'automatisme, de la conduction, défaillance cardiaque

Tableau II.169 - Précautions d'emploi des bêtabloquants

- Ne jamais interrompre brutalement le traitement notamment dans l'angor
- Utiliser avec prudence chez le sujet âgé, surveiller l'apparition de signes d'insuffisance cardiaque
- En cas d'insuffisance hépatique ou rénale, diminuer si besoin la posologie ou choisir de préférence un bêtabloquant non éliminé par l'organe défaillant
- Utiliser avec prudence dans les bronchopathies chroniques obstructives (privilégier les bêtabloquants cardiosélectifs avec ASI)
- Chez les diabétiques, sujets aux accès d'hypoglycémie, le risque peut être accru
- En cas d'intervention chirurgicale, il convient d'en informer l'anesthésiste ; l'arrêt des bêtabloquants n'est pas recommandé chez le coronarien en cas d'anesthésie générale

- Il convient d'associer avec prudence des médicaments comme les antiarythmiques (lidocaïne, propaférone, amiodarone), les anesthésiques volatils halogénés, l'insuline et les sulfamides hypoglycémiants, les antihypertenseurs centraux, les anticholinestérasiques (anti-Alzheimer), et les médicaments susceptibles de donner des torsades de pointe
- En cas de grossesse : surveiller le nouveau-né pendant 3 à 5 jours (risque d'hypoglycémie et de bradycardie)
- Allaitement : utilisation déconseillée
- En cas d'antécédent de réaction allergique sévère, quelle que soit son origine, la prise de bêtabloquants, en cas de réexposition à l'allergène, peut aggraver les manifestations anaphylactiques et entraîner une résistance à l'adrénaline utilisée pour le traitement
- En cas de psoriasis, les bêtabloquants peuvent accroître la sensibilité aux allergènes et aggraver les manifestations anaphylactiques

***Tableau II.170** - Contre-indications des bêtabloquants*

- Hypersensibilité aux bêtabloquants ou à tout produit ou traitement ayant auparavant provoqué une réaction anaphylactique
- Blocs auriculo-ventriculaires (BAV) de 2e et 3e degrés non appareillés
- Insuffisance cardiaque congestive non contrôlée
- Asthme (même les bêtabloquants cardiosélectifs peuvent provoquer une crise d'asthme)
- Bradycardie importante (< 50/min avant traitement), hypotension artérielle sévère
- Phénomène de Raynaud (sauf pour les bêtabloquants à activité sympathomimétique intrinsèque)
- Myasthénie
- Certaines associations médicamenteuses (voir « *Interactions médicamenteuses* »)

Administration et conseils au patient

Objectifs du traitement médicamenteux

- Hypertension artérielle : les bêtabloquants sont des médicaments utilisés en première intention, sauf en cas de contre-indication (asthme, bradycardie < 50/min, bloc auriculoventriculaire, maladie de Raynaud) et permettent de réduire à long terme les complications cardiovasculaires de l'hypertension artérielle (voir section « *Antihypertenseurs* », p. 419).

- Angor stable : les bêtabloquants réduisent le travail cardiaque (diminution de la fréquence et de la contractilité cardiaques, ainsi que de la pression artérielle à l'effort) et la consommation en oxygène du myocarde, permettant ainsi la diminution de la fréquence et de l'intensité des épisodes douloureux de l'angor (voir section « *Antiangoreux* », p. 510).
- Troubles du rythme : les bêtabloquants sont des médicaments antiarythmiques (classe II) agissant par réduction de la conduction dans le nœud auriculo-ventriculaire et effet bradycardisant. Ils diminuent l'incidence de la mort subite par troubles du rythme ventriculaire en post-infarctus et dans l'insuffisance cardiaque pour certains d'entre eux (voir section « *Antiarythmiques* », p. 553).

Plan de prise et modalités d'administration

- Il est souhaitable de garder toujours le même moment de prise afin d'éviter les fluctuations possibles dans l'effet du médicament, la prise du matin étant souhaitable.
- La prise au cours des repas est souvent préférable.

Observance du traitement

S'agissant d'un traitement au long cours, la monoprise journalière possible pour certains bêtabloquants ou pour les formes à libération prolongée est un avantage favorisant l'observance du traitement.

Surveillance de l'efficacité et de la tolérance

- Mesure de la pression artérielle couché et debout pour vérifier l'efficacité du traitement et rechercher une hypotension orthostatique.
- Surveillance de la fréquence cardiaque afin de rechercher une bradycardie excessive (fréquence cardiaque inférieure à 50 battements/min).

- Les bêtabloquants peuvent conduire à la décompensation d'une insuffisance cardiaque (notamment lors d'une augmentation de posologie). L'instauration du traitement doit être réalisée à dose initiale faible en cas de cardiomyopathie et chez le sujet âgé.
- Les bêtabloquants sont susceptibles de masquer les signes d'une hypoglycémie (prudence chez le diabétique et renforcement du contrôle de la glycémie).

Conseils hygiéno-diététiques et autres conseils au patient

En fonction de l'indication concernée, se reporter aux sections « *Antihypertenseurs* », « *Antiangoreux* » ou « *Antiarythmiques* ».

Antiangoreux

NOTIONS ESSENTIELLES

- Les antiangoreux sont des médicaments destinés au traitement de l'insuffisance coronarienne (angine de poitrine) : angor stable ou angor d'effort, angor instable, angor de Prinzmetal, infarctus du myocarde en phase aiguë et en post-infarctus.
- Les antiangoreux se répartissent en plusieurs familles :
  - les dérivés nitrés ;
  - les inhibiteurs calciques ;
  - les bêtabloquants ;
  - l'ivabradine ;
  - les autres antiangoreux (molsidomine, nicorandil).
- Le traitement curatif de la crise d'angor est un dérivé nitré par voie sublinguale ou injectable.
- Le traitement préventif de l'angor stable repose sur un antiagrégant plaquettaire (aspirine) associé à un bêtabloquant et/ou un inhibiteur calcique.
- L'angor instable, comportant un risque important d'infarctus du myocarde, requiert une hospitalisation et un traitement associant anticoagulant et antiagrégant et l'administration IV puis *per os* d'un dérivé nitré et/ou d'un bêtabloquant ou d'un inhibiteur calcique.
- L'angor de Prinzmetal est traité par un inhibiteur calcique.
- Le traitement après infarctus du myocarde comporte un bêtabloquant et un IEC (chez les sujets présentant une insuffisance ventriculaire gauche), un antithrombotique et une statine hypocholestérolémiante.

GÉNÉRALITÉS

Rappels de physiopathologie

La circulation coronaire apporte l'oxygène nécessaire au métabolisme énergétique des cellules myocardiques.

Lorsque les besoins de l'organisme s'élèvent, lors de l'effort par exemple, le myocarde ne reste bien oxygéné qu'à condition que les apports en oxygène augmentent grâce à l'élévation du débit coronaire par vasodilatation ; les coronaires peuvent multiplier par quatre ou plus leur débit.

L'hypoxie myocardique résulte dans plus de 90 % des cas d'une ischémie par athérosclérose oblitérante des artères coronaires avec ou sans thrombose. La diminution du débit coronaire s'observe lorsque les lésions athéromateuses réduisent de 50 à 70 % le diamètre de l'artère.

L'angine de poitrine ou angor est un syndrome douloureux thoracique apparaissant généralement à l'effort (douleur classiquement rétrosternale en barre, avec possibles irradiations ascendantes vers la mâchoire et les membres supérieurs), dû à une ischémie myocardique paroxystique qui se produit lorsque apparaît un déséquilibre brutal entre les apports en oxygène au myocarde et ses besoins. Il existe plusieurs formes d'angor :

- *l'angor stable ou angor d'effort* : le rétrécissement coronaire athéroscléreux ne permet pas l'adaptation des apports en oxygène aux besoins du myocarde en cas d'effort. La douleur, soulagée par la prise de trinitrine sublinguale, cède habituellement en quelques minutes. Il n'y a pas d'anomalies à l'électrocardiogramme (ECG), ni d'augmentation des marqueurs biologiques de souffrance cardiaque ;
- *l'ischémie myocardique silencieuse* : présence d'une ischémie myocardique en l'absence de tout symptôme ;
- *l'angor instable* ou *syndrome coronarien aigu sans sus-décalage du segment ST* : l'angine de poitrine instable est une entité clinique intermédiaire entre l'angor stable et l'infarctus du myocarde constitué. Elle se traduit par l'apparition brutale de crises angineuses rapprochées de repos ou de crises angineuses prolongées sans infarctus constitué (aggravation d'un angor d'effort). L'ECG est généralement perturbé et le taux de troponine augmenté, la douleur est résistante à la prise de trinitrine. Il

représente un risque important d'infarctus du myocarde et nécessite un traitement d'urgence et une hospitalisation ;

- *l'angor de Prinzmetal :* il est provoqué par un spasme artériel coronaire entraînant des crises spontanées souvent nocturnes, avec troubles du rythme et de la conduction.

Principes du traitement médicamenteux

Le but du traitement est d'obtenir une meilleure adéquation entre apports et besoins en oxygène du myocarde :

- soit en diminuant la consommation en oxygène du myocarde (MVO_2), en réduisant ou non l'activité myocardique ;
- soit en augmentant l'offre en oxygène.

Le traitement doit permettre la réduction de la fréquence et de l'intensité des crises douloureuses et la prévention des complications de l'angor stable : syndrome coronarien aigu sans ou avec élévation du segment ST (infarctus du myocarde).

Réduction des besoins en oxygène

C'est le but des médicaments qui diminuent le travail cardiaque.

Les besoins en oxygène ainsi diminués se trouvent réajustés à l'apport sanguin déficient.

La réduction des besoins en oxygène du myocarde peut être obtenue en :

- diminuant le volume du ventricule par diminution de la précharge (retour veineux ou pression de remplissage) ; les *dérivés nitrés* abaissent à la fois la précharge (vasodilatation veineuse) et la postcharge (réduction des résistances périphériques) ;
- diminuant la contractilité cardiaque : celle-ci étant accrue par la stimulation des récepteurs bêta-adrénergiques et l'entrée de calcium dans la cellule myocardique, les *bêtabloquants* et les *inhibiteurs calciques* (ou antagonistes calciques) permettent d'atteindre cet objectif ;
- diminuant la fréquence cardiaque, ce qui permet de réduire par là même l'activité myocardique. Les *bêtabloquants* ont cette propriété.

L'*ivabradine* est un inhibiteur sélectif et spécifique du courant pacemaker IF qui contrôle la dépolarisation au niveau du nœud sinusal. Il permet une réduction de la fréquence cardiaque sans effet sur la contractibilité myocardique. L'ivabradine est indiquée chez les patients angoreux présentant un rythme sinusal normal et une contre-indication ou une intolérance aux bêtabloquants ou aux inhibiteurs calciques bradycardisants. L'ivabradine peut être également utilisée chez les patients insuffisamment contrôlés par une dose optimale de bêtabloquant et conservant une fréquence cardiaque > 60 battements/min.

Augmentation des apports en oxygène

Les *dérivés nitrés* augmentent l'apport en oxygène au myocarde par dilatation des artères coronaires et amélioration de la perfusion sous-endocardique (baisse de la précharge).

La *molsidomine* présente des propriétés vasodilatatrices veineuses et coronaires voisines de celles des dérivés nitrés, sans effet de tolérance significatif. Elle est prescrite en alternative aux dérivés nitrés en prévention de la crise angineuse.

Le *nicorandil* est un activateur des canaux potassiques qui entraîne une vasodilatation artérielle et coronaire avec réduction de la postcharge et une vasodilatation veineuse avec réduction de la précharge. Il peut être utilisé en association à d'autres antiangineux, notamment chez les patients présentant un angor d'effort stable résistant à un traitement par dérivés nitrés à action prolongée.

La *trimétazidine* présente une action anti-ischémique myocardiaque. Ce médicament est indiqué en association dans le traitement des patients adultes atteints d'angine de poitrine stable, insuffisamment contrôlés ou présentant une intolérance aux traitements antiangineux de première intention. Il présente un SMR de niveau modéré et fait l'objet actuellement d'une réévaluation de son rapport bénéfice/risques (notamment chez les sujets âgés).

Les techniques de revascularisation coronaire par pontage aortocoronaire et angioplastie transluminale (dilatation au niveau de la sténose avec si besoin pose d'un « stent ») sont très utiles, notamment en cas d'échec du traitement médical.

PRINCIPAUX MÉDICAMENTS

Dérivés nitrés

(Se reporter à la section *« Dérivés nitrés »*, p. 523.)

Produits sublinguaux d'action immédiate

- trinitrine (NATISPRAY)
- isosorbide dinitrate (ISOCARD SPRAY)

Ils agissent dans les minutes qui suivent leur administration. Ils sont présentés sous forme de solution pour pulvérisation endobuccale.

Produits d'action prolongée

- isosorbide dinitrate (LANGORAN LP)
- isosorbide mononitrate (MONICOR LP)
- trinitrine en dispositif transdermique (« patch »)

Produits intraveineux

- trinitrine (NITRONAL)
- isosorbide dinitrate (RISORDAN)

Les formes injectables peuvent être administrées en intraveineux en bolus ou en perfusion continue.

Inhibiteurs calciques utilisés dans l'angor

(Se reporter à la section *« Inhibiteurs calciques »*, p. 476.)

- nifédipine (ADALATE)
- amlodipine (AMLOR)
- félodipine (FLODIL)
- vérapamil (ISOPTINE)
- diltiazem (TILDIEM)

Bêtabloquants utilisés dans l'angor

(Se reporter à la section « *Bêtabloquants* », p. 494.)

- acébutolol (SECTRAL)
- aténolol (BETATOP, TENORMINE)
- bétaxolol (KERLONE)
- bisoprolol (DETENSIEL)
- céliprolol (CELECTOL)
- métoprolol (LOPRESSOR, SELOKEN)
- nadolol (CORGARD)
- oxprénolol (TRASICOR)
- pindolol (VISKEN)
- propranolol (AVLOCARDYL)
- timolol (TIMACOR)

Autres antiangoreux

***Tableau II.171** - Autres antiangoreux*

DCI	Spécialités	Présentations	Posologies
Molsidomine	CORVASAL (liste I)	comp. séc. 2 mg comp. séc. 4 mg	AD : 1 à 2 mg 3 fois/jour (max. 16 mg/j)
Nicorandil	ADANCOR IKOREL (liste I)	comp. séc. 10 mg comp. séc. 20 mg	AD : 5 à 10 mg 2 fois/j (max. 20 mg 2 fois/j)
Trimétazidine	VASTAREL (liste II)	comp. 20 mg sol. buv. 20 mg/mL comp. LM 35 mg	AD : 40 à 60 mg/j en 3 prises AD : 1 comp. 2 fois/j
Ivabradine	PROCORALAN (liste I)	comp. séc. 5 mg comp. séc. 7,5 mg	AD : 10 à 15 mg/j en 2 prises

CONDUITE DE TRAITEMENT

Le traitement de l'insuffisance coronarienne chronique a un double but : symptomatique (diminution de la gêne fonctionnelle, angor ou dyspnée) et pronostique (réduction du risque d'infarctus du myocarde ou décès).

Crise d'angor

Le traitement repose sur l'arrêt de l'effort et la prise d'un dérivé nitré par voie sublinguale.

Traitement de fond

Il comporte les antiangineux, un hypolipémiant de type statine (maintien du LDL-cholestérol < 1 g/L) et un antiagrégant plaquettaire. L'aspirine à la posologie de 75 à 160 mg/j est le plus couramment utilisée (ou le clopidogrel si l'aspirine est contre-indiquée).

- Dans *l'angor stable*, on associe un dérivé nitré par voie sublinguale (à titre préventif dans les circonstances déclenchant habituellement les crises), de l'aspirine et un antiangineux en traitement de fond. Les bêtabloquants représentent le traitement médicamenteux de référence de l'angor d'effort du fait de l'importance de leur effet antiangoreux et de leur effet préventif sur la mortalité après infarctus du myocarde. Ils sont contre-indiqués en cas d'insuffisance cardiaque mal équilibrée ; il est nécessaire d'utiliser initialement une faible posologie sous surveillance chez les sujets âgés.

  Les inhibiteurs calciques (diltiazem, vérapamil, dihydropyridines indiquées dans l'angor) et l'ivabradine constituent une alternative.

  En cas de symptômes persistants, une association est possible : bêtabloquant et/ou inhibiteur calcique et/ou dérivé nitré à action prolongée ou molsidomine, nicorandil, trimétazidine.
- *L'angor instable* est une urgence thérapeutique. Le traitement initial associe l'aspirine, l'héparine en perfusion continue (ou une HBPM) et l'administration par voie IV d'un dérivé nitré et/ou d'un bêtabloquant. Un inhibiteur calcique peut également être utilisé en cas d'échec ou de

contre-indication aux bêtabloquants. En cas d'ischémie persistante, la coronarographie doit être envisagée en vue d'une reperfusion (par angioplastie ou pontage coronaire) sous anti-GP IIb/IIIa (voir section *« Anti-agrégants plaquettaires »*, p. 776).

- *L'angor de Prinzmetal*, du fait de sa composante spastique, doit être traité en première intention par un inhibiteur calcique (ou éventuellement association de deux inhibiteurs calciques ou d'un inhibiteur calcique et d'un dérivé nitré). Les bêtabloquants sont contre-indiqués dans cette indication.

Après infarctus du myocarde

Il faut envisager des mesures spécifiques de prévention secondaire : les bêtabloquants et les médicaments agissant sur l'hémostase (aspirine, anticoagulants oraux) diminuent le risque de récidive ou de décès.

Les inhibiteurs de l'enzyme de conversion (IEC) diminuent la mortalité chez les sujets présentant une insuffisance ventriculaire gauche, à condition de commencer dès les 24 premières heures chez les patients en situation hémodynamique stable (lisinopril, zofénopril, captopril).

Certains IEC (trandolapril, ramipril, captopril) possèdent également une indication en post-infarctus du myocarde compliqué de dysfonction systolique du ventricule gauche.

Une statine hypocholestérolémiante, même en cas de cholestérolémie normale, est associée.

EFFETS INDÉSIRABLES – INTERACTIONS MÉDICAMENTEUSES – PRÉCAUTIONS D'EMPLOI – CONTRE-INDICATIONS

Tableau II.172 - *Effets indésirables et prévention du risque médicamenteux des antiangoreux*

Médicaments	Effets indésirables	Prévention du risque médicamenteux
Dérivés nitrés	Voir *tableau II.180*, p. 530	
Inhibiteurs calciques	Voir *tableau II.158*, p. 488	
Bêtabloquants	Voir *tableau II.167*, p. 505	
Molsidomine	*Se reporter aux effets indésirables des dérivés nitrés*, p. 530	
Nicorandil	*Se reporter aux effets indésirables des dérivés nitrés, auxquels s'ajoutent :* • ulcérations digestives, surtout buccales (aphtose), parfois sévères • éruptions cutanées • angiœdèmes • atteintes hépatiques	• peuvent nécessiter l'arrêt du traitement
Trimétazidine	• Troubles digestifs • Induction ou aggravation de symptômes parkinsoniens • Syndrome des jambes sans repos • Survenue de chutes avec hypotension • Troubles cutanés et hématologiques (thrombopénies) • Hallucinations, vertiges	• Prise en cours de repas • Prudence chez les sujets âgés
Ivabradine	• Bradycardie parfois sévère, troubles de la conduction, bloc auriculo-ventriculaire • Troubles du rythme cardiaque (fibrillation auriculaire, extrasystoles) • Troubles digestifs	• Réduire la posologie ou interrompre le traitement en cas de fréquence cardiaque < 50/min

Médicaments	Effets indésirables	Prévention du risque médicamenteux
	• Troubles visuels • Céphalées, vertiges, crampes • Dyspnée • Hyperuricémie	

Tableau II.173 - Interactions médicamenteuses des antiangoreux – Niveaux, contre-indications (CI) et associations déconseillées (AD)

Médicaments antiangoreux	Autres médicaments	Niveau	Mécanismes et conséquences
Dérivés nitrés	Voir *tableau II.181*, p. 531		
Inhibiteurs calciques	Voir *tableau II.159*, p. 489		
Bêtabloquants	Voir *tableau II.168*, p. 506		
Molsidomine Nicorandil	*Se reporter aux interactions médicamenteuses des dérivés nitrés*, p. 531		
Trimétazidine	*Sans objet*		
Ivabradine	• Inhibiteurs puissants du CYP 3A4 (azolés antifongiques, inhibiteurs de protéases, surtout ritonavir et nelfinavir, certains macrolides) • Josamycine • Jus de pamplemousse • Diltiazem • Vérapamil • Millepertuis	CI CI AD AD AD AD	} • Augmentation des concentrations plasmatiques de l'ivabradine et de ses effets indésirables (notamment cardiaques) • Diminution de l'efficacité de l'ivabradine

Tableau II.174 - Précautions d'emploi des antiangoreux

Dérivés nitrés	Voir *tableau II.182*, p. 531
Inhibiteurs calciques	Voir *tableau II.160*, p. 490
Bêtabloquants	Voir *tableau II.169*, p. 506

Molsidomine Nicorandil	• Utiliser à dose progressive • Utiliser de façon prudente chez le sujet âgé • Utilisation déconseillée pendant la grossesse et l'allaitement
Trimétazidine	• Utilisation déconseillée pendant l'allaitement • Adaptation posologique en cas d'insuffisance rénale modérée et chez le sujet âgé (2 prises/j)
Ivabradine	• Utiliser avec prudence en cas de rétinite pigmentaire, d'insuffisance hépatique ou rénale, de dysfonction ventriculaire gauche, de fibrillation auriculaire et d'espace QT long congénital ou d'association à des médicaments allongeant l'intervalle QT • Précaution d'emploi en cas d'association aux anticonvulsivants inducteurs enzymatiques et à la rifampicine (diminution d'efficacité de l'ivabradine)

Tableau II.175 - Contre-indications des antiangoreux

Dérivés nitrés	Voir *tableau II.183*, p. 531
Inhibiteurs calciques	Voir *tableau II.161*, p. 491
Bêtabloquants	Voir *tableau II.170*, p. 507
Molsidomine Nicorandil	• Hypersensibilité connue au produit • Hypotension artérielle • Association aux inhibiteurs de la phosphodiestérase de type 5 (médicaments de l'insuffisance érectile)
Trimétazidine	• Hypersensibilité connue au produit • Ne pas utiliser chez l'enfant • Insuffisance rénale sévère • Maladie de Parkinson, symptômes parkinsoniens, tremblements, syndrome des jambes sans repos
Ivabradine	• Hypersensibilité connue au produit • Infarctus du myocarde, insuffisance cardiaque sévère, hypotension sévère, fréquence cardiaque < 60/min, bloc auriculo-ventriculaire • Insuffisance hépatique sévère • Grossesse et allaitement • Certaines associations médicamenteuses (voir « *Interactions médicamenteuses* »)

Administration et conseils au patient

Objectifs du traitement médicamenteux

- Diminuer la fréquence et l'intensité des crises d'angine de poitrine, se caractérisant par un syndrome thoracique douloureux résultant de l'hypoxie myocardique.
- Prévenir les complications de l'angor : infarctus du myocarde, troubles du rythme, insuffisance cardiaque.

Plan de prise, modalités d'administration, surveillance de l'efficacité et de la tolérance

- dérivés nitrés : voir p. 532 ;
- bêtabloquants : voir p. 508 ;
- inhibiteurs calciques : voir p. 492 ;
- *molsidomine* (CORVASAL) : prise en cours des repas (meilleure tolérance) ;
- *nicorandil* (ADANCOR, IKOREL) : prise préférentiellement en début de repas ;
- *trimétazidine* (VASTAREL) : prise de préférence au moment des repas (meilleure tolérance) ;
- *ivabradine* (PROCORALAN) : 10 mg/j en 2 prises en début de traitement, puis 15 mg/j en 2 prises après 2 à 4 semaines, ou réduction à 5 mg/j en 2 prises en fonction de la fréquence cardiaque obtenue.

Conseils au patient

Les règles hygiénodiététiques suivantes permettent de réduire les facteurs de risque de l'angor :

- suppression du tabac : c'est une mesure essentielle à la réduction du risque cardio-vasculaire.

- Régime alimentaire : un régime pauvre en cholestérol et graisses saturées doit être suivi afin de favoriser la perte de poids et la réduction des besoins en oxygène à l'effort.
- Exercice physique régulier : de l'ordre de 20 à 40 min chaque jour en fonction de l'âge et du degré d'atteinte coronarienne du patient.
- Le patient doit avoir toujours à portée de main un dérivé nitré à action immédiate utilisable en cas de crise d'angor.
- Le traitement antiagrégant associé doit être poursuivi sans discontinuité afin de prévenir le risque de thrombose. Le patient doit être informé des signes hémorragiques (urines ou selles rouges, saignements du nez ou des gencives...).

Dérivés nitrés

NOTIONS ESSENTIELLES

- Les dérivés nitrés sont des vasodilatateurs périphériques et coronaires permettant une augmentation de l'apport en oxygène au myocarde par dilatation des artères coronaires et une réduction de la demande cardiaque en oxygène résultant de la baisse de la précharge (vasodilatation veineuse).
- Il existe plusieurs formes de dérivés nitrés :
  - formes à action immédiate, destinées à la voie sublinguale (spray) pour le traitement de la crise d'angor, et à la voie injectable utilisée notamment dans la prise en charge de l'angor instable ;
  - formes à action prolongée, destinées à la voie orale (gélule LP) et à la voie transdermique (« patch ») pour le traitement de fond préventif des crises d'angor. Dans cette indication toutefois, les bêtabloquants sont maintenant les antiangoreux proposés en première intention.
- Les effets indésirables des dérivés nitrés sont :
  - des maux de tête, que l'on peut réduire par une instauration progressive du traitement et l'administration d'aspirine ;
  - de l'hypotension, à prévenir par une augmentation progressive des posologies et un contrôle précis des débits de perfusion ;
  - un risque de méthémoglobinémie, effet rare surtout rencontré en cas de forte posologie ou de surdosage.

GÉNÉRALITÉS

Les dérivés nitrés sont des médicaments antiangineux qui agissent dans l'ischémie myocardique en diminuant la consommation d'oxygène du cœur par leur effet vasodilatateur périphérique veineux et la réduction du retour veineux (précharge).

Leur effet coronarodilatateur les rend utiles en cas de spasmes coronariens.

À forte dose, ils entraînent une vasodilatation artériolaire avec diminution de la pression artérielle.

Utilisée depuis plus de cent ans, la trinitrine a été le seul traitement de l'angine de poitrine jusque dans les années cinquante.

Des molécules et des formes galéniques nouvelles ont permis de faciliter l'administration et d'en prolonger la durée d'action.

Aujourd'hui, il existe :

- trois dérivés nitrés utilisés dont la dénomination internationale est la suivante :
  - la trinitrine,
  - l'isosorbide dinitrate,
  - l'isosorbide mononitrate ;
- quatre voies principales d'administration :
  - intraveineuse, de préférence à la seringue électrique,
  - sublinguale,
  - orale,
  - transdermique (percutanée) ;
- deux modalités d'action :
  - action rapide (trinitrine, isosorbide dinitrate) par voies sublinguale et injectable,
  - action prolongée (isosorbide dinitrate, isosorbide mononitrate) par voies orale et transdermique ;
- plusieurs formes galéniques :
  - pulvérisation (spray) pour la voie sublinguale,
  - système adhésif muni d'un réservoir à membrane semi-perméable pour l'administration transdermique,

- comprimés et gélules (microgranules LP) pour la voie orale,
- ampoules injectables pour la voie intraveineuse.

Pour plus de précisions concernant la maladie angineuse ainsi que la place des dérivés nitrés au sein de l'arsenal thérapeutique médicamenteux, il convient de se reporter à la section « *Antiangoreux* », p. 510.

Mécanismes d'action

Les dérivés nitrés, très liposolubles, pénètrent facilement dans les cellules cibles, où ils sont transformés en oxyde nitrique (NO) ou en nitrosothiol (SNO).

Ces dérivés activent une enzyme (la guanylate cyclase) qui augmente la teneur intracellulaire en GMP cyclique, entraînant une relaxation de la paroi vasculaire (par expulsion du calcium intracellulaire et déphosphorylation des chaînes légères de myosine) et une vasodilatation.

Propriétés pharmacologiques

Les dérivés nitrés sont de puissants vasodilatateurs ; cette action vasodilatatrice s'exerce :

SUR LES ARTÈRES CORONAIRES

L'effet coronarodilatateur est démontré sur les artères coronaires saines et en cas de spasme coronaire ; en revanche, leur action est nulle sur les artères coronaires athéromateuses déjà dilatées au maximum.

SUR LES VAISSEAUX PÉRIPHÉRIQUES

À faible dose, les dérivés nitrés ont une action vasodilatatrice sur le système veineux. Il en résulte un stockage sanguin périphérique avec comme conséquence une réduction du retour veineux (précharge) ; cela entraîne une diminution du travail cardiaque et donc de la consommation en oxygène du cœur.

En revanche, à forte dose, la vasodilatation artérielle qui en résulte conduit à la chute des résistances périphériques (postcharge) avec augmentation de la contractilité myocardique, tachycardie réflexe, d'où majoration des besoins en oxygène.

Phénomène d'échappement aux dérivés nitrés

Il consiste en une atténuation de leur effet lorsqu'ils sont prescrits de façon continue à dose fixe. Cet effet serait dû à une déplétion dans la cellule musculaire lisse de groupes sulfhydryles (SH) indispensables à l'activation des radicaux NO_2 des dérivés nitrés en NO.

La conséquence pratique consiste à observer un délai suffisamment long, de 8 à 12 h (fenêtre thérapeutique), entre deux administrations de dérivés nitrés à action prolongée ou de deux patchs afin de permettre à la cellule de renouveler son stock en groupements SH.

PRINCIPAUX MÉDICAMENTS – POSOLOGIES

Tableau II.176 *- Dérivés nitrés d'action immédiate par voie sublinguale (Liste II)*

DCI	Spécialités	Présentations	Posologies
Isosorbide dinitrate	ISOCARDSPRAY	fl. pressurisé à 1,25 mg par dose	pulvérisation sublinguale à répéter 1 à 2 fois en cas de crise
Trinitrine	NATISPRAY 0,15	fl. pressurisé à 0,15 mg/dose	pulvérisation sublinguale à répéter 1 à 2 fois en cas de crise
	NATISPRAY 0,30	fl. pressurisé à 0,30 mg/dose	

***Tableau II.177** - Dérivés nitrés d'action prolongée par voie orale (Liste II)*

DCI	Spécialités	Présentations	Posologies
Isosorbide dinitrate	RISORDAN	comp. séc. 20 mg	10 à 60 mg en 2 à 3 fois/j
	LANGORAN LP	gél. 20 mg gél. 40 mg	20 à 40 mg 2 à 3 fois/j
Isosorbide mononitrate	MONICOR LP	gél. 20 mg	20 mg 2 fois/j
		gél. 40 mg gél. 60 mg	40 à 60 mg/j en 1 prise

***Tableau II.178** - Dérivés nitrés d'action prolongée par voie transdermique (Liste II)*

DCI	Spécialités	Présentations	Posologies
Trinitrine	CORDIPATCH DIAFUSOR DISCOTRINE EPINITRIL NITRIDERM TTS TRINIPATCH	dispositifs transdermiques 5 mg/24 h 10 mg/24 h 15 mg/24 h	1 système/j débuter par l'application d'un dispositif à 5 mg/j

Les dérivés nitrés d'action immédiate sont indiqués dans le traitement curatif et préventif à court terme de la crise d'angine de poitrine ainsi que dans le traitement adjuvant de l'œdème aigu du poumon.

Les dérivés nitrés d'action prolongée sont indiqués dans le traitement de fond de l'angor stable (notamment en cas d'insuffisance cardiaque congestive ou de dysfonction ventriculaire gauche).

***Tableau II.179** - Dérivés nitrés par voie injectable (Liste II)*
(Réservé à l'usage hospitalier)

DCI	Spécialités	Présentations	Posologies
Isosorbide dinitrate	RISORDAN inj.	amp. 10 mL = 10 mg	*perf. IV continue :* 1 à 2 mg/h puis 2 à 15 mg/h *IV directe :* 2 mg en 2 min (en cas d'OAP*)
Trinitrine	NITRONAL	amp. 5 mL = 5 mg amp. 10 mL = 10 mg	*perf. IV :* 5 à 200 µg/min

* OAP : œdème aigu du poumon

INDICATIONS – CONDUITE DE TRAITEMENT

Indications

- Traitement curatif de la crise d'angor (voie sublinguale ou injectable).
- Traitement préventif à court terme de la crise d'angor (voie sublinguale).
- Traitement de fond des crises d'angor (formes orales LP ou voie transdermique).
- Traitement adjuvant de l'insuffisance cardiaque (formes orales LP).
- Œdème aigu du poumon, angor instable, spasme coronaire (voie injectable ou sublinguale).

Conduite de traitement

Traitement de la crise d'angor d'effort

C'est l'indication de choix des dérivés nitrés à action immédiate par voie sublinguale.

La douleur précordiale prolongée, résistante aux dérivés nitrés à action immédiate, justifie l'utilisation de trinitrine intraveineuse à la dose de 1 à 2 mg/h au perfuseur électrique.

Traitement de fond de la maladie coronaire

Angor d'effort stable

Les bêtabloquants (ou les inhibiteurs calciques) sont le traitement de référence de l'angor d'effort stable en association avec un antiagrégant plaquettaire (voir section «*Antiangoreux*», p. 510). Un dérivé nitré par voie sublinguale peut être utile dans les circonstances provoquant habituellement les crises (effort physique, rapport sexuel, etc.). Les dérivés nitrés d'action prolongée *per os* ou par voie transdermique en combinaison avec les bêtabloquants ou les inhibiteurs calciques permettent un effet antiangineux plus marqué chez les patients atteints d'un angor stable.

Angor instable

Les traitements anticoagulant (héparine IV ou HBPM) et antiagrégant plaquettaire (aspirine) réduisent le risque d'infarctus du myocarde en cas d'angor instable.

Le traitement antiangoreux spécifique associe un dérivé nitré (perfusion IV de 48 h au maximum) avec un bêtabloquant (IV puis *per os*) et/ou un inhibiteur calcique.

Insuffisance cardiaque

(Se reporter à la section «*Tonicardiaques*», p. 535.)

Insuffisance cardiaque aiguë

Les dérivés nitrés représentent un traitement efficace d'une décompensation aiguë d'une insuffisance cardiaque avec œdème aigu du poumon (effet symptomatique sur la dyspnée).

On a recours aux dérivés nitrés d'action rapide administrés par voie sublinguale, leur permettant d'être efficaces plus rapidement, ou en perfusion continue, voire en bolus.

On doit leur associer un diurétique (furosémide) en cas de surcharge volémique, un vasodilatateur artériel en cas de poussée hypertensive ou un antiarythmique en cas de trouble du rythme cardiaque.

Insuffisance cardiaque chronique

Le traitement de l'insuffisance cardiaque chronique avec dysfonction ventriculaire gauche a subi d'importantes évolutions depuis une quinzaine d'années. Il repose actuellement sur un inhibiteur de l'enzyme de conversion (IEC) et sur certains bêtabloquants, avec association éventuelle à un diurétique en cas de surcharge hydrosodée (se reporter à la p. 546).

Les digitaliques restent indiqués en cas de fibrillation auriculaire.

Les dérivés nitrés à action prolongée sont donc de moins en moins utilisés dans cette indication.

EFFETS INDÉSIRABLES – PRÉVENTION DU RISQUE MÉDICAMENTEUX – INTERACTIONS MÉDICAMENTEUSES – PRÉCAUTIONS D'EMPLOI – CONTRE-INDICATIONS

***Tableau II.180** - Effets indésirables et prévention du risque médicamenteux des dérivés nitrés*

Effets indésirables	Prévention du risque médicamenteux
• Céphalées, bouffées vasomotrices survenant en début de traitement, disparaissant le plus souvent progressivement	• Instauration progressive du traitement et administration d'aspirine Arrêt du traitement à envisager en cas de céphalées persistantes
• Hypotension surtout chez les personnes âgées, vertiges, tachycardies réflexes	• Instauration progressive du traitement et contrôle des débits de perfusion pour limiter la chute de PA (risque de syncope)
• Troubles digestifs	
• Méthémoglobinémie (rare)	• Surtout en cas de forte posologie et/ou de surdosage

Tableau II.181 - Interactions médicamenteuses des dérivés nitrés

Inhibiteurs de la phosphodiestérase de type 5 (VIAGRA, CIALIS, LEVITRA, ADCIRCA, REVATIO)	*association contre-indiquée* risque d'hypotension brutale sévère
Les antihypertenseurs, diurétiques, vasodilatateurs et l'alcool peuvent majorer l'hypotension induite par les dérivés nitrés	

Tableau II.182 - Précautions d'emploi des dérivés nitrés

- Il est nécessaire d'attirer l'attention des conducteurs de machines au début du traitement (risque d'hypotension orthostatique et de vertiges)
- Il faut rechercher une méthémoglobinémie en cas d'apparition de cyanose sans pneumopathie lors d'un traitement à doses élevées
- En cas d'utilisation à doses élevées, il est recommandé de ne pas arrêter brutalement le traitement
- En traitement chronique, pour les formes à action prolongée (orale, transdermique), il est important de respecter un intervalle libre quotidien de 8 à 12 heures entre 2 prises (exemple : application de patch de 20 h à 8 h), afin de réduire le risque d'échappement thérapeutique, bien établi lorsque les dérivés nitrés sont administrés de façon continue. Cet intervalle libre doit être choisi dans la période où le patient ne présente pas de crise. L'horaire de prise du traitement antiangineux associé (bêtabloquant et/ou antagoniste calcique) doit être choisi pour assurer une couverture thérapeutique pendant l'intervalle libre
- La posologie efficace devra être atteinte progressivement en raison du risque d'hypotension artérielle et de céphalées violentes chez certains sujets. Pour les formes sublinguales, utiliser initialement à la plus faible posologie et administrer en position assise en raison de la possibilité d'hypotension orthostatique
- En cas de cardiomyopathie obstructive, un usage prudent est de règle
- Les dispositifs transdermiques doivent être enlevés avant de réaliser un choc électrique externe
- Utilisation déconseillée pendant la grossesse et l'allaitement (innocuité non établie)

Tableau II.183 - Contre-indications des dérivés nitrés

Pour toutes les formes
• association aux inhibiteurs de la phosphodiestérase de type 5 (VIAGRA, CIALIS, LEVITRA, ADCIRCA, REVATIO)
Pour les formes transdermiques et orales
• allergie connue aux dérivés nitrés • défaillance aiguë du système circulatoire : choc, collapsus • hypertension intracrânienne • hypotension artérielle

Pour les formes injectables
• hypotension sévère, choc hypovolémique, hypertension intracrânienne • infarctus du myocarde en phase aiguë • allergie connue à l'un des composants

Administration et conseils au patient

Objectifs du traitement médicamenteux

- Diminuer la fréquence et l'intensité des crises d'angine de poitrine, se caractérisant par un syndrome thoracique douloureux résultant de l'hypoxie myocardique.
- Prévenir les complications de l'angor : infarctus du myocarde, troubles du rythme, insuffisance cardiaque.

Plan de prise et modalités d'administration

- Les sprays doivent être administrés sous la langue. Chaque pression sur l'embout du flacon délivre une quantité précise de principe actif. Une ou deux pulvérisations avant un effort permettent une prévention immédiate.
- Les dérivés nitrés à action prolongée ont un délai d'action plus long mais leurs effets durent plus longtemps afin de prévenir la réapparition des crises douloureuses. Les comprimés ou gélules sont à avaler.
- Pour les dispositifs transdermiques, il faut débuter par l'application d'un dispositif à 5 mg par 24 h ; en cas d'efficacité insuffisante, un dispositif à 10 mg, voire à 15 mg, par 24 h sera alors appliqué. Le site d'application doit être régulièrement changé pour éviter une irritation cutanée. Les dérivés nitrés s'administrant de façon discontinue sur le nycthémère,

il est nécessaire de respecter un intervalle libre quotidien de 8 à 12 heures avant l'application d'un nouveau patch.

- Perfusion IV :
  - Il importe de tenir compte de la pression artérielle initiale ; chez les patients ayant une pression artérielle systolique inférieure à 120 mmHg, il est nécessaire de diminuer les doses ; en effet des chutes tensionnelles importantes ont été signalées.
  - Le contrôle du débit de perfusion est nécessaire, de préférence grâce à un perfuseur électrique.
  - Il est recommandé d'utiliser des posologies croissantes par paliers successifs toutes les 5 à 10 min jusqu'à la posologie efficace.
  - La perfusion ne doit pas durer plus de 48 heures du fait des phénomènes de tolérance.
  - Relais de la perfusion IV : la posologie par voie orale est adaptée sur le dernier débit de perfusion.
  - Lors d'une perfusion systémique, surveiller la fréquence cardiaque, la pression artérielle, la pression artérielle pulmonaire et la pression veineuse centrale, ainsi que l'apparition des signes de surdosage (cyanose par méthémoglobinémie).

Surveillance de l'efficacité et de la tolérance

Il convient de noter :

- à quelle fréquence le patient prend son médicament ;
- s'il survient des effets secondaires ;
- si le soulagement n'est que partiel ou complet.

Conseils hygiéno-diététiques

Il est déconseillé d'absorber de l'alcool ou des boissons alcoolisées.

Autres conseils au patient

- Il est préférable de prendre les médicaments à action immédiate en position assise afin d'éviter l'hypotension orthostatique.
- Le médicament doit être conservé dans son emballage d'origine, à l'abri de la chaleur et de la lumière.
- Les formes sublinguales peuvent être prises 5 à 15 minutes avant toute activité provoquant habituellement les crises d'angor.
- Les « patchs » doivent être appliqués sur une zone peu pileuse, propre et sèche, en pressant quelques secondes avec la paume de la main.
- Le patient doit faire preuve de prudence s'il conduit un véhicule motorisé ou utilise des machines en raison du risque de vertiges et d'hypotension orthostatique en début de traitement.
- Le patient doit être informé du danger de l'utilisation concomitante de dérivés nitrés et de médicaments de l'impuissance type VIAGRA.
- Il doit informer son médecin si les effets gênants du médicament (rougeurs du visage, bouffées de chaleur, vertiges, maux de tête) sont très intenses ou s'ils persistent.

Tonicardiaques

NOTIONS ESSENTIELLES

Les tonicardiaques sont des médicaments utilisés dans les états de choc, notamment cardiogénique, et dans l'insuffisance cardiaque.

Digitaliques

- Ils possèdent une action inotrope positive (augmentation de la contractilité cardiaque) et des effets chronotrope et dromotrope négatifs (ralentissement de la fréquence sinusale et de la conduction auriculo-ventriculaire), entraînant une augmentation du débit cardiaque.
- La digoxine reste le seul dérivé digitalique encore utilisé dans l'insuffisance cardiaque et dans les fibrillations et flutters auriculaires.
- Les effets indésirables, majorés par l'hypokaliémie, sont digestifs (nausées, vomissements, anorexie) et neurosensoriels (vertiges, maux de tête, troubles visuels) ou entraînent une hyperexcitabilité ventriculaire et peuvent être signes de surdosage.
- L'injection de calcium intraveineux est contre-indiquée en cours de traitement digitalique.
- Surveillance : ECG, kaliémie, dosage de la digoxine plasmatique.

Sympathomimétiques

- Il s'agit des catécholamines ou amines sympathomimétiques (adrénaline, noradrénaline, dopamine, dobutamine, isoprénaline).

- Ils stimulent les récepteurs β1, β2 ou α du système sympathique : effet inotrope positif avec augmentation du débit cardiaque et effets variables sur la fréquence cardiaque, la TA et sur la consommation en oxygène.
- Ils sont indiqués dans le traitement des états de choc anaphylactique, cardiogénique ou infectieux et dans l'arrêt cardiaque (médicaments de l'urgence).
- L'administration est réalisée à la seringue électrique en milieu hospitalier et sous monitoring (TA, fréquence cardiaque, ECG permanent).

Inhibiteurs de la phosphodiestérase

- Ils possèdent des propriétés inotropes positives sans effets β-stimulants.
- Ils présentent également un effet myorelaxant direct sur la fibre lisse vasculaire, entraînant une diminution de la précharge et de la postcharge.
- Ils sont une alternative aux catécholamines dans le traitement de l'insuffisance cardiaque aiguë.

GÉNÉRALITÉS

Les tonicardiaques sont des médicaments utilisés dans le traitement des états de choc, notamment du choc cardiogénique, et dans celui de l'insuffisance cardiaque.

États de choc

On distingue :
- le choc hypovolémique, suite à une hémorragie ou à une réaction anaphylactique sévère (choc vasoplégique par vasodilatation et augmentation de la perméabilité vasculaire) ;
- le choc cardiogénique, par défaillance de la pompe cardiaque ;
- le choc septique dû aux toxines bactériennes associant choc hypovolémique et choc cardiogénique.

Insuffisance cardiaque

L'insuffisance cardiaque correspond à l'incapacité du cœur à assurer un flux sanguin en rapport avec les besoins métaboliques et fonctionnels des organes.

On distingue :
- l'insuffisance cardiaque aiguë nécessitant un traitement en urgence adapté :
  - soit à l'œdème aigu du poumon (OAP), avec tableau clinique d'insuffisance respiratoire aiguë lors du passage du liquide plasmatique dans les alvéoles pulmonaires,
  - soit au choc cardiogénique, avec hypoperfusion des tissus périphériques et des organes vitaux ;
- l'insuffisance cardiaque chronique, se traduisant cliniquement par une dyspnée à l'effort ou au repos et/ou par des œdèmes et souvent par des perturbations de l'ECG.

La gravité de l'insuffisance cardiaque chronique peut être estimée par la classification NYHA *(New York Heart Association)*, reposant sur la capacité du patient à assurer une activité physique :

- classe I : patient asymptomatique sans limitation de l'activité physique ;
- classe II : limitation modérée de l'activité physique. Le patient est bien au repos ;
- classe III : limitation marquée de l'activité physique (dyspnée pour des efforts peu intenses) ;
- classe IV : gêne permanente, impossibilité d'activité physique sans inconfort.

Dans sa forme chronique, l'insuffisance cardiaque est atténuée, au moins dans un premier temps, par des mécanismes compensateurs au niveau cardiaque (stimulation du système sympathique et augmentation du débit cardiaque) comme au niveau périphérique (vasoconstriction et rétention hydrosodée par activation du système rénine-angiotensine-aldostérone). Ces mécanismes deviennent à terme dépassés, voire délétères.

Il existe plusieurs classifications possibles de l'insuffisance cardiaque d'un point de vue physiopathologique :

- insuffisances cardiaques gauche et droite :
  - insuffisance cardiaque gauche, due le plus souvent à une insuffisance ventriculaire gauche (insuffisance cardiaque à bas débit avec hypotension et dyspnée),
  - insuffisance cardiaque droite, due à l'incapacité du ventricule droit à éjecter le sang veineux dans la circulation pulmonaire (œdèmes des membres inférieurs),
  - insuffisance cardiaque globale congestive, associant l'insuffisance ventriculaire gauche et droite ;
- insuffisances cardiaques systolique et diastolique :
  - insuffisance cardiaque systolique (60 % des cas) : altération de la force contractile du ventricule, la plus courante (fraction d'éjection < 40 %),
  - insuffisance cardiaque diastolique (40 % des cas) : anomalie du remplissage du ventricule avec fonction systolique conservée.

Le diagnostic est confirmé par des examens paracliniques : ECG, radiographie pulmonaire, échographie cardiaque. Le pronostic est réservé : risque de mort subite notamment par troubles du rythme ou décès suite à une insuffisance cardiaque terminale.

De nombreux médicaments peuvent être utilisés dans les états de choc et dans l'insuffisance cardiaque.

Médicaments des états de choc

- Choc hypovolémique : médicaments de remplissage vasculaire ou produits sanguins labiles.
- Choc cardiogénique :
  - sympathomimétiques injectables (catécholamines)
  - inhibiteurs de la phosphodiestérase
  - vasodilatateurs injectables (dérivés nitrés et vasodilatateurs artériels).

Médicaments de l'insuffisance cardiaque

Insuffisance cardiaque aiguë

- OAP :
  - dérivés nitrés
  - vasodilatateurs artériels
  - diurétiques IV (furosémide)
  - antiarythmiques.
- Choc cardiogénique : *idem* ci-dessus (états de choc).

Insuffisance cardiaque chronique

- inhibiteurs de l'enzyme de conversion (IEC) ou certains sartans
- diurétiques
- certains bêtabloquants
- antagonistes de l'aldostérone (spironolactone)
- digitaliques.

Seuls les médicaments suivants, non traités dans les chapitres antérieurs, seront détaillés dans cette section :

- digitaliques ;
- sympathomimétiques injectables ;
- inhibiteurs de la phosphodiestérase.

Digitaliques

Propriétés pharmacologiques

Les digitaliques (ou glucosides cardiotoniques), d'origine végétale et de structure chimique hétérosidique, possèdent une action inotrope positive (augmentation de la contractilité cardiaque), associée à des effets chronotrope et dromotrope négatifs (ralentissement de la fréquence sinusale et de la conduction auriculo-ventriculaire) permettant une amélioration de l'hémodynamique avec augmentation du débit cardiaque.

Le mécanisme de l'effet inotrope positif résulte du blocage de la pompe à sodium/potassium-ATPase dépendante. Cette inhibition augmente la concentration cellulaire de sodium et secondairement celle de calcium, directement proportionnelle à la force de contraction myocardique.

Propriétés pharmacocinétiques

La digoxine reste le seul dérivé digitalique encore utilisé. Elle présente une bonne absorption digestive (80 %), une faible liaison protéique et une élimination urinaire sous forme inchangée. Sa demi-vie est d'environ 30 heures ; ainsi lors de l'initiation d'un traitement d'entretien, l'état d'équilibre n'est atteint qu'en 6 jours au minimum.

Elle s'administre par voie orale ou injectable.

Sympathomimétiques

Propriétés pharmacologiques

Les catécholamines sont des amines sympathomimétiques possédant en commun le noyau catéchol. Certaines d'entre elles sont les neurotransmetteurs physiologiques du système nerveux autonome sympathique. Elles stimulent les récepteurs du système sympathique (ou adrénergique) : récepteurs $\beta 1$ cardiaques, $\beta 2$ périphériques notamment bronchiques et vasculaires, α vasculaires, ou dopaminergiques.

Les catécholamines se fixent sur les récepteurs membranaires et provoquent l'activation de l'adénylcyclase, qui permet la conversion de l'ATP en AMPc. Ce dernier permet une augmentation du taux de calcium intracellulaire.

Ainsi, la stimulation des récepteurs β1 cardiaques induit une augmentation de contractilité auriculaire et ventriculaire, de la fréquence cardiaque et de la conduction, celle des récepteurs β2 entraîne une broncho et une vasodilatation, alors que l'activation des récepteurs α provoque une vasoconstriction.

- Adrénaline : effets β1 et β2 et α-adrénergiques avec augmentation de la TA et du débit cardiaque.
- Noradrénaline : effet essentiellement α-adrénergique avec élévation de la TA par vasoconstriction périphérique.
- Dopamine :
  - à dose faible (< 5 µg/kg/min) : action dopaminergique splanchnique et rénale et augmentation de la diurèse et de la natriurèse ;
  - à dose moyenne (5 à 20 µg/kg/min) : action β1 stimulante avec effet inotrope positif et augmentation du débit cardiaque ;
  - à dose forte (> 20 µg/kg/min) : action α-adrénergique avec élévation de la TA par vasoconstriction, accompagnée de tachycardie, diminution de la diurèse et augmentation de la consommation d'oxygène du myocarde (effets néfastes pour le cœur).
- Dobutamine : effet essentiellement β1-adénergique avec augmentation du débit cardiaque par effet inotrope important et peu de modification de la fréquence cardiaque, de la TA et de la consommation en oxygène.
- Isoprénaline : effet β1-adrénergique puissant avec augmentation du débit cardiaque et augmentation de la conduction auriculo-ventriculaire sans modification significative de la TA, mais augmentation de la fréquence cardiaque et de la consommation en oxygène.

Propriétés pharmacocinétiques

Les catécholamines, détruites par voie orale, ne sont utilisables que par voie injectable.

Leur délai d'action est très rapide, de 1 à 2 min, et leur demi-vie courte.

Inhibiteurs de la phosphodiestérase

Propriétés pharmacodynamiques

Ils représentent une alternative aux catécholamines dans le traitement de l'insuffisance cardiaque aiguë, notamment en cas de tachyphylaxie (tolérance) résultant d'une utilisation prolongée des catécholamines.

Les inhibiteurs de la phosphodiestérase ont un puissant effet inotrope positif et un effet vasodilatateur périphérique avec diminution de la précharge et de la postcharge. Il en résulte une amélioration de l'hémodynamique avec élévation du débit cardiaque.

Propriétés pharmacocinétiques

Ils sont utilisables par voie injectable. L'élimination se fait par voie urinaire sous forme inchangée ou de métabolites. Leur demi-vie est de 3 à 6 heures.

PRINCIPAUX MÉDICAMENTS – POSOLOGIES

***Tableau II.184** - Digitaliques (Liste I)*

DCI	Spécialités	Présentations	Posologies
Digoxine	DIGOXINE HEMIDIGOXINE	comp. séc. 0,25 mg comp. séc. 0,125 mg	**AD** : 0,125 à 0,25 mg/j en 1 prise
	DIGOXINE	amp. 0,5 mg/2 mL	**AD** : IV lente : 1 à 2 amp./j puis 1/2 à 1 amp./j ou 3 j/semaine
	DIGOXINE pédiatrique	sol. buv. 50 µg/mL	**ENF, BB** : 7 à 15 µg/kg en 1 fois puis 7 à 15 µg/kg/j en 2 à 3 prises

Tableau II.185 - Sympathomimétiques (Liste I)

DCI	Spécialités	Présentations	Posologies
Adrénaline* (épinéphrine)	ADRÉNALINE	amp. 0,25 mg/1 mL amp. 0,50 mg/1 mL amp. 1 mg/1 mL	IV : 0,01 mg/kg en 5 min (arrêt cardiaque ou choc anaphylactique) ou perfusion IV (0,01 à 0,5 µg/kg/min)
	ANAPEN JEXT EPIPEN	auto-injecteur 0,15 mg/0,3 mL et 0,3 mg/0,3 mL	IM stricte : 0,01 mg/kg répétée si besoin toutes les 10 à 20 min
Noradrénaline (norépinéphrine)	NORADRÉNALINE	amp. 8 mg/4 mL amp. 16 mg/8 mL	perf. IV : 0,1 à 5 µg/kg/min
Dopamine	DOPAMINE (H)	amp. 50 mg/5 mL amp. 50 mg/10 mL amp. 200 mg/5 mL	perf. IV : 2 à 5 µg/kg/min au début puis jusqu'à 10 à 20 µg/kg/min
Dobutamine	DOBUTAMINE (H)	amp. 250 mg/20 mL flacon 250 mg	perf. IV : 2,5 à 10 µg/kg/min
Isoprénaline**	ISUPREL (H)	amp. 0,2 mg/1 mL	perf. IV sous ECG : 0,2 à 10 mg/j

* à conserver à l'abri de la lumière et de la chaleur.
** à conserver au réfrigérateur (entre 2 et 8 °C).

Tableau II.186 - Inhibiteurs de la phosphodiestérase (Liste I)

DCI	Spécialités	Présentations	Posologies
Enoximone	PERFANE (H)	amp. 100 mg/20 mL	dose de charge (0,5 à 1 mg/kg) puis perf. IV sous ECG de 5 à 20 µg/kg/min
Milrinone	COROTROPE (H)	amp. 10 mg/10 mL amp. 20 mg/20 mL	dose de charge (50 µg/kg en 10 min) puis perf. IV sous ECG de 0,375 à 0,75 µg/kg/min

H : réservé à l'usage hospitalier.

INDICATIONS – CONDUITE DE TRAITEMENT

Indications

Digitaliques

- Insuffisance cardiaque à bas débit (généralement en association avec un diurétique et un IEC), en particulier en cas de fibrillation auriculaire.
- Troubles du rythme supraventriculaire : fibrillations et flutters auriculaires.

Sympathomimétiques

- Adrénaline : arrêt cardiaque, choc anaphylactique, détresses cardio-circulatoires avec état de choc anaphylactique, hémorragique, traumatique, infectieux ou secondaire à la chirurgie cardiaque.
- Noradrénaline : médicament d'urgence du collapsus dans l'attente d'un traitement spécifique.
- Dopamine : syndrome de bas débit après chirurgie cardiaque, état de choc toxi-infectieux après remplissage vasculaire, chutes tensionnelles importantes après anesthésie péridurale ou rachianesthésie.
- Dobutamine : syndrome de bas débit, notamment au cours ou après chirurgie cardiaque, état de choc toxi-infectieux, infarctus du myocarde, embolie pulmonaire grave, valvulopathies et cardiomyopathies non obstructives décompensées.
- Isoprénaline : traitement d'urgence du syndrome de Stokes-Adams, des bradycardies extrêmes, des torsades de pointe et de l'arrêt cardiaque.

Inhibiteurs de la phosphodiestérase

Traitement à court terme de l'insuffisance cardiaque aiguë congestive.

Conduite de traitement

États de choc

- Choc hypovolémique : le traitement est le remplissage vasculaire par les « cristalloïdes » (sérum physiologique, soluté de Ringer), ou par les substituts macromoléculaires (albumine, gélatines, hydroxyéthylamidons, dextrans) et si besoin une transfusion sanguine en cas d'hémorragie ou d'anémie.
- Choc anaphylactique : le traitement est l'adrénaline, éventuellement associée à un corticoïde.
- Choc cardiogénique :
  - choc par insuffisance ventriculaire gauche aiguë au cours d'un infarctus du myocarde : administration de trinitrine ou de dobutamine et de furosémide en cas de congestion pulmonaire ;
  - choc par insuffisance ventriculaire droite aiguë : la pression veineuse centrale élevée doit être corrigée par administration de médicaments inotropes positifs (dobutamine, dopamine, inhibiteurs de la phosphodiestérase) ;
  - choc par troubles du rythme graves : traitement par antiarythmiques adaptés ;
  - choc infectieux et états de chocs apparentés (pancréatite aiguë hémorragique, infarctus mésentérique) : le traitement comprend la thérapeutique étiologique de l'infection (antibiothérapie, drainage du foyer infectieux) et celle de la fonction myocardique (sympathomimétiques : adrénaline, dopamine, dobutamine).

Insuffisance cardiaque

Insuffisance cardiaque aiguë

- Œdème aigu du poumon : les dérivés nitrés (voie sublinguale ou bolus) ou les vasodilatateurs artériels sont utilisés afin de réduire la postcharge (sauf en cas de TA basse) ; un traitement diurétique (furosémide) est toujours nécessaire et adapté à la diurèse, parallèlement à la prise en charge étiologique spécifique : infarctus du myocarde (fibrinolyse, désobstruction), poussée d'HTA (vasodilatateurs artériels), troubles du rythme (antiarythmiques).
- Choc cardiogénique : voir ci-dessus (états de choc).

Insuffisance cardiaque chronique

- Le traitement vise à ralentir l'évolution de l'insuffisance cardiaque, à maintenir et améliorer la qualité de vie du patient et à prévenir la mortalité. Le traitement médicamenteux doit être accompagné de règles hygiéno-diététiques (perte de poids, régime hyposodé, sevrage tabagique, activité physique).
- Les inhibiteurs de l'enzyme de conversion (IEC) sont recommandés en première intention chez les patients présentant une altération de la fraction d'éjection systolique (< 40-45 %). La posologie doit être augmentée progressivement (début de traitement le soir chez un patient allongé) et le traitement poursuivi à long terme (se reporter à la section « *IEC* », p. 471).
- Les antagonistes des récepteurs de l'angiotensine II (ARA II) constituent une alternative aux IEC en cas d'intolérance à ces derniers.
- L'IEC peut être associé à un diurétique thiazidique ou de l'anse en cas de rétention hydrosodée. L'introduction en sus d'un bêtabloquant : bisoprolol, carvédilol, métoprolol, nébivolol (se reporter à la section « *Bêtabloquants* », p. 505), est recommandée en postinfarctus, ainsi que pour les patients NYHA II cliniquement stables sous IEC à la dose maximale tolérée. L'IEC peut aussi être associé à un ARA II chez les patients NYHA II et III qui présentent des symptômes persistants sous trithérapie IEC + bêtabloquant + diurétique. L'ivabradine a montré récemment un intérêt et peut être envisagée chez les patients ne tolérant pas les bêtabloquants.
- L'adjonction d'un antagoniste de l'aldostérone (spironolactone, éplérénone) est préconisée chez les patients NYHA III et IV. Les dernières recommandations de la Société européenne de cardiologie (ESC) n'en limitent plus la prescription aux formes avancées de la maladie, mais à tous les patients présentant une persistance des symptômes, qu'ils soient dans la classe NHYA II, III ou IV.
- L'association IEC + ARA II + antagoniste de l'aldostérone est contre-indiquée (risque accru d'insuffisance rénale et d'hyperkaliémie).
- En cas de fibrillation auriculaire associée, la fréquence ventriculaire peut être ralentie par les digitaliques ou par les bêtabloquants.

Cas particulier de l'insuffisance cardiaque diastolique

Les recommandations sont moins bien codifiées que pour l'insuffisance cardiaque systolique. Différents traitements sont proposés :

- diurétiques à faible dose, ou dérivés nitrés ou IEC pour réduire la congestion veineuse ;
- bêtabloquants ou inhibiteurs calciques (vérapamil, diltiazem) pour ralentir la fréquence cardiaque et allonger la période diastolique ;
- IEC ou sartans pour améliorer la relaxation ou la distensibilité du ventricule.

Pathologies associées à l'insuffisance cardiaque

- Troubles du rythme : digitaliques en cas de troubles du rythme supraventriculaires (fibrillation auriculaire).
- HTA : si le traitement par IEC + bêtabloquant + diurétique n'est pas suffisant, il est possible de leur adjoindre un antagoniste de l'aldostérone, un sartan (valsartan, candésartan) ou un inhibiteur calcique (type amlodipine).
- Angor : si le traitement instauré n'est pas satisfaisant, l'ajout d'un dérivé nitré LP ou d'un inhibiteur calcique (type amlodipine) est préconisé.

EFFETS INDÉSIRABLES – PRÉVENTION DU RISQUE MÉDICAMENTEUX – INTERACTIONS MÉDICAMENTEUSES – PRÉCAUTIONS D'EMPLOI – CONTRE-INDICATIONS

***Tableau II.187** - Effets indésirables - Prévention du risque médicamenteux*

Effets indésirables	Prévention du risque médicamenteux
Digitaliques	
• troubles digestifs : nausées, anorexie, vomissements • troubles neurosensoriels : vertiges, céphalées, troubles visuels • possibilité d'hyperexcitabilité ventriculaire, en particulier d'extrasystoles	• peut être signe de surdosage, contrôle des concentrations plasmatiques • peut être signe de surdosage, contrôle des concentrations plasmatiques • peut être signe de surdosage, surveillance ECG
Sympathomimétiques	
• adrénaline : crise angineuse, troubles du rythme ventriculaire • dopamine : nausées, vomissements, vasoconstriction, troubles du rythme • dobutamine : augmentation FC et TA, troubles du rythme ventriculaire • isoprénaline : bouffées vasomotrices, hypotension, troubles du rythme ventriculaire • noradrénaline : anxiété, gêne respiratoire, céphalées, tremblements	• surveillance clinique et ECG permanente
Inhibiteurs de la phosphodiestérase	
• milrinone : hypokaliémie, troubles du rythme ventriculaire • enoximone : troubles du rythme, thrombocytopénie, augmentation des transaminases	• surveillance kaliémie, contrôle continu de la TA, de la FC et ECG • arrêt du traitement en cas de troubles sévères, thrombocytopénie et augmentation des enzymes hépatiques réversibles à l'arrêt du traitement

Tableau II.188 - *Interactions médicamenteuses*

Digitaliques (digoxine)	
Calcium par voie parentérale	*Association contre-indiquée* Troubles du rythme graves, voire mortels
Millepertuis	*Association contre-indiquée* Réduction d'efficacité de la digoxine
Midodrine	*Association déconseillée* Troubles de la conduction, bradycardie
Dronédarone	*Association déconseillée* Dépression de l'automatisme cardiaque et troubles de la conduction auriculo-ventriculaire (réduire les doses de digoxine de moitié)
Sympathomimétiques	
Anesthésiques halogénés volatils	*Association déconseillée* Troubles du rythme ventriculaire graves
Antidépresseurs imipraminiques et sérotoninergiques noradrénergiques	*Association déconseillée* Hypertension paroxystique avec possibilité de troubles du rythme graves

Tableau II.189 - *Précautions d'emploi*

Digitaliques
• L'arrêt des digitaliques est conseillé avant un choc électrique, qui ne sera effectué qu'après un délai correspondant à 1 à 2 demi-vies de la digoxine • L'hypokaliémie peut augmenter la toxicité des digitaliques. Il convient d'effectuer un contrôle de la kaliémie ; elle sera si besoin corrigée avant de démarrer le traitement • Prudence en cas d'association : - à certains médicaments antiarythmiques (quinidiniques, propafénone, amiodarone) : bradycardie excessive et/ou augmentation de la digoxinémie - aux médicaments bradycardisants : bêtabloquants, vérapamil - aux topiques gastro-intestinaux, antiacides, charbon, colestyramine, acarbose et sucralfate : diminution de l'absorption digestive de la digoxine. À prendre à distance (plus de 2 heures) de la digoxine - à la sulfasalazine et à la carbamazépine (diminution de la digoxinémie) - à l'oméprazole, notamment chez le sujet âgé (augmentation de la digoxinémie) - au calcium *per os* - aux médicaments hypokaliémiants (amphotéricine B, corticoïdes, diurétiques hypokaliémiants, laxatifs...) : augmentation des effets toxiques de la digoxine

- aux macrolides (azithromycine, clarithromycine, érythromycine, télithromycine) et autres anti-infectieux (itraconazole, posaconazole, ritonavir, télaprévir) • Suivi thérapeutique : un dosage plasmatique peut aider à l'ajustement des posologies, en particulier en début de traitement, changement de posologie, dans les circonstances où la pharmacocinétique de la digoxine peut être modifiée, chez le sujet âgé, le jeune enfant ou l'insuffisant rénal • Réduire la posologie en cas d'insuffisance rénale, d'hypercalcémie, d'hypothyroïdie, d'hypoxie par insuffisance respiratoire et chez le sujet âgé
Sympathomimétiques
• L'arrêt du traitement doit être très progressif (par exemple, réduction de 50 % de la posologie toutes les heures) sous contrôle des paramètres hémodynamiques • Prudence en cas d'association avec les IMAO et le linézolide (hypertension)
Inhibiteurs de la phosphodiestérase
• Réduction posologique chez l'insuffisant rénal pour la milrinone

Tableau II.190 - Contre-indications

Digitaliques
• Bloc auriculo-ventriculaire du 2e et 3e degré non appareillé • Persistance d'une hyperexcitabilité ventriculaire après mise sous traitement digitalique • Cardiomyopathie obstructive • Certaines associations médicamenteuses (voir « *Interactions médicamenteuses* »)
Sympathomimétiques
• Pas de contre-indications absolues en situation d'urgence vitale
Inhibiteurs de la phosphodiestérase
• Cardiomyopathies ou valvulopathies obstructives, tachyarythmies supraventriculaires non contrôlées, hypovolémie et hypotension sévères non corrigées

Administration et conseils au patient

Objectifs du traitement médicamenteux

- Prévenir les complications de l'insuffisance cardiaque chronique
- Améliorer la qualité de vie et réduire la mortalité des patients atteints d'insuffisance cardiaque

Plan de prise, modalités d'administration et surveillance de l'efficacité et de la tolérance

DIGITALIQUES

- Le médicament peut être pris avant ou au cours des repas ; le prendre toutefois toujours au même moment pour éviter une possible fluctuation de l'effet du médicament.
- Espacer d'au moins 2 h l'administration d'antiacides, sucralfate, colestyramine, acarbose, charbon, avec celle de la digoxine.
- Les injections de calcium sont contre-indiquées.
- Évaluer la réponse positive à la digitalisation par l'ECG : ralentissement du rythme cardiaque, allongement de l'espace PR, dépression de ST en cupule.
- En cours de traitement, évaluer les effets indésirables et les signes de surdosage (troubles digestifs et neurosensoriels).
- Surveiller la kaliémie et la fonction rénale.
- En cas de dosage plasmatique de la digoxine, prélèvement à faire :
  - *per os* : entre la 12ᵉ et la 24ᵉ h apres la prise ;
  - voie IV : 6 à 8 h après l'injection.

Digoxinémie	Adulte	Enfant
Zone thérapeutique	0,6 à 1,2 ng/mL	1 à 2,5 ng/mL
Zone toxique	> 2,2 ng/mL	> 3 ng/mL

SYMPATHOMIMÉTIQUES

- Pour tous : surveillance TA, rythme cardiaque, ECG permanent, diurèse, pression veineuse centrale. Suspension éventuelle du traitement en cas de tachycardie, douleurs angineuses, troubles du rythme ventriculaire, extrasystoles.
- Adrénaline : injection IM stricte (pas de SC), IV lente ou perfusion IV, à conserver à l'abri de la lumière et de la chaleur (idéalement au réfrigérateur pour les auto-injecteurs). Une coloration rose traduit une inactivation de l'adrénaline.
- Noradrénaline : perfusion intraveineuse stricte (vasoconstriction intense et nécrose en cas d'extravasation) après dilution dans glucose 5 %.
- Dopamine, dobutamine, isoprénaline : perfusion IV stricte après dilution dans glucose 5 % à la pompe ou à la seringue électrique.

INHIBITEURS DE LA PHOSPHODIESTÉRASE

- Surveillance continue de la TA et de l'ECG, contrôle des plaquettes, des transaminases et de l'équilibre hydroélectrolytique.
- Milrinone : perfusion IV après dilution dans glucose 5 %.
- Énoximone : perfusion IV après dilution dans NaCl 0,9 % ou eau PPI.

Conseils au patient

DIGITALIQUES

- Ne pas interrompre le traitement sans avis médical. En cas d'oubli d'une prise, ne pas doubler la dose suivante.
- Respecter scrupuleusement la posologie prescrite.
- Respecter la supplémentation potassique et le régime pauvre en sel prescrits par le médecin.
- Le (la) patient(e) doit informer son médecin traitant s'il souffre de troubles de la thyroïde ou du rein, s'il observe des effets tels que : nausées, vomissements, diarrhée, coloration en jaune de la vision ou s'il prend d'autres médicaments.
- En cas d'intervention chirurgicale, prévenir au préalable le chirurgien ou l'anesthésiste.

Antiarythmiques

NOTIONS ESSENTIELLES

- Les anomalies du rythme cardiaque peuvent être regroupées en deux catégories :
  - troubles du rythme avec apparition d'une activité automatique anormale (troubles de l'excitabilité), pouvant être traités par les antiarythmiques ;
  - troubles de la conduction correspondant à un ralentissement de l'automatisme et nécessitant une électrostimulation.
- Les troubles du rythme sont les tachycardies, les flutters, les fibrillations ou les extrasystoles et sont localisés à l'étage sinusal, auriculaire, auriculo-ventriculaire ou ventriculaire.
- Les médicaments antiarythmiques constituent une famille hétérogène, dont la classification la plus couramment employée est celle de Vaughan-Williams :
  - classe I :
    - Ia : hydroquinidine, disopyramide
    - Ib : lidocaïne
    - Ic : cibenzoline, flécaïnide, propafénone
  - classe II : bêtabloquants
  - classe III : amiodarone, dronadérone
  - classe IV : vérapamil, diltiazem.
- Les médicaments antiarythmiques sont tous potentiellement arythmogènes et leur association est très délicate, voire contre-indiquée. Ils présentent de nombreuses interactions possibles avec les autres médicaments et des précautions d'emploi à respecter.
- La surveillance est clinique : TA, fréquence cardiaque, ECG. Les formes injectables sont adaptées à la prise en charge des troubles du rythme graves en milieu hospitalier sous moni-

torage ECG permanent et à proximité d'un matériel de réanimation cardio-circulatoire. Les posologies doivent être le plus souvent adaptées chez le sujet âgé, l'insuffisant rénal ou hépatique.

GÉNÉRALITÉS

Les dysrythmies cardiaques sont liées à des altérations de l'automatisme et/ou de la conduction cardiaque et peuvent être corrigées par les antiarythmiques, médicaments qui modifient les courants ioniques transmembranaires.

Rythme cardiaque

Rappels d'anatomie et physiologie L'automaticité et la conductibilité cardiaques

Le cœur est formé du myocarde, un muscle, organisé en quatre cavités. Les deux oreillettes ont pour fonction de recevoir le sang provenant du système veineux systémique (oreillette droite) ou pulmonaire (oreillette gauche).

Les deux ventricules présentent d'épaisses parois permettant de réaliser de fortes pressions; ils peuvent ainsi éjecter le sang dans l'artère pulmonaire (ventricule droit) et dans l'aorte (ventricule gauche) à partir desquelles s'opère la distribution sanguine dans l'ensemble de l'organisme.

Le cœur comprend par ailleurs un tissu spécialisé, le tissu nodal, responsable de la naissance et de la propagation d'une onde d'excitation qui est à l'origine de la contraction myocardique. Même isolé, le cœur continue à se contracter rythmiquement; on dit que le cœur est doué d'automatisme.

Le tissu nodal comprend *(figure II.12)*:
- le nœud sinusal (ou nœud de Keith et Flack);
- le nœud auriculo-ventriculaire (ou noyau d'Aschoff-Tawara);
- le faisceau de His qui se divise en deux branches: la droite et la gauche, qui aboutissent dans le réseau de Purkinje;
- le réseau de Purkinje.

Naissance spontanée de l'excitation ou automatisme

Elle peut se faire en tout point du tissu nodal (cellules *pacemaker*). Normalement le nœud sinusal (nœud sinuso-auriculaire) a la cadence la

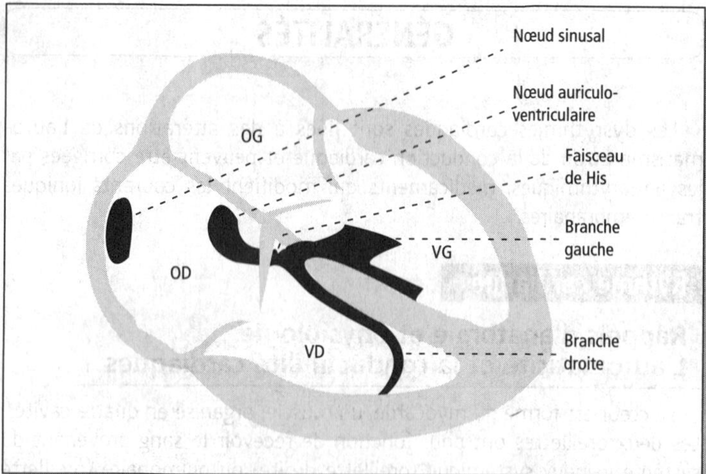

Figure II.12 - Anatomie du tissu nodal

plus rapide : il l'impose au reste du tissu nodal qui est donc voué à la conduction.

Le nœud sinusal déclenche rythmiquement une dépolarisation électrique des cellules.

Propagation de l'onde d'activation

Un certain trajet de l'influx est nécessaire pour synchroniser une contraction harmonieuse ; l'onde de dépolarisation se transmet ainsi de proche en proche jusqu'aux oreillettes, puis atteint le nœud auriculo-ventriculaire où elle subit un net ralentissement responsable du temps qui sépare les contractions auriculaires des contractions ventriculaires. L'onde de dépolarisation emprunte ensuite le faisceau de His et ses branches pour atteindre le réseau de Purkinje et la totalité des fibres ventriculaires.

Rôle du système nerveux végétatif

L'automatisme cardiaque est sous le contrôle du système nerveux autonome. La stimulation vagale (parasympathique) diminue l'automatisme cardiaque, c'est-à-dire abaisse le rythme (en ralentissant l'automatisme sinusal) et ralentit la conduction (au niveau du nœud auriculo-ventriculaire). Inversement, la stimulation sympathique augmente l'automatisme, c'est-à-dire accélère le cœur et facilite la conduction auriculo-ventriculaire.

Électrophysiologie

Au niveau cellulaire, l'automaticité et la conductibilité cardiaques s'expliquent par les échanges ioniques incessants de part et d'autre des membranes cellulaires.

Au repos, les cellules musculaires cardiaques sont polarisées, c'est-à-dire chargées en ions plus négativement à l'intérieur qu'à l'extérieur de leur membrane. Cette différence de potentiel électrique s'appelle le potentiel de repos (– 90 mV). Ce potentiel membranaire est sous la dépendance de trois principaux ions (potassium, sodium et calcium) susceptibles de traverser la membrane par des canaux spécifiques (canal sodique, canal potassique, canal calcique).

Le potentiel d'action (PA) cardiaque correspond à une modification brutale et rapide du potentiel de repos de la cellule cardiaque. Lorsque les cellules cardiaques sont atteintes par l'onde d'activation, il se produit des variations du potentiel de part et d'autre de leur membrane correspondant à des échanges ioniques complexes et divisés en quatre phases *(figure II.13)* :

- phase 0 : dépolarisation (se déclenche lorsque le potentiel de repos atteint un niveau critique, appelé potentiel seuil) ;
- phase 1 : repolarisation initiale ;
- phase 2 : phase en plateau ;
- phase 3 : repolarisation ;
- phase 4 : dépolarisation diastolique spontanée.

Pendant la plus grande durée du potentiel d'action la cellule devient inexcitable : c'est la période réfractaire.

Électrocardiogramme

L'électrocardiogramme (ECG) traduit l'ensemble de ces phénomènes d'échanges ioniques *(figure II.14)*. Le déplacement du courant créé peut être enregistré par des électrodes placées sur la peau.

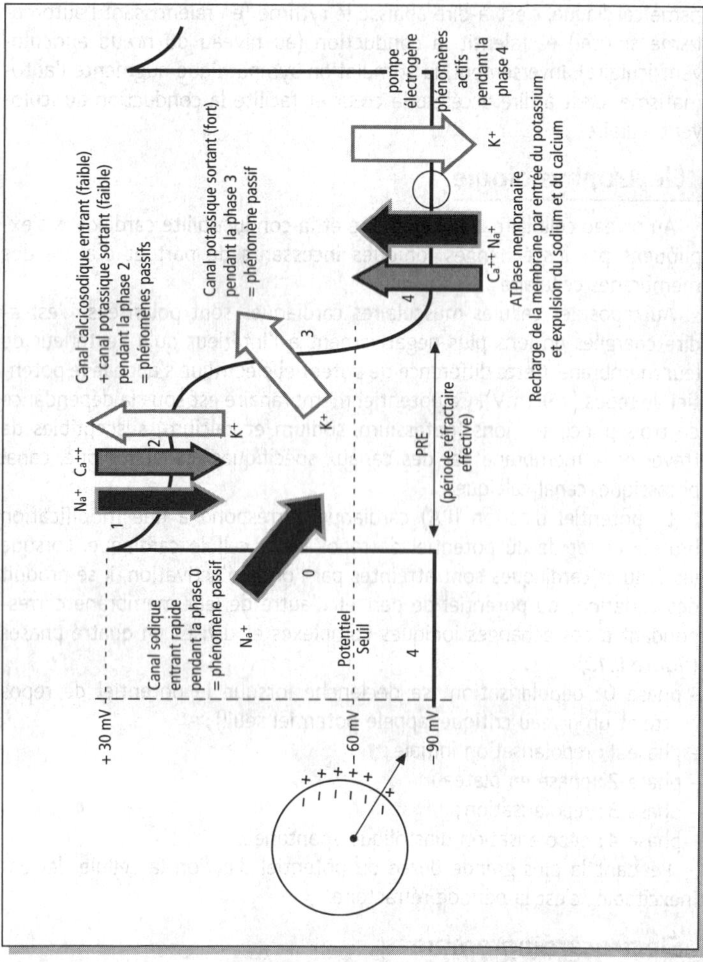

***Figure II.13** - Les quatre phases du potentiel d'action des cellules myocardiques non douées d'automatisme et les mouvements ioniques correspondants*

À chaque cycle cardiaque, une dépolarisation auriculaire (onde P de l'ECG) est suivie d'une dépolarisation ventriculaire (complexe QRS), ce qui permet la synchronisation entre la contraction auriculaire et la contraction ventriculaire. Les fibres myocardiques se repolarisent ensuite, les fibres auriculaires pendant la dépolarisation ventriculaire (la repolarisation auriculaire n'est pas visualisable), les fibres ventriculaires un peu après le complexe QRS (onde T).

La durée du potentiel d'action correspond à l'intervalle QT de l'électrocardiogramme.

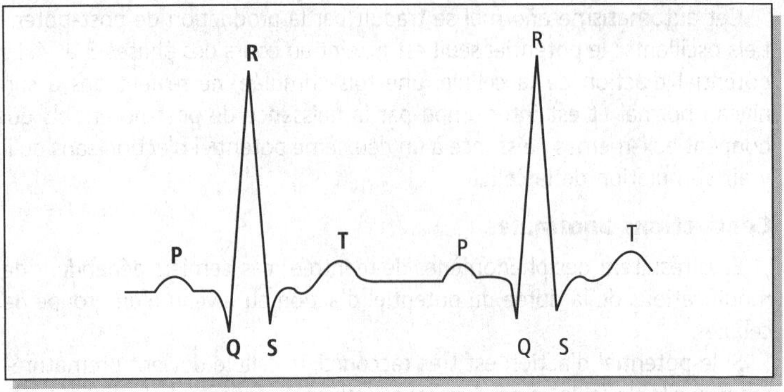

***Figure II.14** - Électrocardiogramme*

Troubles du rythme cardiaque

Les troubles du rythme relèvent de deux mécanismes essentiels.

Mécanismes

Activité automatique anormale

Elle peut être due à différentes causes.

UN DÉFAUT D'AUTOMATISME

La disparition de l'automatisme sinusal se traduit par des troubles du rythme entrecoupés de pauses pouvant entraîner des syncopes.

UN AUTOMATISME ANORMAL

Celui-ci peut s'intercaler au milieu ou prendre la place du rythme normal et donner alors naissance à une extrasystole ou à une tachycardie ventriculaire.

L'hyperautomaticité est due à l'atteinte prématurée du potentiel seuil par l'un des facteurs suivants :

- un abaissement du potentiel de repos ;
- une augmentation de la pente de dépolarisation diastolique spontanée des fibres automatiques, en particulier sous l'effet des catécholamines ;
- l'acquisition d'automatisme par des cellules indifférenciées.

Cet automatisme anormal se traduit par la production de post-potentiels oscillants : le potentiel seuil est atteint au cours des phases 3 et 4. Le potentiel d'action de la cellule, une fois stimulée, ne revient pas à son niveau normal et est interrompu par la naissance de post-potentiels qui donnent eux-mêmes naissance à un deuxième potentiel d'action sans qu'il y ait stimulation de la cellule.

Conductions anormales

Elles résultent des phénomènes de réentrée ; ces derniers dépendent de modifications de la durée du potentiel d'action au niveau d'un groupe de cellules.

Si le potentiel d'action est très raccourci, la cellule devient prématurément excitable (cela se produit sous l'influence des catécholamines ou de l'ischémie myocardique).

Si le potentiel d'action est au contraire allongé, les cellules où se produit ce phénomène sont capables de réexciter les cellules voisines.

Les modifications des potentiels d'action dues à des circonstances locales comme l'ischémie provoquent des dépolarisations se faisant préférentiellement par certains circuits pouvant amener des mouvements circulaires.

Le flutter auriculaire et les tachycardies ventriculaires résultent de ces phénomènes.

Principales anomalies du rythme cardiaque

Bradyarythmies

Elles correspondent au ralentissement du rythme ventriculaire en dessous de 60 battements par minute.

Une bradycardie peut être due soit à un ralentissement du rythme auriculaire (bradycardie sinusale), soit à un ralentissement, voire une interruption de la conduction entre les oreillettes et les ventricules (bloc auriculo-ventriculaire). Les blocs auriculo-ventriculaires sont classés en trois degrés de gravité croissante, en fonction du siège des lésions responsables et selon l'importance du trouble conductif. Le traitement fait appel à l'entraînement électrosystolique ou à la pose d'un pacemaker.

Tachyarythmies

Elles correspondent à l'accélération du rythme cardiaque au-dessus de 100 battements par minute. On distingue :

- La tachycardie sinusale : simple accélération du rythme normal.
- Les extrasystoles (systoles prématurées) : ce sont des battements anormaux qui prennent naissance à distance du nœud sinusal. Selon leur origine, on distingue :
  - les extrasystoles auriculaires : lorsqu'elles sont répétitives, il existe un risque accru de passage en fibrillation auriculaire ;
  - les extrasystoles jonctionnelles (la dépolarisation prend naissance dans le nœud auriculo-ventriculaire ou le faisceau de His) ;
  - les extrasystoles ventriculaires, qui sont bénignes sur un cœur sain. Mais en cas de cardiopathie, ischémique notamment, les extrasystoles ventriculaires fréquentes et répétitives sont un risque élevé de mort subite.
- Les tachycardies auriculaires (supraventriculaires). Ce sont :
  - la fibrillation atriale (également appelée fibrillation auriculaire) : elle correspond à une dépolarisation anarchique et rapide des cellules auriculaires, qui se substitue au rythme physiologique sinusal et se caractérise par des contractions anarchiques et désynchronisées au sein des deux oreillettes avec perte de leur efficacité hémodynamique. La fibrillation atriale peut mener à une insuffisance cardiaque, en raison de l'altération du remplissage ventriculaire résultant du dys-

fonctionnement systolique auriculaire. Elle favorise aussi la stase sanguine cardiaque et le risque embolique artériel (le risque d'accident vasculaire cérébral est multiplié par cinq en cas de fibrillation atriale);
- la tachycardie atriale: suite régulière d'extrasystoles auriculaires;
- le flutter auriculaire : l'activation électrique des oreillettes suit un vaste mouvement circulaire ininterrompu, avec augmentation du rythme ventriculaire en rapport.

• Les tachycardies jonctionnelles hisiennes: succession régulière d'extrasystoles jonctionnelles.
• Les tachycardies ventriculaires: elles correspondent à une suite régulière d'extrasystoles ventriculaires et sont généralement des arythmies de réentrée, souvent associées à des cardiopathies sous-jacentes (infarctus du myocarde, cardiomyopathie). Elles sont souvent paroxystiques et spontanément résolutives, mais elles peuvent progresser vers la fibrillation ventriculaire. Les torsades de pointe sont une variété (aspect ECG particulier) de tachycardie ventriculaire.
• La fibrillation ventriculaire (état de réexcitation permanente du ventricule sans phase de repos) entraîne une perte de tout battement cardiaque efficace; sa survenue est rapidement mortelle. C'est une des causes les plus fréquentes de mort subite.

Classification des antiarythmiques

Les antiarythmiques agissent en modifiant les cinétiques membranaires des ions:
- soit directement: il s'agit des inhibiteurs du canal sodique et du canal calcique, des stimulants des canaux potassiques;
- soit indirectement, par l'intermédiaire du système nerveux autonome.

Les antiarythmiques diminuent habituellement l'automaticité et la conductivité myocardiques.

La classification des antiarythmiques de Vaughan-Williams, établie en fonction des propriétés électrophysiologiques sur le potentiel d'action, est la plus répandue *(tableau II.191)*.

Tableau II.191 - Classification des antiarythmiques

	Classe Ia	Classe Ib	Classe Ic	Classe II	Classe III	Classe IV
	Inhibiteurs des canaux sodiques rapides			Bêtabloquants (antagonisme bêta-adrénergique)	Inhibiteurs des canaux potassiques	Inhibiteurs des canaux calciques (inhibiteurs calciques)
	Hydroquinidine Disopyramide	Lidocaïne Phénytoïne	Propafénone Flécaïnide Cibenzoline		Amiodarone Ibutilide Sotalol	Vérapamil Diltiazem
Potentiel d'action (PA)						
Phase 0 du PA (effet inhibiteur des canaux sodiques)	++	+	+++	++	inchangée	inchangée
Amplitude du PA	↘	variable	↘	↘	inchangée	inchangée
Durée du PA (intervalle QT)	↗	↘	inchangée	↘ en traitement aigu	↗	↘
Ralentissement de la conduction ventriculaire (élargissement QRS)	+	++	+++	0	0	0
Effet inotrope négatif	+	0	+++	+++	0	+++

Cette classification ne permet pas de déduire automatiquement les principales indications des antiarythmiques, celles-ci étant conditionnées par les spécificités pharmacodynamiques, les effets indésirables et les propriétés pharmacocinétiques de chaque molécule.

En résumé

Les antiarythmiques peuvent modifier les phénomènes électrophysiologiques cellulaires de trois façons différentes :

- en réduisant l'automaticité des nœuds sinusal et auriculo-ventriculaire (effet chronotrope négatif) ; c'est le cas des médicaments qui diminuent la pente de dépolarisation diastolique (phase 4) et élèvent le seuil critique. Il y a allongement du potentiel d'action (QT) et prolongation de la repolarisation avec allongement de la période réfractaire effective (PRE) ;
- en ralentissant la vitesse de conduction (effet dromotrope négatif) par modification de la phase 0 du potentiel d'action (ralentissement de la vitesse d'ascension du potentiel d'action et diminution de son amplitude) ;
- en diminuant l'excitabilité (effet bathmotrope négatif) ; ce sont les médicaments qui allongent la durée du potentiel d'action (QT) et des périodes réfractaires.

PRINCIPAUX MÉDICAMENTS – POSOLOGIES

***Tableau II.192** - Antiarythmiques*

DCI	Spécialités	Présentations	Posologies
Classe Ia (Liste I)			
Hydroquinidine	SERECOR	gél. 300 mg LP	**AD :** 1 gél. 2 fois/j (max. 4 gél./j) en 2 prises espacées de 12 h

DCI	Spécialités	Présentations	Posologies
Disopyramide	RYTHMODAN	gél. 100 mg	**AD** : 300 à 600 mg/j **ENF** : 150 à 200 mg/m²/j en 3 à 4 prises
	RYTHMODAN LP ISORYTHM LP	comp. séc. 250 mg LP gél. 125 mg LP gél. 250 mg LP	**AD** : 250 à 500 mg/j (max. 750 mg/j) en 2 prises espacées de 12 h
Classe Ib			
Lidocaïne (Liste II)	XYLOCARD intraveineux 2 %	amp. 100 mg = 5 mL	IV directe en bolus 1 à 1,5 mg/kg
	XYLOCARD perfusion 5 % (réservé aux hôpitaux)	fl. 1 000 mg = 20 mL	Perfusion IV à débit constant 20 à 50 μg/kg/min
Classe Ic (Liste I)			
Cibenzoline	CIPRALAN EXACOR	comp. séc. 130 mg	**AD** : 260 à 390 mg/j en 2 ou 3 prises
Flécaïnide	FLECAÏNE	comp. séc. 100 mg	**AD** : 100 à 200 mg/j (max. 300 mg/j) en 2 prises
	FLECAÏNE LP	gél. 50 mg LP gél. 100 mg LP gél. 150 mg LP gél. 200 mg LP	**AD** : 100 à 200 mg/j (max. 300 mg/j) en 1 prise
	FLECAÏNE inj. (réservé aux hôpitaux)	amp. 150 mg = 15 mL	en IV lente : 1 à 2 mg/kg en au moins 10 min
Propafénone	RYTHMOL	comp. séc. 300 mg	**AD** : 2 à 3 comp./j (max. 1 200 mg/j) en 2 à 3 prises
Classe II Betabloquants (sauf sotalol). Se reporter à la section correspondante (acébutolol, aténolol, esmolol, métoprolol, nadolol, pindolol, propranolol).			
Classe III (Liste I)			

DCI	Spécialités	Présentations	Posologies
Amiodarone	CORDARONE	comp. séc. 200 mg	*Traitement d'attaque :* **AD** : 3 comp./j pendant 8 à 10 j (4 à 8 comp. le 1er jour sous contrôle ECG) *Traitement d'entretien :* AD : de 1 comp. tous les 2 j à 2 comp./j en 1 prise
	CORDARONE inj. (réservé aux hôpitaux)	amp. 150 mg = 3 mL	*Traitement d'attaque :* **AD** : 5 mg/kg en perfusion IV dans glucose 5 % en 20 à 120 min renouvelables 2 à 3 fois/j *Traitement d'entretien :* **AD** : 10 à 20 mg/kg/j en perfusion IV dans glucose 5 % pendant quelques jours
Dronédarone	MULTAQ	comp. 400 mg	**AD** : 1 comp. matin et soir
Sotalol	SOTALEX	(Voir section « *Bêtabloquants* », p. 500)	
Classe IV			
Vérapamil	ISOPTINE	(Se reporter à la section « *Inhibiteurs calciques* », p. 484)	
Diltiazem	TILDIEM inj.		
Adénosine	KRENOSIN (réservé aux hopitaux)	fl. 6 mg = 2 mL	inj. IV en bolus sous monitoring ECG 3 mg puis si besoin 6 mg après 2 min, puis si besoin 12 mg après 2 min
Adénosine triphosphate	STRIADYNE (réservé aux hôpitaux)	amp. 20 mg = 2 mL	Inj. IV en bolus sous monitoring ECG **AD** : 10 mg, puis si besoin 20 mg après 2 min **ENF** : 1 mg/kg
DIGITALIQUES (voir section « *Tonicardiaques* », p. 542)			

INDICATIONS – CONDUITE DE TRAITEMENT

La connaissance des antiarythmiques, de leur mécanisme d'action, de la pharmacocinétique ainsi que de leurs principaux effets indésirables permet de choisir ceux d'entre eux qui semblent le mieux adaptés aux différents troubles du rythme à traiter, et d'éviter les associations potentiellement dangereuses ou inutiles.

En premier lieu, il faut tenter de supprimer tous les facteurs arythmogènes que l'on peut déceler : toxiques, infectieux, digestifs, thyroïdiens ou médicamenteux (sympathomimétiques, antidépresseurs tricycliques) ; il faut écarter toute hypokaliémie et toxicité digitalique.

Les antiarythmiques sont utilisés dans trois situations :
- pour arrêter un trouble du rythme aigu ;
- pour en prévenir la récidive ;
- pour prévenir une arythmie fatale chez un patient jugé à risque bien que n'en n'ayant jamais eu.

La plupart des antiarythmiques ont une marge thérapeutique faible (doses thérapeutiques voisines des doses toxiques). Tous risquent d'être arythmogènes et d'aggraver l'arythmie initiale.

Il convient de commencer toujours le traitement par le médicament présentant le moins d'effets indésirables, d'éviter les associations de plusieurs antiarythmiques, de veiller à la normalité de la kaliémie et au respect des posologies. Une insuffisance cardiaque sévère contre-indique de nombreux antiarythmiques

Indications

Classe I

- Ia et Ic : traitement des crises et prévention des récidives des tachycardies supraventriculaires (notamment de la fibrillation atriale) en l'absence de cardiopathie et d'allongement de l'espace QT.
- Ib (lidocaïne) : prévention et traitement des arythmies ventriculaires (notamment en phase aiguë de l'infarctus du myocarde).

Classe II

- Traitement des arythmies supraventriculaires.
- Réduction de la mortalité par troubles du rythme ventriculaire après infarctus du myocarde et dans l'insuffisance cardiaque.
- Prévention des troubles du rythme ventriculaire chez les patients survivants d'arrêt cardiaque.

Classe III

- Traitement des tachycardies supraventriculaires : fibrillation ou flutter auriculaire.
- Prévention des récidives des fibrillations ventriculaires, des tachycardies ventriculaires symptomatiques et invalidantes et des tachycardies supraventriculaires en cas de résistance ou de contre-indication aux autres thérapeutiques.

Classe IV

- Prévention et traitement des tachycardies paroxystiques supraventriculaires (propriétés bradycardisantes nodales).

Conduite de traitement

Tachycardies sinusales

Elles ne nécessitent aucun traitement mais on doit rechercher l'étiologie : insuffisance cardiaque, hyperthyroïdie, fièvre, anémie, émotivité.

Tachycardies auriculaires (supraventriculaires)

Les tachycardies auriculaires apportent un risque de thrombose ; pendant le flutter ou la fibrillation auriculaire, les oreillettes ne se contractent plus, ce qui favorise la stase sanguine et la formation de caillots intra-auriculaires qui peuvent se libérer et migrer (risque embolique artériel) à l'occasion de la réduction du trouble du rythme. C'est pourquoi ces troubles du rythme rendent indispensables un traitement antithrombotique par AVK (ou par les nouveaux anticoagulants non-AVK utilisables par voie orale, voir section « *Anticoagulants oraux* », p. 755) ou antiagrégant plaquettaire (sauf en l'absence de facteur de risque thromboembolique associé ou en cas de contre-indication).

- Flutter et tachysystolie auriculaires : le ralentissement de la fréquence cardiaque peut être obtenu par les bêtabloquants ou les inhibiteurs calciques bradycardisants (vérapamil, diltiazem). La digoxine est utilisée en cas d'insuffisance cardiaque, seule ou associée à un inhibiteur calcique. L'amiodarone est une alternative en cas d'échec, voire le recours à une ablation du tissu conducteur auriculoventriculaire par cathéter à radiofréquence associé à un stimulateur cardiaque, en cas d'inefficacité des médicaments. Dans certains cas, la prévention des récidives est nécessaire (amiodarone ou antiarythmique de classe Ia ou Ic).
- Fibrillation atriale : le rétablissement d'un rythme sinusal normal peut être obtenu par un choc électrique externe (cardioversion électrique consistant en une défibrillation synchronisée sur l'ECG) ou par un traitement antiarythmique (recommandé lors d'un premier épisode). Les médicaments utilisables sont la flécaïnide, la propafénone (hors AMM), l'amiodarone ou l'hydroquinidine. La prévention des récidives est obtenue par l'instauration d'un traitement antiarythmique : sotalol, amiodarone, flécaïnide, propafénone, mais leur utilisation est du domaine du spécialiste et doit être limitée autant que possible en raison de leurs effets indésirables proarythmiques. Dans des études récentes, les inhibiteurs de l'enzyme de conversion, les antagonistes des récepteurs de l'angiotensine II et les statines ont démontré leur efficacité dans la prévention des récidives de la fibrillation atriale.

Tachycardies jonctionnelles

Tachycardies de Bouveret

Le traitement médical de la crise fait appel à un bolus IV d'adénosine (KRENOSIN) ou à une injection de vérapamil ou de diltiazem sous surveillance électrocardiographique. En cas de crises fréquentes ou prolongées, la prévention peut être envisagée par un antiarythmique de la classe Ic (flécaïnide, cibenzoline, propafénone) ou par le sotalol.

Syndrome de Wolff-Parkinson-White

Il associe des crises tachycardiques supraventriculaires et des pré-excitations ventriculaires ; ces dernières correspondent à des malformations cardiaques au cours desquelles une voie de conduction accessoire fait communiquer électriquement les oreillettes et les ventricules en plus de la voie normale. La présence de voie accessoire peut mettre en jeu le pronostic vital du patient, lorsque des rythmes auriculaires très rapides sont transmis aux ventricules, avec un risque de fibrillation ventriculaire et de mort subite.

Le traitement médical repose sur les antiarythmiques de la classe I ou l'amiodarone, ou mieux l'ablation du faisceau accessoire.

Tachycardies ventriculaires

Elles nécessitent un traitement urgent en raison du risque de fibrillation ventriculaire. Les tachycardies ventriculaires peuvent aboutir à la mort subite lorsqu'il existe une cardiopathie (infarctus du myocarde, cardiomyopathie).

Le traitement fait appel à la lidocaïne (XYLOCARD) ou à l'amiodarone, et au choc électrique après anesthésie générale en cas d'échec médicamenteux.

Pour prévenir les récidives, on a recours aux antiarythmiques de la classe I ou à l'amiodarone. Les bêtabloquants (sotalol) sont indiqués en cas de cardiopathie ischémique sous-jacente (sauf en cas d'insuffisance cardiaque).

En cas d'échec du traitement médical, l'implantation d'un défibrillateur automatique ou un traitement chirurgical seront envisagés.

Le traitement des torsades de pointe fait appel à l'arrêt des médicaments éventuellement en cause, à la recharge potassique, à l'isoprénaline, à l'injection de sulfate de magnésium et à l'entraînement électrosystolique. Il est préférable de s'abstenir de tout traitement antiarythmique.

Extrasystoles

- En l'absence de cardiopathie, les extrasystoles peu gênantes ne nécessitent aucun traitement. Lorsque la gêne est plus marquée (palpitations), elle peut être améliorée par les bêtabloquants.
- En cas de cardiopathie patente, la survenue d'extrasystoles expose à un risque plus élevé. À la phase aiguë de l'infarctus du myocarde, la lidocaïne réduit le risque immédiat d'arythmie ventriculaire et les bêtabloquants diminuent le risque de mort subite.

Surveillance

Le contrôle de l'efficacité du traitement est nécessaire, il fait appel à des moyens qui varient en fonction de la gravité de l'arythmie.

- Lorsque celle-ci est bénigne, la surveillance clinique est suffisante.
- L'enregistrement Holter (ECG en continu ambulatoire sur 24 heures au moins) est la méthode de choix en cas de troubles du rythme fréquents.
- L'épreuve d'effort permet de rechercher les arythmies déclenchées par l'effort.
- Dans certains cas, le contrôle du taux plasmatique des médicaments antiarythmiques est utile à l'adaptation posologique *(tableau II.193)*.

***Tableau II.193** - Taux plasmatiques thérapeutiques et ajustements posologiques des antiarythmiques*

Classe	DCI	Taux plasmatiques thérapeutiques (µg/mL)	Réduction des doses si insuffisance hépatique	Réduction des doses si insuffisance rénale
Ia	Quinidine Disopyramide	2-5 2-4		+ +
Ib	Lidocaïne	1,5-5	+	
Ic	Cibenzoline Propafénone Flécaïnide	0,3-0,7 0,2-0,8 0,2-1	 + 	+ +
III	Amiodarone	1-2,5		
IV	Vérapamil Diltiazem	0,15-0,5 0,7-2	+	

Associations d'antiarythmiques

Les antiarythmiques peuvent être associés pour traiter des arythmies rebelles. Certaines associations sont synergiques, d'autres sont dangereuses.

Associations utiles

I + II (BÊTABLOQUANT)

Association utile si le trouble du rythme a une origine ischémique ou une composante catécholaminergique (sauf en cas d'insuffisance cardiaque).

I + III (AMIODARONE)

Ces médicaments sont complémentaires. Lors de l'association de l'amiodarone aux antiarythmiques Ia, il faut surveiller attentivement l'espace QT.

ANTIARYTHMIQUE + DIGITALIQUE

Cette association est préconisée dans le contrôle des tachycardies auriculaires et les pré-excitations.

Associations dangereuses

- L'association d'antiarythmiques de la même classe est déconseillée, en raison du risque accru d'effets indésirables cardiaques.
- L'association d'un antiarythmique à des médicaments ayant des propriétés inotrope négative, bradycardisante ou ralentissant la conduction auriculo-ventriculaire est délicate et nécessite une surveillance clinique et un contrôle de l'ECG.
- L'association des antiarythmiques donnant des torsades de pointe (hydroquinidine, disopyramide, amiodarone, ibutilide, sotalol) est contre-indiquée.

Association aux autres médicaments cardiologiques

Lors de l'association d'antiarythmiques aux diurétiques, la kaliémie doit être surveillée très étroitement et éventuellement corrigée ; l'hypokaliémie augmente en effet la sévérité des troubles du rythme et certains effets indésirables des antiarythmiques.

EFFETS INDÉSIRABLES – INTERACTIONS MÉDICAMENTEUSES – PRÉCAUTIONS D'EMPLOI – CONTRE-INDICATIONS

Le *tableau II.194* présente les principaux effets indésirables des médicaments antiarythmiques.

Tableau II.194 - Effets indésirables des antiarythmiques

Effets indésirables	Classes Ia et Ic	Classes Ib	Classe II Bêtabloquants	Classe III Amiodarone	Classe IV Vérapamil
Cardiovasculaires • hypotension • insuffisance cardiaque • modifications ECG • troubles du rythme	 + + ↗ PRE (classe Ia) ↗ QRS ↗ QT (classe Ia) • tachycardie ventriculaire • torsades de pointe (Ia) • bloc auriculo-ventriculaire	 + – ↘ PRE ↗ QRS ↘ QT • bradycardie	 + + ↗ PRE • bradycardie • bloc auriculo-ventriculaire	 – – ↗ PRE ↗ QT • bradycardie ++ • bloc auriculo-ventriculaire • torsades de pointe (sotalol)	 + + ↗ PRE • bradycardie • bloc auriculo-ventriculaire
Digestifs (nausées, vomissements, diarrhée)	++ (hydroquinidine, propafénone)	–	+	rares	+ (constipation, gastralgies)
Neurologiques et sensoriels	• bourdonnements d'oreille (quinidine) • vertiges (quinidine, propafénone, flécaïdine)	• confusion, convulsions (surdosage)	• troubles du sommeil (insomnies, cauchemars)	• polynévrite	–
Autres	• accidents immuno-allergiques (quinidine) • effets atropiniques (disopyramide) : rétention urinaire, sécheresse buccale, glaucome	• rares réactions allergiques	• bronchospasme • vasoconstriction (aggravation des artériopathies périphériques) • hypoglycémie	• dépôts cornéen • photosensibilisation, pigmentation cutanée • dysthyroïdies • pneumopathie interstitielle • troubles hépatiques	• rares allergies cutanées

PRE : période réfractaire effective.

Hydroquinidine

Les accidents allergiques, souvent imprévisibles, sont redoutables lorsqu'ils surviennent dès les premières administrations, d'où la règle de n'administrer qu'une dose minime au départ (dite dose test) et de surveiller étroitement le traitement surtout dans les 48 premières heures.

Ces accidents sont plus fréquents en cas d'hypokaliémie, d'imprégnation digitalique importante ; ils sont à redouter lorsque la concentration sanguine en quinidine dépasse 7 mg/L.

Flécaïnide

Elle est susceptible chez 10 % des patients d'aggraver le trouble du rythme et d'induire des tachycardies ventriculaires. C'est pourquoi l'utilisation de la flécaïnide doit être réservée au trouble du rythme grave réfractaire et nécessite une surveillance rapprochée en début de traitement (enregistrement Holter).

Bêtabloquants

L'effet inotrope négatif ne touche pratiquement pas un cœur sain mais il peut être catastrophique sur un cœur déficient.

Amiodarone

On peut observer des bradycardies importantes en cas d'altération de la fonction sinusale et de la conduction auriculo-ventriculaire.

Sans doute en raison de sa teneur en iode, l'amiodarone peut être responsable d'hypothyroïdie et surtout d'hyperthyroïdie, nécessitant une surveillance régulière du taux sanguin des hormones thyroïdiennes T3, T4.

Les dépôts cornéens fréquents imposent une surveillance ophtalmologique.

La pneumopathie interstitielle est un effet indésirable rare mais dont l'évolution peut être mortelle ; elle intervient lors des traitements à fortes posologies, parfois nécessaires pour le contrôle des troubles du rythme rebelles. La surveillance impose des clichés thoraciques une fois par an ainsi que des explorations fonctionnelles respiratoires.

Dronédarone

Cet antiarythmique récent est responsable d'élévation de la créatininémie et des transaminases (cas d'hépatites graves signalés), ainsi que de bradycardie et de troubles digestifs.

Adénosine

- Troubles du rythme et de la conduction.
- Risque de bronchospasme en cas d'asthme.
- Vertige, céphalées, nausées, anxiété : troubles transitoires.

Effets indésirables cardiovasculaires

- Hypotension et insuffisance cardiaque.

Ces effets sont d'autant plus marqués que l'antiarythmique possède un effet inotrope négatif (disopyramide, Ic, II, IV).

- Troubles du rythme (conductions sino-auriculaire, auriculo-ventriculaire et intraventriculaire).

Ils s'observent essentiellement avec les antiarythmiques de la classe Ic et à un degré moindre avec ceux de la classe Ia. Une surveillance ECG régulière s'impose.

***Tableau II.195** - Interactions médicamenteuses des antiarythmiques*

Médicaments de la classe	Autres médicaments	Conséquences
• L'association d'antiarythmiques donnant des torsades de pointe (hydroquinidine, disopyramide, amiodarone, dronadérone, sotalol) est contre-indiquée • L'association d'antiarythmiques de même classe est déconseillée • L'association d'antiarythmiques de classes différentes peut apporter un bénéfice thérapeutique mais est très délicate, nécessitant une surveillance clinique étroite et un contrôle de l'ECG		
Classe I Ensemble des antiarythmiques de la classe I	• Bêtabloquants utilisés dans l'insuffisance cardiaque	• *association contre-indiquée* effet inotrope négatif avec risque de décompensation cardiaque
Classe Ia Disopyramide	• Clarithromycine, érythromycine, josamycine	• *association déconseillée* risque de majoration des effets indésirables du disopyramide

Médicaments de la classe	Autres médicaments	Conséquences
Classe II - Se reporter à la section « Bêtabloquants », p. 506		
Classe III Amiodarone	• Télaprévir	• *association contre-indiquée* risque de bradycardie excessive
	• Ciclosporine	• *association déconseillée* augmentation des concentrations sanguines de ciclosporine
	• Diltiazem IV • Vérapamil IV	• *association déconseillée* risque de bradycardie et de bloc auriculo-ventriculaire
Dronédarone	• Inhibiteurs puissants du CYP 3A4	• *association contre-indiquée* augmentation importante des concentrations de dronédarone
	• Anticonvulsivants inducteurs enzymatiques, rifampicine	• *association déconseillée* diminution importante des concentrations de dronédarone
	• Dabigatran	• *association contre-indiquée* doublement des concentrations de dabigatran avec majoration du risque de saignement
	• Digoxine	• *association déconseillée* dépression de l'automatisme cardiaque et de la conduction auriculo-ventriculaire
	• Immunosuppresseurs	• *association déconseillée* augmentation importante des concentrations de l'immunosuppresseur
	• Millepertuis	• *association déconseillée* diminution importante des concentrations de dronédarone
	• Simvastatine	• *association déconseillée* risque majoré de rhabdomyolyse
Classe IV - Se reporter à la section « Inhibiteurs calciques », p. 489		

Tableau II.196 - Précautions d'emploi des antiarythmiques

Les antiarythmiques présentent de nombreuses interactions médicamenteuses nécessitant des « précautions d'emploi » ou « à prendre en compte ». L'association à des médicaments ayant des propriétés inotropes négatives, bradycardisantes et/ou ralentissant la conduction auriculo-ventriculaire est délicate et nécessite une surveillance clinique et un contrôle ECG.	
Classe Ia	
Hydroquinidine et disopyramide	• Les anticonvulsivants inducteurs enzymatiques ou la rifampicine peuvent réduire l'efficacité des antiarythmiques
Hydroquinidine	• Vérification de la kaliémie avant de débuter le traitement • En cas d'insuffisance cardiaque, traitement préalable de celle-ci • Chez les insuffisants rénaux, réduire la posologie • Prudence en cas de glaucome par fermeture d'angle ou de rétention urinaire
Disopyramide	• En cas d'insuffisance cardiaque, le disopyramide sera prescrit après digitalisation • La survenue d'un bloc auriculo-ventriculaire, d'un bloc de branche ou de torsades de pointe doit faire arrêter le traitement • Surveillance particulière chez les sujets ayant une dysfonction sinusale • Réduction posologique chez l'insuffisant rénal • Surveillance de la glycémie (car risque d'hypoglycémie chez les diabétiques) et de la kaliémie (corriger toute hypokaliémie)
Classe Ib	
Lidocaïne	• En cas d'insuffisance cardiaque ou hépatique, diminuer de moitié les doses préconisées
Classe Ic	
Flécaïnide	• Réduire la posologie en cas d'insuffisance cardiaque ou rénale sévère • La survenue d'un bloc auriculo-ventriculaire, d'un bloc de branche ou de troubles du rythme ventriculaires doit faire arrêter le traitement
Propafénone	• Arrêter le traitement en cas de bloc sino-auriculaire, de bloc auriculo-ventriculaire ou d'arythmie ventriculaire • Prudence en cas d'allongement préalable de l'espace PR ou d'insuffisance hépatique
Cibenzoline	• Arrêter le traitement en cas de troubles de la conduction, de poussée d'insuffisance cardiaque ou d'arythmie ventriculaire • Surveillance de la fonction hépatique, en cas d'insuffisance hépatique • Réduire la posologie en cas d'insuffisance rénale, chez le sujet âgé, ou en cas de cardiopathie sévère
Classe II - Se reporter à la section « *Bêtabloquants* », p. 506	

Classe III	
Amiodarone	• Rechercher la posologie minimale afin de limiter les effets indésirables • Ne pas s'exposer au soleil ou aux rayons UV • Chez les patients ayant des antécédents thyroïdiens, utiliser une posologie minimale et sous stricte surveillance clinique et biologique • Le traitement par l'amiodarone entraîne une modification de l'ECG (allongement de QT, apparition d'une onde U) ne nécessitant pas l'arrêt du traitement • L'amiodarone majore l'activité des anticoagulants oraux avec risque hémorragique accru : surveillance renforcée de l'INR et adaptation de la posologie de l'anticoagulant si nécessaire • Précautions d'emploi avec les bêtabloquants, le dabigatran, les digitaliques, l'esmolol, la lidocaïne, l'orlistat, la phénytoïne, la simvastatine, le tacrolimus, la tamsulosine, et le voriconazole
Dronédarone	• Bilan hépatique à réaliser avant l'initiation du traitement, puis tous les mois pendant 6 mois, puis à 9 et 12 mois • Interrompre le traitement en cas d'ALAT > 3 N • Dosage de la créatinine 1 fois/semaine après le début du traitement • Précautions d'emploi avec les AVK, le diltiazem, le docétaxel, et le vérapamil
Classe IV - Se reporter à la section « *Inhibiteurs calciques* », p. 490	
Adénosine	• Injection sous surveillance continue de l'ECG et en milieu de soins intensifs

Tableau II.197 - Contre-indications des antiarythmiques

Classe Ia	
Hydroquinidine	• hypersensibilité aux quinidiniques • bloc auriculo-ventriculaire, QT long, torsades de pointe, bloc de branche • troubles de l'automatisme sinusal • insuffisance cardiaque préexistante, infarctus du myocarde aigu ou ancien • troubles du rythme de l'intoxication digitalique, myasthénie • certaines associations médicamenteuses (voir « *Interactions médicamenteuses* »)
Disopyramide	• insuffisance cardiaque non contrôlée, infarctus du myocarde aigu ou ancien • risque de glaucome à angle fermé ou de rétention urinaire, myasthénie • blocs auriculo-ventriculaires, QT long, bloc de branche • troubles de l'automatisme sinusal • certaines associations médicamenteuses (voir « *Interactions médicamenteuses* »)
Classe Ib	

Lidocaïne	• bloc auriculo-ventriculaire complet • troubles hépatiques graves, porphyrie • hypersensibilité à ce médicament • antécédents neuropsychiques graves (convulsifs) • certaines associations médicamenteuses (voir « *Interactions médicamenteuses* »)
Classe Ic	
Cibenzoline Propafénone Flécaïnide	hypersensibilité à ces médicaments • bloc auriculo-ventriculaire du 2e et du 3e degré non appareillé, bloc de branche • insuffisance cardiaque, infarctus du myocarde aigu ou ancien • troubles de l'automatisme sinusal • certaines associations médicamenteuses (voir « *Interactions médicamenteuses* »)
Classe II - Se reporter à la section « *Bêtabloquants* », p. 507	
Classe III	
Amiodarone	• blocs auriculo-ventriculaires non appareillés • allergie à l'iode • dysthyroïdies • bradycardie sinusale • grossesse et allaitement • certaines associations médicamenteuses (voir « *Interactions médicamenteuses* »)
Dronédarone	• hypersensibilité à ce médicament • blocs auriculo-ventriculaires non appareillés • bradycardie < 50/min, insuffisance cardiaque NYHA III-IV • certaines associations médicamenteuses (voir « *Interactions médicamenteuses* »)
Classe IV - Se reporter à la section « *Inhibiteurs calciques* », p. 491	
Adénosine	• hypersensibilité connue à l'adénosine • asthme • blocs auriculo-ventriculaires du 2e ou du 3e degré non appareillés, maladie du sinus

Administration et conseils au patient

Objectifs du traitement médicamenteux

- En phase aiguë de l'arythmie : revenir à un rythme sinusal normal.
- En traitement d'entretien : prévenir les récidives, les complications (notamment thromboemboliques) et l'insuffisance cardiaque.

Plan de prise et modalités d'administration

- Voir *tableau II.192*, p. 564.
- Bêtabloquants : voir p. 498 et 508.
- Vérapamil et diltiazem : voir section « *Inhibiteurs calciques* », p. 484 et 492.
- Digitaliques : voir p. 542 et 551.

Surveillance de l'efficacité et de la tolérance

Le contrôle de l'efficacité du traitement varie en fonction de la gravité de l'arythmie ; la surveillance clinique est suffisante en cas d'arythmie bénigne, l'enregistrement Holter (enregistrement ECG de longue durée) en cas de troubles du rythme fréquents. La surveillance du rythme cardiaque fait donc appel à :

- La surveillance du pouls

Le pouls doit être vérifié, au moindre doute ou lorsqu'il est irrégulier, par l'auscultation cardiaque.

- La surveillance par scope
  - Lorsque survient une alarme, il faut déclencher un enregistrement du signal du scope, rechercher une urgence vitale et palper le pouls.
  - L'aspect du signal du scope oriente le diagnostic :
    - · *tracé plat :* arrêt cardiaque (disparition du pouls) ;

· *tracé anarchique :* fibrillation ventriculaire (disparition du pouls) ;
· *rythme ventriculaire rapide et irrégulier :* fibrillation auriculaire ;
· *rythme ventriculaire rapide et régulier avec QRS fins ou non modifiés :* tachycardie supraventriculaire ;
· *rythme ventriculaire rapide et régulier avec des complexes QRS larges :* tachycardie ventriculaire ;
· *rythme normal mais entrecoupé de battements prématurés :* extrasystoles auriculaires (même morphologie des complexes QRS), extrasystoles ventriculaires (QRS larges et de morphologie différente) ;
· *fréquence ventriculaire lente :* dysfonctionnement sinusal ou bloc auriculo-ventriculaire.

• La surveillance de la pression artérielle

En raison des risques de survenue d'hypotension artérielle et de collapsus avec certains antiarythmiques.

• La surveillance de la fréquence cardiaque

La bradycardie peut indiquer un collapsus cardiaque imminent.

• Choc cardiogénique

Certains antiarythmiques peuvent être responsables de la survenue d'une insuffisance cardiaque ; elle se manifeste par :
- un pouls filant et rapide ;
- une pression artérielle basse ;
- des extrémités froides et marbrées ;
- une diurèse abaissée.

• Autres éléments de surveillance
- L'hypersensibilité aux quinidiniques qui se manifeste par des symptômes respiratoires et tégumentaires ;
- La surveillance ophtalmologique :
  · risque d'hypertension oculaire en cas de glaucome à angle fermé avec le disopyramide ;
  · survenue de dépôts cornéens avec l'amiodarone.

- Surveillance régulière du taux sanguin des hormones thyroïdiennes T3, T4, car risque de survenue de dysthyroïdie (hyper ou hypo) avec l'amiodarone.
- Faire pratiquer une fois par an des clichés thoraciques ainsi que des explorations fonctionnelles respiratoires car risque de survenue de pneumopathie interstitielle avec l'amiodarone.

Conseils hygiéno-diététiques

- Le thé et le café sont des excitants qui accélèrent le rythme cardiaque et favorisent les palpitations. Leur consommation doit être limitée en cas de troubles du rythme.
- L'arrêt du tabac doit être fermement recommandé, aux cardiaques en particulier.

Autres conseils au patient

- Activité physique : une activité sportive doit être conseillée chaque fois que la fonction cardiaque est suffisante. Les sports bons pour le cœur sont les sports d'endurance : natation, vélo, course à pied, marche, ski de fond, etc.
- Vaccination : aucune vaccination n'est contre-indiquée chez le cardiaque.
- Ne jamais arrêter le traitement sans avis médical.
- Il convient que le (la) patient(e) informe son médecin :
  - des médicaments qu'il utilise avant tout début de traitement ;
  - si elle désire allaiter son enfant ou devenir enceinte ;
  - s'il/elle doit subir une intervention chirurgicale ;
  - s'il/elle est allergique à l'iode ou souffre d'un mauvais fonctionnement thyroïdien avant un traitement par l'amiodarone.
- Il faut éviter de s'exposer au soleil lors d'un traitement à l'amiodarone, ce médicament rendant plus sensible aux coups de soleil.

6 Endocrinologie

Antidiabétiques

NOTIONS ESSENTIELLES

- Le diabète sucré se définit par une hyperglycémie chronique (glycémie à jeun supérieure à 1,26 g/L), résultant d'une sécrétion diminuée d'insuline et/ou d'une réduction de son efficacité. On distingue le diabète de type 1, insulinodépendant, survenant généralement chez le sujet jeune, caractérisé par une carence majeure en insuline et une tendance à l'acidocétose, et le diabète de type 2, non insulinodépendant, touchant souvent les sujets obèses après la quarantaine, associant une insulinorésistance et une diminution de la sécrétion d'insuline.
- Le traitement du diabète de type 1 fait appel à l'insulinothérapie adaptée à chaque patient, l'objectif étant d'obtenir un équilibre glycémique satisfaisant. L'administration est réalisée par voie sous-cutanée à l'aide de seringues et d'aiguilles à usage unique ou, de plus en plus souvent, de stylos injecteurs. Le traitement comporte généralement plusieurs administrations d'insuline (2 à 4) par jour.
- Le traitement du diabète de type 2 comporte toujours un régime hypocalorique chez le patient obèse et un exercice physique régulier. Si le régime seul ne suffit pas, les antidiabétiques oraux seront utilisés en monothérapie : metformine (notamment chez le sujet obèse), sulfamides hypoglycémiants, inhibiteurs des alphaglucosidases ou glinides. En cas de résultats insuffisants (objectivés par le dosage tous les 3 à 4 mois de l'hémoglobine glyquée, HbA1c), une bithérapie orale doit être envisagée, voire le recours à une insulinothérapie.

- Le principal risque de l'insulinothérapie est l'hypoglycémie (importance de la surveillance de la glycémie). Les sulfamides hypoglycémiants présentent ce même risque, ce qui n'est pas le cas pour la metformine. La prévention du risque d'acidose lactique décrit avec les biguanides repose sur le respect des contre-indications (insuffisance rénale notamment). Les inhibiteurs des alphaglucosidases provoquent des troubles digestifs.
- Les conseils au patient et l'apprentissage du diabétique sont d'une importance majeure : technique de l'injection, autosurveillance glycémique, compréhension du rapport étroit entre traitement, régime et activité physique.

GÉNÉRALITÉS

Définition du diabète sucré

Le diabète se définit par l'existence d'une hyperglycémie chronique.

Le taux normal de la glycémie chez l'adulte se situe entre 0,80 g/L et 1,10 g/L à jeun (soit 4,3 à 6,1 mmol/L).

Le diagnostic du diabète sucré est simple et repose sur le dosage de la glycémie à jeun (après 8 à 12 heures de jeûne) ou après épreuve d'hyperglycémie provoquée par voie orale (HGPO) (2 heures après ingestion de 75 g de glucose *per os*) :

- *chez le sujet sain*, la glycémie à jeun est $<$ 1,10 g/L (6,1 mmol/L) et, après HGPO, $<$ 1,40 g/L (7,8 mmol/L) ;
- si la glycémie à jeun est $\geqslant$ 1,26 g/L (7 mmol/L) ou, à tout moment, $\geqslant$ 2 g/L ou, après HGPO $\geqslant$ 2 g/L (11,2 mmol/L), *le sujet est diabétique* ;
- si la glycémie est comprise entre 1,10 et 1,26 g/L, le sujet est dit atteint d'*hyperglycémie à jeun*. S'il n'est pas encore diabétique, il risque de le devenir en l'absence de prise en charge (après amaigrissement, la glycémie peut revenir à une valeur normale) ;
- si la glycémie à jeun est comprise entre 1,10 et 1,26 g/L et, après HGPO, entre 1,4 et 2 g/L, on parle d'*intolérance au glucose*.

Rappels de physiologie

Synthèse de sécrétion de l'insuline

L'insuline est la seule hormone hypoglycémiante connue. Elle est sécrétée par les cellules bêta des îlots de Langerhans du pancréas, en réponse à une augmentation de la concentration sanguine en glucose.

Ces cellules synthétisent un précurseur, la pro-insuline (chaîne polypeptidique unique associée à un peptide C de connexion). La pro-insuline est scindée par une protéase, libérant ainsi la molécule d'insuline et le peptide C, qui est éliminé par le rein.

La sécrétion journalière d'insuline pour un adulte est environ 0,8 à 1 unité/kg par 24 heures ; une unité d'insuline métabolise 3 à 7 g de glucose.

Elle est sécrétée en continu tout au long du nycthémère de façon pulsatile, avec des pics au moment des repas, permettant ainsi une régulation fine de la glycémie.

Si l'on compare le profil glycémique et le profil insulinique d'une personne saine *(figure II.15)*, on constate que ceux-ci présentent des caractéristiques très semblables ; ils comportent un niveau basal et un pic après chaque repas.

Rôle de l'insuline

L'insuline exerce ses effets métaboliques en agissant en particulier au niveau des muscles, du tissu adipeux et du foie, par fixation sur des récepteurs spécifiques.

Elle permet de maintenir la glycémie proche de 5 mmol/L (0,9 g/L) :
- par la constitution de réserves de glucose, lorsque la glycémie s'élève (glycogène) ;

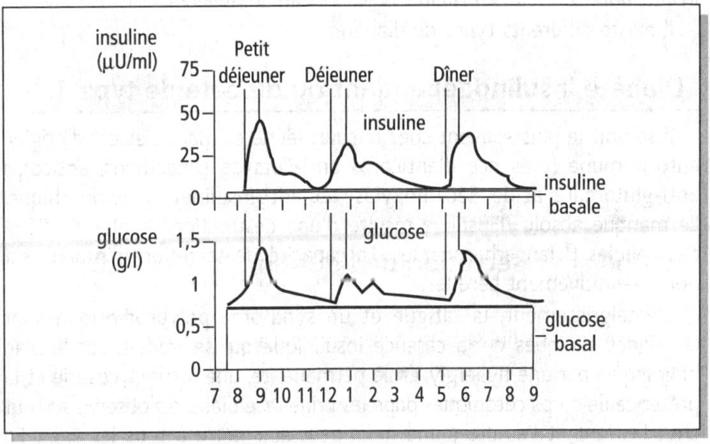

***Figure II.15** - Profil insulinique et profil glycémique d'une personne saine*

- et par la transformation du glycogène en glucose, lorsque la glycémie diminue.

- Action au niveau du foie : elle favorise la synthèse du glycogène hépatique et inhibe la glycogénolyse et la néoglucogenèse.
- Action au niveau des muscles : elle favorise la pénétration cellulaire du glucose et la formation du glycogène musculaire.
- Action au niveau des reins : elle favorise la réabsorption active du glucose au niveau tubulaire. Au-delà de 1,8 g/L de glucose, les capacités de réabsorption sont saturées et le glucose apparaît dans les urines.
- Au niveau des autres tissus consommateurs (tissu adipeux), l'insuline favorise la pénétration cellulaire du glucose.

L'insuline joue par ailleurs un rôle important dans la synthèse et le stockage des graisses, ainsi que dans le métabolisme protéique.

Physiopathologie

Le diabète se caractérise par des troubles du métabolisme des glucides, des graisses et des protéines, reflets du déséquilibre entre la production insuffisante ou nulle d'insuline et les besoins tissulaires.

Il existe différents types de diabète.

Diabète insulinodépendant ou diabète de type 1

Il se voit le plus souvent chez le sujet jeune et maigre et est d'origine auto-immune (présence d'anticorps anti-îlots de Langerhans, anticorps anti-glutamate acide décarboxylase et anti-insuline) ou idiopathique. Le manque absolu d'insuline résulte d'une destruction de plus de 85 % des cellules β langerhansiennes. La capacité de sécrétion d'insuline est donc définitivement perdue.

L'amaigrissement, la fatigue et un syndrome polyurodipsique sont les signes cliniques de la carence insulinique qui se traduit, sur le plan biologique, par une hyperglycémie permanente, une forte glycosurie et la présence de corps cétoniques dans les urines. Ce diabète s'observe surtout chez l'enfant et l'adulte jeune mais peut apparaître à tous les âges. En l'absence de traitement, l'évolution peut être rapide vers le coma acidocétosique et le décès.

Diabète non insulinodépendant (DNID) ou diabète de type 2

Il touche le plus souvent des sujets obèses après la quarantaine. Les cellules β ne sont pas détruites mais seraient moins sensibles au stimulus normal du glucose, d'où une diminution de la sécrétion d'insuline. Il existe, de plus, une diminution de la sensibilité tissulaire aux effets de l'insuline (insulinorésistance) au niveau des muscles, du foie et du tissu adipeux. Le diabète de type 2 entraîne peu de symptômes cliniques : fatigue, jambes lourdes, mictions nocturnes, et peut rester asymptomatique durant plusieurs années.

L'évolution du DNID est lente, avec une hyperglycémie améliorée par le régime alimentaire et l'exercice physique, puis les antidiabétiques oraux, et le recours éventuel à l'insuline.

La distinction du type exact de diabète est cruciale pour le choix du traitement.

Mis à part ces deux types principaux, il existe d'autres types de diabètes pouvant nécessiter un traitement par l'insuline : diabète gestationnel, diabète iatrogène, de l'insuffisant hépatique ou du pancréatectomisé, etc.

Complications aiguës du diabète

Parmi les complications aiguës du diabète sont observés : des comas hyperosmolaires, des comas acidocétosiques, des comas hypoglycémiques.

Coma hyperosmolaire

Ce coma associe une hyperglycémie majeure avec une déshydratation liée à une diurèse osmotique. L'hypovolémie induite peut être associée à une déshydratation intracellulaire, des troubles ioniques, une insuffisance rénale et une souffrance cérébrale. Ce coma survient habituellement chez le diabétique de type 2 ignorant sa pathologie. L'insulinémie est suffisante pour inhiber la lipolyse et la formation des corps cétoniques mais insuffisante pour permettre la pénétration cellulaire du glucose.

Le traitement consiste en une réhydratation intense et une surveillance de la glycémie.

Coma acidocétosique

Ce coma associe hyperglycémie avec polyurie, déshydratation, polydipsie et hypotension. En l'absence d'insuline, donc de glucose intracellulaire, la cellule privilégie l'utilisation des lipides, dont le métabolisme aboutit à la production de corps cétoniques, provoquant cétose, voire acidose métabolique. Les signes cliniques sont : fatigue, crampes, polyurie, polydipsie, nausées, vomissements et douleurs abdominales violentes.

Le traitement consiste en un apport massif et rapide d'insuline IV et une réhydratation.

Coma hypoglycémique

L'hypoglycémie est fréquente au cours des traitements par insuline ou antidiabétiques oraux (sulfamides hypoglycémiants, entre autres). Les signes cliniques de l'hypoglycémie sont une agitation psychomotrice, des convulsions, voire un coma avec lésions cérébrales, pouvant conduire vers le décès.

Le traitement consiste en l'administration IV de glucose, pouvant être associé à du glucagon.

Complications chroniques du diabète

Les complications chroniques du diabète comprennent :

- des microangiopathies (problèmes liés aux capillaires), à l'origine des néphropathies, rétinopathies et neuropathies ;
- des macroangiopathies (problèmes vasculaires liés aux artères et aux veines), responsables de l'augmentation de la mortalité cardiovasculaire ;
- une augmentation du risque infectieux.

Néphropathies

Les microangiopathies sont à l'origine de l'apparition d'HTA et d'insuffisance rénale. Le traitement vise à réduire l'HTA et la protéinurie, en utilisant les inhibiteurs de l'enzyme de conversion, les antagonistes du système rénine-angiotensine II et les inhibiteurs calciques.

Rétinopathies

L'existence d'une HTA associée augmente le risque de rétinopathie et de cécité. Le contrôle du diabète et de l'HTA est indispensable pour prévenir cette complication.

Neuropathies

Elles touchent le système nerveux périphérique, surtout au niveau des membres inférieurs, avec perte sensorielle et risque d'ulcérations secondaires, surtout chez les patients ayant une artérite des membres inférieurs.

Au niveau du système nerveux autonome, les principaux signes de neuropathie sont la diarrhée, la gastroparésie, l'hypotension orthostatique, une vessie neurogène.

Macroangiopathies

La macroangiopathie se manifeste par une athérosclérose accélérée : coronaropathie, artériopathie, accidents vasculaires cérébraux.

Infections

Les néphrite, cystite, vaginite ou l'infection cutanée apparaissent plus fréquemment chez les patients diabétiques. Les lésions du pied se compliquent souvent d'infections chez le diabétique et peuvent entraîner des troubles de la marche, voire une amputation.

Principe du traitement médicamenteux

Diabète de type 1

L'administration d'insuline est absolument nécessaire puisque la production d'insuline endogène est définitivement arrêtée.

Diabète de type 2

Le traitement initial du diabète de type 2 repose sur la modification des habitudes de vie (alimentation et activité physique) :

- mise en place d'un régime modérément hypocalorique, avec réduction des apports en lipides saturés, réduction des sucres simples et de la consommation d'alcool ;
- l'activité physique consiste au minimum en des modifications réalistes du mode de vie et autant que possible sur des moments d'activité plus intense selon le profil du patient.

L'effet de ces mesures sera jugé après 3 à 6 mois. En cas d'efficacité insuffisante, elles seront complétées par l'ajout d'un traitement médicamenteux par antidiabétique oral en monothérapie, puis éventuellement en association (voir les différentes classes thérapeutiques d'hypoglycémiants oraux). En cas de diabète insuffisamment contrôlé par le traitement antidiabétique oral seul, le traitement par insuline sera débuté, en association avec les hypoglycémiants oraux, choisis selon le profil du patient.

PRINCIPAUX MÉDICAMENTS – POSOLOGIES

Insulines

Origine/Caractéristiques

- Toutes les insulines actuelles sont des insulines recombinantes synthétisées par génie génétique, produites sur des souches d'*Escherichia coli* ou de *Saccharomyces cerevisiae*.
- Les insulines ayant gardé une séquence en acides aminés de la chaîne polypeptidique identique à l'insuline de l'homme sont appelées « insulines humaines ».
- Afin de modifier certains paramètres pharmacocinétiques, la séquence en acides aminés de l'insuline physiologique est parfois modifiée pour obtenir des « analogues de l'insuline ».
- Avant ouverture, toutes ces insulines se conservent entre + 2 et + 8 °C, à l'abri de la lumière. Après ouverture, elles se conservent 4 à 6 semaines à température ambiante.

Classification (voir *tableau II.198*, p. 596)

Les insulines, inscrites en liste II, sont classées selon leur durée d'action.

Analogues d'insuline rapide : action ultrarapide

Les analogues rapides ne s'agglomèrent pas, du fait de modifications de certains acides aminés de la chaîne polypeptidique de la molécule d'insuline (insuline aspart, insuline lispro, insuline glulisine).

Leur délai d'action en est d'autant raccourci : après injection sous-cutanée, leur action commence en quelques minutes et disparaît en 4 à 5 heures. L'injection est réalisée au moment de chaque repas.

Ce sont des solutions, elles peuvent donc être administrées par voie intraveineuse dans le traitement de l'acidocétose aiguë.

Insulines rapides

Ces insulines s'agglomèrent en hexamères, qui vont devoir être dissociés en monomères dans le tissu sous-cutané avant de pouvoir exercer leur action.

Administrées par voie sous-cutanée, leur action commence après 15 à 30 minutes et leur plateau d'activité dure de 1 à 4 heures, puis disparaît en 6 à 8 heures. Elles doivent être administrées un peu avant les trois repas.

Ce sont des solutions, elles peuvent donc être administrées par voie intraveineuse dans le traitement de l'acidocétose aiguë.

Insulines d'action intermédiaire ou « isophanes »

Ce sont des suspensions injectables, obtenues par addition à l'insuline de protamine ou de zinc dans des proportions variables, dans le but d'augmenter le délai d'action de l'insuline. Leur action commence 1 heure après l'injection, avec un plateau d'action de 5 à 10 heures, pour une durée totale d'action de 10 à 24 heures selon la spécialité.

Elles s'administrent exclusivement par voie sous-cutanée.

Insulines d'action intermédiaire mélangées à des insulines d'action rapide ou ultrarapide

Ce sont des suspensions biphasiques, composées d'insuline rapide ou d'analogue ultrarapide et d'insuline d'action intermédiaire. Le chiffre qui suit le nom de la spécialité indique le pourcentage d'insuline rapide dans le mélange. Leur délai d'action est de 15 à 30 minutes et la durée variable de 12 à 24 heures, selon l'insuline intermédiaire du mélange.

Elles s'administrent exclusivement par voie sous-cutanée.

Insulines d'action lente

Ce sont des analogues de l'insuline modifiés afin de stabiliser les hexamères d'insuline et augmenter le délai et la durée d'action de l'insuline (insuline glargine et insuline détémir). L'insuline glargine a une action plus lente et plus prolongée que l'insuline détémir.

Conditionnement

Toutes les insulines ont une concentration de 100 UI/mL, quels que soient la présentation et le fabricant.

Flacons

Les flacons sont des formes multidoses de 5 à 10 mL. Leur contenu doit être prélevé grâce à une seringue à insuline graduée de 0 à 100 UI. Après ouverture, les insulines se conservent 4 à 6 semaines, à température ambiante, à l'abri de la chaleur et de la lumière. Il est impératif de noter la date d'ouverture sur le flacon pour éviter une conservation inadaptée.

Stylos préremplis, jetables

Les stylos injecteurs d'insuline sont de petits dispositifs conçus pour améliorer le confort du diabétique en facilitant l'auto-injection pluriquotidienne d'insuline.

Il s'agit de dispositifs jetables, multidoses, en plastique avec un réservoir à insuline en verre incolore de 3 mL. Ils sont destinés à un patient unique, et ne sont utilisés que par les patients autonomes pour la prise en charge de leur maladie.

Ces stylos jetables comportent un bouton permettant d'afficher la dose à injecter, puis de réaliser l'injection, en sous-cutané et perpendiculairement à la peau, dans des conditions de stricte asepsie. L'aiguille est changée entre chaque utilisation.

Pour la plupart des stylos, la dose à injecter peut être définie d'unité en unité et la dose maximale par injection est variable (50 à 80 unités).

La dénomination de ces formes stylos est composée du nom de l'insuline, suivi du nom du stylo, variable d'un laboratoire à l'autre :
- INNOLET, FLEXPEN, laboratoire Novo ;
- KWICKPEN, laboratoire Lilly ;
- SOLOSTAR, laboratoire Sanofi-Aventis.

Cartouches

Les cartouches sont en verre incolore, multidoses et d'une contenance de 3 mL. Elles sont destinées à alimenter des stylos à insuline rechargeables. Chaque stylo rechargeable n'est pas compatible avec toutes les cartouches. Les principaux stylos rechargeables sur le marché sont listés dans le *tableau II.199*. La dose à injecter peut être définie de 0,5 en 0,5 unités et la dose maximale par injection varie de 35 unités à 80 unités.

La dénomination de ces cartouches est composée du nom de l'insuline suivi du nom de la cartouche spécifique du laboratoire fabricant :
- PENFILL, laboratoire Novo ;
- OPTICLIK ou OPTIPEN PRO, laboratoire Sanofi-Aventis.

Remarque

Il existe un code couleur international spécifique de chaque type d'insuline, qui est indiqué sur les étiquettes des 3 types de conditionnement des insulines et permet plus rapidement de faire la correspondance entre insulines de fabricants différents.

Voir le *tableau II.198*.

***Tableau II.198** - Insulines disponibles*

Type d'insuline (profil d'action)	Nom commercial (DCI)	Flacon 100 UI/mL	Cartouche 100 UI/mL (3 mL)	Stylo prérempli jetable 100 UI/mL (3 mL)	Action des insulines		Remarques
					Délai	Durée	
Analogue d'insuline rapide : action très rapide 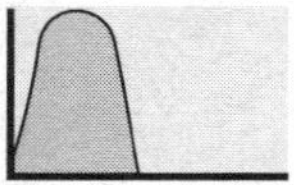	NOVORAPID (insuline aspart)	Flacon 10 mL	Cartouche Penfill	NovoRapid Flexpen	15 min	3 à 5 h	• Solution aqueuse limpide incolore utilisable en IV-SC • Injection à faire au moment des repas • Compatible avec les pompes portables
	HUMALOG (insuline lispro)	Flacon 10 mL	Cartouche	Humalog Kwickpen		2 à 5 h	
	APIDRA (insuline glulisine)	Flacon 10 mL	Cartouche Opticlik	Apidra Solostar			
Insuline d'action rapide 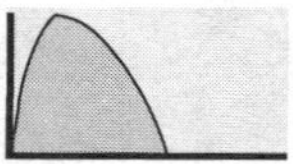 Code couleur JAUNE	UMULINE RAPIDE (insuline rapide)	Flacon 10 mL	Cartouche		30 min	5 à 7 h	• Solution aqueuse limpide incolore utilisable en IV-SC • Injection à faire 20 à 30 min avant les repas • Compatible avec les pompes portables
	ACTRAPID (insuline rapide)	Flacon 10 mL	Cartouche Penfill			7 à 8 h	

Type d'insuline (profil d'action)	Nom commercial (DCI)	Flacon 100 UI/mL	Cartouche 100 UI/mL (3 mL)	Stylo prérempli jetable 100 UI/mL (3 mL)	Action des insulines		Remarques
					Délai	Durée	
Insuline d'action intermédiaire 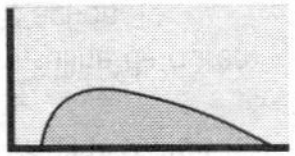 Code couleur VERT	INSULATARD NPH (insuline isophane)	Flacon 10 mL	Cartouche Penfill	Insulatard NPH Flexpen Insulatard NPH Innolet	90 min	16 à 24 h	• Suspension laiteuse blanche et opaque à agiter avant emploi • Insuline d'action prolongée utilisable en 1 à 2 injections par 24 h
	UMULINE NPH (insuline isophane)	Flacon 10 mL	Cartouche	Umuline NPH Kwickpen	60 min	18 à 20 h	
Analogue d'insuline d'action lente 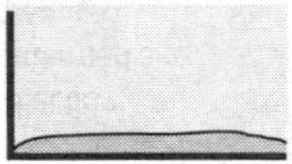	LEVEMIR (insuline détémir)	Pas de forme flacon	Cartouche Penfill	Levemir Flexpen Levemir Innolet	1 à 2 h	14 à 24 h	• Durée d'action dépendante de la dose • Ne pas mettre en contact avec d'autres insulines ni solutés de perfusion
	LANTUS (insuline glargine)	Flacon 10 mL	Cartouche Optipen Pro ou Opticlick	Lantus Solostar	2 à 4 h	Jusqu'à 24 h	• Injection indépendante des repas, à heures régulières • Solution aqueuse limpide incolore • Ne pas mettre en contact avec d'autres insulines ni solutés de perfusion

Type d'insuline (profil d'action)	Nom commercial (DCI)	Flacon 100 UI/mL	Cartouche 100 UI/mL (3 mL)	Stylo prérempli jetable 100 UI/mL (3 mL)	Action des insulines		Remarques
					Délai	Durée	
Analogue d'insuline rapide + Insuline de durée d'action intermédiaire 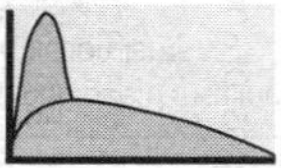 Code couleur MARRON	NOVOMIX 30 (30 % insuline aspart + isophane)	Pas de forme de flacon disponible	Cartouche Penfill	Novomix 30-50-70 Flexpen	15 min	24 h	• Suspension laiteuse blanche et opaque à agiter avant emploi • Injection au moment des repas
	• NOVOMIX 50 • NOVOMIX 70 (50 à 70 % insuline aspart + isophane)					24 h	
	• HUMALOG MIX 25 • HUMALOG MIX 50 (25 à 50 % insuline lispro + isophane)		Cartouche	Humalog Mix 25-50 Kwickpen		15 h	
Insuline rapide + Insuline de durée d'action intermédiaire 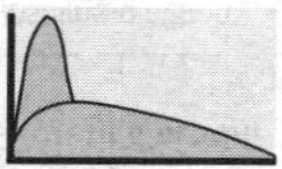	MIXTARD 30 (30 % insuline rapide + isophane)	Flacon 10 mL			30 min	24 h	• Suspension laiteuse blanche et opaque à agiter avant emploi • Injection 20 à 30 min avant les repas
	UMULINE PROFIL 30 (30 % insuline rapide + isophane)	Flacon 10 mL	Cartouche	Umuline Profil 30 Kwickpen		18 à 20 h	

Tableau II.199 - Stylos à insuline rechargeables

Stylos pour cartouches d'insuline, laboratoire Novo	
NOVOPEN 4 NOVOPEN ECHO	Compatibles avec cartouches Penfill
Stylos pour cartouches d'insuline, laboratoire Lilly	
HUMAPEN LUXURA HUMAPEN LUXURA HD HUMAPEN SAVIO	Compatibles avec cartouches laboratoire Lilly
Stylos pour cartouches d'insuline, laboratoire Sanofi	
CLIKSTAR	Compatible avec cartouches Optipen Pro ou Opticlick

Antidiabétiques oraux

Classification et mode d'action

Parmi les hypoglycémiants oraux, on distingue principalement cinq grandes familles, qu'il est possible d'organiser en deux grands groupes : les médicaments insulinosécréteurs et les non-insulinosécréteurs.

Médicaments augmentant la sécrétion insulinique

- **Les sulfonylurées ou sulfamides hypoglycémiants**

Leur action hypoglycémiante résulte surtout d'un effet pancréatique ; ils augmentent la sécrétion d'insuline par les cellules β. Par ailleurs, ils intensifient la sensibilité des récepteurs insuliniques des cellules périphériques. Ce sont des insulinosécréteurs à action prolongée.

- **Les glinides (repaglinide)**

Cette classe est apparentée aux sulfamides par son mécanisme d'action (stimulation de l'insulinosécrétion), de durée d'action courte, adaptée au contrôle des pics hyperglycémiques postprandiaux.

- **Les incrétinomimétiques**

Ces médicaments miment l'action des hormones incrétines. Ces hormones sont sécrétées habituellement par la muqueuse digestive lors du passage du bol alimentaire. La plus puissante des incrétines est le glucagon-

like-peptide-1 (GLP-1). Elles passent ensuite dans le sang et induisent une augmentation de la sécrétion d'insuline par les cellules bêta du pancréas. Elles sont par ailleurs détruites rapidement par des enzymes peptidiques dont la plus importante est la DPP-4 (dipeptyl peptidase 4). Chez le diabétique de type 2, il est observé une diminution de la capacité sécrétoire de la muqueuse digestive pour les hormones peptidiques. Il est possible de pallier cette carence de deux façons :

- par inhibition du métabolisme du GLP-1 par les enzymes dipeptyl peptidase ;
- ou par fixation sur le récepteur du GLP-1.

Il s'ensuit une stimulation de l'insuline de façon glucodépendante.

Médicaments non insulinosécréteurs

- **Les biguanides (metformine)**

Leur action hypoglycémiante résulte d'un effet extrapancréatique ; ils diminuent la résorption du glucose dans l'intestin, inhibent la néoglucogenèse dans le foie et augmentent l'utilisation périphérique de glucose dans les tissus périphériques. En plus de ces propriétés, la metformine a un effet favorable sur le métabolisme des lipides en réduisant le cholestérol total, le LDL-cholestérol et les triglycérides.

- **Les inhibiteurs des alphaglucosidases**

Ils diminuent la dégradation intestinale des glucides complexes et des disaccharides en monosaccharides absorbables. Ils diminuent ainsi l'hyperglycémie postprandiale (mécanisme de compétition avec les alphaglucosidases intestinales).

***Tableau II.200** - Antidiabétiques oraux*

DCI	Nom commercial	Présentations	Posologies
Sulfamides hypoglycémiants (Liste I)			
Sulfamides à durée d'action moyenne (6 à 12 h)			
Glipizide	GLIBENESE MINIDIAB	comp. séc. 5 mg	AD : à instaurer progressivement • ***dose initiale :*** 2,5 mg/j • ***dose ultérieure :*** jusqu'à 20 mg/j à répartir en 2 à 3 prises avant le début du repas

DCI	Nom commercial	Présentations	Posologies
Sulfamides à longue durée d'action (12 à 24 h) (risque d'hypoglycémie prolongée)			
Glibenclamide	DAONIL	comp. séc. 5 mg	AD : à instaurer progressivement 1/2 à 3 comp./j en 1 à 3 prises
	HEMI-DAONIL	comp. séc. 2,5 mg	AD : à instaurer progressivement 1/2 à 3 comp./j en 1 à 3 prises
Gliclazide	DIAMICRON	comp. 60 mg LM « libération modifiée »	AD : à instaurer progressivement • Forme à 60 mg LM : 1/2 à 2 comp./j en 1 prise matinale • Forme à 30 mg LM : 1 à 4 comp./j en 1 prise matinale • Forme à 80 mg : 1/2 à 3 comp./j en 1 à 2 prises
	GLICLAZIDE	• comp. 30 mg LM « libération modifiée » • comp. 80 mg	
Glimépiride	AMAREL	• comp. 1 mg • comp. 2 mg • comp. 3 mg • comp. 4 mg	AD : à instaurer progressivement 1 à 6 mg/j en 1 à 2 prises
Sulfamides à très longue durée d'action (⩾ 24 h) (risque important d'hypoglycémie prolongée)			
Glipizide LP	OZIDIA	• comp. LP 5 mg • comp. LP 10 mg	AD : à instaurer progressivement 5 à 20 mg/j en 1 seule prise
Biguanides (Liste I)			
Metformine *chlorhydrate*	GLUCOPHAGE	• comp. ou sachet 500 mg (éq. 390 mg metformine base) • comp. ou sachet 850 mg (éq. 663 mg metformine base) • comp. ou sachet 1 000 mg (éq. 780 mg metformine base)	AD : à instaurer progressivement • 2 à 3 comp./j en 2 à 3 prises • à prendre au cours ou à la fin des repas • Dose max. : 3 g/j de chlorhydrate de metformine
Metformine *embonate*	STAGID	comp. séc. 700 mg (éq. 280 mg metformine base)	

DCI	Nom commercial	Présentations	Posologies
Association metformine + sulfamide (Liste I)			
Metformine + glibenclamide	GLUCOVANCE	• comp. metformine 500 mg + glibenclamide 2,5 mg • comp. metformine 500 mg + glibenclamide 5 mg • comp. metformine 1 000 mg + glibenclamide 5 mg	Substitution à la bithérapie par les 2 principes actifs pris séparément à doses équivalentes : 2 à 3 prises/j au repas
Inhibiteurs des alphaglucosidases (IAG) (Liste I)			
Acarbose	GLUCOR	• comp. 50 mg • comp. 100 mg	**AD** : à instaurer progressivement à prendre avant les repas en 3 prises/j débuter à 150 mg/j si besoin, après 6 à 8 semaines, augmenter à 300 mg/j, voire 600 mg/j
Miglitol	DIASTABOL	• comp. 50 mg • comp. 100 mg	**AD** : à instaurer progressivement à prendre avant les repas en 3 prises/j débuter à 150 mg/j si besoin, après 4 à 12 semaines, augmenter à 300 mg/j
Glinides (Liste I)			
Répaglinide	NOVONORM	• comp. 0,5 mg • comp. 1 mg • comp. 2 mg	**AD** : à instaurer progressivement à prendre avant les repas 0,5 mg/prise, puis augmentation si besoin par paliers de 1 à 2 semaines jusqu'à 4 mg/prise (dose maximale : 16 mg/j)
Incrétinomimétiques inhibiteurs de la DDP4 (dipeptidylpeptidase 4) (Liste I)			
Sitagliptine	JANUVIA XELEVIA	• comp. 100 mg • comp. 50 mg	1 comp. à 100 mg le matin 1 comp. à 50 mg le matin si IR modérée
Saxagliptine	ONGLYZA	comp. 5 mg	1 comp./j
Vildagliptine	GALVUS	comp. 50 mg	1 comp./j matin et soir 1 comp./j si association à un sulfamide
Linagliptine	TRAJENTA	comp. 5 mg	1 comp./j

DCI	Nom commercial	Présentations	Posologies
Incrétinomimétiques analogues du GLP1 (glucagon-*like*-peptide 1) (Liste I)			
Exénatide	BYETTA stylo inj. prérempli	• sol. inj. 5 µg • sol. inj. 10 µg	5 à 10 µg 2 fois/j en injection SC 15 min avant le repas du matin et du soir
Liraglutide	VICTOZA stylo inj. prérempli	stylo contenant 18 mg de liraglutide dans 3 mL	• 0,6 mg 1 fois/j en inj. SC lors de la première semaine de traitement • 1,2 mg 1 fois/j en inj. SC les jours suivants, augmentés si besoin à 1,8 mg/j
Association metformine + inhibiteurs de la DDP4			
Metformine + sitagliptine	JANUMET VELMETIA	comp. 50/1 000 : 50 mg sitagliptine 1 000 mg metformine	Substitution à la bithérapie par les 2 principes actifs pris séparément à doses équivalentes : 1 comprimé 50/1 000, 2 fois par jour aux repas
Metformine + vildagliptine	EUCREAS	comp. 50/1 000 : 50 mg vildagliptine + 1 000 mg metformine	*Idem*
Metformine + saxagliptine	KOMBOGLYSE	comp. 2,5/1 000 : 2,5 mg saxagliptine + 1 000 mg metformine	Substitution à la bithérapie par les 2 principes actifs pris séparément à doses équivalentes : 1 comp. 2,5/1 000, 2 fois par jour aux repas
Metformine + linagliptine	JENTADUETO	comp. 2,5/1 000 : 2,5 mg linagliptine + 1 000 mg metformine	Substitution à la bithérapie par les deux principes actifs pris séparément à doses équivalentes : 1 comp. 2,5/1 000 2 fois par jour aux repas

INDICATIONS – CONDUITE DE TRAITEMENT

Indications

Insulinothérapie

- diabète insulinodépendant (type 1) ;
- diabète de type 2 après échec des autres traitements ;
- diabète de type 2 chez la femme enceinte après arrêt des antidiabétiques oraux ;
- diabète gestationnel ;
- diabète avec complications dégénératives, rétinopathie diabétique évolutive ;
- diabète non insulinodépendant en période d'agression (intervention chirurgicale) ou de déséquilibre ;
- coma acidocétosique.

Le choix des différents types d'insuline en fonction des indications est détaillé dans le paragraphe « *Conduite de traitement* ».

Antidiabétiques oraux

Les antidiabétiques oraux sont utilisés dans la prise en charge du diabète de type 2 uniquement, après échec du régime alimentaire associé à l'exercice physique.

Ils sont habituellement utilisés en monothérapie puis, si besoin, en association de molécules de familles différentes. Si l'utilisation des antidiabétiques oraux à dose efficace associée au régime et à l'exercice physique est insuffisamment efficace, l'ajout d'insuline en association avec certains antidiabétiques oraux est envisagé. Ces différentes étapes et les critères de choix entre les différentes classes d'antidiabétiques oraux sont détaillés dans le paragraphe « *Conduite de traitement* ».

Conduite de traitement

La Haute Autorité de santé (HAS) a élaboré en 2013 des recommandations relatives à la prise en charge des diabètes de types 1 et 2.

Les objectifs du traitement sont doubles.

- Symptomatiques

Le traitement vise à faire disparaître les symptômes liés à l'hyperglycémie (polyurie et polydipsie, asthénie) et à éviter la décompensation aiguë qu'est le coma.

- Préventifs

Le traitement vise à prévenir les complications chroniques :

- la microangiopathie : glomérulopathie, rétinopathie, neuropathie ;
- les complications cardiovasculaires (insuffisance coronarienne, accidents vasculaires cérébraux, artérite des membres inférieurs).

Les objectifs glycémiques souhaités dans le diabète de type 2 sont variables selon le type de patient (voir *tableau II.202*).

Le traitement repose sur quatre éléments :

- le régime alimentaire ;
- l'exercice physique ;
- l'éducation ;
- les médicaments.

Régime alimentaire

Chez le patient diabétique de type 1, le régime est normocalorique et établi en rapport avec l'activité physique et le poids du patient. Il est composé de 50 à 55 % d'hydrates de carbone, de préférence à résorption lente, de 15 à 20 % de protéines et de 30 à 35 % de lipides. Les repas sont répartis de façon régulière sur la journée afin d'éviter les oscillations glycémiques les plus importantes (par exemple : trois repas principaux et deux collations).

Le patient diabétique de type 2 est généralement obèse. Dans ce cas, un régime amaigrissant est nécessaire et constitue souvent un traitement suffisant ; en effet, la simple perte de poids peut rétablir la normoglycémie car l'obésité provoque une augmentation de la résistance à l'insuline.

En revanche, le patient diabétique de type 2 non obèse doit observer un régime normocalorique semblable à celui proposé à un diabétique de type 1.

Exercice physique

Il stimule, chez tout diabétique, l'absorption du glucose par les muscles ; il contribue également à la perte de poids chez les patients obèses.

Éducation

Le patient diabétique doit comprendre le rapport étroit entre le régime, l'activité physique et la médication.

Traitement médicamenteux par insuline

Le but de toute insulinothérapie est d'approcher le plus possible la normoglycémie et l'insulinémie normale. L'insulinémie, qui dans ce cas est atteinte grâce à l'insuline exogène, doit se trouver en juste rapport avec la glycémie du patient.

Pour atteindre ce but, on fait intervenir :

- le choix de la préparation d'insuline ayant le profil d'action le plus approprié ; des préparations dont les profils d'action sont différents peuvent être mélangées afin d'obtenir un profil encore meilleur ;
- la répartition de la dose totale d'insuline sur 24 heures ;
- la composition des repas, leur volume et leur heure de prise ;
- l'activité physique du patient.

Il faut presque toujours avoir recours aux injections journalières multiples afin d'éviter les épisodes d'hypoglycémie ou au contraire d'hyperglycémie qui, à long terme, sont responsables de complications graves.

L'insuline est administrée par voie IV dans les situations d'urgence et par voie SC dans les autres cas.

Protocole d'administration d'insuline par voie IV

INSULINOTHÉRAPIE EN URGENCE CHEZ L'ADULTE (COMA ACIDOCÉTOSIQUE)

L'insuline rapide est utilisée à la dose de 20 UI en IV directe, suivie d'une perfusion à la seringue électrique à la dose de 10 à 20 UI/h, jusqu'à disparition de la cétose urinaire et retour de la glycémie à une valeur inférieure à 20 mmol/L. Le relais est réalisé par la voie SC (20 UI toutes les 4 à 6 heures selon l'équilibre glycémique).

À l'insulinothérapie s'ajoutent la réhydratation du patient par du NaCl à 0,9 % (6 à 9 L/24 h) et éventuellement par du bicarbonate de sodium à 14 ‰ en cas d'acidose. La kaliémie doit être surveillée pour l'apport de potassium éventuel après de fortes doses d'insuline.

INSULINOTHÉRAPIE EN URGENCE CHEZ L'ENFANT (COMA ACIDOCÉTOSIQUE)

L'insuline rapide est utilisée à la dose de 0,1 UI/kg/h, à adapter en fonction de la glycémie, et à maintenir jusqu'à la disparition de la cétose urinaire. Comme pour le patient adulte, s'ajoutent l'hyperhydratation et, si besoin, le traitement de l'acidose et de l'hypokaliémie.

Protocole d'administration d'insuline par voie SC

PATIENT DIABÉTIQUE DE TYPE 1

Un schéma de type « basal bolus » est souvent adopté pour se rapprocher au maximum du modèle physiologique de sécrétion de l'insuline : maintien d'un niveau basal tout au long de la journée, associé à des injections supplémentaires autour des repas.

L'insulinothérapie de base est assurée soit par 2 injections d'insuline d'action intermédiaire ou 1 ou 2 injections d'analogue d'action lente, soit par un débit de base de la pompe à insuline. La dose d'insuline basale est en moyenne de 0,35 UI/kg, soit environ 50 % des besoins quotidiens, le complément étant apporté par les injections préprandiales, assurées par une insuline rapide ou un analogue d'insuline d'action ultrarapide.

Les mélanges d'insuline préétablis qui sont actuellement commercialisés, et dont le pourcentage d'insuline d'action rapide est fixé, peuvent permettre dans certains cas de limiter le nombre d'injections quotidiennes.

PATIENT DIABÉTIQUE DE TYPE 2

Chez ces patients, l'objectif du traitement est d'obtenir un taux d'HbA1c $< 6,5$ %. Le recours à l'insuline n'est envisagé que lorsque les règles hygiéno-diététiques et les antidiabétiques oraux à dose optimale ne permettent plus d'obtenir les objectifs souhaités : le diabète est dit « insulinorequérant ». Dans ce cas, de nombreux schémas d'administration existent. Le choix sera effectué au cas par cas, en tenant compte de paramètres propres au malade et aux types d'insulines disponibles :

- insulinothérapie de type *« bed-time »*, lorsque la glycémie à jeun est élevée et les glycémies postprandiales normales, du fait du traitement par les antidiabétiques oraux : 1 injection d'insuline lente ou intermédiaire le soir au coucher + antidiabétiques oraux dans la journée ;
- schémas incluant des analogues d'action lente en cas d'hypoglycémies nocturnes, d'insulinothérapie de base mal contrôlée, chez les patients à 5 injections quotidiennes souhaitant passer à 4.

Des exemples de schémas sont donnés dans la *figure II.16*.

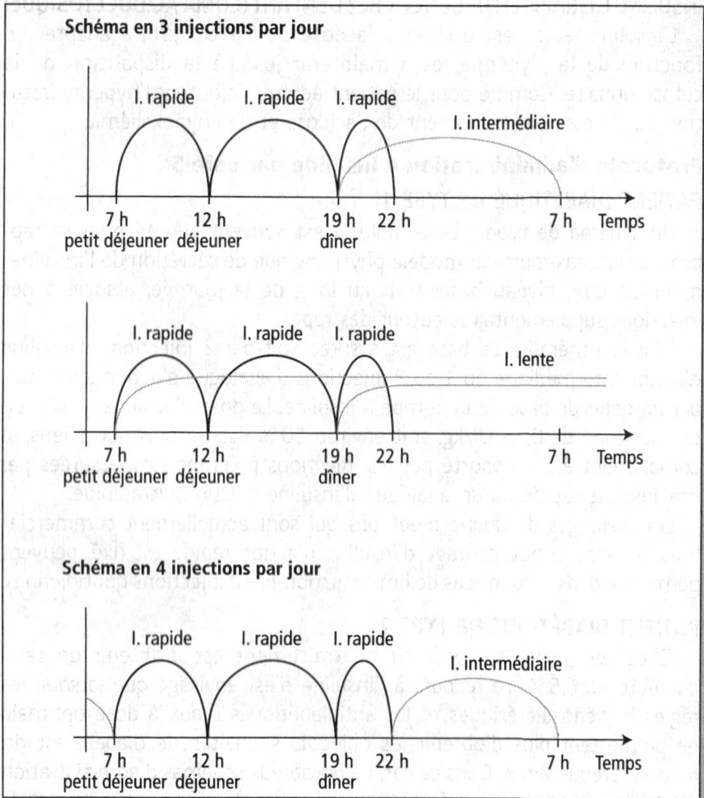

***Figure II.16** - Quelques schémas insuliniques*

Cas particulier de la femme enceinte

Le traitement associe régime alimentaire et insulinothérapie, qu'il s'agisse d'un diabète gestationnel ou d'un diabète non insulinodépendant. Dans ce dernier cas, le traitement avec les antidiabétiques oraux doit être arrêté dès que le diagnostic de grossesse est porté ; ces médicaments sont en effet contre-indiqués chez la femme enceinte. Le relais est assuré par l'insuline. Les protocoles d'insulinothérapie utilisés sont identiques à ceux précédemment décrits.

La surveillance de la grossesse est assurée au cours de consultations fréquentes, voire d'une hospitalisation. Le but est de préciser le terme et de dépister les différentes complications éventuelles (complications vasculaires et infectieuses, hydramnios, retard de croissance *in utero*, mort fœtale *in utero*).

Surveillance

- *L'autosurveillance glycémique* fait partie du traitement du diabétique. Elle permet l'adaptation des doses d'insuline. La glycémie est mesurée à partir d'une goutte de sang prélevée au bout du doigt. La goutte de sang est obtenue en piquant le doigt grâce à un autopiqueur, appareil muni d'une aiguille spéciale stérile à usage unique, la lancette. Cette goutte de sang est déposée sur une bandelette réactive dont la coloration se modifie dans les minutes qui suivent l'imprégnation par le sang. L'importance du changement de coloration est proportionnelle à la concentration de sucre contenue dans le sang analysé.
  Les bandelettes sont généralement lues à l'aide d'un lecteur automatique : le lecteur de glycémie, qui transforme l'information visuelle donnée par la coloration de la bandelette en un résultat chiffré : le taux de glycémie. La surveillance de la glycémie capillaire est réalisée en moyenne 3 fois par jour. Le doigt doit être propre, mais non désinfecté.
- *Le contrôle de la glycosurie* peut être réalisé le matin à jeun afin de détecter les hyperglycémies nocturnes. Il est aussi très utilisé dans le diagnostic des comas diabétiques en urgence.
  La bandelette réactive est trempée dans l'urine. Une réaction colorée se produit et la lecture est réalisée en comparaison à une échelle (bandelettes Clinistix et Multistix).
- *La recherche de corps cétoniques dans les urines* fait partie de la prévention du coma acidocétosique en cas de glycémie > 3 g/L et de glycosurie fortement positive. Le principe de fonctionnement est le même que celui des bandelettes de contrôle de la glycosurie (bandelettes Ketodiastix et Ketodiabur). La mesure de la cétonémie peut être réalisée aussi grâce à des bandelettes réactives dans le cadre du suivi des comas acidocétosiques.

Ce matériel pour autosurveillance du diabète est détaillé dans le *tableau II.201*.

***Tableau II.201** - Matériel pour autosurveillance du diabétique (liste non exhaustive)*

Bandelettes ou électrodes	Lecteurs correspondants	Laboratoires
Bandelettes ou électrodes pour glycémie capillaire		
One Touch Ultra One Touch Ultra Vita	• Ultra Easy • One Touch Vita	Lifescan
Free Style Optium (mesure de la glycémie)	Freestyle Optium	Abbott-Medisense
Free Style Optium β cétone (mesure de l'acétone dans le sang)		Abbott-Medisense
Free Style Papillon	Free Style Papillon	Abbott-Medisense
Accu-Check Performa	Accu-Check Performa	Roche
Contour TS	Contour TS-USB	Bayer
Ascensia Easy Fill	Ascensia Brio	Bayer
Glucofix Sensor	Glucofix Mio/Premium	Menarini
Contour Next	Contour Next-XT	Bayer
Ascensia Breeze 2	Gluco Disc 2	Bayer
Glucofix ID Sensor	Glucofix ID	Menarini
BG Star 50	BG Star	Sanofi-Aventis
Pour tous les lecteurs, il existe un kit comprenant le lecteur, l'autopiqueur, une boîte de bandelettes et quelques lancettes.		

***Tableau II.202** - Objectifs glycémiques dans le diabète de type 2*

Population de patients	Valeur cible HbA1c
Majorité des patients diabétiques de type 2	HbA1c ⩽ 7 %
Diabète nouvellement diagnostiqué et patient dont l'espérance de vie est > 15 ans avec absence d'antécédents cardiovasculaires	HbA1c ⩽ 6,5 %
Malade avec insuffisance rénale chronique sévère ou terminale	HbA1c ⩽ 8 %
Comorbidités graves et/ou espérance de vie < 5 ans ou complications macrovasculaires évoluées ou diabète > 10 ans avec difficultés pour tenir l'objectif HbA1c à 7 % (iatrogénie médicamenteuse)	HbA1c ⩽ 8 %
Personne âgée « malade »	HbA1c ⩽ 9 %

Adaptation posologique

Toutes les adaptations posologiques doivent être légères, pas plus de 4 unités à la fois et une seule insuline à la fois.

Cette adaptation repose sur l'autosurveillance.

Traitement médicamenteux par antidiabétiques oraux (ADO)

Ils sont prescrits dans un second temps, après évaluation de l'efficacité des mesures hygiéno-diététiques (MHD), pour traiter un diabète non insulinodépendant (DNID) si ces dernières n'ont pas permis d'obtenir le contrôle de la glycémie, c'est-à-dire une valeur de l'hémoglobine glycosylée (HbA1c) < 6 %.

Le choix de la classe de médicaments à utiliser et de la monothérapie ou de l'association de plusieurs antidiabétiques dépend de la valeur de l'HbA1c.

***Tableau II.203** - Stratégie thérapeutique du diabète de type 2*

Valeur de l'HbA1c	Traitement	Objectif de l'HbA1c
HbA1c = 6-6,5 %	Monothérapie par metformine (ou inhibiteur des alphaglucosidases – IAG – si intolérance à la metformine)	HbA1c < 6 %
HbA1c > 6,5 % malgré les MHD	Monothérapie par sulfamide insulinosécréteur chez le sujet non obèse, ou par metformine chez le sujet obèse, ou par IAG si hyperglycémie surtout postprandiale	HbA1c < 6,5 %
HbA1c > 6,5 % malgré les MHD et la monothérapie durant 6 mois	Bithérapie : metformine + sulfamides (ou glinide) ou metformine + glitazone (ou IAG) Si intolérance avérée persistante ou CI à la metformine : – sulfamide (ou glinide) – sulfamide (ou glinide) + IAG	HbA1c < 6,5 %
HbA1c > 7 % malgré la bithérapie et les MHD	Trithérapie par ADO ou Insuline + metformine ± autre ADO	HbA1c < 7 %
HbA1c > 8 % malgré la trithérapie et les MHD	Insuline + metformine ± autre ADO	HbA1c < 7 %

L'inhibiteur de la DPP-4 (sitagliptine) est indiqué au stade de la bithérapie soit en association avec la metformine, soit en association avec les sulfamides hypoglycémiants, ou au stade de la trithérapie en association à la metformine et aux sulfamides.

Les analogues du GLP-1 sont indiqués au stade de la bithérapie ou de la trithérapie en association à la metformine et/ou aux sulfamides.

Traitement des autres facteurs de risque

Le traitement des autres facteurs de risque est fondamental. Le pronostic vasculaire dépend d'autres facteurs associés à l'hyperglycémie :

- l'hypertension artérielle nécessite le recours aux antihypertenseurs (les inhibiteurs de l'enzyme de conversion et les inhibiteurs calciques auraient l'avantage d'un rôle protecteur de la fonction glomérulaire) ;
- l'hyperlipidémie est corrigée par un traitement hypolipémiant à base de fibrates ;
- le risque thrombotique peut être prévenu par un antiagrégant plaquettaire, l'acide acétylsalicylique.

Par ailleurs, l'arrêt du tabac est nécessaire et les vaccinations antigrippale et antitétanique doivent être à jour.

EFFETS INDÉSIRABLES – INTERACTIONS MÉDICAMENTEUSES – PRÉCAUTIONS D'EMPLOI – CONTRE-INDICATIONS

Voir le *tableau II.204*.

Tableau II.204 - *Effets indésirables des antidiabétiques*

	Effets indésirables	Prévention du risque médicamenteux
Insulines		
	• réaction locale : érythème-douleur au point d'injection, lipodystrophies en cas d'injections maintenues ou répétées trop longtemps au même site	• les injections doivent être effectuées dans des sites variés
	• hypoglycémie en cas de surdosage : le traitement consiste en l'administration de boissons sucrées, ou en l'injection IV de solution glucosée hypertonique ou l'injection SC de glucagon si le malade est inconscient	• le patient doit connaître les premiers signes cliniques d'hypoglycémie (faim, sueurs, troubles visuels, asthénie, angoisse), les circonstances de survenue (omission d'un repas, exercice physique inhabituel, association à certains médicaments – voir « *Interactions médicamenteuses* », p. 616)
	• hyperglycémie matinale liée à l'utilisation d'une insuline de durée d'action trop courte ou à un phénomène de rebond suite à un épisode d'hypoglycémie nocturne	• le patient doit connaître les signes d'hyperglycémie : soif, mictions fréquentes, nausées, vomissements, somnolence, sécheresse buccale. Une adaptation de la dose injectée ou du type d'insuline utilisé doit être réalisée
Antidiabétiques oraux		
• Sulfamides hypoglycémiants	• hypoglycémies favorisées par l'insuffisance rénale ou hépatique sévère, par une alimentation insuffisante ou déséquilibrée, par certaines associations médicamenteuses ou par un surdosage • rares accidents hématologiques réversibles à l'arrêt du traitement (thrombopénie, leucopénie, anémie, agranulocytose) • hépatites cholestatiques • exceptionnel : syndrome de Lyell	• contrôler la créatininémie avant tout traitement puis régulièrement au cours du traitement • le patient doit connaître les premiers signes d'hypoglycémie et les circonstances de survenue. À traiter par resucrage *per os* ou IV, comme pour une hypoglycémie sous insuline. La perfusion de glucose doit être maintenue 36 heures après la normalisation de la glycémie pour les sulfamides de durée d'action la plus longue (glizipide)

	Effets indésirables	Prévention du risque médicamenteux
• Biguanides	• la metformine n'expose pas au risque d'hypoglycémie, mais peut être responsable d'une acidose lactique, complication rare mais redoutable. En cas d'acidose lactique, le traitement consiste en une alcalinisation massive, un déchoquage, une épuration extrarénale • troubles digestifs en début de traitement (nausées, vomissements, diarrhée). Leur persistance impose l'arrêt du traitement	• contrôler la créatininémie avant tout traitement et tous les ans chez le sujet à fonction rénale normale ou tous les 4 à 6 mois lorsque la créatininémie est à la limite supérieure de la normalité, plus souvent en cas de traitement diurétique ou antihypertenseur • l'administration de pansements gastriques ou d'antispasmodiques, la prise au cours des repas et l'augmentation progressive des doses permettent d'atténuer la survenue de troubles digestifs précoces associés
• Inhibiteurs des alphaglucosidases	• diarrhée, météorisme, inconfort abdominal	• respecter l'augmentation progressive des doses
• Glinides	• quelques cas d'élévation des transaminases	• contrôle régulier des transaminases
• Inhibiteurs de la DPP4	• nausées • céphalées • infections des voies respiratoires (rhinopharyngites, bronchites) et urinaires • arthrose, arthrite • troubles de la peau et du tissu sous-cutané (angiœdème, prurit, urticaire) • anémie par carence en fer • réactions d'hypersensibilité graves (angiœdème, réactions anaphylactiques) et pancréatites (saxagliptine)	• évaluation régulière de la fonction rénale • surveillance renforcée de l'état cutané (apparition de cloques, ulcération, éruption) • prévenir le patient du risque de réactions d'hypersensibilité • prévenir le patient des symptômes caractéristiques d'une pancréatite aiguë : douleurs abdominales persistantes

	Effets indésirables	Prévention du risque médicamenteux
• analogues du GLP 1	• nausées, vomissements • diarrhées • céphalées • hypoglycémies modérées	
	• ralentissement de la vidange gastrique	• risque de modification de l'efficacité des médicaments associés • prise à distance des médicaments avec formulations gastrorésistantes
	• survenue rare de pancréatite aiguë et de thyroïde	• le patient doit être informé des symptômes de pancréatite : douleur abdominale intense et persistante

Tableau II.205 - *Interactions médicamenteuses des antidiabétiques – Niveaux associations déconseillées (AD) et contre-indications (CI)*

Antidiabétiques	Autres médicaments	Niveau	Mécanismes et conséquences
Insuline, metformine, sulfamides hypoglycémiants	• danazol	AD	• effet diabétogène du danazol ; si l'association ne peut être évitée, prévenir le patient et renforcer l'autosurveillance. Adapter éventuellement la posologie de l'antidiabétique pendant le traitement par le danazol et après son arrêt
	• alcool	AD	• augmentation de la réaction hypoglycémique (inhibition des réactions de compensation) pouvant faciliter la survenue de coma hypoglycémique
Metformine	• produits de contraste iodés	AD	• risque accru d'acidose lactique. Arrêt du traitement 48 h avant tout examen de radiologie utilisant un produit de contraste iodé
Sulfamides hypoglycémiants	• miconazole (voie générale, gel buccal)	CI	• augmentation de l'effet hypoglycémiant avec survenue possible de coma
	• anti-inflammatoires non stéroïdiens (phénylbutazone en particulier)	AD	• augmentation de l'effet hypoglycémiant des sulfamides (diminution de leur métabolisme hépatique)
Répaglinide	• gemfibrozil	CI	• hypoglycémie sévère par augmentation des concentrations plasmatiques de répaglinide
	• ciclosporine	AD	• augmentation des concentrations de répaglinide (× 2) par augmentation de l'absorption
	• déférasirox	AD	• augmentation des concentrations de répaglinide (× 2) par diminution de son métabolisme hépatique (surveillance clinique et biologique étroite)

Tableau II.206 - Médicaments pouvant induire des modifications de la glycémie

• *Médicaments susceptibles d'induire des* ***hyperglycémies*** *(réduction de l'effet hypoglycémiant de l'insuline ou des antidiabétiques oraux)*: corticoïdes, diazoxide, diurétiques, isoniazide, œstrogènes et progestatifs, phénothiazines, salbutamol, terbutaline, hormones thyroïdiennes

• *Médicaments susceptibles d'induire des* ***hypoglycémies*** *(augmentation de l'effet hypoglycémiant)*: inhibiteurs de l'enzyme de conversion, disopyramide, fibrates, fluoxétine, IMAO, propoxyphène, salicylés, antibiotiques de type sulfamide

• ***Diminution ou suppression des symptômes adrénergiques de l'hypoglycémie*** par les bêtabloquants, clonidine, guanéthidine

Il n'y a pas de contre-indication à l'utilisation de ces médicaments chez le diabétique, mais le malade devra être prévenu et la surveillance glycémique renforcée

Tableau II.207 - Précautions d'emploi des antidiabétiques

Insulines	
	• Répartition correcte et adaptée des apports alimentaires • Autocontrôle de la glycémie, de la glycosurie, de la cétonurie et adaptation des doses en conséquence • Les maladies concomitantes notamment fébriles augmentent généralement le besoin en insuline : renforcer la surveillance glycémique • Tolérance non établie de certaines insulines chez les enfants : - NOVORAPID : précaution chez le nourrisson < 2 ans - HUMALOG : précaution chez l'enfant - NOVOMIX : précaution chez l'enfant < 18 ans - HUMALOG MIX : précaution chez l'enfant < 12 ans - LANTUS : précaution chez l'enfant < 6 ans • Tolérance non établie de certaines insulines chez la femme enceinte
Antidiabétiques oraux	
• Sulfamides hypoglycémiants	• Pour éviter la survenue d'hypoglycémies, il convient de débuter le traitement par un régime hypoglucidique et/ou hypocalorique. Le régime est susceptible à lui seul de contrôler les glycémies à jeun et postprandiales • Les premiers jours de traitement, il convient d'avoir recours à une posologie progressive et prudente et de surveiller la glycémie, la glycosurie. La mesure du taux d'hémoglobine glycosylée peut être utile • En cas d'intervention chirurgicale ou d'autres causes de décompensation du diabète (fièvre, traumatisme, infection), le recours à l'insuline doit être envisagé

• Sulfamides hypoglycémiants *(suite)*	• L'efficacité des sulfamides hypoglycémiants est susceptible de diminuer en cas de traitement au long cours • L'attention des conducteurs de véhicules doit être attirée sur les symptômes d'une hypoglycémie et ses effets sur la vigilance
• Biguanides	• Arrêter le médicament 2 jours avant une intervention chirurgicale et tout examen radiographique avec un produit de contraste iodé. La mise sous insuline doit être envisagée • Dosage de la créatininémie avant le traitement, puis tous les 3 à 6 mois, et contrôle régulier des glycémies
• Inhibiteurs des alphaglucosidases	• Adapter la posologie des autres antidiabétiques en cas d'association (risque d'augmentation de leur effet hypoglycémiant) • Doser régulièrement les transaminases
• Glinides	• L'attention des conducteurs de véhicules doit être attirée sur les symptômes d'une hypoglycémie et ses effets sur la vigilance
• Inhibiteurs de la DPP4	• Utilisation peu documentée chez les patients en insuffisance rénale modérée ou sévère et chez l'insuffisant hépatique modéré • Prudence chez le patient > 75 ans
• Analogues du GLP1	• Utilisation non recommandée chez les patients en insuffisance rénale sévère • Utilisation non recommandée chez les malades atteints d'une maladie gastro-intestinale sévère ou de pancréatite • Association non recommandée avec l'insuline • Prudence chez le patient > 75 ans

Tableau II.208 - Contre-indications des antidiabétiques

Insulines
• hypersensibilité à un composant (métacrésol, protamine, parahydroxybenzoate de méthyle) • injection par voie IV (sauf pour les insulines rapides et les analogues d'action ultrarapide)
Sulfamides hypoglycémiants et glinides
• diabète insulinodépendant de type I • diabète acidocétosique, coma diabétique • insuffisances rénales ou hépatiques graves • antécédents allergiques connus aux sulfamides ou au repaglinide • association au miconazole • grossesse et allaitement

Biguanides (metformine)

- diabète insulinodépendant de type 1
- circonstances augmentant les risques d'acidose lactique :
  - insuffisance rénale même modérée
  - complications du diabète : décompensation acidocétosique, coma diabétique, infection, gangrène
  - deux jours avant et après une intervention chirurgicale ou une opacification intravasculaire
  - toute situation ou affection susceptible d'entraîner une anoxie tissulaire (insuffisance cardiaque, respiratoire, infarctus myocardique récent) ou d'induire une perturbation métabolique avec acidose (intoxication alcoolique aiguë, insuffisance hépatique sévère) ou comportant un risque d'altération de la fonction rénale (déshydratation, fièvre, état de choc, septicémie, infection urinaire, pneumopathie)
  - grossesse et alcoolisme chronique

Inhibiteurs des alphaglucosidases

- hypersensibilité à l'acarbose ou au miglitol
- enfant de moins de 15 ans (acarbose) et de moins de 18 ans (miglitol)
- certaines pathologies digestives (ulcération colique, maladie inflammatoire du côlon, etc.)
- insuffisance rénale sévère (miglitol)
- grossesse et allaitement

Glinides

- grossesse et allaitement

Incrétinomimétiques : inhibiteurs de la DPP4

- grossesse et allaitement
- enfant et adolescent
- diabète de type 1, acidocétose diabétique et diabète de type 2 en première intention
- insuffisance rénale sévère, insuffisance hépatique sévère
- insuffisance cardiaque (stades III et IV)
- antécédent de réaction d'hypersensibilité grave à un inhibiteur de la DPP4

Administration et conseils au patient

Objectifs du traitement médicamenteux

Les objectifs du traitement médicamenteux du diabète sucré, toujours en association avec la diététique et l'activité physique, sont doubles :

- symptomatique, visant à faire disparaître les manifestations de l'hyperglycémie (fatigue, soif, polydipsie et polyurie) et de prévenir les risques de coma acido-cétosique (diabète de type 1) ou hyperosmolaire (diabète de type 2) ;
- préventif des complications dégénératives à long terme de l'hyperglycémie chronique : néphropathies, neuropathies et rétinopathies, ainsi que des infections (pied, infections urinaires), de l'athérosclérose coronarienne et de l'artérite des membres inférieurs.

Le traitement du diabète est un traitement chronique administré durant toute la vie du patient.

Plan de prise

INSULINES

L'insuline est administrée par voie IV dans les situations d'urgence (insuline d'action rapide) et par voie SC dans les autres cas.

- Voie SC : il existe plusieurs schémas possibles comportant plusieurs injections d'insuline par jour, permettant de se rapprocher du profil insulinique physiologique et de parvenir à un contrôle glycémique nocturne sans risque d'hypoglycémie (voir *figure II.16*, p. 608) :
  - schéma « basal-bolus », recommandé par de nombreux diabétologues, avec une insuline d'action intermédiaire matin et soir (ou un analogue lent de l'insuline une fois par jour au coucher) et une insuline rapide (ou analogue rapide) avant

chacun des principaux repas. Ce schéma correspond en fait à 3 à 4 injections par jour en utilisant les mélanges d'insulines;
- 2 injections par jour (avant le petit déjeuner et le repas du soir) d'un mélange d'insuline d'action intermédiaire et d'insuline rapide (ou analogue rapide).

- Administration par pompe SC: le mode d'administration par pompe portable permet un débit de base d'insuline fixe ou variable selon les heures de la journée ou de la nuit ainsi que des bolus au moment des repas.

ANTIDIABÉTIQUES ORAUX

- Les sulfamides sont à prendre en 1 à 3 prises de préférence 1 heure avant les repas. Les formes à libération modifiée et les sulfamides possédant les durées d'action les plus longues sont à prendre en une seule prise par jour.
- Les biguanides sont à prendre en 2 à 3 prises au cours des repas pour atténuer les troubles digestifs.
- Les inhibiteurs des alphaglucosidases doivent être pris 3 fois par jour au début des repas.
- Les glinides sont administrés avant chacun des trois principaux repas. En cas d'oubli, il ne faut pas doubler la dose suivante.

Modalités d'administration

INSULINES

Il existe trois types de matériel à injections insuliniques:
- les seringues à insuline;
- les stylos injecteurs d'insuline;
- les pompes à insuline.

TECHNIQUE DE L'INJECTION SC (SERINGUE + AIGUILLE)

- Il faut rassembler sur une surface propre le(s) flacon(s) d'insuline, le coton, l'alcool à 70°, la seringue à insuline munie de l'aiguille.

- La seringue à insuline est une seringue graduée d'unité en unité. L'aiguille destinée à l'injection SC a une longueur de 8 mm chez l'adulte et un diamètre fin (31 G). Pour un volume important d'insuline à injecter (40 UI), on préférera une aiguille un peu plus longue (10 mm) et un peu plus grosse (29 G).
- Les mains sont soigneusement lavées.
- L'insuline doit se trouver à température ambiante au moment de l'injection (le flacon doit être sorti du réfrigérateur quelques minutes avant l'emploi).
- Les flacons des suspensions injectables d'insuline sont agités doucement avant utilisation.
- Le bouchon doit être désinfecté à l'alcool à 70°.
- La quantité d'insuline à administrer est prélevée dans le flacon grâce à la seringue : après avoir enfoncé l'aiguille dans le bouchon et injecté l'air dans le flacon, l'ensemble est retourné et la dose d'insuline prélevée. Les bulles d'air sont chassées de la seringue en tapotant avec le doigt à la hauteur des bulles, le piston est réajusté au volume désiré et l'aiguille est retirée du flacon.
- Après avoir désinfecté la peau, celle-ci est tendue entre le pouce et l'index et l'injection est réalisée en piquant perpendiculairement. Après l'injection, l'aiguille doit demeurer sous la peau pendant au moins 6 secondes pour garantir l'injection de la totalité de la dose.
- Les sites d'injection doivent être variés : cuisse, bras, abdomen, fesse, dos. Il faut éviter l'injection dans une partie du corps siège d'une activité musculaire importante dans la période suivant l'injection.
- Le patient doit savoir réaliser lui-même ses injections d'insuline selon la technique SC préconisée.
- Les divers dispositifs d'auto-injection (stylos jetables, stylos réutilisables, Innolet) doivent être proposés au patient et le

choix fait en concertation avec ce dernier, de telle sorte que la compréhension et l'adhésion au traitement soient optimales.

UTILISATION DES STYLOS INJECTEURS

Il peut s'agir de stylos jetables ou de stylos réutilisables alimentés en insuline par des cartouches.

La technique d'injection SC avec stylo est la même qu'avec l'association seringue + aiguille. Malgré tout, quelques différences de manipulation d'un stylo à l'autre (réglage de dose, purge, etc.) nécessitent une formation préalable à la première utilisation.

UTILISATION DES POMPES À INSULINE

Les pompes externes à insuline sont des dispositifs d'infusion en continu d'insuline d'action rapide par voie SC. Le dispositif comprend une pompe (réservoir d'insuline, microprocesseur, système de propulsion et système d'autocontrôle) et un dispositif de perfusion (tubulure fine reliant la pompe à une aiguille ou à une canule souple en Téflon qui s'insère dans le tissu sous-cutané). Le réservoir d'insuline sera rempli tous les 3 à 4 jours et le dispositif de perfusion changé tous les 2 à 3 jours. Au moment de ces opérations, des précautions d'hygiène identiques à celles de l'injection par voie SC sont à observer.

INJECTION PAR VOIE IV

L'administration par voie IV ne peut être réalisée que par un professionnel de santé et en aucun cas par le malade lui-même.

CONSERVATION DE L'INSULINE

La sensibilité de l'insuline à la chaleur et au gel implique des conditions de conservation bien précises :

- flacons et cartouches non entamés : les réserves d'insuline se conservent entre + 2 et + 8°C à l'abri de la lumière ;
- flacons et cartouches entamés : les insulines en cours d'utilisation sont stables à température ambiante (entre 15 et 25 °C) pendant environ 1 mois et à l'abri de la lumière.

GESTION DES DÉCHETS

Quelles que soient les modalités d'administration le malade doit être informé de la nécessité de séparer les déchets liés à l'injection (seringue et aiguille ou aiguille pour stylo) des déchets ménagers en les plaçant dans un collecteur destiné aux déchets perforants.

Observance du traitement

- La participation active du patient diabétique à sa prise en charge (et si possible de son entourage) est fondamentale et nécessite une éducation thérapeutique permettant d'améliorer l'observance au traitement, l'autosurveillance glycémique, la surveillance clinique et l'hygiène de vie. Le patient peut être très utilement aidé par une association de diabétiques : http://www.afd.asso.fr
- Pour les antidiabétiques oraux, l'oubli d'une prise ne doit pas entraîner de doublement de la prise suivante mais le retour au schéma d'administration habituel.
- Les démarrages de traitement par ces antidiabétiques oraux nécessitent une surveillance de leur tolérance et efficacité, obtenues grâce à une augmentation progressive des doses.

Surveillance de l'efficacité et de la tolérance

SURVEILLANCE GÉNÉRALE DU DIABÉTIQUE ET DE L'EFFICACITÉ DE SON TRAITEMENT

Un bilan régulier permet de faire le point sur le traitement, sur l'évolution de la maladie et de détecter la survenue de complications.

- Le bilan comprend les paramètres et examens suivants :
  - poids ;
  - pression artérielle ;
  - glycémie ;
  - glycosurie ;

- hémoglobine glycosylée ;
- hygiène des pieds (pour toute plaie du pied même minime, il faut consulter un médecin ou un podologue sans attendre) ;
- examen cardiaque, ECG (diagnostic des atteintes coronaires) ;
- examen des vaisseaux périphériques ;
- œdème ;
- clairance de la créatinine ;
- acide urique ;
- albuminurie, bactériurie ;
- fond d'œil ;
- examen Doppler (recherche d'une artérite).

- La plupart de ces paramètres doivent être vérifiés plus fréquemment chez le patient diabétique de type 1 (par exemple tous les 3 mois) que chez le diabétique de type 2 (par exemple une fois par an), et la fréquence est plus importante en cas de difficultés à équilibrer la glycémie ou lorsque surviennent des accidents évolutifs.
- La détermination trimestrielle de l'hémoglobine glycosylée (HbA1c) est intéressante, car elle est le reflet de la valeur moyenne de la glycémie sur les trois mois qui précèdent le dosage ; la liaison du glucose à l'hémoglobine A1 est proportionnelle à la concentration du glucose dans le plasma. La concentration normale d'HbA1c représente 4 à 6 % de l'hémoglobine totale.
- Chez les patients diabétiques de type 2, l'insulinémie et le peptide C sont parfois mesurés. Le peptide C permet de mesurer la sécrétion d'insuline endogène, même si le patient a déjà reçu de l'insuline exogène (qui ne contient pas de peptide C).

SURVEILLANCE QUOTIDIENNE ET HEBDOMADAIRE DU PATIENT TRAITÉ PAR INSULINE

- La glycémie : elle se fait tous les jours, à trois à quatre reprises par la mesure de la glycémie capillaire au doigt. Elle nécessite l'utilisation d'un autopiqueur, de bandelettes et d'un lecteur.

- *Utilisation de l'autopiqueur :*
  - les mains du patient doivent être propres et sèches ;
  - le point de ponction ne doit pas être spécialement désinfecté (l'alcool durcit à terme la peau et peut fausser le résultat) ;
  - la piqûre doit être réalisée sur le côté du doigt, moins sensible que la pulpe ;
  - le matériel utilisé doit être jeté immédiatement dans un collecteur adapté.
- *Utilisation des bandelettes :*
  - conserver les bandelettes à l'abri de la lumière et de l'humidité (bien refermer le flacon) ;
  - utiliser uniquement les bandelettes adaptées au lecteur (voir *tableau II.201*, p. 610).
- *Utilisation du lecteur de glycémie :* respecter les conseils d'étalonnage et de maintenance propres à chaque lecteur, ainsi que le temps de réaction préconisé.

- La glycosurie (par lecture de bandelette urinaire) : elle se pratique une fois par jour et chaque fois que la glycémie est supérieure à 1,80 g/L.
- La cétonurie (par lecture de bandelette urinaire) : elle se pratique en cas d'hyperglycémie ou de glycosurie, de maladie intercurrente, de fatigue, de grossesse.
- Le poids est noté une fois par semaine.
- Le régime alimentaire est mentionné.
- Une attention spéciale doit être accordée à l'hygiène des pieds.

SURVEILLANCE DU PATIENT TRAITÉ PAR LES ANTIDIABÉTIQUES ORAUX

En complément de la surveillance habituelle appliquée au patient diabétique, un certain nombre de précautions doivent être prises pour permettre une bonne tolérance du traitement (voir *tableau II.204*, p. 613) :

- les démarrages de traitement sont toujours réalisés à posologie progressive avec une surveillance accrue de la glycémie, jusqu'à obtention de la dose efficace ;
- le recours à l'insuline doit être envisagé et ces médicaments arrêtés avant toute intervention chirurgicale ou autres causes de décompensation du diabète. La metformine doit être arrêtée 2 jours avant tout examen radiologique utilisant des produits de contraste iodés ;
- le risque d'hypoglycémies est particulièrement important avec les sulfamides : les patients utilisant ces traitements doivent savoir repérer les premiers signes d'hypoglycémie, et suivre leur régime alimentaire de façon régulière ;
- les patients ayant des intolérances aux sulfamides anti-infectieux ne doivent pas être traités avec des médicaments de la classe des sulfamides.

SURVEILLANCE DE LA GROSSESSE

Les consultations doivent être fréquentes (tous les 15 jours), la patiente consultant en alternance le diabétologue et le gynécologue.

- L'hospitalisation est nécessaire :
  - en début de grossesse, afin de réaliser un bilan en particulier rénal et un fond d'œil, de mettre au point le régime alimentaire, d'équilibrer le traitement médicamenteux : les injections multiples d'insuline sont préférées à l'injection quotidienne unique ;
  - au cours de la grossesse, en cas d'apparition d'une complication ;
  - en fin de grossesse, en général entre 34 et 36 semaines d'aménorrhée, parfois plus tôt, en fonction de la gravité du diabète et des antécédents. Un bilan très complet est effectué.
- Contrôle du diabète :
  - glycémie, cétonurie ;
  - ECBU ;

- bilan rénal ;
- fond d'œil.

• Contrôle de la grossesse et surveillance fœtale :
- hauteur utérine, périmètre ombilical ;
- dépistage d'une souffrance fœtale ;
- comptage des mouvements actifs ;
- dosages sanguins ou urinaires de l'œstriol ;
- échographie obstétricale ;
- rythme cardiaque fœtal ;
- appréciation de la maturité fœtale, s'il existe un risque d'accouchement avant la 36e semaine, par le contenu utérin et l'amniocentèse permettant de connaître le « rapport lécithine/sphingomyéline », normalement égal ou supérieur à 2, dès la maturité pulmonaire acquise.

Conseils hygiéno-diététiques

RÉGIME ALIMENTAIRE

• Il convient de respecter trois impératifs :
- fractionner l'alimentation en 5 ou 6 prises par jour et à heures fixes (3 repas principaux et 2 collations) ;
- supprimer les sucres d'assimilation rapide (glaces, crèmes, pâtisseries, chocolat, etc.) ;
- traiter l'obésité lorsqu'elle existe grâce à un régime hypocalorique.

• La consommation de tabac et d'alcool est par ailleurs fortement déconseillée.

• Les aliments autorisés sans restriction sont ceux exempts de glucides, c'est-à-dire essentiellement :
- les aliments azotés : viandes, poissons, abats, volailles, œufs ;
- les aliments gras (les quantités de ces derniers dépendent du fait que le régime est hypocalorique ou non).

• Les aliments autorisés jusqu'à 200 g par repas sont ceux dont la teneur en glucides est comprise entre 5 et 15 g pour 100 g, c'est-à-dire essentiellement les légumes verts.

EXERCICE PHYSIQUE

- L'activité physique augmente la consommation de sucre par les muscles et permet une diminution de la glycémie. Il convient donc de pratiquer régulièrement une activité physique tout en évitant les sports trop violents.
- En cas d'effort physique important, la dose d'insuline doit être réduite dans les heures qui précèdent.

Autres conseils au patient

Le patient diabétique doit toujours avoir sur lui une carte de diabétique et le numéro de téléphone de son médecin.

- Les signes de l'hypoglycémie sont une sensation de faim douloureuse accompagnée de sueurs, vertiges, tremblements, fatigue, troubles de la vue... Le patient doit toujours avoir sur lui quelques morceaux de sucre (15 à 20 g chez l'adulte, 1 sucre chez l'enfant).
- L'hygiène des pieds doit être rigoureuse :
  - il ne faut pas marcher pieds nus ; les chaussures portées ne doivent pas blesser le pied ;
  - les pieds doivent être lavés quotidiennement, soigneusement séchés ;
  - les bas et collants en matière synthétique sont à éviter ;
  - les ongles doivent être limés et non coupés pour éviter toute blessure malencontreuse ;
  - en cas de blessure, il faut désinfecter très soigneusement la plaie ;
  - de façon générale, le patient doit signaler à son médecin toute anomalie au niveau de la peau.
- L'hygiène buccale doit être assurée par un brossage régulier des dents ; un examen régulier doit être effectué par le dentiste.
- Tout état infectieux, de même que les émotions, le stress sont susceptibles de déséquilibrer le traitement.

- Avant de conduire un véhicule, il est prudent d'absorber toutes les deux heures de petites quantités de sucre afin d'éviter toute hypoglycémie.
- Il ne faut pas consommer d'autres médicaments que ceux prescrits sans avis médical ou pharmaceutique.
- Le patient doit systématiquement indiquer au médecin, pharmacien, chirurgien, anesthésiste, dentiste qu'il consulte qu'il est diabétique et le traitement antidiabétique qu'il suit.
- La grossesse ou une intervention chirurgicale peuvent entraîner une modification du traitement et de sa surveillance.

Médicaments des troubles thyroïdiens

NOTIONS ESSENTIELLES

- On distingue deux principales pathologies thyroïdiennes :
  - les hypothyroïdies, caractérisées par un déficit de sécrétion des hormones thyroïdiennes (T4 libre basse), d'origine primaire en cas d'atteinte de la glande thyroïde (TSH élevée), ou secondaire en cas d'atteinte hypophysaire (TSH normale ou basse) ;
  - les hyperthyroïdies, correspondant à une augmentation de sécrétion des hormones thyroïdiennes : T4 et/ou T3 libre élevées, TSH basse ou indétectable.
- La lévothyroxine est le traitement substitutif de choix des hypothyroïdies, prescrite à la posologie journalière moyenne de 1,5 à 1,7 µg/kg, atteinte de façon progressive notamment chez le sujet âgé ou présentant une pathologie cardiaque. La surveillance du traitement est clinique et biologique ; l'objectif à atteindre est la normalisation de la TSH dans le cas d'une hypothyroïdie primaire.
- Le traitement des hyperthyroïdies (maladie de Basedow) fait appel aux antithyroïdiens de synthèse (ATS), à forte posologie durant un traitement d'attaque de 1 à 2 mois, suivi d'une réduction posologique pour le traitement d'entretien de 12 à 18 mois. La tendance actuelle (moins de récidives) est le maintien d'une forte posologie en traitement d'entretien, sous réserve de l'association de l'ATS à la lévothyroxine, afin de compenser l'hypothyroïdie induite.
  L'objectif est l'obtention d'une euthyroïdie stable par normalisation de la T4 libre et de la T3 libre.

- Les effets indésirables de la lévothyroxine sont pour l'essentiel le risque d'aggravation de pathologies cardiaques préexistantes (la posologie de lévothyroxine doit être instaurée de façon progressive), ceux des ATS sont pour les plus graves des troubles hématologiques (leucopénie, agranulocytose), nécessitant un contrôle hebdomadaire de la NFS pendant les premiers mois de traitement.

GÉNÉRALITÉS

La glande thyroïde est une glande endocrine, placée devant les premiers anneaux de la trachée, au-dessous du larynx, qui synthétise, stocke et sécrète les hormones thyroïdiennes : tri-iodothyronine (T3) et lévothyroxine (T4).

La thyroïde présente une grande affinité pour l'iode, qui est capté, oxydé et incorporé à une protéine, la thyroglobuline, sous deux formes : mono-iodotyrosine (MIT) et di-iodotyrosine (DIT), qui par couplage sont à l'origine de la synthèse des hormones thyroïdiennes T4 (combinaison de deux molécules de DIT) ou T3 (combinaison d'une molécule de MIT et d'une molécule de DIT), libérées au niveau sanguin.

La synthèse des hormones thyroïdiennes est régulée par la thyréostimuline hypophysaire (TSH), elle-même sous le contrôle de la TRH hypothalamique. La TSH stimule la synthèse et la libération des hormones thyroïdiennes par la thyroïde, la TRH stimulant la sécrétion de TSH. L'augmentation des hormones thyroïdiennes dans le sang est responsable d'un rétrocontrôle négatif *(feed-back)* par inhibition de sécrétion de TSH et de TRH.

T4 et T3 sont très fortement liées aux protéines plasmatiques, principalement à la *thyroxine binding globuline* (TBG), seule la fraction hormonale libre restant active. Elles sont métabolisées par le foie et excrétées dans la bile.

Les hormones thyroïdiennes présentent une action sur tous les métabolismes (lipides, glucides, protides), physiologiquement équilibrée entre anabolisme et catabolisme : un déficit de sécrétion d'hormones thyroïdiennes entraîne une prédominance de l'effet anabolique alors qu'une hypersécrétion favorise un effet catabolique.

Les hormones thyroïdiennes sont indispensables au développement fœtal, à celui du squelette et du système nerveux central.

On distingue deux principales pathologies thyroïdiennes :

Hypothyroïdies

L'hypothyroïdie est un déficit de sécrétion d'hormones thyroïdiennes (T4 libre basse), dit primaire en cas d'atteinte de la glande thyroïde (TSH élevée), ou secondaire en cas de carence en TSH liée à une atteinte hypophysaire ou hypothalamique (TSH normale ou basse).

Les signes cliniques de l'hypothyroïdie, non toujours présents, sont : asthénie, prise de poids, bradycardie, hypothermie et sécheresse cutanée, crampes musculaires, constipation.

Hypothyroïdies primaires

Elles sont d'origine auto-immune (thyroïdite de Hashimoto, avec présence d'anticorps antithyroperoxydase) ou d'origine iatrogène, correspondant alors à un effet secondaire du traitement d'une hyperthyroïdie (iode radioactif, antithyroïdiens de synthèse, thyroïdectomie subtotale) ou aux séquelles d'une radiothérapie cervicale ou d'une chirurgie pour cancer ou encore aux effets secondaires d'un traitement médicamenteux (amiodarone, lithium, interféron...).

L'évolution de l'hypothyroïdie, surtout chez le sujet âgé, est le coma myxœdémateux, qui peut être mortel s'il n'est pas pris en charge en urgence.

Hypothyroïdies secondaires

Elles proviennent d'une insuffisance hypophysaire de sécrétion de TSH ou hypothalamique de sécrétion de TRH.

Hyperthyroïdies

L'hyperthyroïdie correspond à un hyperfonctionnement de la glande thyroïde avec augmentation de sécrétion des hormones thyroïdiennes. Le diagnostic est confirmé par le dosage de la TSH, qui est alors basse ou indétectable. Le dosage de la T4 libre permet de confirmer le diagnostic si elle est augmentée (hyperthyroïdie franche). Si elle est normale, un dosage de la T3 libre permet de diagnostiquer une éventuelle hyperthyroïdie à T3.

L'hyperthyroïdie la plus fréquente est la maladie de Basedow mais d'autres causes sont possibles : adénome toxique, goitre multinodulaire toxique, thyroïdites subaiguës et du *post-partum* et hyperthyroïdies iatrogènes par surcharge iodée (amiodarone).

Les signes cliniques (dans les formes franches) de l'hyperthyroïdie, regroupés sous le terme de thyrotoxicose, associent fatigue, perte de poids malgré un appétit conservé voire augmenté, tremblements, nervosité, thermophobie, hypersudation, palpitations et tachycardie.

Les complications sont essentiellement cardiaques (troubles du rythme et insuffisance cardiaque), avec altération de l'état général (asthénie, amaigrissement important).

PRINCIPAUX MÉDICAMENTS – POSOLOGIES

Tableau II.209 *- Médicaments des troubles thyroïdiens*

DCI	Spécialités	Présentations	Posologies
Hormones thyroïdiennes (Liste II)			
Lévothyroxine (L-T4)	LEVOTHYROX	comp. séc. 25 μg comp. séc. 50 μg comp. séc. 75 μg comp. séc. 100 μg comp. séc. 125 μg comp. séc. 150 μg comp. séc. 175 μg comp. séc. 200 μg	À dose progressive en 1 prise/j le matin à jeun **AD** : 25 à 200 μg/j **ENF** : 3 à 4 μg/kg/j
	L-THYROXINE	sol. buv. 5 μg/gtte *(conservation à + 4 °C)*	À dose progressive en 1 prise/j le matin à jeun **AD** : 25 à 200 μg/j **ENF** : 3 à 4 μg/kg/j **BB** : 3 à 6 μg/kg/j
	L-THYROXINE inj. (H)*	amp. 1 mL = 200 μg	Voie IV lente ou IM : 100 μg/j
Liothyronine (L-T3)	CYNOMEL	comp. séc. 25 μg	À dose progressive en 2 à 3 prises/j **AD** : 75 μg/j

DCI	Spécialités	Présentations	Posologies
Tiratricol (analogue de la L-T3)	TEATROIS	comp. 0,35 mg	**AD** : 2 à 5 comp./j en 3 à 4 prises
Association L-T4 et L-T3	EUTHYRAL	comp. 100 µg LT4 + 20 µg LT3	À dose progressive en 1 prise/j le matin à jeun **AD** : 1/4 à 1/2 comp. par jour au début, puis augmentation progressive par paliers de 1/4 à 1/2 comp. par semaine jusqu'à la dose efficace
Antithyroïdiens de synthèse (ATS)			
Carbimazole	NEO-MERCAZOLE	comp. séc. 5 mg comp. séc. 20 mg	***Traitement d'attaque*** **:** 20 à 60 mg/j en 1 à 2 prises aux repas pendant 1 à 2 mois ***Traitement d'entretien*** **:** 5 à 20 mg/j en 1 prise pendant 12 à 24 mois
Thiamazole	THYROZOL	comp. 5 mg comp. 10 mg comp. 20 mg	**AD** : 10 à 40 mg/j en 1 prise **ENF** : 0,5 mg/kg/j
Benzylthiouracile	BASDENE	comp. séc. 25 mg	***Traitement d'attaque*** **:** 150 à 200 mg/j en 2 à 3 prises aux repas pendant 1 à 2 mois ***Traitement d'entretien*** **:** 100 mg/j en 1 à 2 prises pendant 12 à 18 mois
Propylthiouracile	PROPYLEX	comp. 50 mg	***Traitement d'attaque*** **:** **AD** : 300 à 450 mg/j en 3 prises aux repas pendant 1 à 2 mois **ENF** > 10 ans : 150 à 300 mg/j ***Traitement d'entretien*** **:** 50 à 200 mg/j en 1 à 3 prises pendant 12 à 18 mois

* H : réservé à l'usage hospitalier.

INDICATIONS – CONDUITE DE TRAITEMENT

Indications

Hormones thyroïdiennes

- Hypothyroïdies d'origine primaire ou secondaire.
- Toutes les situations où l'on désire freiner la TSH.
- Indication particulière du tiratricol : en association avec la lévothyroxine lorsque l'effet TSH-freinateur est insuffisant.

Antithyroïdiens de synthèse

- Hyperthyroïdies.

Conduite de traitement

Hypothyroïdies

Il convient de traiter les hypothyroïdies symptomatiques (dites cliniques ou patentes), mais aussi les formes frustes (signes cliniques minimes) si la TSH est supérieure à 10 mUI/L ou en cas de présence d'anticorps anti-TPO (anti-thyroperoxydase), prédictive d'une évolution vers une hypothyroïdie patente.

La lévothyroxine (T4) est le traitement substitutif de choix de l'hypothyroïdie. La posologie journalière moyenne cible est de 1,5 à 1,7 µg/kg de poids idéal (100 à 150 µg/j, mais pouvant être inférieure à 100 µg/j chez le sujet âgé et en cas d'hypothyroïdie fruste). Cette dose doit être atteinte progressivement, surtout chez les sujets à risque (patients âgés de plus de 70 ans ou présentant une pathologie cardiaque : troubles du rythme, insuffisance cardiaque, antécédents coronariens) :
- posologie initiale chez le sujet non à risque : 25 à 100 µg/j, puis augmentation progressive par paliers hebdomadaires de 25 µg ;
- posologie initiale chez le sujet à risque : 12,5 à 25 µg/j, puis augmentation progressive par paliers de 12,5 µg à 25 µg toutes les 2 à 4 semaines.

La surveillance est clinique et biologique. Le dosage utile est celui de la TSH, à pratiquer au plus tôt 6 à 8 semaines après le début du traitement ou après toute modification de la posologie. L'objectif est de normaliser la TSH. Lorsque les besoins en lévothyroxine sont stabilisés, un dosage annuel de TSH est suffisant.

Dans le cas d'une hypothyroïdie d'origine hypophysaire, le dosage de la TSH est remplacé par celui des T3 et T4 libres.

Les besoins en lévothyroxine peuvent être modifiés dans certaines circonstances :

- grossesse : les besoins sont fortement accrus chez la plupart des patientes (environ 50 % en fin de grossesse). La posologie de lévothyroxine est à adapter après dosage de la TSH tous les 2 mois, voire tous les mois ;
- malabsorption intestinale et cirrhose ;
- interactions médicamenteuses (voir « *Précautions d'emploi des médicaments des troubles thyroïdiens* », p. 641) ;
- cancer de la thyroïde : après thyroïdectomie totale, le traitement par lévothyroxine vise à freiner la TSH par utilisation de posologies élevées (2,2 à 2,5 μg/kg/j).

Le traitement du coma myxœdémateux est une urgence nécessitant le recours à la lévothyroxine intraveineuse.

Hyperthyroïdies

Maladie de Basedow

Le traitement habituel fait appel aux antithyroïdiens de synthèse (carbimazole, thiamazole, propylthiouracile) pendant 1 à 2 mois à fortes doses en traitement d'attaque, jusqu'à l'obtention d'une hypothyroïdie biologique, puis un traitement d'entretien de 12 à 18 mois en moyenne est instauré, avec diminution progressive de la posologie de l'antithyroïdien de synthèse, en fonction des résultats cliniques et biologiques (dosages tous les 3 à 4 mois de la TSH et de la T4 libre – ou T3 libre). L'objectif est l'obtention d'une euthyroïdie stable, confirmée par une normalisation de la T4 libre ou de la T3 libre. Un bêtabloquant non cardiosélectif (propranolol, 20 à 40 mg 3 à 4 fois/j, ou pindolol, nadolol, oxprénolol) peut être associé en cas de symptômes sévères.

Une alternative plus efficace (moins de récidives) recommandée par la plupart des endocrinologues est la poursuite de l'ATS à la même posologie qu'en traitement d'attaque, mais en association à la lévothyroxine (1,6 µg/kg/j) pour compenser l'hypothyroïdie induite, puis diminution progressive de la posologie de l'ATS à partir du 18e mois jusqu'à l'arrêt de tout traitement. Après l'arrêt du traitement, une surveillance clinique et biologique est nécessaire en raison du risque de récidive (le dosage des anticorps anti-récepteurs de la TSH a une valeur pronostique en cas de forte positivité).

En cas de récidive, le traitement médicamenteux peut être repris ou un traitement radical par chirurgie ou iode radioactif peut être instauré. Cela est également le cas s'il existe une intolérance aux ATS ou chez les sujets peu coopérants, les sujets âgés ou en cas de goitre très important.

Adénome toxique et goitre multinodulaire toxique

Le traitement de choix est la chirurgie (lobectomie ou thyroïdectomie). Chez le sujet âgé ou en cas de contre-indication chirurgicale, l'iode radioactif peut remplacer la chirurgie.

Hyperthyroïdies iatrogènes par surcharge iodée

Le traitement consiste d'abord à interrompre le médicament en cause dans la surcharge iodée. Les ATS sont peu ou pas efficaces, de même que l'iode radioactif. La corticothérapie peut apporter une amélioration, de même que le perchlorate de potassium (en préparation hospitalière), qui bloque la captation de l'iode par la thyroïde.

Thyroïdites

Les thyroïdites subaiguës font l'objet d'un traitement symptomatique par corticothérapie ou AINS, et si besoin par bêtabloquants.

EFFETS INDÉSIRABLES – INTERACTIONS MÉDICAMENTEUSES – PRÉCAUTIONS D'EMPLOI – CONTRE-INDICATIONS

***Tableau II.210** - Effets indésirables des médicaments des troubles thyroïdiens*

Effets indésirables	Prévention du risque médicamenteux
Hormones thyroïdiennes	
• risque d'aggravation de certaines pathologies cardiaques : troubles du rythme, insuffisance cardiaque, antécédents coronariens • possibilité d'hypercalciurie chez le nourrisson et l'enfant • effets indésirables de l'hyperthyroïdie en cas de surdosage	• l'augmentation de posologie de la lévothyroxine doit être progressive et le traitement de la pathologie cardiaque doit être si besoin adapté
Antithyroïdiens de synthèse (ATS)	
• réactions cutanées allergiques, arthralgies, myalgies • troubles hématologiques : leucopénie et, de façon exceptionnelle, agranulocytose • troubles hépatiques, agueusie (carbimazole, thiamazole)	• contrôle hebdomadaire de la NFS pendant 3 mois. Interrompre aussitôt le traitement en cas de fièvre ou d'angine et contrôler la NFS

***Tableau II.211** - Interactions médicamenteuses des médicaments des troubles thyroïdiens*

Aucune interaction médicamenteuse de niveau « contre-indication » ou « association déconseillée » n'est actuellement décrite pour les hormones thyroïdiennes ou les antithyroïdiens de synthèse.

Tableau II.212 - Précautions d'emploi des médicaments des troubles thyroïdiens

Hormones thyroïdiennes
• Administrer avec prudence en cas d'insuffisance corticosurrénalienne (administration préalable d'hydrocortisone), d'hypertension artérielle, d'anorexie avec dénutrition, de tuberculose ou d'antécédents cardiovasculaires • Surveillance renforcée de la glycémie chez le diabétique et augmentation si besoin de la posologie des hypoglycémiants (les hormones thyroïdiennes sont hyperglycémiantes) • La résorption digestive des hormones thyroïdiennes est réduite par les sels de fer, le calcium, la colestyramine, les topiques gastro-intestinaux, le sucralfate, les résines cationiques et le sévélamer. Leur prise doit donc être espacée de celle de ces médicaments • Les hormones thyroïdiennes majorent l'activité des anticoagulants oraux avec risque hémorragique accru : surveillance renforcée de l'INR et adaptation de la posologie de l'anticoagulant si nécessaire • Les inducteurs enzymatiques (phénytoïne, rifampicine, rifabutine, carbamazépine) augmentent le métabolisme de la T3 et de la T4 : adapter si nécessaire la posologie des hormones thyroïdiennes • Risque d'hypothyroïdie clinique avec certains antipaludéens (chloroquine, proguanil) et les œstrogènes non contraceptifs • Les besoins en lévothyroxine sont augmentés chez les patients traités par les œstrogènes ou le raloxifène
Antithyroïdiens de synthèse
• Surveillance de l'hémogramme toutes les semaines pendant les premières semaines de traitement, puis régulièrement • Grossesse : risque d'hypothyroïdie néonatale en cas de prescription après le 3e mois de grossesse. Une contraception fiable pendant toute la durée du traitement est souhaitable • Allaitement : à éviter. Toutefois, en cas d'allaitement, il est préférable d'utiliser le propylthiouracile, dont le passage dans le lait maternel est faible

Tableau II.213 - Contre-indications des médicaments des troubles thyroïdiens

Hormones thyroïdiennes
• Cardiopathies décompensées • Hyperthyroïdies (en l'absence de traitement par les antithyroïdiens de synthèse)
Antithyroïdiens de synthèse
• Antécédents d'allergie ou d'agranulocytose à l'un des ATS • Hémopathies sévères • Cancer de la thyroïde TSH-dépendant • Cholestase pour le thiamazole

Administration et conseils au patient

Objectifs du traitement médicamenteux

- Correction des symptômes de l'hypothyroïdie ou de l'hyperthyroïdie.
- Prévention des complications cardiaques de l'hyperthyroïdie (tachycardie, palpitations, troubles du rythme).

Plan de prise et modalités d'administration

HORMONES THYROÏDIENNES

- La lévothyroxine doit être prise le matin à jeun (1 prise/j).
- Les gouttes de lévothyroxine ne doivent pas être administrées dans du lait ou dans du jus de fruit acide.

ANTITHYROÏDIENS DE SYNTHÈSE

- Prise en cours de repas.

Surveillance de l'efficacité et de la tolérance

HORMONES THYROÏDIENNES

Surveillance clinique et biologique (normalisation de la TSH), notamment lors de l'instauration du traitement et de l'équilibrage de la posologie.

ANTITHYROÏDIENS DE SYNTHÈSE

Surveillance clinique et biologique (T4 libre, T3 libre, TSH, NFS et plaquettes).

Conseils au patient

HYPOTHYROÏDIE

- Le patient doit être informé que le traitement des hypothyroïdies est le plus souvent un traitement substitutif à vie. Cette contrainte est compensée par la simplicité du traitement, qui permet le retour à une vie normale.

- Le patient doit pouvoir reconnaître les signes d'hypothyroïdie (asthénie, prise de poids, frilosité, constipation) et d'hyperthyroïdie (perte de poids, tremblements, thermophobie, palpitations, anxiété et irritabilité) en cas de surdosage.
- En cas d'oubli d'une prise de lévothyroxine, il ne faut pas doubler la prise suivante.
- Attention aux risques d'interactions médicamenteuses en cas d'automédication ou de prise d'autres médicaments pouvant interférer avec l'exploration de la fonction thyroïdienne (produits de contraste iodés, amiodarone...).

HYPERTHYROÏDIE

- Le repos, la relaxation et un sommeil de bonne qualité sont nécessaires.
- Le patient doit pouvoir reconnaître les signes d'hypothyroïdie (asthénie, prise de poids, frilosité, constipation) et d'hyperthyroïdie (perte de poids, tremblements, thermophobie, palpitations, anxiété et irritabilité).
- Attention aux risques d'interactions médicamenteuses en cas d'automédication ou de prise d'autres médicaments pouvant interférer avec l'exploration de la fonction thyroïdienne (produits de contraste iodés, amiodarone...).
- Le patient doit être informé du risque d'agranulocytose lors d'un traitement par antithyroïdien de synthèse : l'interrompre en cas de fièvre ou d'angine et contrôler la NFS.

Hypolipémiants

NOTIONS ESSENTIELLES

- Les dyslipidémies consistent en une anomalie des concentrations plasmatiques des lipides : cholestérol total (CT), triglycérides (TG), LDL-cholestérol (LDL-c), HDL-cholestérol (HDL-c). L'augmentation du CT et du LDL-c, la baisse du HDL-c et à un moindre degré l'hypertriglycéridémie sont des facteurs de risque d'athérosclérose, responsable de maladies cardiovasculaires (maladie coronaire, accident vasculaire cérébral, artériopathie des membres inférieurs).
- L'objectif du traitement d'une dyslipidémie est le LDL-c, dont l'abaissement est le meilleur indicateur de prévention cardiovasculaire. La valeur cible du LDL-c à atteindre est fonction de l'état vasculaire du patient et du nombre de facteurs de risque qu'il présente.
- La prescription d'hypolipémiants n'est pas nécessaire chez de nombreux patients à risque cardiovasculaire faible, un traitement hygiéno-diététique bien suivi permettant souvent d'atteindre l'objectif fixé.
- L'insuffisance de résultats du régime diététique au bout de 3 mois rend la prescription d'un hypolipémiant justifiée. Le traitement de première intention d'une hypercholestérolémie isolée ou associée à une hypertriglycéridémie est une statine. Les fibrates sont utilisés en 2e intention en cas d'intolérance aux statines ou d'hypertriglycéridémie sévère.
- La surveillance de l'efficacité et de la tolérance commence entre 1 et 3 mois après le début du traitement : bilan lipidique, surveillance hépatique (transaminases) et du risque musculaire (CPK).

GÉNÉRALITÉS

Lipides sanguins

- Les lipides sanguins sont pour l'essentiel composés par les triglycérides (TG) et par le cholestérol liés aux apoprotéines dans des complexes permettant leur transport dans le sang.
- On distingue plusieurs classes de lipoprotéines en fonction de leur densité, notamment :
  - les *High Density Lipoproteins* (HDL), correspondant à la liaison du cholestérol à l'apoprotéine A et formant le HDL-cholestérol, dit « bon cholestérol » : ce complexe ramène le cholestérol déposé dans les tissus vers le foie et les reins où il est catabolisé ;
  - les *Low Density Lipoproteins* (LDL), correspondant à la liaison du cholestérol à l'apoprotéine B et formant le LDL-cholestérol : celui-ci est en cause dans la constitution de la plaque athéromateuse par pénétration du cholestérol sous l'intima des vaisseaux sanguins ;
  - les *Intermediate low Density Lipoproteins* (IDL), transportant cholestérol ou triglycérides ;
  - les *Very Low Density Lipoproteins* (VLDL), contenant des triglycérides endogènes essentiellement et du cholestérol ;
  - les chylomicrons (les moins denses des lipoprotéines), fixant principalement les triglycérides alimentaires.
- Le cholestérol joue un rôle essentiel dans la formation des membranes cellulaires, la synthèse de certaines hormones et des sels biliaires. Les triglycérides constituent une source d'acides gras et une réserve d'énergie au niveau des tissus adipeux, utilisable par les muscles.
- Les lipides circulants ont une origine exogène alimentaire ou endogène par biosynthèse hépatique.
- Le bilan lipidique est réalisé après 12 heures de jeûne. Il comporte le dosage du cholestérol total (CT), des triglycérides (TG) et du HDL-cholestérol ***(tableau II.214)***. Le calcul de la valeur du LDL-cholestérol est obtenu par la formule de Friedewald :
  - LDL-c en g/L = CT – HDL-c – (TG/5) ;
  - LDL-c en mmol/L = CT – HDL-c – (TG/2,2).

Cette formule de calcul n'est utilisable que si la valeur de la triglycéridémie est inférieure à 4 g/L (4,6 mmol/L).

***Tableau II.214** - Valeurs normales des paramètres lipidiques*

Lipides plasmatiques	g/L	mmol/L
Triglycérides (TG)	0,35-1,50	0,40-1,70
Cholestérol total (CT)	1,60-2,40	4,10-6,20
HDL-cholestérol (HDL-c)	> 0,40	> 1
LDL-cholestérol (LDL-c)	< 1,60	< 4,10

Dyslipidémies

- Les dyslipidémies sont des anomalies qualitatives ou quantitatives d'un ou de plusieurs lipides plasmatiques : CT, HDL-c, LDL-c, TG.
- La dyslipidémie peut être due à un défaut de régulation entre l'apport exogène et la synthèse hépatique normalement diminuée lorsque les apports alimentaires augmentent *(tableau II.215)*.

***Tableau II.215** - Classification des dyslipidémies primaires (classification de Frederickson)*

Type	Élévation des lipoprotéines	Remarques
Hyperchylomicronémies types I et V (hypertriglycéridémies)	Chylomicrons	Risque de pancréatite aiguë Origine génétique (déficit en lipoprotéine lipase)
Hypercholestérolémie familiale type IIa	LDL	Anomalie génétique des récepteurs des LDL
Hyperlipidémie familiale combinée type IIb (triglycérides et cholestérol)	VLDL et LDL	Très athérogène
Hyperlipidémie type III (cholestérol et triglycérides)	IDL et VLDL	Très athérogène (dysbêtalipoprotéinémie)
Hypertriglycéridémie type IV	VLDL	

- Certaines dyslipidémies sont secondaires à une pathologie : diabète, obésité, syndrome néphrotique, insuffisance rénale, hypothyroïdie, alcoolisme chronique. Elles peuvent également présenter une origine iatrogène : corticoïdes, œstroprogestatifs, rétinoïdes, bêtabloquants non cardiosélectifs, antiprotéases...
- L'augmentation du cholestérol total, notamment du LDL-c, la baisse du HDL-c ainsi que l'augmentation des triglycérides sont des facteurs de risque d'athérosclérose, dont les complications sont l'insuffisance coronaire avec risque majoré d'infarctus du myocarde, l'accident vasculaire cérébral ischémique et l'artériopathie oblitérante des membres inférieurs.

Médicaments hypolipémiants

- Les hypolipémiants sont des médicaments modifiant les concentrations des lipides plasmatiques : baisse du cholestérol total, du LDL-c et des triglycérides, et augmentation du HDL-c.
- Ils permettent de retarder l'apparition (prévention primaire) ou l'aggravation (prévention secondaire) des complications liées à l'athérosclérose et de réduire le risque cardiovasculaire.
- Les hypolipémiants sont classés en cinq familles principales :
  - les *inhibiteurs de l'HMG-CoA réductase* ou *statines* : l'HMG-CoA réductase est l'enzyme clé permettant la synthèse du cholestérol. Son inhibition entraîne une réduction du LDL-c et, à un moindre degré, la baisse des triglycérides et l'augmentation du HDL-c ;
  - les *fibrates* : ils interfèrent avec le métabolisme des lipoprotéines, notamment les VLDL, et entraînent une baisse des triglycérides et une augmentation du HDL-c. Les fibrates abaissent également le LDL-c mais dans de moindres proportions ;
  - les *résines chélatrices des acides biliaires* (colestyramine) : elles réduisent la réabsorption intestinale des acides biliaires et augmentent leur élimination fécale. Cela stimule la captation hépatique des LDL circulantes et entraîne une baisse du LDL-c sans influence importante sur les autres paramètres lipidiques ;
  - les *inhibiteurs de l'absorption intestinale du cholestérol* : l'ézétimibe entraîne une baisse du cholestérol total et du LDL-c, sans modification significative du HDL-c et des triglycérides ;

- les *acides oméga-3 polyinsaturés* : ils possèdent un effet antiagrégant plaquettaire et antiathérogène avec diminution des triglycérides surtout, et du LDL-c sans modification du HDL-c.

PRINCIPAUX MÉDICAMENTS – POSOLOGIES

***Tableau II.216** - Médicaments hypolipémiants*

DCI	Spécialités	Présentations	Posologies
Inhibiteurs de l'HMG-CoA réductase (statines) (Liste I)			
Pravastatine	ELISOR VASTEN	comp. séc. 10 mg comp. séc. 20 mg comp. séc. 40 mg	**AD** : en 1 prise 10 mg/j au début, jusqu'à 40 mg/j au maximum
Simvastatine	ZOCOR LODALES	comp. séc. 5 mg comp. séc. 20 mg comp. séc. 40 mg	**AD** : en 1 prise 5 à 10 mg/j au début, jusqu'à 40 à 80 mg/j au maximum
Fluvastatine	LESCOL FRACTAL LESCOL LP FRACTAL LP	gél. 20 mg gél. 40 mg comp. 80 mg LP	**AD** : en 1 prise 20 mg/j au début, jusqu'à 80 mg/j au maximum en 2 prises 80 mg/j en 1 prise
Atorvastatine	TAHOR	comp. 10 mg comp. 20 mg comp. 40 mg comp. 80 mg	**AD** : en 1 prise 10 mg/j au début, jusqu'à 80 mg/j au maximum
Rosuvastatine	CRESTOR	comp. 5 mg comp. 10 mg comp. 20 mg	**AD** : en 1 prise 5 à 10 mg/j au début, jusqu'à 40 mg/j au maximum
Simvastatine + ézétimibe 10 mg	INEGY	comp. 20 mg + 10 mg comp. 40 mg + 10 mg	**AD** : en 1 prise 20 + 10 mg/j à 40 + 10 mg/j le soir
Pravastatine + aspirine 81 mg	PRAVADUAL	comp. 40 mg + 81 mg	**AD** : en 1 prise 1 comp./j

DCI	Spécialités	Présentations	Posologies
Atorvastatine + amlodipine	CADUET	comp. 5 mg amlodipine + 10 mg atorvastatine comp. 10 mg amlodipine + 10 mg atorvastatine	**AD** : en 1 prise 1 comp./j le matin
Fibrates (Liste II)			
Gemfibrozil	LIPUR	comp. 450 mg	**AD** : 900 mg/j en 1 prise à un repas
Fénofibrate			**AD** : en 1 prise à un repas
	LIPANTHYL 200 FEGENOR 200 LIPANTHYL LP 160 LIPANTHYL 145 FEGENOR 140	gél. 200 mg gél. 200 mg comp. 160 mg comp. 145 mg gél. 140 mg	200 mg/j 200 mg/j 160 mg/j 145 mg/j 140 mg/j
	LIPANTHYL 67 FEGENOR 67 SECALIP 100 SECALIP 300	gél. 67 mg gél. 100 mg gél. 300 mg	**AD** : 2 à 4 gél./j en 1 à 3 prises aux repas **ENF** > 10 ans : 1 gél./20 kg/j
Bézafibrate	BEFIZAL BEFIZAL LP	comp. 200 mg comp. 400 mg	**AD** : 600 mg/j en 3 prises aux repas **AD** : 400 mg/j en 1 prise à un repas
Ciprofibrate	LIPANOR	gél. 100 mg	**AD** : 100 mg/j en 1 prise à un repas
Résines chélatrices des acides biliaires (Liste I)			
Colestyramine	QUESTRAN	sach. 4 g	**AD** : 1 sach./j au début, jusqu'à 3 à 4 sach./j avant les repas
Inhibiteurs de l'absorption intestinale du cholestérol (Liste I)			
Ézétimibe	EZETROL	comp. 10 mg	**AD** : en 1 prise 10 mg/j
Colestyramine + simvastatine	INEGY	comp. 10 mg + 20 mg simvastatine comp. 10 mg + 40 mg simvastatine	**AD** : en 1 prise 1 comp./j

DCI	Spécialités	Présentations	Posologies
Autres hypolipémiants (Liste I)			
Acides gras oméga-3 polyinsaturés	OMACOR	caps. 1 g	**AD** : 1 à 2 caps./j (max. 4 caps./j) au cours des repas
	TRIGLISTAB YSOMEGA	caps. 1 g	**AD** : 1 caps. 3 fois/j au cours des repas

INDICATIONS – CONDUITE DE TRAITEMENT

Indications

Inhibiteurs de l'HMG-CoA réductase (statines)

- Hypercholestérolémie isolée (type IIa) ou associée à une hypertriglycéridémie (types IIb et III) en complément d'un régime adapté et assidu.
- Prévention primaire et secondaire cardiovasculaire (réduction du risque d'accident coronaire grave et d'infarctus du myocarde).
- Hyperlipidémies après transplantation d'organe chez les patients sous traitement immunosuppresseur.

Fibrates

- En 2e intention en cas d'intolérance aux statines : hypercholestérolémie isolée (type IIa) ou associée à une hypertriglycéridémie (types IIb et III), en complément d'un régime adapté et assidu.
- Prévention cardiovasculaire primaire et secondaire pour le gemfibrozil.
- Hypertriglycéridémies pures (type IV) en cas de concentrations sériques de triglycérides > 4 g/L.

Colestyramine

- Hypercholestérolémie isolée (type IIa), en association à un régime hypocholestérolémiant assidu.
- Prévention primaire cardiovasculaire.

Ezétimide

Hypercholestérolémie isolée (type IIa), en association avec une statine ou en monothérapie en cas d'intolérance aux statines (en 2e intention), en complément d'un régime adapté et assidu.

Acides oméga-3 polyinsaturés

Hypertriglycéridémies endogènes isolées ou prédominantes chez les sujets à risque coronarien et/ou de pancréatite, toujours en association avec un régime adapté.

Conduite de traitement

L'objectif de prise en charge d'une dyslipidémie est le taux du LDL-cholestérol, dont l'abaissement est le meilleur indicateur d'efficacité de prévention cardiovasculaire.

Le niveau cible du LDL-c dépend du niveau de risque cardiovasculaire du patient (*tableaux II.217* et *II.218*).

Tableau II.217 *- Prise en charge du patient dyslipidémique en fonction de la valeur du LDL-cholestérol*

Conditions d'instauration du traitement	Facteurs de risque cardiovasculaire	Valeur cible du LDL-c
LDL-c > 1,6 g/L *et/ou* facteurs de risque cardiovasculaire	Absence de facteur de risque	< 2,2 g/L
	1 facteur de risque	< 1,9 g/L
	2 facteurs de risque	< 1,6 g/L
	⩾ 3 facteurs de risque	< 1,3 g/L
	Haut risque cardiovasculaire	< 1 g/L

Tableau II.218 - *Facteurs de risque cardiovasculaire devant être pris en compte dans la prise en charge du patient dyslipidémique*

• Âge : > 50 ans chez l'homme, > 60 ans chez la femme • Antécédents familiaux de maladie coronaire précoce (infarctus du myocarde) • Tabagisme actuel ou arrêté depuis moins de 3 ans • Hypertension artérielle permanente traitée ou non • Diabète de type 2 traité ou non • HDL-c < 0,40 g/L (un HDL-c > 0,60 g/L est un facteur protecteur, que l'on peut soustraire au score de risque) *Patients devant être considérés à haut risque cardiovasculaire :* • Antécédents de maladie coronaire ou vasculaire (AVC ischémique, artériopathie...) • Diabète de type 2 avec atteinte rénale ou associé à 2 autres facteurs de risque

Le traitement comporte nécessairement plusieurs volets.

Prise en charge des facteurs de risque cardiovasculaire

Sevrage tabagique, traitement du diabète, traitement antihypertenseur.

Traitement hygiéno-diététique

Il comporte l'adaptation du régime alimentaire avec réduction de l'apport en acides gras saturés (graisses animales), augmentation des acides gras mono ou poly-insaturés oméga-3 (poissons), consommation de fruits, légumes et céréales, limitation du cholestérol alimentaire, des sucres simples et de l'alcool. Un traitement diététique bien suivi pendant au moins 3 mois associé à la pratique d'exercices physiques quotidienne permet le plus souvent d'atteindre l'objectif thérapeutique.

Traitement médicamenteux

Si l'objectif n'est pas atteint au-delà de 3 mois de régime diététique bien conduit, il devient nécessaire de lui adjoindre un médicament hypolipémiant. Le traitement doit débuter par les posologies les plus faibles, qui sont ensuite augmentées en fonction de l'efficacité et de la tolérance :

- en cas d'hypercholestérolémie pure (type IIa) ou mixte (type IIb ou III), les statines sont le traitement de première intention. En deuxième intention, les résines, les inhibiteurs de l'absorption intestinale du cholestérol, ou les fibrates en cas d'intolérance aux statines sont utilisables ;

- une association d'hypolipémiants peut être rendue nécessaire en deuxième intention, par exemple : statine + ézétimibe pour abaisser le LDL-cholestérol. L'association statine + fibrate est déconseillée (sauf avis spécialisé) en raison du risque d'addition des effets indésirables ;
- en cas d'hypertriglycéridémie comprise entre 1,5 et 4 g/L, le traitement est avant tout hygiéno-diététique (exercice physique, réduction des glucides simples et de l'alcool). En cas d'hypertriglycéridémie pure (type IV) réfractaire au régime, le recours aux fibrates est justifié si le taux est > 4 g/L.

EFFETS INDÉSIRABLES – INTERACTIONS MÉDICAMENTEUSES – PRÉCAUTIONS D'EMPLOI – CONTRE-INDICATIONS

***Tableau II.219** - Effets indésirables des hypolipémiants*

Effets indésirables	Prévention du risque médicamenteux
Statines	
• troubles digestifs (constipation, nausées, crampes abdominales, flatulence, diarrhée) • myalgies et/ou douleurs aux insertions tendineuses, rhabdomyolyse dans les cas les plus graves • toxicité hépatique (cytolyse) • rares : céphalées, asthénie, réactions cutanées allergiques, insomnies, vertiges, polyneuropathies périphériques, hyperglycémie (rosuvastatine)	• dosage préalable (chez les patients à risque) et surveillance de la créatinine phosphokinase (CPK), arrêt du traitement si CPK > 5 N • surveillance des transaminases (arrêt du traitement si > 3 N)
Fibrates	
• troubles digestifs (nausées, diarrhée) • augmentation des transaminases • lithiase biliaire • atteintes musculaires (myalgies diffuses, rhabdomyolyse), notamment en cas d'insuffisance rénale chronique • impuissance, céphalées, vertiges, fatigue, réactions cutanées allergiques	• surveillance des transaminases (arrêt du traitement si > 100 UI/L) • recherche périodique de lithiase biliaire • surveillance des CPK
Colestyramine	
• troubles digestifs (constipation, douleurs abdominales, météorisme) • diminution de résorption des vitamines liposolubles (A, D, E, K)	• l'augmentation des doses doit être réalisée très progressivement, boire beaucoup d'eau et consommer des fibres végétales

Effets indésirables	Prévention du risque médicamenteux
Ézétimibe	
• troubles digestifs (gastralgies, diarrhée, douleurs abdominales, flatulences, nausées) • élévation des transaminases (surtout en cas d'association avec une statine) • atteintes musculaires (myalgies, rhabdomyolyse) • lithiase biliaire • éruptions cutanées, angiœdèmes, thrombopénies	• surveillance des transaminases • surveillance des CPK • recherche périodique de lithiase biliaire
Acides oméga-3 polyinsaturés	
• nausées, diarrhée ou constipation, météorisme	

Tableau II.220 - Interactions médicamenteuses des hypolipémiants – Niveaux contre-indications (CI) et associations déconseillées (AD)

Hypolipémiants	Autres médicaments	Niveau	Conséquences
• Toutes les statines	• fibrates	AD	• risque majoré de rhabdomyolyse (CI pour les doses de rosuvastatine de 40 mg)
	• acide fusidique	AD	• risque majoré de rhabdomyolyse (CI dans les indications cutanées de l'antibiotique)
• *En plus*, pour la rosuvastatine	• ciclosporine	CI	• risque majoré de rhabdomyolyse ou de néphrotoxicité
• *En plus*, pour la simvastatine et l'atorvastatine	• itraconazole, kétoconazole, posaconazole	CI	• risque majoré de rhabdomyolyse
	• stiripentol	CI	• risque majoré de rhabdomyolyse
	• télaprévir	CI	• risque majoré de rhabdomyolyse
	• télithromycine	CI	• risque majoré de rhabdomyolyse
	• rifampicine	AD	• diminution des concentrations plasmatiques d'atorvastatine ou de simvastatine
	• inhibiteurs de protéases boostés par ritonavir	AD	• risque majoré de rhabdomyolyse

Hypolipémiants	Autres médicaments	Niveau	Conséquences
• *En plus*, pour la simvastatine	• clarithromycine, érythromycine • inhibiteurs de protéases boostés par ritonavir • voriconazole • jus de pamplemousse • carbamazépine • danazol • millepertuis	CI CI CI AD AD AD AD	• risque majoré de rhabdomyolyse • risque majoré de rhabdomyolyse • risque majoré de rhabdomyolyse • augmentation des concentrations plasmatiques de simvastatine (effets indésirables) • diminution des concentrations plasmatiques de simvastatine • risque majoré de rhabdomyolyse • diminution de l'efficacité de la simvastatine
• Fibrates	• fibrates (autres) • statines	CI AD	• risque majoré de rhabdomyolyse • risque majoré de rhabdomyolyse (CI pour les doses de rosuvastatine de 40 mg)
• *En plus*, pour le gemfibrozil	• répaglinide • glitazones (antidiabétiques retirés du marché)	CI AD	• hypoglycémie sévère • hypoglycémie sévère
• Ézétimibe	• fénofibrate • ciclosporine	AD AD	• risque accru de lithiase biliaire • risque majoré de rhabdomyolyse et d'augmentation des concentrations de ciclosporine

***Tableau II.221** - Précautions d'emploi des hypolipémiants*

Statines	• prudence chez les patients consommateurs d'alcool ou ayant des antécédents hépatiques • examen ophtalmologique préalable puis tous les ans • certaines associations médicamenteuses avec les statines (surtout pour la simvastatine et l'atorvastatine) nécessitent des précautions d'emploi, par exemple : antivitamines K (augmentation du risque hémorragique), colchicine (majoration du risque de rhabdomyolyse)

Fibrates	• réduire la posologie en cas d'insuffisance rénale ou hépatique • en cas d'association aux anticoagulants oraux : augmentation de l'effet anticoagulant (déplacement de ses fixations protéiques), nécessitant une adaptation posologique (réduction) de l'anticoagulant et un contrôle plus fréquent du taux de prothrombine et de l'INR
Colestyramine	• les doses doivent être augmentées très progressivement par paliers d'une semaine en début de traitement • en cas d'association aux anticoagulants oraux, digitaliques, contraceptifs oraux, hydrochlorothiazide, fluvastatine, pravastatine ou hormones thyroïdiennes : espacer la prise de ces médicaments d'au moins 90 min de celle de la colestyramine afin d'éviter la réduction de leur absorption digestive et de leur effet pharmacologique
Acides oméga-3 polyinsaturés	• prudence en cas d'association aux médicaments anticoagulants, en raison d'un risque accru de saignements (adaptation de la posologie des anticoagulants)

Tableau II.222 - Contre-indications des hypolipémiants

Statines	• grossesse et allaitement • hypersensibilité à l'un des produits • atteinte hépatique évolutive • myopathies, polynévrites • insuffisance rénale sévère • certaines associations médicamenteuses (voir « *Interactions médicamenteuses* »)
Fibrates	• grossesse et allaitement • hypersensibilité à l'un des produits • insuffisance rénale ou hépatique sévère • lithiase biliaire • certaines associations médicamenteuses (voir « *Interactions médicamenteuses* »)
Colestyramine	• obstruction complète des voies biliaires • constipation chronique sévère
Ézétimibe	• hypersensibilité au produit • grossesse et allaitement • atteinte hépatique évolutive et élévation des transaminases
Acides oméga-3 polyinsaturés	• allergie à l'un des constituants

Administration et conseils au patient

Objectifs du traitement médicamenteux

Diminuer les taux sériques de cholestérol total et de LDL-c, afin de retarder l'apparition (prévention primaire) ou l'aggravation (prévention secondaire) des complications liées à l'athérosclérose (maladie coronaire, infarctus du myocarde, artériopathie oblitérante).

Modalités d'administration

- *Statines :* prise pendant ou en dehors d'un repas.
- *Fibrates :* prise au cours d'un repas.
- *Colestyramine :* poudre à diluer dans de l'eau, au mieux la veille de l'administration, prise avant les repas.
- *Ézétimibe :* prise pendant ou en dehors d'un repas.
- *Acides oméga-3 polyinsaturés :* prise au cours des repas.

Observance du traitement

Le traitement doit être pris de façon continue, en respectant la posologie et l'heure de prise.

Surveillance de l'efficacité et de la tolérance

La surveillance de l'efficacité et de la tolérance débute entre 1 et 3 mois après le début du traitement :

- bilan lipidique après 2 à 3 mois puis régulièrement ;
- surveillance des transaminases dans les 3 mois suivant l'instauration du traitement hypolipémiant, puis régulièrement (au moins 1 fois/an). Une augmentation des ASAT et des ALAT supérieure à 3 fois la limite supérieure de la normale justifie l'arrêt du traitement ;

- surveillance des CPK, notamment devant tout symptôme musculaire apparaissant sous traitement hypolipémiant ;
- recherche de lithiase biliaire.

Conseils hygiéno-diététiques et autres conseils au patient

Le traitement médicamenteux d'une dyslipidémie est indissociable d'un régime alimentaire assidu et de la correction des facteurs de risque (sédentarité, tabagisme, hypertension artérielle, obésité...).

7 Gynécologie – Obstétrique

Contraceptifs

NOTIONS ESSENTIELLES

- Toute femme en âge de procréer peut demander à bénéficier d'une contraception.
- Le choix d'une contraception doit se faire en concertation avec la patiente, à la suite d'une évaluation globale fondée sur un interrogatoire, un examen clinique et éventuellement un frottis cervico-vaginal.
- L'efficacité de la plupart des méthodes contraceptives nécessite une bonne observance.
- La contraception œstroprogestative est l'une des méthodes de première intention, pour les femmes ne présentant pas de facteurs de risque (cardio-vasculaires, cancéreux, hépatiques, etc.).
- Toutes les générations de pilules œstroprogestatives orales sont d'efficacité équivalente et sont associées à une augmentation du risque d'accident thromboembolique.
- En cas de contre-indication à l'utilisation des œstroprogestatifs, on peut recourir à la contraception par progestatif seul, méthode très efficace lorsque la pilule microprogestative est utilisée de façon rigoureuse : tous les jours à la même heure, même pendant les règles.
- D'autres methodes non hormonales contraceptives sont disponibles : le dispositif intra-utérin (DIU) est une méthode contraceptive de première intention très efficace.
- Les préservatifs, masculins ou féminins, sont la seule méthode qui ait fait preuve de son efficacité dans la prévention de la transmission des infections sexuellement transmissibles.

- La contraception hormonale et le dispositif intra-utérin (DIU) sont les deux méthodes de rattrapage en cas de rapport non protégé :
  - le DIU est la méthode la plus efficace, mais ses conditions d'accès ne sont pas aisées ;
  - la contraception d'urgence hormonale (par progestatif seul) est d'autant plus efficace qu'elle est utilisée plus précocement après le rapport non protégé (dans la limite de 72 heures). Elle présente l'avantage par rapport au DIU de pouvoir être obtenue sans ordonnance en pharmacie, centre de planification ou auprès des infirmières scolaires, de façon anonyme et gratuite.

GÉNÉRALITÉS

Cycle physiologique de la reproduction

De la puberté à la ménopause, l'activité ovarienne est cyclique. Chaque cycle dure en moyenne 28 jours. Le cycle ovarien est la conséquence de modifications hormonales cycliques comprenant l'hypothalamus, l'hypophyse, les ovaires et l'endomètre, régies par un système de rétrocontrôle biologique *(figure II.17)*.

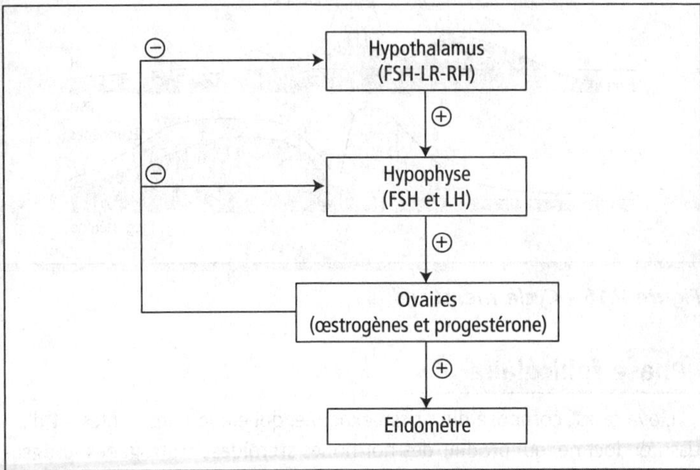

***Figure II.17 -** Rétrocontrôle biologique des hormones femelles.*
FSH : Follicule Stimulating Hormone (gonadotrophine) ;
LH : Luteinizing Hormone (gonadotrophine) ;
FSH-LH-RH : FSH-LH-Releasing Hormone

Les variations cycliques des sécrétions hormonales ovariennes sont quant à elles responsables de modifications également cycliques des organes récepteurs (caractères sexuels secondaires, organes génitaux externes, seins). L'ensemble de ces modifications correspond au cycle menstruel, qui comprend quatre phases : folliculaire, ovulatoire, lutéale, menstruelle *(figure II.18)*.

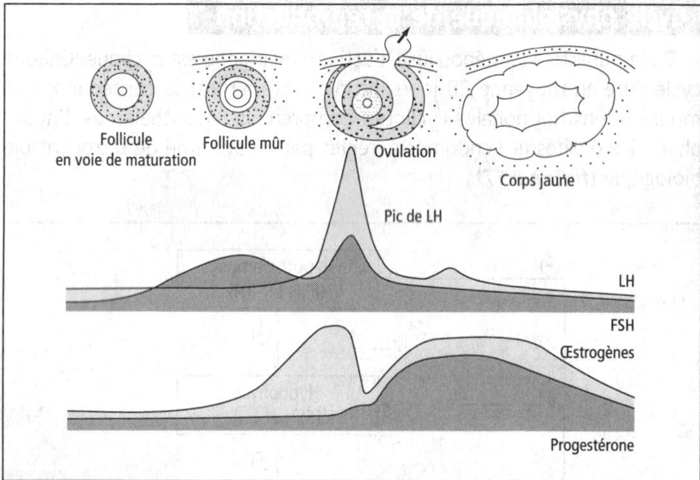

***Figure II.18** - Cycle menstruel*

Phase folliculaire

L'ovaire est composé d'un tissu exocrine, qui élabore les ovules, et d'un tissu endocrine, qui produit des hormones stéroïdes : œstrogènes, progestérone et androgènes.

La phase folliculaire, qui dure 2 semaines, est caractérisée par une production d'œstrogènes qui augmente progressivement. Pendant cette phase, un follicule privilégié évolue vers la maturation sous l'action de la FSH hypophysaire.

Cette phase est essentiellement sous la dépendance de la FSH, dont l'augmentation est due à la diminution des œstrogènes circulants à la fin du cycle précédent (rétrocontrôle).

Puis l'augmentation des œstrogènes fait diminuer à nouveau la FSH, avant la phase suivante.

Au niveau utérin, les œstrogènes provoquent un épaississement de la muqueuse (endomètre).

Phase ovulatoire

En milieu de cycle, la LH plasmatique augmente brusquement (pic de LH) ainsi que la FSH. L'ovulation se produit 12 heures après le pic de LH et 24 à 36 heures après l'élévation des œstrogènes.

L'ovulation est due à la brusque rupture de la paroi folliculaire. L'ovule expulsé progresse dans la trompe vers l'utérus.

Au moment de l'ovulation se produit une baisse transitoire des œstrogènes.

Phase lutéale

Elle est caractérisée par la formation du corps jaune. La formation du corps jaune dépend de la LH hypophysaire. L'action de la progestérone, hormone principale durant la phase lutéale, est indispensable à la préparation de l'endomètre à la nidation.

En fin de cycle, et en l'absence de grossesse, le corps jaune devient fibreux et régresse, en même temps que les hormones ovariennes (œstrogènes et progestérone) et hypophysaires (FSH et LH) diminuent.

Phase menstruelle

L'apparition des règles est due à la diminution de production des hormones ovariennes : il y a nécrose et élimination de la partie superficielle de l'endomètre.

Méthodes contraceptives

L'ANAES (Agence nationale d'accréditation et d'évaluation en santé) a publié fin 2004 des recommandations professionnelles relatives aux stratégies de choix des méthodes contraceptives chez la femme.

Différentes méthodes contraceptives

Contraception œstroprogestative

C'est l'une des méthodes de première intention pour les femmes ne présentant pas de facteur de risque particulier : cardio-vasculaire, cancéreux, hépatique, etc.

Toutes les générations de pilules œstroprogestatives sont associées à une augmentation du risque d'accident thromboembolique et de survenue de certains cancers, notamment du sein et du col utérin.

A contrario, des effets bénéfiques potentiels de la contraception œstroprogestative orale sur la survenue des cancers de l'endomètre, de l'ovaire et du cancer colorectal ont été mis en évidence.

Les principales contre-indications des méthodes contraceptives œstroprogestatives sont d'ordre cardio-vasculaire, carcinologique et hépatique.

Contraception progestative

Il s'agit essentiellement de la pilule progestative microdosée, qui implique une prise rigoureuse : tous les jours à la même heure, même pendant les règles, le retard de prise ne devant pas dépasser 3 heures.

En pratique, cette contraception hormonale est proposée aux femmes présentant un risque artériel important ou des contre-indications vasculaires ou métaboliques.

Les méthodes progestatives restent contre-indiquées en cas :

- de risques thromboemboliques artériels : obésité, dyslipidémie, antécédents de migraine, hypertension artérielle, tabagisme ($>$ 15 cigarettes par jour), âge $>$ 35 ans, diabète avec complications vasculaires, coronaropathies... ;
- d'accidents thromboemboliques veineux profonds ou artériels ;
- de risques thromboemboliques veineux : thrombophilies, obésité, âge élevé, *post-partum*, avortement au 2e trimestre, intervention chirurgicale avec immobilisation longue ;
- de tumeurs sensibles aux progestatifs : cancers du sein et de l'endomètre ;
- d'hémorragie génitale non expliquée ;
- de présence ou d'antécédents de pathologie hépatique sévère, tant que les paramètres hépatiques ne sont pas normalisés.

Contraception d'urgence

La contraception d'urgence désigne les méthodes contraceptives qu'une femme peut utiliser pour prévenir la survenue d'une grossesse après un rapport non protégé. Elle peut faire appel au dispositif intra-utérin (DIU) au cuivre ou à la contraception d'urgence hormonale.

- La contraception d'urgence hormonale peut être utilisée dans les 72 heures suivant un rapport non protégé mais elle est d'autant plus efficace qu'elle est utilisée précocement. Le lévonorgestrel (NORLEVO), appelé pilule du lendemain, est un progestatif.
- Le DIU au cuivre en contraception d'urgence est plus efficace que la méthode hormonale, avec un délai de pose possible jusqu'à 5 jours après la date estimée de l'ovulation. Cependant, l'accès à la pose d'un DIU est plus difficile que l'accès à la contraception hormonale.

Dispositif intra-utérin (DIU)

Le DIU est une autre méthode contraceptive de première intention, considérée comme très efficace, qui présente l'avantage d'une longue durée d'action, et pour laquelle aucun risque cancéreux ou cardio-vasculaire n'est établi.

Si le risque de maladie inflammatoire pelvienne liée à la pose est avéré, sa survenue est essentiellement limitée aux 3 semaines qui suivent l'insertion. Aucun risque de stérilité tubaire n'a été démontré, y compris chez les nullipares.

Étant donné la grande efficacité contraceptive des DIU, le risque de grossesse extra-utérine est extrêmement faible.

Les contre-indications à la pose d'un DIU en cuivre comprennent :

- les antécédents ou l'existence de pathologies utérines ou trophoblastisques ;
- une pathologie vaginale récente ou en cours, des saignements génitaux inexpliqués ;
- diverses situations à risque infectieux (infections sexuellement transmissibles, infection génitale haute, infection puerpérale en *post-partum*, avortement septique, valvulopathies cardiaques) ;
- l'hypersensibilité à l'un des composants ;
- une grossesse suspectée ou avérée ;
- le *post-partum* (entre 48 heures et 4 semaines).

Méthodes de stérilisation

Les méthodes de stérilisation, qu'elles soient masculines ou féminines, sont susceptibles d'apporter une réponse contraceptive appropriée dans certaines situations médicales, sociales ou culturelles particulières.

Elles ne présentent aucune contre-indication permanente et sont généralement irréversibles.

Le Code de la santé publique précise que « la ligature des trompes ou des canaux déférents à visée contraceptive ne peut être pratiquée sur une personne mineure ».

Un délai de réflexion de 4 mois doit être respecté après décision initiale de stérilisation. La signature d'un consentement éclairé est obligatoire.

Méthodes barrières

- Les préservatifs masculins ou féminins sont la seule méthode qui ait fait la preuve de son efficacité dans la prévention de la transmission des infections sexuellement transmissibles (IST). Une situation estimée à risque du fait de l'existence de plusieurs partenaires, de l'évocation de relations occasionnelles ou de l'absence de relations stables, notamment chez l'adolescente, doit conduire le professionnel de santé à recommander l'utilisation de cette méthode contraceptive, en complément ou non d'une autre méthode médicale.
- Ces méthodes nécessitent une pédagogie ciblée, notamment :
  - elles nécessitent un certain entraînement ;
  - elles doivent être utilisées lors de tous les rapports sexuels en période à risque ;
  - elles doivent être mises en place avant toute pénétration intravaginale ;
  - elles nécessitent un retrait rapide après le rapport sexuel, en veillant à son maintien sur le pénis au moment du retrait (en cas de préservatif masculin) ;
  - elles nécessitent la motivation des deux partenaires.
- Bien que moins efficaces que les méthodes contraceptives hormonales ou les méthodes mécaniques telles que le DIU, les préservatifs sont efficaces lorsqu'ils sont utilisés de façon optimale. Les préservatifs masculins en latex semblent à moindre risque de rupture ou de glissement que les

préservatifs en polyuréthane et sont donc recommandés, en dehors des cas d'allergie au latex.

- L'utilisation des spermicides n'est pas efficace dans la prévention des IST.
- Les méthodes barrières autres que les préservatifs n'ont pas démontré leur efficacité anti-infectieuse et ne peuvent être considérées comme efficaces *a priori*.

Méthodes naturelles

- La méthode de l'aménorrhée lactationnelle, lorsque l'allaitement est exclusif, est d'une efficacité comparable à celle d'une contraception orale.
- Les autres méthodes naturelles (retrait, abstinence périodique, températures basales, trousses de prédiction de l'ovulation...), au regard de leur risque élevé d'échec, doivent être réservées à des femmes connaissant bien leur cycle, maîtrisant bien l'utilisation de la méthode et acceptant ou pouvant médicalement s'exposer à un risque de grossesse.

Efficacité des différentes méthodes contraceptives

Le *tableau II.223* présente l'efficacité des différentes méthodes contraceptives selon l'Organisation mondiale de la santé (OMS). L'utilisation optimale correspond à l'efficacité obtenue lors d'essais thérapeutiques.

***Tableau II.223** - Efficacité des différentes méthodes contraceptives (OMS)*

Efficacité	Méthode	Grossesse pour 100 femmes, au cours des 12 premiers mois d'utilisation	
		En pratique courante	En utilisation optimale
Toujours très efficace	• Implants • Vasectomie • Stérilisation féminine • Progestatifs injectables • Dispositif intra-utérin • Pilules progestatives (au cours de l'allaitement)	0,1 0,2 0,5 0,3 0,8 1	0,1 0,1 0,5 0,3 0,6 0,5
Efficace dans son emploi courant	Méthode de l'aménorrhée lactationnelle	2	0,5
Très efficace lorsqu'elle est employée correctement et régulièrement (utilisation optimale)	• Contraception orale œstroprogestative • Pilules progestatives (en dehors de l'allaitement)	6-8 > 6-8	0,1 0,5
• A une certaine efficacité dans son emploi courant • Efficace lorsqu'elle est employée correctement et régulièrement (utilisation optimale)	• Préservatifs masculins • Retrait • Diaphragme et spermicide • Préservatifs féminins • Méthodes naturelles • Spermicides • Cape cervicale (nullipares) • Cape cervicale (multipares)	14 19 20 21 20 26 20 40	3 4 6 5 1-9 6 9 26
	Pas de méthode	85	85

Choix d'une méthode contraceptive

Aide au choix en matière de contraception

Il est important de considérer le couple dans la démarche contraceptive et de prendre en compte l'accord du partenaire. La première consultation au cours de laquelle la contraception est abordée doit être autant que possible une consultation spécifiquement dédiée à cette question.

Deux types d'approches complémentaires peuvent favoriser le choix en matière de contraception :
- la démarche de conseil et d'accompagnement d'une femme qui favorise l'expression de son choix, le soignant conservant le maximum de neutralité vis-à-vis des démarches abordées et des informations fournies ;
- la démarche éducative, qui renvoie quant à elle à une démarche de partenariat pédagogique, centrée sur la personne et visant à promouvoir sa santé, tout en la rendant autonome dans sa propre prise en charge.

Les six étapes majeures de la consultation spécifique de la contraception reprises dans le modèle « BERGER » de l'OMS sont successivement : Bienvenue, Entretien, Renseignement, Choix, Explication, Retour.

Recommandations

RECHERCHE DE CONTRE-INDICATIONS AUX ŒSTROPROGESTATIFS

- Liées à la présence de maladies vasculaires et métaboliques :
  - antécédents de thrombose veineuse ou artérielle ;
  - cardiopathie emboligène ;
  - hypertension artérielle ;
  - angor ;
  - affections vasculaires cérébrales ;
  - affections oculaires ;
  - migraine avec aura ;
  - diabète compliqué ;
  - dyslipidémie ;
  - obésité ;
  - varices.
- En rapport avec les organes cibles des œstrogènes :
  - cancer du sein, de l'utérus ;
  - hémorragie génitale ;
  - dystrophie utérine ;
  - grossesse, allaitement.
- Liées au terrain :
  - tabagisme (plus de 10 cigarettes par jour) ;
  - immobilisation ;
  - chirurgie.

EN L'ABSENCE DE CONTRE-INDICATIONS AUX ŒSTROPROGESTATIFS

- Âge inférieur à 35 ans :
  - le choix se porte sur une pilule œstroprogestative minidosée (en raison de la réduction du risque cardiovasculaire) chez la patiente nullipare ;
  - le dispositif intra-utérin (DIU) peut être proposé en 1re intention chez la multipare et doit être envisagé avec prudence chez la nullipare en raison du risque de maladie inflammatoire pelvienne et de grossesse extra-utérine.
- Âge compris entre 35 et 45 ans :
  - le DIU est proposé en 1re intention ;
  - la pilule contraceptive œstroprogestative minidosée est possible lorsque le risque artériel est faible (diabète de type 1 sans complications vasculaires ni néphropathie, hypercholestérolémie modérée) ; elle est contre-indiquée chez la femme tabagique ;
  - dans le cas contraire, le choix de 2e intention se porte sur une pilule progestative microdosée en l'absence d'accident thromboembolique évolutif.
- Âge supérieur à 45 ans : le DIU est proposé en 1re intention.

EN PRÉSENCE DE CONTRE-INDICATIONS AUX ŒSTROPROGESTATIFS

En présence de contre-indications vasculaires ou métaboliques, le choix se porte sur un DIU ou une pilule progestative microdosée.

AUTRES SITUATIONS

- *Post-partum* :
  - les œstroprogestatifs sont déconseillés compte tenu du risque thromboembolique surajouté ;
  - les progestatifs microdosés peuvent être proposés en l'absence d'allaitement ;
  - à partir de 4 semaines après l'accouchement, le DIU, contraception mécanique, peut être proposé ;
  - l'allaitement constitue, à condition d'être exclusif, une méthode fiable et efficace jusqu'à 6 mois après l'accouchement.
- *Post-abortum* : la prescription d'un œstroprogestatif séquentiel dosé à 50 μg d'éthinylœstradiol est préconisée pour éviter les synéchies utérines.

- Tabagisme : il contre-indique l'utilisation d'œstroprogestatifs chez la femme de plus de 35 ans.
- Oubli de prise de pilule :
  - si l'oubli est inférieur à 3 heures pour une pilule microprogestative ou inférieur à 12 heures pour une pilule combinée (œstroprogestative), il convient de prendre immédiatement le comprimé oublié et de poursuivre le traitement à l'heure habituelle ;
  - si l'oubli est supérieur à 3 heures pour une pilule microprogestative ou supérieur à 12 heures pour une pilule combinée, prendre immédiatement le comprimé oublié et poursuivre le traitement à l'heure habituelle. En cas de rapport sexuel dans les 7 jours suivants, utiliser simultanément une seconde méthode contraceptive non hormonale (par exemple, préservatif) ;
  - en cas de pilule combinée, si la période de sécurité de 7 jours avec préservatifs s'étend au-delà du dernier comprimé actif de la plaquette en cours, supprimer l'intervalle libre et démarrer la plaquette suivante le jour suivant la prise du dernier comprimé actif. Par précaution, si un rapport sexuel a lieu dans les 5 jours précédant l'oubli ou si l'oubli concerne au moins 2 comprimés, utiliser une méthode de rattrapage (si le délai d'efficacité de cette méthode n'est pas dépassé).
- Contraception d'urgence, méthode de rattrapage :
  - contraception d'urgence hormonale : le lévonorgestrel, progestatif (NORLEVO, VIKELA), ou pilule du lendemain, est la méthode hormonale la plus efficace et celle qui présente le moins d'effets indésirables ; elle n'a pas de contre-indications. Elle est d'autant plus efficace qu'elle est utilisée précocement après le rapport non protégé (l'efficacité est de 95 % si la prise de lévonorgestrel est réalisée dans les 24 heures suivant le rapport). Elle peut être obtenue sans ordonnance et de manière anonyme à la pharmacie, où elle est gratuite pour les mineures qui en font la demande ;
  - contraception d'urgence avec DIU au cuivre : cette méthode est plus efficace que la méthode hormonale, avec un délai de pose possible jusqu'à 5 jours après la date estimée de l'ovulation. Cependant, l'accès à la pose d'un DIU est plus difficile que celui à la contraception hormonale.

- Contraception de l'adolescente : il convient de conseiller l'utilisation simultanée de la pilule et du préservatif, afin d'éviter une grossesse tout en prévenant le risque de transmission de maladies sexuellement transmissibles.

PRINCIPAUX MÉDICAMENTS – POSOLOGIES

Œstroprogestatifs oraux ou contraceptifs oraux combinés (COC)

- Les contraceptifs œstroprogestatifs oraux sont composés d'un œstrogène, l'éthinylœstradiol, et d'un progestatif de nature variable.
- Ils se distinguent par :
  - la dose d'éthinylœstradiol ;
  - la nature du progestatif ;
  - des doses d'œstroprogestatifs fixes ou variables.
- Les associations œstroprogestatives contenant une faible dose d'éthinylœstradiol, moins de 50 µg par comprimé, sont dites « minidosées ». Elles représentent la très grande majorité des associations œstroprogestatives commercialisées. Une seule association, le STEDIRIL, présente un dosage de 50 µg d'éthinylœstradiol ; elle est dénommée « normodosée ».
- Les progestatifs utilisés dans les associations œstroprogestatives sont classés selon leur ancienneté : les plus anciens sont le lévonorgestrel, le norgestrel et la noréthistérone. Les plus récents, tels le désogestrel, le gestodène et le norgestimate, sont présents dans les associations dites de « 3e génération ». D'autres substances présentent certaines particularités : un effet antiminéralocorticoïde pour la drospirénone, un dérivé de la spironolactone, un effet antiandrogène pour la cyprotérone.
- Les contraceptifs œstroprogestatifs oraux où les deux composants sont associés tout au long du cycle sont dits combinés. On distingue les contraceptifs oraux :
  - monophasiques : l'éthinylœstradiol et le progestatif sont à doses fixes tout au long du cycle ;

- biphasiques ou triphasiques, voire quadriphasiques : les doses d'œstrogène ou de progestatif varient au cours du cycle.

- Les contraceptifs œstroprogestatifs provoquent un blocage de l'ovulation, un épaississement de la glaire cervicale, qui devient imperméable aux spermatozoïdes, et une atrophie de l'endomètre.

***Tableau II.224** - Contraceptifs œstroprogestatifs oraux (Liste I) ou contraceptifs oraux combinés (COC)*

Œstrogène : éthinylœstradiol				Progestatif	
Minidosé (dosage en éthinylœstradiol)			Normodosé (dosage en éthinyl-œstradiol)		
Monophasique	Biphasique	Triphasique	Monophasique		
LEELOO (20 µg)	ADEPAL (30 à 40 µg)	AMARANCE (30 - 40 - 30 µg)		Lévonorgestrel	RÉFÉRENCE (1re et 2e GÉNÉRATIONS)
LOVAULO (20 µg) OPTILOVA (20 µg)	PACILIA (30 à 40 µg)	DAILY (30 - 40 - 30 µg)			
LUDEAL (30 µg)		EVANECIA (30 - 40 - 30 µg)			
MINIDRIL (30 µg) LOVAPHARM (30 µg) OPTIDRIL (30 µg)		TRINORDIOL (30 - 40 - 30 µg)			
ZIKIALE (30 µg)					
			STEDIRIL (50 µg)	Norgestrel	
		TRIELLA (35 - 35 - 35 µg)		Noréthistérone	
DESOBEL (20 µg) MERCILON (20 µg)				Désogestrel	3e GÉNÉRATION
DESOBEL (30 µg) VARNOLINE (30 µg)					

Œstrogène : éthinylœstradiol					
Minidosé (dosage en éthinylœstradiol)			Normodosé (dosage en éthinyl-œstradiol)	Progestatif	
Monophasique	Biphasique	Triphasique	Monophasique		
VARNOLINE CONTINU (30 µg)					3e GÉNÉRATION
MELODIA (15 µg) MINESSE (15 µg) EDENELLE (15 µg) OPTINESS (15 µg) SYLVIANE (15 µg)				Gestodène	
CARLIN (20 µg) EFEZIAL (20 µg) FELIXITA (20 µg) HARMONET (20 µg) MELIANE (20 µg)					
CARLIN (30 µg) EFEZIAL (30 µg) FELIXITA (30 µg) MINULET (30 µg) MONEVA (30 µg)		PERLEANE (30 - 40 - 30 µg) PHAEVA (30 - 40 - 30 µg) TRI-MINULET (30 - 40 - 30 µg)			
EFFIPREV (35 µg)		TRIAFEMI (35 - 35 - 35 µg)		Norgestimate	

D'après la revue *Prescrire*, juillet 2009 ; vol. 29, nº 309.

***Tableau II.225** - Autres contraceptifs oraux (Liste I)*

Œstrogène		Progestatif	
Éthinylœstradiol minidosé et monophasique			
JASMINELLE (20 µg) JASMINELLE CONTINU (20 µg) YAZ (20 µg) JASMINE (30 µg) CONVULINE (30 µg) DROSPIBEL (30 µg) DROSPIBEL (20 µg) BELANETTE (20 µg) RIMENDIA (20 µg)		Drospirénone	4e GÉNÉRATION
Œstradiol quadriphasique			
QLAIRA	2 comp. 3 mg valérate d'œstradiol 5 comp. 2 mg valérate d'œstradiol + 2 mg diénogest 17 comp. 2 mg valérate d'œstradiol + 3 mg diénogest 2 comp. 1 mg valérate d'œstradiol 2 comp. blancs de placebo	Diénogest	4e GÉNÉRATION
ZOELY	Estradiol 1,5 mg	Nomégestrol	4e GÉNÉRATION

***Tableau II.226** - Contraceptifs et antiacnéiques (Liste I)*

DCI combinés	Présentation	Spécialités
Éthinylœstradiol 35 µg + cyprotérone acétate 2 mg	comp.	DIANE, EVEPAR, MINERVA

L'Agence européenne du médicament (EMA) confirme le risque de thrombose veineuse deux fois plus élevé chez les femmes utilisant un COC de 3e génération (contraceptif oral combiné) contenant désogestrel ou gestodène, ou un COC de 4e génération contenant drospirérone ; le risque de thrombose artérielle existe également (AVC, infarctus).

En décembre 2012, l'Agence nationale de sécurité du médicament et des produits de santé (ANSM) recommande :

- de privilégier la prescription des COC de 2e génération contenant lévonorgestrel ;

- de rechercher les facteurs de risque, notamment de thrombose, lors de toute prescription d'un COC à une nouvelle utilisatrice ;
- d'informer les femmes du risque de thrombose et les alerter quant aux signes évocateurs ;
- d'effectuer un suivi clinique pour surveiller la tolérance au traitement contraceptif prescrit, surtout lorsque le risque de thrombose est le plus élevé (1re année de traitement).

En janvier 2013, l'ANSM a publié un communiqué de presse sur la spécialité DIANE 35 et ses génériques.

DIANE 35 est un médicament utilisé dans le traitement de l'acné et non un contraceptif. L'ANSM estime que le rapport bénéfice/risque de DIANE 35 et de ses génériques est défavorable dans le traitement de l'acné, au regard du risque thromboembolique veineux et artériel. De surcroît, l'usage important de ces médicaments en tant que contraceptifs n'est pas conforme et leur efficacité comme contraceptif n'a pas été démontrée par des études cliniques appropriées.

L'ANSM a décidé d'engager une procédure de suspension des autorisations de mise sur le marché de ces médicaments.

Œstroprogestatifs : autres présentations galéniques

- Le patch contraceptif hebdomadaire est un timbre transdermique diffusant quotidiennement 20 µg d'éthinylœstradiol et 150 µg de norelgestromine. L'utilisatrice doit s'appliquer un timbre sur le bas de l'abdomen ou sur une fesse toutes les semaines pendant 3 semaines, suivies d'un intervalle libre d'une semaine. L'effet indésirable local le plus fréquent est une réaction sur le site d'application.
- L'anneau vaginal inséré dans le vagin, comme un tampon vaginal, est laissé en place 3 semaines par mois. Il délivre chaque jour 20 µg d'éthinylœstradiol et 150 µg d'étonogestrel. L'effet indésirable local le plus fréquent est la vaginite.
- L'efficacité et les contre-indications de ces deux systèmes sont identiques à celles des contraceptifs œstroprogestatifs oraux.

***Tableau II.227** - Contraception hormonale œstroprogestative : autres présentations galéniques*

DCI combinés	Présentations	Spécialités
Éthinylœstradiol 750 µg + norelgestromine 6 mg	Patch	EVRA (Liste I)
Éthinylœstradiol 2,7 mg + étonogestrel 11,7 mg	Anneau vaginal	NUVARING (liste I)

Progestatifs microdosés oraux

Les pilules microprogestatives sont des norstéroïdes employés à petites doses, dépourvues de risque vasculaire ou métabolique. Elles doivent être prises en continu et à heure fixe. Leur mode d'action contraceptive est périphérique : coagulation de la glaire cervicale, qui devient imperméable au passage des spermatozoïdes, et action antinidatoire sur l'endomètre.

***Tableau II.228** - Contraceptifs progestatifs microdosés oraux (Liste I)*

DCI	Spécialités	Présentations	Posologies
Désogestrel	ANTIGONE CERAZETTE CLAREAL DESOGESTREL DESOPOP	comp. 75 µg comp. 75 µg comp. 75 µg comp. 75 µg comp. 75 µg	1 comp. par jour en traitement continu sans interruption
Lévonorgestrel	MICROVAL	comp. 30 µg	

Progestatifs retard

Les progestatifs retard, injectables ou implantables, doivent rester une méthode d'exception, pour les femmes incapables d'assumer une autre forme de contraception et chez lesquelles l'observance au traitement pose un problème.

Tableau II.229 - *Autres contraceptifs progestatifs: formes retard (Liste I)*

DCI	Spécialités	Présentations / Posologies
Médroxyprogestérone	DEPO-PROVERA amp. 150 mg = 3 mL	susp. inj. IM profonde 1 amp. tous les 3 mois
Étonogestrel	NEXPLANON bâtonnet 68 mg	Implant SC à retirer dès que la femme le désire et dans tous les cas après 3 ans

Progestatifs pour contraception d'urgence post-coïtale

Tableau II.230 - *Progestatifs pour contraception hormonale d'urgence post-coïtale*

DCI	Spécialités	Présentations	Posologies	Indication
Lévonorgestrel	NORLEVO	comp. 1,5 mg	1 comp. en 1 prise unique, à répéter dans les 3 heures suivantes en cas de vomissements	À utiliser dans les 72 heures suivant un rapport sexuel non protégé
Ulipristal acétate	ELLAONE	comp. 30 mg	1 comp. en 1 prise unique, à répéter dans les 3 heures suivantes en cas de vomissements	À utiliser dans les 72 heures suivant un rapport sexuel non protégé

INDICATIONS – CONDUITE DE TRAITEMENT

Stratégie de choix d'une contraception œstroprogestative

- Il convient de rechercher les situations dans lesquelles la contraception œstroprogestative est à éviter: hypertension artérielle, obésité, antécédents de maladies coronariennes ou de thromboses veineuses profondes; tabagisme, immobilisation prolongée; antécédents d'un cancer

hormonodépendant, notamment un cancer du sein; céphalées importantes ou inhabituelles sous œstroprogestatifs; hypercholestérolémie (plus de 3 g/L) ou hypertriglycéridémie (plus de 3 g/L); diabète compliqué.
- Un traitement par un inducteur enzymatique ou par tout autre médicament diminuant la biodisponibilité des contraceptifs œstroprogestatifs constitue une situation à risque en termes d'efficacité.
- Dans d'autres situations, le recours à la contraception œstroprogestative est à discuter: diabète insulinodépendant équilibré, dyslipidémie modérée, valvulopathie non compliquée, migraines ne s'aggravant pas sous œstroprogestatifs, varices ou antécédents familiaux de thromboses veineuses profondes.

Bilan initial et suivi de traitement

- En l'absence d'antécédents personnels ou familiaux de maladie métabolique ou thromboembolique, et en l'absence de tabagisme, réaliser:
  - un bilan biologique métabolique: dosage à jeun de la glycémie, du cholestérol total et des triglycérides dans les 3 à 6 mois après le début de la contraception œstroprogestative, puis tous les 5 ans si les examens sont normaux et en l'absence de faits cliniques nouveaux;
  - un frottis cervicovaginal tous les 3 ans, en l'absence de symptomatologie ou de facteur de risque particulier.
- En cas de risque de diabète, une glycémie à jeun doit être pratiquée avant le début du traitement, puis 3 à 6 mois après le début du traitement, puis tous les 5 ans en l'absence de faits cliniques nouveaux.
- En cas de risque d'hyperlipidémie, réaliser un bilan métabolique (glycémie, cholestérol total, triglycérides) avant le début du traitement, puis 6 mois après, et tous les 5 ans en l'absence de faits cliniques nouveaux.

Choix d'un contraceptif œstroprogestatif oral

- La contraception œstroprogestative de référence est une association à base d'éthinylœstradiol, dosé de 30 à 50 µg par comprimé, et d'un progestatif éprouvé tel que le lévonorgestrel ou la noréthistérone, administré par voie orale. Le risque cardiovasculaire augmente avec la dose d'éthinylœstradiol.
- Aucune association contraceptive œstroprogestative mono, bi ou triphasique n'a démontré de supériorité en termes de balance bénéfices/

risques. Le même constat peut être fait concernant l'association quadriphasique œstradiol + diénogest. Cependant, les associations multiphasiques multiplient les risques d'erreur de prise.

- Les associations œstroprogestatives faiblement dosées en éthinylœstradiol (20 µg ou moins) exposent à un plus grand risque d'échec contraceptif, en cas d'oubli de prise, d'interactions médicamenteuses, et de troubles digestifs.
- Les contraceptifs œstroprogestatifs oraux contenant un progestatif dit de 3e génération exposent à un risque plus élevé de thromboses veineuses par rapport à ceux contenant un progestatif plus ancien.
- Les contraceptifs contenant de la drospirénone exposent à un risque d'hyperkaliémie et à un risque accru de thromboses veineuses.
- L'association éthinylœstradiol + cyprotérone est à réserver aux seules patientes présentant une acné sévère accompagnée de troubles hormonaux androgéniques, compte tenu des risques thromboemboliques accrus avec la cyprotérone.

Traitement par les progestatifs oraux

- L'efficacité contraceptive des progestatifs microdosés est moindre que celle des œstroprogestatifs. Néanmoins, les pilules progestatives sont intéressantes en cas de contre-indications à l'utilisation des œstroprogestatifs.
- Ils doivent être administrés de façon continue, tous les jours, et à heure fixe. Le premier comprimé doit être pris durant la première journée du cycle menstruel.
- Une méthode de contraception barrière, type préservatif, doit être utilisée durant le premier mois d'utilisation des pilules progestatives.

Contraception d'urgence ou postcoïtale

- La contraception d'urgence de premier choix est le lévonorgestrel dosé à 1,5 mg en une seule prise dans les 72 heures suivant le rapport sexuel. Cette méthode est d'autant plus efficace que l'administration est effectuée le plus tôt possible.
- En contraception d'urgence, l'ulipristal, un agoniste-antagoniste du récepteur de la progestérone, n'est pas plus efficace que le lévonorgestrel dans les 5 jours suivant le rapport sexuel.

- Le dispositif intra-utérin (DIU) ou stérilet est efficace quand il est posé dans les 5 jours suivant le rapport sexuel sans contraception. Cette méthode nécessite une consultation médicale, mais c'est la seule qui permette à la fois la mise en œuvre d'une contraception postcoïtale et d'une contraception pour les cycles suivants.
- Une contraception d'urgence est à conseiller en cas de rapport sexuel non protégé survenant dans les 7 jours qui suivent un oubli de contraceptif œstroprogestatif au delà du délai admis de 12 heures, le risque étant maximal en début et en fin de plaquette, ainsi qu'en cas de vomissements survenant dans les 2 heures suivant la prise d'un comprimé, non compensée par la prise d'un autre comprimé.
- Une contraception d'urgence est à conseiller en cas de rapport sexuel non protégé après un oubli de prise d'un contraceptif progestatif faiblement dosé en continu, survenant dans les 7 jours qui suivent un oubli de prise, ou un retard de prise supérieur à 3 heures, ou en cas de vomissement d'un comprimé.
- En cas d'absence de règles dans les 21 jours qui suivent la prise du contraceptif d'urgence, un test de grossesse doit être proposé à la patiente.

EFFETS INDÉSIRABLES – INTERACTIONS MÉDICAMENTEUSES – PRÉCAUTIONS D'EMPLOI – CONTRE-INDICATIONS

Voir *tableau II.231*.

Tableau II.231 - *Effets indésirables des médicaments contraceptifs oraux - Remarques et conseils*

Effets indésirables	Remarques et conseils
Œstroprogestatifs • Effets assez fréquents : - troubles digestifs - chloasma (hyperpigmentation de la peau)	 • Appliquer un écran solaire et porter un chapeau lors de l'exposition au soleil

Effets indésirables	Remarques et conseils
- rétention hydrique - céphalées (dont des crises de migraine)	• Préférer une association faiblement dosée en œstrogènes
- prise de poids - tensions mammaires - modifications de la libido - troubles de l'humeur - irrégularités menstruelles - saignements intermenstruels	• Si les saignements persistent au-delà de 3 mois, rechercher une autre cause : oubli ou prise irrégulière de médicaments, interactions médicamenteuses, infection à *Chlamydia trachomatis*, infection pelvienne, tabagisme
- acné vulgaire	• L'association éthinylœstradiol + lévonorgestrel est à utiliser en premier choix. Les associations à base de cyprotérone ou de chlormadinone sont à réserver à l'acné modérée à sévère des femmes ayant des signes d'hyperandrogénie
- augmentation des facteurs de risque cardiovasculaires : hypertension artérielle, intolérance au glucose, diabète, hyperlipidémie	
• Effets rares : - accidents coronariens et vasculaires cérébraux	• Ces risques augmentent avec l'âge, surtout après 35 ans, et en cas de tabagisme
- thromboses veineuses profondes et/ou embolies pulmonaires	• Risque plus élevé en cas d'obésité, d'antécédent familial de thromboses veineuses, d'anomalie héréditaire de l'hémostase, et lors de la 1re année de traitement • Les associations à base de désogestrel, gestodène, cyprotérone, drospirénone exposent à un risque accru de thromboses veineuses par rapport à celles contenant un progestatif plus ancien • Les systèmes transdermiques à base d'éthinylœstradiol et de norelgestromine exposent à un risque accru de thromboses veineuses (× 2) par rapport aux œstroprogestatifs oraux
- cancers du col de l'utérus et du sein	• À l'inverse, la contraception hormonale diminue le risque de cancer de l'ovaire
Drospirénone - hyperkaliémie ***Progestatifs microdosés*** - manifestations d'hyperœstrogénie relative : mastodynies, œdèmes cycliques, douleurs	

Effets indésirables	Remarques et conseils
pelviennes - irrégularités menstruelles, diminution des règles, voire aménorrhée	

***Tableau II.232** - Interactions médicamenteuses des médicaments contraceptifs oraux – Niveaux contre-indications (CI) et associations déconseillées (AD)*

Médicaments de la classe	Autres médicaments	Niveau	Remarques et conseils
Œstroprogestatifs	Rifampicine	CI	Risque de grossesse
	Inducteurs enzymatiques : - rifabutine - barbituriques - carbamazépine - oxcarbazépine - phénytoïne - fosphénytoïne - griséofulvine - modafinil	AD	Les médicaments inducteurs enzymatiques diminuent l'efficacité des contraceptifs oraux Choisir une pilule dosée à 50 µg d'éthinylœstradiol avec contraception locale ou utiliser de préférence une autre méthode contraceptive, en particulier de type mécanique
Progestatifs minidosés	Inducteurs enzymatiques cités *supra*	AD	Baisse d'efficacité des progestatifs minidosés
Œstroprogestatifs Progestatifs	Millepertuis	CI	Risque de baisse d'efficacité voire d'annulation de l'effet contraceptif Utiliser de préférence une autre méthode contraceptive, de type mécanique
	Nelfinavir Ritonavir Topiramate	AD	Utiliser de préférence une autre méthode contraceptive

***Tableau II.233** - Précautions d'emploi des contraceptifs oraux*

Œstroprogestatifs oraux	• Bilan préalable puis annuel : examen clinique, frottis cervico-vaginal, bilan lipido-glucidique • Mammographie tous les 2 à 3 ans

	• Arrêter la pilule en cas d'effets indésirables graves, d'immobilisation prolongée, et 1 mois avant une intervention chirurgicale programmée
Progestatifs microdosés oraux	• Bilan clinique initial et surveillance gynécologique périodique (seins, utérus), frottis cervico-vaginaux • En cas d'aménorrhée, faire un test de grossesse • À éviter chez les femmes ayant des manifestations d'hyperœstrogénie relative (dystrophie ovarienne, hyperplasie endométriale, fibromes utérins...), ou des antécédents de grossesse extra-utérine, de salpingite ou d'ictère gravidique • Utilisation peu souhaitable chez la femme de plus de 40 ans (hyperœstrogénie induite) • Suspendre le traitement en cas de récidive d'ictère ou de prurit chez la femme ayant des antécédents d'ictère ou de prurit gravidique
Progestatifs contraceptifs et œstroprogestatifs	• Précautions d'emploi en cas de traitement associé au bosentan ou à la griséofulvine (risque de diminution de l'efficacité contraceptive) : utiliser une méthode contraceptive fiable additionnelle ou alternative pendant la durée de l'association et un cycle suivant
Progestatifs non contraceptifs associés ou non à un œstrogène	• Précautions d'emploi en cas de traitement associé aux inducteurs enzymatiques (diminution de l'efficacité du progestatif) : surveillance clinique et adaptation éventuelle de la posologie du traitement hormonal pendant l'administration de l'anticonvulsivant inducteur et après son arrêt

Tableau II.234 - Contre-indications des contraceptifs oraux

Œstroprogestatifs oraux	• Cancers de sein, de l'utérus • Hémorragies génitales non diagnostiquées • Antécédents de thrombose veineuse ou artérielle • Hypertension artérielle • Cardiopathie thrombogène ou décompensée • Insuffisance coronarienne • Insuffisance rénale chronique • Affection hépatique sévère • Tumeur hypophysaire • Porphyries • Affections vasculaires cérébrales ou oculaires • Hyperlipidémies • Diabète • Migraine avec aura • Tabagisme important • Grossesse

Progestatifs microdosés oraux	• Insuffisance hépatocellulaire • Hépatite • Ictères chroniques héréditaires • Cancers du sein, de l'utérus • Grossesse

Administration et conseils au patient

Objectifs du traitement

- Les contraceptifs visent à prévenir la survenue d'une grossesse. Un moyen de contraception efficace doit être utilisé dès le premier rapport sexuel, le taux d'IVG liées à des grossesses non désirées restant élevé.
- Le recours à une contraception efficace est indispensable lors de la mise en œuvre de traitements potentiellement tératogènes, comme celui de l'acné par exemple avec le ROACCUTANE.
- L'association contraceptif oral-préservatif est le meilleur moyen d'éviter grossesse et infections sexuellement transmissibles (IST).

Plan de prise et modalités d'administration

LES ŒSTROPROGESTATIFS ORAUX

- Ils doivent être pris dans les 5 premiers jours suivant les menstruations. Le premier comprimé est généralement pris le 1er jour ou lors du premier dimanche suivant les menstruations.
- Les comprimés sont à prendre régulièrement sans oubli : 1 comprimé par jour au même moment de la journée pendant 21 jours consécutifs, suivis d'un arrêt de 7 jours entre 2 plaquettes ou pendant 28 jours et sans arrêt pour les plaquettes de 28 comprimés.
- Relais d'un autre œstroprogestatif : 1er comprimé après un arrêt de 7 jours si la précédente plaquette contenait 21 comprimés, sans intervalle si elle en contenait 28.
- En cas d'oubli ou décalage de la prise par rapport à l'heure habituelle :

- si l'oubli est constaté dans les 12 heures suivant l'heure habituelle de la prise, prendre immédiatement le comprimé oublié et poursuivre le traitement en prenant le comprimé suivant à l'heure habituelle (même si 2 comprimés doivent être pris le même jour);
- si l'oubli est constaté plus de 12 heures après l'heure normale, prendre immédiatement le comprimé oublié et poursuivre le traitement à l'heure habituelle (même si 2 comprimés doivent être pris le même jour). En cas de rapport sexuel dans les 7 jours suivants, utiliser simultanément une seconde méthode contraceptive non hormonale (préservatif par exemple);
- si la période de sécurité de 7 jours avec préservatifs s'étend au-delà du dernier comprimé de la plaquette en cours, supprimer l'intervalle libre et démarrer la plaquette suivante le jour suivant la prise du dernier comprimé;
- par précaution, si un rapport sexuel a eu lieu dans les 5 jours précédant l'oubli ou si l'oubli concerne au moins 2 comprimés, utiliser une contraception d'urgence, si le délai d'efficacité de cette méthode n'est pas dépassé.

LES PROGESTATIFS MICRODOSÉS ORAUX

- Ils doivent être pris de façon continue, tous les jours, à la même heure, le retard de prise ne devant pas dépasser 3 heures. Le premier comprimé doit être pris durant la première journée du cycle menstruel. Un moyen contraceptif supplémentaire est nécessaire pendant la durée d'utilisation de la première plaquette.
- En cas d'oubli ou décalage de la prise par rapport à l'heure habituelle:
  - si l'oubli est inférieur à 3 heures, il convient de prendre immédiatement le comprimé oublié et de poursuivre le traitement à l'heure habituelle;

- si l'oubli est supérieur à 3 heures, prendre immédiatement le comprimé oublié et poursuivre le traitement à l'heure habituelle. En cas de rapport sexuel dans les 7 jours suivants, utiliser simultanément une seconde méthode contraceptive non hormonale (préservatif par exemple) ;
- par précaution, si un rapport sexuel a eu lieu dans les 5 jours précédant l'oubli ou si l'oubli concerne au moins 2 comprimés, utiliser une contraception d'urgence, si le délai d'efficacité de cette méthode n'est pas dépassé.

MÉTHODE DE RATTRAPAGE OU CONTRACEPTION D'URGENCE

- Le lévonorgestrel, ou pilule du lendemain, doit être utilisé dans les 72 heures suivant un rapport non protégé. Son efficacité est d'autant plus grande que la prise est précoce après le rapport non protégé.
- Une autre méthode, non hormonale celle-ci, le DIU (dispositif intra-utérin) en cuivre, peut être utilisée avec un délai de pose possible jusqu'à 5 jours après la date estimée de l'ovulation.

AUTRES PRÉSENTATIONS GALÉNIQUES

- Le patch contraceptif hebdomadaire d'œstroprogestatifs est un timbre transdermique à appliquer sur le bas de l'abdomen ou sur une fesse, toutes les semaines pendant 3 semaines, suivies d'un intervalle libre d'une semaine.
- L'anneau vaginal d'œstroprogestatifs est inséré dans le vagin, comme un tampon vaginal, et laissé en place 3 semaines par mois.
- Les progestatifs retard, injectables ou implantables, sont une méthode d'exception pour les femmes chez lesquelles l'observance pose un problème :
  - DEPO-PROVERA est à administrer en IM profonde tous les 3 mois,
  - IMPLANON est un implant sous-cutané devant être retiré dès que la femme le désire et dans tous les cas après 3 ans.

Observance du traitement

- La physiologie des cycles, les avantages et les inconvénients des différentes méthodes de contraception, ainsi que les mécanismes d'action, doivent être expliqués de manière simple et adaptés à chaque patient.
- Les risques liés à la consommation de tabac en cas de contraception oestroprogestative doivent faire l'objet d'une information détaillée. En cas de tabagisme persistant, une autre méthode contraceptive doit être proposée.
- La nécessité de prises régulières et la conduite à tenir en cas d'oubli doivent être exposées. L'heure choisie pour la prise de la pilule doit rester strictement la même.
- Le calendrier des examens cliniques et/ou biologiques doit être respecté.
- Toute automédication doit être évitée.
- Chaque fois que cela est possible, l'aide au choix en matière de contraception peut être proposée en prenant en compte l'accord du partenaire. Deux types d'approche peuvent favoriser le choix :
  - une démarche de conseil et d'accompagnement d'une femme qui favorise l'expression de son choix, le soignant conservant le maximum de neutralité vis-à-vis des démarches abordées et des informations fournies ;
  - une démarche éducative, centrée sur la personne et visant à promouvoir sa santé, tout en la rendant autonome dans sa propre prise en charge.

Surveillance de l'efficacité et de la tolérance

- En l'absence d'antécédents personnels ou familiaux de maladies métabolique ou thromboembolique, en l'absence de tabagisme, si l'examen clinique est normal, la surveillance nécessite de pratiquer un examen clinique annuel comprenant :

- un examen général (poids, taille, prise de pression artérielle) et un examen gynécologique (examen des seins, toucher vaginal, examen au spéculum du col);
- un frottis cervicovaginal de dépistage de cancer de l'utérus, tous les 3 ans en l'absence de symptomatologie ou d'un facteur de risque particulier, les 2 premiers espacés d'un an devant être normaux;
- un bilan biologique (dosage des triglycérides, du cholestérol total et de la glycémie à jeun) dans les 3 à 6 mois après le début de la contraception œstroprogestative, puis tous les 5 ans si les examens sont normaux et en l'absence de faits cliniques nouveaux.

• En cas d'antécédents familiaux thromboemboliques veineux ou d'anomalies de l'hémostase, une étude de l'hémostase est recommandée avant la mise en place d'une contraception œstroprogestative.
• En cas de risque de diabète, une glycémie à jeun doit être pratiquée avant le début du traitement œstroprogestatif, de même qu'un risque d'hyperlipidémie conduit à pratiquer un bilan métabolique (triglycérides, cholestérol et glycémie) avant l'instauration du traitement.
• La prise d'un progestatif microdosé oral pourrait être associé à une fréquence plus élevée de grossesse extra-utérine. Une surveillance médicale périodique est recommandée avec examens des seins et de l'utérus. En cas d'aménorrhée prolongée, il faut éliminer l'éventualité d'une grossesse.
• L'association d'inducteurs enzymatiques peut inhiber l'action du contraceptif oral : c'est le cas de la rifampicine, de certains antiépileptiques, barbituriques, de la griséofulvine, du millepertuis.
• L'efficacité contraceptive des œstroprogestatifs peut également être diminuée par certains antirétroviraux (éfavirenz, névirapine, ritonavir, lopinavir, etc.).

Autres conseils

- La pilule dite du lendemain ne constitue pas une méthode contraceptive au long cours; elle est utile dans l'urgence après un rapport non protégé en période ovulatoire. La patiente doit consulter à nouveau 3 à 4 semaines plus tard pour vérifier l'absence d'une grossesse évolutive.
- Un vomissement précoce risque d'entraîner le rejet du comprimé; s'il survient dans les 3 à 4 heures suivant la prise, il est prudent de prendre un autre comprimé. En cas de vomissements consécutifs à la prise d'œstroprogestatifs (exceptionnels), il est préférable de prendre le comprimé avant le repas du soir.
- Les tests de grossesse restent praticables, même pendant la prise de contraceptifs. Un test peut être pratiqué à partir du premier jour de retard des règles. Il est réalisé sur les urines du matin en conseillant à la personne de boire peu la veille pour augmenter la concentration des urines. La lecture est aisée: il s'agit de lire, soit un signe, un point, une barre ou un changement de couleur d'une bandelette ou d'un liquide. Le résultat positif peut être confirmé par un dosage sanguin en laboratoire. Devant un résultat négatif, en présence d'un retard de règles, le pharmacien doit orienter la patiente vers une consultation médicale.
- Lors d'un voyage, lorsqu'il existe un décalage horaire, la patiente peut prendre sa pilule œstroprogestative à l'heure habituelle dans le pays où elle séjourne, le retard de prise autorisé (12 heures) correspondant au décalage horaire maximal entre deux pays.
- S'il s'agit d'une pilule microprogestative:
  - en cas de voyage vers l'est (décalage inférieur à 12 heures), la prise à une heure locale identique à celle du point de départ est recommandée compte tenu qu'elle entraînera un simple raccourcissement de l'intervalle entre la dernière prise en métropole et la première prise sur place;

- en cas de voyage vers l'ouest (décalage supérieur à 12 heures), il est possible de prendre un comprimé le jour de son arrivée, par exemple en soirée, et de poursuivre les prises à heure locale fixée.

- Les voyages aériens de longue durée sont à risque thrombo-embolique. Ce risque pourrait être augmenté en cas de prise d'un contraceptif hormonal, notamment œstroprogestatif. L'exercice physique et les précautions d'usage recommandés lors des voyage aériens le sont *a fortiori* pour les femmes sous contraception hormonale.
- Sous pilule, en cas d'antécédents de chloasma (hyperpigmentation cutanée) lors d'une grossesse, appliquer un écran solaire et porter un chapeau.
- Éviter toute automédication. En cas de consultation chez un autre médecin, ne pas oublier de signaler un traitement contraceptif.
- L'association du tabac et de la contraception orale majore les risques thromboemboliques ; le tabac doit être arrêté, si besoin à l'aide de substituts nicotiniques.

Utérorelaxants

NOTIONS ESSENTIELLES

- Les médicaments utérorelaxants, également dénommés tocolytiques, sont destinés à supprimer ou à diminuer l'intensité des contractions utérines. Ils sont tout particulièrement indiqués en cas de menace d'accouchement prématuré (MAP), survenant avant 37 semaines d'aménorrhée.
- Les principaux médicaments utérorelaxants sont les bêta-2-stimulants (salbutamol et terbutaline) et l'atosiban (TRACTOCILE). Les inhibiteurs calciques (nicardipine : LOXEN) peuvent être une alternative bien que n'ayant pas l'AMM dans cette indication.
- L'atosiban (TRACTOCILE) ne peut être utilisé qu'en service spécialisé en cas de MAP entre la 24e semaine et la 33e semaine de gestation.
- L'administration parentérale des bêta-2-mimétiques utérorelaxants est réservée au milieu hospitalier. Ils doivent être utilisés avec prudence chez les patientes présentant des troubles du rythme, de l'angor, de l'hypertension artérielle, un diabète sucré ou mal équilibré.
- Le suivi du traitement nécessite la surveillance de l'arrêt des contractions utérines, de la tension artérielle et du pouls, ainsi que du rythme cardiaque du fœtus.

GÉNÉRALITÉS

Définition

Les utérorelaxants, appelés également tocolytiques, sont des médicaments destinés à supprimer ou à diminuer l'intensité des contractions utérines.

Ils sont tout particulièrement indiqués en cas de menace d'accouchement prématuré (MAP).

Physiopathologie : menace d'accouchement prématuré

Définition

Un accouchement est dit prématuré lorsqu'il survient avant 37 semaines d'aménorrhée révolues, soit avant la fin du 8e mois de grossesse. Sa fréquence est de 5 à 8 % en France. On parle de grande prématurité lorsque l'accouchement a lieu avant 31 semaines d'aménorrhée.

La menace d'accouchement prématuré (MAP) représente une situation fréquente (15 % environ des grossesses), de gravité très variable. Première cause de morbidité et de mortalité fœtale, sa prévention et son traitement sont des enjeux de santé publique.

Étiologies

Elles sont maternelles ou ovulaires (liées au fœtus, au placenta, au liquide amniotique ou aux membranes ovulaires).

Étiologies maternelles

Les facteurs prédisposants sont :
- l'âge maternel inférieur à 18 ans ou supérieur à 35 ans ;
- des antécédents d'accouchement prématuré, de fausse couche, d'interruption volontaire de grossesse, de curetage ;
- un travail pénible, de longs trajets quotidiens ;
- un bas niveau socio-économique ;
- des enfants à charge ;

- des grossesses rapprochées.

Les étiologies maternelles sont nombreuses et variées. On distingue des causes générales et locales.

- Causes générales :
  - traumatisme ;
  - infections : toute infection ou fièvre isolée peut favoriser la survenue de contractions utérines ; les infections urinaires, hautes ou basses, représentent une cause importante de prématurité. Leur caractère souvent asymptomatique justifie l'ECBU systématique ;
  - diabète, par le biais d'un hydramnios.
- Causes locales :
  - fibromes utérins, synéchies ;
  - conisation ;
  - malformations utérines ;
  - béance cervico-isthmique : pathologie congénitale ou plus souvent acquise, iatrogène (dilatation cervicale pour IVG ou curetage), responsable d'avortements tardifs et de prématurité ;
  - exposition *in utero* au distilbène, médicament largement prescrit jusqu'en 1976 à des femmes enceintes, responsable de malformations congénitales du tractus génital féminin.

Étiologies ovulaires

- Causes fœtales :
  - les grossesses multiples sont la grande cause de prématurité ;
  - des malformations fœtales peuvent être en cause, parfois par le biais de pathologies associées comme l'hydramnios.
- Causes placentaires :
  - placenta *praevia* (implantation du placenta sur ou à proximité de l'orifice interne du col) ;
  - hématome rétroplacentaire (séparation prématurée d'un placenta normalement implanté dans l'utérus).
- Causes liées au liquide amniotique et aux membranes ovulaires :
  - hydramnios : il s'agit d'un excès pathologique de liquide amniotique, de plus de 2 litres, dont les causes sont multiples (diabète maternel, grossesse gémellaire, malformations fœtales, immunisation sanguine fœto-maternelle, infections materno-fœtales...) ;

- chorio-amniotite : il s'agit d'une infection de la cavité ovulaire soit par voie hématogène, soit par voie cervicale après rupture prématurée des membranes ;
- rupture prématurée des membranes : la rupture des membranes survient avant tout début de travail (entre 12 et 24 heures) suite à une infection cervico-vaginale, une béance cervico-isthmique, un hydramnios ou un placenta *praevia*.

Symptomatologie

- Les contractions utérines : elles sont toujours présentes. Elles sont plus ou moins douloureuses et régulières. Elles peuvent être déclenchées par l'effort ou être spontanées.
- Les modifications du col utérin : elles sont évaluées par le toucher vaginal.
- D'autres signes sont associés : des métrorragies, voire un écoulement de liquide, nécessitant alors de vérifier s'il s'agit de liquide amniotique, la rupture des membranes amniotiques étant un signe de gravité sévère.
- La présence et l'intensité de ces symptômes permettent d'établir un diagnostic de gravité de la MAP :
  - MAP modérée : le col utérin est peu modifié, les contractions utérines peu nombreuses ;
  - MAP moyenne : le col utérin est modifié, les contractions utérines plus fréquentes ou régulières ;
  - MAP sévère : le col utérin est très modifié, les contractions utérines sont régulières et douloureuses. D'autres signes sont associés, comme des métrorragies ou la rupture des membranes.

Mécanisme d'action des principaux utérorelaxants

Bêtastimulants

Ils agissent comme agonistes spécifiques des récepteurs bêta-2-adrénergiques des muscles lisses de l'utérus, provoquant ainsi l'effet utérorelaxant.

Remarque : ces mêmes médicaments agissent également sur les récepteurs bêta-2-adrénergiques des bronches, ce qui explique leur effet bronchodilatateur (voir chapitre 14, section « *Antiasthmatiques* »).

Ils agissent dans un délai de 5 à 10 minutes lorsqu'ils sont administrés par voie sous-cutanée ou intraveineuse, de 1 à 2 heures pour la voie orale ou rectale. Leur durée d'action est de 3 à 4 heures pour la voie injectable.

Le salbutamol est le chef de file de cette classe.

Inhibiteurs de l'ocytocine

L'atosiban est un antagoniste compétitif de l'ocytocine, hormone naturelle, au niveau des récepteurs, réduisant significativement les contractions utérines dans les 10 minutes qui suivent son administration, et maintenant le muscle utérin au repos de façon stable.

Inhibiteurs calciques

Ces médicaments constituent une alternative aux bêta-2-mimétiques et sont utilisés hors AMM dans cette indication. Ils agissent en inhibant l'entrée du calcium au niveau des fibres musculaires lisses, provoquant ainsi l'effet utérorelaxant.

L'inhibiteur calcique utilisé dans cette indication est la nicardipine (LOXEN), qui présente un intérêt en cas d'association à une toxémie gravidique.

PRINCIPAUX MÉDICAMENTS – POSOLOGIES

***Tableau II.235** - Bêta-2-stimulants utérorelaxants (Liste I)*

DCI	Spécialités	Présentations	Posologies
Salbutamol	SALBUMOL injectable	amp. 1 mL = 0,5 mg	• Perfusion IV : diluer 5 ampoules dans 250 mL de soluté glucosé isotonique (10 gouttes = 5 µg) Débit : 15 à 20 µg/min, soit 30 à 40 gouttes/min • Par voie SC ou IM : 0,5 mg 4 fois/j, sans dilution préalable

DCI	Spécialités	Présentations	Posologies
	SALBUMOL FORT (réservé à l'usage hospitalier) SALBUTAMOL	amp. 5 mL = 5 mg	Perfusion IV : diluer 1 ampoule dans 500 mL de soluté glucosé isotonique (10 gouttes = 5 µg) Débit : 15 à 20 µg/min, soit 30 à 40 gouttes/min
Terbutaline	BRICANYL injectable	amp. 1 mL = 0,5 mg	Perfusion IV : diluer 6 ampoules dans 500 mL de soluté glucosé isotonique (10 gouttes = 3 µg) Débit : 15 à 20 µg/min, soit 50 à 66 gouttes/min

***Tableau II.236** - Utérorelaxant inhibiteur de l'ocytocine (Liste I)*

DCI	Spécialité	Présentations	Posologies
Atosiban	TRACTOCILE (réservé à l'usage hospitalier, conservation de + 2 à + 8 °C)	fl. inj. 0,9 mL = 6,75 mg, destiné à l'injection IV en bolus fl. inj. 5 mL = 37,5 mg, à diluer dans un soluté isotonique glucosé ou salé pour obtenir une concentration de 0,75 mg/mL	Par voie IV lente : bolus IV de 6,75 mg en 1 min au moins, suivie d'une perfusion continue de 300 µg/min pendant 3 heures, puis de 100 µg/min pendant 45 heures au maximum

INDICATIONS – CONDUITE DE TRAITEMENT

Indications

Bêta-2-stimulants

- Menace d'accouchement prématuré.
- Prophylaxie des contractions utérines chez la femme enceinte après la 12e semaine de grossesse lors des interventions chirurgicales et cerclages du col.
- Tocolyse avant césarienne.
- Souffrance fœtale liée aux contractions utérines.

Atosiban

Menace d'accouchement prématuré de la 24e semaine et jusqu'à la 33e semaine de gestation incluse, en cas de :
- contractions régulières : d'une durée de plus de 20 secondes, au moins 4 fois en 30 minutes ;
- dilatation et effacement du col ;
- rythme cardiaque fœtal normal.

Conduite de traitement : prise en charge de la MAP

Traitement préventif

- Surveillance mensuelle des grossesses.
- Dépistage et traitement rapide des infections urinaires et cervico-vaginales.
- Recherche des facteurs de risque :
  - grossesses rapprochées ;
  - pénibilité du travail ;
  - temps de transport excessifs.
  - activité physique intense.
- Conseils aux patientes :
  - repos ;
  - respect des congés prénatals et éventuellement arrêt de travail ;
  - adaptation du poste de travail ;
  - si besoin, aide ménagère.
- Cas particulier : en cas de béance cervico-isthmique, procéder à un cerclage du col à la fin du 1er trimestre.

Traitement curatif

Bilan préthérapeutique

- Recherche de facteurs de gravité de la menace d'accouchement prématuré : rupture des membranes, modifications cervicales importantes, contractilité utérine persistante.

- Recherche d'une étiologie :
  - infection urinaire ou cervico-vaginale (pratiquer un ECBU, des prélèvements vaginaux, une CRP, une NFS) ;
  - facteurs socio-économiques ;
  - cause fœtale : malformation, hydramnios, grossesse gémellaire.
- Recherche d'une contre-indication à l'utilisation des médicaments utérorelaxants.

Traitement d'une MAP modérée

- Mesures générales :
  - traitement étiologique ;
  - repos à domicile et arrêt de travail, alitement strict ;
  - mesures sociales (aide à domicile) ;
  - arrêt des rapports sexuels.
- Traitement médicamenteux : il repose sur l'emploi de bêta-2-mimétiques par voie orale ou rectale.

Traitement d'une MAP sévère

- Il nécessite une hospitalisation en milieu obstétrical et le repos au lit.
- Les bêta-2-mimétiques sont utilisés par voie parentérale chez la patiente placée en décubitus latéral gauche, en surveillant son pouls et sa tension artérielle toutes les 15 minutes, puis toutes les 1 à 6 heures, ainsi que le rythme cardiaque du fœtus.
- L'administration intraveineuse se poursuivra pendant 24 heures après l'arrêt des contractions, en diminuant progressivement les doses. La posologie est adaptée à l'efficacité.
- L'utilisation de l'atosiban (TRACTOCILE) est réservée au traitement des femmes en travail prématuré de la 24e à la 33e semaine de gestation. Ce traitement doit être conduit par un médecin expérimenté, en surveillant les contractions utérines, la fréquence cardiaque et la tension artérielle de la patiente, ainsi que le rythme cardiaque du fœtus.

EFFETS INDÉSIRABLES – INTERACTIONS MÉDICAMENTEUSES – PRÉCAUTIONS D'EMPLOI – CONTRE-INDICATIONS

***Tableau II.237** - Effets indésirables des utérorelaxants - Prévention du risque médicamenteux et surveillance*

Médicaments	Effets indésirables	Prévention du risque médicamenteux et surveillance
Bêta-2-mimétiques	• Tachycardie modérée secondaire à la vasodilatation périphérique • Tremblement des extrémités • Céphalées, vertiges • Palpitations • Nervosité • Surdosage : tachycardie excessive, tremblements, hypotension, vertiges, agitation, nausées, flush facial	• Réduire la posologie ou interrompre momentanément le traitement si la fréquence cardiaque est supérieure à 130-140 battements par minute • Placer la patiente en décubitus latéral gauche • Surveiller le pouls et la TA toutes les 15 minutes en début de traitement, puis toutes les 1 à 6 heures • Surveiller le rythme cardiaque du fœtus • En cas de surdosage, arrêt du traitement et si besoin administration de bêtabloquants, de façon très prudente en cas d'asthme
Atosiban	• Nausées très fréquentes • Céphalées, vertiges • Bouffées de chaleur • Vomissements • Tachycardie, hypotension • Réactions au point d'injection • Hyperglycémie	

Tableau II.238 - *Interactions médicamenteuses des utérorelaxants*

Utérorelaxant	Médicaments associés	Niveau	Effets
Bêta-2-mimétiques	Anesthésiques volatils halogénés	AD	• Risque accru d'arythmie • Majoration de l'inertie utérine avec risque hémorragique
	Solutés alcalins	AD	Incompatibilité

Tableau II.239 - *Précautions d'emploi des utérorelaxants*

Bêta-2-mimétiques	• Utiliser avec prudence chez la patiente présentant des troubles du rythme, de l'angor, de l'hypertension artérielle, un diabète sévère ou mal équilibré (en raison d'un effet hyperglycémiant) • L'administration parentérale est réservée au milieu hospitalier, la femme enceinte étant placée en décubitus latéral gauche ; sa tension artérielle, son pouls et le rythme cardiaque du fœtus sont à surveiller
Atosiban	• À utiliser uniquement par un médecin spécialisé, en cas de MAP de la 24e à la 33e semaine de gestation, en surveillant la fréquence cardiaque, la tension artérielle, les contractions utérines de la femme enceinte ainsi que le rythme cardiaque du fœtus

Tableau II.240 - *Contre-indications des utérorelaxants*

Bêta-2-mimétiques	• Hypersensibilité à l'un des composants • Infection intra-amniotique • Hémorragie utérine • Insuffisance coronarienne sévère • Poursuite d'une grossesse à risque
Atosiban	• Hypersensibilité à l'un des composants • Âge gestationnel inférieur à 24 semaines ou supérieur à 33 semaines • Rupture prématurée des membranes au-delà de 30 semaines de gestation • Retard de croissance intra-utérin et rythme cardiaque fœtal anormal • Hémorragie utérine *ante-partum* nécessitant l'accouchement immédiat • Hématome rétroplacentaire • Placenta *praevia*, mort fœtale *in utero* • Tout facteur rendant la poursuite de la grossesse dangereuse

Administration et conseils au patient

Objectifs du traitement médicamenteux

- Les médicaments utérorelaxants, également dénommés tocolytiques, sont destinés à supprimer ou à diminuer l'intensité des contractions utérines.
- Ils sont tout particulièrement indiqués en cas de menace d'accouchement prématuré (MAP), survenant avant 37 semaines d'aménorrhée.

Plan de prises et modalités d'administration

- La voie parentérale est réservée à l'urgence, en milieu hospitalier.
- Les spécialités SALBUMOL FORT, BRICANYL injectable et TRACTOCILE ne sont administrées qu'en perfusion IV. Le SALBUMOL injectable peut être administré par voies SC, IM et en perfusion IV.
- L'administration intraveineuse se poursuit pendant 24 heures après l'arrêt des contractions, en diminuant progressivement les doses. La posologie est adaptée à l'efficacité. La patiente est placée en décubitus latéral gauche. Le risque (exceptionnel) de survenue d'un œdème aigu du poumon doit faire préférer l'administration par seringue électrique à la perfusion, afin de limiter les volumes administrés.

Surveillance de l'efficacité et la tolérance

- L'administration parentérale est réservée au milieu hospitalier ; la tension artérielle et le pouls de la femme enceinte ainsi que le rythme cardiaque du fœtus sont à surveiller.

- La surveillance concerne également : l'arrêt des contractions utérines, la persistance des mouvements actifs fœtaux, l'absence de métrorragie ou de perte de liquide amniotique.
- Les signes de surdosage nécessitant l'arrêt du traitement sont : tachycardie excessive, tremblements, hypotension, vertiges, agitation, nausées, flush facial.
- L'association des anesthésiques volatils halogénés aux bêta-2-mimétiques est à surveiller car pouvant conduire à un risque accru d'arythmie.

Conseils hygiéno-diététiques et autres conseils

- Le repos au lit, plus ou moins important en fonction de la sévérité de la menace d'accouchement prématuré, constitue le traitement préventif le plus efficace.
- Éviter les tâches trop pénibles ; le poste de travail doit être adapté.
- Éviter les temps de transport excessifs.
- Prévoir une aide ménagère si besoin.
- Respecter la durée des congés prénatals.
- Éviter une activité physique intense.
- Consulter en urgence en cas de réémergence des contractions utérines, de fièvre, de métrorragies ou de perte de liquide amniotique, en particulier en cas d'antécédents de menace d'accouchement prématuré.

Ocytociques

NOTIONS ESSENTIELLES

- Les ocytociques sont des médicaments destinés à provoquer des contractions de l'utérus gravide dans le but d'expulser le fœtus, qu'il soit viable ou non.
- Les médicaments ocytociques sont :
  - les prostaglandines ocytociques (dinoprostone, géméprost, sulprostone) ;
  - la méthylergométrine ;
  - l'ocytocine.
- La méthylergométrine est indiquée dans les hémorragies de la délivrance et du *post-partum* après césarienne, curetage utérin ou IVG, atonie de l'utérus après extraction de l'enfant.
- Ce dérivé de l'ergot de seigle peut provoquer des poussées hypertensives et ne doit pas être associé aux antimigraineux dérivés de l'ergot de seigle.
- L'ocytocine, également indiquée dans les hémorragies de la délivrance, l'est aussi dans les insuffisances de contractions utérines en début et en cours de travail ainsi que dans la rétraction utérine.
- Les prostaglandines sont indiquées dans le déclenchement du travail à terme ou pour raison médicale, et dans les avortements thérapeutiques
- Les prostaglandines ne doivent pas être associées à l'ocytocine.
- L'utilisation de l'ocytocine et des prostaglandines nécessite la surveillance des contractions utérines, du rythme cardiaque fœtal et de la dilatation cervicale.

GÉNÉRALITÉS

Définition

Les médicaments ocytociques sont destinés à provoquer des contractions de l'utérus gravide dans le but d'expulser le fœtus, qu'il soit viable ou non.

Selon leur spécificité, ils vont être utilisés pour induire le travail ou l'accélérer, ou bien pour assurer une bonne rétraction utérine après l'accouchement.

Médicaments ocytociques

Ce sont :

- les prostaglandines ocytociques :
  - dinoprostone (PROSTINE E2, PREPIDIL, PROPESS) ;
  - géméprost (CERVAGEME) ;
  - sulprostone (NALADOR) ;
- la méthylergométrine (METHERGIN) ;
- l'ocytocine (SYNTOCINON).

Mécanisme d'action

Prostaglandines

Ce sont des dérivés synthétiques des prostaglandines naturelles E2, provoquant après administration locale ou générale intraveineuse une maturation du col utérin et des contractions utérines capables d'entraîner une évacuation de l'utérus.

Méthylergométrine

Ce dérivé de l'ergot de seigle augmente le tonus des fibres musculaires de l'utérus ainsi que la fréquence et l'amplitude de leur contraction en stimulant les récepteurs alpha-adrénergiques utérins.

En raison de l'irrégularité des contractions utérines induites et de la toxicité fœtale, l'utilisation de ce médicament est réservée à l'effet hémostatique recherché dans les phases de post-accouchement, post-curetage ou post-IVG.

Ocytocine

Cet analogue de synthèse de l'ocytocine, hormone naturelle post-hypophysaire, augmente la fréquence et l'intensité des contractions utérines.

PRINCIPAUX MÉDICAMENTS – POSOLOGIES

***Tableau II.241** - Médicaments ocytociques*

DCI	Spécialités	Présentations	Posologies
Carbétocine (Liste I) *(réservé à l'usage hospitalier)*	PABAL inj.	amp. inj. 1 mL = 100 µg	Perfusion IV lente en 1 minute, uniquement après l'accouchement de l'enfant né par césarienne sous surveillance médicale Administration le plus tôt possible, de préférence avant l'expulsion du placenta
Méthylergométrine (Liste I)	METHERGIN	amp. inj. 1 mL = 200 µg	Par voie IM 200 µg toutes les 2 à 6 heures Par voie IV lente exceptionnellement 100 µg en 1 à 2 minutes
Ocytocine (Liste II) *(conservation entre + 2 et + 8 °C)*	SYNTOCI-NON	amp. inj. 1 mL = 5 UI	Perfusion IV lente à dose progressive sous tocographe Dilution de 1 amp. dans 500 mL de soluté glucosé isotonique : 2 à 8 gttes/min puis si besoin jusqu'à 40 gttes/min
Prostaglandines			
Dinoprostone (Liste I) *(réservé à l'usage hospitalier, conservation entre + 2 et + 8 °C)*	PROSTINE E2 1 mg/mL	amp. inj. 0,75 mL = 0,75 mg	Perfusion IV lente Dilution dans un soluté glucosé isotonique pour obtenir une concentration de 1,5 µg/mL Débit initial de 0,25 µg/min, pouvant aller jusqu'à 1 µg/ min

DCI	Spécialités	Présentations	Posologies
	PREPIDIL	gel stérile intracervical seringue préremplie de 2,5 mL = 0,5 mg	Voie intracervicale Administration lente dans le canal cervical à 1 cm de l'orifice externe du col La patiente doit rester en décubitus dorsal pendant au moins 1 heure pour éviter l'expulsion du gel
	PROSTINE E2 gel	gel stérile vaginal seringue préremplie de 1 mg, 2 mg	Voie vaginale Administration dans le cul-de-sac postérieur 1re dose de 1 mg Doses suivantes : 1 ou 2 mg 6 heures après La patiente doit rester en décubitus dorsal pendant au moins 1 heure pour éviter l'expulsion du gel
	PROPESS *(conservation au congélateur de – 10 à – 20 °C)*	Dispositif vaginal stérile 10 mg	Voie vaginale Administration dans le cul-de-sac vaginal postérieur Attendre 30 min au moins avant l'utilisation d'ocytocine Retirer le dispositif dès la maturation complète du col et le déclenchement du travail
Géméprost (Liste I) *(réservé à l'usage hospitalier, conservation au congélateur à – 15 °C)*	CERVAGEME	ovule 1 mg	Voie vaginale Administration dans le cul-de-sac postérieur 3 heures avant l'intervention
Sulprostone (Liste I) *(réservé à l'usage hospitalier, conservation entre + 2 et + 8 °C)*	NALADOR	amp. inj. 500 µg	Perfusion IV lente *Dilatation du col avant IVG :* perfusion de 3 à 6 heures de 500 µg dilués dans 250 mL de sérum physiologique *Avortement thérapeutique :* perfusion de 1 000 µg en 10 heures (après dilution de 1 amp. dans 250 mL de sérum physiologique) au débit de 17 gttes/min, pouvant aller jusqu'à 80 gttes/min au maximum. Ce schéma thérapeutique peut être répété 12 à 24 h après si l'objectif n'est pas atteint

INDICATIONS – CONDUITE DE TRAITEMENT

Méthylergométrine

Elle est indiquée dans les hémorragies de la délivrance et du *post-partum* après césarienne, curetage utérin ou IVG, atonie de l'utérus après extraction de l'enfant.

La voie intramusculaire est indiquée dans les urgences obstétricales.

Ocytocine

Elle est indiquée :
- en cas d'insuffisance des contractions utérines en début et au cours du travail ;
- dans la rétraction utérine, immédiatement après la naissance de l'enfant par césarienne, par l'injection de 10 à 15 UI dans le muscle utérin ;
- dans les hémorragies de la délivrance et l'atonie utérine en *post-partum*.

Prostaglandines

- La PROSTINE E2 en injection extra-amniotique, la PROSTINE E2 à 10 mg/mL, le CERVAGEME et le NALADOR sont indiqués :
  - dans les avortements thérapeutiques aux premier et deuxième trimestres de la grossesse ;
  - dans l'évacuation de l'utérus en cas d'avortement incomplet ;
  - dans l'évacuation d'un môle hydatiforme ;
  - en tant qu'alternative dans l'IVG lorsque les injections intra-amniotiques de chlorure de sodium n'ont pas abouti.
- La PROSTINE E2 à 1 mg/mL et la dinoprostone utilisée par voie locale en gel sont indiquées :
  - dans le déclenchement du travail à terme ;
  - en cas de mort fœtale *in utero*.

EFFETS INDÉSIRABLES – INTERACTIONS MÉDICAMENTEUSES – PRÉCAUTIONS D'EMPLOI – CONTRE-INDICATIONS

Tableau II.242 *- Effets indésirables des médicaments ocytociques – Prévention du risque médicamenteux et surveillance*

Effets indésirables	Prévention du risque médicamenteux et surveillance
Méthylergométrine	
• effets vasoconstricteurs : risque de poussée hypertensive, bradycardie ou tachycardie, douleurs angineuses	• éviter les injections intraveineuses trop rapides
• céphalées, vertiges	• s'estompent à l'arrêt du traitement
• réduction de sécrétion lactée	• ne pas poursuivre le traitement plus de 3 jours si l'allaitement est souhaité
• à forte dose, nausées, vomissements, douleurs abdominales	
Ocytocine	
• allongement de l'espace QT à l'ECG et troubles du rythme	• surveillance du rythme cardiaque de la mère en cours de perfusion
• céphalées, nausées	• éviter les perfusions prolongées
• surdosage : souffrance fœtale, hypertonie utérine, risque de rupture utérine	
Prostaglandines	
• nausées, vomissements, diarrhées	
• pour les formes injectables :	
- bronchoconstriction	• administration de bronchodilatateurs
- bradycardie, hypotension	
- rares cas d'accidents cardiovasculaires parfois mortels, dus à des spasmes coronaires chez les femmes de plus de 35 ans fumant plus de 10 cigarettes par jour	

Tableau II.243 - *Interactions médicamenteuses des ocytociques*

Ocytociques	Médicaments associés	Niveaux	Effets
Méthylergométrine	Sulprostone	CI	Risque de vasoconstriction coronaire pouvant être fatale
Sulprostone	Méthylergométrine	CI	Risque de vasoconstriction coronaire pouvant être fatale

Tableau II.244 - *Précautions d'emploi des ocytociques*

Méthylergométrine	• Utiliser avec prudence en cas d'hypertension artérielle, d'affection artérielle oblitérante, d'insuffisance hépatique ou rénale, d'état infectieux • Vérifier toujours l'expulsion préalable et complète du placenta lors de l'utilisation dans les hémorragies de la délivrance et du *post-partum* • Allaitement : à n'utiliser qu'en cas d'indication formelle et pas pendant plus de 3 jours
Ocytocine	• En induction de l'accouchement, n'utiliser l'ocytocine que si le col utérin est dilaté (3 à 4 cm) et la poche des eaux rompue • Surveiller le rythme cardiaque du fœtus • Vérifier la vacuité de l'utérus lors de l'utilisation dans les hémorragies du *post-partum* • Utiliser avec prudence en cas d'allongement du segment QT, de bradycardie et d'hypokaliémie
Prostaglandines	• À n'utiliser qu'en milieu obstétrical spécialisé disposant de matériel de monitoring et de réanimation • Traiter préalablement toute infection pelvienne avant une administration extra-amniotique • Surveillance stricte et continue des contractions utérines, du rythme cardiaque fœtal, de la dilatation cervicale • Surveillance cardio-respiratoire de la femme fumeuse en particulier (arrêter toujours le tabac 3 jours avant) ou ayant d'autres facteurs de risque • Prudence en cas de glaucome, d'hypertonie oculaire, d'antécédents d'asthme • Vérifier la vacuité utérine en cas d'avortement thérapeutique

Tableau II.245 - Contre-indications des ocytociques

Méthylergométrine	• Grossesse • Allergie connue • Hypertension artérielle ou toxémie sévère • Affections vasculaires oblitérantes • États infectieux sévères
Ocytocine	• Hypertonie utérine • Hématome rétroplacentaire • Placenta *praevia* • Toxémie gravidique sévère
Prostaglandines	• Hypersensibilité aux prostaglandines • Fragilité utérine : antécédents de césarienne, grande multiparité, antécédents de grossesse gémellaire • Antécédents d'asthme et antécédents vasculaires (troubles coronariens, hypertension artérielle, insuffisance cardiaque...)
Sulprostone	• Femme de plus de 35 ans ou grande fumeuse • Utérus cicatriciel, insuffisance hépatique ou rénale grave, diabète décompensé, antécédents comitiaux

Administration et conseils au patient

Objectifs du traitement médicamenteux

Les ocytociques sont des médicaments destinés à provoquer des contractions de l'utérus gravide dans le but d'expulser le fœtus, qu'il soit viable ou non.

Plan de prise et modalités d'administration

- La *méthylergométrine* est administrée par voie intramusculaire exclusive dans les urgences obstétricales.
- L'*ocytocine* est administrée en perfusion IV. La vitesse de perfusion doit être strictement contrôlée et adaptée à la réponse utérine. Le recours à une pompe de haute précision est souhaitable. En cas de césarienne, la voie intramurale peut être utilisée.
- La *dinoprostone* (prostaglandine) est disponible sous plusieurs formes :
  - ampoule injectable pour perfusion intraveineuse lente et instillation dans l'espace extra-amniotique,
  - gel stérile intracervical pour une administration lente dans le canal cervical,
  - gel vaginal stérile pour une administration dans le cul-de-sac postérieur,
  - un dispositif vaginal stérile pour une administration dans le cul-de-sac postérieur.
- Le *géméprost* (prostaglandine) se présente sous forme d'ovule.

Surveillance de l'efficacité et de la tolérance

- Éviter les injections intraveineuses trop rapides.

Méthylergométrine

- Ne pas utiliser pendant plus de 3 jours en cas d'allaitement.
- Surveiller l'expulsion préalable et complète du placenta lors de son utilisation dans les hémorragies de la délivrance et du *post-partum*.
- Surveillance étroite lors de son utilisation en cas d'hypertension artérielle, d'insuffisance hépatique ou rénale, d'état infectieux.

Ocytocine

- Surveiller le rythme cardiaque de la mère en cours de perfusion en cas d'allongement de l'espace QT à l'ECG et troubles du rythme.
- Surveiller le rythme cardiaque du fœtus.
- Surveiller la vacuité de l'utérus lors de l'utilisation dans les hémorragies du *post-partum*.

Prostaglandines

- Surveiller de façon continue les contractions utérines, le rythme cardiaque fœtal, la dilatation cervicale.
- Surveiller la fonction cardio-respiratoire de la femme, tout particulièrement d'une patiente fumeuse ou âgée de plus de 35 ans (risque de spasmes coronaires).
- Vérifier la vacuité utérine en cas d'avortement thérapeutique.
- Prudence en cas d'asthme, de glaucome, d'hypertonie oculaire.

Interactions médicamenteuses

- Un certain nombre d'associations médicamenteuses est déconseillé et nécessite une vigilance particulière :
  - la *méthylergométrine* et les dérivés de l'ergot de seigle (augmentation des effets vasoconstricteurs),
  - l'*ocytocine* et les prostaglandines ocytociques (potentialisation réciproque).

L'association méthylergométrine et sulprostone est contre-indiquée, en raison du risque de vasoconstriction coronaire pouvant être fatale.

8 Hématologie

Généralités sur la coagulation sanguine et les antithrombotiques

Rappels de physiopathologie

La coagulation du sang est l'un des deux éléments du mécanisme de défense permettant de limiter les pertes sanguines provoquées par une lésion vasculaire. La lésion d'un vaisseau provoque dans un premier temps une vasoconstriction, accompagnée d'une adhésion des plaquettes au site de la lésion par activation et agrégation des plaquettes : **c'est l'hémostase primaire.**

Le thrombus plaquettaire va être rapidement consolidé par un réseau de fibrine insoluble. La formation de celui-ci est l'aboutissement d'une chaîne de réactions enzymatiques impliquant les facteurs de coagulation plasmatiques. L'importance de la coagulation du sang est mise en évidence par la sévérité des manifestations hémorragiques qui accompagnent le déficit de certains facteurs de la coagulation.

Il existe un équilibre entre les éléments favorisant la coagulation du sang (facteur tissulaire, facteurs de la coagulation) et les mécanismes limitant la coagulation (système fibrinolytique).

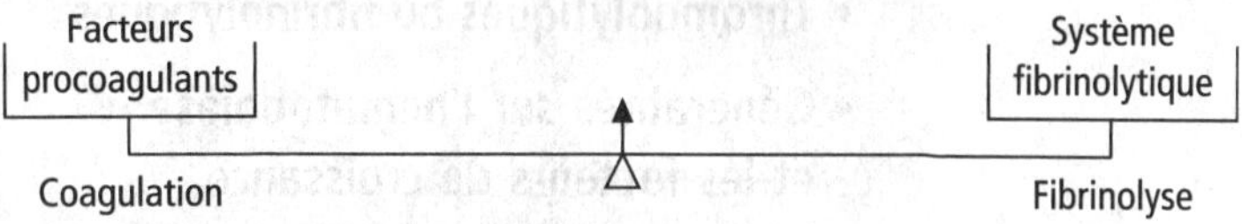

Cet équilibre est essentiel, une rupture ayant pour conséquence la survenue d'hémorragie ou de thrombose.

Notions essentielles de physiologie de la coagulation

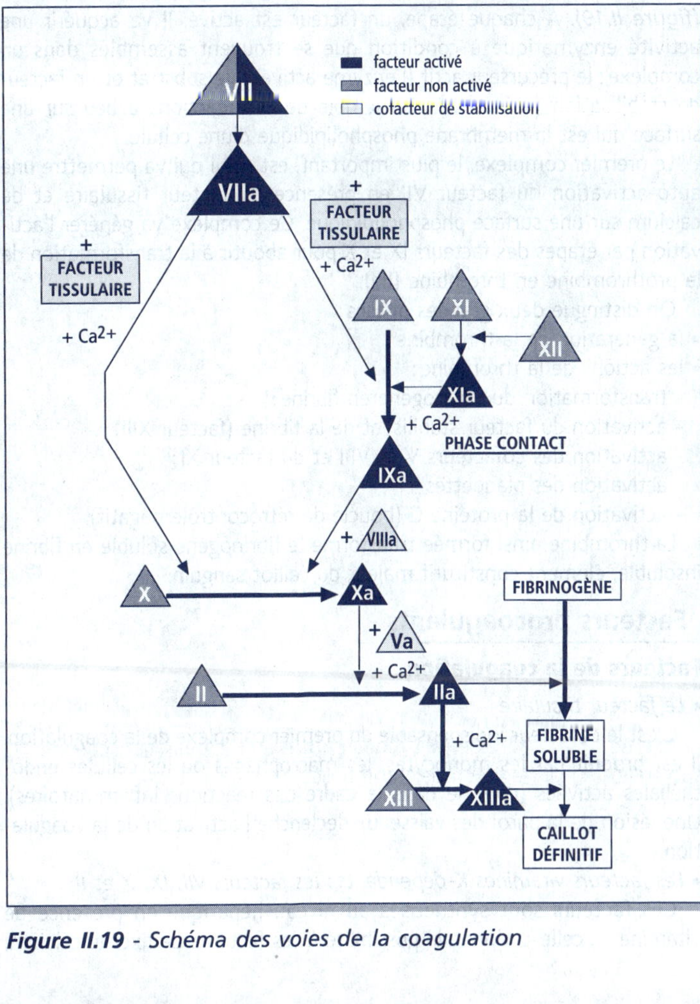

***Figure II.19** - Schéma des voies de la coagulation*

La coagulation, classiquement décrite avec ses deux voies intrinsèque et extrinsèque, est actuellement présentée avec une seule voie active et efficace, la voie du facteur tissulaire.

La formation du caillot de fibrine se fait par étapes d'activation *(figure II.19)*. À chaque étape, un facteur est activé. Il va acquérir une activité enzymatique à condition que se trouvent assemblés dans un complexe : le précurseur actif (l'enzyme activée), le substrat et un facteur de stabilisation (cofacteur). L'ensemble de ces réactions a lieu sur une surface qui est la membrane phospholipidique d'une cellule.

Le premier complexe, le plus important, est celui qui va permettre une auto-activation du facteur VII en présence du facteur tissulaire et de calcium sur une surface phospholipidique. Ce complexe va générer l'activation par étapes des facteurs IX et X pour aboutir à la transformation de la prothrombine en thrombine (IIa).

On distingue deux grandes phases :

- la génération de la thrombine ;
- les actions de la thrombine :
  - transformation du fibrinogène en fibrine ;
  - activation du facteur stabilisant de la fibrine (facteur XIII) ;
  - activation des cofacteurs V et VIII et du facteur XI ;
  - activation des plaquettes ;
  - activation de la protéine C (boucle de rétrocontrôle négatif).

La thrombine ainsi formée transforme le fibrinogène soluble en fibrine insoluble, élément constitutif majeur du caillot sanguin.

Facteurs procoagulants

Facteurs de la coagulation

- *Le facteur tissulaire*

C'est le cofacteur indispensable du premier complexe de la coagulation. Il est produit par les monocytes, les macrophages ou les cellules endothéliales activées (comme dans le cadre des réactions inflammatoires). Une lésion de la paroi des vaisseaux déclenche l'activation de la coagulation.

- *Les facteurs vitamines K-dépendants : les facteurs VII, IX, X et II*

Ces facteurs sont synthétisés au niveau hépatique en présence de vitamine K ; celle-ci donne la possibilité à ces facteurs de fixer le calcium, leur donnant ainsi la configuration spécifique pour se lier aux phospholipides et former les complexes de la coagulation *(figure II.20)*.

De substrats inactifs, ils deviennent les facteurs activés, enzymes actives du complexe suivant.

- *Les facteurs V et VIII*

Les facteurs V et VIII activés interviennent comme cofacteurs de stabilisation des principaux complexes :
- le complexe [IXa-VIIIa-X] ;
- le complexe [Xa-Va-II].

- *Les phospholipides des surfaces cellulaires*

Ils jouent un rôle clé en permettant l'association des complexes. L'interaction entre facteurs vitamines K-dépendants et phospholipides a lieu par l'intermédiaire de modifications de structure impliquant le calcium, ce qui n'est pas le cas pour la liaison des cofacteurs V et VIII avec ces lipides.

L'activation des cellules sanguines et vasculaires (plaquettes, monocytes, cellules endothéliales) provoque une modification de la surface membranaire de celles-ci ; les phospholipides deviennent accessibles aux facteurs circulants permettant la formation des complexes de coagulation.

Lésions de la paroi vasculaire

Elles sont responsables de l'afflux et de l'agrégation des plaquettes. Le collagène, mis à nu, attire les plaquettes qui s'agrègent les unes aux autres et libèrent leur contenu, responsable de l'adhésion de nouvelles plaquettes aux précédentes ; il y a formation d'une masse amorphe, le clou plaquettaire.

Elles activent les facteurs de la coagulation. Le facteur tissulaire libéré déclenche l'activation de la coagulation aboutissant à la formation de filaments de fibrine qui fixent solidement le clou plaquettaire ; le caillot sanguin est ainsi constitué.

Circulation sanguine ralentie

Le ralentissement de la circulation permet l'accumulation en un point de l'appareil circulatoire des facteurs activés de la coagulation et des plaquettes.

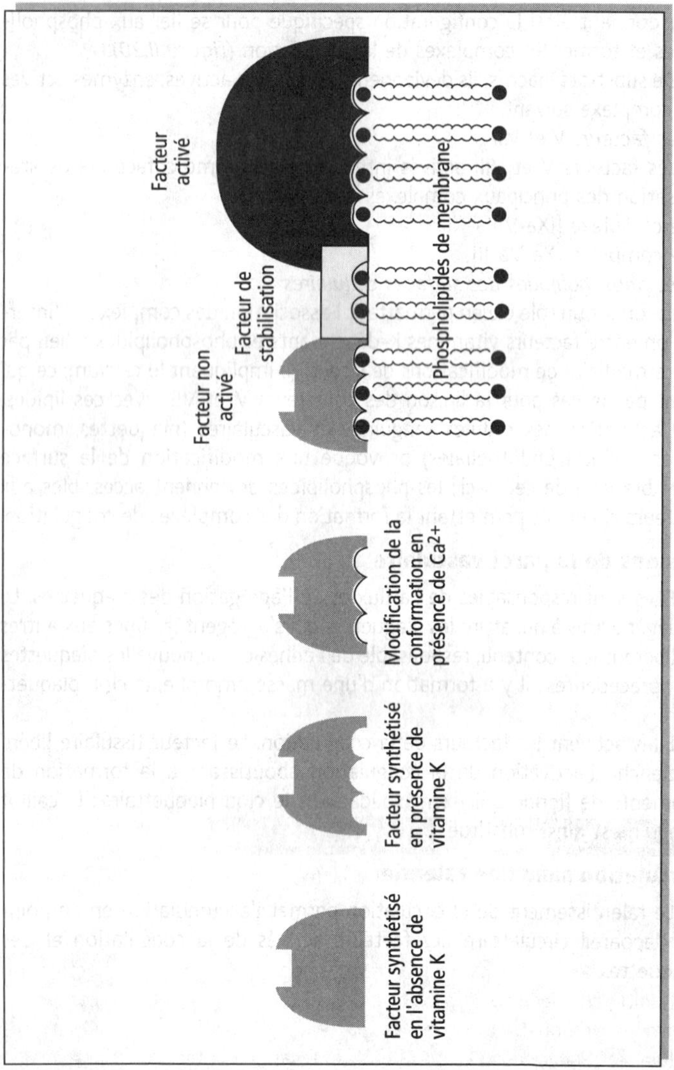

***Figure II.20** - Schéma des complexes de la coagulation (selon L. Drouet)*

Systèmes inhibiteurs de la coagulation

Système réticulo-endothélial et foie

Ils détruisent et éliminent les facteurs activés de la coagulation.

Inhibiteur de la voie du facteur tissulaire (TFPI)

Il agit au niveau du premier complexe : facteur tissulaire/facteur VII.

Antithrombines

En particulier l'antithrombine III (AT III) ; elle inhibe la thrombine (facteur IIa) et le facteur Stuart (facteur X).

Système de la protéine C

Ce système est activé par la thrombine (boucle de rétrocontrôle négatif). La protéine C est activée au sein d'un complexe identique aux complexes de la coagulation : [enzyme activée-substrat-cofacteur de stabilisation].

Dans le cas présent, il s'agit de [thrombine-protéine C-protéine S : thrombomoduline (cofacteur de stabilisation)].

La protéine C ainsi activée inhibe spécifiquement les deux cofacteurs de stabilisation des principaux complexes : le facteur VIII activé et le facteur V activé.

Système fibrinolytique

La plasmine en est l'enzyme clé. Elle existe dans le plasma sous forme de plasminogène inactif. Son activation se fait par des activateurs tissulaires, plasmatiques ou médicamenteux.

Tests d'exploration de la coagulation

Deux tests sont habituellement utilisés :
- le temps de Quick (TQ) ou taux de prothrombine (TP) ;
- le temps de céphaline activée (TCA).

Aucun d'eux ne « mime » véritablement l'ensemble de l'activation physiologique de la coagulation : le test est réalisé, en effet, en conditions statiques et non circulatoires et, par ailleurs, il n'y a plus de surfaces cellulaires. Malgré ces réserves, leur utilité est incontestable.

Pour ces deux tests, le sang est recueilli sur citrate de sodium qui chélate le calcium, le rendant indisponible, et empêche la formation des complexes ; le plasma est ainsi anticoagulé.

Temps de Quick (TQ)

On ajoute dans le plasma du malade du facteur tissulaire complexé à des phospholipides (la thromboplastine) et du calcium. Ainsi, l'activation de la coagulation passe par la voie du facteur tissulaire. Mais, compte tenu

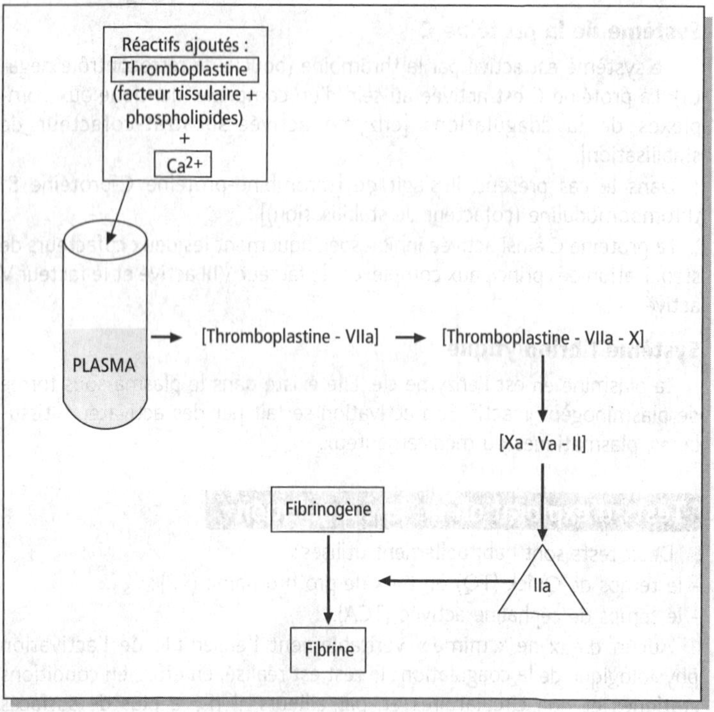

Figure II.21 - Le temps de Quick

des conditions opératoires, l'étape d'activation du complexe facteur IX-facteur VIII est « court-circuitée » et le complexe facteur VII-phospholipides active directement le facteur X.

Ce test apprécie globalement l'ensemble des facteurs phospholipides physiologiquement impliqués sauf un complexe capital : le complexe [facteur IX-facteur VIII] *(figure II.21)*.

Or on sait que le déficit en facteur VIII (hémophilie A) ou en facteur IX (hémophilie B) s'accompagne d'un syndrome hémorragique.

Le temps de Quick permet de détecter la fixation des facteurs vitamine K-dépendants sur ces complexes et de surveiller les traitements par les antivitamines K (facteurs VII, IX, X, II).

On a créé un mode d'expression des résultats du temps de Quick peu dépendant du type de réactif utilisé et de la technique mise en œuvre : c'est le rapport international normalisé ou *International Normalized Ratio* (INR).

INR = (temps de Quick du malade/temps de Quick du témoin)^{ISI}

ISI : indice de sensibilité internationale, qui dépend de la thromboplastine et de la technique utilisées.

L'INR n'est applicable que dans le cadre de la surveillance des traitements anticoagulants oraux par AVK.

Un malade isocoagulable aura le même temps que le témoin et un INR égal à 1. Plus le malade sera anticoagulé, plus l'INR sera élevé.

Temps de céphaline activée (TCA)

Un des intérêts majeurs de ce test est de prendre en compte les facteurs IX et VIII « court-circuités » dans le TQ *(figure II.22)*.

Le TCA est utilisé pour surveiller les traitements par héparine standard. En effet, ce test est sensible aux inhibiteurs de thrombine ainsi qu'aux antithrombines, or l'héparine standard non fractionnée agit comme un potentialisateur de l'AT III.

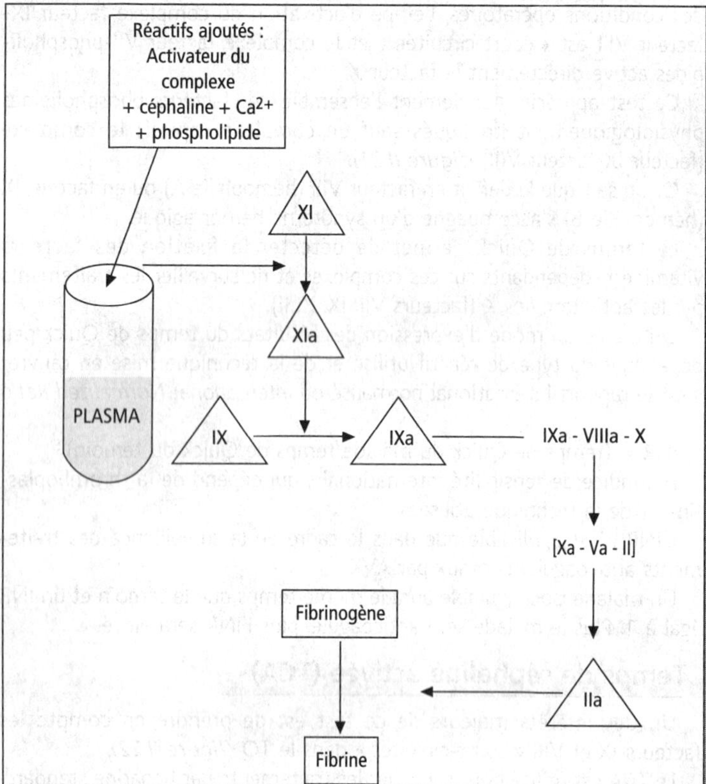

***Figure II.22** - Le temps de céphaline activée*

Différents types de thrombose

Une thrombose peut se constituer lorsque :
- les facteurs inactifs de la coagulation sont activés ;
- la paroi vasculaire est lésée ;
- la circulation est ralentie.

Les mécanismes responsables des thromboses diffèrent selon leur siège.

Thromboses veineuses

Elles sont dues à une production excessive de thrombine et/ou à la faillite des systèmes inhibiteurs de la coagulation.

Thromboses sur matériels étrangers

Les matériels mis au contact du sang se comportent comme des amorces de processus de génération de la thrombine. C'est le cas :
- de la circulation extracorporelle (chirurgie cardiaque, hémodialyse) ;
- des cathéters après leur mise en place ;
- des matériels laissés en place pendant une longue durée comme les prothèses mécaniques cardiaques.

Cardiopathies emboligènes

Il s'agit de thrombus formés lors d'infarctus du myocarde, de fibrillation auriculaire, de valvulopathies rhumatismales.

Thromboses artérielles

Elles se constituent au contact de plaques d'athérome et les plaquettes jouent un rôle essentiel dans leur formation.

Classification des antithrombotiques

Les médicaments antithrombotiques sont destinés à empêcher la formation d'une thrombose ou à la détruire lorsqu'elle est constituée. Ils peuvent être classés selon leur mécanisme d'action.

On distingue :

Anticoagulants (héparines et anticoagulants oraux)

Ils empêchent la formation de la thrombine puis du réseau de fibrine.

Leurs indications sont :
- la prévention des thromboses veineuses dans les circonstances dites à risque comme la chirurgie ou le *post-partum* ainsi que les thromboses sur matériels étrangers ;

- lorsque la thrombose est constituée, ils ont pour objectifs, à la phase aiguë, de limiter l'extension et le risque embolique puis de prévenir la récidive.

Antiagrégants plaquettaires

Ils empêchent les plaquettes de se fixer sur les parois et sur les surfaces étrangères. Leur indication privilégiée est la prévention des thromboses artérielles.

Fibrinolytiques ou thrombolytiques

Ils visent à dissoudre les caillots constitués.

Héparines et autres anticoagulants injectables

NOTIONS ESSENTIELLES

- L'héparine standard non fractionnée est un anticoagulant agissant surtout par activation de l'antithrombine III (AT III) et qui neutralise ainsi particulièrement la thrombine (facteur IIa), provoquant un retard à la coagulation sanguine. Les héparines de bas poids moléculaire (HBPM) agissent essentiellement par inhibition du facteur X activé (Xa) et à un moindre degré sur la thrombine.
- Les indications de l'héparine, des héparines de bas poids moléculaire ou des nouveaux antithrombotiques comme le fondaparinux sont essentiellement :
  - la prévention du risque thromboembolique en chirurgie et en médecine, lorsque ce risque est jugé modéré ou élevé ;
  - le traitement d'une thrombose veineuse constituée et objectivement documentée ;
  - la prévention de la coagulation du circuit de circulation extracorporelle au cours des séances d'hémodialyse.
- L'héparine sodique standard s'administre par perfusion intraveineuse ; l'héparine calcique et les HBPM s'administrent par injection sous-cutanée. La posologie est différente selon qu'il s'agit d'un traitement préventif ou curatif. La durée du traitement anticoagulant doit coïncider avec celle du risque thromboembolique. En chirurgie générale, la prophylaxie anticoagulante par une HBPM, à raison d'une injection quotidienne, sera inférieure à 10 jours. Un relais précoce par les anticoagulants oraux doit être envisagé.
- La surveillance biologique implique systématiquement une numération des plaquettes pendant toute la durée du trai-

tement (avant le traitement, vers le 5e jour puis tous les 2 ou 3 jours). Les traitements curatifs par l'héparine non fractionnée sont surveillés par la mesure du temps de céphaline activée (TCA) qui doit être compris entre 2 et 3 fois le temps du témoin.
La surveillance des traitements curatifs par les HBPM est réalisée par la mesure de l'activité anti-Xa, 3 à 4 heures après l'injection. Le relais par un anticoagulant oral est débuté en général dès les 3 premiers jours de traitement par l'HBPM, de façon à raccourcir la durée de l'héparinothérapie.

- Les effets indésirables possibles correspondent essentiellement :
  - au risque hémorragique, souvent dose-dépendant, impliquant une surveillance clinique et/ou biologique ;
  - à la survenue rare de thrombopénies graves (de type II), pouvant être associées à des accidents thrombotiques artériels ou parfois veineux, impliquant une numération des plaquettes tous les 2 ou 3 jours.

GÉNÉRALITÉS

Maladie thromboembolique

Les thromboses veineuses profondes des membres inférieurs représentent la forme la plus habituelle de la maladie veineuse thromboembolique ; l'embolie pulmonaire reste la complication redoutée de la thrombose veineuse profonde dont elle est parfois le signe révélateur.

Les objectifs du traitement des thromboses veineuses profondes sont de limiter l'extension des thromboses, de prévenir la survenue d'une embolie pulmonaire et de limiter les séquelles d'insuffisance veineuse postphlébitique avec un minimum d'effets indésirables.

La maladie thromboembolique veineuse est un problème de santé d'actualité (incidence de 5 cas pour 1 000 habitants, soit environ 300 000 par an). On recense chaque année en France environ 60 000 embolies pulmonaires qui aboutissent au décès de près de 10 000 personnes. Les séquelles de thromboses veineuses (60 à 80 % à 10 ans) posent par ailleurs des problèmes socioéconomiques non négligeables.

On réalise ainsi l'importance d'une prévention efficace et la nécessité d'un diagnostic fiable et rapide.

Caractéristiques des héparines

Les héparines sont des produits naturels extraits d'organes animaux ; ce sont des mélanges très hétérogènes à la fois pour la longueur des chaînes polysaccharidiques qui les composent et pour l'affinité de celles-ci à un anticoagulant naturel, l'antithrombine III (AT III). Un tiers environ de ces chaînes possède un site de fixation à l'AT III.

L'essentiel de l'activité de l'héparine consiste à rendre plus rapidement active la molécule d'AT III qui neutralise ainsi en particulier la thrombine, ce qui entraîne un retard à la coagulation.

Les recherches menées en vue de mieux cerner les caractéristiques des différents constituants de l'héparine de base sont à l'origine du concept d'héparine de bas poids moléculaire (HBPM).

L'amélioration a permis, à partir de l'héparine standard, mélange hétérogène de chaînes polysaccharidiques de longueur et de poids moléculaire variables et élevés, d'obtenir des héparines de poids moléculaire plus faible et plus constant.

Les héparines de bas poids moléculaire tendent à se substituer à l'héparine standard (non fractionnée) pour le traitement des thromboses veineuses profondes, où elles sont au moins aussi efficaces et aussi sûres.

Rappels de physiologie

L'héparine agit sur la coagulation par l'intermédiaire de l'antithrombine III (AT III) dont l'action physiologique est d'inhiber les facteurs de la coagulation. En se fixant sur l'AT III, l'héparine potentialise l'antithrombine et accélère l'inactivation de la thrombine (facteur IIa) et des facteurs IXa, Xa, XIa, XIIa.

Les notions essentielles concernant la physiologie de la coagulation ainsi que les tests d'exploration de la coagulation sont traités dans la section *« Généralités sur la coagulation sanguine et les antithrombotiques »*, p. 718.

Propriétés des HBPM

Les HBPM diffèrent essentiellement des héparines standard non fractionnées sur les points suivants :

- alors que l'héparine standard inhibe de façon équilibrée les facteurs IIa et Xa, les HBPM exercent une activité anti-Xa 2 à 5 fois plus forte que leur activité anti-IIa. L'élimination des chaînes les plus longues va de pair avec un affaiblissement de l'activité antithrombinique (anti-IIa). La diminution de l'activité anti-IIa ne permet plus d'utiliser le test TCA comme moyen de surveillance biologique ;
- les HBPM ont une biodisponibilité très élevée, de l'ordre de 90 à 100 % après une injection sous-cutanée alors que celle de l'héparine standard n'est que de 30 % ; par ailleurs, les HBPM ont une demi-vie d'élimination plasmatique 2 fois plus longue que celle de l'héparine standard ; ces deux propriétés autorisent l'administration en prophylaxie d'une seule injection sous-cutanée par 24 heures. La protamine neutralise plus difficilement l'effet des HBPM sur le facteur Xa.

Nouveaux antithrombotiques

De nouveaux médicaments anticoagulants non hépariniques, ciblant une étape spécifique de la coagulation et susceptibles d'entraîner un moindre risque hémorragique, ont été plus récemment mis sur le marché :

- inhibiteur sélectif du facteur Xa : le fondaparinux ;
- inhibiteurs directs de la thrombine (facteur IIa) : il s'agit des hirudines (désirudine et bivalirudine) et de l'argotraban.

PRINCIPAUX MÉDICAMENTS – POSOLOGIES

***Tableau II.246** - Héparines standard non fractionnées (HNF) (Liste I)*

DCI	Spécialités	Présentations	Posologies
Héparines standard par voie intraveineuse (5 000 UI par mL)			
Héparinate de sodium	HÉPARINE SODIQUE	fl. 5 mL = 25 000 UI	• *traitement curatif* : **AD/ENF** : 50 à 100 UI/kg en bolus IV, puis 20 UI/kg/heure en perfusion IV continue à la seringue électrique, puis adaptation au TCA (TCA cible : 1,5 à 3 fois la valeur du témoin)
Héparines standard par voie sous-cutanée (25 000 UI par mL)			
Héparinate de calcium	CALCIPARINE	seringues préremplies 0,2 mL = 5 000 UI 0,3 mL = 7 500 UI amp. 0,5 mL = 12 500 UI amp. 0,8 mL = 20 000 UI amp. 1 mL = 25 000 UI	• *traitement préventif* : 5 000 UI par voie SC toutes les 12 heures • *traitement curatif* : **AD/ENF** : 500 UI/kg/j en 2 à 3 inj. SC (possibilité d'un bolus de 50 à 100 UI/kg d'héparine en IV directe en début de traitement) sous surveillance biologique du TCA

Tableau II.247 - Héparines de bas poids moléculaire (HBPM) (Liste I)

DCI Spécialités	Présentations	Posologies / Indications
Daltéparine FRAGMINE	seringues préremplies 0,2 mL = 2 500 UI anti-Xa 0,2 mL = 5 000 UI anti-Xa	• *traitement préventif en chirurgie* : voie SC 2 500 UI/j (risque moyen) 5 000 UI/j (risque élevé) • *traitement préventif en situation médicale* : voie SC 5 000 UI/j • *prévention des thromboses dans le circuit extracorporel en hémodialyse* : voie IV 30 à 35 UI/kg
	0,75 mL = 7 500 UI anti-Xa 1 mL = 10 000 UI anti-Xa	• *traitement curatif des thromboses avec ou sans embolie pulmonaire* : voie SC 100 UI/kg 2 fois/j puis selon l'activité anti-Xa • *syndrome coronarien aigu sans sus-décalage ST* : voie SC 120 UI/kg 2 fois/j
	0,4 mL = 10 000 UI anti-Xa 0,5 mL = 12 500 UI anti-Xa 0,6 mL = 15 000 UI anti-Xa 0,72 mL = 18 000 UI anti-Xa	• *traitement curatif de la maladie thromboembolique symptomatique chez le cancéreux* : voie SC 200 UI/kg/j le 1er mois de traitement 150 UI/kg/j du 2e au 6e mois
Énoxaparine LOVENOX	seringues préremplies 0,2 mL = 2 000 UI anti-Xa 0,4 mL = 4 000 UI anti-Xa	• *traitement préventif en chirurgie* : voie SC 2 000 UI/j (risque moyen) 4 000 UI/j (risque élevé) • *traitement préventif en situation médicale* : voie SC 4 000 UI/j
	0,6 mL = 6 000 UI anti-Xa 0,8 mL = 8 000 UI anti-Xa 1 mL = 10 000 UI anti-Xa	• *prévention des thromboses dans le circuit extracorporel en hémodialyse* : voie IV 50 à 100 UI/kg • *traitement curatif des thromboses avec ou sans embolie pulmonaire* : voie SC 100 UI/kg 2 fois/j puis selon l'activité anti-Xa

DCI Spécialités	Présentations	Posologies / Indications
Énoxaparine LOVENOX	0,6 mL = 6 000 UI anti-Xa 0,8 mL = 8 000 UI anti-Xa 1 mL = 10 000 UI anti-Xa fl. multidose 3 mL = 30 000 UI anti-Xa	• *syndrome coronarien aigu sans sus-décalage ST :* voie SC 100 UI/kg 2 fois/j • *infarctus du myocarde aigu avec sus-décalage ST, traité par fibrinolyse :* bolus IV de 3 000 UI puis voie SC : 100 UI/kg 2 fois/j
Tinzaparine INNOHEP	seringues préremplies 0,25 mL = 2 500 UI anti-Xa 0,35 mL = 3 500 UI anti-Xa 0,45 mL = 4 500 UI anti-Xa 0,5 mL = 10 000 UI anti-Xa 0,7 mL = 14 000 UI anti-Xa 0,9 mL = 18 000 UI anti-Xa fl. multidose 2 mL = 40 000 UI anti-Xa	• *traitement préventif en chirurgie* : voie SC 2 500 UI/j (risque modéré) 3 500 UI/j (risque moyen) 4 500 UI/j (risque élevé) • *traitement curatif des thromboses avec ou sans embolie pulmonaire* : voie SC 175 UI/kg/j (1 seule inj./j) puis selon l'activité anti-Xa
Nadroparine FRAXIPARINE	seringues préremplies 0,2 mL = 1 900 UI anti-Xa 0,3 mL = 2 850 UI anti-Xa 0,4 mL = 3 800 UI anti-Xa 0,6 mL = 5 700 UI anti-Xa 0,8 mL = 7 600 UI anti-Xa 1 mL = 9 500 UI anti-Xa	• *traitement préventif en chirurgie* : voie SC 2 850 UI/j (risque moyen) 38 UI/kg/j 3 j puis 57 UI/kg/j (risque élevé) • *prévention des thromboses dans le circuit extracorporel en hémodialyse :* voie IV 65 UI/kg • *traitement curatif des thromboses* : voie SC 85 UI/kg 2 fois/j puis selon l'activité anti-Xa • *syndrome coronarien aigu :* voie SC 86 UI/kg 2 fois/j
Nadroparine FRAXODI	seringues préremplies 0,6 mL = 11 400 UI anti-Xa 0,8 mL = 15 200 UI anti-Xa 1 mL = 19 000 UI anti-Xa	• *traitement curatif des thromboses avec ou sans embolie pulmonaire* : voie SC 171 UI/kg/j (1 seule inj./j) puis selon l'activité anti-Xa

DCI Spécialités	Présentations	Posologies / Indications
Danaparoïde ORGARAN	ampoules 0,6 mL = 750 UI anti-Xa	• *traitement préventif en chirurgie* : < 90 kg : 750 UI 2 fois/j en SC > 90 kg : 1 250 UI 2 fois/j en SC pendant 7 à 10 j • *traitement préventif si TIH aiguë sans thrombose* : < 90 kg : 750 UI 3 fois/j en SC > 90 kg : 1 250 UI 3 fois/j en SC • *traitement curatif des thromboses avec ou sans embolie pulmonaire* : < 55 kg : 1 250 UI en bolus IV puis 1 500 UI 2 fois/j en SC de 55 à 90 kg : 2 500 UI en bolus IV puis 2 000 UI 2 fois/j en SC > 90 kg : 3 750 UI en bolus IV puis 1 750 UI 2 fois/j en SC Le bolus IV peut être suivi de perfusion IV de 400 UI/h durant 4 heures puis 300 UI/h durant 4 heures puis 150 à 200 UI/h en continu

***Tableau II.248** - Nouveaux antithrombotiques utilisables par voie injectable (Liste I)*

DCI	Spécialités	Présentations	Posologies / Indications
Inhibiteur sélectif du facteur Xa (pentasaccharide)			
Fondaparinux	ARIXTRA	seringues préremplies 0,5 mL = 2,5 mg 0,4 mL = 5 mg 0,6 mL = 7,5 mg 0,8 mL = 10 mg	• *traitement préventif en chirurgie* : 2,5 mg SC 1 fois/j (1re injection 6 à 8 h après la fin de l'intervention chirurgicale) • *traitement préventif en situation médicale* : 2,5 mg en SC 1 fois/j • *traitement curatif des thromboses avec ou sans embolie pulmonaire* : < 50 kg : 5 mg SC 1 fois/j > 50 kg : 7,5 mg SC 1 fois/j > 100 kg : 10 mg SC 1 fois/j • *syndrome coronarien aigu* : 2,5 mg en SC 1 fois/j

DCI	Spécialités	Présentations	Posologies / Indications
Inhibiteurs directs de la thrombine (facteur IIa) : hirudines recombinantes (réservées à l'usage hospitalier)			
Bivalirudine	ANGIOX	fl. inj. 250 mg	• *traitement préventif au cours d'interventions coronaires percutanées :* bolus 0,75 mg/kg puis perfusion 1,75 mg/kg/h pendant toute la durée de l'intervention
Inhibiteur de la thrombine			
Argotraban	ARGANOVA	fl. inj. 250 mg/2,5 mL	• *anticoagulation chez les patients ayant une thrombopénie induite par l'héparine (TIH) :* 2 µg/kg/min en perfusion continue, puis adaptation de la posologie en fonction du TCA (dose max. : 10 µg/kg/min)

INDICATIONS – CONDUITE DE TRAITEMENT

Indications

Héparines non fractionnées

- Héparinate de sodium ou de calcium : traitement curatif de la maladie thromboembolique veineuse, embolie pulmonaire, phase aiguë de l'infarctus du myocarde, oblitération artérielle aiguë des membres, accident vasculaire cérébral par embolie d'origine cardiaque.
- Héparinate de calcium : traitement préventif ou curatif de la maladie thromboembolique. Il est souvent remplacée par les HBPM dans la prévention du risque thromboembolique postopératoire.

HBPM

- Traitement préventif du risque thromboembolique postopératoire, notamment en chirurgie générale, oncologique et orthopédique. On définit trois niveaux de risque en fonction du type de chirurgie, d'une part, et du patient, d'autre part : faible, modéré ou élevé. Lorsque le risque global est jugé faible, il n'est pas nécessaire de prescrire une prophylaxie héparinique.
  Les HBPM, ne nécessitant qu'une seule injection quotidienne et présentant un bon profil de tolérance, ont supplanté l'héparinate de calcium sous-cutané dans la prévention des risques thromboemboliques de niveau modéré ou élevé.
- Traitement curatif d'une thrombose veineuse constituée : l'efficacité des HBPM est supérieure à celle des héparines non fractionnées dans cette indication. Seules la tinzaparine et l'énoxaparine possèdent l'indication dans le traitement de l'embolie pulmonaire sans signe de gravité pour une période moyenne de 7 jours.
- Autres indications des HBPM :
  - prévention des thromboses veineuses profondes chez les patients alités pour une pathologie médicale (énoxaparine, daltéparine) ;
  - prévention de la coagulation du circuit extracorporel au cours de l'hémodialyse (daltéparine, énoxaparine, tinzaparine) ;
  - traitement de l'angor instable et de l'infarctus du myocarde sans onde Q à la phase aiguë en association avec l'aspirine (daltéparine, énoxaparine, nadroparine).
- Les HBPM constituent le traitement anticoagulant des thromboses veineuses au cours de la grossesse.
- La danaparoïde peut être utilisée en traitement préventif et curatif des manifestations thromboemboliques chez les patients ayant des antécédents ou atteints de thrombopénie induite par l'héparine (TIH) de type II.

Nouveaux antithrombotiques

- Les hirudines sont utilisées soit en prévention des thromboses veineuses profondes après chirurgie orthopédique (prothèse totale de hanche) pour la désirudine, soit en traitement préventif au cours des interventions coronaires percutanées pour la bivalirudine.

- Le fondaparinux est indiqué en traitement préventif du risque thromboembolique postopératoire en chirurgie orthopédique majeure du membre inférieur (prothèse de hanche, chirurgie majeure du genou) ou chirurgie abdominale chez le patient à haut risque et chez le patient alité jugé à haut risque thrombotique. Le fondaparinux possède également des indications curatives des thromboses veineuses profondes, des embolies pulmonaires aiguës et dans le syndrome coronarien aigu.
- L'argotraban est indiqué pour assurer l'anticoagulation chez les patients ayant une thrombopénie induite par l'héparine (TIH).

Conduite de traitement

Traitement préventif

Traitement préventif de la maladie thromboembolique par les HBPM

Les HBPM, d'élimination plus lente que celle des héparines non fractionnées, s'administrent en une seule injection par jour.

Les posologies sont différentes selon le niveau de risque thrombo-embolique : modéré ou élevé et la situation : situation chirurgicale ou médicale.

En situation chirurgicale : la première injection sous-cutanée est réalisée avant l'acte opératoire sous anesthésie générale, la deuxième 12 heures après puis chaque jour en une injection quotidienne. La durée du traitement doit être adaptée à celle du risque thromboembolique (au moins jusqu'à déambulation), inférieure à 10 jours en chirurgie générale, plus longue en chirurgie orthopédique (4 à 5 semaines en chirurgie de la hanche) ou en cas de risque particulier d'accident thromboembolique, un relais précoce pouvant être envisagé dans ce cas par les anticoagulants oraux, s'il n'existe pas de contre indication à leur emploi.

En situation médicale : patients alités à haut risque thrombotique, l'injection a lieu toutes les 24 h à horaire régulier au moins jusqu'à déambulation du malade.

SURVEILLANCE BIOLOGIQUE

La mesure de l'activité anti-Xa n'est habituellement pas utile dans le cadre des traitements préventifs, mis à part certains cas particuliers : patient présentant un risque thromboembolique élevé ou un risque à la

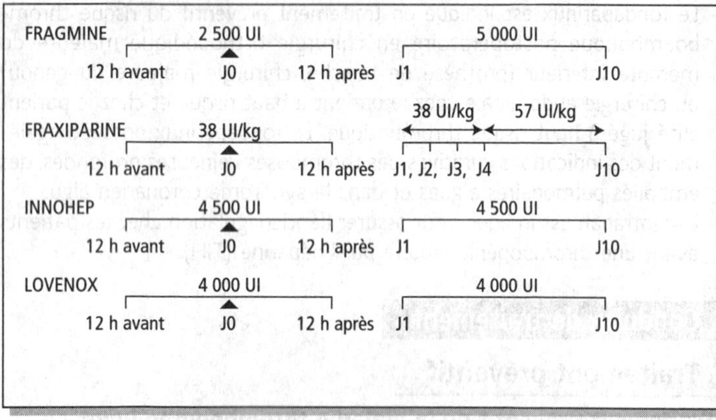

Figure II.23 - *Exemples de schémas thérapeutiques d'utilisation des HBPM en prophylaxie de risque thromboembolique élevé en situation chirurgicale (J0 = jour de l'intervention)*

fois thromboembolique et hémorragique, ou patient de poids éloigné de la normale ou insuffisant rénal patent. L'objectif est alors d'obtenir une activité anti-Xa comprise entre 0,35 et 0,45 UI/mL de plasma (3 à 4 heures après l'injection).

La numération des plaquettes doit être effectuée avant le début de traitement. Le traitement doit être interrompu en cas de suspicion de thrombopénie induite par l'héparine.

Traitement préventif de la maladie thromboembolique par l'héparine standard non fractionnée SC

La dose quotidienne est répartie en 2 ou mieux 3 injections (1re injection 2 heures avant l'intervention puis toutes les 8 à 12 heures jusqu'à au moins déambulation du patient). Pas de surveillance biologique, à l'exception d'une numération de plaquettes à partir du 5e jour.

Traitement préventif de la maladie thromboembolique par les nouveaux antithrombotiques

- La désirudine (REVASC), indiquée en prophylaxie en chirurgie orthopédique, s'administre par voie sous-cutanée : 15 mg 2 fois par jour, la 1re injection devant être effectuée 5 à 15 min avant l'intervention. Le traitement est poursuivi en postopératoire pendant 9 à 12 jours.

  La surveillance biologique par le temps de céphaline activée (TCA) n'est utile qu'en cas d'insuffisance rénale ou hépatique ou de risque hémorragique accru (valeur maximale de 2 fois le témoin).
- Le fondaparinux (ARIXTRA), indiqué en prophylaxie chirurgicale (chirurgie orthopédique majeure du membre inférieur, chirurgie abdominale chez les patients à haut risque) ou médicale (patients alités à haut risque thrombotique), s'administre par voie cutanée à la dose de 2,5 mg par jour, débutée 6 heures après l'intervention chirurgicale, pendant 5 à 9 jours ou 6 à 14 jours (affection médicale aiguë). Des durées de traitement plus longues sont nécessaires à la suite de chirurgie orthopédique : 4 à 5 semaines après chirurgie de la hanche par exemple.

Traitement curatif

Avant le traitement

Un bilan biologique de départ permet d'écarter une autre anomalie de l'hémostase ; pour cela, il convient de procéder à :
- une numération des plaquettes ;
- la réalisation d'un temps de Quick (taux de prothrombine) exprimé en INR (voir section « *Généralités sur la coagulation sanguine et les antithrombotiques* », p. 724) ;
- la réalisation d'un temps de céphaline activée : TCA (voir section « *Généralités sur la coagulation sanguine et les antithrombotiques* », p. 725) ;
- un dosage de fibrinogène.

Traitement curatif d'une thrombose constituée par l'héparine standard non fractionnée

POSOLOGIE

On recherche, dans ces indications, à obtenir une hypocoagulabilité forte :
- le traitement doit être prescrit à doses fortes ;
- il est commencé par un bolus IV de 50 à 100 UI/kg ;

- la dose utilisée est de 400 à 600 UI/kg/j ; elle est adaptée, ensuite, à la réponse biologique ; elle est variable d'un individu à l'autre et en fonction du stade de la maladie.

VOIE D'ADMINISTRATION

On a recours à la perfusion continue IV de préférence. L'administration sous-cutanée d'héparinate de calcium est possible, mais l'hypocoagulabilité souhaitée est atteinte plus lentement ; cette voie est plutôt réservée au relais de la voie IV ; la posologie est équivalente, les injections sont faites toutes les 8 à 12 heures.

La durée de traitement est de 3 à 4 jours en intraveineux puis jusqu'à 10 jours par voie sous-cutanée avec relais par les antivitamines K.

Lors d'embolies pulmonaires, les traitements doivent rester prolongés.

SURVEILLANCE BIOLOGIQUE

Durant le traitement, la surveillance biologique est réalisée 2 à 3 fois par jour jusqu'à l'obtention d'une dose entraînant une hypocoagulabilité stable, puis une fois par jour.

Le prélèvement est habituellement réalisé à mi-distance entre deux injections en cas d'administration discontinue (sous-cutanée), à un moment quelconque en cas d'injection IV continue, en respectant les délais d'équilibration (3 à 6 heures au moins après le début du traitement ou après un changement de dose).

Il faut toujours noter l'heure du prélèvement par rapport à l'heure de la dernière injection.

Le test de surveillance le plus usité est le temps de céphaline activée (TCA) : la zone thérapeutique habituellement retenue est un allongement du TCA de 1,5 à 3 fois par rapport au temps du témoin.

La mesure de l'activité anti-Xa est préférable en cas d'anomalie préexistante du TCA, chez les patients présentant un syndrome inflammatoire marqué ou chez ceux nécessitant des doses importantes d'héparine non fractionnée sans que le TCA cible soit atteint : elle doit être comprise entre 0,2 et 0,6 UI/mL en fonction du réactif utilisé.

Les ajustements de dose sont empiriques (par changement de 1 000 à 5 000 UI/j).

À partir du 5e jour de traitement, il convient de surveiller la numération plaquettaire ; en effet, une thrombocytopénie peut survenir au cours du traitement par l'héparine entre le 5e et le 21e jour (pic de fréquence aux environs du 10e jour).

La surveillance de la numération plaquettaire est impérative; toute diminution de celle-ci doit faire envisager la possibilité d'une thrombopénie immunologique héparine-dépendante à haut risque thrombotique.

CONDUITE À TENIR EN CAS D'HÉMORRAGIE

L'avantage des héparines non fractionnées administrées par voie IV est leur maniabilité. Après arrêt de la perfusion, leur temps de disparition est de 2 heures environ; l'administration de sulfate de protamine (antidote de l'héparine) est rarement nécessaire.

Les facteurs de risque hémorragique sont:

- l'administration concomitante d'aspirine ou d'autres produits altérant les processus de l'hémostase;
- la voie d'administration, la voie IV discontinue étant la plus risquée.

CONDUITE À TENIR EN CAS D'INTERVENTION CHIRURGICALE

Il est possible de conserver une perfusion réduite d'héparine, avec reprise, quelques heures après l'intervention, d'une dose plus forte.

RÉSISTANCE À L'HÉPARINE

Elle doit être envisagée quand il est difficile d'obtenir l'hypocoagulabilité souhaitée avec les doses recommandées d'héparine. Il peut s'agir:

- d'une neutralisation de l'héparine par un facteur plaquettaire, annonciatrice d'une thrombopénie;
- d'un déficit en AT III: des concentrés d'AT III peuvent être alors perfusés.

Traitement curatif d'une thrombose constituée par les HBPM

Dans cette indication, on a recours à des doses plus élevées (3 à 6 fois supérieures à celles utilisées en prévention) et à 2 injections sous-cutanées par jour. Certaines HBPM ne nécessitent toutefois qu'une seule injection par 24 heures:

- toutes les 12 heures:
  - FRAGMINE: 100 UI/kg,
  - FRAXIPARINE: 85 UI/kg,
  - LOVENOX: 100 UI/kg;
- toutes les 24 heures:

- INNOHEP : 175 UI/kg,
- FRAXODI : 171 UI/kg.

La durée du traitement ne doit pas excéder 10 jours, délai d'équilibration par les antivitamines K inclus. Le traitement anticoagulant oral est donc, sauf contre-indication, initié le plus rapidement possible.

SURVEILLANCE BIOLOGIQUE

Le risque de survenue de thrombopénie de type II se rencontre avec les HBPM comme avec l'héparine non fractionnée. Ce risque majeur de l'héparinothérapie impose la surveillance de la numération des plaquettes avant le démarrage du traitement puis 2 fois par semaine pendant le premier mois de traitement, puis une fois par semaine si celui-ci se prolonge.

Les propriétés pharmacocinétiques des HBPM expliquent la bonne corrélation, pour une dose fixe, entre l'effet biologique et le poids du patient ; plus de 70 % des patients sont, dès le premier contrôle, dans la zone thérapeutique. De plus, un malade, une fois équilibré, le reste.

C'est pourquoi la surveillance biologique est limitée à 1 ou 2 contrôles de l'activité anti-Xa. L'activité anti-Xa est recherchée 3 à 4 heures après la 3e administration (si 2 injections SC par jour) ou la 2e administration (si 1 injection par jour). La fourchette des valeurs doit être comprise entre 0,5 et 1 UI/mL de plasma (entre 0,5 et 1,8 UI/mL avec une seule injection par jour).

Traitement curatif d'une thrombose constituée par les nouveaux antithrombotiques

- Argotraban (ARGANOVA) : la surveillance biologique est réalisée par la mesure du TCA 4 heures après le début du traitement puis une fois par jour.
- Le fondaparinux (ARIXTRA) est indiqué dans le traitement des thromboses veineuses profondes et des embolies pulmonaires aiguës, à l'exclusion des patients nécessitant une thrombolyse ou une embolectomie pulmonaire.

L'administration est réalisée par voie sous-cutanée à raison d'une injection par jour de 5 à 10 mg en fonction du poids du patient. Le relais par un anticoagulant oral (AVK) doit être initié dans la 72e heure.

Pas de surveillance de l'activité anti-Xa.

HBPM et grossesse

L'héparine ne traverse pas la barrière placentaire ; la grossesse ne majore pas le risque d'accidents pour la mère. L'héparinothérapie est le traitement anticoagulant des thromboses veineuses au cours de la grossesse.

Par la stabilité de leur effet biologique, les HBPM simplifient et améliorent la sécurité de ces traitements. Seule l'énoxaparine est utilisable durant la grossesse.

En raison du risque hémorragique lié à l'accouchement, il est préférable d'interrompre le traitement par HBPM 12 à 24 h avant et de ne le réintroduire que 12 h après.

Relais HBPM-antivitamines K (AVK)

Le début précoce du relais par les anticoagulants oraux (AVK) impose une surveillance stricte de l'anticoagulation ; elle est fondée sur la mesure du taux de prothrombine exprimée en INR. La mesure du temps de céphaline activée (TCA) est inutile avec les HBPM.

La durée du relais dépend de la cinétique des facteurs vitamines K-dépendants (II, VII, IX, X) et est peu influencée par la nature de l'AVK.

La dose nécessaire à l'équilibre est variable d'un sujet à l'autre ; on utilise une dose moyenne théorique :
- 20 à 25 mg de fluindione (PREVISCAN) ;
- 4 mg d'acénocoumarol (SINTROM) ;
- 10 mg de warfarine (COUMADINE).

Le contrôle de l'INR est réalisé tous les deux jours. Il paraît prudent de n'interrompre l'HBPM que lorsque l'INR est supérieur ou égal à 2,5 (2 résultats d'INR à 2 jours d'intervalle).

Les mêmes précautions sont prises lors d'un relais héparine standard non fractionnée-AVK.

Complications locales des traitements à l'héparine

L'administration de l'héparine non fractionnée par la voie sous-cutanée peut entraîner des réactions érythémateuses douloureuses, la survenue d'hématome et parfois, de façon exceptionnelle, de nécrose.

Le strict respect des règles de l'injection (sous-cutanée vraie dans un pli cutané, ne pas purger l'aiguille avant l'injection) permet de limiter ces complications.

Thrombopénie induite par l'héparine (thrombopénie sévère de type II)

Il s'agit d'une complication rare mais grave, car elle peut s'accompagner exceptionnellement d'une thrombose ; celle-ci concerne les artères des membres inférieurs avec constitution de thrombus blancs (leucoplaquettaires).

La cause est d'ordre immunologique. Cette complication ne dépend pas de la dose ; elle apparaît pour des traitements de plus d'une semaine. Elle est moins fréquente avec les HBPM qu'avec les héparines non fractionnées.

La thrombopénie précède le plus souvent la thrombose (baisse du nombre de plaquettes de 30 à 50 % de la valeur initiale ou nombre de plaquettes $< 100\ 000/mm^3$) ; le délai de survenue est de 5 à 10 jours en cas de première exposition.

Dans ce cas, il faut arrêter l'administration d'héparine ou d'HBPM. Le relais est assuré par les antivitamines K ; compte tenu de leur mécanisme d'action, elles n'agissent qu'après un certain délai durant lequel le recours au danaparoïde ou aux hirudines est possible.

EFFETS INDÉSIRABLES – INTERACTIONS MÉDICAMENTEUSES – PRÉCAUTIONS D'EMPLOI – CONTRE-INDICATIONS

Tableau II.249 - *Effets indésirables - Prévention du risque médicamenteux*

Effets indésirables	Prévention du risque médicamenteux
Héparines non fractionnées	
• Thrombopénies graves accompagnées d'accidents thrombotiques	• Surveillance biologique : pratiquer une numération plaquettaire avant traitement puis 2 fois par semaine (en cas de traitement prolongé, la surveillance pourra être plus espacée au-delà du 1er mois). • En cas de survenue d'une thrombopénie au-delà du 5e jour, l'arrêt du traitement s'impose. Le relais par la danaparoïde ou les hirudines puis par les antivitamines K est possible. Lors d'un premier traitement par l'héparine, ces accidents d'origine immunoallergique surviennent entre le 5e et le 21e jour de traitement.
• Manifestations hémorragiques	• Surveiller l'apparition éventuelle de saignements
• Accidents cutanés allergiques ou hématomes aux points d'injection sous-cutanée, parfois nécrose cutanée. Elle est alors précédée de purpura et douleur	• Suspendre immédiatement le traitement
• Ostéoporose (traitements de longue durée à posologies élevées)	• Recherche de l'apparition d'une éventuelle déminéralisation osseuse. Éviter un traitement prolongé
HBPM	
• Rares cas de thrombopénies éventuellement associées aux thromboses survenant entre le 5e et le 21e jour de traitement	• Surveillance biologique : pratiquer une numération plaquettaire avant traitement puis 2 fois par semaine ; en cas de traitement prolongé, la surveillance pourra être plus espacée au-delà du 1er mois. • En cas de survenue d'une thrombopénie, la substitution par la danaparoïde ou les hirudines est possible ; dans ce cas, une surveillance au moins quotidienne des plaquettes

Effets indésirables	Prévention du risque médicamenteux
	est indispensable et le traitement doit être interrompu dès que possible et le relais pris par un anticoagulant oral
• Hyperkaliémie	• Risque majoré en cas d'association à certains médicaments (sels de potassium, diurétiques hyperkaliémants, inhibiteurs de l'enzyme de conversion ou de l'angiotensine II, AINS, ciclosporine, tacrolimus)
• Phénomènes allergiques locaux • Hématomes aux points d'injection	• Exceptionnels
• Hémorragies (si surdosage)	• Surveiller l'apparition éventuelle de saignements
Inhibiteur sélectif du facteur Xa (fondaparinux)	
• Risques hémorragiques (site opératoire, gastro-intestinal, urinaire, pulmonaire, hématome) • Anémie, thrombocytopénie, purpura • Anomalies du bilan hépatique	• Respecter le délai de 6 à 8 heures après la fin de l'intervention chirurgicale pour réaliser la première injection
Hirudines recombinantes	
• Épisodes hémorragiques (saignement au site de ponction pour bivalirudine)	
• Réactions allergiques rares : rashs, urticaire, réaction anaphylactique	• Les patients traités au préalable par hirudines doivent être considérés comme des patients à risque de choc anaphylactique
Inhibiteur de la thrombine	
• Complications hémorragiques	• La dose d'argotraban doit être ajustée pour obtenir un TCA cible de 1,5 à 3 fois la valeur initiale

***Tableau II.250** - Interactions médicamenteuses - Niveaux contre-indications (CI) et associations déconseillées (AD)*

Médicaments de la classe	Autres médicaments	Niveau	Mécanismes et conséquences
Héparines non fractionnées et HBPM	• Tout médicament administré par voie IM, ponctions et injections intra-articulaires ou intra-artérielles	CI	• Risque majeur d'hématome au point de ponction

Médicaments de la classe	Autres médicaments	Niveau	Mécanismes et conséquences
	• Anti-inflammatoires non stéroïdiens • Salicylés • Clopidogrel • Ticlopidine	AD	• Augmentation du risque hémorragique (inhibition de la fonction plaquettaire) • Si l'association ne peut être évitée, prévoir une surveillance clinique et biologique étroite
Danaparoïde	• Tout médicament administré par voie IM, ponctions et injections intra-articulaires ou intra-artérielles	CI	• Risque majeur d'hématome au point de ponction
	• Aspirine et salicylés à forte dose • Miconazole	CI	• Augmentation du risque hémorragique
Fondaparinux	• Tout médicament administré par voie IM, ponctions et injections intra-articulaires ou intra-artérielles	CI	• Risque majeur d'hématome au point de ponction
	• AINS • Aspirine et salicylés* • Clopidogrel • Ticlopidine	AD	• Si l'association ne peut être évitée, prévoir une surveillance clinique et biologique étroite
Dérivés de l'hirudine	• Héparine	AD	• Risque hémorragique majoré (bivalirudine utilisable 30 minutes après arrêt héparine non fractionnée IV, ou 8 heures après HBPM SC)
	• Altéplase	AD	• Incompatibilité physico-chimique entre bivalirudine et altéplase
	• Aspirine* • AINS	AD	• Si l'association ne peut être évitée, prévoir une surveillance clinique et biologique étroite

* Aspirine et salicylés aux doses antalgiques antipyrétiques et anti-inflammatoires.

Médicaments de la classe	Autres médicaments	Niveau	Mécanismes et conséquences
Argotraban	• Anticoagulants par voie parentérale	AD	• Un délai de 2 heures doit être respecté entre l'arrêt de l'héparinothérapie et le début de la perfusion d'argotraban

Tableau II.251 - Précautions d'emploi

Héparines non fractionnées • Prudence en cas d'insuffisance hépatique, rénale, d'hypertension artérielle, d'antécédents d'ulcères digestifs ou de toute lésion organique susceptible de saigner. • Une prudence particulière s'impose lors de l'accouchement, en raison des risques hémorragiques utéroplacentaires ; il est préférable par ailleurs de suspendre le traitement en cas d'anesthésie péridurale. • Éviter tout acte susceptible d'entraîner une effraction vasculaire à l'exception des injections IV et SC strictes : ne pas administrer par voie intramusculaire. • Précautions d'emploi liées aux associations médicamenteuses présentant des risques : anticoagulants oraux, antiagrégants plaquettaires, thrombolytiques (potentialisation de l'action anticoagulante).
HBPM • Prudence en cas d'antécédents d'ulcère digestif. • Prudence en cas d'insuffisance hépatique, rénale, d'hypertension artérielle. • Prudence en période postopératoire de neurochirurgie. • Prudence chez le sujet âgé (accumulation de l'HBPM et risque hémorragique accru). • En l'absence de données cliniques humaines, il est prudent d'éviter le recours aux HBPM en période de grossesse (1er trimestre) et d'allaitement. • Prudence en cas de rachianesthésie ou d'anesthésie péridurale en l'absence de schéma thérapeutique validé (arrêt de l'HBPM au moins 12 heures avant). • Précautions d'emploi liées aux associations médicamenteuses présentant des risques (pour HBPM à doses curatives) : anticoagulants oraux, antiagrégants plaquettaires, thrombolytiques (augmentation du risque hémorragique).
Fondaparinux • Prudence en cas d'insuffisance rénale (clairance de la créatinine < 50 mL/min), chez les sujets âgés de plus de 75 ans ou de poids < 50 kg, en cas d'ulcères digestifs en poussée, d'intervention chirurgicale ou d'hémorragie intracrânienne récente.
Hirudines • Les patients préalablement traités par hirudines doivent être considérés comme à risque de choc anaphylactique.

Argotraban • Prudence dans toute situation à risque hémorragique accru : HTA, rétinopathie diabétique, suite de ponction lombaire, rachianesthésie... • Insuffisance hépatique : réduire les doses administrées et réaliser un suivi rapproché.

Tableau II.252 - Contre-indications

Héparines • Antécédent de thrombopénie survenue sous une héparine, standard non fractionnée ou HBPM • Manifestations ou tendances hémorragiques (sauf en cas de CIVD) liées à des troubles de l'hémostase • Endocardite infectieuse aiguë (en dehors de celle survenant sur une prothèse) • Période postopératoire après chirurgie du cerveau et de la moelle épinière • Accident vasculaire cérébral hémorragique • Hypersensibilité à l'héparine • Lésion organique susceptible de saigner • Insuffisance rénale (clairance de la créatinine < 30 mL/min) : utilisation des HBPM contre-indiquée en traitement curatif
Fondaparinux • Hypersensibilité connue au fondaparinux • Endocardite bactérienne aiguë • Enfant < 17 ans • Insuffisance rénale sévère (clairance de la créatinine < 20 mL/min) • Saignement évolutif significatif
Hirudines • Hypersensibilité connue aux hirudines • Grossesse et allaitement • HTA non contrôlée • Endocardite bactérienne • Troubles irréversibles de la coagulation • Insuffisance rénale sévère
Argotraban • Hypersensibilité au principe actif • Hémorragie non contrôlée • Insuffisance hépatique sévère

Administration et conseils au patient

Objectifs du traitement médicamenteux

- En traitement prophylactique : prévenir la survenue d'une thrombose veineuse profonde.
- En traitement curatif : limiter l'extension du thrombus, prévenir la survenue d'une embolie pulmonaire et les séquelles post-phlébitiques (varices, ulcère variqueux, œdème, hypodermite).

Plan de prise

HÉPARINES NON FRACTIONNÉES

Les injections sous-cutanées sont réalisées toutes les 8 à 12 heures, toujours au même moment de la journée.

HÉPARINES DE BAS POIDS MOLÉCULAIRE (HBPM)

En traitement préventif comme curatif, les HBPM sont administrées en voie sous-cutanée à raison d'une injection quotidienne en préventif et de deux injections par jour (1 seule pour certaines spécialités) en curatif.

Modalités d'administration

HÉPARINES NON FRACTIONNÉES

- En traitement préventif ou curatif, l'héparine calcique est administrée exclusivement par voie sous-cutanée (pas d'intramusculaire). Les injections sont pratiquées dans la ceinture abdominale à plus de 10 cm de l'ombilic et au niveau des crêtes iliaques, alternativement à droite et à gauche. L'aiguille doit être introduite perpendiculairement dans l'épaisseur d'un pli cutané réalisé entre le pouce et l'index. Interrompre l'injection si l'introduction de l'aiguille a déterminé une douleur (atteinte d'un vaisseau) et pratiquer l'injection du côté opposé. Ne pas purger les seringues préremplies.

- En traitement curatif, l'héparine sodique est administrée couramment par voie IV en seringue électrique. L'héparine en perfusion n'est pas compatible avec de nombreux autres médicaments (albumine, insuline, lipides, vitamines du groupe B, solutés de remplissage, etc.).

HÉPARINES DE BAS POIDS MOLÉCULAIRE (HBPM)

Les seringues sont préremplies et prêtes à l'emploi. Les HBPM sont administrées par voie sous-cutanée (pas d'intramusculaire), l'injection est pratiquée dans la ceinture abdominale entérolatérale et postéro-latérale, alternativement du côté droit et du côté gauche. L'aiguille doit être introduite perpendiculairement (et non tangentiellement) sur toute sa longueur dans l'épaisseur d'un pli cutané réalisé entre le pouce et l'index et maintenu pendant toute la durée de l'injection.

Surveillance de l'efficacité et de la tolérance

- Clinique : surveillance du risque hémorragique et de la tolérance locale au point d'injection.
- Biologique : cette surveillance a été développée dans le paragraphe « *Conduite du traitement* » (p. 739).

Conseils au patient

- La contention élastique (chaussettes, mi-bas, collants) est nécessairement associée au traitement anticoagulant en cas de thrombose veineuse profonde et doit être respectée selon les indications de la prescription médicale.
- Le patient doit être informé de l'importance de la surveillance biologique, notamment dans les traitements curatifs, afin de déterminer la dose compatible avec l'efficacité et la sécurité

recherchées (temps de céphaline kaolin, activité anti-Xa, numération plaquettaire).
- Le patient doit éviter l'automédication, en particulier les médicaments contenant de l'aspirine ou un AINS.
- Le patient doit informer son médecin de tout saignement inhabituel (épistaxis, hématurie, etc.), notamment pour les femmes en âge de procréer.

Anticoagulants oraux

NOTIONS ESSENTIELLES

- Les anticoagulants oraux comprennent deux grandes classes : les antivitamines K (AVK) et les inhibiteurs sélectifs d'un facteur de coagulation (facteur IIa ou facteur Xa) plus récemment mis sur le marché.
- Les antivitamines K (AVK) inhibent au niveau hépatique la synthèse des facteurs de la coagulation vitamine K-dépendants (II, VII, IX, X). Les AVK, dérivés coumariniques ou dérivés de l'indanedione, peuvent être classés en deux catégories : composés à demi-vie courte (durée d'action de l'ordre de 2 jours) ou demi-vie longue (durée d'action de l'ordre de 4 jours). Ces derniers présentent l'avantage d'une seule prise quotidienne et permettent un traitement plus facile à équilibrer.
- Les autres anticoagulants par voie orale agissent directement sur le facteur IIa (dabigatran) ou sur le facteur Xa (rivaroxaban et apixaban).
- Les AVK ne sont pas des médicaments de l'urgence en raison de leur long délai d'action et de la nécessité d'une période d'adaptation posologique. La surveillance biologique est réalisée par le temps de Quick exprimé en INR, la zone thérapeutique à atteindre étant comprise le plus souvent entre 2 et 3. Les premiers contrôles doivent se faire 48 à 72 heures après la première prise et tous les 2 à 4 jours jusqu'à stabilisation de l'INR, puis avec un espacement progressif jusqu'à un intervalle maximal de 1 mois pour la surveillance des traitements au long cours.
- Les indications des AVK sont principalement :
  - le traitement des thromboses veineuses profondes (phlébites) ou des embolies pulmonaires en relais d'une héparinothérapie initiale ;

- la prévention secondaire de la maladie thromboembolique récidivante ;
- certains troubles du rythme cardiaque (fibrillation auriculaire), certaines valvulopathies ou prothèses des valves cardiaques, certains infarctus du myocarde.

- Le bénéfice des antivitamines K est démontré dans des indications bien précises, mais leur utilisation expose au risque hémorragique (première cause d'hospitalisation pour effet indésirable médicamenteux en France) s'ils ne font pas l'objet d'une surveillance rigoureuse et d'une éducation thérapeutique du patient.
- Un mauvais équilibre du traitement ou un déséquilibre, provenant notamment des très nombreuses interactions médicamenteuses existantes, expose soit à un risque hémorragique (dont le patient doit connaître les signes évocateurs), soit à un risque thrombotique. Ce traitement doit faire l'objet d'une information précise et écrite du patient.
- Les anticoagulants oraux non AVK sont utilisés en traitement de courte durée dans la prévention des événements thromboemboliques veineux après intervention pour prothèse de hanche ou de genou. Ils ont des indications plus récentes dans la prévention des accidents thromboemboliques (AVC ou embolies) chez les malades avec facteurs de risque. Ils ne nécessitent pas de surveillance spécifique.

GÉNÉRALITÉS

Les anticoagulants oraux comprennent deux grandes classes : les antivitamines K (AVK) et les inhibiteurs sélectifs d'un facteur de coagulation plus récemment mis sur le marché.

À l'inverse des héparines qui sont les anticoagulants de l'urgence, les anticoagulants oraux sont utilisés pour les traitements prolongés de plus d'une semaine.

Ils altèrent les processus de la coagulation qui aboutissent à la formation de thrombine puis du réseau de fibrine.

Les notions essentielles concernant la physiologie de la coagulation ainsi que les tests d'exploration de la coagulation sont traités dans la section *« Généralités sur la coagulation sanguine et les antithrombotiques »* (p. 718).

Classification

Parmi les AVK, on distingue deux classes chimiques :
- les dérivés coumariniques ;
- les dérivés de l'indanedione.

Parmi les autres anticoagulants par voie orale, on distingue :
- les inhibiteurs sélectifs du facteur Xa ;
- les inhibiteurs directs du facteur IIa.

Mode d'action

- Les **AVK** inhibent, au niveau des hépatocytes, la dernière étape de la synthèse des facteurs de la coagulation vitamines K-dépendants que sont les facteurs II, VII, IX et X. Ceci conduit au remplacement dans le plasma des facteurs actifs par des molécules inactives appelées PIVKA *(Protein Induced by Vitamines K Antagonists)*.

  Les AVK inhibent également la synthèse des protéines C et S.

  Les AVK n'agissent qu'après un certain délai car ils n'ont pas d'action sur des facteurs circulants déjà synthétisés. Il en résulte que :
  - les AVK ne sont pas des médicaments de la thrombose aiguë ;
  - les effets sur la coagulation ne doivent être contrôlés qu'après un délai minimal de 36 à 48 heures.

- Le **rivaroxaban** et l'apixaban sont des inhibiteurs compétitifs, réversibles et sélectifs du facteur Xa. Ils agissent sur le facteur Xa libre, mais aussi sur le facteur Xa engagé dans le complexe prothrombique et sur le facteur Xa au sein du caillot. Ils provoquent un allongement dose-dépendant du TQ et du TCA.
- Le **dabigatran** est un inhibiteur direct puissant et réversible du facteur IIa (thrombine) sous forme libre mais actif aussi sur le facteur IIa présent au sein du caillot. Il inhibe aussi l'agrégation plaquettaire induite par la thrombine.

Pharmacocinétique

***Tableau II.253** - Anticoagulants utilisables par voie orale : paramètres pharmacocinétiques*

DCI	Spécialités	Demi-vie (heures)	Durée d'action (jours)	Délai d'action (heures)
AVK à demi-vie courte				
Acénocoumarol	SINTROM MINISINTROM	8	2-3	24-48
AVK à demi-vie longue				
Fluindione	PREVISCAN	31	3-4	36-72
Warfarine	COUMADINE	35-45	3-5	36-72
Autres anticoagulants oraux				
Rivaroxaban	XARELTO	7-11		2-4
Apixaban	ELIQUIS	12		3-4
Dabigatran	PRADAXA	12-14		0,5-2

AVK

- Les AVK présentent une résorption digestive rapide et presque complète.
- Leur fixation aux protéines plasmatiques est importante. Ils sont donc présents dans le plasma sous deux formes : l'une libre, active, et l'autre

inactive, liée aux protéines. Toute perturbation de l'équilibre entre ces deux formes va modifier l'efficacité des AVK.
- Ils sont métabolisés par le foie et leur élimination est urinaire.
- Les AVK traversent le placenta et passent dans le lait.
- La demi-vie plasmatique des différents AVK varie entre 8 et 45 heures (voir *tableau II.253*).
- L'obtention de l'état d'équilibre nécessite plusieurs jours.
- L'action anticoagulante persiste plusieurs jours (2 à 4 jours) après l'arrêt du traitement.

Autres anticoagulants par voie orale

- Le **rivaroxaban** a une biodisponibilité de 80 à 100 %.
  - Après prise orale, le pic plasmatique est obtenu en 2 à 4 heures. Ce pic plasmatique rapide ainsi que l'action sur toutes les formes de facteur Xa (formes libres et liées) permettent une utilisation d'emblée sans traitement préalable par héparine.
  - Le traitement préventif en postopératoire est débuté 6 à 10 heures après l'intervention chirurgicale.
  - La demi-vie de 7 à 11 heures permet une seule prise par jour.
  - L'élimination est majoritairement rénale.
- L'**apixaban** a une biodisponibilité de 50 %.
  - Après prise orale, le pic plasmatique est obtenu en 3 à 4 heures.
  - Le traitement préventif en post-opératoire est débuté 12 à 20 heures après l'intervention chirurgicale.
  - L'élimination de ce principe actif est à 27 % de sa dose par voie rénale.
- Le **dabigatran** étexilate est converti rapidement et complètement en dabigatran, qui est la forme active dans le plasma après prise orale.
  - Le pic plasmatique est obtenu 0,5 à 2 heures après administration et l'action sur toutes les formes du facteur IIa permet là aussi l'utilisation d'emblée (sans traitement préalable à l'héparine).
  - Le traitement préventif en postopératoire est débuté 1 à 4 heures après l'intervention chirurgicale.
  - La demi-vie comprise entre 12 et 14 heures permet une seule prise par jour.
  - L'élimination est majoritairement rénale.

PRINCIPAUX MÉDICAMENTS – POSOLOGIES

***Tableau II.254** - Anticoagulants utilisables par voie orale (Liste I)*

DCI	Spécialités	Présentations	Posologies
Antivitamines K : dérivés coumariniques			
Acénocoumarol	SINTROM MINISINTROM	comp. quadrisec. 4 mg comp. 1 mg	• *Dose initiale* : 4 mg/j • *Puis* 1 à 8 mg/j en 2 prises
Warfarine	COUMADINE	comp. séc. 2 mg comp. séc. 5 mg	• *Dose initiale* : 4-5 mg/j • *Dose initiale patient âgé* : 2 mg/j • *Puis* 1 à 20 mg/j en 1 prise
Antivitamines K : dérivé de l'indanedione			
Fluindione	PREVISCAN	comp. quadrisec. 20 mg	• *Dose initiale* : 20 mg/j • *Puis* 5 à 20 mg/j en 1 prise
Inhibiteurs du facteur X activé			
Rivaroxaban	XARELTO	comp. 10 mg comp. 15 mg comp. 20 mg	***Traitement préventif postchirurgical :*** • Dose initiale : *10 mg 6 à 10 heures après l'intervention* • Puis *10 mg/j* **Prévention des accidents thromboemboliques (AVC ou embolie systémique) chez les patients avec FA*** **:** • Dose : 20 mg/j ou 15 mg/j (voir précautions d'emploi) ***Traitement des thromboses veineuses profondes :*** • Dose : 15 mg 2 fois/j de J1 à J21 puis relais par 20 mg/j ou 15 mg/j (voir précautions d'emploi)
Apixaban	ELIQUIS	comp. 2,5 mg	***Traitement préventif postchirurgical :*** 2,5 mg 2 fois/j (1re prise dans les 12 à 24 heures postopératoires) ***Prévention des accidents thromboemboliques (AVC ou embolie systémique) chez les***

DCI	Spécialités	Présentations	Posologies
			patients avec FA : • Dose : 5 mg 2 fois/j ou 2,5 mg 2 fois/j (voir les précautions d'emploi)
Inhibiteur de la thrombine			
Dabigatran	PRADAXA	gél. 75 mg gél. 110 mg gél. 150 mg	***Traitement préventif postchirurgical :*** • *Dose initiale* : 110 mg, 1 à 4 h après l'intervention • *Puis* 220 mg/j ou 150 mg/j (voir les interactions médicamenteuses et les précautions d'emploi) ***Prévention des accidents thromboemboliques (AVC ou embolie systémique) chez les patients avec FA :*** • Dose : 150 mg 2 fois/j, réduite à 110 mg 2 fois/j chez les patients > 75 ans, si risque thromboembolique faible, risque hémorragique élevé et traitement concomitant par vérapamil (voir les interactions médicamenteuses et les précautions d'emploi)

* FA : malades atteints de fibrillation atriale non valvulaire et présentant un ou plusieurs facteurs de risque thromboembolique tels que HTA, âge > 75 ans, insuffisance cardiaque congestive, diabète, antécédents d'AVC.

INDICATIONS – CONDUITE DE TRAITEMENT

Indications

• Les **antivitamines K** sont largement prescrits dans les indications suivantes :

- traitement des thromboses veineuses profondes et des embolies pulmonaires en relais de l'héparinothérapie initiale ;
- prévention secondaire de la maladie thromboembolique récidivante ;

- prévention des embolies systémiques chez des patients atteints de valvulopathies ou porteurs de prothèses valvulaires, chez les patients présentant certains troubles cardiaques (notamment la fibrillation auriculaire) et dans certains cas d'infarctus du myocarde.

• Les **nouveaux anticoagulants oraux** ont des indications plus restreintes que les AVK :

- prévention des événements thromboemboliques veineux chez les patients ayant bénéficié d'une intervention chirurgicale pour prothèse de hanche ou prothèse de genou. La durée du traitement est de 32 à 38 jours suite à prothèse de hanche et de 10 à 14 jours suite à prothèse de genou ;
- prévention des accidents thromboemboliques (AVC ou embolies systémiques) chez les patients souffrant de fibrillation atriale (FA) non valvulaire en association avec d'autres facteurs de risque de thrombose (rivaroxaban et dabigatran) ;
- traitement des thromboses veineuses profondes et prévention de leurs récidives pour le rivaroxaban.

Conduite de traitement avec les AVK

Choix de l'AVK

Comme l'indique le *tableau II.253*, les AVK peuvent être scindés en deux groupes, les AVK de demi-vie courte et les AVK de demi-vie longue.

Avec les AVK de demi-vie courte (acénocoumarol), le traitement est plus difficile à équilibrer. Il est nécessaire de fractionner la dose en 2 prises par 24 heures. De plus, il est souvent nécessaire de prescrire des doses différentes un jour sur deux en raison des difficultés d'obtention de l'équilibre thérapeutique.

Avec les AVK à demi-vie longue (fluindione, warfarine), il n'est pas nécessaire de fractionner la dose quotidienne pour obtenir des résultats biologiques stables ; elles peuvent être prescrites en une seule prise quotidienne, de préférence le soir, afin de pouvoir corriger les doses le jour même du contrôle biologique (réalisé le matin).

Ces AVK présentent un moindre risque hémorragique ; en revanche, la trop longue durée d'action après la dernière prise peut être considérée comme un inconvénient.

Mise en route d'un traitement par les AVK – Posologie

Un traitement anticoagulant par les AVK ne doit être entrepris qu'après avoir éliminé les contre-indications possibles de ce traitement, en respectant les précautions d'emploi et après une information précise et écrite du patient.

La dose nécessaire à l'équilibre du traitement anticoagulant varie d'un individu à l'autre.

Une dose de charge est à proscrire car elle est inutile, voire dangereuse. La dose initiale est généralement de 1 comprimé sauf pour la warfarine (2 comprimés à 2 mg, ou 1 comprimé à 5 mg).

Les adaptations de dose se font par demi ou quart de comprimé, en général.

Chez le sujet âgé, la dose initiale est généralement réduite de moitié.

Surveillance biologique d'un traitement par les AVK

Un traitement anticoagulant par les AVK requiert une surveillance biologique pour adapter la dose optimale pour chaque patient afin d'obtenir une efficacité thérapeutique avec un minimum de risque hémorragique. Il existe en effet une grande variabilité interindividuelle. Les premiers contrôles doivent se faire dans les 48 à 72 heures après la première prise.

Le test de surveillance utilisé est le temps de Quick ou taux de prothrombine (TP). Le temps de Quick explore les facteurs II, V, VII, X et le fibrinogène. Le résultat est rendu en temps (témoin, environ 12 secondes) ou en % (témoin = 100 %). Devant les difficultés de standardisation du temps de Quick exprimé en pourcentage, il est proposé un mode d'expression par l'INR qui réduit les différences dues aux réactifs (voir section *« Généralités sur la coagulation sanguine et les antithrombotiques – Tests d'exploration »*, p. 723) et corrige la variabilité du TP.

INR et zone thérapeutique

Chez un sujet traité par un AVK, plus le temps de coagulation s'allonge plus l'INR augmente (chez un sujet non traité, l'INR est de 1). Deux zones thérapeutiques de l'INR ont été définies en fonction de l'indication du traitement AVK ; ces zones tiennent compte à la fois de l'importance du risque thrombotique et du risque hémorragique. Elles sont résumées dans le *tableau II.255*.

Tableau II.255 - *Zones thérapeutiques exprimées en INR et taux de prothrombine selon l'indication du traitement AVK*

Indications	INR « cible » à obtenir	Taux de prothrombine (%) selon les types de thromboplastine
• Prévention primaire des thromboses veineuses (chirurgie de hanche) • Traitement en relais de l'administration d'héparine pour thrombose veineuse constituée et embolie pulmonaire • Prévention des embolies systémiques en cas de fibrillation auriculaire ou d'infarctus aigu du myocarde	2,5 (2 à 3)	25-35 ou 35-45
• Valvulopathies mitrales • Prothèse valvulaire mécanique • Embolies systémiques récidivantes • Syndrome des antiphospholipides	3,7 (3 à 4,5)	15-25 ou 25-35

Surveillance au long cours

Un contrôle biologique tous les 2 à 4 jours peut être conseillé au cours des quatre premières semaines de traitement jusqu'à stabilisation de l'INR. Une fois la zone thérapeutique souhaitée atteinte, la surveillance peut être espacée de 3 à 4 semaines.

L'introduction d'un autre traitement (ou sa suppression), une modification de posologie, la survenue d'un événement intercurrent doivent être suivis d'un contrôle dans les 2 à 4 jours après la modification de la dose.

Relais héparine/AVK

Les AVK n'agissent qu'après un certain délai, compte tenu de leur mécanisme d'action ; il est donc nécessaire de prévoir un chevauchement des deux traitements. Dans la plupart des cas, les AVK doivent être débutés précocement après le début de l'héparinothérapie, c'est-à-dire dès le 3e jour.

La surveillance biologique associe le TCA, le temps de Quick exprimé en INR et éventuellement la mesure de l'héparinémie. En pratique, les deux thérapeutiques doivent être associées pendant au moins 4 jours.

Un contrôle biologique effectué tous les jours au moment du relais puis tous les 2 jours est indispensable jusqu'à l'obtention de l'équilibre thérapeutique. L'héparine est arrêtée lorsque deux INR à 24 heures d'intervalle sont dans la zone thérapeutique recherchée (ou le lendemain du jour où un premier INR a atteint la zone thérapeutique voulue).

Complications hémorragiques, surdosage

Les hémorragies au cours d'un traitement par les AVK peuvent être dues à un traumatisme, à une lésion locale, à un surdosage.

S'il s'agit d'un accident mineur (gingivorragies, épistaxis, ménorragies), il suffit généralement d'interrompre le traitement pendant 24 heures puis de le reprendre à doses moindres.

S'il s'agit de manifestations hémorragiques plus graves (hématurie, rectorragies), il faut alors corriger rapidement l'hypocoagulabilité. Il existe deux possibilités :

- l'injection intraveineuse lente de vitamine K1 (5 à 10 mg). La correction du déficit des facteurs se déroule en 6 à 8 heures. L'inconvénient de la vitamine K1 est son délai d'action et le risque d'induction de résistance aux AVK ;
- l'injection intraveineuse de PPSB (KANOKAD, OCTAPLEX), c'est-à-dire l'apport des facteurs déficitaires, permet de rétablir immédiatement un taux suffisant en facteurs II, VII, IX, X. La posologie conseillée est de 10 à 20 unités de facteur IX par kg de poids.

Quand il existe un surdosage biologique, il faut en déterminer la cause. La survenue d'un saignement alors que l'INR est resté en dessous de 3 correspond souvent à une pathologie associée ou à une lésion gastro-intestinale ou rénale.

Interventions chirurgicales

La plupart des interventions chirurgicales sont possibles avec un INR de moins de 2.

En cas d'urgence chirurgicale, la prise de vitamine K1 (1 mg *per os*, SC ou IV) ou la perfusion de PPSB permettront d'obtenir rapidement cette valeur de l'INR. Le traitement AVK sera interrompu transitoirement et remplacé par une héparinothérapie.

Une intervention programmée conduit en général à la suspension du traitement AVK 3 à 5 jours avant l'acte et à son remplacement par une héparinothérapie dès que l'INR atteint la limite inférieure de la zone thérapeutique souhaitée. Le traitement par AVK est repris en postopératoire, sous couvert éventuellement d'une héparinothérapie tant que l'INR est < 2.

Les extractions dentaires peuvent être conduites sans modification de traitement par un praticien ayant l'habitude des problèmes de coagulation, en utilisant si besoin des bains de bouche avec un médicament antifibrinolytique (type EXACYL).

AVK et grossesse

Les AVK font courir au fœtus un risque tératogène et un risque hémorragique et sont donc formellement contre-indiqués.

La prescription d'un traitement par AVK à une femme en période d'activité génitale nécessite une contraception.

L'allaitement doit être évité lors d'un traitement par AVK.

Résistance aux AVK

Il convient tout d'abord :

- de s'assurer que le malade prend bien son médicament ;
- de vérifier l'absence d'interactions médicamenteuses ;
- d'éliminer une erreur de laboratoire ;
- de se renseigner sur les habitudes alimentaires du malade ; les aliments riches en vitamines K1 (choux, choucroute, abats, avocats, brocolis, carottes, épinards, laitue, tomates, fenouil, foie) peuvent limiter l'effet des AVK.

Conduite de traitement avec les autres anticoagulants oraux (ACO)

Mise en route d'un traitement, posologies, durée de traitement

En traitement préventif, en postopératoire, la posologie des nouveaux ACO est fixe : 10 mg/jour pour le rivaroxaban et 220 mg/jour pour le dabigatran après une première prise à demi-dose, et 2,5 mg 2 fois/j pour l'apixaban.

Le traitement préventif n'est débuté en postopératoire qu'après l'obtention de l'hémostase et au plus tôt 6 à 10 heures après l'intervention pour le rivaroxaban et 1 à 4 heures pour le dabigatran. Pour le dabigatran, si l'instauration est faite le lendemain de l'intervention, le traitement est débuté à dose pleine (220 mg/jour). Pour l'apixaban, l'instauration du traitement a lieu 12 à 24 heures après l'intervention.

Il n'est pas nécessaire de surveiller les paramètres de la coagulation pendant un traitement de routine.

La durée totale de traitement est de 10 à 14 jours après prothèse de genou et de 28 à 35 jours après prothèse de hanche.

Complications hémorragiques, surdosage

Il n'existe pas d'antidote spécifique en cas de surdosage. En cas de complications hémorragiques, le traitement doit être arrêté et l'origine du saignement recherchée. L'instauration d'un traitement approprié : hémostase chirurgicale ou transfusion de plasma frais congelé, doit être envisagée.

Relais avec les traitements anticoagulants injectables et les AVK

- L'association avec l'héparine ou autres anticoagulants injectables n'est pas recommandée.
- Passage ACO, traitement anticoagulant injectable : la première dose d'anticoagulant injectable doit être administrée à l'heure à laquelle l'ACO aurait été administré.
- Passage d'un anticoagulant injectable à un ACO : l'ACO est administré à l'heure prévue de l'injection d'anticoagulant et au plus 2 heures avant.
- Passage ACO et AVK : les AVK doivent être débutés 2 à 3 jours avant l'arrêt des ACO. Durant cette période de chevauchement, les résultats de l'INR ne sont pas interprétables. Attendre 24 à 48 heures après l'arrêt de l'ACO pour mesurer l'INR.
- Passage AVK aux ACO : le traitement par AVK est tout d'abord interrompu. Les ACO sont introduits quand l'INR est $\leqslant$ 2,5.

EFFETS INDÉSIRABLES – INTERACTIONS MÉDICAMENTEUSES – PRÉCAUTIONS D'EMPLOI – CONTRE-INDICATIONS

Effets indésirables

***Tableau II.256** - Effets indésirables des anticoagulants oraux - Prévention du risque médicamenteux*

Effets indésirables	Prévention du risque médicamenteux
Antivitamines K	
• Manifestations hémorragiques de gravité diverse : – gingivorragies, épistaxis, règles très abondantes, hématome – hématurie, rectorragie et méléna, hématémèse, hémoptysie, saignement persistant • Éruptions cutanées allergiques (urticaire, prurit) réversibles après arrêt immédiat du traitement • Manifestations immunoallergiques observées essentiellement avec les dérivés de l'indanedione	• Surveillance de l'INR (au moins 1 fois/mois) • Arrêt immédiat du traitement
Autres anticoagulants oraux	
• Manifestations hémorragiques : cicatrice, gingivorragies • Hémorragies majeures	• Arrêt immédiat du traitement. Pas d'antidote spécifique disponible • Afin d'éviter ces manifestations : évaluation de la fonction rénale et hépatique avant la mise en route du traitement puis de façon régulière

Interactions médicamenteuses

***Tableau II.257** - Interactions médicamenteuses des anticoagulants oraux - Niveaux contre-indications (CI) et associations déconseillées (AD)*

Médicaments de la classe	Autres médicaments	Niveau	Mécanismes et conséquences
AVK	• Aspirine et autres salicylés à fortes doses, phénylbutazone (BUTAZOLIDINE), miconazole (DAKTARIN), voie générale et gel buccal	CI	• Augmentation du risque hémorragique
	• Millepertuis (voie orale)	CI	• Augmentation du risque thrombotique (diminution de l'activité des AVK)
	• AINS par voie générale • Aspirine et salicylés à faibles doses	AD	• Augmentation du risque hémorragique
Dabigatran	• Quinidine • Vérapamil • Amiodarone	AD	• Inhibition de la glycoprotéine P transporteur d'efflux du dabigatran avec risque hémorragique augmenté : diminuer les posologies du dabigatran : à 150 mg/j en postopératoire et à 220 mg/j en prévention des AVC si association au vérapamil
Rivaroxaban Apixaban	• Antifongiques azolés (kétoconazole, itraconazole, variconazole, posaconazole) • Inhibiteurs de la protéase du VIH	AD	• Augmentation de l'exposition au rivaroxaban par inhibition de son métabolisme avec risque hémorragique majoré

- De très nombreux médicaments, dont seuls les principaux figurent dans le *tableau II.257*, interfèrent avec les AVK en les potentialisant avec majoration du risque hémorragique ou en les inhibant.

L'introduction ou l'arrêt d'un de ces médicaments pendant un traitement par les AVK nécessite une surveillance plus étroite pouvant entraîner une modification de posologie de l'AVK prescrit.

L'aspirine, les AINS et les antiagrégants plaquettaires ont une action inhibitrice directe sur l'hémostase ; leur association aux AVK est dangereuse.

Il existe de très nombreuses autres associations médicamenteuses nécessitant des précautions d'emploi, les médicaments associés aux antivitamines K pouvant augmenter le risque hémorragique ou, à l'inverse, diminuer l'efficacité anticoagulante.

D'une manière générale, les antibactériens (antibiotiques, sulfamides) et les anticancéreux sont susceptibles d'augmenter l'effet des antivitamines K et de majorer le risque hémorragique. Une surveillance rapprochée de l'INR doit alors être réalisée.

- Comme pour les AVK, il existe de nombreuses interactions médicamenteuses nécessitant des précautions d'emploi avec les autres anticoagulants oraux :
  - avec les inducteurs enzymatiques puissants : risque de diminution de l'efficacité anticoagulante ;
  - avec les AINS, antiagrégants et autres anticoagulants : risque hémorragique majoré.

Précautions d'emploi

***Tableau II.258** - Précautions d'emploi des anticoagulants oraux*

AVK
• Prudence lors de l'association avec certains médicaments (voir *tableau II.257 : « Interactions médicamenteuses »*). • Prudence chez l'insuffisant hépatique, l'insuffisant rénal, le sujet âgé en cas d'hypoprotidémie et au cours de tout événement pathologique intercurrent (certaines circonstances pathologiques, fièvre, cancer, hyperthyroïdie peuvent diminuer la synthèse des facteurs de la coagulation et potentialiser l'effet des AVK). • Prudence en cas d'intervention chirurgicale ou d'extraction dentaire. • Il est préférable d'éviter l'interruption brutale de l'anticoagulant. • L'apport alimentaire important en vitamines K (céréales, choucroute, choux, carottes, abats) est à éviter.
Autres anticoagulants oraux
• Prudence chez l'insuffisant rénal : augmentation du risque de saignement : - pour le dabigatran, la posologie en postopératoire sera réduite à 150 mg/j chez les sujets âgés et ceux dont la clairance est < 50 mL/min ; la posologie sera réduite à 220 mg en 2 prises en prévention des accidents thromboemboliques dans ces mêmes situations ; - pour le rivaroxaban, la posologie en prévention des AVC et en traitement des TVP sera réduite à 15 mg/j chez les malades dont la clairance est < 50 mL/min ; - pour l'apixaban, la posologie sera réduite à 2,5 mg 2 fois/j en cas d'insuffisance rénale sévère, en prévention des accidents thromboemboliques.

• Insuffisance hépatique : prudence chez les patients ayant un taux d'enzymes hépatiques > 2 N (augmentation du risque de saignement). • Prudence chez les malades ayant des facteurs de risques de saignement : HTA, maladie ulcéreuse, hémorragie intracrânienne, poids < 60 kg, âge > 80 ans, insuffisance rénale légère à modérée. • Anesthésie péridurale ou rachidienne ou ponction péridurale ou lombaire : évaluation du risque d'hématome péridural ou rachidien.

Contre-indications

Tableau II.259 - Contre-indications des anticoagulants oraux

AVK
• Les injections IM et ponctions par voie intra-artérielle ou intra-articulaire sont contre-indiquées • Hypersensibilité connue au médicament • Grossesse (particulièrement 1er trimestre et 15 derniers jours) • Syndrome hémorragique • Varices œsophagiennes • Insuffisance hépatique ou rénale sévère • Ulcère gastroduodénal en évolution • Hypertension artérielle grave non contrôlée (pression diastolique supérieure à 120 mmHg) • Insuffisance rénale grave (clairance de la créatinine inférieure à 20 mL/min) • Accident vasculaire cérébral récent (excepté en cas d'embolie systémique) • Interventions neurochirurgicales ou oculaires récentes
Autres anticoagulants oraux
• Grossesse et allaitement • Saignement évolutif • Atteinte hépatique associée à une coagulopathie • Insuffisance rénale sévère (clairance de la créatinine inférieure à 30 mL/min pour le dabigatran et à 15 mL/min pour le rivaroxaban et pour l'apixaban

Administration et conseils au patient

Objectifs du traitement médicamenteux

- Pour les AVK :
  - prophylaxie de la maladie thromboembolique veineuse et des embolies systémiques dans certaines situations à risque : cardiopathies emboligènes (valvulopathies, prothèses valvulaires, fibrillation auriculaire...), infarctus du myocarde ;
  - traitement curatif des thromboses veineuses et des embolies pulmonaires.
- Pour les autres anticoagulants oraux : prophylaxie de la maladie thromboembolique veineuse suite à chirurgie pour prothèse de hanche ou prothèse de genou.

Plan de prise

- Les AVK à demi-vie longue (PREVISCAN, COUMADINE) sont administrés en une seule prise quotidienne, le soir de préférence.
- L'acénocoumarol (SINTROM) présentant une demi-vie courte est administré en 2 prises matin et soir.
- Les nouveaux anticoagulants *per os* sont administrés en une prise par jour.

Modalités d'administration

Les comprimés peuvent être pris pendant ou en dehors des repas. Il convient de conserver toujours le même moment de prise afin d'éviter des fluctuations possibles dans l'effet du médicament.

Observance du traitement

Un traitement anticoagulant par les AVK ou par les nouveaux anticoagulants *per os* ne peut être prescrit qu'à un patient coopérant, bien informé et ayant bien compris le principe même du traitement, l'efficacité de celui-ci étant directement liée à l'observance. Il est particulièrement contre-indiqué chez des patients présentant une imprégnation éthylique ou ayant un déficit intellectuel.

Surveillance de l'efficacité et de la tolérance

Pour le traitement par AVK, la surveillance biologique s'effectue par le taux de prothrombine ou temps de Quick exprimé en INR :

- 1er contrôle le matin du 3e ou du 4e jour et ajustement posologique par quart de comprimé ;
- ensuite, contrôle tous les 2 à 4 jours durant les deux premières semaines, puis mensuel ou bimensuel ;
- zone thérapeutique (voir *tableau II.255*, p. 764) :
  - INR compris entre 2 et 3 pour des indications à risque thrombotique élevé ;
  - INR compris entre 3 et 4,5 pour des indications à risque thrombotique très élevé.

Le seuil du risque hémorragique se situe à partir d'un INR de 4,5, le risque étant très net à partir de 5. Un INR inférieur à 2 reflète une dose insuffisante et expose au risque thrombotique.

Le prélèvement est effectué le matin (bien noter sur le tube le nom du patient, la date et l'heure du prélèvement) et le tube doit être transmis au laboratoire dans un délai inférieur à 2 heures. Les résultats seront transmis au médecin dans l'après-midi même, afin que la dose puisse être modifiée si besoin le soir même.

Pour les nouveaux anticoagulants par voie orale, il n'y a pas de surveillance biologique particulière.

Conseils hygiéno-diététiques

Pour le traitement par AVK :

- avoir un régime alimentaire stable, sans excès d'alcool ou de graisses ;
- éviter les aliments riches en vitamines K (choux, choux-fleurs, choucroute, épinards, carottes, brocolis, avocats, laitue, tomates, abats, etc.).

Autres conseils

CARNET PERSONNEL DE TRAITEMENT ANTICOAGULANT PAR AVK

- Les résultats biologiques doivent être reportés sur ce carnet remis au patient.
- Dans ce carnet figurent les données de l'état civil du patient ainsi que les coordonnées des médecins, l'indication du traitement, l'INR souhaité et, enfin, les médicaments associés.
- En première page est rappelé le but d'un traitement anticoagulant : fluidifier le sang et éviter la formation de caillots sanguins sans excès pour éviter le risque d'hémorragies.
- Le carnet regroupe les résultats des INR réalisés.
- Enfin, un certain nombre de consignes sont rappelées.
- Ce carnet peut être téléchargé à l'adresse suivante : http://afssaps.fr.

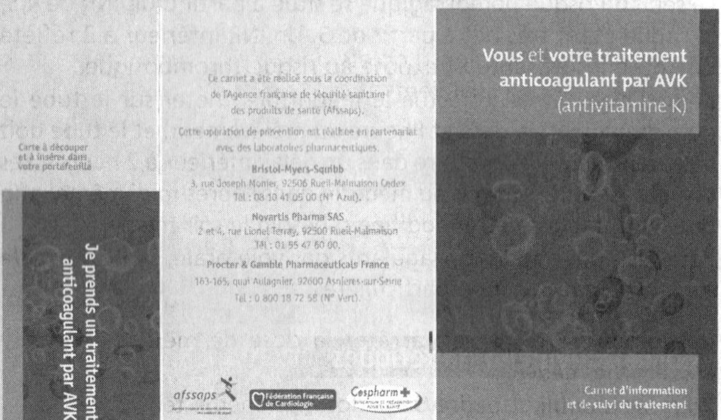

CE QU'IL FAUT FAIRE

- Suivre scrupuleusement la prescription du médecin (ne jamais arrêter le traitement sans avis médical).

- Absorber régulièrement chaque jour vers la même heure la dose quotidienne prescrite.
- Effectuer les contrôles de coagulation à la date indiquée par le médecin (tous les mois en moyenne) si possible dans le même laboratoire et lui communiquer les résultats des examens.
- Tenir à jour soi-même (avec l'aide du médecin au début) ce carnet de traitement, qui doit être présenté, correctement rempli, à chaque consultation.
- Signaler rapidement à son médecin tout saignement de nez, des gencives au brossage des dents, les ecchymoses ou hématomes répétés par des chocs minimes ; le saignement digestif donne des selles noires, le saignement urinaire des urines rouges.
- Avertir le médecin de tout événement survenant pendant la période de traitement : début de grossesse, maladie hépatique (jaunisse), rénale (coliques néphrétiques) ou digestive (vomissements, diarrhée).
- Éviter la manipulation d'objets dangereux ou coupants et la pratique des sports violents.
- Prévenir dentiste, chirurgien, anesthésiste, infirmière, pédicure, pharmacien de l'existence de tout traitement anticoagulant.
- Avoir toujours avec soi ce carnet correctement rempli.
- En cas de voyage lointain, se munir de la quantité suffisante de comprimés.

CE QU'IL NE FAUT PAS FAIRE

- Augmenter, diminuer, arrêter la dose de médicament sans avertir le médecin.
- En cas d'oubli, prendre deux doses en même temps.
- Faire pratiquer des injections intramusculaires, des infiltrations, une extraction dentaire en dehors de tout contrôle médical.
- Prendre d'autres médicaments que ceux prescrits par le médecin, en particulier les salicylés (aspirine) et les anti-inflammatoires non stéroïdiens.

Antiagrégants plaquettaires

NOTIONS ESSENTIELLES

- Les antiagrégants plaquettaires sont des médicaments antithrombotiques agissant par inhibition de l'agrégation plaquettaire, donc de la formation du clou plaquettaire.
- Les antiagrégants plaquettaires utilisés sont :
  - l'aspirine et les AINS (flurbiprofène) ;
  - le dipyridamole ;
  - le clopidogrel, le prasugrel et la ticlopidine ;
  - plus récemment, les antagonistes des récepteurs GP IIb/IIIa.
- Les antiagrégants plaquettaires sont indiqués dans la prévention des accidents thromboemboliques après un premier accident ischémique cérébral ou myocardique lié à l'athérosclérose.
- Les antagonistes des récepteurs GP IIb/IIIa sont de nouveaux antiagrégants injectables indiqués dans certaines situations à risque (angioplastie transluminale, angor instable).
- Les effets indésirables correspondent à des troubles digestifs, hémorragiques ou hématologiques (notamment neutropénie pour la ticlopidine).

GÉNÉRALITÉS

Rappels de physiopathologie

Le rôle des plaquettes dans différents processus pathologiques cardiovasculaires (induction de thrombose, troubles du rythme, développement de l'athérosclérose) a été démontré.

Les plaquettes interviennent dans le développement de thromboses, surtout artérielles.

Les prostaglandines jouent un rôle clé dans le système d'agrégation plaquettaire.

Deux substances, la prostacycline antiagrégante et le thromboxane A_2 proagrégant, dont les actions sont opposées, interviennent ; elles exercent leur action en régulant le taux d'AMP cyclique intraplaquettaire dont l'augmentation est antiagrégante alors que la diminution est proagrégante.

Lorsque l'endothélium est intact, la production continue de prostacycline exerce un effet antiagrégant sur les plaquettes qui circulent librement dans le sang.

Lorsque, au contraire, l'endothélium est lésé, la production de prostacycline cesse ; les plaquettes adhèrent au sous-endothélium mis à nu. Ceci provoque leur activation avec synthèse de thromboxane A_2 et apparition d'activités procoagulantes (facteur plaquettaire 3).

L'activation plaquettaire se traduit par leur agrégation les unes aux autres par l'intermédiaire d'un récepteur membranaire sur lequel se fixent le fibrinogène plasmatique et le calcium.

La prostacycline et le thromboxane A_2 sont synthétisés à partir d'un même précurseur, l'acide arachidonique, métabolisé à partir des phospholipides membranaires.

Mécanisme d'action

Les médicaments qui composent cette classe se différencient par leur mécanisme d'action. Il s'agit :

- de l'acide acétylsalicylique (aspirine) et du flurbiprofène (CEBUTID) ;
- du dipyridamole (PERSANTINE) ;
- de la ticlopidine (TICLID), du clopidogrel (PLAVIX) et du prasugrel (EFIENT) ;
- des antagonistes des récepteurs GP IIb/IIIa.

Antiagrégants inhibant la voie des prostaglandines

Il s'agit d'inhibiteurs de la cyclo-oxygénase ; ce sont les anti-inflammatoires non stéroïdiens (AINS) et en particulier l'acide acétylsalicylique.

L'aspirine entraîne une diminution du taux de thromboxane A_2, impliqué dans les mécanismes d'agrégation plaquettaire, par inhibition de la cyclo-oxygénase plaquettaire. Cette action s'exerce avec de faibles posologies. Cet effet persiste pendant toute la durée de vie des plaquettes (7 à 8 jours).

Antiagrégants provoquant une augmentation du taux d'AMP cyclique

Le dipyridamole augmente le taux intraplaquettaire d'AMP cyclique par stimulation de l'adénylcyclase et inhibition de la phosphodiestérase.

Antiagrégants agissant sur les récepteurs plaquettaires

La ticlopidine, le clopidogrel et le prasugrel agissent vraisemblablement en interférant avec l'agrégation plaquettaire ADP-dépendante.

Les antagonistes des récepteurs GP IIb/IIIa préviennent l'agrégation plaquettaire en empêchant la liaison du fibrinogène et des autres ligands d'adhésion aux récepteurs GP IIb/IIIa de la surface des plaquettes sanguines.

PRINCIPAUX MÉDICAMENTS – POSOLOGIES

Tableau II.260 - Antiagrégants plaquettaires

DCI	Spécialités	Présentations	Posologies
Clopidogrel (Liste I)	PLAVIX	comp. 75 mg comp. 300 mg	Dose de charge de 300 ou 600 mg puis 75 mg/j en 1 prise
Clopidogrel + acide acétylsalicylique	DUOPLAVIN	comp. 75 mg + 75 mg	1 comp./j
Prasugrel (Liste I)	EFIENT	comp. 5 mg comp. 10 mg	• Poids ⩾ 60 kg : dose de charge de 60 mg en une prise unique puis 10 mg/j • Poids < 60 kg ou patient > 75 ans : dose de charge de 60 mg en une prise unique puis 5 mg/j
Ticlopidine (Liste I)	TICLID	comp. 250 mg	**AD** : 250 mg × 2 fois/j au cours des repas
Dipyridamole (Liste II)	CLERIDIUM	comp. quadriséc. 150 mg	À dose progressive : **AD** : 300 mg/j en 2 à 3 prises
	PERSANTINE	comp. 75 mg	
	PERSANTINE inj. (réservée aux hôpitaux)	amp. 10 mg = 2 mL	Perf. IV courte pendant 4 min : 0,56 à 0,80 mg/kg/administration (au maximum, 0,95 mg/kg/administration en 6 min)
Dipyridamole + acide acétylsalicylique	ASASANTINE LP	gél. 200 mg + 25 mg	1 gél. matin et soir au repas
Acide acétylsalicylique (aspirine)	KARDEGIC	sach. 75 mg sach. 160 mg sach. 300 mg	• Voie orale : le plus précocement possible après le 1er infarctus du myocarde ou la récidive, à poursuivre pendant 5 semaines au minimum
	ASPIRINE PROTECT	comp. 300 mg	**AD** : 75 à 300 mg/j en 1 prise
	ASPIRINE UPSA	gél. 325 mg	
	KARDEGIC inj.	fl. 500 mg = 5 mL	• Voie IV (1 à 3 min) **AD** : 250 à 500 mg

DCI	Spécialités	Présentations	Posologies
Flurbiprofène (Liste II)	CEBUTID	comp. 50 mg	100 mg/j en 2 prises
Ticagrelor	BRILIQUE	comp. 90 mg	Dose de charge de 180 mg puis 90 mg 2 fois/j en association avec acide acétylsalicylique : 75 à 150 mg/j
Antagonistes des récepteurs GP IIb/IIIa* (Liste I) (réservé aux hôpitaux)			
Abciximab	REOPRO	fl. 10 mg = 5 mL	Voie IV : 0,25 mg/kg en bolus puis 0,125 µg/kg/min (10 µg/min maxi) en perf. IV continue pendant 12 h
Tirofiban	AGRASTAT	• fl. 50 mL 0,25 mg/mL • poche 250 mL 0,05 mg/mL	Voie IV : 0,4 µg/kg/min pendant 30 min puis 0,1 µg/kg/min en perfusion continue (au moins 48 h)
Eptifibatide	INTEGRILIN	fl. 20 mg = 10 mL fl. 75 mg = 100 mL	Voie IV : 180 µg/kg en bolus puis perfusion continue de 2 µg/kg/min pendant 72 h

* Conservation entre + 2 et + 8 °C.

INDICATIONS – CONDUITE DE TRAITEMENT

Indications

Acide acétylsalicylique

- Prévention secondaire après un premier accident ischémique myocardique ou cérébral lié à l'athérosclérose :
  - réduction de la mortalité et de la morbidité de cause cardiovasculaire : après infarctus du myocarde dans le cadre de l'angor stable ou instable, lors d'une angioplastie coronaire transluminale, après accident ischémique cérébral ;
  - réduction de l'occlusion des greffons après pontage aorto-coronarien.
- Forme injectable (KARDEGIC IV 500 mg) : syndrome coronarien aigu et à la phase aiguë de l'infarctus du myocarde (si voie orale non disponible).

Clopidogrel et prasugrel

Prévention des événements liés à l'athérosclérose :
- patients souffrant d'un infarctus du myocarde, d'un accident vasculaire cérébral, ou d'une artériopathie oblitérante des membres inférieurs ;
- patients souffrant d'un syndrome coronarien aigu en association avec l'acide acétylsalicylique.

Dipyridamole

- Prévention des accidents thromboemboliques systémiques en association avec les anticoagulants oraux chez les patients porteurs de prothèses valvulaires.
- Forme injectable : explorations fonctionnelles cardiovasculaires.

Ticlopidine

- Prévention des complications thrombotiques artérielles (accident vasculaire cérébral, infarctus du myocarde) après un premier accident vasculaire cérébral lié à l'athérosclérose.
- Prévention des accidents ischémiques majeurs, en particulier coronariens, chez les patients porteurs d'une artérite chronique oblitérante des membres inférieurs au stade de la claudication intermittente.
- Prévention et correction des troubles plaquettaires induits par les circuits extracorporels : chirurgie avec circulation extracorporelle, hémodialyse chronique.
- Prévention de la thrombose subaiguë sur endoprothèse coronaire (stent).

Flurbiprofène

Prévention secondaire dans les suites d'un infarctus du myocarde ou après désobstruction (thrombolyse, angioplastie transluminale), en cas de contre-indication à l'aspirine.

Antagonistes des récepteurs GP IIb/IIIa

- Prévention des complications cardiaques ischémiques chez les patients à haut risque qui font l'objet d'une angioplastie coronarienne trans-

luminale percutanée en complément de l'administration d'héparine et d'aspirine.
- Réduction du risque d'infarctus du myocarde chez les patients souffrant d'angor instable ou de syndrome coronarien aigu pour lesquels une intervention coronarienne est programmée.

Conduite de traitement

La pathologie artérielle athéromateuse est rarement limitée à un seul territoire. L'hyperagrégabilité plaquettaire de même que les facteurs de risque reconnus s'exercent à tous les étages artériels.

Les facteurs de risque le plus souvent incriminés sont :
- l'hypertension artérielle ;
- le cholestérol ;
- le tabac ;
- le diabète.

Selon le type de pathologie ischémique concerné (coronaire, cérébro-vasculaire, périphérique), le nombre de facteurs de risque et leur importance varient.

Par exemple, s'il s'agit de pathologie ischémique coronaire, le risque de survenue d'infarctus du myocarde est augmenté de :
- 2 en cas d'HTA ;
- 4 en cas d'hypercholestérolémie ;
- 2 à 3 chez le fumeur ;
- 2 à 5 chez le diabétique.

La conséquence thérapeutique est donc :
- de corriger les facteurs de risque ; la prise en charge de l'hypertension artérielle, du diabète, du tabagisme et des dyslipidémies permet de réduire la morbidité et la mortalité cardiovasculaires ;
- de mettre en place un traitement préventif dès les premières complications de la maladie artérielle athérothrombosante pour réduire les risques de récidive dans le territoire incriminé.

Les antiagrégants plaquettaires trouvent leur place en prévention secondaire (c'est-à-dire après un premier accident). La prévention primaire (avant tout accident ischémique) semble apporter un bénéfice sur la réduction de morbidité cardiovasculaire dans les groupes à risque.

Aspirine

La posologie est de l'ordre de 75 à 300 mg par jour. Après infarctus du myocarde et dans l'angor instable, le traitement est entrepris le plus précocement possible après l'accident inaugural ou la récidive.

Ticlopidine

La posologie journalière est de 250 mg deux fois par jour à prendre au cours des repas. Des doses plus fortes (jusqu'à 1 g) peuvent être prescrites en traitement de courte durée, sous contrôle clinique et biologique.

Dipyridamole

La posologie moyenne est de 300 mg/j, répartie en 2 à 3 prises.

Clopidogrel

La posologie est de 1 comprimé à 75 mg par jour, au cours ou en dehors des repas (dose de charge de 300 mg chez les patients présentant un syndrome coronarien aigu).

Effets biologiques et surveillance

Les effets biologiques des médicaments antiplaquettaires peuvent être appréciés par :
- la mesure du temps de saignement ;
- l'agrégation plaquettaire.

La surveillance biologique n'est pas obligatoire car aucun test ne peut être actuellement proposé pour évaluer le degré réel ou le risque de l'effet antiagrégant et adapter la posologie.

EFFETS INDÉSIRABLES – INTERACTIONS MÉDICAMENTEUSES – PRÉCAUTIONS D'EMPLOI – CONTRE-INDICATIONS

Effets indésirables

***Tableau II.261** - Effets indésirables des antiagrégants plaquettaires - Prévention du risque médicamenteux*

Effets indésirables	Prévention du risque médicamenteux
Acide acétylsalicylique et flurbiprofène • troubles digestifs (douleurs abdominales, ulcérations gastriques, hémorragies digestives) • syndrome hémorragique (épistaxis, gingivorragies, purpura, etc.) • réactions d'hypersensibilité	• utiliser avec prudence en cas d'antécédent d'ulcère gastroduodénal ou d'hémorragie digestive • la survenue d'une crise d'asthme peut être liée à une allergie aux AINS ou aux salicylés (ils sont dans ce cas contre-indiqués)
Ticlopidine • troubles hématologiques (neutropénie surtout survenant lors du 1er trimestre de traitement) • hémorragies (surtout per et postopératoires) • troubles digestifs (nausées, diarrhée) • éruptions cutanées (1er trimestre de traitement) • troubles hépatiques	• surveillance régulière de la NFS. Une éventuelle apparition de fièvre, d'angine, d'ulcérations buccales impose l'arrêt du traitement et le contrôle de l'hémogramme • arrêter le traitement au moins 1 semaine avant une intervention chirurgicale • interrompre le traitement en cas de diarrhée sévère • administrer avec prudence chez l'insuffisant hépatique
Dipyridamole • troubles digestifs (nausées, vomissements, diarrhée) • céphalées, bouffées vasomotrices • hypotension • éruptions cutanées	

Effets indésirables	Prévention du risque médicamenteux
Clopidogrel – Prasugrel • troubles hémorragiques • troubles hématologiques (neutropénie, anémie, thrombopénie) • troubles digestifs (diarrhées) • éruptions cutanées • hépatites	• arrêter le traitement 1 semaine avant une intervention chirurgicale • surveillance de la NFS
Ticagrelor • dyspnée d'effort ou de repos • saignements, hémorragies • troubles digestifs (gastrite, vomissements, diarrhées) • hyperuricémie • confusion, paresthésies, vertiges	• utilisation avec précaution chez les malades asthmatiques ou avec BPCO • arrêt du traitement 7 jours avant une intervention chirurgicale • utilisation avec prudence s'il y a des antécédents d'hyperuricémie ou de goutte
Antagonistes des récepteurs GP IIb/IIIa • saignements mineurs ou importants • thrombopénie • rares réactions allergiques • nausées, vomissements, fièvre, hypotension	• peuvent nécessiter une transfusion sanguine • mesurer le taux d'hémoglobine et l'hématocrite avant l'administration puis 12 h après • porter une attention particulière au site de ponction de l'artère fémorale pour la mise en place de l'introducteur lors d'une angioplastie coronarienne transcutanée • avant administration, effectuer des tests de coagulation (numération plaquettaire, temps de prothrombine, temps de céphaline activée) • administrer préalablement un antihistaminique H2 afin de prévenir une hémorragie digestive spontanée • effectuer une numération plaquettaire 2 h puis 24 h après l'administration du produit • administrer si nécessaire un antiémétique

Interactions médicamenteuses

D'une manière générale, l'association de plusieurs antiagrégants plaquettaires majore le risque de saignement, de même que leur association aux héparines ou analogues (hirudines), aux autres anticoagulants oraux et aux thrombolytiques. Toute association de ce type doit être prise en compte en maintenant une surveillance régulière clinique et biologique.

Contre-indications

***Tableau II.262** - Contre-indications des antiagrégants plaquettaires*

- Antécédents connus d'hypersensibilité à l'un des médicaments antiagrégants plaquettaires
- Syndromes hémorragiques, troubles de la coagulation
- Lésions organiques susceptibles de saigner (ulcère gastroduodénal évolutif, accident vasculaire cérébral hémorragique)
- Risque hémorragique, chirurgie majeure récente
- Hémopathies avec allongement du temps de saignement
- Antécédents de leucopénie, thrombopénie ou d'agranulocytose (dans le cas de la ticlopidine)
- Insuffisance hépatique sévère
- Grossesse et allaitement (ticagrelor)

Administration et conseils au patient

Objectifs du traitement médicamenteux

Réduire les complications de l'athérosclérose chez les patients présentant des antécédents d'infarctus du myocarde, d'angor instable, d'artériopathie oblitérante des membres inférieurs ou d'accident vasculaire cérébral et chez les patients porteurs d'endoprothèses coronaires (stent) ou de prothèses valvulaires.

Plan de prise

- Une prise par jour pour l'aspirine, le clopidogrel et le prasugrel.
- Deux prises par jour pour la ticlopidine.
- Plusieurs prises par jour (2 à 3) pour le dipyridamole.

Modalités d'administration

- Administrer au cours des repas.
- Administrer le dipyridamole à dose progressive, en fractionnant les prises pour réduire les effets indésirables (céphalées).

Observance du traitement

Il convient de ne pas arrêter le traitement sans avis médical ; ces médicaments sont prescrits pour une longue période.

Surveillance de l'efficacité et de la tolérance

- Surveillance de la tolérance digestive.
- Surveillance du risque hémorragique (salicylés, AINS, ticlopidine, clopidogrel).
- Pour la ticlopidine, surveiller l'hémogramme pour dépister un trouble hématologique (notamment pendant les 3 premiers mois de traitement). Une éventuelle apparition de fièvre, d'angine, d'ulcérations buccales impose le contrôle en urgence de la NFS.
- L'utilisation des antagonistes des récepteurs GP IIb/IIIa nécessite une surveillance médicale spécialisée, en raison du risque particulier d'hémorragie, notamment au niveau du site de ponction de l'artère fémorale.

Conseils au patient

- Des effets indésirables peuvent apparaître en début de traitement, en particulier avec le dipyridamole ; il s'agit de nausées, vomissements, maux de tête, vertiges. S'ils persistent, il faut prévenir le médecin.
- Un traitement par le clopidogrel ou la ticlopidine doit être arrêté une semaine à 10 jours avant une intervention chirurgicale (sauf si un effet antiagrégant plaquettaire est recherché).
- Le patient doit prévenir tout médecin, pharmacien ou chirurgien-dentiste qu'il est sous traitement antiagrégant plaquettaire.

Thrombolytiques ou fibrinolytiques

NOTIONS ESSENTIELLES

- Les thrombolytiques ou fibrinolytiques sont des médicaments pouvant dissoudre un caillot de fibrine par activation du plasminogène en plasmine (mécanisme physiologique de la fibrinolyse).
- Les thrombolytiques, streptokinase, urokinase, altéplase, retéplase et ténectéplase, sont utilisés dans les indications suivantes :
  - thrombolyse dans la phase aiguë de l'infarctus du myocarde ;
  - embolie pulmonaire ;
  - thromboses et embolies veineuses et artérielles récentes ;
  - thrombose des prothèses intracardiaques, des shunts artério-veineux (hémodialyse) ou des cathéters à demeure.
- Les thrombolytiques sont administrés en injection IV en bolus ou perfusion IV continue en fonction des schémas thérapeutiques spécifiques de chaque produit.
- La prise en charge de l'infarctus du myocarde est une urgence hospitalière, tous les patients atteints d'un infarctus de moins de 12 heures devant bénéficier d'une reperfusion coronaire par angioplastie ou par thrombolyse par agent thrombolytique.
- Le traitement thrombolytique doit impérativement faire l'objet d'une surveillance rigoureuse en milieu spécialisé, notamment des paramètres hématologiques et d'hémostase en raison des risques de complications hémorragiques.

GÉNÉRALITÉS

Mécanismes physiologiques de la fibrinolyse (ou thrombolyse)

La fibrinolyse est l'ensemble des mécanismes physiologiques de digestion enzymatique des dépôts insolubles de fibrine. Ce phénomène est contrôlé et régulé par l'activité d'un puissant système enzymatique situé physiologiquement dans le plasma circulant : c'est le système plasminogène-plasmine.

La plasmine est une enzyme protéolytique issue du plasminogène tissulaire sous l'influence d'activateurs tissulaires. Elle est capable de digérer les polymères de fibrine insolubles ou le fibrinogène.

Le système fibrinolytique est composé des différents facteurs qui activent ou inhibent la transformation du plasminogène en plasmine *(figure II.24)*.

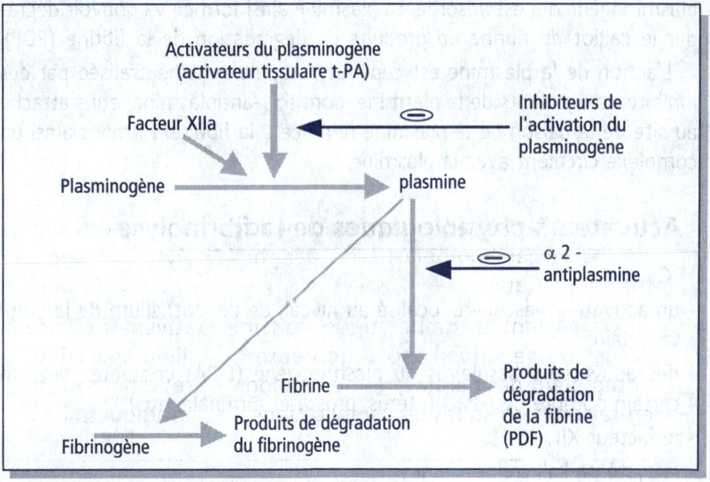

***Figure II.24** - La fibrinolyse*

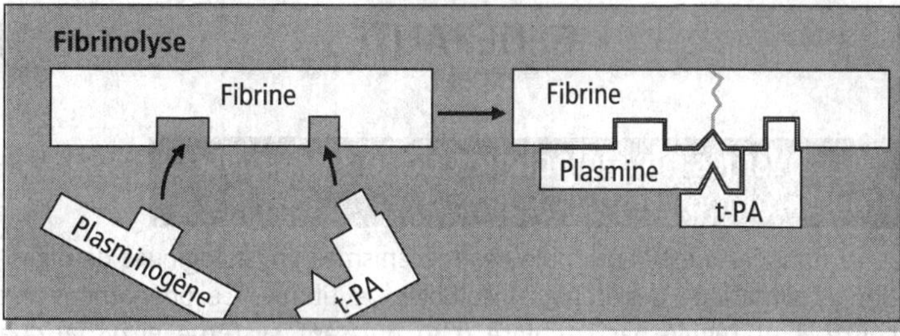

***Figure II.25** - Liaison du plasminogène à son activateur tissulaire et à la fibrine*

Le plasminogène, comme la plasmine, a une grande affinité pour le fibrinogène et surtout pour la fibrine, sur laquelle il se fixe par l'intermédiaire d'un site de liaison.

À l'état physiologique, plusieurs activateurs naturels du plasminogène sont présents, dont l'activateur tissulaire (t-PA). Ces substances ont également une grande affinité pour le caillot de fibrine et vont activer le plasminogène qui est adsorbé. La plasmine ainsi formée va pouvoir dégrader le caillot de fibrine en produits de dégradation de la fibrine (PDF).

L'action de la plasmine est cependant rapidement neutralisée par des inhibiteurs circulants de la plasmine, dont l'α_2-antiplasmine, qui s'attache au site de la liaison de la plasmine non liée à la fibrine, formant ainsi un complexe circulant avec la plasmine.

Activateurs physiologiques de la fibrinolyse

Ce sont :

- un activateur vasculaire localisé au niveau de l'endothélium de la paroi vasculaire ;
- des activateurs tissulaires du plasminogène (t-PA) contenus dans un certain nombre de tissus (utérus, prostate, surrénale, etc.) ;
- le facteur XII ;
- le système kallicréine-kinine ;
- l'urokinase sécrétée par le tissu rénal.

Inhibiteurs physiologiques de la fibrinolyse

Ils interviennent :
- soit en inhibant l'activateur du plasminogène (α_2-macroglobuline) ;
- soit en inhibant la plasmine (α_2-antiplasmine).

Activateurs pharmacologiques de la fibrinolyse

Ils peuvent agir de différentes façons :
- par dissolution directe du caillot de fibrine (plasmine) ;
- par activation du plasminogène en plasmine (médicaments thrombolytiques) ;
- par inactivation des inhibiteurs ;
- par augmentation de la synthèse ou de la libération des activateurs physiologiques du plasminogène (acide nicotinique, catécholamines, cortisone, insuline, desmopressine, etc.).

Traitement thrombolytique

Objectif du traitement

Le principal objectif du traitement thrombolytique est la suppression des dépôts intravasculaires de fibrine qui ne peuvent être dissous par les mécanismes physiologiques de la fibrinolyse et, de ce fait, la restauration d'une perméabilité vasculaire aussi rapide et complète que possible, de façon à réduire au minimum les dommages tissulaires causés par l'ischémie.

L'héparine et les antivitamines K agissent préventivement mais n'activent pas la dissolution du caillot, à la différence des thrombolytiques.

Caractéristiques des thrombolytiques

Les thrombolytiques sont des protéases (enzymes) possédant un site actif capable d'activer le plasminogène.

Ils diffèrent par :
- leurs propriétés catalytiques (enzymatiques) ;
- leur durée de vie ;

- leur affinité pour la fibrine;
- leur potentiel antigénique.

Les thrombolytiques peuvent être classés en deux grands groupes.

Molécules de première génération (streptokinase, urokinase)

Elles ne sont pas actives sélectivement sur le thrombus (caillot) dont elles lysent la fibrine; elles possèdent des effets systémiques puisqu'elles sont également actives sur le fibrinogène circulant.

Lors de l'administration d'un thrombolytique de première génération, la plasmine libre formée en excès dépasse le système antifibrinolytique physiologique et agit non seulement sur la fibrine du caillot mais aussi sur le fibrinogène circulant, induisant un état lytique généralisé dont l'intensité dépend de la dose et du thrombolytique utilisés.

STREPTOKINASE

Elle est extraite de cultures de streptocoques bêta-hémolytiques. Elle possède un fort pouvoir antigénique qui expose à une inactivation du produit par des anticorps préexistants et à des accidents allergiques.

La streptokinase est un activateur indirect du plasminogène; elle se lie au plasminogène et forme un complexe qui est alors actif et peut transformer le plasminogène restant en plasmine active qui lyse la fibrine. La dose à administrer pour obtenir un effet lytique est variable d'un individu à l'autre; elle dépend du taux d'anticorps antistreptokinase et du taux de plasminogène du sujet.

Il existe donc, par son mécanisme d'action, un délai d'action et un effet systémique sur le plasminogène circulant.

UROKINASE

C'est une enzyme protéolytique, isolée initialement de l'urine humaine. Elle est préparée à partir de cellules rénales en culture et se distingue de la streptokinase par deux caractères essentiels:
- elle est d'origine humaine, donc peu antigénique;
- elle active directement le plasminogène, les doses utilisées peuvent donc être plus faibles.

La streptokinase comme l'urokinase activent aussi bien le plasminogène fixé sur le thrombus que le plasminogène circulant.

La libération de plasmine conduit donc à une activité protéolytique non seulement sur la fibrine du caillot mais aussi sur le fibrinogène circulant (fibrinogénolyse).

L'activité fibrinogénolytique a comme conséquences essentielles :
- une baisse de la viscosité sanguine ;
- une diminution de l'agrégabilité des hématies ;
- une action anticoagulante, dite *héparine-like*, source d'accidents hémorragiques

Il n'existe pas de test de laboratoire pour juger de l'activité fibrinolytique ; on peut l'évaluer indirectement par le taux de fibrinogène (< 0,8 g/L) et par le temps de lyse des euglobulines (< 10 min).

Molécules de deuxième génération (altéplase, retéplase, ténectéplase)

Elles se distinguent des premières par leur spécificité vis-à-vis du thrombus à lyser ainsi que par une demi-vie allongée.

ACTIVATEUR TISSULAIRE DU PLASMINOGÈNE (RT-PA) OU ALTÉPLASE

Il est obtenu à partir de cultures de cellules de mélanome ou par des bactéries dont l'équipement génétique a été modifié.

Le rt-PA est surtout actif en présence de fibrine ; par conséquent, il n'agit qu'en sa présence pour transformer le plasminogène en plasmine ; il agit ainsi électivement au niveau du thrombus sans provoquer de fibrinolyse systémique importante.

Le rt-PA a une demi-vie brève (2 à 10 min) et une élimination très rapide.

RETÉPLASE (R-PA)

C'est une molécule protéique obtenue par génie génétique.

Elle présente un certain nombre de modifications structurales par rapport à l'activateur tissulaire physiologique (t-PA) qui lui permettent de conserver intacte l'activité protéolytique du t-PA tout en réduisant sa vitesse de métabolisation et son affinité pour plusieurs récepteurs endothéliaux et hépatiques.

L'augmentation de sa demi-vie d'élimination et son utilisation sous forme de bolus IV permettent d'obtenir des concentrations élevées et son maintien de façon prolongée.

TÉNECTÉPLASE (TNK-PA)

Le ténectéplase est une protéine recombinante dérivant du t-PA endogène, se fixant sur la fibrine du caillot sanguin et transformant sélectivement le plasminogène lié au thrombus en plasmine.

Par rapport au t-PA endogène, le ténectéplase possède une plus grande spécificité pour la fibrine et une plus grande résistance à l'inactivation.

PRINCIPAUX MÉDICAMENTS – POSOLOGIES

***Tableau II.263** - Médicaments thrombolytiques (Liste I) (réservés aux hôpitaux)*

DCI	Spécialités Présentations	Posologies
Streptokinase *(conservation entre 15 et 25 °C)*	STREPTASE fl. 250 000 UI fl. 750 000 UI fl. 1 500 000 UI	Perf. IV : • 1 500 000 UI en 45 min en 1 fois dans l'infarctus récent du myocarde • 250 000 à 500 000 UI en 30 min, puis 100 000 UI/h pendant 24 à 96 h dans les autres indications
Urokinase *(conservation entre 2 et 8 °C)*	ACTOSOLV UROKINASE fl. 100 000 UI fl. 600 000 UI	Perf. IV : • 1 500 000 UI en 90 min en 1 fois dans l'infarctus récent du myocarde • 1 000 à 2 000 UI/kg/h dans les autres indications
Altéplase ou rt-PA *(conservation à l'abri de la lumière entre 15 et 25 °C)*	ACTILYSE fl. 2 mg fl. 10 mg fl. 20 mg fl. 50 mg	*Dans la désobstruction des cathéters veineux centraux* (CVC) • poids > 30 kg : 2 mg • poids < 30 kg : dose adaptée au volume du CVC *En phase aiguë de l'infarctus du myocarde :* • dans les 6 premières heures, dans le schéma suivant, sur 90 min : - 15 mg en bolus IV - puis 50 mg en perfusion sur 30 min (< 65 kg : 0,75 mg/kg) - puis 35 mg en perfusion sur 60 min (< 65 kg : 0,5 mg/kg)

DCI	Spécialités Présentations	Posologies
Altéplase ou rt-PA *(conservation à l'abri de la lumière entre 15 et 25 °C)*	ACTILYSE fl. 10 mg fl. 20 mg fl. 50 mg	*En phase aiguë de l'infarctus du myocarde :* • si le traitement débute entre la 6e et la 12e heure, sur 3 heures : - 10 mg en bolus IV - puis 50 mg en perfusion sur 60 min - puis 10 mg en perfusion sur 30 min à renouveler si besoin (dose max. totale de 100 mg) *Dans l'embolie pulmonaire :* • bolus IV de 10 mg en 1 à 2 min • puis perfusion IV de 90 mg en 2 h *Dans l'accident vasculaire cérébral :* 0,9 mg/kg en perfusion IV sur 60 min, avec 10 % de la dose en bolus IV initial
Retéplase ou r-PA *(conservation à l'abri de la lumière entre 2 et 25 °C)*	RAPILYSIN fl. 10 U	*En phase aiguë de l'infarctus du myocarde :* Bolus IV de 10 U en 2 min suivi d'un 2e bolus de 10 U 30 min plus tard
Ténectéplase ou TNK-PA *(conservation entre 15 et 25 °C)*	METALYSE fl. 50 mg (10 000 U)	*En phase aiguë de l'infarctus du myocarde :* Bolus IV unique (5 à 10 secondes) de 30 à 50 mg (6 000 à 10 000 U) en fonction du poids

INDICATIONS – CONDUITE DE TRAITEMENT

Indications

- Fibrinolyse à la phase aiguë de l'infarctus du myocarde :
  - de moins de 6 heures (METALYSE, STREPTASE) ;
  - de moins de 12 heures (ACTILYSE, RAPILYSIN).
- Embolies pulmonaires (ACTILYSE, STREPTASE, UROKINASE).
- Traitement de l'accident vasculaire cérébral ischémique à la phase aiguë (3 premières heures), après avoir éliminé une hémorragie intracrânienne (ACTILYSE).

- Thrombose de prothèse valvulaire cardiaque (STREPTASE).
- Désobstruction des shunts artério-veineux chez les patients hémodialysés et porteurs de cathéters à demeure (STREPTASE) et des cathéters veineux centraux (CVC) (ACTILYSE et UROKINASE).
- Occlusion artérielle dans le traitement endovasculaire (STREPTASE).

Conduite de traitement (infarctus du myocarde en phase aiguë)

L'infarctus du myocarde correspond à une carence prolongée du cœur en oxygène conduisant à une nécrose cellulaire irréversible. Il résulte dans la grande majorité des cas de la constitution d'un thrombus au niveau d'une artère coronaire après rupture d'une plaque d'athérome initiant le processus thrombotique.

L'occlusion complète ou prolongée d'une artère coronaire est responsable de l'infarctus avec onde Q et élévation du segment ST à l'électrocardiogramme (ECG), ce qui correspond à une nécrose ischémique totale ou partielle de la paroi ventriculaire (infarctus transmural), responsable de nombreuses complications (insuffisance cardiaque, troubles du rythme, notamment fibrillation ventriculaire...).

Le diagnostic est fondé sur :

- les signes cliniques : douleur thoracique intense et prolongée ($>$ 30 min) rétrosternale constrictive en barre, irradiant dans le cou et le bras gauche ;
- les anomalies de l'ECG ;
- la biologie : élévation des enzymes CPK-MB et des troponines I et T.

La prise en charge de l'infarctus est une urgence hospitalière, tous les patients atteints d'un infarctus de moins de 12 heures devant bénéficier d'une reperfusion coronaire.

Le traitement de l'infarctus du myocarde dans sa phase aiguë comporte :

- un traitement antalgique : morphine IV associée à une oxygénothérapie ;
- la reperfusion myocardique :
  - si l'infarctus évolue depuis moins de 3 heures : angioplastie primaire après administration d'anti-GP IIb/IIIa (abciximab : REOPRO, voir section « *Antiagrégants plaquettaires* », p. 780) si elle peut être réalisée dans des délais très courts ($\leqslant$ 90 min), ou thrombolyse préhospitalière par le SAMU (ou après transport rapide aux urgences) ;

- l'angioplastie consiste en l'introduction d'une sonde de coronarographie généralement au niveau de l'artère fémorale, le gonflement du ballonnet au niveau de la zone sténosée permettant l'élargissement de l'artère coronaire et le rétablissement du flux sanguin. L'angioplastie peut être complétée par la pose d'une endoprothèse vasculaire (stent) ;
- la thrombolyse consiste en l'administration par voie IV d'un médicament thrombolytique, sous surveillance hématologique étroite : NFS, plaquettes, TCA, TP, temps de thrombine, fibrinogène, facteurs de la coagulation ;
- si l'infarctus a évolué depuis plus de 3 heures mais moins de 12 heures, l'angioplastie précédée d'une administration préhospitalière d'un anti-GP IIb/IIIa est actuellement privilégiée ;
- au-delà de 12 heures d'évolution, il n'y a plus d'indication à la revascularisation en urgence car la nécrose myocardique est constituée (sauf cas particulier comme l'infarctus étendu où le bénéfice du traitement a été observé jusqu'à 24 heures). Un traitement médical par aspirine-clopidogrel, bêtabloquant et inhibiteur de l'enzyme de conversion (IEC) sera instauré (voir section « *Antiangoreux* », p. 510) ;

- l'héparine : soit héparine non fractionnée par voie IV (maintien du TCA entre 1,5 et 2,5 fois le témoin) pendant 24 à 48 heures, soit une HBPM (énoxaparine) à dose curative par voie SC pendant 8 jours ;
- l'aspirine : administrée d'abord par voie IV puis *per os* (75 à 325 mg/jour), en association avec le clopidogrel (PLAVIX : 75 mg/jour) pendant au moins 30 jours ;
- un dérivé nitré, notamment en cas d'insuffisance ventriculaire congestive (infarctus transmural) ;
- un bêtabloquant (acébutolol, aténolol, métoprolol, propranolol, timolol) par voie IV en phase aiguë de l'infarctus, puis *per os* afin de limiter l'extension de la nécrose et de réduire la mortalité dans les premiers mois ;
- un inhibiteur de l'enzyme de conversion (IEC) : captopril, lisinopril, trandolapril, ramipril, zofénopril, ayant monté une efficacité dans la réduction de la mortalité dans la phase aiguë et à long terme en cas d'insuffisance ventriculaire gauche ;
- une statine (simvastatine, pravastatine) en prévention secondaire, notamment chez les sujets dyslipidémiques.

EFFETS INDÉSIRABLES – INTERACTIONS MÉDICAMENTEUSES – PRÉCAUTIONS D'EMPLOI – CONTRE-INDICATIONS

Tableau II.264 - *Effets indésirables des thrombolytiques - Prévention du risque médicamenteux*

Effets indésirables	Prévention du risque médicamenteux
• Complications hémorragiques aux points de ponction vasculaire ou d'intervention chirurgicale	• Arrêt du traitement en cas de saignement jugé excessif. Il peut être nécessaire de recourir à une administration de plasma frais congelé ou de plaquettes, et/ou aux antifibrinolytiques • Les ponctions artérielles ou veineuses doivent être évitées au maximum
• Hémorragie intracrânienne	• Respecter les contre-indications
• Réactions allergiques (streptokinase, urokinase)	• Administration d'antihistaminiques et/ ou de corticoïdes (hémisuccinate d'hydrocortisone)

Tableau II.265 - *Interactions médicamenteuses des thrombolytiques*

Aucune interaction médicamenteuse contre-indiquée de façon absolue ou relative n'est actuellement décrite.

Tableau II.266 - *Précautions d'emploi des thrombolytiques*

- Médicaments à utiliser sous surveillance médicale stricte.
- Ne pas procéder à des injections intramusculaires ou intra-artérielles en cours de traitement.

Tableau II.267 - *Contre-indications des thrombolytiques*

Ensemble des thrombolytiques • Antécédents d'accident vasculaire cérébral ou malformation vasculaire cérébrale • Hémorragie en cours ou risque hémorragique potentiel • Déficit constitutionnel ou acquis de l'hémostase • Hypertension artérielle sévère non contrôlée • Traumatisme sévère ou intervention chirurgicale récente (notamment intracrânienne), biopsies ou investigations invasives (< 15 jours) • Ulcères digestifs documentés récents, varices œsophagiennes, anévrisme artériel, malformation artérielle ou veineuse • Insuffisance hépatique sévère • Grossesse et *post-partum* (absence d'études) • Cancer • Choc cardiogénique • Rétinopathie diabétique hémorragique
Pour la streptokinase • Allergie ou intolérance à la streptokinase

Administration et conseils au patient

Objectifs du traitement médicamenteux

L'objectif d'un traitement thrombolytique en phase aiguë d'infarctus du myocarde, d'embolie pulmonaire ou d'accident vasculaire cérébral est la dissolution d'un caillot contenant de la fibrine, par transformation du plasminogène inactif en plasmine active qui détruit la fibrine.

Plan de prise

La thrombolyse doit être réalisée dans les plus brefs délais après l'occlusion artérielle, soit un délai au mieux de moins de 6 heures dans l'infarctus du myocarde ou dans les 3 heures suivant l'apparition des symptômes de l'accident vasculaire cérébral.

Modalités d'administration

- Voie injectable : voie IV en bolus et/ou perfusion IV (voir *tableau II.263*, p. 794).
- Altéplase :
  - lyophilisat à reconstituer par de l'eau ppi de façon à obtenir une concentration de 1 ou de 2 mg/mL ;
  - dilution si nécessaire dans du chlorure de sodium 0,9 % exclusivement (jamais de glucosé 5 %) ;
  - ne mélanger à aucun autre médicament (dont héparine).
- Retéplase :
  - poudre à reconstituer par 10 mL d'eau ppi (seringue préremplie) ;
  - ne mélanger à aucun autre médicament (dont héparine).
- Ténectéplase : diluer le lyophilisat avec le solvant fourni (seringue d'eau ppi de 10 mL).
- Streptokinase :
  - lyophilisat à reconstituer dans du chlorure de sodium 0,9 % ou du glucosé 5 % ;
  - perfusion dans 100 à 300 mL de chlorure de sodium ou glucosé isotonique avec adjonction de 50 à 100 mg d'hémisuccinate d'hydrocortisone.
- Urokinase :
  - lyophilisat à reconstituer exclusivement avec 2 mL d'eau ppi (ACTOSOLV 100 000 UI) ou 10 à 12 mL d'eau ppi (ACTOSOLV 600 000 UI) ;
  - dilution dans le volume nécessaire (pour la perfusion) de chlorure de sodium ou glucosé isotonique.
- Les injections intramusculaires ou intra-artérielles sont contre-indiquées en cours de traitement.
- Les ponctions artérielles ou veineuses doivent être évitées au maximum.

Surveillance de l'efficacité et de la tolérance

- Suivi biologique complet de l'hémostase.
- Surveiller l'apparition des effets indésirables, d'intolérance en particulier.
- Surveiller la pression artérielle et le rythme cardiaque.
- Évaluer les saignements aux points d'injection ou de ponction.
- En cas d'hémorragie grave, arrêter le traitement. Le recours à l'administration de plasma frais congelé cryoprécipité ou aux transfusions de culots plaquettaires doit être envisagé.

Conseils au patient

En post-infarctus, il est essentiel d'informer le patient de l'importance :

- du respect du traitement instauré en prévention des récidives (IEC, bêtabloquant, antiagrégant plaquettaire, statine) ;
- de la réduction des facteurs de risque :
  - arrêt du tabac (obligatoire) ;
  - régime diététique : réduction des apports caloriques, éviter les acides gras saturés (graisses animales) au profit des acides gras polyinsaturés ;
  - exercice physique (sous contrôle médical).

Généralités sur l'hématopoïèse et les facteurs de croissance hématopoïétiques

DÉFINITION

L'hématopoïèse est l'ensemble des mécanismes qui assurent le remplacement continu et régulé des différentes cellules sanguines. Il s'agit d'un système cellulaire complexe qui a pour but d'ajuster précisément la production cellulaire aux besoins de base et aux différentes agressions extérieures (infections, hémorragies...). Le siège de l'hématopoïèse est la moelle osseuse.

À l'issue de l'ensemble de ces mécanismes sont produites 8 lignées différentes de cellules sanguines : les *globules rouges* ou *érythrocytes*, les *globules blancs*, représentés par 5 familles : les polynucléaires neutrophiles, les polynucléaires éosinophiles, les polynucléaires basophiles, les lymphocytes B et T, les monocytes, et les *plaquettes*.

La durée de vie de ces cellules est courte : quelques heures pour les polynucléaires, 7 jours pour les plaquettes et 21 jours pour les globules rouges. Leur nombre pourtant très élevé dans le sang est lié à une production quantitative très importante.

La numération formule sanguine normale chez l'adulte est la suivante :

- globules rouges :
  - 4,5 à 5,9 millions/mm^3 chez l'homme ;
  - 4 à 5,4 millions/mm^3 chez la femme ;
- globules blancs : 4 000 à 10 000/mm^3, dont :
  - polynucléaires neutrophiles : 45 à 70 % (4,5 à 8,8 $\times$ 10^9/L) ;
  - polynucléaires éosinophiles : 1 à 3 % ;
  - polynucléaires basophiles : 0 à 0,5 % ;
  - lymphocytes : 20 à 40 % ;
  - monocytes : 3 à 7 % ;
- plaquettes : 150 000 à 400 000/mm^3.

ÉTAPES DE L'HÉMATOPOÏÈSE

Toutes les cellules sanguines sont produites à partir d'une même cellule indifférenciée, dite *cellule souche totipotente* ou *cellule souche primitive*, qui possède une capacité d'autorenouvellement et de différenciation importante.

Sous l'influence de facteurs stimulants, cette cellule souche va s'engager dans la différenciation d'une lignée cellulaire. Elle devient alors une *cellule progénitrice*.

Après plusieurs divisions de ces cellules progénitrices, on obtient des *cellules précurseurs* spécifiques d'une seule lignée et identifiables morphologiquement sur un prélèvement de moelle.

Ces cellules précurseurs se divisent de nouveau et maturent. La maturation terminale aboutit aux *cellules fonctionnelles*, qui passent dans le compartiment sanguin *(figure II.26)*.

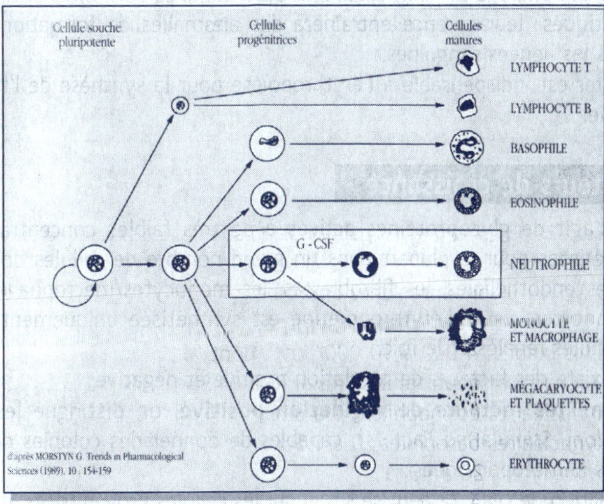

***Figure II.26** - Étapes et régulation de l'hématopoïèse*

RÉGULATION DE L'HÉMATOPOÏÈSE

Les cellules souches de la moelle constituent la base indispensable à l'hématopoïèse. Trois facteurs de régulation interviennent pour réguler le mécanisme de production : le microenvironnement cellulaire, certaines vitamines et oligoéléments et des facteurs de croissance.

Microenvironnement cellulaire

L'organisation générale de la moelle donne aux cellules souches les conditions anatomiques et intercellulaires satisfaisantes pour assurer l'hématopoïèse.

Vitamines et oligoéléments

La vitamine B12 et l'acide folique sont nécessaires à la synthèse de l'ADN et donc à la division cellulaire. Ces vitamines sont dites antimégaloblastiques ; leur carence entraînera des anomalies de formation dans toutes les lignées sanguines.

Le fer est indispensable à l'érythropoïèse pour la synthèse de l'hémoglobine.

Facteurs de croissance

Il s'agit de glycoprotéines actives à de très faibles concentrations, synthétisées pour la plupart dans un grand nombre de cellules dont les cellules endothéliales, les fibroblastes, les monocytes/macrophages, les lymphocytes. Seule l'érythropoïétine est synthétisée uniquement dans les cellules rénales et le foie.

Il existe des facteurs de régulation positive et négative :

- **parmi les facteurs de régulation positive**, on distingue les CSF *(Colony Stimulating Factors)*, capables de donner des colonies de cellules hématopoïétiques :
  - l'action de ces CSF peut se situer sur les cellules progénitrices et donc être non spécifique d'une lignée donnée (interleukine 3, ou IL3 : facteur

actif sur les temps précoces de presque toutes les lignées hématopoïétiques, *Granulocyte Macrophage Colony Stimulating Factor* ou GM-CSF : facteur d'activité proche de l'IL3, etc.) ;
- elle peut aussi être plus restreinte à une lignée donnée, pour permettre l'acquisition des caractères de différenciation spécifiques des cellules matures (*Granulocyte Colony Stimulating Factor* ou G-CSF : facteur actif sur les cellules les plus matures de la lignée granuleuse, érythropoïétine ou EPO : facteur spécifique de la lignée érythrocytaire, thrombopoïétine ou TPO : facteur de croissance des cellules progénitrices mégacaryocytaires à l'origine des plaquettes, interleukine 5 ou IL5 : facteur entraînant la différenciation des éosinophiles, etc.) ;

- **parmi les nombreux facteurs de régulation négative**, on peut citer : le *Tumor Necrosis Factor alpha* (TNF alpha), le *Transforming Growth Factor beta* (TGF bêta), etc.

Facteurs de croissance de la lignée granulocytaire

NOTIONS ESSENTIELLES

- Les facteurs de croissance de la lignée granulocytaire utilisés en thérapeutique sont des protéines recombinantes de structure proche des G-CSF (*Granulocyte Colony Stimulating Factor*: facteurs de croissance physiologiques) et de mode d'action identique.
- Ces médicaments ne sont disponibles que par voie injectable et sont utilisés dans la plupart des indications par voie SC et plus exceptionnellement par voie IV.
- Leur indication principale est la prévention ou la correction des neutropénies (d'origine iatrogène, suite aux traitements de chimiothérapie anticancéreuse, ou d'origine congénitale ou idiopathique ou chez les patients atteints de sida). Ils sont également indiqués pour permettre la mobilisation de cellules souches progénitrices.
- Les posologies et durées de traitement sont adaptées pour permettre l'obtention d'un taux de polynucléaires neutrophiles supérieur à 10^9/L et éviter l'apparition d'infections bactériennes, ou pour permettre la réalisation des cytaphérèses dans les protocoles de mobilisation de cellules souches progénitrices.
- Les principaux effets indésirables du traitement sont les douleurs osseuses, les myalgies et les douleurs au point d'injection.
- Dans la majorité des cas, ces médicaments sont administrés en ville. La surveillance de l'efficacité du traitement est réalisée grâce à la numération formule sanguine.

GÉNÉRALITÉS

Neutropénie et infection

Les polynucléaires neutrophiles jouent un rôle primordial dans les mécanismes de défense anti-infectieuse de l'organisme. Attirés rapidement vers le foyer infectieux par des facteurs chimiotactiques, ils phagocytent les micro-organismes recouverts d'anticorps et de complément. Les granulations cytoplasmiques libèrent alors des substances qui détruisent le micro-organisme ingéré et qui ont aussi une action anti-inflammatoire.

La neutropénie est caractérisée par un taux anormalement bas de polynucléaires neutrophiles sanguins ($< 2,5 \times 10^9$/L). Toutefois, les conséquences cliniques telles que les infections bactériennes n'apparaissent généralement qu'à des taux inférieurs à 1×10^9/L et les complications engageant le pronostic vital à $0,2 \times 10^9$/L.

La neutropénie peut être primitive (neutropénies congénitales ou cycliques liées à des anomalies de la moelle osseuse), ou être secondaire à l'action toxique de certains produits sur la moelle osseuse (radiothérapie, chimiothérapie, voir chapitre 4 : « *Cancérologie* », p. 317). Chez les patients leucémiques, la neutropénie peut résulter de l'étouffement des cellules médullaires normales par les cellules leucémiques.

L'infection est la principale conséquence de la neutropénie, quelle qu'en soit l'origine. Le risque infectieux est proportionnel à la sévérité et à la durée de la neutropénie. La fréquence et la sévérité des infections bactériennes chez les malades neutropéniques justifient une hospitalisation en urgence et le recours à une antibiothérapie empirique à large spectre. Chez les patients recevant des cures d'anticancéreux, la neutropénie, y compris sans signes infectieux, est à l'origine de décalage des cures de chimiothérapie anticancéreuse, de réduction de doses, voire de changement de protocole.

Caractéristiques des facteurs de croissance utilisés en thérapeutique

Les facteurs de croissance de la lignée granulocytaire utilisés en thérapeutique sont des G-CSF *(Granulocyte Colony Stimulating Factor)*.

Il s'agit de protéines recombinantes de structure proche de la glycoprotéine humaine, obtenues par production sur cellule animale dont le génome a été modifié par introduction du gène humain codant pour la synthèse du G-CSF :
- le filgrastim est une protéine non glycosylée ;
- le pegfilgrastim est constitué de la même protéine, pégylée afin d'en modifier la pharmacocinétique (allongement de la demi-vie) ;
- le lénograstim est une protéine glycosylée dont la séquence en acides aminés est identique à la molécule humaine.

Le mode d'action de ces produits de synthèse est identique aux facteurs de croissance naturels (voir *supra* : « *Régulation de l'hématopoïèse* », p. 804).

Compte tenu de leur structure, ces médicaments ne sont disponibles que par voie injectable ; la voie SC permet une absorption du médicament rapide et efficace. Cette dernière est généralement préférée à la voie IV, qui semble réduire la durée de l'effet du médicament. La demi-vie sérique est de 3 à 4 heures et oblige à des injections quotidiennes.

Plusieurs médicaments biosimilaires du filgrastim sont disponibles. Ils possèdent les mêmes indications et mêmes modalités d'utilisation que le filgrastim original.

PRINCIPAUX MÉDICAMENTS – POSOLOGIES

Tableau II.268 - Facteurs de croissance de la lignée granulocytaire (Liste I)

DCI Spécialités/Présentations	Indications	Posologies
Filgrastim G-CSF NEUPOGEN 30 • Seringue préremplie : 300 µg = 30 MUI/0,5 mL Présentation adaptée aux patients de poids < 60 kg	**Chez l'adulte et l'enfant :** • Prévention et traitement des neutropénies induites par les chimiothérapies cytotoxiques	• 5 µg/kg/j durant 10 jours environ
NEUPOGEN 48 • Seringue préremplie : 480 µg = 48 MUI/0,5 mL Présentation adaptée aux patients de poids > 60 kg	• Prévention des neutropénies induites par la chimiothérapie cytotoxique suivie de greffe de moelle osseuse	• 10 µg/kg/j
	• Neutropénie chronique sévère congénitale	• *Dose initiale :* 12 µg/kg/j, puis ajustement en fonction des résultats (max. : 24 µ/kg/j)
Biosimilaires du Filgrastim RATIOGRASTIM • Seringue préremplie : 30 MUI/0,5 mL • Seringue préremplie : 48 MUI/0,5 mL	• Neutropénie cyclique, neutropénie idiopathique	• *Dose initiale :* 5 µg/kg/j, puis ajustement en fonction des résultats (max. : 24 µg/kg/j)
NIVESTIN • Seringue préremplie : 12 MUI/0,2 mL • Seringue préremplie : 30 MUI/0,5 mL • Seringue préremplie : 48 MUI/0,5 mL	• Mobilisation de cellules souches progénitrices sans chimiothérapie préalable	• 10 µg/kg/j durant 5 à 7 jours
TEVAGRASTIM • Solution injectable : 30 MUI/0,5 mL • Solution injectable : 48 MUI/0,5 mL	• Mobilisation de cellules souches progénitrices après chimiothérapie myélosuppressive	• 5 µg/kg/j
ZARZIO • Seringue préremplie : 30 MUI/0,5 mL • Seringue préremplie : 48 MUI/0,5 mL *(conservation entre + 2 et + 8 °C et durant 7 jours à température ambiante)*	• Neutropénies persistantes chez le patient atteint de Sida	• 1 à 4 µg/kg/j

DCI Spécialités/Présentations	Indications	Posologies
Pegfilgrastim G-CSF NEULASTA Seringue préremplie : 6 mg/0,6 mL *(conservation entre + 2 et + 8 °C et durant 3 jours à température ambiante)*	**Chez l'adulte :** • Prévention des neutropénies induites par les chimiothérapies cytotoxiques	• 6 mg en injection unique SC par cycle de chimiothérapie
Lenograstim G-CSF GRANOCYTE 13 Lyophilisat à reconstituer : 105 µg = 13,4 MUI Présentation adaptée aux patients de surface corporelle < 0,7 m² GRANOCYTE 34 Lyophilisat à reconstituer : 263 µg = 33,6 MUI Présentation adaptée aux patients de surface corporelle < 1,8 m² *(conservation à température ambiante)*	**Chez l'adulte et l'enfant :** • Prévention et traitement des neutropénies induites par les chimiothérapies cytotoxiques • Prévention des neutropénies induites par la chimiothérapie cytotoxique suivie de greffe de moelle osseuse • Mobilisation de cellules souches progénitrices après chimiothérapie myélosuppressive • Mobilisation de cellules souches progénitrices sans chimiothérapie préalable	• 150 µg/m²/j durant environ 10 jours • 150 µg/m²/j durant environ 14 jours • 150 µg/m²/j • 10 µg/kg/j durant 4 à 6 jours

INDICATIONS – CONDUITE DE TRAITEMENT

Indications

Se reporter au *tableau II.268.*

Conduite de traitement

Prévention et traitement des neutropénies induites par les chimiothérapies cytotoxiques

Dans cette indication, le facteur de croissance est injecté au plus tôt 24 heures après la fin de la chimiothérapie cytotoxique. L'administration quotidienne des formes non pégylées doit être poursuivie jusqu'à ce que le nadir du nombre de neutrophiles soit dépassé et que ce nombre soit revenu à une valeur normale, soit en moyenne 10 jours.

Chimiothérapie cytotoxique suivie de greffe de moelle osseuse

La première injection des facteurs de croissance dans ce cas a lieu au minimum 24 heures après la fin de la chimiothérapie cytotoxique et de la transfusion de moelle. Une fois le nadir du nombre de polynucléaires neutrophiles (PNN) dépassé, la dose quotidienne injectée sera réduite puis arrêtée.

Neutropénie chronique sévère congénitale, neutropénie cyclique, neutropénie idiopathique

Dans ces pathologies, l'efficacité de la dose initiale est réévaluée après 15 jours de traitement pour être augmentée ou diminuée de moitié. L'objectif est d'obtenir un taux de PNN entre $1,5 \times 10^9$/L et 10×10^9/L.

Mobilisation de cellules souches progénitrices sans chimiothérapie préalable

Cette mobilisation peut avoir lieu chez le donneur sain en vue d'une greffe allogénique de cellules souches progénitrices, ou chez des malades en vue d'une autogreffe de ces cellules. Le facteur de croissance est injecté quotidiennement durant 5 à 7 jours consécutifs. Une ou deux cytaphérèses sont alors réalisées aux 5e et 6e jours. L'injection du facteur de croissance est maintenue jusqu'à la dernière cytaphérèse.

Mobilisation de cellules souches progénitrices après chimiothérapie myélosuppressive

Le facteur de croissance est injecté le jour suivant la fin de la chimiothérapie et est maintenu jusqu'à la normalisation du nombre de PNN. La ou les cytaphérèses nécessaires sont réalisées dans l'intervalle de temps où le nombre de PNN est compris entre $0{,}5 \times 10^9$/L et 5×10^9/L.

Neutropénies persistantes chez le patient atteint de sida

La dose initiale a pour objectif d'amener rapidement le nombre de PNN à plus de 2×10^9/L. Après correction de la neutropénie, la plus petite dose efficace permettant de maintenir ce taux sera recherchée, soit en moyenne 300 μg 3 fois par semaine. Une administration au long cours peut être nécessaire pour maintenir le nombre de PNN.

EFFETS INDÉSIRABLES – INTERACTIONS MÉDICAMENTEUSES – PRÉCAUTIONS D'EMPLOI – CONTRE-INDICATIONS

Effets indésirables

***Tableau II.269** - Effets indésirables des facteurs de croissance de la lignée granulocytaire - Prévention du risque médicamenteux*

Effets indésirables	Prévention du risque médicamenteux
• Douleurs osseuses et myalgies	• Traitement par antalgiques de palier 1, type paracétamol
• Réactions au point d'injection	• Changer de site d'injection chaque jour, respecter les règles d'asepsie, amener le produit à température ambiante avant l'injection
• Élévation de certains paramètres biologiques : LDH, PAL d'origine osseuse, gamma-GT, acide urique	• Surveillance du bilan biologique, surveillance de la densité osseuse si durée de traitement > 6 mois • Anomalies réversibles à l'arrêt du traitement

Interactions médicamenteuses

L'utilisation des facteurs de croissance de la lignée granulocytaire n'est pas recommandée durant les 24 heures précédant ou suivant une chimiothérapie cytotoxique myélosuppressive en raison de la sensibilité des cellules myéloïdes à cette chimiothérapie.

Précautions d'emploi

- Nécessité de réaliser une numération leucocytaire régulièrement en cours de traitement et d'interrompre ce dernier en cas d'hyperleucocytose > 50×10^9/L.

- Surveillance du volume de la rate : risque d'augmentation du volume de la rate et de douleurs abdominales et thoraciques alertant d'une rupture splénique.
- Alerte si survenue de toux, fièvre, dyspnée (recherche de rares cas de pneumopathies interstitielles). Précautions en cas d'antécédents personnels de pneumopathies.
- Patients avec risque majoré d'ostéoporose ou traitement d'une durée supérieure à 6 mois : surveiller la densité osseuse.
- Myélodysplasie, leucémie aiguë myéloïde, leucémie myéloïde chronique : innocuité non démontrée (stimulation possible de la croissance des cellules malignes).
- Prudence chez l'insuffisant hépatique et rénal sévère.

Contre-indications

Hémopathie myéloïde, syndrome myélodysplasique : possibilité d'accroissement de la croissance tumorale avec progression des syndromes myélodysplasiques vers la leucémie aiguë myéloïde.

Administration et conseils au patient

Objectifs du traitement

- Les facteurs de croissance de la lignée granulocytaire sont utilisés pour la prévention ou la correction des neutropénies (d'origine iatrogène, suite aux traitements de chimiothérapie anticancéreuse, ou d'origine congénitale ou idiopathique ou chez les patients atteints de Sida). Ils sont également indiqués pour permettre la mobilisation de cellules souches progénitrices.
- L'objectif dans les premières indications est de limiter le risque infectieux consécutif à la chute du taux de polynucléaires neutrophiles sanguins à des taux inférieurs à 1.10^9/L et les complications engageant le pronostic vital. Chez les patients recevant

des cures d'anticancéreux, le maintien du taux de polynucléaires neutrophiles permettra d'éviter le décalage des cures de chimiothérapie anticancéreuse, la réduction des doses, voire les changements de protocole.

Plan de prise

- Ces médicaments ne sont disponibles que par voie injectable et sont utilisés dans la plupart des indications par voie SC et plus exceptionnellement par voie IV.
- Dans la prévention et le traitement des neutropénies induites par les chimiothérapies cytotoxiques, le facteur de croissance est injecté au plus tôt 24 heures après la fin de la chimiothérapie cytotoxique. L'administration quotidienne des formes non pégylées doit être poursuivie jusqu'à ce que le nadir du nombre de neutrophiles soit dépassé et que ce nombre soit revenu à une valeur normale, soit en moyenne 10 jours.
- Dans les autres indications le plan de plan de prise est variable (cures continues ou discontinues) (voir *supra* : « *Conduite de traitement* », p. 811).

Modalités d'administration

- NEUPOGEN et GRANOCYTE peuvent être administrés par voie SC ou par voie IV en perfusion de 30 minutes, après dilution de la dose totale à administrer dans du glucosé à 5 % pour NEUPOGEN et du glucosé à 5 % ou du NaCl à 0,9 % pour GRANOCYTE. NEULASTA est utilisable uniquement par voie SC.
- NEUPOGEN et NEULASTA sont présentés en seringues préremplies prêtes à l'emploi. GRANOCYTE se présente sous forme d'un lyophilisat à reconstituer avec de l'eau ppi avant l'injection (solvant joint à la présentation). Dans tous les cas, la limpidité de la solution doit être vérifiée avant emploi. Il faudra éviter une agitation trop vigoureuse des solutions à injecter (risque de formation d'agrégats rendant la solution inutilisable).

- Pour les spécialités conservées entre + 2 °C et + 8 °C, il est nécessaire de laisser le médicament à température ambiante 30 minutes avant injection pour le réchauffer.
- Les zones d'injection recommandées pour la voie SC sont la face externe des bras, la face antérolatérale des cuisses, la ceinture abdominale. Il est recommandé de changer de site à chaque injection afin de limiter les douleurs locales.
- Gestion des déchets : quelles que soient les modalités d'administration, le malade doit être informé de la nécessité de séparer les déchets liés à l'injection (seringue et aiguille) des déchets ménagers en les plaçant dans un collecteur destiné aux déchets perforants.

Surveillance de la tolérance et de l'efficacité

- La réalisation régulière de NFS est nécessaire pour vérifier l'efficacité du traitement et définir le moment d'arrêt du traitement (voir *supra* : « *Conduite de traitement* », p. 811).
- Les principaux effets indésirables observés lors de l'utilisation de ces médicaments sont :
  - la douleur locale au point d'injection. Cette douleur peut être limitée en changeant de site d'injection chaque jour, en respectant les règles d'asepsie et en amenant le médicament à température ambiante avant injection ;
  - les douleurs osseuses et myalgies qui peuvent être atténuées par la prise de paracétamol.

Facteurs de croissance de la lignée érythrocytaire

NOTIONS ESSENTIELLES

- Les facteurs de croissance de la lignée érythrocytaire sont des médicaments destinés à la prise en charge des anémies. Les principes actifs concernés sont le fer, les folates, la vitamine B12 et les érythropoïétines (EPO).
- Ces principes actifs peuvent être utilisés seuls ou en association selon l'étiologie de l'anémie, qui doit toujours être recherchée avant le démarrage d'un traitement curatif.
- Les anémies ferriprives sont prises en charge par apport de fer ferreux *per os* (le sulfate de fer étant le sel de référence) en traitement prolongé, de 4 à 6 mois. La voie injectable est réservée aux cas où la voie orale est indisponible ou insuffisamment efficace compte tenu des risques liés à la perfusion.
- Le traitement des anémies graves des patients insuffisants rénaux, des malades sous chimiothérapie anticancéreuse et des prématurés fait appel à l'association fer + érythropoïétine. Cette dernière est utilisable uniquement par voie injectable SC ou IV, selon des schémas qui, après stabilisation de l'anémie, permettent de limiter les injections SC à une par semaine, voire une tous les 15 jours. Il existe des dispositifs permettant l'auto-injection SC par le patient lui-même après éducation.
- Les anémies mégaloblastiques sont traitées par apport de vitamine B12 (cobalamines) ou de folates (vitamine B9). En cas de carence liée à une malabsorption digestive, le recours aux formes injectables de ces vitamines est nécessaire.
- La vérification de la tolérance de ces traitements nécessite une surveillance particulière, notamment lors des utilisations de fer par voie injectable et des EPO.

- Les principales interactions médicamenteuses sont observées avec les sels de fer et peuvent être évitées en espaçant les prises de fer de celles des autres principes actifs.

GÉNÉRALITÉS

Définition et classification des anémies

L'anémie est la diminution du *taux d'hémoglobine* en dessous de 13 g/100 mL chez l'homme et 12 g/100 mL chez la femme. Elle ne s'accompagne pas forcément de la diminution du nombre des globules rouges.

Elle se traduit cliniquement par une pâleur associée à une asthénie dans les anémies chroniques, et par une dyspnée, une tachycardie et une éventuelle insuffisance cardiaque lors des anémies aiguës.

Suite à un taux d'hémoglobine abaissé, la réalisation de l'hémogramme va orienter le diagnostic ; les paramètres hématologiques les plus utilisés dans ce cas sont :

- le VGM (volume globulaire moyen) : 80-100 μ^3 ;
- la CCMH (concentration corpusculaire moyenne en hémoglobine) :
  - si la CCMH est normale : caractère normochrome ;
  - si la CCMH est abaissée : caractère hypochrome ;
- le taux de réticulocytes :
  - si le taux de réticulocytes est $<$ 100 000/mm^3, l'anémie est dite « arégénérative » ;
  - si le taux de réticulocytes est $>$ 100 000/mm^3, l'anémie est dite « régénérative ».

D'autres paramètres peuvent être utilisés ensuite pour affiner le diagnostic :

- ferritinémie : reflet des réserves en fer (signe de carence martiale en cas de valeur basse) ;
- dosage du fer sérique (sidérémie) : signe le caractère hyposidérémique ou hypersidérémique ;

- transferrinémie et coefficient de saturation de la transferrine (molécule de transport du fer dont les teneurs augmentent en cas d'épuisement des réserves en fer) ;
- dosage de la vitamine B12 et des folates.

La valeur du VGM oriente sur les différentes causes des anémies :

- VGM $< 80\ \mu^3$: *caractère microcytaire*. Ces anémies peuvent être liées à une carence en fer (anémie par carence martiale), à un état inflammatoire, à des troubles de la synthèse de l'hémoglobine (hémoglobinopathies congénitales) ;
- VGM normal : *anémie normocytaire*. Ces anémies sont observées suite aux hémorragies aiguës, aux phénomènes d'hémolyse, ou dans l'insuffisance rénale ;
- VGM $> 100\ \mu^3$: *caractère macrocytaire*. Ces anémies sont liées aux carences en folates et en vitamine B12, terrain hypothyroïdique, alcoolisme chronique.

Caractéristiques des facteurs de croissance de la lignée érythrocytaire et des antianémiques utilisés en thérapeutique

Fer

Le fer est un oligoélément constituant majeur de l'hème et donc de l'hémoglobine. Il est incorporé à l'hémoglobine au cours de l'hématopoïèse et toute carence en fer bloque cette dernière.

Le fer utilisé en thérapeutique est administré par voie orale dans la plupart des cas et plus rarement par voie parentérale.

Pour la voie orale, le fer utilisé est à l'état bivalent de fer ferreux (Fe^{2+}). Il est disponible sous forme de divers sels (sulfate, fumarate, gluconate, ascorbate, etc.), seul ou associé à l'acide ascorbique qui en augmente l'absorption intestinale, et à certaines vitamines pour la prise en charge de carences multiples.

Concernant la pharmacocinétique, le sel de référence est le sulfate de fer (absorption orale des autres sels équivalente voire inférieure). Son absorption est très médiocre (entre 10 et 20 % de la dose) et diminuée par la présence du bol alimentaire.

Pour la voie parentérale, le fer utilisé est à l'état trivalent de fer ferrique (Fe^{3+}), sous forme d'hydroxyde ferrique, associé à de nombreuses molécules de saccharose. La biodisponibilité est de 100 % et la demi-vie du fer administré par cette voie est de 6 heures.

Folates

L'acide folique est une vitamine du groupe B (vitamine B9). Elle agit comme coenzyme au cours de la synthèse des acides nucléiques et des purines et est indispensable à la maturation des érythrocytes. L'acide folinique est le dérivé réduit de l'acide folique.

Les deux formes sont utilisées en thérapeutique :

- acide folique, utilisable par voie orale et qui subit deux réductions successives dans l'organisme pour aboutir à la formation d'acide dihydrofolique puis tétrahydrofolique. Ces réductions sont catalysées par une enzyme, la DHFr (déhydrofolate réductase) ;
- acide folinique, commercialisé sous forme de folinate de calcium : il s'agit de la forme directement active, d'où son utilisation si les anomalies hématologiques sont la conséquence de médicaments qui inhibent la DHFr : pyriméthamine, triméthoprime, salazopyrine, méthotrexate.

Les caractéristiques pharmacocinétiques des deux principes actifs sont proches : résorption digestive rapide et importante (80 à 90 %), diffusion intracellulaire rapide, demi-vie de 4 à 5 h et élimination urinaire.

Vitamine B12

La vitamine B12 agit comme coenzyme, indispensable à de nombreuses enzymes de la synthèse de l'ADN au niveau des tissus à multiplication rapide (intestin grêle, tissu hématopoïétique) et dans le métabolisme des neurones.

Les cobalamines actives physiologiquement sont des dérivés labiles. Les formes utilisées en thérapeutique sont des dérivés stables : cyanocobalamine et hydroxocobalamine.

Après utilisation *per os*, la cyanocobalamine est absorbée au niveau de l'intestin selon deux mécanismes : un mécanisme passif quand les quantités sont très importantes, et un mécanisme actif qui permet l'absorption des doses physiologiques après liaison au facteur intrinsèque.

Cyanocobalamine et hydroxocobalamine sont utilisables aussi par voie IM, pour pallier les carences liées à un défaut d'absorption de la vitamine B12.

Érythropoïétine

L'érythropoïétine naturelle est une glycoprotéine, sécrétée par les cellules de l'épithélium vasculaire des capillaires péritubulaires rénaux et à un moindre degré par le foie. Elle stimule la synthèse et la maturation des cellules précurseurs d'érythrocytes.

Les EPO utilisées en thérapeutique sont obtenues par production sur cellules animales dont le génome a été modifié par ajout du gène humain codant pour la synthèse de l'EPO.

On obtient ainsi l'époétine alfa, bêta et zeta, de composition en hydrates de carbone et acides aminés identique à celle de l'EPO naturelle. La darbépoétine alfa est aussi une EPO recombinante mais modifiée chimiquement par ajout de chaînes glucidiques additionnelles. En raison de cette plus grande teneur en glucides, cette dernière a une demi-vie trois fois plus longue que celle des autres EPO. La méthoxy-polyéthylène-glycol-époétine-bêta est une forme pégylée d'époétine bêta. Cette pégylation prolonge la demi-vie du médicament et modifie son mode d'action : activité au niveau du récepteur différente de celle de l'érythropoïétine, caractérisée par une association plus lente et une dissociation plus rapide du récepteur. On parle d'activateur continu du récepteur de l'érythropoïétine. Il existe par ailleurs sur le marché plusieurs médicaments biosimilaires des EPO.

Le mode d'action de ces médicaments recombinants est identique à celui de l'EPO naturelle.

Compte tenu de leur structure, ces médicaments ne sont disponibles que par voie injectable, IV ou SC.

Après administration par voie IV, les demi-vies de l'époétine alfa et bêta sont comprises entre 4 et 10 heures. Celle de la darbépoétine alfa est de 21 heures. Celle de la méthoxy-polyéthylène-glycol-époétine-bêta est de 130 heures.

Après administration par voie SC, les demi-vies de l'époétine alfa, bêta et zeta sont prolongées à 24 heures environ et jusqu'à 73 heures pour la darbépoétine. Celle de la méthoxy-polyéthylène-glycol-époétine-bêta est inchangée par rapport à la voie IV.

Dans le cas de cette administration par voie SC, la biodisponibilité de l'EPO est réduite par rapport à la voie IV : de 25 à 37 %.

PRINCIPAUX MÉDICAMENTS – POSOLOGIES

***Tableau II.270** - Facteurs de croissance de la lignée érythrocytaire*

DCI Spécialités/Présentations	Indications	Posologies
Sels de fer* (hors liste)		
Sulfate ferreux FERO-GRAD Comp. : 105 mg + vit. C 500 mg TARDYFERON Comp. : 80 mg + vit. C 30 mg TARDYFERON B9 Comp. : 50 mg + vit. C 30 mg + acide folique 0,3 mg TIMOFEROL Gél. : 50 mg + vit. C 30 mg	• Traitement curatif des *anémies par carence en fer chez l'adulte* • Traitement curatif des *anémies par carence en fer chez l'enfant* pour les formes orales adaptées (sirop, solutions buvables et poudre) • Traitement préventif des *carences en fer chez l'adulte* (femme enceinte, entre autres) • Traitement préventif des *carences en fer et en folates chez la femme enceinte* (indication spécifique TARDYFERON B9)	*Traitement curatif :* AD : 100 à 200 mg/j **ENF et BB** : 6 à 10 mg/kg/j en 1 à 2 prises/j à jeun (FUMAFER Pdre et FERROSTRANE Sirop) *Traitement préventif :* **AD** : 50 à 100 mg/j en 1 prise à jeun
Fumarate ferreux FUMAFER Comp. : 66 mg Pdre : 33 mg/dose		
Gluconate ferreux TOT'HEMA Amp. buv. : 50 mg + manganèse + cuivre		
Ascorbate ferreux ASCOFER Gél. : 33 mg + vit. C 30 mg		
Ferédétate de sodium FERROSTRANE Sirop : 34 mg/càc		
Succinate ferreux INOFER Comp. : 33 mg		
Chlorure ferreux FER UCB Amp. buv. : 50 mg		

* Dosage des spécialités exprimé en fer élément.

DCI Spécialités/Présentations	Indications	Posologies
Sulfate ferreux FER AP-HP Gél. : 0,5 mg, 2,5 mg, 5 mg	• Traitement préventif et curatif des *carences martiales chez le prématuré ou l'enfant hypotrophe*, ou de l'*anémie suite à une spoliation sanguine en période néonatale* • Traitement préventif des *carences martiales chez les enfants alimentés exclusivement en lait maternel* pour une durée > 4 à 6 mois	• 2 à 5 mg/kg/j, au max. : 15 mg/kg/j • 1 mg/kg/j
Hydroxyde ferrique VENOFER Sol. inj. : 100 mg/5 mL	*Utilisation si apport oral insuffisant, impossible ou mal toléré :* • Traitement de l'*anémie de l'insuffisance rénale chronique* (en hémodialyse, dialyse péritonéale, prédialyse) • Préparation au *don de sang autologue* programmé en préopératoire • Anémie aiguë *postopératoire* • Anémie ferriprive des *maladies inflammatoires chroniques* sévères de l'intestin	Voie IV perfusion : ***Traitement d'attaque :*** • 2 à 4 mg/kg/semaine durant 4 à 12 semaines ***Traitement d'entretien :*** • 1 amp. à 100 mg 1 à 2 fois/mois • 2 à 3 mg/kg/semaine durant 5 semaines en préopératoire **AD** : 100 à 200 mg/injection 1 à 3 fois/semaine avec intervalle de 48 heures entre chaque injection **ENF** : 3 mg/kg/injection 1 à 3 fois/semaine avec intervalle de 48 heures entre chaque injection
Carboxymaltose ferrique FERINJECT • Sol. inj. 100 mg/2 mL • Sol. inj. 500 mg/10 mL	• *Carence martiale* si le fer *per os* n'est pas efficace ou ne peut être utilisé (administration en milieu hospitalier)	Voie IV perfusion : **AD** et **ENF** > 14 ans : posologie à adapter au poids, à la valeur de l'hémoglobine cible et aux réserves en fer Posologie maximale : 15 mg/kg, avec au maximum 1 000 mg par injection À renouveler éventuellement après 7 jours

DCI Spécialités/Présentations	Indications	Posologies
Folates (hors liste)		
Acide folique SPECIAFOLDINE Comp. : 5 mg	• Anémie par *carence en acide folique* • *Malabsorption intestinale* de forme chronique • *Carence en acide folique* par défaut d'apport, dénutrition ou éthylisme	**AD** : 5 à 15 mg/j **ENF** : 5 à 10 mg/j **BB** : 2,5 à 5 mg/j
Folinate de calcium LEDERFOLINE Comp. : 5 mg, 15 mg, 25 mg FOLINORAL Gél. : 5 mg, 25 mg FOLINATE DE CALCIUM Sol. inj. : 5 mg** ** Ne sont pas exposés dans le tableau les autres dosages de folinate de calcium injectable indiqués pour potentialiser l'action cytostatique du 5-FU.	• Prévention des *anémies mégaloblastiques iatrogènes* au cours des traitements par pyriméthamine	**ENF** : - *per os* : 5 à 10 mg tous les 2 à 4 jours - IM ou IV : 5 mg tous les 2 à 4 jours **AD** : - *per os* : 10 à 25 mg/j pour des doses curatives de pyriméthamine et 30 à 75 mg/semaine pour des doses préventives au long cours de pyriméthamine - IM ou IV : 5 mg/jour
	• Prévention des *anémies mégaloblastiques iatrogènes* au cours des traitements par triméthoprime ou salazopyrine	**ENF** : - *per os* : 5 à 10 mg tous les 2 à 4 jours - IM ou IV : 5 mg tous les 2 à 4 jours **AD** : *per os*, IM, IV : 5 mg/j
	• Prévention des carences en cas de malabsorption ou de nutrition parentérale totale et prolongée	Voie inj. uniquement IM ou IV : 5 mg/j
Vitamine B12 (hors liste)		
Cyanocobalamine VITAMINE B12 • Comp. : 1 mg • Amp. buv. ou inj. IM : 0,1 mg/1 mL et 1 mg/2 mL	• Carence en vitamine B12 en cas de *malabsorption digestive* (maladie de Biermer, gastrectomie totale, résection de l'iléon)	• Voie IM **Traitement d'attaque** : 1 mg/j ou 3 fois par semaine jusqu'à un total de 10 mg **Traitement d'entretien** : 0,1 à 1 mg par mois
Hydroxocobalamine DODECAVIT Amp. inj. : 0,5 mg/1 mL et 5 mg/1 mL	• Anémie par *carence d'apport en vitamine B12*	• *Per os* : 0,25 à 1 mg/j durant 15 jours à 1 mois puis entretien à la même posologie tous les 10 jours

DCI Spécialités/Présentations	Indications	Posologies
Érythropoïétines et biosimilaires (Liste I)		
Époétine alfa EPREX • Seringue préremplie 0,3 mL à 1 mL : 1 000, 2 000, 3 000, 4 000, 5 000, 6 000, 8 000, 10 000, 20 000, 40 000 UI • Fl. : 10 000 UI/1 mL, 4 000 UI/1 mL, 2 000 UI/1 mL	• Prévention et traitement de *l'anémie de l'insuffisance rénale chronique* (en hémodialyse, dialyse péritonéale, prédialyse) chez l'adulte et l'enfant	• Voie IV ou SC ***Phase corrective :*** dose initiale de 50 UI/kg 3 fois par semaine puis adaptation selon résultats ***Phase d'entretien :*** 3 injections par semaine (posologie selon résultats biologiques) voire 1 injection par semaine ou 1 injection tous les 15 jours
BINOCRIT Biosimilaire de EPREX : • Seringue préremplie 0,3 à 1 mL : 1 000, 2 000, 3 000, 4 000, 5 000, 6 000, 8 000, 10 000 UI *(conservation entre + 2 et + 8 °C)*	• Prévention et traitement de l'anémie au cours des *traitements de chimiothérapie anticancéreuse* pour tumeurs solides, lymphomes malins, myélomes multiples • Préparation au *don de sang autologue programmé* en préopératoire • Réduction du besoin transfusionnel en *chirurgie orthopédique programmée*	• Voie SC : Posologie initiale : 150 UI/kg 3 fois par semaine ou 450 UI/kg 1 fois par semaine, puis adaptation aux résultats biologiques • Voie IV : 600 UI/kg 2 fois par semaine pendant les 3 semaines précédant l'intervention • Voie SC : 600 UI/kg 1 fois par semaine les 3 semaines précédant l'intervention et le jour de l'intervention
Époétine bêta NEORECORMON • Seringue préremplie 0,3 mL : 500, 1 000, 2 000, 3 000, 4 000, 5 000, 6 000, 10 000, 20 000, 30 000 UI • Cartouche : 10 000, 20 000, 60 000 UI pour stylo Recopen *(conservation entre + 2 et + 8 °C)*	• Prévention et traitement de l'*anémie de l'insuffisance rénale chronique* (en hémodialyse, dialyse péritonéale, prédialyse) chez l'adulte et l'enfant	• Voie SC ou IV : ***Phase corrective :*** dose initiale de 20 UI/kg en SC 3 fois par semaine puis adaptation selon résultats, ou 40 UI/kg en IV 3 fois par semaine puis adaptation selon résultats ***Phase d'entretien :*** 1 à 3 injections par semaine (posologie selon résultats biologiques)

DCI Spécialités/Présentations	Indications	Posologies
Époétine bêta (suite)	• Prévention et traitement de l'anémie au cours des *traitements de chimiothérapie anticancéreuse* pour tumeurs solides, lymphomes malins, myélomes multiples • Préparation au *don de sang autologue programmé* en préopératoire • Prévention de l'anémie du prématuré	• Voie SC : Posologie initiale : 150 UI/kg 3 fois par semaine, ou 450 UI/kg 1 fois par semaine, puis adaptation aux résultats biologiques • Voie IV ou SC : 800 UI/kg en IV ou 600 UI/kg en SC 2 fois par semaine pendant les 4 semaines précédant l'intervention • Voie SC : 250 UI/kg 3 fois par semaine
Darbépoétine alfa ARANESP • Seringue préremplie : 10, 15, 20, 30, 40, 50, 60, 80, 100, 150, 300, 500 µg • Stylo jetable ARANESP SureClick (mêmes dosages) *(conservation entre + 2 et + 8 °C)*	• Prévention et traitement de l'anémie de l'*insuffisance rénale chronique* (en hémodialyse, dialyse péritonéale, prédialyse) chez l'adulte et l'enfant > 11 ans • Prévention et traitement de l'anémie au cours des *traitements de chimiothérapie anticancéreuse* pour tumeurs solides, lymphomes malins	• Voie SC ou IV : ***Phase corrective :*** dose initiale de 0,45 µg/kg en SC ou IV 1 fois/semaine, puis adaptation selon résultats ***Phase d'entretien :*** 1 injection par semaine ou tous les 15 jours (posologie selon résultats biologiques) • Voie SC : Posologie initiale : 2,25 µg/kg en SC 1 fois par semaine ou 6,75 µg/kg en SC 1 fois toutes les 3 semaines, puis adaptation selon résultats biologiques
Époétine zeta RETACRIT • Seringue préremplie : 1 000, 2 000, 3 000, 4 000, 5 000, 6 000, 8 000, 10 000, 20 000, 40 000 UI (0,3 à 1 mL) *(conservation entre + 2 et + 8° C)*	• Prévention et traitement de l'*anémie de l'insuffisance rénale chronique* (en hémodialyse, dialyse péritonéale, prédialyse) chez l'adulte et l'enfant • Prévention et traitement de l'anémie au cours des *traitements de chimiothérapie anticancéreuse* pour tumeurs solides, lymphomes malins, myélomes multiples • Préparation au *don de sang autologue programmé* en préopératoire	• Voie IV ***Phase corrective :*** dose initiale de 50 UI/kg 3 fois par semaine puis adaptation selon résultats ***Phase d'entretien :*** 3 injections par semaine (posologie selon résultats biologiques) • Voie SC : Posologie initiale : 150 UI/kg 3 fois par semaine ou 450 UI/kg 1 fois par semaine, puis adaptation aux résultats biologiques • Voie IV : 600 UI/kg 2 fois par semaine pendant les 3 semaines précédant l'intervention

DCI Spécialités/Présentations	Indications	Posologies
Méthoxy-polyéthylène-glycol-époétine bêta MIRCERA • Seringue préremplie : 30, 50, 75, 100, 120, 152, 200, 250, 360 µg (0,3 à 0,6 mL) (*conservation entre + 2 et + 8°C*)	• Prévention et traitement de *l'anémie de l'insuffisance rénale chronique*	***Dose initiale :*** 0,6 µg/kg IV ou SC tous les 15 jours puis augmentation des doses selon les résultats ***Pour les malades prétraités par une autre EPO :*** relais par 120 à 360 µg une fois par mois et adaptations posologiques par tranches de 25 %
Époétine thêta EPORATIO • Seringue préremplie : 20 000 UI/1 mL 30 000 UI/1 mL	• Traitement de l'*anémie symptomatique de l'insuffisance rénale chronique*	• Voie SC ou IV : ***Phase corrective :*** dose initiale de 20 UI/kg en SC 3 fois par semaine puis adaptation selon résultats, ou 40 UI/kg en IV 3 fois par semaine puis adaptation selon résultats ***Phase d'entretien :*** 1 à 3 injections par semaine (posologie selon résultats biologiques)
	• Traitement de l'*anémie symptomatique chez les patients cancéreux traités par chimiothérapie*	• Voie SC : Posologie initiale : 20 000 UI par semaine, à adapter selon les résultats biologiques (jusqu'à 60 000 UI par semaine)

INDICATIONS – CONDUITE DE TRAITEMENT

Anémie ferriprive

Le but du traitement est dans une première étape de corriger l'anémie, puis de restaurer les réserves en fer. Le traitement doit toujours être associé à la recherche de la cause de l'anémie.

La voie d'administration préférentielle est la voie orale (voir *tableau II.270*). Des posologies supérieures à 300 mg de fer/jour sont inutiles, l'excédent de fer n'étant pas absorbé mais éliminé dans les selles. La prise doit être réalisée à jeun ou en période préprandiale afin de faciliter l'absorption du fer. Elle peut être fractionnée afin d'améliorer la tolérance. La durée de traitement nécessaire à la correction de l'anémie est de 1 mois environ, mais le traitement devra être poursuivi durant 6 mois afin de reconstituer les réserves en fer.

La surveillance du traitement par des examens hématologiques a pour but de vérifier la correction de l'anémie au bout d'un mois (hémoglobine, VGM), et de vérifier la restauration des réserves en fer au bout de 3 mois (ferritine, fer sérique, saturation de la transferrine).

Anémie de la femme enceinte

L'anémie de la femme enceinte peut être liée à une carence en fer favorisée par la répétition des grossesses, à des apports alimentaires déséquilibrés et à une carence martiale préexistante. Une carence en folates peut être associée, favorisée par la diminution des apports (vomissements) et l'augmentation des besoins.

Le traitement préventif par administration concomitante de fer et d'acide folique chez les patientes à risque souffrant de malnutrition permettrait la diminution de la prématurité. La spécialité utilisée est le TARDYFERON B9, à la posologie de 1 comprimé par jour.

Anémie de l'insuffisance rénale chronique

L'anémie de l'insuffisance rénale chronique a de nombreuses étiologies : insuffisance de sécrétion d'EPO par les cellules tubulaires rénales, carences nutritionnelles, pertes sanguines, phénomène de dilution. Le traitement de l'anémie chez ces patients fait appel à l'association fer + EPO dans le but d'éviter les transfusions sanguines.

- Le fer sera utilisé *per os* pour les patients en prédialyse ou en dialyse péritonéale et par voie IV pour les malades dialysés. Dans ce cas, les injections sont réalisées 3 fois par semaine dans le circuit sanguin extracorporel, en milieu de dialyse après dilution préalable et au débit maximal de 20 mg/heure. La perfusion peut aussi être constante durant toute la durée de la séance de dialyse.

- L'EPO associée est administrée par voie SC pour les malades en prédialyse (préservation du capital veineux), sauf pour l'époétine alfa, utilisable uniquement par voie IV. Elle est utilisée par voie IV chez les malades en dialyse :
  - au cours de la phase corrective de l'anémie, les posologies initiales pourront être augmentées afin d'obtenir la correction des valeurs biologiques ; l'augmentation des posologies sera réalisée après 4 semaines de traitement à la même dose, et les posologies seront augmentées de 25 à 100 % ;
  - en phase d'entretien, les doses utilisées à titre curatif seront diminuées et ajustées à l'effet obtenu. Dès stabilisation de la posologie, les administrations par voie SC 3 fois par semaine pourront être simplifiées en un schéma d'injection hebdomadaire (époétine alfa et bêta), voire une injection toutes les 2 semaines pour la darbépoétine. Chez l'enfant, les doses d'EPO nécessaires au traitement d'entretien sont d'autant plus élevées que le sujet est jeune ;
  - le traitement sera interrompu si la valeur de l'hémoglobine est supérieure à 12 g/dL.

Anémie au cours des traitements de chimiothérapie anticancéreuse

L'anémie est liée à la toxicité hématologique des médicaments cytotoxiques (dérivés du platine, entre autres), et peut être à l'origine de décalage de cures de chimiothérapie ou d'arrêt de traitement. L'objectif du traitement par EPO est de pouvoir poursuivre le programme de chimiothérapie prévu initialement et d'améliorer la qualité de vie des patients.

Le traitement par EPO est réalisé par voie SC à de fortes posologies. Ces dernières peuvent être adaptées à la hausse toutes les 4 semaines en fonction des résultats biologiques obtenus. Les doses d'époétine alfa ou bêta peuvent être administrées en une ou trois injections hebdomadaires. Le traitement par EPO doit être poursuivi durant 3 à 4 semaines après la fin de la chimiothérapie anticancéreuse.

Anémie du prématuré

L'anémie de l'enfant prématuré a de multiples origines, dont notamment un taux d'EPO endogène bas et des pertes sanguines liées aux prélèvements.

Le traitement de l'anémie chez ces enfants fait appel à l'association fer + EPO dans le but d'éviter les transfusions sanguines.

Le fer est administré *per os* sous forme de sulfate de fer quotidiennement, aux posologies indiquées précédemment et durant plusieurs mois.

L'époétine bêta est utilisée le plus tôt possible, dès le troisième jour de vie, à la posologie de 250 UI/kg 3 fois par semaine par voie SC et durant 6 semaines.

Prévention et traitement de l'anémie postopératoire

L'anémie postopératoire est liée aux pertes sanguines importantes au cours de certaines chirurgies (chirurgie orthopédique).

Un traitement préventif par EPO peut être réalisé si un programme de don de sang autologue ne peut pas être mis en place pour les patients devant subir une chirurgie orthopédique majeure programmée. Ce traitement, réalisé aux posologies indiquées dans le *tableau II.270*, p. 822, est réalisé à J – 21, J – 14, J – 8, et le jour même de l'intervention. Le traitement est interrompu si le taux d'hémoglobine atteint 15 g/dL ou plus. Une supplémentation en fer débutée avant le traitement par époétine alfa est mise en place en parallèle.

En cas d'anémie postopératoire grave, un traitement curatif par fer injectable peut être mis en place si la voie orale n'est pas utilisable.

Programme de don du sang autologue programmé

Dans cette indication, l'objectif du traitement par EPO est de permettre le prélèvement d'au moins 4 unités de sang dans les 3 semaines précédant l'intervention chirurgicale programmée et donc d'éviter le recours aux transfusions homologues. Le traitement est indiqué chez les patients présentant une anémie préopératoire modérée.

L'administration de l'EPO (EPREX) est réalisée par voie IV à la fin de chaque prélèvement de sang, soit 2 fois par semaine durant les 3 semaines précédant l'intervention chirurgicale. Elle doit être associée à une supplémentation en fer *per os* ou par voie injectable.

Anémie mégaloblastique

Les anémies mégaloblastiques résultent d'un défaut de synthèse de l'ADN, lié le plus souvent à une carence ou à un défaut d'utilisation de la vitamine B12 (cobalamines) ou des folates (vitamine B9). Le traitement a pour objectif de corriger la carence et de reconstituer les réserves. En cas de carence isolée, il faut administrer uniquement la vitamine appropriée. En cas de malabsorption digestive, le recours aux formes injectables est nécessaire.

La recherche de la cause est nécessaire en parallèle du traitement symptomatique. Les origines de ces anémies sont multiples :
- la carence en folates est une carence très courante dont l'origine peut être une carence d'apport (malnutrition, régime sans légumes verts, fruits, laitages), une carence par malabsorption (maladie cœliaque, résection du grêle), une carence de stockage (éthylisme chronique, hépatopathie), un excès d'utilisation ou des pertes (grossesse, allaitement, maladies inflammatoires) ;
- la carence en vitamine B12 est rarement une carence d'apport (régime végétalien strict depuis plus de 4 ans), et est plus souvent liée à une malabsorption : maladie de Biermer, gastrectomie partielle, maladies inflammatoires intestinales ;
- certains médicaments peuvent provoquer des carences en folates et vitamine B12 : inhibiteurs de la DHFr, anticonvulsivants, triamtérène, biguanides, cholestyramine, cimétidine, colchicine...

- Utilisation de l'acide folique : les posologies indiquées précédemment sont administrées 1 à 3 fois par jour par voie orale.
- Utilisation de l'acide folinique : ce principe actif est utilisé lorsque la carence en folates est liée à l'action d'un médicament inhibiteur de la DHFr ; la durée de traitement doit couvrir la durée d'administration du médicament en cause.
- Utilisation de la cyanocobalamine : les ampoules de vitamine B12 sont des solutions injectables ou buvables. La voie injectable est choisie lorsque la carence est liée à un défaut d'absorption digestive de la vitamine. Les traitements peuvent avoir des durées très prolongées (18 mois), notamment en cas de manifestations neurologiques.

EFFETS INDÉSIRABLES – INTERACTIONS MÉDICAMENTEUSES – PRÉCAUTIONS D'EMPLOI – CONTRE-INDICATIONS

Effets indésirables

***Tableau II.271** - Effets indésirables des facteurs de croissance de la lignée érythrocytaire - Prévention du risque médicamenteux*

Effets indésirables	Prévention du risque médicamenteux
Sels de fer *per os*	
• Brûlures gastriques, nausées, constipation ou diarrhées	• Effets atténués par la prise de fer au cours des repas, mais diminution conjointe de l'absorption
• Coloration foncée des selles	• Prévenir le patient
• Ulcérations œsophagiennes avec les formes galéniques solides	• Prise du comprimé avec un grand verre d'eau
• Noircissement des dents avec les solutions buvables	• Utilisation d'une paille pour boire la solution afin de minimiser le temps de contact avec les dents
Sels de fer par voie injectable	
• Réactions anaphylactiques	• Surveillance renforcée du patient • Moyens de réanimation disponibles
• Phlébite au point d'injection	• S'assurer de l'absence d'extravasation au moment de l'injection • Respect des modalités de dilution de la solution injectable et du débit préconisé
Acide folique et folinique	
• Réactions cutanées allergiques rares • Troubles gastro-intestinaux	
Vitamine B12	
• Réaction allergique : prurit, érythème, urticaire, voire choc anaphylactique	• Arrêt du traitement
• Douleur au point d'injection IM	• Réserver la voie injectable aux cas où la voie orale est impossible

Effets indésirables	Prévention du risque médicamenteux
• Coloration brun-rouge des urines • Acné	• Avertir le patient • Traitement anti-acnéique local
Érythropoïétine	
• HTA dose-dépendante, encéphalopathie hypertensive grave, annoncée par des céphalées violentes et éventuellement des convulsions	• Surveillance de la tension artérielle une fois par semaine en début de traitement puis une fois par mois • Augmentation progressive des posologies afin d'augmenter l'hémoglobine de 1 g/dL par mois, avec un maximum de 2 g/dL par mois et un maximum de 12 g/dL au total
• Syndrome pseudo-grippal après l'injection • Risque accru de thrombose de la fistule artérioveineuse d'hémodialyse • Douleur au point d'injection SC	• Disparaît au fur et à mesure des injections • Rinçage avec 10 mL de NaCl à 0,9 % après chaque injection IV • Changement de point d'injection à chaque fois
• Augmentation de la kaliémie et de la phosphorémie	• Surveillance de la kaliémie et de la phosphorémie une fois par semaine en début de traitement puis une fois par mois
• Érythroblastopénie	• Surveillance régulière de la NFS et des réticulocytes • Utilisation de l'époétine alfa chez l'insuffisant rénal par voie IV uniquement

Interactions médicamenteuses

Sels de fer *per os*

Les interactions avec les sels de fer *per os* sont liées à la formation de complexes inhibant l'absorption d'un des deux médicaments :
- le fer modifie l'absorption des médicaments suivants : tétracyclines, quinolones, biphosphonates, L-thyroxine, D-pénicillamine, méthyldopa ;
- les médicaments qui entraînent une diminution de l'absorption du fer sont les topiques gastro-intestinaux ;
- dans les deux cas, l'interaction peut être évitée en respectant un intervalle de 2 heures entre la prise des médicaments.

Remarque : une consommation importante de thé réduit l'absorption du fer.

Sels de fer par voie injectable

Le fer injectable ne doit pas être associé au fer *per os* car la forme IV diminue l'absorption de la forme orale. Par ailleurs, il existe un risque accru de lipothymies au moment de l'injection (risque lié à la saturation de la transferrine et à la libération rapide du fer dans sa forme complexe glucidique). Après utilisation de VENOFER ou de FERINJECT, il faut respecter un délai de 5 jours avant la réutilisation de la forme orale.

Folates, vitamine B12, EPO

Aucune interaction majeure n'est décrite.

Précautions d'emploi

***Tableau II.272** - Précautions d'emploi des facteurs de croissance de la lignée érythrocytaire*

Fer	• Respecter les durées de traitement permettant de reconstituer les réserves en fer (traitement de 4 à 6 mois)
EPO	• S'assurer que les réserves en fer sont suffisantes pour assurer l'efficacité du traitement : saturation de la transferrine ⩾ 20 % et ferritine ⩾ 100 ng/mL. Si tel n'est pas le cas, réaliser une supplémentation en fer avant le démarrage du traitement par EPO • Optimiser le traitement antihypertenseur avant la mise sous traitement

Contre-indications

***Tableau II.273** - Contre-indications des facteurs de croissance de la lignée érythrocytaire*

Fer	• Surcharge martiale • Pour les sels de fer par voie injectable : - hypersensibilité aux complexes saccharides + fer - cirrhose du foie en phase de décompensation, hépatites
Acide folique et folinique	• Utilisation isolée pour les carences mixtes en vitamine B12 et folates : les folates entraînent un épuisement rapide des réserves en vitamine B12, ce qui peut majorer les signes neurologiques associés à la carence en vitamine B12. En cas de carence mixte, démarrer le traitement par la vitamine B12

Vitamine B12	• Hypersensibilité aux cobalamines • Tumeurs malignes : accélération de la croissance des cellules tumorales possible
EPO	• HTA non contrôlée

Administration et conseils au patient

Objectifs du traitement

- Les facteurs de croissance de la lignée érythrocytaire sont des médicaments destinés à la prise en charge des anémies. Le traitement de l'anémie doit permettre la remontée du taux d'hémoglobine aux valeurs habituelles de 13 g/100 mL chez l'homme et 12 g/100 mL chez la femme. Le traitement doit permettre d'atténuer les signes cliniques suivants : pâleur associée à une asthénie, dyspnée, tachycardie, entre autres.
- Les principes actifs concernés sont le fer, les folates, la vitamine B12 et les érythropoïétines (EPO).
- Ces principes actifs peuvent être utilisés seuls ou en association selon l'étiologie de l'anémie, qui doit toujours être recherchée avant le démarrage d'un traitement curatif.

Plan de prise

- Le fer utilisé *per os* est administré 1 à 2 fois par jour à jeun afin d'en faciliter l'absorption digestive. D'autres schémas de prise peuvent être envisagés afin d'améliorer la tolérance au traitement. Par voie injectable IV les administrations de VENOFER sont réalisées sous surveillance en milieu hospitalier ou au cours de séances de dialyse. L'injection IV est lente et peut être renouvelée toutes les 48 heures ou 1 à 2 fois par mois selon la phase de traitement et selon la spécialité (traitement d'attaque ou traitement d'entretien). La dose de FERINJECT totale nécessaire pour une cure peut être administrée en une seule fois, en milieu hospitalier uniquement et sous surveillance.

- Les folates sont administrés *per os* aussi en 2 à 3 prises par jour pour l'acide folique et en 1 prise par jour, voire 1 à 2 par semaine pour l'acide folinique en fonction de l'indication du traitement. La voie injectable IV ou IM est utilisée uniquement quand la voie orale est impossible.
- La vitamine B12 peut être administrée par voie orale en 1 prise par jour dans le traitement d'attaque durant 15 jours à 1 mois puis être relayée par le traitement d'entretien ne nécessitant qu'une seule prise tous les 10 jours. La voie injectable IM est utilisée en traitement d'attaque ou d'entretien quand la carence est liée à une malabsorption par voie orale.
- Les érythropoïétines sont utilisables uniquement par voie injectable SC le plus souvent le rythme d'injection variant de 3 injections par semaine à 1 tous les 15 jours voire une fois par mois en fonction de la spécialité utilisée. L'administration peut avoir lieu par voie IV pour les patients en cours de dialyse.

Modalités d'administration

FER

- Pour la voie orale, il existe des formes galéniques adaptées à l'enfant (poudre, solutions ou sirop, voire gélules qui peuvent être ouvertes pour l'administration au prématuré (FER AP-HP). Lors des prises des formes liquides il est recommandé de les boire avec une paille et de boire ensuite un grand verre d'eau afin de minimiser le contact du principe actif avec les dents et donc le risque de noircissement des dents.

Des ulcérations œsophagiennes peuvent survenir lors de la prise des formes orales sèches : il sera donc nécessaire de prendre les comprimés avec un grand verre d'eau.

- Pour la forme injectable de VENOFER, les modalités d'administration sont les suivantes :

- dilution réalisée immédiatement avant la perfusion, exclusivement dans une solution isotonique de chlorure de sodium, à raison de 1 ampoule (correspondant à 100 mg de fer) diluée dans un maximum de 100 mL de solution pour perfusion de chlorure de sodium à 0,9 %, jusqu'à 3 ampoules (300 mg de fer) diluées dans un maximum de 300 mL de solution pour perfusion de chlorure de sodium à 0,9 % ;
- la solution obtenue doit être administrée en perfusion lente avec un débit de 3,5 mL par minute, sans dépasser 3 ampoules (300 mg de fer) par perfusion (administrée en au moins 90 min).

- Pour FERINJECT, l'administration peut être réalisée sans dilution préalable par injection IV lente ou pendant une séance d'hémodialyse directement dans la ligne veineuse du dialyseur, ou encore en perfusion intraveineuse. Dans ce dernier cas, le médicament doit être dilué exclusivement dans du NaCl 0,9 % et la perfusion peut être de courte durée (20 minutes environ).
- Pour les 2 formes de fer injectable, afin d'éviter une administration périveineuse, il convient de s'assurer que l'aiguille est bien positionnée dans la veine avant de débuter la perfusion. L'extravasation de ce médicament au site d'injection peut en effet provoquer douleurs, inflammation, formation d'abcès stériles et pigmentation brune définitive de la peau.
- Pour les patients en cours de dialyse, l'injection est réalisée dans le circuit sanguin extracorporel en cours de séance dans les mêmes conditions que pour une perfusion.

ÉRYTHROPOÏÉTINES

- Les érythropoïétines sont utilisables par voie SC ou IV selon les spécialités et les indications.
- Pour ces deux voies d'administration, elles se présentent sous forme de seringues préremplies prêtes à l'emploi. Dans tous les cas, la limpidité de la solution doit être vérifiée avant emploi. Compte tenu de leur conservation entre + 2 et + 8 °C, il est

nécessaire de laisser le médicament à température ambiante pendant 30 minutes avant l'injection pour le réchauffer.
- Les érythropoïétines peuvent être conservées à température ambiante pendant 3 jours (voire plus en fonction des spécialités, jusqu'à un mois pour MIRCERA). Cette information devra être donnée au patient pour faciliter le transport du médicament.
- Les zones d'injection recommandées pour la voie SC sont la face externe des bras, la face antérolatérale des cuisses, la ceinture abdominale. Il est recommandé de changer de site à chaque injection afin de limiter les douleurs locales.
- L'injection peut être réalisée par le patient lui-même grâce à l'utilisation d'un stylo muni de cartouche (stylo RECOPEN) ou d'un stylo jetable (ARANESP SureClick) et après formation. Compte tenu des risques de piqûres accidentelles pour le personnel soignant liés à l'usage de ces stylos, leur utilisation doit être réservée aux malades autonomes réalisant l'injection eux-mêmes. Dans tous les cas, le stylo injecteur est destiné à un patient unique.
- L'injection par voie IV pour les malades en cours de dialyse est réalisée dans la fistule artérioveineuse ; elle doit être suivie d'un rinçage soigneux avec du NaCl à 0,9 % pour limiter le risque de thrombose.

GESTION DES DÉCHETS

Quelles que soient les modalités d'administration le malade doit être informé de la nécessité de séparer les déchets liés à l'injection (seringue et aiguille) des déchets ménagers en les plaçant dans un collecteur destiné aux déchets perforants.

Observance du traitement

- Expliquer au patient la nécessité de prolonger les traitements (de 4 à 6 mois) en cas de carence pour permettre la reconstitution des réserves (fer, folates, vitamine B12). Ne pas interrompre le traitement sans avis médical.

- Proposer l'utilisation d'un carnet de suivi des injections pour les traitements au long cours par EPO.

Surveillance de la tolérance et de l'efficacité

- Dans tous les cas, la surveillance de l'efficacité du traitement est réalisée par la numération formule sanguine. En fonction de l'origine de l'anémie, d'autres dosages pourront être demandés : fer sérique, ferritine, folates, réticulocytes, etc.
- Prévenir le patient des effets indésirables les plus fréquents pouvant apparaître en cours de traitement :
  - noircissement des selles et constipation avec les sels de fer : ces effets peuvent être atténués par la prise du fer au cours du repas, mais il y a diminution conjointe de l'absorption ;
  - coloration brun-rouge des urines avec la vitamine B12 et apparition d'acné qui peut être pris en charge par un traitement anti-acnéique local ;
  - une surveillance de la tension artérielle, de la kaliémie et de la phosphorémie sera réalisée une fois par semaine puis une fois par mois lors des démarrages de traitement par l'EPO. Les syndromes pseudo-grippaux qui peuvent survenir après injection disparaissent habituellement au fur et à mesure des administrations.

Conseils hygiéno-diététiques

- Insister sur la prévention des anémies grâce à un régime alimentaire varié chez les sujets à risque de carence : femme enceinte, femme qui allaite, nourrisson alimenté au lait maternel de façon exclusive, patiente ayant des règles abondantes ou porteuse de stérilet, régimes alimentaires déséquilibrés (sujets âgés, végétariens, végétaliens, anorexie mentale, éthylisme chronique).
- Une consommation importante de thé réduit l'absorption du fer et devra être évitée.

Autres conseils au patient

- La prise de fer par voie orale peut être à l'origine de nombreuses interactions médicamenteuses et le patient devra être interrogé sur ses traitements en cours.
- Ces interactions peuvent généralement être évitées en espaçant les prises de fer de celles des autres principes actifs.

9 Hépato-gastro-entérologie

Antiulcéreux

NOTIONS ESSENTIELLES

- L'ulcère gastrique ou duodénal est une perte de substance au niveau de la muqueuse gastrique ou duodénale et éventuellement de la couche musculeuse, aboutissant à une interruption de la paroi. Il est lié à un déséquilibre entre la sécrétion gastrique et les systèmes de défense de la barrière muqueuse.
- En l'absence de facteurs iatrogènes, la maladie ulcéreuse est essentiellement liée à la présence d'un germe pathogène, *Helicobacter pylori*.
- Les antiulcéreux de choix sont les antisécrétoires. Les inhibiteurs de la pompe à protons sont plus rapidement et plus souvent efficaces que les anti-H2.
- L'éradication de *Helicobacter pylori* repose sur un traitement séquentiel : amoxicilline pendant 5 jours, puis clarithromycine associée au métronidazole pendant 5 jours, en association à un inhibiteur de la pompe à protons pendant 10 jours.
- En dehors du traitement de la maladie ulcéreuse (traitement d'attaque ou d'entretien), les antiulcéreux sont utilisés aussi pour la prise en charge de l'œsophagite par reflux, du syndrome de Zollinger-Ellison, de l'ulcère de stress, des hémorragies digestives, de la prévention ou du traitement des lésions induites par les AINS.
- La réussite du traitement, parfois prolongé, est liée à une bonne observance des posologies et de la durée du traitement et au respect de certaines règles d'hygiène de vie.
- Les inhibiteurs de la pompe à protons, les anti-H2 et le sucralfate offrent une bonne sécurité d'emploi. Le misopros-

tol est de moins en moins utilisé compte tenu de sa tolérance digestive médiocre.

- La cimétidine est le médicament de cette classe qui présente le plus d'interactions médicamenteuses.

GÉNÉRALITÉS

Rappels de physiologie

L'estomac est le siège de deux sécrétions exocrines digestives, l'une acide, l'autre pepsique.

Régulation de la sécrétion gastrique

La sécrétion gastrique est stimulée par trois facteurs :

- la gastrine ;
- les nerfs vagues ou pneumogastriques ;
- l'histamine.

La muqueuse gastroduodénale saine est capable de résister à des agressions tant exogènes qu'endogènes. Cette tolérance est le fait de protections naturelles.

Défenses de la barrière muqueuse

La barrière muqueuse est constituée de l'association du film de mucus et de la sécrétion de bicarbonates.

- Le mucus

Il empêche le passage des enzymes protéolytiques et la diffusion des ions H^+ de la lumière dans la muqueuse gastrique. C'est un gel insoluble et adhérent à l'épithélium superficiel.

- Les bicarbonates

Leur sécrétion permet de maintenir la quasi-neutralité à la superficie des cellules.

- Les cellules épithéliales superficielles

Elles ont une durée de vie de 3 à 4 jours et doivent se renouveler continuellement pour maintenir l'intégralité du revêtement.

- Les prostaglandines

Elles assurent la cytoprotection. Les prostaglandines sont des substances naturelles, élaborées par de nombreuses cellules du corps humain ; elles interviennent dans de nombreux mécanismes physiopathologiques et sont pourvues d'effets biologiques multiples (en particulier sur l'appareil cardiovasculaire, les plaquettes, le rein, l'utérus, les bronches, l'estomac, dans la réaction inflammatoire et la réponse immunitaire).

On distingue différentes classes de prostaglandines désignées par des lettres : PGA, PGB, PGC, PGD, PGE, PGF.

Les prostaglandines E_1 et E_2 présentent les propriétés de :

- diminuer la sécrétion acide ;
- favoriser la sécrétion du mucus ;
- augmenter les capacités de ré-épithélialisation ;
- favoriser la sécrétion bicarbonatée.

Physiopathologie

- *L'ulcère*, qu'il soit gastrique ou duodénal, est une perte de substance. Il se traduit par l'interruption de la muqueuse et de la musculeuse associée à des lésions vasculaires et à une hypertrophie nerveuse.

En l'absence de facteurs iatrogènes, la maladie ulcéreuse est essentiellement liée à la présence d'un germe pathogène, *Helicobacter pylori*.

Ce germe semble favoriser l'apparition d'anomalies de la composition du mucus et des cellules épithéliales de surface.

- *Le syndrome de Zollinger-Ellison* est provoqué par la présence d'une tumeur généralement pancréatique et sécrétant de la gastrine. Il se traduit par de nombreux ulcères digestifs graves, récidivants, une hypertrophie de la muqueuse gastrique et des diarrhées.
- *L'œsophagite par reflux* est une complication du reflux gastro-œsophagien. Elle apparaît lorsque les défenses naturelles de la muqueuse ne peuvent plus lutter contre les effets agressifs de la pepsine, de l'acide ou de la bile, qui refluent vers l'œsophage. Comme pour l'ulcère gastrique ou duodénal, elle peut évoluer de l'érosion superficielle à l'ulcération profonde.

Symptomatologie

- Le syndrome ulcéreux est défini par une douleur à type de crampe, épigastrique, survenant après les repas, soulagée par l'alimentation, tout en étant périodique dans le temps.
- L'œsophagite par reflux se manifeste par des douleurs à type de brûlures épigastriques pouvant être associées à des régurgitations. Ces manifesta-

tions sont prédominantes lorsque le sujet se penche en avant ou lorsqu'il est en décubitus dorsal et sont soulagées par la prise d'aliments ou de lait.

Mécanisme d'action et classification

Antisécrétoires gastriques

Les médicaments antiulcéreux peuvent être classés selon leur mode d'action. La grande majorité d'entre eux sont des antisécrétoires dont l'action aboutit à la réduction du débit chlorhydrique : anti-H2, inhibiteurs de la pompe à protons, prostaglandines. L'effet antiulcéreux peut aussi être obtenu par l'action protectrice de topiques (sucralfate).

Antihistaminiques H2 (anti-H2)

L'histamine stimule la sécrétion acide et potentialise l'action des autres stimulants physiologiques.

Les anti-H2 sont des antagonistes des récepteurs H2 de l'histamine. Ils bloquent l'action de l'histamine par occupation compétitive des récepteurs H2 de l'histamine de la muqueuse gastrique. Ils réduisent de ce fait la sécrétion acide gastrique basale et stimulée durant la journée et la nuit d'environ 50 à 80 %. La cicatrisation intervient en 6 ou 8 semaines dans 90 % des cas.

Inhibiteurs de la « pompe à protons » (IPP)

Ils représentent la base du traitement de la maladie ulcéreuse en association avec les antibiotiques.

Ils agissent directement sur la pompe à protons H^+/K^+ en bloquant l'ATPase de la cellule pariétale gastrique. Ils inhibent donc l'ultime étape de la sécrétion des ions H^+, en agissant directement au niveau du système enzymatique intracellulaire qui excrète les protons H^+ en les échangeant contre des ions K^+.

Analogues des prostaglandines

Le misoprostol est le seul représentant de cette classe. Il est antisécrétoire et cytoprotecteur. Il protège la muqueuse gastrique des lésions provoquées par divers facteurs : médicaments (anti-inflammatoires non stéroïdiens), alcool, tabac, en stimulant la production de mucus et la sécrétion de bicarbonates. Il inhibe par ailleurs la sécrétion des ions H^+.

Antiulcéreux topiques

Le sucralfate est le seul représentant de cette classe. Il agit localement sur l'ulcération par un effet protecteur et topique en renforçant les défenses de la muqueuse, sans effet antisécrétoire ni antiacide. Au contact de l'acidité gastrique, il se transforme en un gel adhésif se fixant sur la zone ulcérée, dont il favorise la cicatrisation spontanée.

PRINCIPAUX MÉDICAMENTS – POSOLOGIES

***Tableau II.274** - Antiulcéreux antisécrétoires (Liste II)*

DCI	Nom commercial	Présentations	Posologies du traitement d'attaque ulcère gastroduodénal et œsophagite par reflux
Antihistaminiques H2			
Cimétidine	CIMÉTIDINE	comp. 200 mg comp. 400 mg comp. séc. 800 mg comp. efferv. 200 mg comp. efferv. 800 mg	**AD** : 800 mg au coucher **ENF** : 20 à 25 mg/kg/j en 4 à 6 prises **BB** < 1 an : 20 mg/kg/j en 4 à 6 prises pendant 4 à 8 semaines
	STOMEDINE (hors liste)	comp. efferv. 200 mg	**AD** : 1 à 2 comp./j pendant 5 jours au maximum
Famotidine	FAMOTIDINE	comp. 20 mg comp. 40 mg	**AD** : 40 mg le soir pendant 4 à 8 semaines
Famotidine + hydroxyde magnésium + calcium carbonate	PEPCIDDUO (hors liste)	comp. 10 mg à croquer	**AD** : 1 à 2 comp./j pendant 14 jours au maximum (traitement symptomatique du reflux gastro-œsophagien lorsque les règles hygiéno-diététiques sont inefficaces)
Nizatidine	NIZAXID	gél. 150 mg	**AD** : 300 mg/j le soir pendant 4 à 8 semaines
Ranitidine	AZANTAC	comp. efferv. 150 mg comp. efferv. 300 mg comp. 150 mg comp. 300 mg	**AD** : 300 mg au coucher pendant 4 à 8 semaines

DCI	Nom commercial	Présentations	Posologies du traitement d'attaque ulcère gastroduodénal et œsophagite par reflux
		amp. inj. 50 mg = 2 mL	IM ou IV lente : 1 amp. 1 à 4 fois/j Perf. IV : 0,125 à 0,25 mg/kg/h
	RANIPLEX	comp. efferv. 150 mg comp. efferv. 300 mg	
	RANITIDINE	comp. efferv. 75 mg comp. efferv. 150 mg comp. efferv. 300 mg comp. 150 mg comp. 300 mg	
Inhibiteurs de la pompe à protons (Liste II) (IPP)			
Lansoprazole	LANZOR OGAST OGASTORO LANSOPRAZOLE	gél. 15 mg, 30 mg gastrorésistantes comp. 15 mg, 30 mg orodispersibles	**AD** : 30 mg/j en 1 prise pendant : - 4 semaines : ulcère duodénal évolutif - 4 à 6 semaines : ulcère gastrique évolutif - 4 à 8 semaines : œsophagites par reflux
Oméprazole	MOPRAL ZOLTUM OMEPRAZOLE MOPRALPRO OMEDIPROL	gél. 10 mg, 20 mg gastrorésistantes comp. 20 mg gastrorésistants gél. 20 mg gastrorésistantes	**AD** : 20 mg/j en 1 prise **ENF** > 1 an : 1 mg/kg/j Dose maximale : 20 mg/j (les gélules peuvent être ouvertes et leur contenu mélangé à un aliment de pH < 5 : yaourt, jus d'orange)
	MOPRAL inj. (réservé aux hôpitaux) ÉZOMÉPRAZOLE	fl. 40 mg perfusion à reconstituer avec glucose 5 % ou NaCl 0,9 %	**AD** : 40 mg 1 fois/j Perf. IV lente (4 mL/min)
Pantoprazole	EUPANTOL INIPOMP PANTOPRAZOLE IPRAALOX PANTOLOC PRAZOPANT	comp. 20 mg, 40 mg gastrorésistants comp. 20 mg gastrorésistants	**AD** : 40 mg/j en 1 prise

DCI	Nom commercial	Présentations	Posologies du traitement d'attaque ulcère gastroduodénal et œsophagite par reflux
	EUPANTOL inj. INIPOMP inj. PANTOPRAZOLE inj.	fl. 40 mg à reconstituer avec NaCl 0,9 %	**AD** : 40 mg 1 fois/j IV lente (2 à 3 min) ou Perf. IV lente (15 min)
Rabéprazole	PARIET RABEPRAZOLE	comp. 10 mg, 20 mg gastrorésistants	**AD** : 20 mg/j en 1 prise
Ésoméprazole	ÉSOMÉPRAZOLE	comp. 20 mg, 40 mg gastrorésistants gél. 20 mg, 40 mg gastrorésistantes pdre pour sol. inj. 40 mg (réservé aux hôpitaux) à reconstituer avec NaCl 0,9 %	**AD** : 40 mg/j en 1 prise Indiqué dans la prévention des récidives d'hémorragies digestives ulcéreuses **AD** : 20 à 40 mg/j IV lente (3-4 min) Perf. IV (10-30 min)
	INEXIUM	comp. 20 mg, 40 mg gastrorésistants granulés : sachet 10 mg pdre pour sol. inj. 40 mg (réservé aux hôpitaux) à reconstituer avec NaCl 0,9 %	**AD** : 40 mg/j en 1 prise Indiqué dans la prévention des récidives d'hémorragies digestives ulcéreuses **ENF** : 10 mg/j **AD** : 20 à 40 mg/j IV lente (3-4 min) Perf. IV (10-30 min)

Tableau II.275 *- Analogue des prostaglandines (Liste I)*

DCI	Nom commercial	Présentations	Posologies du traitement d'attaque ulcère gastroduodénal et œsophagite par reflux
Misoprostol	CYTOTEC	comp. séc. 200 µg	*Ulcère gastroduodénal* **AD** : 200 µg 4 fois/j pendant 4 à 8 semaines *Prévention des lésions gastroduodénales induites par les AINS* **AD** : 100 µg 4 fois/j

Tableau II.276 - Autres antiulcéreux (Hors liste)

Substances actives	Nom commercial	Présentations	Posologies du traitement d'attaque ulcère gastroduodénal et œsophagite par reflux
Alginates et acide alginique + bicarbonate de sodium	GAVISCON GAVISCONELL ALGINATE DE SODIUM/ BICARBONATE DE SODIUM	susp. buv. (sach.) susp. buv. (fl. nourrissons) pipette graduée susp. buv. (fl. : 2 càc = 1 sach.) comp. à croquer susp. buv. nourrissons	**AD** : 1 sach. ou 2 càc/prise, ou 1 à 2 comp./prise 3 à 4 fois/j après les repas **ENF** : 1 càc/prise après les repas **BB** : 1 à 2 mL/kg/j après les repas, éventuellement au coucher
Sucralfate	KEAL	comp. séc. 1 g susp. buv. (sach. 1 g) susp. buv. (sach. 2 g)	*Ulcère duodénal évolutif* **AD** : 2 g 2 fois/j ou 1 g 4 fois/j pendant 4 à 8 semaines en dehors des repas *Prévention des récidives d'ulcère duodénal* chez les patients non infectés par *Helicobacter pylori* : 2 g/j au coucher
	ULCAR	susp. buv. (sach. 1 g)	**AD** : 1 g 2 fois/j ou 2 g après le repas du soir en 1 prise

*Tableau II.277 - Association pour l'éradication d'*Helicobacter pylori

Substances actives	Nom commercial	Présentations	Posologies
Bismuth + tétracycline + métronidazole	PYLERA	gél. 140 mg/125 mg/ 125 mg	*Prévention des récidives d'ulcère gastroduodénal chez les patients ayant eu un ulcère actif ou un antécédent d'ulcère associé à Helicobacter pylori* AD : 3 gél. 4 fois/j. après les repas, en association avec l'oméprazole, 20 mg 2 fois/j, pendant 10 jours

INDICATIONS – CONDUITE DE TRAITEMENT

Indications

Antisécrétoires gastriques

Antihistaminiques H2

Œsophagite secondaire au reflux gastro-œsophagien.

Inhibiteurs de la pompe à protons

- Ulcère gastrique ou duodénal évolutif.
- Œsophagite par reflux gastro-œsophagien.
- Traitement d'entretien des ulcères duodénaux ayant résisté à un traitement d'entretien par les anti-H2.
- Traitement d'entretien des œsophagites par reflux gastro-œsophagien.
- Syndrome de Zollinger-Ellison.

Analogues de prostaglandines

- Prévention des lésions gastriques induites par les AINS chez les patients à risque.
- Traitement des lésions gastroduodénales induites par les AINS lorsque leur administration doit être poursuivie.

Antiulcéreux topiques

Traitement adjuvant du traitement antisécrétoire de l'ulcère gastroduodénal et des œsophagites.

Conduite de traitement

Le diagnostic de l'ulcère doit toujours être établi avant d'entreprendre le traitement ; la fibroscopie est indispensable pour confirmer le diagnostic, préciser le siège de l'ulcère et affirmer la bénignité de l'ulcère gastrique grâce aux biopsies.

Ulcère gastrique ou duodénal évolutif

L'objectif du traitement est d'obtenir rapidement la cicatrisation de l'ulcère et la disparition de la douleur. En l'absence d'*Helicobacter pylori*, un seul antiulcéreux est prescrit.

- Anti-H2 : la cicatrisation endoscopique est obtenue en 6 à 8 semaines. La dose quotidienne *(tableau II.274)* est administrée en 1 prise le soir. La durée de traitement est de 4 semaines (ulcère duodénal) à 6 semaines (ulcère gastrique).
- IPP : l'efficacité en termes de cicatrisation est supérieure à celle des anti-H2. La dose quotidienne *(tableau II.274)* est administrée en 1 prise le matin ou le soir. La durée de traitement est de 4 semaines (ulcère duodénal) à 6 semaines (ulcère gastrique).
- Misoprostol : ce médicament n'est plus utilisé en première intention en traitement d'attaque en raison de la mauvaise tolérance digestive aux doses employées. La dose quotidienne *(tableau II.275)* est fractionnée en 4 prises et la durée de traitement est de 4 à 8 semaines.
- Sucralfate : son efficacité est comparable à celle des anti-H2. La dose quotidienne *(tableau II.276)* est répartie en 2 ou 4 prises, à distance des repas (30 à 60 minutes avant ou 2 heures après). La durée de traitement est de 4 à 8 semaines.

Ulcère gastrique ou duodénal associé à *Helicobacter pylori*

La recherche de *H. pylori* est basée sur l'examen anatomopathologique de biopsie ou sur le test rapide à l'uréase.

Les stratégies visant à éradiquer ce germe sont les suivantes.

- Le schéma classique depuis les années 1990 faisait appel à une trithérapie de 7 jours : amoxicilline (1 g matin et soir) + clarithromycine (500 mg matin et soir) + IPP à double dose pendant 7 jours.
  Le développement de résistances bactériennes et le taux d'échec d'éradication voisin de 40 % ont conduit à de nouvelles recommandations et au traitement séquentiel en première intention.
- Nouveau schéma thérapeutique (traitement séquentiel) : amoxicilline (1 g matin et soir) pendant 5 jours, puis clarithromycine (500 mg matin et soir) + métronidazole (500 mg matin et soir) pendant 5 jours en association à un IPP double dose en 2 prises pendant 10 jours.

- En cas d'allergie aux bêtalactamines ou de prise précédente de macrolides, ou d'échec du traitement séquentiel ou de la trithérapie classique, on a recours à une quadrithérapie associant pendant 10 jours : 3 gélules de la spécialité PYLERA (bismuth + tétracycline + métronidazole) 4 fois par jour + oméprazole 20 mg 2 fois par jour.
- En cas d'échec et d'isolement de la souche en fonction de l'antibiogramme, une trithérapie de 10 jours est proposée : amoxicilline (1 g matin et soir) + IPP double dose + lévofloxacine (500 mg matin et soir) ou rifabutine (150 mg matin et soir).
- La poursuite du traitement par IPP pendant 3 à 7 semaines permet une meilleure cicatrisation. Une durée de 7 semaines est recommandée pour une taille d'ulcère de plus de 10 mm.
- Après traitement, un contrôle endoscopique doit évaluer la cicatrisation qui doit être totale. En l'absence de cicatrisation, des biopsies doivent être pratiquées sur les berges de l'ulcération à la recherche d'une dysplasie ou d'un cancer.

Traitement de l'ulcère de stress et des hémorragies digestives

Dans le traitement de l'ulcère de stress, les anti-H2 sont prescrits aux doses habituelles *(tableau II.274)*. Il n'y a pas de consensus pour la prévention de l'ulcère de stress.

Pour la prise en charge des hémorragies de la maladie ulcéreuse, les anti-H2 par voie injectable sont utilisés *(tableau II.274)*, en association avec les actes réanimatoires si besoin (transfusion, remplissage vasculaire, etc.) et la sclérose endoscopique ou le traitement chirurgical.

Traitement du syndrome de Zollinger-Ellison

Les antisécrétoires sont utilisés à doses élevées : IPP en 2 prises par jour (oméprazole : 60 mg/j), anti-H2 en 4 à 6 prises par jour (600 à 1 200 mg/j de ranitidine et 800 à 1 600 mg/j de cimétidine).

Prise en charge de l'œsophagite par reflux

Voir le paragraphe « *Conduite de traitement* » de la section « *Médicaments du reflux gastro-œsophagien* », p. 877.

EFFETS INDÉSIRABLES – INTERACTIONS MÉDICAMENTEUSES – PRÉCAUTIONS D'EMPLOI – CONTRE-INDICATIONS

***Tableau II.278** - Effets indésirables - Prévention du risque médicamenteux*

Effets indésirables	Prévention du risque médicamenteux Mesures à prendre
La plupart des médicaments antiulcéreux sont dans l'ensemble bien tolérés	
Anti-H2 • diarrhées, constipation • céphalées, vertiges • élévation des transaminases • dans le cas particulier de la cimétidine : syndromes confusionnels et effets antiandrogéniques chez les personnes âgées	 • effets transitoires • remplacer par un autre anti-H2
Inhibiteurs de la pompe à protons • nausées, vomissement, flatulences, céphalées, vertiges	 • en début de traitement
Sucralfate • constipation • risque de déplétion phosphorée	 • limitée par une bonne hydratation • éviter un traitement prolongé
Misoprostol • diarrhées	 • nécessite parfois l'arrêt du traitement

Tableau II.279 - *Interactions médicamenteuses - Niveaux contre-indications (CI) et associations déconseillées (AD)*

Médicaments de la classe	Autres médicaments	Niveau	Mécanismes d'action
Cimétidine	• Carmustine • Lomustine	AD	• Toxicité médullaire accrue par inhibition du métabolisme hépatique de la carmustine et de la lomustine
	• Phénytoïne • Fosphénytoine	AD	• Augmentation des concentrations plasmatiques de phénytoïne avec possibilité d'apparition des signes habituels de surdosage
	• Carvedilol	CI	• Augmentation des concentrations du carvedilol, préjudiciable dans le cas du traitement de l'insuffisance cardiaque avec la cimétidine utilisée à des doses ⩾ 800 mg/j
	• Métoprolol	CI	• Augmentation des concentrations du métoprolol préjudiciable dans le cas du traitement de l'insuffisance cardiaque avec la cimétidine utilisée à des doses ⩾ 800 mg/j
IPP	• Atazanavir	AD	• Diminution très importante des concentrations d'atazanavir, avec risque d'échec thérapeutique

Remarques générales concernant les interactions médicamenteuses :

- Parmi les anti-H2, la cimétidine possède un effet inhibiteur enzymatique, d'où les interactions de niveau « précautions d'emploi » avec de nombreux médicaments.
- Parmi les IPP, le lansoprazole, par effet inducteur enzymatique, peut entraîner des interactions de niveau « précautions d'emploi » avec de nombreux médicaments.
- Espacer de 1 à 2 heures les prises orales de topiques gastro-intestinaux de celles des antiulcéreux et de tout médicament à marge thérapeutique étroite.

Tableau II.280 - Précautions d'emploi des antiulcéreux

- Vérifier la bénignité des ulcères gastriques avant traitement.
- Ne pas arrêter brutalement le traitement avant d'avoir constaté la cicatrisation de l'ulcère.
- Utiliser les anti-H2 avec prudence chez les sujets âgés, les insuffisants rénaux ou hépatiques.
- Éviter toute utilisation prolongée de sucralfate chez les insuffisants rénaux (risque d'accumulation aluminique) et chez les sujets hypophosphatémiques (risque de déplétion phosphorée).
- Ne prescrire les analogues des prostaglandines E_1 que sous contraception efficace chez les femmes en période d'activité génitale.
- Grossesse : utilisation déconseillée des antisécrétoires (innocuité non établie).
- Les interactions médicamenteuses font l'objet de précautions d'emploi lorsque les antiulcéreux sont associés. Ainsi, les antisécrétoires antihistaminiques H2 associés aux topiques gastro-intestinaux, antiacides et adsorbants entraînent une diminution de l'absorption digestive de l'antihistaminique H2 : administrer les antihistaminiques H2 à distance (plus de 2 heures) des topiques gastro-intestinaux et antiacides.

Tableau II.281 - Contre-indications des antiulcéreux

Anti-H2	• hypersensibilité connue aux produits
Inhibiteurs de la pompe à protons	• hypersensibilité connue aux produits • allaitement
Prostaglandines : misoprostol	• hypersensibilité connue aux produits • femme en période d'activité génitale sans contraception efficace
Antiacides	• insuffisance rénale sévère

Administration et conseils au patient

Objectifs du traitement médicamenteux

- **Les antiulcéreux** sont des médicaments utilisés pour obtenir la cicatrisation des ulcères gastriques ou duodénaux et des œsophagites ou pour éviter leur apparition (traitement préventif avec les AINS par exemple).
- L'obtention de la cicatrisation complète peut être plus ou moins longue selon la classe de médicament antiulcéreux utilisé (4 à 8 semaines), mais l'efficacité sur la douleur associée à l'ulcère est rapide (dès les premières prises médicamenteuses). Lors des traitements préventifs, la prise de médicament se prolonge tant que le facteur de risque persiste.

Plan de prise

Le plus couramment l'administration de ces médicaments est réalisée par voie orale.

- La prise orale quotidienne est unique :
  - avec un moment de prise indifférent (habituellement le matin) pour les inhibiteurs de la pompe à protons ;
  - et le soir au coucher pour les anti-H2.
- Les prises sont réparties sur les 24 heures : en dehors des repas pour le sucralfate (30 min à 1 h avant le petit déjeuner, 2 h après le repas du soir) et pour le misoprostol (après les repas et au coucher).

Des formes injectables existent pour les anti-H2 et certains IPP. Il s'agit de spécialités de la réserve hospitalière. Elles sont utilisables par voie IM, IV en perfusion courte ou continue selon les spécialités et selon l'indication du traitement.

Modalités d'administration

- Des formes effervescentes sont disponibles pour les anti-H2 et peuvent être utilisées pour faciliter la prise chez des patients ayant des difficultés de déglutition ou pour l'administration via une sonde naso-gastrique (en tenant compte de l'apport en sodium propre à cette forme galénique).
- Des formes dispersibles sont disponibles pour certains IPP. L'obtention d'une suspension homogène dans l'eau est obtenue après quelques minutes d'une agitation vigoureuse. La prise doit avoir lieu immédiatement après la mise en suspension.
- Les autres IPP se présentent sous forme de gélules ou comprimés gastrorésistants qu'il ne faut ni ouvrir ni écraser (risque de destruction du principe actif par les sucs gastriques). La gélule de MOPRAL peut être ouverte si les microgranules gastrorésistants qu'elle contient sont ingérés tels quels.

Observance du traitement

- Il ne faut pas interrompre le traitement sans avis médical même si les symptômes ont disparu.
- La réussite du traitement passe par une bonne observance de la durée du traitement et des posologies.

Surveillance de l'efficacité et de la tolérance du traitement

- Le principal signe de l'efficacité du traitement est la disparition des douleurs. Un contrôle de la cicatrisation pourra être réalisé par fibroscopie.
- Il n'y a pas de surveillance particulière de la tolérance à mettre en œuvre au cours du traitement.
- Le patient doit être prévenu des effets secondaires bénins et le plus souvent transitoires observés.

Conseils hygiéno-diététiques

- Observer une alimentation équilibrée, saine, fractionnée en 3 ou 4 repas par jour, et éviter les périodes de jeûne prolongé.
- L'arrêt du tabac et de l'alcool est un facteur essentiel de prévention des récidives de l'ulcère duodénal.
- Éviter les AINS antalgiques ; préférer le paracétamol.

Autres conseils au patient

Expliquer au patient ou à la patiente qu'il/elle doit informer son médecin :

- si les effets indésirables possibles en début de traitement persistent ;
- si elle souhaite devenir enceinte : toute patiente en âge de procréer recevant du misoprostol devra posséder une méthode de contraception efficace ;
- s'il/elle présente habituellement des troubles liés à une carence en phosphore dans le cas d'un traitement par le sucralfate.

Antiacides et pansements gastro-intestinaux

NOTIONS ESSENTIELLES

- Les antiacides sont des médicaments capables de neutraliser les ions H^+ sécrétés par l'estomac sans interférer avec les processus sécrétoires.
- Les pansements gastro-intestinaux sont des médicaments dont les propriétés physico-chimiques permettent la protection de la muqueuse œsophagienne, gastrique et duodénale contre toute sorte d'agression.
- Les antiacides sont indiqués principalement en traitement symptomatique adjuvant au traitement antiulcéreux.
- Les pansements gastro-intestinaux ont par ailleurs des indications dans la prise en charge des diarrhées, flatulences et du reflux gastro-œsophagien.
- Ces médicaments ne traversant pas la barrière digestive ont des effets indésirables limités.
- Compte tenu de leur mode d'action, les interactions médicamenteuses avec les antiacides et pansements gastro-intestinaux sont nombreuses et nécessitent une prise à distance de tout autre médicament.

GÉNÉRALITÉS

Rappels de physiologie

Le pH est défini comme l'inverse du logarithme de la concentration en ions H^+ d'une solution ; une solution à pH 7 est considérée comme chimiquement neutre et correspond à une concentration en ions H^+ et OH^- dissociés de 10^{-7} mol/L.

Une solution acide normale contient 1 mole d'ions H^+ et a une valeur de pH de 0.

Les cellules pariétales de l'estomac sécrètent une solution d'acide chlorhydrique d'environ 140 mmol/L, soit un pH inférieur à 1.

Propriétés pharmacologiques

Activité antiacide

Les antiacides d'action locale diminuent l'acidité intragastrique par neutralisation ou effet tampon *in situ*.

Effet de neutralisation acide-base

L'apport de ces médicaments neutralise une certaine quantité d'acide chlorhydrique qui se traduit par une élévation concomitante du pH gastrique.

Le carbonate de calcium ou le carbonate monosodique n'agissent que par neutralisation ; la capacité de neutralisation est importante et l'effet est rapide et irréversible. Ils peuvent provoquer un rebond sécrétoire acide par alcalinisation de la région antrale, ce qui en limite l'utilisation.

Effet tampon

D'autres antiacides, comme les sels d'aluminium ou de magnésium, subissent en milieu acide des modifications de leur structure avec formation de composés doués de pouvoir tampon.

L'effet tampon est la propriété d'une solution de résister aux variations de pH lorsqu'on lui ajoute des substances qui produisent ou consomment des ions H^+ ou lorsqu'on la dilue.

Effet pansement

Il est mis à profit dans la maladie ulcéreuse.

Ces substances non résorbées et transparentes aux rayons X forment une couche protectrice homogène tapissant la muqueuse digestive et résistante aux acides et aliments.

Elles sont absorbantes, antimouillantes et antimousse. Cette dernière action, en diminuant la tension de surface des bulles de gaz, confère à la diméticone une action antiflatulente.

Les colloïdes (gels d'hydroxyde d'aluminium, les mucilages, les alginates) et le sucralfate ont des propriétés d'adhésivité.

Les silicones ont des propriétés antimouillantes.

Pouvoir mucigène

C'est la propriété d'augmenter la production de mucine, pansement naturel et antiacide, qu'exercent les colloïdes.

Inhibition de la pepsine

L'inactivation des pepsines est obtenue à partir d'un pH 4.

Pharmacocinétique

Les antiacides d'action locale et les pansements gastro-intestinaux ne sont pratiquement pas absorbés et restent donc dans le tube digestif.

L'effet antiacide est très bref, de l'ordre de 30 à 60 minutes pour les produits les plus puissants ; la rapidité de la vidange gastrique qui chasse le médicament est un des facteurs limitants.

Formes galéniques

La forme galénique des antiacides et des pansements gastro-intestinaux joue un rôle important.

Les fortes doses antiacides sont délivrées par les formes dispersées : suspension buvable, gel, poudre.

La forme comprimé est souvent moins efficace que la forme dispersée ; l'effet antiacide n'est obtenu que lorsque les comprimés sont mis en suspension dans l'eau ou mastiqués. Elle présente, en revanche, des avantages de praticabilité.

Les gels maintiennent l'effet antiacide plus longtemps en adhérant à la muqueuse.

PRINCIPAUX MÉDICAMENTS – POSOLOGIES

Tableau II.282 *- Antiacides d'action locale*

Spécialités	Principes actifs		Divers	Présentations	Posologies usuelles
	Hydroxyde d'aluminium	Hydroxyde de magnésium			
ACIDRINE			Sel d'aluminium + anesthésique local + protecteur muqueux	comp. à croquer	**AD** : 1 à 2 comp. au moment des douleurs. Avaler un verre d'eau après absorption
GASTROPAX		+	Carbonate de calcium + trisilicate de magnésium + carbonate de magnésium + kaolin +bicarbonate de sodium	poudre pour sol. buv.	**AD** : 1 càc au moment des douleurs (dose max. : 6 prises/j)
GELUX	+	+	Montmorillonite	susp. buv. (sach.)	**AD** : 1 sach. 3 à 6 fois/j (45 mmol/prise)
MAALOX XOLAAM	+	+		susp. buv. (sach., fl.) comp. à croquer	**AD** : 1 càs ou 1 sach. ou 1 à 2 comp. 3 à 6 fois/j (40 mmol/prise)

Spécialités	Principes actifs		Divers	Présentations	Posologies usuelles
	Hydroxyde d'aluminium	Hydroxyde de magnésium			
MARGA	+	+	Carbonate de calcium	comp. à sucer	**AD** : 6 comp./j après les repas
MOXYDAR	+	+	Phosphate d'aluminium + gomme guar	comp. pour susp. buv. (à dissoudre dans un demi-verre d'eau) susp. buv. (sach.)	*Traitement d'attaque :* 1 comp. 3 fois/j, 1 heure après les repas (1 comp. supplémentaire en cas de douleurs) pendant 4 à 6 semaines *Traitement d'entretien :* 1 comp. au moment des douleurs (sans dépasser 4 comp./j)
NEUTROSES			Carbonate de calcium + carbonate de magnésium + trisilicate de magnésium + kaolin	comp. à croquer	**AD** : 2 à 3 comp./prise 4 fois/j, 2 heures après les repas
PHOSPHALUGEL			Phosphate d'aluminium	susp. buv. (sach., fl.)	**AD** : 1 à 2 sach. 2 à 3 fois/j après les repas (30 mmol/prise)
RENNIE			Carbonate de calcium + carbonate de magnésium	comp. comp. à croquer	**AD** et **ENF** > 15 ans : 1 à 2 comp. 4 fois/j (dose max. : 12 comp./j) pendant 10 jours

Spécialités	Principes actifs		Divers	Présentations	Posologies usuelles
	Hydroxyde d'aluminium	Hydroxyde de magnésium			
RENNIELIQUO sans sucre hydrotalcite				susp. buv. (sach.)	AD : 4 sach./j pendant 10 jours
RIOPAN magaldrate				comp. à croquer 800 mg sach. 800 mg/ 10 mL (susp. buv.)	AD : 1 à 2 comp. ou 1 à 2 sach. au moment des douleurs (dose max. : 6 prises)
ROCGEL	+	+	Oxyde d'aluminium	susp. buv. (sach.)	AD : 1 sach. 3 à 6 fois/j (70 mmol/prise)
Les antiacides sont administrés 90 minutes après le début de chaque repas, si besoin au coucher, avec des prises supplémentaires en fonction des douleurs.					

***Tableau II.283** - Pansements gastro-intestinaux – Absorbants intestinaux*

Spécialités	Principes actifs	Présentations	Posologies usuelles
ACTAPULGITE	Silicates ou argile : attapulgite	pdre 3 g (sach.)	**AD** : 3 sach./j **ENF** : 2 sach./j **BB** : 1/2 à 1 sach./j
GASTROPUGITE	Silicates ou argile : attapulgite + hydroxyde d'aluminium + carbonate de magnésium	pdre 2,5 g (sach.)	**AD** : 3 à 6 sach./j
BEDELIX	Silicates ou argile : montmorillonite beidellitique	pdre 3 g (sach.)	**AD** : 3 sach./j **ENF** : 2 sach./j **BB** : 1/2 à 1 sach./j

Spécialités	Principes actifs	Présentations	Posologies usuelles
SMECTA	Silicates ou argile : diosmectite	pdre 3 g (sach.)	**AD** : 3 sach./j **ENF** : 2 sach./j **BB** : 1/2 à 1 sach./j
POLYSILANE	Siméticone + aluminium	gelée (sach., tube) comp. à croquer/sucer	**AD** : 1 sach. ou 1 càs ou 1 à 2 comp. 3 fois/j **ENF** : 1 à 3 sach. ou càs/j
PEPSANE	Diméticone + gaïazulène	gelée (sach.) caps.	1 à 2 sach. 2 à 3 fois/j
GAVISCON GAVISCONELL ALGINATE DE SODIUM / BICARBONATE DE SODIUM	Alginates et acide alginique + bicarbonate de sodium	susp. buv. (sach.) susp. buv. (fl. nourrissons) pipette graduée susp. buv. (fl. : 2 càc = 1 sach.) comp. à croquer	**AD** : 1 sach. ou 2 càc/prise, ou 1 à 2 comp./prise 3 à 4 fois/j après les repas **ENF** : 1 càc/prise après les repas **BB** : 1 à 2 mL/kg/j après les repas, éventuellement au coucher
TOPAAL	Alginates + hydroxyde d'aluminium + magnésium	susp. buv. (fl.) comp. à mâcher	**AD** : 2 càc ou 2 comp. 3 fois/j après les repas
CARBOLEVURE	Charbon + levure	gél. AD (109 mg) gél. ENF (48 mg)	**AD** : 3 gél./j **ENF** > 6 ans : 1 à 3 gél./j
CARBOSYLANE	Charbon + siméticone	gél. (280 mg de charbon)	**AD** : 2 gél. 3 fois/j
CARBOSYLANE ENFANT	Charbon + siméticone	gél. (140 mg de charbon)	**ENF** > 6 ans : 2 gél. 2 à 3 fois/j
CARBOSYMAG	Charbon + siméticone + magnésium	gél. gastrosolubles (vertes) et gél. gastrorésistantes (oranges)	**AD** et **ENF** > 6 ans : 1 gél. verte et 1 gél. orange à prendre simultanément
CHARBON DE BELLOC	Charbon	caps. molle (125 mg de charbon)	**AD** et **ENF** > 6 ans : 2 caps. 2 à 3 fois/j
ACTICARBINE	Charbon	comp. 70 mg	**AD** et **ENF** > 6 ans : 1 à 2 comp. 3 fois/j avant les repas, pendant 10 jours

Spécialités	Principes actifs	Présentations	Posologies usuelles
ARKOGELULES CHARBON VEGETAL	Charbon	gél. 162 mg	AD : 4 gél./j jusqu'à 6 gél./j ENF > 12 ans : 1 à 4 gél./j
BOLINAN	Povidone	comp. séc. 2 g	AD : 4 comp./j délayés dans 1/2 verre d'eau au moment des repas
CARBACTIVE	Charbon	gél. 120 mg	2 gél. 2 à 4 fois/j après les repas
CARBOMIX	Charbon	gran. pour susp. buv. 50 g	*Intoxications et surdosages médicamenteux* AD : 50 g en traitement initial ENF : 1 g/kg
CARBOPHOS	Charbon	comp. à croquer 400 mg	AD : 1 à 2 comp. après les repas
GELOPECTOSE	Pectine + silice + cellulose	pdre pour susp. buv.	*Traitement des régurgitations du nourrisson* BB : 2 càc pour 90 mL d'eau
SPLENOCARBINE	Charbon	granulés à croquer	AD : 1 à 3 càc après les repas
TOXICARB	Charbon	susp. buv. 20 g/100 mL	*Intoxications et surdosages médicamenteux* AD et ENF > 12 ans : 25 à 100 g de charbon activé ENF de 1 à 12 ans : 25 à 50 g de charbon activé ENF < 1 ans : 0,5 à 1 g/kg de charbon activé

INDICATIONS – CONDUITE DE TRAITEMENT

- *Antiacides d'action locale :* traitement symptomatique de la douleur des affections œso-gastro-duodénales. Ces médicaments sont utilisés en association avec les antisécrétoires (voir section « *Antiulcéreux* », p. 846) quand les douleurs sont incomplètement prises en charge par ces derniers.
  La dose quotidienne est à administrer 4 fois par jour. Compte tenu de leur pouvoir tampon, il est inutile de les administrer au moment des repas, en raison du pouvoir tampon propre des aliments. La prise aura lieu 1 heure après les 3 principaux repas et au coucher, durant 4 à 6 semaines. Il est possible si besoin d'ajouter des prises supplémentaires à la demande, en fonction des douleurs (4 à 7 prises par jour).
- *Silicates ou argiles et silicones (diméticone) :* ces médicaments sont utilisés pour le traitement symptomatique de la douleur dans les affections gastro-duodénales et coliques ainsi que dans les diarrhées aiguës et chroniques. La dose quotidienne est à administrer 3 fois par jour.
- *Alginates :* ces médicaments sont indiqués dans la prise en charge symptomatique du reflux gastro-œsophagien. Ils sont généralement associés à d'autres médicaments antireflux (voir section « *Médicaments du reflux gastro-œsophagien* », p. 876).
  Compte tenu de leur mode d'action (formation d'un gel surnageant à la surface du contenu gastrique avec effet de barrière physique), il est nécessaire de les prendre après les 3 principaux repas et éventuellement au coucher.

EFFETS INDÉSIRABLES – INTERACTIONS MÉDICAMENTEUSES – PRÉCAUTIONS D'EMPLOI – CONTRE-INDICATIONS

***Tableau II.284** - Effets indésirables des antiacides et pansements gastro-intestinaux*

	Effets indésirables	Prévention du risque Mesures à prendre
Hydroxyde d'aluminium	• possibilité de déplétion phosphorée en cas d'utilisation prolongée par captage des phosphates alimentaires et précipitation dans les fèces	• éviter les traitements prolongés à fortes posologies
Phosphate d'aluminium	• effet constipant chez les sujets alités et les personnes âgées	
Sels de magnésium	• effet laxatif par rétention d'eau généralement annulé par l'association avec les sels d'aluminium • risque de diarrhée à fortes doses	

***Tableau II.285** - Interactions médicamenteuses des antiacides et pansements gastro-intestinaux*

• En cas d'administration d'autres médicaments pris simultanément : retard ou diminution de l'absorption de certains d'entre eux.
Exemples : digoxine, antihistaminiques H2, bêtabloquants, corticoïdes, kétoconazole, sels de fer, etc.

Tableau II.286 - Précautions d'emploi des antiacides et pansements gastro-intestinaux

• Respecter un intervalle de 2 h entre les prises d'antiacides ou de topiques gastro-intestinaux et d'autres médicaments :
- acide acétylsalicylique,
- antisécrétoires antihistaminiques H2,
- aténolol,
- biphosphonates,
- catiorésines,
- chloroquine,
- cyclines,
- digitaliques,
- éthambutol,
- fer,
- fexofénadine,
- fluor,
- fluoroquinolones,
- glucocorticoïdes (sauf hydrocortisone en traitement substitutif),
- hormones thyroïdiennes,
- indométacine,
- isoniazide,
- kétoconazole,
- lansoprazole,
- lincosamides,
- métoprolol,
- neuroleptiques phénothiaziniques,
- pénicillamine,
- phosphore,
- propranolol,
- sulpiride.

• Chez les dialysés chroniques, prendre en compte la présence des sels d'aluminium (risque d'encéphalopathie en cas d'administration prolongée).

• Lors de l'utilisation de silicones, de silicates (argiles), faire preuve de prudence en cas de mégacôlon.

Tableau II.287 - Contre-indications des antiacides et pansements gastro-intestinaux

Insuffisance rénale sévère

Administration et conseils au patient

Objectifs du traitement médicamenteux

- **Les antiacides** d'action locale sont des médicaments destinés au traitement symptomatique des douleurs épigastriques. Ils peuvent être utilisés seuls ou en association aux antiulcéreux pour en compléter l'efficacité.
- **Les pansements gastro-intestinaux** de type **silicate** ou argile ou silicone sont utilisés pour la prise en charge des diarrhées et des flatulences.
- **Les pansements gastro-intestinaux** de type **alginate** ont pour objectif de diminuer la douleur associée au reflux gastro-œsophagien et de faciliter la cicatrisation des lésions induites par ce dernier.

Plan de prise

Ces médicaments s'administrent par voie orale.

Compte tenu du mode d'action local de ces médicaments, leur durée d'action est limitée et la prise doit être renouvelée 3 à 6 fois par jour pour obtenir un bon soulagement des symptômes douloureux.

- **Antiacides** d'action locale : la dose quotidienne est à administrer 4 fois par jour. Compte tenu de leur pouvoir tampon, il est inutile de les administrer au moment des repas, en raison du pouvoir tampon propre des aliments. La prise aura lieu 1 heure après les 3 principaux repas et au coucher, durant 4 à 6 semaines. Il est possible si besoin d'ajouter des prises supplémentaires à la demande, en fonction des douleurs (4 à 7 prises par jour).
- **Silicates** ou argiles et silicones (diméticone) : la dose quotidienne est à administrer 3 fois par jour.

- **Alginates** : compte tenu de leur mode d'action (formation d'un gel surnageant à la surface du contenu gastrique avec effet de barrière physique), il est nécessaire de les prendre après les 3 principaux repas et éventuellement au coucher.

Modalités d'administration

- Pour les présentations en suspensions buvables, les flacons doivent être agités vigoureusement avant l'emploi, et les sachets triturés manuellement avant ouverture.
- Les formes comprimés doivent être mâchées complètement avant d'être avalées.

Observance du traitement

Lorsque les antiacides et pansements gastro-intestinaux sont utilisés en automédication, le patient doit être prévenu de la nécessité de consulter un médecin en cas de persistance des symptômes.

Surveillance de l'efficacité et de la tolérance du traitement

- Le principal signe de l'efficacité du traitement est la disparition des douleurs.
- Il n'y a pas de surveillance particulière de la tolérance à mettre en œuvre au cours du traitement.
- Le patient doit être prévenu des effets secondaires bénins et le plus souvent transitoires observés :
  - constipation chez le patient prenant un antiacide contenant de l'aluminium ;
  - diarrhée chez le patient qui prend un antiacide contenant du magnésium ; elle peut être évitée en changeant de médication ou par alternance avec des antiacides contenant de l'aluminium.

Conseils hygiéno-diététiques

- En parallèle de l'utilisation d'**antiacides** d'action locale pour la prise en charge des épigastralgies, les conseils suivants peuvent être donnés au patient :
  - observer une alimentation équilibrée, saine, fractionnée en 3 ou 4 repas par jour, et éviter les périodes de jeûne prolongé ;
  - l'arrêt du tabac et de l'alcool est un facteur essentiel de prévention des récidives de l'ulcère duodénal ;
  - éviter les AINS antalgiques ; préférer le paracétamol.
- Lors de l'utilisation d'**alginates** pour la prise en charge du reflux gastro-œsophagien, les conseils suivants peuvent être donnés au patient :
  - attendre environ 2 heures entre les repas et la position couchée ;
  - éviter tous les stimulants de la sécrétion gastrique acide (alcool, tabac, épices, vinaigre, café), les boissons gazeuses, les repas trop riches ;
  - dormir avec la tête surélevée ;
  - éviter les efforts physiques postprandiaux, la position penchée en avant.

Autres conseils au patient

Il ne faut prendre aucun autre médicament au même moment qu'un antiacide ; il est indispensable de respecter un délai de 2 heures au minimum avant la prise d'un autre médicament.

Médicaments du reflux gastro-œsophagien

NOTIONS ESSENTIELLES

- Le reflux gastro-œsophagien correspond au passage d'une partie du contenu gastrique dans l'œsophage. L'œsophagite en est la principale complication.
- Parallèlement à des règles hygiéno-diététiques et posturales, la stratégie thérapeutique fait appel :
  - à des alginates antiacides ou à des anti-H2 faiblement dosés en cas de reflux gastro-œsophagiens espacés sans complications ;
  - à des anti-H2 à dose standard ou à des inhibiteurs de la pompe à protons (IPP) à demi-dose si les symptômes sont rapprochés ;
  - à des inhibiteurs de la pompe à protons à dose standard pendant 4 semaines en cas d'œsophagite non sévère et pendant 8 semaines en cas d'œsophagite sévère.
- Les alginates et antisécrétoires (anti-H_2 et IPP) sont généralement bien tolérés.

GÉNÉRALITÉS

Rappels de physiopathologie

La muqueuse gastrique sécrète de l'acide chlorhydrique sous l'influence de divers stimuli (gastrine, pneumogastrique).

La remontée du contenu acide de l'estomac dans l'œsophage est physiologique, si elle reste brève.

La diminution du tonus du sphincter inférieur de l'œsophage, des troubles de la motricité œsophagienne et parfois une hernie hiatale rendent ces reflux plus fréquents et plus prolongés ; il s'agit alors du reflux gastro-œsophagien.

Il n'existe pas de parallélisme entre les symptômes fonctionnels et les lésions anatomiques ; le reflux gastro-œsophagien peut s'accompagner d'un simple pyrosis, voire d'une œsophagite ou d'un ulcère du bas œsophage.

La fibroscopie permet d'observer le reflux et de constater une anomalie éventuellement associée.

Principes de traitement médicamenteux

Le traitement consiste à réduire l'acidité gastrique.

ANTIACIDES

Les antiacides diminuent le caractère acide des reflux sans en diminuer la fréquence. Ils ne permettent pas la cicatrisation d'une œsophagite. Ils ne constituent qu'un traitement d'appoint.

Certaines spécialités contiennent des alginates et peuvent ainsi « flotter » au-dessus du contenu gastrique et tapisser la muqueuse œsophagienne comme le GAVISCON ou le TOPAAL (voir section *« Antiacides et pansements gastro-intestinaux »*, p. 863).

ANTISÉCRÉTOIRES

Les antisécrétoires sont les antihistaminiques H_2 (anti-H_2) et les inhibiteurs de la pompes à protons (IPP).

Ils diminuent la sécrétion acide de l'estomac et rendent ainsi les éventuels reflux gastro-œsophagiens moins agressifs pour la muqueuse œsophagienne (voir section « *Antiulcéreux* », p. 847).

PRINCIPAUX MÉDICAMENTS – POSOLOGIES

Tableau II.288 *- Médicaments du reflux gastro-œsophagien*

Spécialités	Principes actifs	Présentations	Posologies
Antiacides			
Voir *tableau II.282*, p. 863			
Antisécrétoires			
Voir *tableau II.274*, p. 847			
Autres médicaments			
GASTROPUGITE	Silicates ou argile : attapulgite + hydroxyde d'aluminium + carbonate de magnésium	pdre 2,5 g (sach.)	**AD** : 3 à 6 sach./j
GAVISCON GAVISCONELL ALGINATE DE SODIUM/ BICARBONATE DE SODIUM	Alginates et acide alginique + bicarbonate de sodium	susp. buv. (sach.) susp. buv. (fl. nourrissons) pipette graduée susp. buv. (fl. : 2 càc = 1 sach.) comp. à croquer susp. buv. nourrissons	**AD** : 1 sach. ou 2 càc/prise, ou 1 à 2 comp./prise 3 à 4 fois/j après les repas **ENF** : 1 càc/prise après les repas **BB** : 1 à 2 mL/kg/j après les repas, éventuellement au coucher
GELOPECTOSE	Pectine + silice + cellulose	pdre pour susp. buv.	**BB** : 2 càc pour 90 mL d'eau
MOXYDAR	Phosphate d'aluminium + gomme guar + hydroxyde d'aluminium +	comp. pour susp. buv. (à dissoudre dans un demi-verre d'eau) susp. buv. (sach.)	*Traitement d'attaque* : 1 comp. 3 fois/j, 1 heure après les repas (1 comp. supplémentaire en cas de douleurs) pendant 4 à 6 semaines

Spécialités	Principes actifs	Présentations	Posologies
	hydroxyde de magnésium		*Traitement d'entretien :* 1 comp. au moment des douleurs (sans dépasser 4 comp./j)
TOPAAL	Alginates + hydroxyde d'aluminium + hydroxyde de magnésium	susp. buv. (fl.) comp. à mâcher	AD : 2 càc ou 2 comp. 3 fois/j après les repas

* Les médicaments cités dans ce tableau sont ceux disposant d'une indication d'AMM spécifique dans le traitement symptomatique du reflux gastro-œsophagien.

INDICATIONS – CONDUITE DE TRAITEMENT

Indications

Les buts du traitement du reflux gastro-œsophagien sont :
- de cicatriser les lésions ;
- de prévenir les récidives et les complications.

Le choix du traitement à mettre en œuvre est fonction :
- de l'intensité des symptômes ;
- de l'existence et du degré de l'œsophagite ;
- du terrain (âge, pathologies associées) ;
- de l'évolution chronique ou récidivante de la maladie.

Conduite de traitement

Adulte

Des mesures hygiéno-diététiques sont à prendre : fractionner les repas, éviter la position penchée en avant surtout lorsque l'estomac est plein. Il convient d'éviter le décubitus en période postprandiale. La fréquence des reflux nocturnes peut être diminuée en surélevant la tête du lit.

- Le traitement médicamenteux est adapté à la sévérité des troubles symptomatiques ou aux données de la fibroscopie.
- Lorsque les symptômes sont espacés, les antiacides, alginates ou anti-H2, médicaments agissant rapidement, sont à administrer au moment de la douleur. Ils peuvent également l'être de manière préventive au coucher pour éviter la douleur nocturne ou avant un effort physique pouvant la déclencher.
- Lorsque les symptômes sont plurihebdomadaires, un traitement de 4 semaines par un IPP est recommandé.
- En cas d'œsophagite sévère observée en fibroscopie, un traitement de 8 semaines par un IPP est recommandé.
- En cas de rechutes fréquentes ou précoces à l'arrêt du traitement chez les patients n'ayant pas d'œsophagite ou ayant une œsophagite non sévère, un traitement d'entretien par un IPP à la dose minimale efficace est recommandé (à demi-dose si possible).

Femme enceinte

- Le reflux gastro-œsophagien est fréquent chez la femme enceinte.
- Les antiacides sont proposés en première intention.
- Il n'existe pas de risque fœtal lié à l'exposition aux inhibiteurs de la pompe à protons (IPP).

Nourrissons

- Dans les formes bénignes de régurgitations, l'épaississement des repas suffit généralement.
- Dans les formes pathologiques, un inhibiteur de la pompe à protons (IPP) est utilisé en première intention pendant 2 à 3 mois, éventuellement associé à des antiacides et des pansements gastro-intestinaux.

EFFETS INDÉSIRABLES – INTERACTIONS MÉDICAMENTEUSES – PRÉCAUTIONS D'EMPLOI – CONTRE-INDICATIONS

***Tableau II.289** - Effets indésirables - Prévention du risque medicamenteux*

	Effets indésirables	Prévention des risques
Antisécrétoires		
• Anti-H_2	• diarrhées, constipation • céphalées, vertiges • élévation des transaminases • dans le cas particulier de la cimétidine : syndromes confusionnels et effets antiandrogéniques chez les personnes âgées	• effets transitoires • remplacer par un autre anti-H2
• Inhibiteurs de la pompe à protons (IPP)	• nausées, vomissements, flatulences, céphalées, vertiges	• en début de traitement
Antiacides		
• Hydroxyde d'aluminium	• possibilité de déplétion phosphorée en cas d'utilisation prolongée par captage des phosphates alimentaires et précipitation dans les fécès	• éviter les traitements prolongés à fortes posologies
• Phosphate d'aluminium	• effet constipant chez les sujets alités et les personnes âgées	
• Sels de magnésium	• effet laxatif par rétention d'eau généralement annulé par l'association avec les sels d'aluminium • risque de diarrhée à fortes doses	

***Tableau II.290** - Interactions médicamenteuses – Niveaux contre-indications (CI) et associations déconseillées (AD)*

Médicaments de la classe	Autres médicaments	Niveau	Mécanismes d'action
Cimétidine	• Carmustine • Lomustine	AD	• Toxicité médullaire accrue par inhibition du métabolisme hépatique de la carmustine et de la lomustine
	• Phénytoïne • Fosphénytoine	AD	• Augmentation des concentrations plasmatiques de phénytoïne avec possibilité d'apparition des signes habituels de surdosage
	• Carvedilol	CI	• Augmentation des concentrations du carvedilol, préjudiciable dans le cas du traitement de l'insuffisance cardiaque avec la cimétidine utilisée à des doses ⩾ 800 mg/j
	• Métoprolol	CI	• Augmentation des concentrations du métoprolol préjudiciable dans le cas du traitement de l'insuffisance cardiaque avec la cimétidine utilisée à des doses ⩾ 800 mg/j
IPP	• Atazanavir	AD	• Diminution très importante des concentrations d'atazanavir, avec risque d'échec thérapeutique

Remarques générales concernant les interactions médicamenteuses :
• Parmi les anti-H2, la cimétidine possède un effet inhibiteur enzymatique, d'où les interactions de niveau « précautions d'emploi » avec de nombreux médicaments.
• Parmi les IPP, le lansoprazole, par effet inducteur enzymatique, peut entraîner des interactions de niveau « précautions d'emploi » avec de nombreux médicaments.
• Espacer de 1 à 2 heures les prises orales de topiques gastro-intestinaux de celles des antiulcéreux et de tout médicament à marge thérapeutique étroite.

• En cas d'administration d'autres médicaments pris simultanément avec les antiacides ou les pansements gastro-intestinaux : retard ou diminution de l'absorption de certains d'entre eux. *Exemples :* digoxine, antihistaminiques H2, bêtabloquants, corticoïdes, kétoconazole, sels de fer, etc.

***Tableau II.291** - Précautions d'emploi des médicaments du reflux gastro-œsophagien*

Gels antireflux	• Respecter un intervalle de 2 h entre la prise de gels antireflux et d'autres médicaments • Chez les dialysés chroniques, prendre en compte la présence de sels d'aluminium
Antisécrétoires	• Grossesse : utilisation déconseillée

***Tableau II.292** - Contre-indications des médicaments du reflux gastro-œsophagien*

Anti-H2	• hypersensibilité connue aux produits
Inhibiteurs de la pompe à protons	• hypersensibilité connue aux produits • allaitement
Prostaglandines : misoprostol	• hypersensibilité connue aux produits • femme en période d'activité génitale sans contraception efficace
Antiacides et pansements gastro-intestinaux	• insuffisance rénale sévère

Administration et conseils au patient

Objectifs du traitement médicamenteux

- Les médicaments utilisés dans la prise en charge du reflux gastro-œsophagien ont pour objectif la disparition des douleurs liées au reflux acide du contenu gastrique vers l'œsophage, la cicatrisation des lésions œsophagiennes, quand elles existent, et la prévention de leurs récidives et de leurs complications.

- L'efficacité des traitements utilisés se manifeste très rapidement, généralement en quelques jours. Le maintien de l'efficacité dans le temps est obtenu grâce à l'application de règles hygiéno-diététiques et posturales.
- La durée de traitement est variable, de 4 à 8 semaines selon l'existence ou non de lésions d'œsophagites lors de la prise en charge initiale.
- Pour la prise en charge du reflux gastro-œsophagien du nourrisson, la durée de traitement peut être beaucoup plus longue jusqu'au passage à une alimentation essentiellement solide et à la marche de l'enfant.

Plan de prise

Ces médicaments s'administrent par voie orale.

- **Gels anti-reflux :** il est préférable de prendre ces médicaments en dehors des repas, une heure après et éventuellement au coucher.
- **Anti-sécrétoires :**
  - l'administration des **anti-H2** est réalisée généralement en une prise unique quotidienne au coucher ;
  - les **inhibiteurs de la pompe à protons** sont habituellement administrés en une seule prise quotidienne sans influence du moment de prise.
- Il ne faut utiliser que les gouttes buvables de métoclopramide.

Modalités d'administration

CHEZ LE NOURRISSON ET L'ENFANT

- Les formes gouttes ou suspension buvable doivent être administrées au moyen du compte-goutte ou de la pipette graduée en kg et fournie avec le médicament.
- Il n'existe pas de forme adaptée à l'enfant pour les anti-sécrétoires de la classe des **antihistaminiques H2**. L'utilisation par voie orale des ampoules injectables de ranitidine est possible.

- Pour les **antisécrétoires** de la classe des inhibiteurs de la pompe à protons, l'*oméprazole* est utilisable dès l'âge de 1 an. La gélule de MOPRAL peut être ouverte si les microgranules gastrorésistants qu'elle contient sont ingérés tels quels.

CHEZ LES ADULTES

- Des formes effervescentes sont disponibles pour les **anti-H2** et peuvent être utilisées pour faciliter la prise chez des patients ayant des difficultés de déglutition ou pour l'administration via une sonde nasogastrique (en tenant compte de l'apport en sodium propre à cette forme galénique).
- Des formes dispersibles sont disponibles pour certains IPP. L'obtention d'une suspension homogène dans l'eau est obtenue après quelques minutes d'une agitation vigoureuse. La prise doit avoir lieu immédiatement après la mise en suspension.
- Les autres IPP se présentent sous forme de gélules ou comprimés gastrorésistants qu'il ne faut ni ouvrir ni écraser (risque de destruction du principe actif par les sucs gastriques). La gélule de MOPRAL peut être ouverte si les microgranules gastrorésistants qu'elle contient sont ingérés tels quels.

Observance du traitement

- Il ne faut pas interrompre le traitement sans avis médical même si les symptômes ont disparu.
- La réussite du traitement passe par une bonne observance de la durée du traitement et des posologies.

Surveillance de l'efficacité et de la tolérance du traitement

- Le principal signe de l'efficacité du traitement est la disparition des douleurs.

- La tolérance de ces traitements est généralement bonne et ne nécessite pas de surveillance particulière.
- Les **gels anti-reflux** peuvent entraîner de la constipation.

Conseils hygiéno-diététiques

- Les mesures suivantes permettent d'améliorer l'efficacité des médicaments anti-reflux :
  - attendre environ 2 heures entre les repas et la position couchée ;
  - éviter tous les stimulants de la sécrétion gastrique acide (alcool, tabac, épices, vinaigre, café), les boissons gazeuses, les repas trop riches ;
  - dormir avec la tête surélevée ;
  - éviter les efforts physiques postprandiaux, la position penchée en avant et l'ingestion de grandes quantités de liquide avant le coucher (tisane, soupe).
- Chez le nourrisson l'alimentation lactée sera épaissie ou un lait spécifique anti-reflux sera utilisé. Il sera nécessaire d'éviter de recoucher l'enfant dans l'heure qui suit la prise du biberon et de le maintenir en position assise ou demi-assise.

Autres conseils au patient

Il ne faut prendre aucun autre médicament au même moment qu'un gel anti-reflux ; il est indispensable de respecter un délai de 2 heures au minimum avant la prise d'un autre médicament.

Antiémétiques

NOTIONS ESSENTIELLES

- La thérapeutique des nausées et vomissements s'appuie sur trois familles de médicaments : les sétrons, les antagonistes dopaminergiques et les antinauséeux regroupant les antihistaminiques H1.
- Les sétrons sont les médicaments de choix des nausées et vomissements liés aux chimiothérapies anticancéreuses et à la radiothérapie moyennement à hautement émétisante.
- Les antagonistes dopaminergiques sont utilisés de préférence dans les nausées et vomissements retardés chimio-induits ou pour toute autre cause de vomissement.
- Les médicaments antinauséeux sont réservés au mal des transports.
- Ces médicaments sont responsables de nombreux effets indésirables (de type atropinique et/ou neurologique et/ou neurovégétatif et/ou endocrinien).

GÉNÉRALITÉS

Les nausées et les vomissements peuvent être causés par une grande variété d'états comme :

- des affections neurologiques :
  - méningites,
  - hypertension intracrânienne ;
- des affections métaboliques et endocriniennes :
  - hypercalcémie,
  - acidose diabétique,
  - hyponatrémie ;
- des maladies abdominales organiques :
  - occlusion,
  - péritonite,
  - appendicite,
  - affections gynécologiques, urologiques ;
- des infections ;
- des maladies psychiatriques ;
- des intoxications médicamenteuses ;
- la grossesse.

Ces nausées et vomissements peuvent être aussi les effets indésirables de l'utilisation de certains médicaments (antinéoplasiques, agonistes dopaminergiques).

Avant de prescrire des antiémétiques, médicaments symptomatiques, il convient donc d'étayer le diagnostic étiologique.

Physiopathologie du vomissement

Le vomissement est un processus réflexe complexe contrôlé par un centre du vomissement situé dans la formation réticulaire du bulbe *(figure II.27)*.

Le centre du vomissement reçoit des informations d'une zone spécifique chémosensible située dans les parois latérales du 4e ventricule, la *Chemoreceptor Trigger Zone* (CTZ) ou zone chémoréceptrice.

D'autres afférences parviennent directement du tractus digestif au centre du vomissement par le nerf vague.

Les neurotransmetteurs isolés au niveau de la CTZ et du tube digestif jouent un rôle prépondérant dans le réflexe du vomissement.

De nombreux récepteurs ont été identifiés :
- récepteurs sérotoninergiques $5HT_3$;
- récepteurs dopaminergiques D2 ;
- récepteurs histaminergiques H_1 et H2 ;
- récepteurs aux opiacés.

La stimulation du centre du vomissement soit directement, soit par l'intermédiaire de la CTZ, active les muscles abdominaux et ceux des voies aériennes supérieures qui participent à la réalisation du vomissement.

D'autres modifications sont observées : tachycardie, augmentation de la pression artérielle, modifications posturales.

Le blocage des neurorécepteurs ($5HT_3$ à la sérotonine, à l'histamine, à la dopamine) peut interrompre le processus du vomissement.

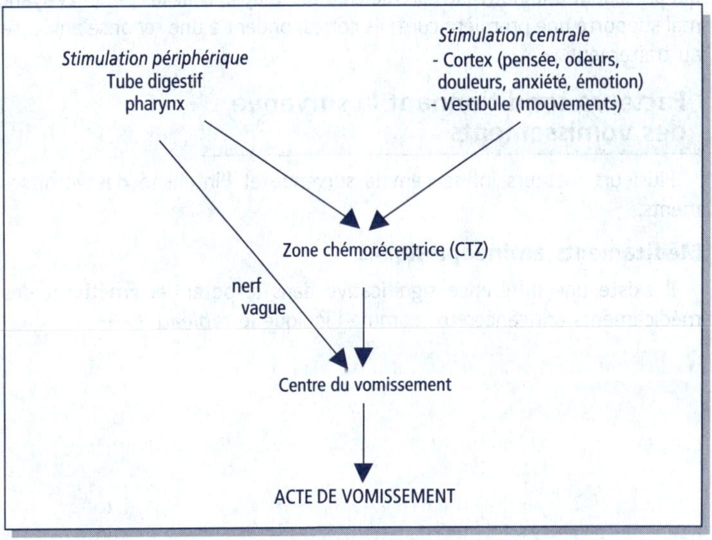

Figure II.27 *- Réflexe du vomissement*

Nausées et vomissements produits par les médicaments antinéoplasiques

La chimiothérapie anticancéreuse et la radiothérapie exercent une action cytotoxique sur les cellules entérochromaffines digestives et provoquent la libération de grandes quantités de sérotonine.

Classification des vomissements

Les vomissements précoces surviennent dans les 24 heures après l'administration du médicament antinéoplasique.

Les vomissements retardés apparaissent au-delà des 24 premières heures, dans un intervalle habituel de 2 à 7 jours, le plus souvent entre la 48e et la 72e heure ; ils se traduisent par des nausées et une inappétence ; leur fréquence peut être diminuée par la maîtrise des vomissements en phase aiguë.

Les vomissements anticipés peuvent survenir dans les heures ou jours qui précèdent une nouvelle cure de chimiothérapie, chez les patients ayant mal supporté une première cure ; ils correspondent à une réponse anxieuse au traitement.

Facteurs conditionnant la survenue des vomissements

Plusieurs facteurs influencent la survenue et l'intensité des vomissements.

Médicaments antinéoplasiques

Il existe une différence significative dans le potentiel émétisant des médicaments anticancéreux, comme l'indique le *tableau II.293.*

Tableau II.293 - Potentiel émétisant des médicaments anticancéreux

Faiblement émétisant (10-30 %)	Modérément émétisant (30-60 %)	Fortement émétisant (60-90 %)	Très fortement émétisant (> 90 %)
• Méthotrexate < 250 mg/m² • 5FU < 1 g/m² • Doxorubicine ≤ 20 mg/m² • Étoposide • Docétaxel • Paclitaxel	• Cyclophosphamide < 750 mg/m² • Méthotrexate de 250 à 1 000 mg/m² • Doxorubicine de 20 à 75 mg/m² • Épirubicine < 90 mg/m² • Mitoxantrone < 15 mg/m² • 5FU ⩾ 1 g/m² • Idarubicine • Ifosfamide	• Méthotrexate ⩾ 1 000 mg/m² • Procarbazine	• Cisplatine ⩾ 50 mg/m² • Cyclophosphamide > 1 500 mg/m² • Carmustine > 250 mg/m² • Streptozocine • Pentostatine • Lomustine > 60 mg/m²

Posologies et modalités d'administration

Pour un même médicament anticancéreux, le pouvoir émétogène augmente avec la dose.

Le potentiel émétogène d'une association de plusieurs médicaments antinéoplasiques est additif.

Le pouvoir émétisant augmente aussi en fonction du mode d'administration, le bolus étant le mode d'administration le plus émétogène.

Facteurs liés au patient

Les facteurs favorisant la survenue de vomissements sont : l'anxiété, le sexe féminin, un âge inférieur à 50 ans, un mauvais contrôle de l'effet émétique durant la première cure de chimiothérapie.

Les patients qui ont des antécédents de consommation alcoolique chronique ou de tabagisme manifestent moins de vomissements.

Classification des antiémétiques et mécanismes d'action

Le principe essentiel d'action des antiémétiques est d'agir comme inhibiteur au niveau des récepteurs des neuromédiateurs situés au niveau de la zone chémoréceptrice du centre du vomissement et en périphérie.

La classification des antiémétiques est établie en fonction de ces mécanismes d'action. On distingue ainsi :

Antihistaminiques :

- diphenhydramine (NAUTAMINE) ;
- dimenhydrinate (NAUSICALM, MERCALM).

Anticholinergiques :

- scopolamine (SCOPODERM TTS).

Antagonistes de la dopamine :

- phénothiazines :
  - métopimazine (VOGALENE).
- benzamides substitués :
  - métoclopramide (PRIMPERAN) ;
  - alizapride (PLITICAN).
- butyrophénones :
  - dompéridone (MOTILIUM) ;
  - halopéridol (HALDOL) ;
  - dropéridol (DROLEPTAN).

Anti-5HT$_3$ (sétrons) :

- ondansétron (ZOPHREN) ;
- granisétron (KYTRIL) ;
- tropisétron (NAVOBAN) ;
- palonosétron (ALOXI).

Antagoniste des récepteurs NK1 de la substance P :

- aprépitant (EMEND).

PRINCIPAUX MÉDICAMENTS – POSOLOGIES

Tableau II.294 *- Antinauséeux*

DCI	Spécialités	Présentations	Posologies
Antihistaminiques H1 (Hors liste)			
Dimenhydrinate	MERCALM	comp. 50 mg quadri. séc.	**AD** : 50 à 100 mg **ENF** > 8 ans : 25 à 50 mg **ENF** > 2 ans : 12,5 à 25 mg à renouveler toutes les 6 à 8 h si besoin
	NAUSICALM	gél. 50 mg AD sirop : 1 càc = 16 mg	
Diphenhydramine	NAUTAMINE	comp. séc. 90 mg	Prévention et traitement du mal des transports **AD** : 90 à 120 mg **ENF** > 12 ans : 90 mg **ENF** > 5 ans : 45 à 90 mg **ENF** > 2 ans : 45 mg, à renouveler toutes les 6 à 8 h si besoin
Anticholinergiques (Liste I)			
Scopolamine	SCOPODERM TTS	système adhésif percutané délivrant 1 mg/72 h de scopolamine	**AD** : à appliquer derrière l'oreille 6 à 12 h avant un départ en voyage et retirer à l'arrivée En soins palliatifs : traitement des râles agoniques par encombrement des voies aériennes supérieures
	SCOPOLAMINE	amp. inj. 0,025 % 0,25 mg = 1 mL 0,50 mg = 2 mL	En soins palliatifs : traitement des râles liés à l'encombrement des voies aériennes supérieures par excès de sécrétions salivaires

Tableau II.295 - Antiémétiques

DCI	Spécialités	Présentations	Posologies
Antagonistes de la dopamine			
Phénothiazines			
Métopimazine (Liste II)	VOGALENE 15	gél. 15 mg	**AD** : 1 gél. 1 à 2 fois/j
	VOGALENE LYOCS VOGALIB (sans sucre)	lyoc. 7,5 mg	**AD** : 1 lyoc. 2 à 4 fois/j **ENF** > 6 ans : 1 à 2 lyoc./j
	VOGALENE	suppo. séc. 5 mg	1 à 2 suppo. 1 à 3 fois/j
	VOGALENE 0,1 % (contient des sulfites)	sol. buv. 0,1 % (5 mg/càc) 1 mg = 1 mL	**AD** : 1 à 2 càc 2 à 3 fois/j **ENF** de 6 à 12 ans : 7,5 à 15 mg/j **ENF** < 6 ans : 1 mg/kg/j en 2 à 3 prises
	VOGALENE 0,4 % (contient des sulfites)	gttes 0,4 % (0,1 mg/gtte)	**ENF** de 6 à 12 ans : 7,5 à 15 mg/j **ENF** < 6 ans : 1 mg/kg/j en 2 à 3 prises
	VOGALENE inj.	amp. 10 mg = 1 mL	IM ou IV lente **AD** : 5 à 10 mg 1 à 3 fois/j La voie IV est déconseillée chez les sujets âgés (hypotension, effets sédatifs)
Benzamides et butyrophénones			
Alizapride (Liste II)	PLITICAN	comp. séc. 50 mg	**AD** : 1 comp. 2 à 4 fois/j **ENF** : 5 mg/kg/j en 2 à 4 prises
	PLITICAN inj.	amp. 50 mg = 2 mL	IM ou IV lente (en 2 à 3 inj.) **AD** : 2 à 5 mg/kg/j jusqu'à 20 mg/kg/j **ENF** : 2 à 5 mg/kg/j
Métoclo-pramide (Liste I)	PRIMPERAN	comp. séc. 10 mg sol. buv. : 1 mg = 1 mL, soit 5 mg/càc	**AD** : 5 à 10 mg 3 fois/j
	PRIMPERAN suppositoires	suppo. AD 20 mg suppo. séc. ENF 10 mg	**AD** : 0,5 mg/kg/prise 3 à 4 fois/j **ENF** > 20 kg : 0,5 mg/kg/prise 3 à 4 fois/j

DCI	Spécialités	Présentations	Posologies
	PRIMPERAN inj. MÉTOCLOPRA-MIDE	amp. inj. 10 mg = 2 mL 100 mg = 5 mL	IV lente ou IM **AD** : 10 mg 1 à 3 fois/j (forme inj. contre-indiquée chez l'enfant et le nourrisson)
	ANAUSIN LP	comp. LP 15 mg	**AD** : 1 comp. 1 à 2 fois/j
	PROKINYL LP	gél. LP 15 mg	**AD** : 1 gél. 1 à 2 fois/j
Dompéridone (Liste II)	MOTILIUM PERIDYS	comp. 10 mg pelliculé	**AD** : 1 à 2 comp. 3 fois/j, 15 à 30 minutes avant les repas durant 4 semaines
	DOMPÉRIDONE	comp. 10 mg comp. orodispersibles 10 mg susp. buv.	
	MOTILIUM buvable PERIDYS buvable	susp. buv. 1 mg = 1 mL avec seringue doseuse graduée en kg de poids	**AD** : 2 à 4 càc 3 fois/j **ENF** et **BB** : 0,75 mg/kg/j, soit 2,5 mL/10 kg 3 fois/j (ENF), et 1,5 mL/5 kg 3 fois/j (BB)
Halopéridol (Liste I)	HALDOL	amp. inj. 5 mg/mL gttes 2 mg/mL	• Nausées et vomissements aigus induits par la radiothérapie chez l'adulte : 2 mg 6 à 8 fois/j
Dropéridol (Liste I)	DROLEPTAN DROPÉRIDOL	amp. inj. IV 2,5 mg/1 mL amp. inj. IV, IM 5 mg/2 mL	• Nausées et vomissements postopératoires : **AD** : 0,625 à 1,25 mg IV dès l'apparition des premiers symptômes **ENF** : 0,02 à 0,05 mg/kg IV • Prévention des nausées induites par les morphiniques lors de l'analgésie autocontrôlée : 0,05 à 0,1 mg en même temps que les bolus de morphine
	DROLEPTAN	amp. inj. IV 1,25 mg/2,5 mL	
	DROPÉRIDOL	amp. inj. IV, 1,25 mg/1 mL	
Anti-5HT3 : sétrons (Liste I, médicaments d'exception)			
Granisétron	KYTRIL	amp. inj. 3 mg = 3 mL comp. 1 mg comp. 2 mg	**AD** > 15 ans : • Chimiothérapie moyennement à hautement émétisante : 3 mg en perf. 5 min ou IV lente de 30 s avant la chimiothérapie, suivi si nécessaire de l'administration de 1 ou 2 amp. (posologie max. : 3 amp., soit 9 mg/24 h) • Chimiothérapie moyennement

DCI	Spécialités	Présentations	Posologies
			émétisante : 1 comp. à 1 mg dans l'heure qui précède la chimiothérapie, puis 1 comp. dans les 12 h après la première prise (2 comp./24 h) ou 2 mg 1 heure avant la chimiothérapie 5 jours consécutifs
Tropisétron	NAVOBAN	amp. inj. 5 mg = 5 mL gél. 5 mg	AD > 15 ans : • Chimiothérapie moyennement à hautement émétisante : 5 mg en perf. ou IV lente 1 min, 15 à 30 min avant la chimiothérapie, puis 1 gél. à 5 mg/j pendant 2 à 5 j • Traitement des nausées et vomissements postopératoires de l'adulte : 2 mg en IV lente
Ondansétron	ZOPHREN	seringue ou amp. inj. 4 mg = 2 mL seringue ou amp. inj. 8 mg = 4 mL comp. 4 mg comp. 8 mg lyocs 4 mg lyocs 8 mg sirop 4 mg = 5 mL suppo 16 mg	AD > 15 ans • Chimiothérapie moyennement à hautement émétisante, radiothérapie hautement émétisante : 8 mg en IV lente 30 min avant, puis 1 comp. à 8 mg toutes les 12 h sur une durée moyenne de 2 à 3 j (5 j au max.) Dans certaines circonstances, une posologie plus élevée (jusqu'à 32 mg) en IV lente 30 min avant et/ou une association à un corticoïde peuvent être utilisées • Chimiothérapie moyennement émétisante, radiothérapie hautement émétisante : 1 comp. à 8 mg 2 h avant, puis 1 comp. à 8 mg toutes les 12 h sur une durée moyenne de 2 à 3 j (5 j au max.) • Traitement des nausées et vomissements postopératoires : 4 mg en IV lente ENF > 6 mois • Chimiothérapie moyennement à hautement émétisante : - surf. corp. > 1,2 m² : 8 mg en IV lente juste avant la chimiothérapie, puis 8 mg *per os* à renouveler si

DCI	Spécialités	Présentations	Posologies
			nécessaire toutes les 12 h sur une durée max. de 5 j - surf. corp. de 0,6 à 1,2 m^2 : $5\ mg/m^2$ en IV lente juste avant la chimiothérapie, puis 4 mg *per os* à renouveler si nécessaire toutes les 12 h sur une durée max. de 5 j
	ONDANSETRON	sol. inj. IV 2 mg/mL comp. 4 mg comp. 8 mg comp. orodispersibles 4 mg comp. orodispersibles 8 mg	- surf. corp. < 0,6 m^2 : $5\ mg/m^2$ en IV lente juste avant la chimiothérapie, puis une dose de 2 mg (sirop) à renouveler si nécessaire toutes les 12 heures sur une durée max. de 5 j **BB** > 1 mois • Traitement des nausées et vomissements postopératoires : 0,1 mg/kg en IV lente (4 mg au max.)
	SETOFILM	film orodispersible 4 mL, 8 mg	Le film est déposé sur la langue Adapté aux patients ayant des difficultés à avaler
Palonosétron	ALOXI	sol. inj. 250 µg/5 mL	• Prévention des nausées et vomissements aigus associés aux chimiothérapies anticancéreuses moyennement et hautement émétisantes **AD** : 250 µg en bolus IV (en 30 s) 30 min avant le début de la chimiothérapie
Antagoniste des récepteurs NK1 de la substance P (Liste I, médicament d'exception)			
Aprépitant	EMEND	gél. 80 mg gél. 125 mg	• Prévention et traitement des nausées et vomissements des chimiothérapies moyennement ou hautement émétisantes en association aux corticoïdes et à l'odansétron : 125 mg 1 h avant le début de la chimiothérapie puis 80 mg/j les 2 jours suivants

INDICATIONS – CONDUITE DE TRAITEMENT

Indications

Antihistaminiques H1 et anticholinergiques – Antinauséeux

- Mal des transports.
- Prévention et traitement des nausées et vomissements (à l'exception de ceux induits par la chimiothérapie anticancéreuse).

Antagonistes de la dopamine

Traitement symptomatique des nausées et vomissements. Les formes injectables de ces spécialités sont indiquées lors des vomissements induits par la chimiothérapie anticancéreuse.

Antagonistes des récepteurs $5HT_3$ à la sérotonine et du récepteur NK1 de la substance P

Nausées et vomissements induits par la chimiothérapie anticancéreuse. Certains principes actifs sont utilisés aussi pour la prise en charge des vomissements induits par la radiothérapie ainsi que des vomissements postopératoires.

Conduite de traitement des vomissements induits par la chimiothérapie anticancéreuse

Vomissements aigus

- Pour les chimiothérapies faiblement émétisantes, on a recours aux antagonistes de la dopamine, auxquels il est possible d'adjoindre des glucocorticoïdes.
- Pour les chimiothérapies moyennement émétisantes, le choix se porte plutôt sur un sétron.

- Pour les chimiothérapies très émétisantes, un traitement préventif de sétrons est nécessaire, les corticoïdes et les anxiolytiques étant indispensables.

Vomissements retardés

La prévention des vomissements retardés repose sur l'utilisation prolongée à doses réduites de corticoïdes, des antagonistes de la dopamine, des benzodiazépines et des sétrons.

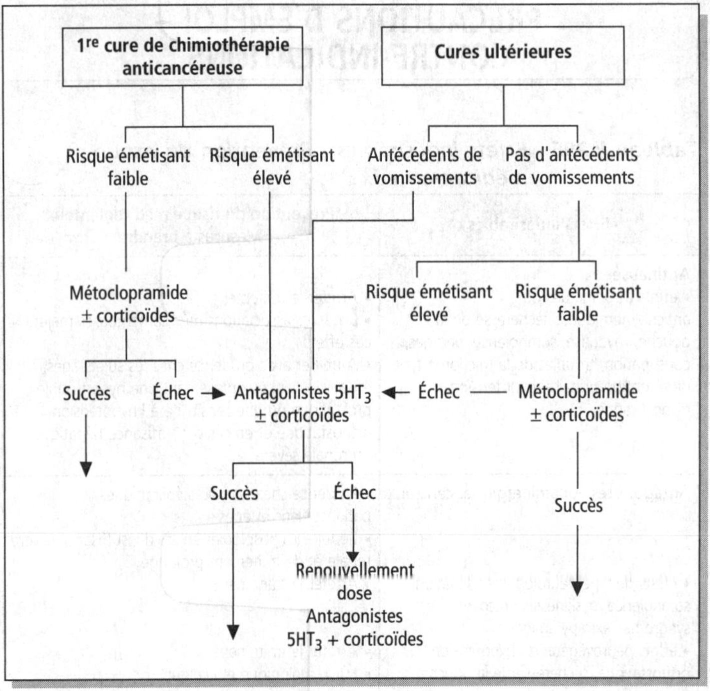

Figure II.28 - Arbre décisionnel des traitements antiémétiques dans les vomissements chimio-induits (source : Laboratoire Smithkline Beechman).

Vomissements anticipés

Le traitement des vomissements anticipés repose essentiellement sur l'utilisation d'une benzodiazépine dans le traitement antiémétique initial. Un arbre décisionnel peut être proposé.

EFFETS INDÉSIRABLES – INTERACTIONS MÉDICAMENTEUSES – PRÉCAUTIONS D'EMPLOI – CONTRE-INDICATIONS

***Tableau II.296** - Effets indésirables - Prévention du risque médicamenteux*

Effets indésirables	Prévention du risque médicamenteux Mesures à prendre
Antinauséeux • effets atropiniques ou anticholinergiques : sécheresse de la bouche, mydriase, somnolence, vertiges, constipation, troubles de la miction à type de rétention urinaire, hypotension orthostatique	• Arrêter le traitement • Éviter les associations médicamenteuses majorant ces effets • À utiliser avec prudence chez les sujets âgés, en particulier ceux présentant une hypertrophie prostatique ou une sensibilité à l'hypotension orthostatique et en cas d'insuffisance hépatique ou rénale sévère
Antagonistes dopaminergiques centraux	• Prudence chez les sujets épileptiques, parkinsoniens et âgés • Réduire les posologies en cas d'insuffisance sévère rénale et de traitement prolongé
• effets de type neurologique : sédation, somnolence, dyskinésies précoces, syndromes extrapyramidaux	• Arrêter le traitement
• effets neurovégétatifs : hypotension orthostatique, sécheresse de la bouche, constipation, troubles de l'accommodation, rétention urinaire	• Arrêter le traitement • Suivis biologique et clinique
• effets endocriniens : gynécomastie, galactorrhée, aménorrhée	• Suivis biologique et clinique

Effets indésirables	Prévention du risque médicamenteux Mesures à prendre
Sétrons • réactions d'hypersensibilité • céphalées, bouffées de chaleur, douleurs abdominales	• Arrêter le traitement, ne pas le réintroduire • Surveiller ces symptômes : céphalées régressant spontanément ou après prise de paracétamol
Aprépitant • hoquet, fatigue, élévation des ALAT • céphalées, constipation, anorexie, diarrhées	• Surveiller ces symptômes

***Tableau II.297** - Interactions médicamenteuses - Niveaux contre-indications (CI) et associations déconseillées (AD)*

Médicaments de la classe	Autres médicaments	Niveau	Mécanismes d'action	Remarques et conseils
Neuroleptiques antiémétiques • alizapride • métoclopramide • métopimazine	• Agonistes dopaminergiques • Lévodopa	CI	Antagonisme réciproque de l'agoniste dopaminergique et du neuroleptique	Utiliser un antiémétique d'une autre classe ou la dompéridone
Sétrons	Corticoïdes	Association synergique	Potentialisation de l'effet anti-émétique du sétron	Association recommandée pour la prise en charge des chimiothérapies moyennement à hautement émétisantes
Aprépitant	Cisapride	CI	Risque majoré de troubles du rythme ventriculaire, notamment de torsades de pointe	Utiliser un antiémétique d'une autre classe
	Pimozide	CI		

Tableau II.298 - *Précautions d'emploi des antiémétiques*

Antagonistes de la dopamine	• Prudence chez les sujets épileptiques, parkinsoniens et chez les sujets âgés • Réduire la posologie en cas d'insuffisance rénale sévère et de traitement prolongé • Risque de réaction allergique avec les solutions buvables de VOGALENE (présence de sulfites)
Sétrons	• Grossesse et allaitement • Troubles du rythme : BAV, espace QT long
Aprépitant	• Prudence en cas d'association aux antivitamines K : risque de diminution de l'effet de l'antivitamine K. Contrôler plus fréquemment l'INR. Adapter la posologie de l'antivitamine K pendant et après l'association • Prudence en cas d'association à la dexaméthasone : augmentation des concentrations plasmatiques de dexaméthasone. Réduire d'environ de moitié la dose de dexaméthasone lors de son association à l'aprépitant

Tableau II.299 - *Contre-indications des antiémétiques*

Antihistaminiques H1	• risque de glaucome par fermeture de l'angle • troubles vésicoprostatiques
Scopolamine	• hypersensibilité à la scopolamine • enfant • risque de glaucome par fermeture de l'angle • troubles vésicoprostatiques
Antagonistes de la dopamine *Alizapride* *Métoclopramide*	• sujets ayant présenté des dyskinésies tardives aux neuroleptiques • grossesse • hypersensibilité • épilepsie • maladie de Parkinson • phéochromocytome • antécédents de méthémoglobinémie avec le métoclopramide • enfants de moins d'un an
Antagonistes des récepteurs $5HT_3$ à la sérotonine (sétrons)	• allergie à l'un des constituants

Administration et conseils au patient

Objectifs du traitement médicamenteux

- L'utilisation des antiémétiques a pour objectif le traitement ou la prévention des nausées et des vomissements.
- Il s'agit d'un traitement symptomatique qui doit être de courte durée. En parallèle de ce traitement, le diagnostic étiologique de ces symptômes doit être réalisé.
- Ces médicaments peuvent aussi être utilisés sur des durées plus longues de traitement lorsqu'ils sont administrés à titre préventif de nausées induites par des médicaments dont l'usage ne peut être évité (**antinéoplasiques, agonistes dopaminergiques**...).

Plan de prise

ANTIHISTAMINIQUES H1

Ces médicaments sont administrés par voie orale. La prise est à renouveler toutes les 6 à 8 heures. Utilisés dans la prévention du mal des transports, leur administration doit être réalisée au moins 30 minutes avant le départ.

ANTAGONISTES DE LA DOPAMINE

Ces médicaments sont utilisables par voie orale mais aussi par voie injectable pour le *métoclopramide*, l'*alizapride*, et la *métopimazine*. Il est nécessaire de renouveler la prise 2 à 3 fois par jour et de prendre ces médicaments avant le repas compte tenu de l'objectif du traitement. Si l'utilisation est réalisée à titre prophylactique avant utilisation d'antinéoplasiques, ces médicaments peuvent être utilisés par voie injectable 30 minutes avant la prise de médicament émétisant, ou par voie orale une heure avant la prise de médicament émétisant.

ANTI-5HT$_3$ OU SÉTRONS

Ces médicaments sont utilisables par voie orale, ou par voie injectable habituellement en 1 à 2 prises par jour (voir *tableau II.295*). Si l'utilisation est réalisée à titre prophylactique avant utilisation d'antinéoplasiques, le sétron peut être administré par voie injectable 30 minutes avant l'administration de médicament anticancéreux afin de prévenir les vomissements aigus, et *per os* après la cure de chimiothérapie anticancéreuse pour limiter les vomissements retardés. Dans cette indication, ils sont souvent associés aux corticoïdes.

Pour l'utilisation dans les vomissements postopératoires, une seule injection est réalisée dès l'apparition des premiers symptômes.

APRÉPITANT

L'administration de ce médicament a lieu en 3 prises : une heure avant l'administration de la chimiothérapie anticancéreuse, puis une seule prise par jour à J2 et J3.

Modalités d'administration

- Pour la voie orale, préférer chaque fois que possible les formes lyoc.
- Pour la voie injectable, la majorité des médicaments antiémétiques peuvent être administrés par voie IM, IV ou en perfusion courte.
- Pour la voie transdermique : la scopolamine est utilisable par cette voie d'administration (SCOPODERM). Le patch est à appliquer derrière l'oreille sur un endroit sain et dépourvu de cheveux au moins 6 heures avant le départ. Pour éviter tout risque de contact du principe actif avec l'œil (risque de dilatation pupillaire), il faut se laver soigneusement les mains après la pose du dispositif. La durée d'action de la scopolamine par cette voie d'administration est de 72 heures.

Observance du traitement

Lors de l'utilisation des antiémétiques à titre préventif le patient doit être mis en garde sur le respect des horaires de prise par rapport au médicament émétisant, afin d'optimiser l'efficacité du traitement.

Surveillance de l'efficacité et de la tolérance du traitement

- Lors de l'utilisation des **antihistaminiques** et des **antagonistes de la dopamine**, surveiller l'apparition d'effets indésirables comme la bouche sèche, une difficulté à la miction, de la constipation, des troubles de l'accommodation (poussée de glaucome), une accélération du rythme cardiaque et de la somnolence. Une surveillance accrue doit être exercée chez les sujets âgés, les patients épileptiques (abaissement du seuil épileptogène) ou en cas d'administration à posologie forte ou prolongée ainsi que lors de l'utilisation chez les enfants. Chez ces derniers, il ne faut utiliser que les gouttes buvables pour la forme orale afin d'avoir une bonne précision de mesure de la dose et les posologies prescrites doivent être respectées et non dépassées ; dans le cas contraire des effets nerveux peuvent se manifester : contracture de la bouche ou de la langue.
- La *dompéridone*, dont le passage au niveau central est réduit, est le médicament le mieux toléré de cette classe.
- Lors de l'utilisation de médicaments de la classe des **sétrons**, surveiller l'apparition de céphalées, bouffées de chaleur, douleurs abdominales. Les céphalées cèdent habituellement après traitement par paracétamol.

Conseils hygiéno-diététiques

Il faut éviter de boire des boissons alcoolisées lors de la prise de ces médicaments.

Autres conseils au patient

- Il ne faut pas entreprendre de tâches dangereuses requérant vigilance et coordination ou conduire un véhicule, car ces médicaments causent fréquemment en début de traitement de la somnolence, des étourdissements ou des vertiges.
- Expliquer au patient ou à la patiente qu'il/elle doit informer son médecin :
  - en cas de prise d'autres médicaments ;
  - en cas de survenue de montée de lait ou de retard de règles inhabituel lors d'un traitement avec le métoclopramide.

Extraits pancréatiques

NOTIONS ESSSENTIELLES

- Les extraits pancréatiques sont des préparations d'origine porcine apportant les enzymes pancréatiques nécessaires à la digestion (lipase principalement, mais aussi protéases et amylase).
- Ils sont utilisés dans les insuffisances pancréatiques exocrines présentes au cours des pancréatites chroniques, de la mucoviscidose, des séquelles de pancréatectomie et de gastrectomie entraînant des malabsorptions alimentaires.
- La galénique de ces médicaments (granules gastrorésistants) permet le maintien de leur efficacité au niveau duodéno-jéjunal.
- Leur tolérance est bonne si les posologies sont mises en place progressivement afin d'éviter l'apparition de constipation.

GÉNÉRALITÉS

Rappels de physiopathologie

Au cours des insuffisances pancréatiques exocrines sévères, la digestion incomplète des nutriments ingérés est responsable d'une malabsorption avec dénutrition mais également de troubles digestifs qui altèrent la qualité de vie des patients.

Thérapeutiques actuelles et limites

La thérapeutique actuelle consiste à administrer une préparation enzymatique capable de corriger cette symptomatologie digestive, de prévenir la malnutrition tout en restant d'une grande acceptabilité.

La lipase d'origine pancréatique joue un rôle essentiel dans le processus de digestion et toutes les préoccupations en matière de traitement substitutif pancréatique tiennent à la difficulté de faire parvenir au niveau duodéno-jéjunal une charge enzymatique active suffisante.

Les extraits pancréatiques utilisés possèdent une forte activité lipasique. Ils apportent une grande quantité d'enzymes actives dans un volume réduit, résistent à l'action néfaste d'un pH trop acide et conservent une bonne activité dans une gamme de pH étendue.

PRINCIPAUX MÉDICAMENTS – POSOLOGIES

Tableau II.300 *- Enzymothérapie pancréatique substitutive*

DCI	Spécialités	Présentations	Posologies
Pancréas total lyophilisé de porc	EUROBIOL 12 500 U	gran., fl. 20 g 1 c. mes. = 12 500 U de lipase	**AD** : 8 à 12 c. mes./j **ENF/BB** : 1 c. par repas voire plus en 3 prises aux repas
	EUROBIOL 25 000 U	gél. 300 mg gastrorésistantes à 25 000 U de lipase	**AD** : 6 gél./j **ENF** : 4 gél./j **BB** : 2 gél./j en 3 prises aux repas

DCI	Spécialités	Présentations	Posologies
Poudre de pancréas d'origine porcine	CREON 12 000 U	gél. 300 mg à microgranules gastrorésistantes à 12 000 U de lipase	AD : 6 gél./j ENF : 4 gél./j BB : 2 gél./j en 3 prises aux repas
	CREON 25 000 U	gél. 300 mg à microgranules gastrorésistantes à 25 000 U de lipase	AD : 3 à 4 gél./j ENF de 5 à 10 ans : 2 à 3 gél./j en 3 prises aux repas
	CREON 40 000 UI	gél. 400 mg à microgranules gastrorésistantes à 40 000 U de lipase	AD : 1 gél. 2 à 3 fois/j au cours des repas

Chez le nourrisson, le jeune enfant ou l'adulte incapable d'avaler, et/ou en cas de gastrectomie, les gélules gastrorésistantes peuvent être ouvertes et leur contenu mélangé à un liquide ou à un aliment semi-liquide.

INDICATIONS – CONDUITE DE TRAITEMENT

Indications

Insuffisances pancréatiques exocrines :
- pancréatite chronique ;
- mucoviscidose ;
- séquelles de pancréatectomie et gastrectomie ;
- malabsorption d'origine pancréatique.

Conduite de traitement

Les extraits pancréatiques constitués par microsphères gastroprotégées ont constitué une réelle avancée thérapeutique grâce à leur bonne tolérance, à leur facilité de prise et à l'amélioration de la qualité de vie mais aussi grâce à leur efficacité, toujours supérieure à celle des extraits pancréatiques conventionnels ; en effet, les enzymes pancréatiques sont ainsi protégées d'une dégradation indésirable par l'acidité gastrique.

Les extraits pancréatiques représentent le traitement substitutif de l'insuffisance de la sécrétion exocrine du pancréas. Le but du traitement est de réduire la stéatorrhée.

Les extraits pancréatiques doivent être pris au milieu des repas.

Chez les patients dénutris ayant une stéatorrhée mal contrôlée par des extraits pancréatiques, le régime doit être supplémenté en triglycérides à chaînes moyennes.

EFFETS INDÉSIRABLES – PRÉCAUTIONS D'EMPLOI

***Tableau II.301** - Effets indésirables des extraits pancréatiques*

• Troubles digestifs
• En cas de surdosage, risque de constipation sévère, notamment chez l'enfant à forte posologie. Il convient d'utiliser ces médicaments à des doses progressives et de réduire la posologie en cas de constipation

***Tableau II.302** - Précautions d'emploi des extraits pancréatiques*

• Si la stéatorrhée est persistante après 2 à 3 mois de traitement (délai habituel d'efficacité du traitement substitutif), un traitement complémentaire par les antiacides ou les antisécrétoires gastriques peut être nécessaire, l'inefficacité du traitement pouvant être liée à une destruction des enzymes pancréatiques administrées par un pH gastrique trop acide. • Augmenter progressivement la posologie chez l'enfant, pour éviter le risque de constipation.

Administration et conseils au patient

Objectifs du traitement médicamenteux

- Les extraits pancréatiques sont des préparations d'origine porcine apportant les enzymes pancréatiques nécessaires à la digestion (lipase principalement, mais aussi protéases et amylase).
- Ils sont utilisés dans les insuffisances pancréatiques exocrines présentes au cours des pancréatites chroniques, de la mucoviscidose, des séquelles de pancréatectomie et de gastrectomie entraînant des malabsorptions alimentaires.
- L'objectif est d'améliorer l'absorption des nutriments afin d'éviter une dénutrition chronique et de réduire la stéatorrhée.
- Il s'agit d'un traitement substitutif qui doit être administré de façon chronique.

Plan de prise

- Ces médicaments sont administrés par voie orale.
- Compte tenu de leur objectif et du mode d'action ils sont administrés au cours de chacun des 3 repas.

Modalités d'administration

- Les extraits pancréatiques sont détruits au pH acide du contenu gastrique. La galénique de ces médicaments (granules gastrorésistants) permet le maintien de leur efficacité au niveau duodénojéjunal.
- Les gélules de CREON peuvent être ouvertes et leur contenu ingéré tel quel.

Surveillance de l'efficacité et de la tolérance du traitement

- Le principal signe de l'efficacité du traitement est la disparition des stéatorrhées qui survient généralement après 2 à 3 mois de traitement.
- Si la stéatorrhée est persistante, un traitement complémentaire par les antiacides ou les anti-sécrétoires gastriques peut être nécessaire, l'inefficacité du traitement pouvant être liée à une destruction des enzymes pancréatiques administrées par un pH gastrique trop acide.
- Le principal effet indésirable du traitement est la constipation. Il convient d'utiliser ces médicaments à des doses progressives et de réduire la posologie en cas de constipation.

Conseils hygiéno-diététiques

Chez les patients dénutris ayant une stéatorrhée mal contrôlée par des extraits pancréatiques, le régime doit être supplémenté en triglycérides à chaînes moyennes.

Laxatifs

NOTIONS ESSENTIELLES

- La constipation est définie comme un nombre insuffisant de selles.
- Des règles hygiéno-diététiques sont nécessaires :
  - régime riche en fibres alimentaires (légumes verts et apport de son) ;
  - apport hydrique important ;
  - exercice physique régulier ;
  - rééducation du réflexe d'exonération avec présentation à heure fixée à la selle dès qu'apparaît la sensation de besoin ;
  - horaires réguliers pour les repas.
- Les médicaments laxatifs peuvent compléter ces règles. Le choix se portera principalement sur les moins irritants :
  - les laxatifs de lest (fibres, mucilage, son) qui augmentent le volume des selles doivent être associés à un apport hydrique suffisant ;
  - les laxatifs osmotiques (sucres ou polyéthylène glycol) attirent l'eau dans la lumière intestinale ;
  - les laxatifs lubrifiants ramollissent les selles et facilitent l'exonération ;
  - les laxatifs utilisables par voie rectale sont employés dans la constipation terminale.
- Les laxatifs stimulants ont, quant à eux, un effet irritant et doivent être utilisés de façon épisodique et en cure très brève.

GÉNÉRALITÉS

Rappel de physiopathologie

La constipation est la diminution de la fréquence des selles (normalement 1 à 2 selles par 24 heures).

Cette diminution de fréquence va de pair avec une diminution de l'hydratation des selles, ce qui les rend dures, peu volumineuses et de faible poids.

La constipation est due à deux phénomènes :

- le ralentissement du transit colique en rapport soit avec un obstacle organique, soit avec un trouble du péristaltisme intestinal ;
- une diminution ou une disparition des phénomènes d'exonération due à une insensibilité rectale au phénomène de distension.

Chaque individu a, sur son fonctionnement intestinal et sur ses éventuels dérèglements, une opinion tout à fait personnelle. L'automédication est la règle habituelle et il existe peu de médicaments donnant lieu à une autoprescription aussi importante et injustifiée que les laxatifs. Bien que la plupart de ces produits soient peu dangereux, leur consommation abusive est une cause d'accidents iatrogènes parfois graves.

Classification

Le traitement de la constipation habituelle est fondé sur des règles hygiéno-diététiques (activité physique, régime enrichi en fibres), éventuellement associées à un laxatif lubrifiant.

On distingue six familles de laxatifs :

- laxatifs de lest ;
- laxatifs osmotiques ;
- laxatifs lubrifiants ;
- laxatifs stimulants ;
- laxatifs par voie rectale ;
- laxatifs péristaltogènes.

Il convient de différencier :
- ceux qui agissent sur les selles par des mécanismes physiques, en hydratant et en augmentant le volume des selles (fibres, mucilages, lactulose) ou en ramollissant et en lubrifiant le bol fécal (huile de paraffine) ;
- ceux qui perturbent gravement la physiologie de l'intestin, comme les laxatifs stimulants qui agissent sur les phénomènes sécrétoires et le péristaltisme. Ils altèrent pour la plupart l'intégrité de la muqueuse intestinale.

PRINCIPAUX MÉDICAMENTS – POSOLOGIES

Laxatifs de lest

Propriétés

Ces substances augmentent de volume en présence d'eau et modifient le volume et la consistance des selles. Elles agissent après un délai de quelques jours. Il faut leur associer un apport suffisant d'eau. Elles peuvent entraîner un météorisme.

Mucilages

Les mucilages *(tableau II.303)* sont d'origine végétale ; les principaux sont extraits d'algues (agar-agar), de gommes (sterculia, karaya, guar) ou de graines (psyllium, ispaghule).

Les spécialités contenant du psyllium doivent être évitées chez l'asthmatique, des crises aiguës ayant été décrites.

Ils peuvent être associés à des antispasmodiques ; ils sont indiqués alors dans le traitement symptomatique des colopathies spasmodiques avec constipation.

Fibres alimentaires

Parmi ces fibres alimentaires, le son de blé représente une variété intéressante en raison de sa richesse en fibres (44 g pour 100 g) et son faible pouvoir énergétique (300 kcal pour 100 g). De nombreux produits diététiques à base de son de blé sont disponibles. Citons :

- ACTISSON (galettes : 2 à 4/j) ;
- ALL-BRAN (granulés : 2 à 4 càs/j) ;
- CELLUSON (galettes : 2 à 4/j) ;
- DOSES-O-SON (granulés : 2 à 3 càs/j) ;
- INFIBRAN (granulés : 2 à 4 càs/j) ;
- NATUVIT (comp. : 4 à 12/j) ;
- PECTIBRAN (granulés : 1 à 2 càs/j).

Tableau II.303 *- Laxatifs de lest*

Composition	Spécialités	Présentations	Posologies
Mucilages			
Gomme sterculia	NORMACOL	granules 62 g/100 g sach. 10 g sach. 1 kg de granulés	**AD/ENF** > 6 ans : 2 à 4 sach./j ou 1 à 3 càc 2 à 3 fois/j
Ispaghule	TRANSILANE	pdre susp. buv. sach. 2,8 g pdre susp. buv. en vrac	1 sach. matin et soir après dissolution dans un grand verre d'eau ou 2 càc matin et soir avant le repas après dissolution dans un grand verre d'eau
	TRANSILANE SANS SUCRE	pdre susp. buv. sach. 3 g	
	SPAGULAX	sach. 2,143 g sach. 7 g	1 sach. 3 fois/j
	SPAGULAX SANS SUCRE	pdre efferv. susp. buv. sach. 2,143 g	1 sach. 3 fois/j
	SPAGULAX-MUCILAGE PUR	granulés sach. 7 g 3 g/càc	1 sach. 3 fois/j ou 3 càc 3 fois/j
	MUCIVITAL	sach. 5 g	1 à 2 sach. le soir (boire immédiatement après reconstitution)
	AGIOLAX	granulés	**AD** : 1 à 2 c. mes. à la fin du repas du soir
Psyllium	PSYLIA	sach. 3,6 g	1 à 3 sach./j

Composition	Spécialités	Présentations	Posologies
Gomme guar	MUCIPULGITE	granulés	AD : 2 à 3 càc/j en début de repas 1 à 3 fois/j

Tableau II.304 - Fibres alimentaires : son de blé et son d'orge

Spécialités	Présentations	Posologies
ACTISSON	galettes	2 à 4 gal./j
ALL-BRAN	granulés	2 à 4 càs/j
CELLUSON	galettes	2 à 4 gal./j
DOSES-O-SON	sach.	2 à 3 sach./j
INFIBRAN	granulés comp. à croquer	2 à 4 càs/j 4 à 12 comp./j
NATUVIT	comp.	4 à 12 comp./j
PECTIBRAN	granulés	1 à 2 càs/j

Laxatifs osmotiques

Propriétés

Ils augmentent l'hydratation et le volume du contenu colique en attirant l'eau dans la lumière intestinale ; ils peuvent entraîner un météorisme.

Lactulose

Il est bien toléré, y compris chez la femme enceinte et le nourrisson. Il réduit par ailleurs l'absorption intestinale de l'ammoniac et est indiqué de ce fait dans l'encéphalopathie hépatique.

Sorbitol

Le sorbitol a un effet laxatif par action cholagogue.

Tableau II.305 - Laxatifs osmotiques

Composition	Spécialités	Présentations	Posologies
Hypoammoniémiants ou acidifiants coliques			
Lactulose	DUPHALAC LACTULOSE	sol. buv. 66,5 % (fl. de 200 mL) sol. buv. 10 g/15 mL (sach.)	*Constipation* **AD** : 1 à 3 sach./j **ENF** : 0,25 g/kg/j **BB** : 2,5 à 3 g/j en 1 prise le soir *Hyperammoniémies* **AD** : 6 à 10 sach. dilués dans de l'eau par sonde gastrique puis voie orale
	LAXARON	sol. buv. 10 g/15 mL (sach.)	
Lactulose en association	MELAXOSE	sach. 10 g gelée orale	**AD** : 1 sach. en une prise unique le soir
	TRANSULOSE	sach. 5 g sach. 10 g gelée orale	**AD** : 1 à 3 sach. de 5 g ou 1 sach. de 10 g en une prise unique le soir
Lactitol	IIMPORTAL	sach. 2,5 g sach. 5 g sach. 10 g poudre orale à diluer	*Constipation* **AD** : 10 à 30 g/j **ENF** : 0,25 g/kg/j **BB** : 3 g/j en 1 prise le soir
Autres			
Sorbitol	SORBITOL DELALANDE	sach. 5 g	**AD** : 1 sach. le matin à jeun **ENF** > 8 ans : 2,5 à 5 g/j
Penta-érythritol	AUXITRANS	sach. 5 g	**AD** : 1 à 3 sach./j
Polyéthylène glycol 3350 ou macragol 3350	TRANSIPEG	sach. 3 g sach. 6 g	**AD** : 1 à 4 sach./j **AD** : 1 à 2 sach./j
	MOVICOL adulte	sach. 13 g	**AD** : 1 à 2 sach./j
	MOVICOL ENFANT	sach. 7 g	**ENF** : 2-3 ans : 4 à 5 sach./j **ENF** 4-8 ans : 6 à 8 sach./j **ENF** 8-15 ans : 8 à 10 sach./j
	MOXALOLE	sach. 13 g	**AD** et **ENF** > 12 ans : 1 à 3 sach./j

Composition	Spécialités	Présentations	Posologies
Polyéthylène glycol 4000 ou macrogol 4000	FORLAX MACROGOL 4000	sach. 10 g sach. 4 g poudre orale	AD : 1 à 2 sach./j ENF de 4 à 8 ans : 2 à 4 sach./j BB > 1 an : 1 à 2 sach./j BB > 6 mois : 1 sach./j De préférence en une seule prise le matin
Magnésium hydroxyde	CHLORUMAGENE	pdre orale 100 g	AD : 1 càc le matin à jeun ou le soir au coucher pendant 8 à 10 jours au maximum
	MAGNÉSIE SAN PELLEGRINO	pdre orale 100 g	AD : 1 à 2 c. mes. le matin à jeun ou le soir au coucher

Laxatifs lubrifiants

Propriétés

Il s'agit d'huile minérale (de paraffine ou vaseline), agissant par effet mécanique en lubrifiant le contenu colique et en ramollissant les selles.

***Tableau II.306** - Laxatifs lubrifiants*

Composition	Spécialités	Présentations	Posologies
Huile de paraffine ou huile de vaseline	LUBENTYL gelée orale	pot 250 g pot 5 g	AD : 2 càc/j ENF : 1/2 càc/j
	LANSOYL gelée orale LANSOYL sans sucre	pot 225 g unidose 15 g gel oral	AD : 1 à 3 càs/j ou 1 à 3 unidoses/j ENF > 12 ans : 1 à 3 càc/j ou 1 à 2 unidoses/j ENF > 2 ans : 1 à 3 càc/j BB < 2 ans : 1/2 à 1 càc/j
	TRANSITOL gelée orale	pot 100 g	AD : 1 càs/j ENF > 6 ans : 1 càc 1 à 2 fois/j
	HUILE DE PARAFFINE	fl.	AD : 1 à 2 càs/j ENF : 1/2 à 2 càc/j

Composition	Spécialités	Présentations	Posologies
Huile de paraffine + magnésium hydroxyde	LUBENTYL à la magnésie	pot 260 g	AD : 2 càc/j
Paraffine + psyllium	PARAPSYL-LIUM	pdre pour susp. buv. (sach., fl.)	1 càs ou 1 sach. le soir au coucher
Paraffine	RESTRICAL	sol. buv. (fl.)	AD : 1 à 3 càs/j ENF > 6 ans : 2 à 3 càc/j
Docusate de sodium	JAMYLENE	comp. 50 mg	AD : 2 à 6 comp./j en 1 ou 2 prises ENF : 1 à 3 comp./j

Laxatifs stimulants

Propriétés

Les laxatifs stimulants augmentent la motricité et les sécrétions intestinales. Ils doivent être utilisés dans le traitement de courte durée des constipations occasionnelles pour éviter toute accoutumance et, plus rarement, une « maladie des laxatifs » avec hypokaliémie.

***Tableau II.307** - Laxatifs stimulants*

Composition	Spécialités	Présentations	Posologies
Bisacodyl	CONTALAX	comp. gastrorésistants 5 mg	**AD** : 1 à 2 comp./j le soir
	DULCOLAX	comp. gastrorésistants 5 mg suppo. 10 mg	**AD** : 1 à 2 comp./j le soir ou 1 suppo./j le soir
Picosulfate de sodium	FRUCTINES	comp. 5 mg à sucer	**AD** : 1 à 2 comp./j le soir

Composition	Spécialités	Présentations	Posologies
Anthraquinoniques ou anthracéniques			
Dantrone	MODANE	comp.	AD : 1 à 2 comp./j le soir
Anthraquinoniques + anticholinergiques			
GRAINS DE VALS, IDÉOLAXYL, MUCINUM, MUCINUM CASCARA, SPARK PILULES, VEGELAX			
Autres spécialités contenant des laxatifs anthraquinoniques			
AGIOLAX, AROMABYL, DÉPURATIF DES ALPES, DÉPURATIF PAMEL, DEPURATUM, DRAGÉES FUCA, DRAGÉES REX, ELIXIR SLARK, HERBESAN, IMEGUL, NORMACOL BOURDAINE, PILULES CARTER, PURSENNIDE, RHUBARBE LAFRAN, SENOKOT, SIROP MANCEAU, SPÉVIN GÉLULES, TAMARINE, TISANE CLAIRO, TISANE GRANDE CHARTREUSE, TISANE OBÉFLORINE, TISANE TOURAINE, VULCASE			

Laxatifs par voie rectale

Propriétés

Médicaments utilisés par voie rectale, agissant en provoquant le réflexe de la défécation, l'exonération rectosigmoïdienne survenant après 5 à 20 minutes.

***Tableau II.308** - Laxatifs par voie rectale*

Composition	Spécialités	Présentations	Posologies
Sorbitol + citrate de Na + laurylsulfoacétate de Na	MICROLAX MICROLAX BÉBÉ	microlavement microlavement	AD : 1 tube/j ENF/BB : 1 tube/j
Glycérol	DÉDÉGEL	gel rectal	ENF/BB : 1 à 2 tubes/j
Glycérine	Glycérine	suppo. AD suppo. ENF suppo. BB	AD : 1 suppo./j ENF : 1 suppo./j BB : 1 suppo./j
Extrait biliaire + gélatine	RECTOPANBILINE	suppo. AD gel rectal	AD : 1 suppo./j AD : 1 tube/j
Glycérine + docusate de sodium	NORGALAX Gel rectal	microlavement	AD : 1 tube/j

Composition	Spécialités	Présentations	Posologies
Bicarbonate de Na + bitartrate de K	EDUCTYL ADULTE EDUCTYL ENFANT	suppo. eff. AD suppo. ENF	**AD** : 1 suppo./j **ENF** : 1 suppo./j
Hydrogénophosphate + dihydrogénophosphate de Na	NORMACOL LAVEMENT	sol. rectale 130 mL AD sol. rectale 60 mL ENF	1 lavement 5 à 20 min avant l'exonération

***Tableau II.309** - Laxatifs péristaltogènes*

Composition	Spécialités	Présentations	Posologies
Prucalopride	RESOLOR	comp. 1 mg comp. 2 mg	*Traitement symptomatique de la constipation chronique chez les femmes résistant aux autres laxatifs* AD féminins : 2 mg 1 fois/j
Méthylnaltrexone bromure	RELISTOR	fl. inj. 12 mg = 0,6 mL	*Traitement de la constipation liée aux opioïdes chez les malades en soins palliatifs après échec du traitement laxatif* **AD** : 1 inj. SC/2 jours de 8 mg de 38 à 61 kg et de 12 mg de 62 à 114 kg (poids en kg × 0,0075 en dehors de ces poids)

INDICATIONS – CONDUITE DE TRAITEMENT

Indications

Traitement symptomatique de la constipation.

Conduite de traitement

Le traitement laxatif ne vient que compléter des règles hygiéno-diététiques (apport hydrique important, régime riche en fibres alimentaires, exercice physique régulier). On choisit de préférence des laxatifs peu irritants.

Les laxatifs stimulants possèdent un effet irritant qui doit les faire prescrire de façon épisodique et en cure très brève (8 à 10 jours) et non au long cours.

La maladie des laxatifs est une complication majeure mais heureusement exceptionnelle de l'usage prolongé de ces médicaments.

Les malades sont amaigris, asthéniques, diarrhéiques et, surtout, l'ionogramme présente une hypokaliémie qui peut être responsable de troubles du rythme cardiaque ou d'accidents neurologiques. Une situation de dépendance peut en résulter avec besoin régulier de laxatifs, nécessité d'augmenter la posologie et constipation sévère en cas de sevrage.

Chez l'enfant, la prescription de laxatifs stimulants doit être exceptionnelle en raison du risque d'altérer le fonctionnement normal du réflexe d'exonération.

L'administration de ces médicaments est déconseillée chez la femme enceinte et en période d'allaitement.

EFFETS INDÉSIRABLES – INTERACTIONS MÉDICAMENTEUSES – PRÉCAUTIONS D'EMPLOI – CONTRE-INDICATIONS

***Tableau II.310** - Effets indésirables - Prévention du risque médicamenteux*

	Effets indésirables	Prévention du risque médicamenteux Mesures à prendre
Laxatifs de lest	• ballonnement intestinal en début de traitement • accidents obstructifs en cas d'obstacle organique sur le tube digestif favorisés par la prise de mucilages secs sans eau • allergie possible avec psyllium et gomme de sterculia • le son de blé contient de l'acide phytique qui peut précipiter le calcium et le zinc dans l'intestin	• boire toujours avec chaque prise • utiliser des doses progressives avec les fibres diététiques (pour éviter les ballonnements) • éviter les fibres diététiques dans les malabsorptions et les affections intestinales aiguës
Laxatifs osmotiques	• météorisme transitoire • surdosage : diarrhée cédant à la diminution de posologie	
Laxatifs lubrifiants	• suintement anal	• administrer avec prudence chez les sujets alités, âgés, débilités ou chez les jeunes enfants (risque d'inhalation bronchique)
Laxatifs stimulants	• diarrhée à forte dose • sensation de brûlure anale ou rectite • état de dépendance rendant le sevrage difficile, entraînant une colopathie chronique avec alcalose hypokaliémique • pour les anthraquinoniques : mélanose colique	• ne jamais les utiliser de façon prolongée • interrompre le traitement en cas de diarrhée, douleurs abdominales, fatigue et autres signes évoquant une hypokaliémie et en cas de réactions cutanées

Tableau II.311 *- Interactions médicamenteuses - Niveaux contre-indications (CI) et associations déconseillées (AS)*

Médicaments de la classe	Autres médicaments	Niveau	Mécanismes d'action	Remarques et conseils
Laxatifs stimulants	Sultopride	AD	risques majorés de troubles du rythme ventriculaire	surveiller la kaliémie
Sorbitol	Catiorésines	AD	risque de nécrose colique éventuellement fatale avec la résine administrée par voie orale et rectale	

Tableau II.312 *- Contre-indications des médicaments laxatifs*

Laxatifs de lest	• syndrome occlusif ou subocclusif et toutes les affections sténosantes du tube digestif • fécalome, syndromes douloureux abdominaux de cause indéterminée
Laxatifs osmotiques et stimulants	• syndromes douloureux abdominaux de cause indéterminée • syndrome occlusif ou subocclusif • colopathies organiques inflammatoires (rectocolite ulcéreuse, maladie de Crohn)
Laxatifs stimulants	• enfants de moins de 12 ans, grossesse, allaitement • utilisation prolongée

Administration et conseils au patient

Objectifs du traitement médicamenteux

- Les laxatifs sont des médicaments destinés au traitement de la constipation lorsque les règles hygiéno-diététiques de base n'ont pas permis le retour à un transit intestinal normal.
- La plupart des médicaments disponibles ont un délai d'action court (quelques heures pour les formes rectales à quelques jours), mais ne doivent pas faire l'objet d'un traitement prolongé.

Plan de prise

- Les **laxatifs de lest** et les **laxatifs osmotiques** doivent être pris en 1 à 3 prises par jour.
- Les **laxatifs lubrifiants** sont à prendre avant les repas ou mélangés avec les aliments. La prise au coucher est fortement déconseillée en raison du risque de régurgitation dans les voies respiratoires.
- Les **laxatifs stimulants** sont administrés en une seule prise le soir.
- Les laxatifs administrés par voie rectale (micro-lavements ou suppositoires) sont administrés en une seule prise quotidienne.

Modalités d'administration

- Les **laxatifs de lest** (mucilages) se présentent sous forme de poudre ou de granulés qui ne doivent jamais être avalés tels quels, mais toujours après dissolution ou mise en suspension dans un grand verre d'eau afin d'éviter un syndrome obstructif.
- Il en est de même avec tout autre laxatif : l'apport d'un volume important d'eau pour la prise du médicament fait partie de la prise en charge de la constipation.

- Les micro-lavements et suppositoires sont administrés par voie rectale chez les patients allongés. Ils provoquent le réflexe de défécation et l'exonération survient en 5 à 20 minutes. Le conditionnement des micro-lavements possède une canule incorporée et ne nécessite pas de dispositif médical autre pour l'administration.

Surveillance de l'efficacité et de la tolérance du traitement

- Au cours du traitement il conviendra de surveiller le volume et la consistance des selles. La fréquence normale des selles étant très variable selon les sujets, l'utilisation d'un laxatif doit permettre le retour à un transit habituel.
- La tolérance du traitement doit être surveillée pour les **laxatifs stimulants** tout particulièrement : l'apparition de diarrhées, douleurs abdominales, fatigue et autres signes évoquant une hypokaliémie doivent faire interrompre le traitement.
- Les laxatifs ne doivent pas être utilisés de façon prolongée. Les laxatifs stimulants peuvent être très irritants pour le tube digestif lors d'un usage trop fréquent, voire entraîner une perte en potassium qui peut s'avérer gênante, voire dangereuse (troubles cardiaques). L'utilisation répétée de **laxatifs par voie rectale** peut provoquer des irritations locales avec sensation de brûlure.
- Les traitements doivent être interrompus dès que l'efficacité est obtenue et que les mesures diététiques peuvent prendre le relais.

Conseils hygiéno-diététiques

- Les règles hygiéno-diététiques suivantes peuvent être associées au traitement :
  - régime riche en fibres alimentaires :
    - son de céréales (blé, avoine, orge) ;
    - flocons d'avoine, müesli, pop corn ;

· pain complet, pain de seigle, pain de campagne ;
· fruits secs : abricots, figues, pruneaux, bananes, dattes, raisins ;
· fruits crus ;
· légumes verts ;
- apport hydrique important ;
- exercice physique régulier ;
- horaires réguliers pour les repas.
- Chez le nourrisson, l'utilisation d'une eau riche en magnésium (HEPAR) peut être conseillée pour la préparation des biberons.

Antidiarrhéiques et anti-infectieux intestinaux

NOTIONS ESSENTIELLES

- La diarrhée est une augmentation du débit d'un ou de plusieurs constituants de la selle normale avec, en particulier, une élévation constante du débit fécal de l'eau. Elle correspond à une émission de selles liquides fréquentes (plus de 3 par jour) et abondantes (plus de 300 g par jour).
- Les médicaments antidiarrhéiques à visée symptomatique sont :
  - les ralentisseurs du transit intestinal (dérivés de l'opium : lopéramide) ;
  - l'acétorphan, antisécrétoire intestinal ;
  - des substances d'origine microbienne (à visée préventive) et des adsorbants antidiarrhéiques (smectite, attapulgite) d'efficacité plus modeste ;
  - des produits pour réhydratation.
- Dans le cas de diarrhées d'origine infectieuse, un traitement adapté par antiseptiques intestinaux ou par antibiotiques peut être mis en place.
- Chez l'enfant, le risque de déshydratation rapide impose une réhydratation orale intensive en utilisant précocement des produits de remplacement du lait et des solutions salées-sucrées.
- Le traitement des diarrhées par intolérance (gluten, protéines de lait de vache) consiste à supprimer de la nourriture l'aliment responsable.

- Chez la femme enceinte, le lopéramide ne sera utilisé qu'en cas d'extrême nécessité.
- La personne âgée doit être surveillée en raison des risques de déshydratation.

GÉNÉRALITÉS

Définition – Physiopathologie

La diarrhée est une augmentation du débit d'un ou de plusieurs constituants de la selle normale avec, en particulier, une élévation constante du débit fécal de l'eau.

Une diarrhée peut être :
- osmotique par ingestion d'agents osmotiques entraînant un appel d'eau ;
- motrice par accélération du transit intestinal ;
- due à la malabsorption de nutriments ou vitamines ;
- sécrétoire par l'action de médicaments, toxines ou virus ;
- lésionnelle ou inflammatoire.

Étiologie

Il faut distinguer les diarrhées aiguës des diarrhées chroniques.

- Diarrhées aiguës, de durée variant de quelques heures à quelques jours et dont le traitement est simple :
  - origine médicamenteuse : les diarrhées d'origine médicamenteuse peuvent faire suite à des traitements antibiotiques et se présenter sous forme de diarrhées bénignes ou sous forme de colites pseudomembraneuses graves (dues à *Clostridium difficile*). Elles peuvent aussi être induites par les chimiothérapies anticancéreuses (5FU, irinotécan) et par de nombreux médicaments ;
  - origine infectieuse : les diarrhées d'origine infectieuse peuvent faire suite à des toxi-infections alimentaires (gastro-entérite, entérocolite) ou se manifester chez le voyageur (tourista). Les agents pathogènes en cause peuvent être des bactéries (*E. coli* entérotoxinogène, shigelle, salmonelle, *Campylobacter*), des virus (rotavirus dans les gastroentérites des nouveau-nés et la diarrhée du voyageur), des parasites (*Entamoeba histolitica*, *Giardia lamblia* – amibiase –, *Cryptosporidium*, *Strongyloides stercoralis* – anguillulose –, *Schistosoma mansoni* – bilharziose intestinale).

- Diarrhées chroniques, de durée variant de quelques jours à plusieurs mois et nécessitant des mesures diagnostiques et thérapeutiques importantes :
  - origine colique (troubles fonctionnels intestinaux, cancer colorectal, colites inflammatoires chroniques, diverticulose chronique) ;
  - origine jéjuno-iléale (exceptionnelle).

Principes du traitement médicamenteux

Les médicaments symptomatiques utilisés dans la prise en charge de la diarrhée sont les suivants :
- ralentisseurs du transit intestinal ;
- antisécrétoire intestinal ;
- adsorbants antidiarrhéiques ;
- substances d'origine microbienne ;
- produits pour réhydratation.

Dans les cas où l'étiologie est infectieuse, le traitement des diarrhées peut comporter des antibiotiques ou des antiseptiques intestinaux.

PRINCIPAUX MÉDICAMENTS – POSOLOGIES

Ralentisseurs du transit intestinal

Ces médicaments ralentissent le transit et réduisent les sécrétions intestinales *(tableau II.313)*. Du fait du ralentissement du transit, le temps de contact entre les fluides et la muqueuse intestinale est prolongé, favorisant ainsi l'absorption des liquides.

Il s'agit de dérivés opiacés dénués d'effet sur le SNC aux doses thérapeutiques. Ils ont remplacé les préparations à base d'opium utilisées anciennement (élixir parégorique : teinture d'opium camphrée).

Tableau II.313 - Ralentisseurs du transit

DCI	Spécialités	Présentations	Posologies
Dérivés morphinomimétiques			
Lopéramide (Liste II)	IMODIUM IMODIUMCAPS IMODIUMDUO IMODIUMLINGUAL IMODIUM LIQUICAPS ERCESTOP DYSPAGON DIARETYL DIASTROLIB GASTROWELL LOPERAMIDE INDIARAL PERACEL LOPERAMIDE	gél. 2 mg gél. 2 mg comp. lyoph. 2 mg caps. molles 2 mg gél. 2 mg gél. 2 mg gél. 2 mg AD lyoph. 2 mg AD gél. 2 mg AD gél. 2 mg gél. 2 mg AD caps. molles 2 mg gél. 2 mg	**AD** : 2 mg après chaque selle non moulée (max. : 8 gél./j) **ENF** > 8 ans : 2 mg en 1 prise, puis 2 mg après chaque selle non moulée (max. : 6 gél./j)
	IMODIUM	sol. buv. 0,2 mg/mL (avec pipette graduée en kg) = dose/prise indiquée en fonction du poids	**ENF** > 2 ans : 0,1 mg/kg/j, soit une dose après chaque selle liquide (5 prises au max./j, respecter un intervalle de 4 h entre chaque prise)
Lopéramide oxyde monohydrate (Liste II)	ARESTAL	comp. 1 mg	2 mg en 1 prise puis 1 mg après chaque selle non moulée (max. : 8 comp./j)

Antisécrétoire intestinal

L'acétorphan est actuellement le seul représentant de ce groupe. Il s'agit d'un inhibiteur de l'enképhalinase, agissant comme antisécrétoire pur et présentant un effet antidiarrhéique comparable à celui du lopéramide *(tableau II.314)*.

Tableau II.314 - Antisécrétoire intestinal

DCI	Spécialités	Présentations	Posologies
Acétorphan (Liste I) = Racécadotril	TIORFAN ADULTE	gél. 100 mg	AD : 1 gél. 3 fois/j avant les repas pendant 7 jours au maximum
	TIORFAN ENFANT	sach. 30 mg	ENF > 30 mois : 1,5 mg/kg et par prise 3 fois/j pendant 7 jours au maximum
	TIORFAN NOURRISSON	sach. 10 mg	BB > 1 mois : *idem*
	TIORFANOR	comp. 175 mg	AD : 1 comp., puis 2 comp./j pendant 7 jours au maximum
	TIORFAST	gél. 100 mg	AD : 1 gél., puis 1 gél. 3 fois/j aux 3 principaux repas pendant 3 jours au maximum
	DIARFIX	gél. 100 mg	

Adsorbants antidiarrhéiques

Ce sont des substances inertes et non absorbées comme le kaolin, le charbon ou la pectine, l'attapulgite et la beidellite.

Elles adsorbent les gaz, bactéries, virus, toxines et possèdent un pouvoir couvrant.

Elles apportent des électrolytes et des calories dans le cas de la GELOPECTOSE.

Tableau II.315 - Adsorbants antidiarrhéiques

Composition	Spécialités	Présentations	Posologies usuelles
Pectine Cellulose microcristalline Silice colloïdale Dextrine maltose NaCl	GELOPECTOSE poudre	pdre p. susp. buv. 1 càc = 2 g	pdre à diluer dans un biberon de lait reconstitué chaud (50 °C) BB : 3 à 5 g/100 mL
Lactoprotéines méthyléniques	SACOLENE SACOLENE pédiatrique	sach. 2 g sach. 0,5 g	granulés à diluer (eau) AD : 2 à 6 g/j ENF : 3 sach./j BB : 2 sach./j NN : 1 sach./j

Composition	Spécialités	Présentations	Posologies usuelles
Argiles : attapulgite de mormoiron	ACTAPULGITE	sach. 3 g	AD : 3 sach./j ENF : 1 à 2 sach./j BB : 1/2 à 1 sach./j
diosmectite	SMECTA SMECTALIA DIOSMECTITE	pdre p. susp. buv. 3 g	de préférence avant les repas associé à une réhydratation

Substances d'origine microbienne

On distingue plusieurs types de substances :
- flores bactériennes ;
- flores lévuriques *(Saccharomyces boulardii)* ;
- fractions bactériennes antigéniques.

Leurs indications et leurs modes d'action restent discutés.

Elles sont utilisées pour la prévention des diarrhées induites par l'antibiothérapie et dans le traitement des diarrhées non organiques en complément de réhydratation *(tableau II.316)*.

***Tableau II.316** - Substances d'origine microbienne antidiarrhéiques*

Composition	Spécialités	Présentations	Posologies
Flores *Lactobacillus*	LACTEOL	gél. 340 mg pdre p. susp. buv. 340 mg	*Traitement d'appoint de la diarrhée* AD/ENF > 6 ans : 1 à 3 gél./j AD/ENF/BB : 1 à 3 sach./j
	BACILOR	gél. 250 mg pdre p. susp. buv.	*Traitement d'appoint de la diarrhée* AD : 2 à 8 gél./j ENF > 2 ans : 1 à 4 sach./j
Flores lévuriques *Saccharomyces*	ULTRALEVURE	gél. 200 mg gél. 50 mg sach. 100 mg	*Traitement d'appoint de la diarrhée* AD/ENF > 6 ans : 1 gél. à 200 mg/j ou 4 gél. à 50 mg/j en 2 prises AD/ENF > 2 ans : 1 sach. 2 fois/j
Flores *Bacillus Bifidus*	LYOBIFIDUS	pdre p. susp. buv.	*Traitement d'appoint de la diarrhée* AD/ENF > 3 ans : 2 sach./j à prendre de préférence à la fin du repas

Produits pour réhydratation orale (SRO)

Les solutions pour réhydratation orale (SRO) comportent toujours un hydrate de carbone (glucose et/ou saccharose et/ou dextrine maltose), du chlorure de sodium et du chlorure de potassium. Ces solutions ont des compositions légèrement variables au niveau de la concentration en sodium, potassium, chlore et bicarbonates.

Ces solutions permettent un cotransport glucose/sodium au niveau de l'épithélium intestinal et corrigent ainsi les troubles de l'hydratation.

Les spécialités se présentent sous forme de sachets de poudre. Chaque sachet est à dissoudre dans 200 mL d'eau faiblement minéralisée, à conserver au réfrigérateur et à utiliser dans les 24 heures.

Les principales spécialités commercialisées sont les suivantes : ADIARIL, ALHYDRATE, FANOLYTE, GES 45, HYDRIGOZ, PICOLITE, VIATOL, SRO OMS/UNICEF.

La posologie est de 150 mL/kg/jour pour les enfants de poids inférieur à 5 kg et de 120 à 150 mL/kg pour les enfants de poids plus élevé, en prises fractionnées toutes les 15 à 30 minutes, puis toutes les 3 heures, jusqu'à disparition de la diarrhée.

Antiseptiques intestinaux

Ces médicaments sont peu résorbés et exercent une action bactériostatique ou bactéricide dans la lumière du tube digestif. Ils appartiennent à deux grandes classes chimiques : les nitrofuranes et les dérivés des quinoléines.

Les nitrofuranes ont une résorption digestive pratiquement nulle ; leur action antibactérienne s'exerce dans le tube digestif sur les staphylocoques, *Escherichia coli*, *Salmonella*, *Shigella*.

Les antiseptiques intestinaux dérivés de l'hydroxy-8-quinoléine ont une action antibactérienne, antifongique sur *Candida albicans* et amœbicide de contact sur les formes végétatives d'*Entamoeba histolytica*.

Tableau II.317 - Antiseptiques intestinaux

DCI	Spécialités	Présentations	Posologies
Nitrofuranes intestinaux (Liste II)			
Nifuroxazide	BACTERIX DIAFURYL EDISTON ERCEFURYL IMOSEPTYL NIFUROXAZIDE PANFUREX PANFURYL PERABACTICEL	gél. 200 mg	AD : 800 mg/j en 4 prises pendant 3 à 7 j
	PANFUREX 4 %	susp. buv. 4 % (1 c. mes. = 220 mg)	ENF : 1 c. mes. 3 fois/j pendant 3 à 7 j
Dérivés des quinoléines (Liste I)			
Tiliquinol + tilbroquinol	INTETRIX	gél. 100 mg tiliquinol + 200 mg tilbroquinol	traitement de l'amibiase intestinale de l'adulte en complément d'un amœbicide tissulaire 4 gél./j en 2 prises pendant 10 j

Antibiotiques intestinaux

Les principaux antibiotiques utilisés dans le traitement des diarrhées d'origine infectieuse sont les suivants :

- fluoroquinolones :
  - ofloxacine ;
  - péfloxacine ;
  - norfloxacine ;
  - ciprofloxacine ;
- céphalosporines : à utiliser en cas de contre-indications aux fluoroquinolones ;
- chloramphénicol : traitement de choix des fièvres typhoïdes et paratyphoïdes ;
- métronidazole : à privilégier dans le traitement des diarrhées parasitaires et celles survenant à la suite d'une antibiothérapie ;

- tétracyclines ;
- vancomycine : traitement de choix des diarrhées avec colite pseudomembraneuse faisant suite à une antibiothérapie.

Les posologies sont détaillées dans le chapitre 11, à la section « *Antibiotiques* », p. 1085.

INDICATIONS – CONDUITE DE TRAITEMENT

Indications

- Traitement symptomatique des diarrhées aiguës et chroniques en complément de la réhydratation.
- Les produits de réhydratation sont plus particulièrement adaptés aux cas de diarrhées aiguës de l'enfant et du nourrisson.

Conduite de traitement

Les diarrhées chroniques nécessitent de poser un diagnostic étiologique précis, une des causes possibles étant une malabsorption. Il conviendra d'éliminer les fausses diarrhées des constipés, effet des laxatifs.

Les diarrhées aiguës doivent être traitées en prévenant systématiquement la déshydratation associée, notamment chez le nourrisson.

La plupart des diarrhées aiguës des enfants sont dues à des rotavirus, ce qui rend inutiles les anti-infectieux.

La réhydratation est le traitement essentiel des diarrhées ; les boissons sucrées du commerce comme le Coca-Cola sont efficaces. Il ne faut pas utiliser le Coca-Cola light dépourvu de glucides.

Les vomissements chez l'enfant diarrhéique témoignent souvent d'un état de cétose dû au jeûne et sont supprimés par l'administration orale d'un soluté de réhydratation contenant des glucides.

EFFETS INDÉSIRABLES – INTERACTIONS MÉDICAMENTEUSES – PRÉCAUTIONS D'EMPLOI – CONTRE-INDICATIONS

Tableau II.318 - *Effets indésirables - Prévention du risque médicamenteux*

	Effets indésirables	Prévention du risque médicamenteux
Lopéramide	• constipation, rash cutané • *surdosage* : iléus paralytique et dépression du système nerveux central	
GELOPECTOSE	• occlusion intestinale	• ne pas administrer ce médicament en cas d'atonie intestinale du prématuré ou de mucoviscidose
Solutions de réhydratation	• hypernatrémie, notamment avec les solutions les plus concentrées en sodium (> 60 mmol/L)	• réserver les solutions les plus concentrées aux déshydratations sévères et les utiliser sur une courte durée

Il n'y a pas d'effets secondaires majeurs décrits avec les autres antidiarrhéiques. Le principal effet secondaire est toujours la constipation, dont l'apparition nécessite un ajustement de la posologie ou un arrêt du traitement.

Les effets indésirables des antiseptiques intestinaux sont rares du fait de leur résorption digestive nulle.

Tableau II.319 - *Interactions médicamenteuses des antidiarrhéiques*

Médicament	Autre médicament	Niveau	Mécanisme	Remarque et conseil
Il n'existe pas pour les antidiarrhéiques d'interactions médicamenteuses de type « contre-indication » ou « association déconseillée »				

Il est recommandé d'administrer les antidiarrhéiques de type adsorbant (attapulgite, diosmectite, etc.) à distance des autres médicaments (2 heures), du fait du risque de réduction d'absorption des médicaments associés.

***Tableau II.320** - Précautions d'emploi des antidiarrhéiques*

Médicaments ralentissant le transit intestinal	• Administration déconseillée en cas de toxi-infection intestinale et de diarrhée survenant sous traitement antibiotique
Adsorbants antidiarrhéiques	• Ne pas utiliser la GELOPECTOSE en cas d'atonie intestinale des prématurés • Ne pas l'associer aux ralentisseurs du transit
Antiseptiques intestinaux	• Faire une coproculture avant le début du traitement et utiliser un antibiotique adapté à action systémique en cas de suspicion de diarrhée invasive avec selles sanglantes
Dérivés des quinoléines	• Ne pas prolonger le traitement au-delà de 1 mois sans avis médical

***Tableau II.321** - Contre-indications des antidiarrhéiques*

Lopéramide	• enfant de moins de 2 ans • antécédents d'hypersensibilité au lopéramide • poussées aiguës de rectocolites hémorragiques • colites pseudomembraneuses postantibiotiques
Antisécrétoires	• grossesse (absence d'étude)
Substance d'origine microbienne	• intolérance au lactose (pour le LACTEOL, qui en contient)

Administration et conseils au patient

Objectifs du traitement médicamenteux

- Les **antidiarrhéiques** ont pour objectif le traitement des diarrhées aiguës en complément de la réhydratation par voie orale le plus souvent et de façon exceptionnelle par voie parentérale.
- La prise en charge des diarrhées chroniques doit faire l'objet d'explorations à la recherche de l'origine des symptômes et les antidiarrhéiques ne devront être utilisés qu'une fois la cause identifiée, en parallèle ou en attente d'un traitement étiologique.

Plan de prise

- Les médicaments disponibles s'administrent par voie orale.
  - Les **ralentisseurs du transit** sont administrés après chaque selle non moulée sans dépasser la posologie maximale recommandée. Les antisécrétoires, adsorbants antidiarrhéiques et substances d'origine microbienne s'administrent en 3 prises par jour.
  - Les **solutions pour réhydratation orale** sont administrées chez les enfants en prises fractionnées toutes les 15 à 30 minutes puis toutes les 3 heures jusqu'à disparition de la diarrhée.
  - Les **antiseptiques intestinaux** s'administrent en 2 à 4 prises par jour pour des durées de 7 à 10 jours.

Modalités d'administration

- Les formes orales sèches ne nécessitent pas de modalités d'administration particulières.

- Les formes poudres ou granulés devront être diluées dans suffisamment d'eau pour assurer une dissolution complète. Dans le cas du GELOPECTOSE de l'eau tiède peut faciliter la dissolution de la poudre.
- Les solutés de réhydratation par voie orale se présentent sous forme de sachets de poudre. Chaque sachet est à dissoudre dans 200 mL d'eau faiblement minéralisée, à conserver au réfrigérateur et à utiliser dans les 24 heures.

Surveillance de l'efficacité et de la tolérance du traitement

- Surveiller le volume et la consistance des selles.
- Il faut surveiller tout particulièrement les pertes hydriques chez le jeune enfant très sensible au risque de déshydratation.
- Il n'y a pas d'effets secondaires majeurs décrits avec les antidiarrhéiques. Le principal effet secondaire est toujours la constipation, dont l'apparition nécessite un ajustement de la posologie ou un arrêt du traitement.
- Les effets indésirables des **antiseptiques intestinaux** sont rares du fait de leur résorption digestive nulle.

Conseils hygiéno-diététiques

MESURES DIÉTÉTIQUES EN CAS DE DIARRHÉE AIGUË

- Arrêt du lait et des laitages.
- Boire de façon abondante et répétée.
- En cas de vomissements intenses, l'arrêt de l'alimentation solide est impératif et l'administration répétée de boissons très sucrées et glacées est efficace (Coca-Cola, limonades).
- Au bout de 24 heures, une alimentation solide est reprise (riz, soupe de carottes, etc.).

MESURES D'HYGIÈNE À RESPECTER POUR ÉVITER LA DIARRHÉE DES VOYAGEURS

Il s'agit d'une variété de diarrhée fréquente chez les voyageurs surtout dans les pays chauds.

- Ne boire que des boissons en bouteilles capsulées ou de l'eau bouillie ou désinfectée.
- Ne pas manger de salades ni de crudités.
- Ne manger que des viandes bien cuites, jamais de viandes hachées.
- Ne pas consommer de glaces, de fruits de mer ou de crustacés.

AUTRES MESURES D'HYGIÈNE

En cas de gastroentérite à rotavirus, entre autres, les règles d'hygiène de base (lavage des mains après le passage aux toilettes ou le change des nourrissons) devront être respectées afin de limiter le risque de contamination.

Autres conseils au patient

- Les adsorbants antidiarrhéiques doivent être pris à distance de la prise d'autres médicaments.
- Toute diarrhée qui se prolonge malgré un traitement antidiarrhéique doit amener le patient à consulter son médecin traitant.

Antispasmodiques

NOTIONS ESSENTIELLES

- Les antispasmodiques constituent le traitement des manifestations spasmodiques et douloureuses des voies digestives et urinaires, ainsi qu'en gynécologie et obstétrique.
- Les troubles fonctionnels intestinaux associent de façon variable des troubles du transit (diarrhée, constipation) et des douleurs abdominales.
- Les médicaments modificateurs du comportement moteur intestinal appartiennent à deux catégories :
  - ceux destinés à stimuler la motricité et le péristaltisme intestinaux ;
  - les antispasmodiques.
- Les antispasmodiques anticholinergiques sont moins utilisés car leur effet antispasmodique s'exerce à des doses où se manifestent des effets secondaires gênants.
- Les antispasmodiques musculotropes (mébévérine, trimébutine, phloroglucinol) sont plus largement utilisés du fait de leur bonne tolérance.

GÉNÉRALITÉS

De nombreux troubles digestifs sont liés à des anomalies de la motricité digestive, nausées et vomissements, dysfonctionnement des sphincters, dyspepsie, gastroparésie, spasme ou atonie de l'intestin irritable.

Rappels de physiologie

Contraction musculaire

Le muscle lisse digestif est constitué de cellules (fibres) caractérisées par des variations périodiques de leur potentiel de membrane, sous forme d'une onde électrique de dépolarisation (ce phénomène est analogue à celui rencontré avec les cellules cardiaques, voir la section *« Antiarythmiques »*, chapitre 5, p. 553).

La naissance d'un potentiel d'action (activité rapide) déclenche la contraction musculaire.

L'excitation des petits muscles lisses peut être spontanée, certaines cellules fonctionnent comme des pacemakers.

La propagation de l'onde électrique se fait de proche en proche.

Au niveau cellulaire, l'ensemble de ces phénomènes électriques de dépolarisation membranaire correspond à des transferts ioniques, notamment de calcium vers l'intérieur de la cellule. L'augmentation du calcium intracellulaire permet la liaison entre les filaments d'actine et de myosine et déclenche la contraction musculaire lisse.

Contrôle de la motricité digestive

Ce contrôle est sous la double dépendance de mécanismes nerveux et hormonaux.

Système nerveux autonome

Le muscle lisse digestif est sous le contrôle du système nerveux végétatif, qui comprend *(figure II.29)* :

- une innervation extrinsèque : nerfs parasympathiques (paraΣ) et sympathiques (Σ), dont les effets sont antagonistes sur la motricité digestive.

L'acétylcholine est le neuromédiateur des fibres excitatrices postganglionnaires paraΣ (récepteurs muscariniques). Le neuromédiateur des fibres inhibitrices postganglionnaires Σ est la noradrénaline ;
- une innervation intrinsèque : plexus d'Auerbach et Merssiner. Elle permet de conserver une activité motrice en l'absence de toute innervation extrinsèque.

Régulation hormonale

De nombreuses hormones gastro-intestinales interviennent dans la régulation de l'activité des fibres musculaires, en relation étroite avec le système nerveux. Il s'agit de la somatostatine, du VIP (peptide intestinal vasoactif), de la motiline, de la neurotensine, des prostaglandines (les PGE_2 inhibent la contraction du muscle circulaire lisse alors que les PGF permettent une contraction) et des enképhalines.

Effets des neurotransmetteurs et de leurs principaux agonistes et antagonistes sur la motricité digestive

Acétylcholine

Une fois libérée, l'acétylcholine peut soit activer les récepteurs muscariniques (système paraΣ), soit être détruite par l'acétylcholinestérase.

L'activation des récepteurs muscariniques provoque une dépolarisation membranaire, l'apparition de potentiels d'action et une contraction musculaire lisse intestinale.
- Les antagonistes sont les dérivés anticholinergiques utilisés comme antispasmodiques intestinaux.
- Le principal agoniste qui potentialise les effets cholinergiques par libération d'acétylcholine est le cisapride.

Noradrénaline

La stimulation des récepteurs bêta-adrénergiques (système Σ) par la noradrénaline provoque une élévation du taux intracellulaire d'AMP cyclique ; l'effet physiologique qui en résulte est une myorelaxation.

La dopamine, précurseur de la noradrénaline, exerce aussi un effet myorelaxant.

À l'inverse, les antagonistes dopaminergiques sont des agents prokinétiques, c'est-à-dire des stimulants de la motricité digestive.

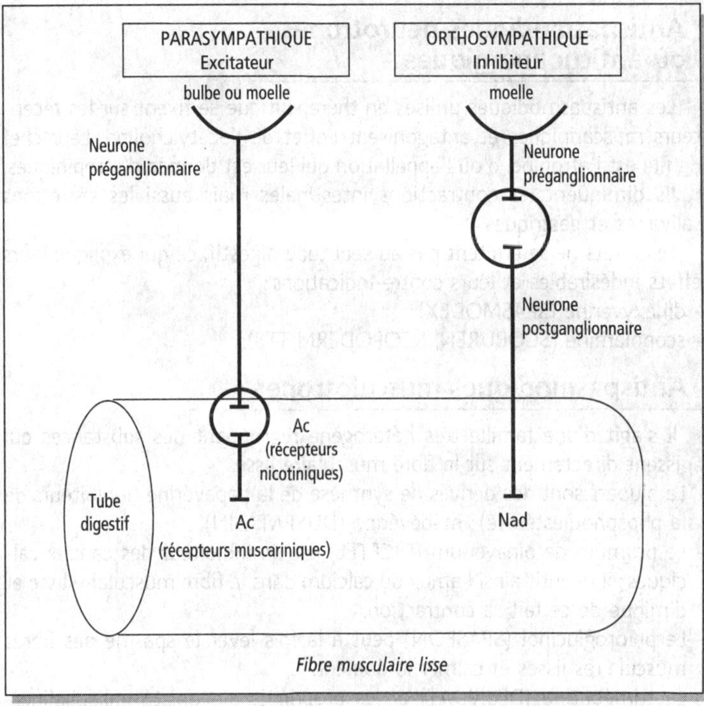

Figure II.29 - *Contrôles nerveux des fibres lisses digestives (Ac : acétylcholine - Nad : noradrénaline)*

Effet pharmacologiques et classification des antispasmodiques

On peut distinguer deux classes d'antispasmodiques :

- ceux qui inhibent le spasme induit par l'acétylcholine : antispasmodiques neurotropes ou anticholinergiques ;
- ceux qui agissent directement sur la fibre musculaire lisse (plexus d'Auerbach) : antispasmodiques musculotropes.

Antispasmodiques neurotropes ou anticholinergiques

Les antispasmodiques utilisés en thérapeutique se fixent sur les récepteurs muscariniques et antagonisent l'effet de l'acétylcholine. Leur chef de file est l'atropine, d'où l'appellation qui leur est donnée d'atropiniques.

Ils diminuent les contractions intestinales mais aussi les sécrétions salivaires et gastriques.

Les effets ne se limitent pas au seul tube digestif, ce qui explique leurs effets indésirables et leurs contre-indications :

- dihexyvérine (SPASMODEX) ;
- scopolamine (SCOBUREN, SCOPODERM TTS).

Antispasmodiques musculotropes

Il s'agit d'une famille très hétérogène regroupant des substances qui agissent directement sur la fibre musculaire lisse.

- La plupart sont des dérivés de synthèse de la papavérine (inhibiteurs de la phosphodiestérase) : mébévérine (DUSPATALIN).
- Le bromure de pinavérium (DICETEL) est un inhibiteur des canaux calciques ; il ralentit ainsi l'afflux du calcium dans la fibre musculaire lisse et diminue de ce fait sa contraction.
- Le phloroglucinol (SPASFON) peut à la fois lever le spasme des fibres musculaires lisses et calmer la douleur.
- La trimébutine (DEBRIDAT) a des propriétés d'agoniste enképhalinergique. Elle stimule la motricité intestinale.

PRINCIPAUX MÉDICAMENTS – POSOLOGIES

Tableau II.322 *- Antispasmodiques anticholinergiques*

DCI	Spécialités	Présentations	Posologies
Dihexyverine (Liste II)	SPASMODEX	comp. 10 mg suppo. 30 mg	**AD :** 1 comp. 3 à 4 fois/j ou 1 à 2 suppo./j
Scopolamine (Liste I)	SCOBUREN	amp. inj. 1 mL = 20 mg	**AD :** 1 amp. 1 à 3 fois/j par voie IV ou IM ou SC **ENF** > 5 ans : 1/2 dose par voie IM **ENF** < 5 ans : 1/4 dose par voie IM
	SCOPOLAMINE	amp. inj. (1 et 2 mL) 0,5 mg = 2 mL	**AD :** 1/2 à 2 amp. toutes les 4 h en SC ou 2 à 7 amp./24 h en perf. SC
	SCOPODERM TTS	système adhésif délivrant 1 mg sur 72 h	**AD :** application sur une zone cutanée sèche, saine et sans poils

Tableau II.323 *- Antispasmodiques musculotropes*

DCI	Spécialités	Présentations	Posologies
Formes orales et rectales			
Trimébutine (Liste II)	DEBRIDAT	comp. 100 mg comp. 200 mg sach. 74,4 mg	**AD :** 100 mg 3 fois/j (jusqu'à 600 mg/j) ou 1 sach. 3 fois/j
	DEBRIDAT suspension	susp. buv 1 mL = 5 mg (avec pipette graduée en kg)	**ENF/BB :** 1 dose-poids 2 fois/j
	TRANSACALM	comp. 100 mg comp. 100 mg	**AD :** 1 comp. 3 fois/jj **AD** : 300 mg/j, exceptionnellement 600 mg (durée max. : 7 jours)
	TRIMEBUTINE	comp. 100 mg comp. 200 mg	

DCI	Spécialités	Présentations	Posologies
Pinavérium (Liste II)	DICETEL PINAVÉRIUM	comp. 50 mg comp. 100 mg comp. 100 mg	**AD** : 50 mg 3 à 4 fois/j ou 100 mg 2 fois/j aux repas avec de l'eau
Mébévérine (Liste II)	MEBEVERINE DUSPATALIN	gél. 200 mg gél. 100 mg comp. séc. 200 mg gél. 200 mg	**AD** : 200 mg 2 à 3 fois/j
Phloroglucinol (Hors liste)	SPASFON	comp. 80 mg suppo. 150 mg	**AD** : 2 comp. 3 fois/j ou 2 à 3 suppo./j
	SPASFON-LYOC	lyoc. 80 mg lyoc. 160 mg	**AD** : 2 lyoc. 2 à 3 fois/j **ENF** : 1 lyoc. 2 fois/j **AD** : 1 lyoc. au moment de la crise (dose max. : 3 lyoc./j)
	SPASMOCALM	comp. 80 mg solubles ou à sucer	**AD** : 2 comp. 2 à 3 fois/j **ENF** : 1 comp. 2 fois/j
	SOLISPASM PHLOROGLUCI-NOL	comp. orodispers. 80 mg	**AD** : 2 comp. au moment de la crise, à renouveler **ENF** : 1 comp. 2 fois/j
Formes injectables			
Trimébutine (Liste II)	DEBRIDAT inj.	amp. 5 mL = 50 mg	**AD** : 1 à 2 amp./j par voie IM ou IV lente
Phloroglucinol (Hors liste)	SPASFON PHLOROGLUCINOL	amp. 4 mL = 40 mg	**AD** : 1 à 3 amp./j par voie IM ou IV lente **ENF** : 1/2 à 1 amp. par voie IM (répétée si besoin)

INDICATIONS – CONDUITE DE TRAITEMENT

Indications

Il s'agit du traitement des manifestations spasmodiques et douloureuses des voies digestives et urinaires, ainsi qu'en gynécologie et obstétrique.

Le spasme des muscles lisses est considéré comme responsable de certaines douleurs ; cette douleur entretient le spasme, d'où un cercle vicieux que l'on s'efforce de rompre par le recours aux antispasmodiques :
- en gastro-entérologie, il s'agit des colopathies fonctionnelles ;
- en urologie, la colique néphrétique est assimilée à un spasme urétral ;
- en gynécologie, dysménorrhées, accouchement et douleurs des règles présentent un caractère spasmodique.

La scopolamine est indiquée pour le traitement en soins palliatifs des râles agoniques par encombrement des voies aériennes supérieures lié à un excès de sécrétions salivaires, ainsi que dans le traitement de l'occlusion intestinale.

Conduite de traitement

Choix de l'antispasmodique

Antispasmodiques anticholinergiques

Ils sont actifs, mais les effets indésirables en limitent l'utilisation à fortes doses.

Antispasmodiques musculotropes

En raison de leur bonne tolérance, ils sont adaptés au traitement au long cours et sont répartis généralement en 3 prises avant les repas

Leur efficacité est variable d'un sujet à l'autre.

Ils sont souvent associés à d'autres produits : charbon, sorbitol, etc.

Choix de la voie d'administration

La douleur aiguë nécessite des injections intraveineuses ou intramusculaires à raison d'une ampoule toutes les 4 à 6 heures environ.

Les troubles fonctionnels chroniques sont l'indication de la voie orale et/ ou de la voie rectale. On a recours alors aux antispasmodiques musculotropes.

EFFETS INDÉSIRABLES – INTERACTIONS MÉDICAMENTEUSES – PRÉCAUTIONS D'EMPLOI – CONTRE-INDICATIONS

***Tableau II.324** - Effets indésirables - Prévention du risque médicamenteux*

	Effets indésirables	Prévention du risque médicamenteux Mesures à prendre
Antispasmodiques anticholinergiques	Effets atropiniques dose-dépendants : • sécheresse buccale • épaississement des sécrétions bronchiques • diminution de la sécrétion lacrymale • troubles de l'accommodation • tachycardie, palpitations • constipation • rétention urinaire • irritabilité	• Utiliser avec prudence en cas : - d'hypertrophie prostatique - d'insuffisance rénale et/ou hépatique - d'insuffisance coronarienne et de troubles du rythme - d'hyperthyroïdie - de bronchite chronique - d'atonie intestinale chez le vieillard • Prévenir les conducteurs de véhicules du risque lié aux troubles de l'accommodation • Prudence en fin de grossesse en raison du risque d'effets atropiniques chez l'enfant • Ne pas administrer à la femme qui allaite en raison de la diminution de la sécrétion lactée et du passage dans le lait

	Effets indésirables	Prévention du risque médicamenteux Mesures à prendre
Antispasmodiques musculotropes	• Possibilité de lipothymie en cas d'injection intraveineuse en bolus (l'injection IV doit être lente : 3 à 5 min) • Rares cas d'épigastralgies • Avec le pinavérium : possibilité d'œsophagite en cas d'ingestion en position couchée et/ou sans une quantité suffisante d'eau	

Tableau II.325 - Interactions médicamenteuses des antispasmodiques

Médicaments de la classe	Autres médicaments	Conséquences
Antispasmodiques anticholinergiques	autres médicaments anticholinergiques (atropiniques) : • antidépresseurs imipraminiques • antiparkinsoniens anticholinergiques • neuroleptiques phénothiaziniques • disopyramide • anticholinergiques antihistaminiques H1	addition des effets indésirables des antispasmodiques à type de rétention urinaire, constipation, sécheresse buccale
Antispasmodiques musculotropes : phloroglucinol	analgésiques morphiniques majeurs	effet antispasmodique annulé

Tableau II.326 - Contre-indications des antispasmodiques

Antispasmodiques anticholinergiques	• risque de glaucome par fermeture d'angle • troubles urétroprostatiques avec risque de rétention urinaire • iléus paralytique • à n'administrer aux enfants qu'en cas de stricte nécessité • spasmes de l'œsophage • cardiopathies décompensées

Administration et conseils au patient

Objectifs du traitement médicamenteux

- Les **antispasmodiques** constituent le traitement des manifestations spasmodiques et douloureuses des voies digestives et urinaires, ainsi qu'en gynécologie et obstétrique :
  - en gastro-entérologie, dans les colopathies fonctionnelles par exemple ;
  - en urologie, pour les douleurs des coliques néphrétiques par exemple ;
  - en gynécologie, dysménorrhées, accouchement et douleurs des règles présentent un caractère spasmodique.
- Il s'agit d'un traitement symptomatique, efficace très rapidement dont l'utilisation doit rester de courte durée.

Plan de prise

- Les **antispasmodiques** les plus utilisés sont les antispasmodiques de type musculotrope. Le plus souvent, l'administration de ces médicaments est réalisée par voie orale. La voie injectable et la voie rectale sont possibles pour la trimébutine et le phloroglucinol.
- Par voie orale, les prises sont renouvelées 2 à 4 fois par jour selon les spécialités.
- Pour la voie injectable, l'administration aura lieu par voie IM ou IV lente 2 à 3 fois par jour.

Modalités d'administration

- Le comprimé de DICETEL doit être ingéré au milieu des repas avec une quantité suffisante d'eau ; le comprimé ne doit être ni croqué ni sucé. Il ne faut pas l'avaler en position allongée, ni juste avant l'heure du coucher afin d'éviter des brûlures à l'estomac.

- Le SPASFON-LYOC doit être dissous dans un verre d'eau ou il convient de le laisser fondre sous la langue afin d'obtenir un effet rapide.
- DEBRIDAT en suspension buvable est particulièrement adapté à l'usage pédiatrique. La pipette graduée en kg doit systématiquement être utilisée pour la mesure de la dose à administrer.

Surveillance de l'efficacité et de la tolérance du traitement

Le principal signe de l'efficacité du traitement est la disparition des douleurs.

La plupart des effets indésirables et des précautions d'emploi concernent les antispasmodiques anticholinergiques.

- Des effets indésirables généralement transitoires peuvent apparaître en début de traitement : sécheresse buccale, troubles visuels de l'accommodation, constipation, rétention urinaire, palpitations.
- Pour éviter la sécheresse buccale, il convient de mâcher du chewing-gum ou de boire un verre d'eau citronnée.
- En raison des troubles visuels de l'accommodation, il est préférable d'éviter de conduire un véhicule ou d'utiliser des machines dangereuses.
- Le patient doit prévenir son médecin traitant avant le début du traitement :
  - s'il présente des troubles prostatiques, des difficultés pour uriner ou un glaucome à angle fermé ;
  - s'il prend d'autres traitements médicamenteux : antiparkinsoniens anticholinergiques ; antidépresseurs tricycliques ; neuroleptiques phénothiaziniques ; antihistaminiques H1.

- Il n'y a pas de surveillance particulière pour les antispasmodiques de type musculotrope qui sont bien tolérés. Les injections par voie IV seront lentes, compte tenu du risque de lipothymie en cas d'injection en bolus.

Anti-inflammatoires coliques

NOTIONS ESSENTIELLES

- Les maladies inflammatoires du tube digestif, la maladie de Crohn et la rectocolite hémorragique, sont chroniques et évoluent par poussées et périodes de rémission.
- Les traitements sont essentiellement symptomatiques et visent à induire la rémission la plus longue possible.
- Les glucocorticoïdes oraux ou rectaux représentent le traitement de base. Les anti-inflammatoires aminosalicylés (dérivés du 5-ASA) sont également très utilisés par voie orale ou rectale.
- L'azathioprine (IMUREL), immunosuppresseur, est surtout utilisé en cas de non-réponse aux aminosalicylés et aux doses habituelles de corticoïdes.
- L'infliximab (REMICADE) et l'adalimumab (HUMIRA), anticorps monoclonaux, possèdent une AMM dans la maladie de Crohn réfractaire active, sévère ou fistulée, chez les patients n'ayant pas répondu à un traitement bien conduit par les corticoïdes et/ou immunosuppresseurs.

GÉNÉRALITÉS

Physiopathologie

Les pathologies inflammatoires du tube digestif sont principalement la rectocolite ulcéro-hémorragique (RCUH) et la maladie de Crohn (MC). Elles se caractérisent par des ulcérations chroniques récurrentes de différents segments du tube digestif.

La RCUH affecte essentiellement les étages inférieurs du tube digestif (rectum et côlon). La MC peut affecter de façon discontinue l'ensemble du tractus digestif.

Les causes de ces maladies sont en partie inconnues. Les facteurs étiologiques supposés sont génétiques, infectieux, immunologiques et psychologiques.

Symptomatologie

La caractéristique inflammatoire des muqueuses induit un tableau clinique comprenant diarrhée, fièvre et douleurs abdominales. Ces pathologies évoluent le plus souvent par poussées (crises) survenant après des périodes de rémission plus ou moins longues. Du fait de l'irritation persistante du tube digestif, des problèmes nutritionnels du type malabsorption sont souvent associés.

Affections le plus souvent bénignes, elles peuvent nécessiter des hospitalisations pour prise en charge de troubles sévères, survenant entre autres au moment des crises : douleurs intenses, diarrhées profuses avec risque de déshydratation aiguë et de perforation colique. Les complications de ces pathologies peuvent être majeures : obstruction intestinale et occlusion, fissures et fistules, fréquence accrue de carcinomes, dilatation toxique du côlon.

Il existe par ailleurs des manifestations extra-intestinales de ces pathologies : manifestations articulaires (arthrite), cutanées (ulcères cutanés et muqueux), hépatiques et manifestations de dénutrition.

Classification et mécanisme d'action des principaux médicaments

Le traitement médicamenteux a pour but de réduire l'inflammation locale, de traiter les manifestations aiguës (douleurs, déshydratation), les carences nutritionnelles et les manifestations extra-intestinales de la maladie. À terme, l'objectif du traitement est de diminuer le nombre et la fréquence des poussées.

Les médicaments utilisés sont essentiellement anti-inflammatoires et immunosuppresseurs :
- glucocorticoïdes ;
- anti-inflammatoires aminosalicylés ;
- immunosuppresseurs, dont l'azathioprine ;
- anticorps anti-TNFα.

- Les glucocorticoïdes représentent la base du traitement. Les formes destinées à la voie rectale ont une action anti-inflammatoire puissante sur la muqueuse intestinale.
- Les anti-inflammatoires utilisés sont des dérivés de l'acide 5-aminosalicylique (5-ASA : mésalazine). Comme l'action souhaitée se situe au niveau intestinal et principalement colique, se pose le problème de la mauvaise stabilité du 5-ASA en milieu acide. Ce problème est résolu par la mise à disposition de formes galéniques particulières (gastrorésistantes) ou de dérivés du 5-ASA stables en milieu acide (sulfasalazine).
- L'utilisation des immunosuppresseurs est liée à la composante immunologique certaine de ces pathologies. Les principes actifs les plus utilisés sont l'azathioprine, la 6-mercaptopurine et la ciclosporine, ces deux dernières n'ayant pas officiellement d'AMM dans cette indication.
- L'infliximab est un anticorps monoclonal dirigé contre le facteur alpha de nécrose tumorale (TNFα) : cytokine impliquée dans la survenue de réactions pro-inflammatoires. Son utilisation vise la composante inflammatoire de ces maladies.

PRINCIPAUX MÉDICAMENTS – POSOLOGIES

Tableau II.327 *- Anti-inflammatoires coliques*

DCI	Spécialités	Présentations	Posologies
Corticoïdes par voie rectale			
Bétaméthasone phosphate (Liste I)	BETNESOL solution rectale	soluté rectal 100 mL = 5 mg	• ***traitement d'attaque***: 1 lavement par jour pendant 15 à 20 j • ***traitement d'entretien***: 4 à 6 lavements/mois
Hydrocortisone acétate (Liste I)	COLOFOAM	mousse rectale fl. pressurisé 14 doses de 100 mg	• ***traitement d'attaque***: 1 dose/j pendant 15 à 20 j • ***traitement d'entretien***: 1 dose tous les 2 à 3 j si nécessaire
Corticoïdes par voie générale			
Prednisone Prednisolone Méthylprednisolone Bétaméthasone (Liste I)	CORTANCYL SOLUPRED MEDROL CELESTENE	Voir chapitre 10 : « *Immuno-allergologie* »	
Budésonide (Liste I)	ENTOCORT MIKICORT	gél. gastro-résistantes 3 mg	Maladie de Crohn • ***traitement d'attaque***: **AD**: 3 gél./j en 1 prise le matin pendant 8 semaines • ***traitement d'entretien***: **AD**: 2 gél./j en 1 prise le matin
Acide 5-aminosalicylique			
Mésalazine ou 5-ASA (Hors liste)	PENTASA	comp. séc. 500 mg sach. 1 g sach. 2 g comp. 1g	Rectocolite hémorragique • ***traitement d'attaque***: AD: 2 à 4 g en 3 à 4 prises aux repas pendant 4 à 8 semaines • ***traitement d'entretien***: 0,75 à 1,5 g en 3 prises Maladie de Crohn **AD**: 2 à 4 g/j en 3 ou 4 prises aux repas
	PENTASA RECTAL	susp. pour lavement: fl. 100 mL = 1 g	**AD**: 1 lavement au coucher pendant 2 à 4 semaines

DCI	Spécialités	Présentations	Posologies
Mésalazine ou 5-ASA (Hors liste)	PENTASA	suppo. 1 g	**AD :** 1 g au coucher pendant 2 à 4 semaines
	ROWASA	comp. gastrorésistants 250 mg, 500 mg suppo. 500 mg	AD : posologie et indications identiques au PENTASA **AD :** 500 mg 2 à 3 fois/j pendant 4 semaines
	FIVASA	comp. gastrorésistants 400 mg, 800 mg suppo. 500 mg	Rectocolite hémorragique • ***traitement d'attaque*** : 1,6 à 3,2 g/j en 3 à 4 prises pendant 4 à 8 semaines • ***traitement d'entretien*** : 0,8 à 1,6 g/j en 2 prises Maladie de Crohn 2,4 g/j en 3 prises **AD :** 2 à 3 suppo./j pendant 4 semaines
Olsalazine (dimère de 5-ASA) (Hors liste)	DIPENTUM	gél. 250 mg comp. 500 mg	Rectocolite hémorragique • ***traitement d'attaque*** : **AD :** 1,5 à 2 g en 3 à 4 prises aux repas pendant 4 à 8 semaines • ***traitement d'entretien*** : **AD :** 1 g en 2 prises aux repas
Para-aminosalicylate de sodium ou 4-ASA (Hors liste)	QUADRASA	pdre rectale 2 g	**AD :** 1 lavement au coucher pendant 2 à 4 semaines
Salazosulfapyridine			
Salazosulfapyridine ou sulfasalazine (5-ASA + sulfapyridine) (Liste I)	SALAZO-PYRINE	comp. enrobés 500 mg (délitement intestinal lent)	Affections coliques • ***traitement d'attaque*** : **AD :** 4 à 6 g/j en 3 à 6 prises **ENF :** 100 à 150 mg/kg/j en 3 à 6 prises

DCI	Spécialités	Présentations	Posologies
Salazosulfapyridine (suite)	SALAZO-PYRINE		• *traitement d'entretien* : **AD** : 1 g 2 fois/j **ENF** : 50 à 75 mg/kg/j en 2 prises Polyarthrite rhumatoïde **AD** : 1 g 2 fois/j (posologie atteinte par paliers hebdomadaires de 500 mg)
Immunosuppresseurs			
Azathioprine (Liste I)	IMUREL	comp. 25 mg comp. 50 mg	Maladie de Crohn et rectocolite hémorragique **AD** : 2 mg/kg/j
Anticorps monoclonal anti-TNF			
Infliximab (Liste I) Réservé aux hôpitaux (à conserver entre + 2 et + 8 °C)	REMICADE	sol. inj. perf. 100 mg à reconstituer dans du sérum salé isotonique	Maladie de Crohn et rectocolite hémorragique actives et sévères **AD** : 5 mg/kg en perfusion de 2 h à renouveler en semaines 2 et 6, puis toutes les 8 semaines
Adalimumab (Liste I) Prescription restreinte (à conserver entre + 2 et + 8 °C)	HUMIRA (médicament d'exception)	seringue préremplie 40 mg = 0,8 mL	Maladie de Crohn et rectocolite hémorragique actives et sévères **AD** : 40 mg en SC tous les 15 j, puis si nécessaire tous les 7 j

INDICATIONS – CONDUITE DE TRAITEMENT

Indications

Par voie orale

- Rectocolite hémorragique : traitement d'attaque des poussées légères à modérées et prévention des poussées évolutives.
- Maladie de Crohn : traitement des poussées légères à modérées et prévention des poussées aiguës pour les formes fréquemment récidivantes.

En lavement

- En monothérapie : formes basses (coliques gauches) de la rectocolite hémorragique en poussée légère ou modérée.
- En association aux autres traitements : formes récidivantes ou résistantes à ces traitements.

En suppositoire

- Formes basses (rectales ou rectosigmoïdiennes) de la rectocolite hémorragique en poussée légère ou modérée.

En mousse rectale cortisonique

- Rectocolite hémorragique (formes rectosigmoïdiennes), maladie de Crohn, colique, rectite post-radique, rectite après colectomie.

Conduite à tenir

Le traitement médical vise à :
- réduire l'inflammation locale ;
- traiter les conséquences de la chronicité : carences nutritionnelles, manifestations extra-digestives ;
- traiter la déshydratation et la douleur.

Rectocolite

Rectite et rectosigmoïdite

C'est la forme la plus fréquente de la maladie. C'est l'indication de choix des traitements locaux topiques : lavement de 5-ASA et corticoïdes locaux peu résorbables, à raison d'une administration au coucher, à garder. La durée du traitement est de 2 à 4 semaines.

En début de traitement, le patient a souvent du mal à conserver les lavements ; les mousses de corticoïdes sont alors utiles.

Le traitement d'entretien n'est pas indispensable dans les formes bénignes sauf si les récidives sont fréquentes : dans ce cas, l'utilisation de suppositoires de 5-ASA est une bonne solution.

Formes étendues en poussée légère ou modérée

Le traitement de première intention est la sulfasalazine (4 à 6 g/j), le 5-ASA (4 g/j) ou l'olsalazine (2 g/j). En cas d'échec, on a recours aux corticoïdes oraux, prednisone et prednisolone, à la posologie de 0,75 à 1 mg/kg jusqu'à la rémission clinique.

Un traitement d'entretien par un dérivé du 5-ASA est ensuite poursuivi à vie pour diminuer le risque de rechute.

Poussées sévères

Un traitement médical intensif de 5 jours est institué, comprenant :
- une nutrition parentérale ;
- une corticothérapie parentérale et rectale ;
- la correction des troubles ioniques et de l'anémie.

Au bout de 5 jours :
- en cas de rémission clinique, relais par les corticoïdes oraux et reprise de l'alimentation orale ;
- dans le cas contraire, l'intervention chirurgicale est nécessaire.

Maladie de Crohn

Poussées légères

Le 5-ASA est utilisé à la posologie journalière de 2 à 4 g dans les formes iléales ou iléo-coliques droites. Le métronidazole est utile en cas d'atteinte ano-périnéale.

Poussées modérées ou sévères

Le budésonide à libération contrôlée iléo-colique (ENTOCORT) constitue une possibilité thérapeutique dans les poussées modérées de la maladie de Crohn à localisation droite. L'effet reste essentiellement local et, de ce fait, les effets indésirables classiques de la corticothérapie sont absents. La corticothérapie classique par voie générale reste néanmoins le traitement de première intention dans la majorité des cas.

Les corticoïdes locaux en lavements, suppositoires et mousse sont adaptés au traitement des formes anales et rectales.

La facilité d'utilisation peut être un critère de choix important pour la compliance chez les patients dont les manifestations ostéo-articulaires induites par la pathologie peuvent rendre difficile l'insertion anale.

Les formes mousse trouvent tout leur intérêt ; ce sont des systèmes pressurisés avec canule qui libèrent par expansion *in situ* une mousse. C'est ainsi que, pour un volume plus faible à administrer, cette forme permet un meilleur recouvrement.

Dans les formes corticodépendantes ou corticorésistantes se discute l'indication de l'azathioprine.

Traitement d'entretien

Il repose sur le 5-ASA à une dose de 2 g/j.

Maladie de Crohn chronique active

Elle s'accompagne de symptômes quasi permanents nécessitant une prise continue de corticoïdes. L'azathioprine est le traitement de choix lorsque la chirurgie est impossible.

L'infliximab (REMICADE) et l'adalimumab (HUMIRA) possèdent une AMM dans la maladie de Crohn réfractaire active, sévère ou fistulée, ainsi que dans la rectocolite hémorragique active, modérée à sévère. Ils inhibent le TNFα, médiateur pro-inflammatoire jouant un rôle clé dans cette maladie.

L'utilisation de ces médicaments est réservée aux patients n'ayant pas répondu à un traitement bien conduit par les corticoïdes et/ou par les immunosuppresseurs.

EFFETS INDÉSIRABLES – INTERACTIONS MÉDICAMENTEUSES – PRÉCAUTIONS D'EMPLOI – CONTRE-INDICATIONS

***Tableau II.328** - Effets indésirables - Prévention du risque médicamenteux*

	Effets indésirables	Prévention du risque médicamenteux Mesures à prendre
Anti-inflammatoires aminosalicylés		
Salazosulfa-pyridine	• effets dose-dépendants - anorexie, nausées, vomissements, céphalées fréquents - malaises, carence en acide folique - méthémoglobinémie - coloration brune des urines	• troubles digestifs réduits par la prise des comprimés au cours des repas • assurer une importante ration hydrique • surveiller la formule sanguine et la diurèse en cas de traitement prolongé • réduire les doses en cas d'insuffisance rénale ou hépatique sévère
	• réactions allergiques	• le 5-ASA, mieux toléré et aussi efficace, doit être préféré à la salazosulfapyridine
	• troubles hématologiques	• imposent l'arrêt du traitement
Mésalazine	• voie rectale - nausées, météorisme - prurit local, difficultés à garder le lavement	• rares et mineurs • rester en position allongée durant l'heure qui suit l'administration du lavement
	• voie orale exceptionnellement - pancréatite, péricardite et myocardite	• arrêt du traitement
Olsalazine	• diarrhée • troubles digestifs, céphalées, vertiges, douleurs articulaires	• arrêt du traitement
Corticoïdes		
	• possibilité de rétention digestive du produit, responsable de signes	• surveillance en cas de traitement prolongé • risques d'effets de type hypercorticisme et risques locaux trophiques et infectieux

	Effets indésirables	Prévention du risque médicamenteux Mesures à prendre
	d'hypercorticisme en cas de traitement prolongé ou à dose élevée (surtout avec la bétaméthasone) • risque de surinfection locale	• utiliser avec prudence dans les poussées aiguës (risque de perforation) en associant un traitement anti-infectieux
Azathioprine		
	• troubles hématologiques : leucopénie, thrombopénie, macrocytose, mégaloblastose, aplasie médullaire dose-dépendante	• surveillance hebdomadaire de l'hémogramme dans les 8 premières semaines de traitement puis tous les 3 mois si le traitement se prolonge (les globules blancs doivent être supérieurs à 2 500/mm^3) • en cas d'anomalie de l'hémogramme, arrêter le traitement ; l'anomalie est réversible
	• hypersensibilité : fièvre, vertiges, arthralgies, etc.	• arrêt définitif du traitement
Infliximab		
	• réaction d'hypersensibilité	• administration sous surveillance médicale spécialisée (réactions anaphylactiques) si besoin après administration préalable d'un antihistaminique et/ou de paracétamol
	• infections diverses et risque accru de tuberculose	• avant d'initier le traitement, rechercher toute tuberculose active ou latente • suspendre le traitement lorsqu'une tuberculose active est suspectée, jusqu'à ce que le diagnostic de tuberculose soit éliminé • en cas de tuberculose latente, un traitement préventif doit être instauré
	• insuffisance cardiaque	• ne pas initier le traitement chez les patients atteints d'insuffisance cardiaque préalable • surveiller la fonction cardiaque pendant le traitement
Adalimumab		
	• infections des voies respiratoires supérieures, pneumopathies, infections urinaires, herpès, candidoses • anémies • réactions au point d'injection, douleur, érythème, prurit, saignement	• administrer sous surveillance médicale spécialisée si besoin après administration préalable d'un antihistaminique et/ou de paracétamol • utiliser chez la femme une contraception efficace poursuivie 5 mois au moins après l'arrêt du traitement et éviter l'allaitement pendant 5 mois après l'arrêt du traitement

***Tableau II.329** - Interaction médicamenteuse – Niveau contre-indication (CI)*

Médicament de la classe*	Autre médicament	Niveau	Mécanisme	Remarques et conseils
Azathioprine	Allopurinol	CI	Insuffisance médullaire éventuellement grave mais réversible par diminution du métabolisme hépatique de l'azathioprine	Surveillance hématologique et adaptation de la posologie de l'azathioprine

* Se reporter au chapitre traitant des corticoïdes, p. 994.

***Tableau II.330** - Contre-indications des anti-inflammatoires coliques*

Corticoïdes	Par voie générale : • ulcère gastroduodénal évolutif • états infectieux ou mycosiques, viroses évolutives (herpès, zona, hépatites virales) Par voie locale : • abcès, perforation, fistules extensives, obstruction intestinale, péritonite, anastomose intestinale récente
5-ASA	• hypersensibilité connue à l'aspirine et aux salicylés • grossesse (pour posologie > 2 g/j) et allaitement
Salazosulfapyridine	• hypersensibilité connue aux salicylés et/ou aux sulfamides • déficit en G6PD • grossesse et allaitement
Infliximab	• infections sévères : sepsis, tuberculose, infection opportuniste • patient ayant des antécédents d'hypersensibilité à l'infliximab

Administration et conseils au patient

Objectifs du traitement médicamenteux

- Les **anti-inflammatoires coliques** sont des médicaments utilisés dans le traitement de la rectocolite hémorragique et de la maladie de Crohn.
- Le traitement médicamenteux a pour but de réduire l'inflammation locale, de traiter les manifestations aiguës (douleurs, déshydratation), les carences nutritionnelles et les manifestations extra-intestinales de la maladie.
- À terme, l'objectif du traitement est de diminuer le nombre et la fréquence des poussées.

Plan de prise

- Les **corticoïdes** utilisés pour ces pathologies inflammatoires du tube digestif, peuvent l'être par voie rectale (soluté ou mousse rectale) ou par voie générale : comprimés ou gélules gastro-résistantes à libération locale. En traitement d'attaque lors des poussées évolutives de la maladie le traitement sera réalisé à raison d'une prise par jour. Ce rythme est diminué à 1 à 2 administrations par semaine pour les formes locales de corticoïdes au moment des traitements d'entretien. Par voie orale, lors des traitements d'entretien, les posologies sont dégressives mais le rythme de prise reste d'une prise par jour.
- Les dérivés de l'*acide 5-aminosalicyllque* sont utilisables par voie orale en 3 à 4 prises par jour aux repas ou par voie locale sous forme suppositoires en 2 à 3 prises par jour ou par lavements en une administration le soir au coucher.
- L'**azathioprine** est administrée par voie orale en une prise par jour.

- L'*infliximab* est utilisable uniquement par voie injectable et doit être administré en perfusion intraveineuse sous forme de cure à renouveler selon le schéma suivant : J1, S2, S6, puis toutes les 8 semaines.

Modalités d'administration

- Les formes orales gastrorésistantes (ENTOCORT, ROWASA, FIVASA) ou à délitement intestinal lent (SALAZOPYRINE) doivent être avalées sans être croquées ni dissoutes afin d'en conserver l'efficacité.
- Les formes lavement ou mousse rectale doivent être administrées le soir, avant le coucher, en position supine, avec changements alternatifs de position pour un contact le plus prolongé possible.
- L'*infliximab* est administré en perfusion lente de 2 heures en milieu hospitalier uniquement compte tenu des risques de réactions allergiques en cours de perfusion.
- L'*adalimumab* est administré sous surveillance médicale spécialisée en raison de réactions anaphylactiques possibles lors de l'administration sous-cutanée.

Observance du traitement

- Il ne faut pas interrompre le traitement sans avis médical même si les symptômes ont disparu.
- La réussite du traitement passe par une bonne observance de la durée du traitement et des posologies.

Surveillance de l'efficacité et de la tolérance du traitement

- Surveiller le nombre de selles quotidiennes pour apprécier l'efficacité du traitement.

- Dans le cas de l'administration de **corticoïdes**, surveiller tout particulièrement :
  - la glycémie des sujets diabétiques ;
  - les saignements gastro-intestinaux (en particulier chez les patients atteints de rectocolites ulcéreuses sévères).
  - lors d'un traitement de longue durée, surveiller la survenue éventuelle de complications infectieuses et signaler au médecin tout signe d'œdème, d'hypertension, de vergetures, d'amincissement de la peau.
- S'assurer avant toute administration que le patient recevant du 5-ASA n'est pas allergique aux salicylés.
- Pour la **salazosulfapyridine** s'assurer que le patient n'est pas allergique aux sulfamides. Le prévenir des effets suivants :
  - anorexie, nausées, vomissements, qui peuvent être atténués par la prise des comprimés au cours des repas ;
  - coloration brune des urines.
- Pour l'**azathioprine**, une surveillance hebdomadaire de l'hémogramme dans les 8 premières semaines de traitement, puis tous les 3 mois si le traitement se prolonge, est nécessaire.

10 Immuno-allergologie

Corticoïdes

NOTIONS ESSENTIELLES

- Les principales propriétés pharmacologiques des corticoïdes : anti-inflammatoire, antiallergique et immunosuppressive expliquent les multiples indications de ces médicaments.
- Les glucocorticoïdes par voie générale sont contre-indiqués en cas d'état infectieux non contrôlé.
- L'utilisation des glucocorticoïdes nécessite une surveillance de la kaliémie. De nombreuses interactions médicamenteuses sont responsables de situations pathologiques dangereuses.
- L'arrêt brutal d'une corticothérapie peut entraîner des phénomènes de rebond engendrant des situations à risque.
- Par voie générale, le traitement doit être le plus court possible ; il peut engendrer de nombreux effets indésirables dose-dépendants : hypokaliémie, rétention hydrosodée, ostéoporose, catabolisme protidique, hyperglycémie.
- Chez l'enfant, la corticothérapie ralentit la croissance. L'administration à jour alterné permet de minimiser cet effet.
- Pendant la grossesse, la corticothérapie prolongée ou ponctuelle ne provoque pas d'effets tératogènes.
- La possibilité exceptionnelle d'insuffisance surrénalienne néonatale consécutive à une corticothérapie massive en fin de grossesse peut justifier un bilan surrénalien néonatal.
- Par voie inhalée, les glucocorticoïdes peuvent provoquer des candidoses oropharyngées en cas de fortes doses.
- La corticothérapie locale doit toujours être utilisée avec prudence car elle peut être responsable d'une recrudescence de

l'inflammation après injection, des effets indésirables de la corticothérapie par voie générale, d'infection articulaire ou de rupture tendineuse.

GÉNÉRALITÉS

Les glucocorticoïdes sont utilisés en thérapeutique du fait de leur triple action anti-inflammatoire, antiallergique et immunosuppressive.

Rappels de physiologie

Les glandes surrénales sont deux petits organes glandulaires coiffant le pôle supérieur des reins.

Rôle du cortex surrénalien

Le cortex surrénalien synthétise au moins deux classes d'hormones surrénaliennes : les corticostéroïdes et les androgènes.

Synthèse du cortisol

Elle se produit dans la zone fasciculée. La sécrétion du cortisol est sous le contrôle de l'axe hypothalamo-hypophysaire par l'intermédiaire de l'ACTH ; elle se caractérise par son rythme nycthéméral : les taux plasmatiques de cortisol sont 4 fois plus élevés le matin qu'en fin d'après-midi. Le cortisol et ses analogues naturels et synthétiques sont communément appelés glucocorticoïdes ; ils possèdent des effets métaboliques et anti-inflammatoires.

Synthèse de l'aldostérone

Elle se produit dans la zone glomérulaire. La sécrétion de l'aldostérone est contrôlée par le système rénine-angiotensine. L'aldostérone et ses analogues naturels et synthétiques sont communément appelés minéralocorticoïdes ; leur principal effet est de permettre la réabsorption du sodium et par là-même une rétention hydrosodée.

Rôle de la médullosurrénale

Elle produit les catécholamines.

Relations structure-activité

L'ensemble des corticoïdes, naturels ou de synthèse, possède le noyau stéroïde sur lequel sont greffés des groupements chimiques communs indispensables à l'activité biologique.

Toute modification de l'un d'entre eux peut entraîner une perte de l'activité biologique ; celle-ci peut être artificiellement modifiée soit dans le sens d'une plus grande activité anti-inflammatoire, soit dans le sens d'une activité minéralocorticoïde.

Le *tableau II.331* présente les puissances relatives de l'effet anti-inflammatoire et minéralocorticoïde des principaux glucocorticoïdes en donnant comme référence la valeur 1 à l'hormone naturelle, le cortisol ; on constate que la sélectivité n'est pas parfaite pour les composés naturels mais qu'elle est marquée pour les dérivés synthétiques : aux doses utilisées habituellement en thérapeutique, la triamcinolone et les dérivés cités à sa suite ont une action minéralocorticoïde négligeable.

***Tableau II.331** - Activités comparatives de quelques corticoïdes*

DCI	Spécialités	Dose équivalente (mg)	Activité anti-inflammatoire	Activité minéralocorticoïde	Freinage de l'axe HHS*
Cortisone	CORTISONE	25	0,8	1	1 (court)
Cortisol	HYDROCORTISONE	20	1	1	1
Prednisone	CORTANCYL	5	3,5	0,8	4
Prednisolone	SOLUPRED	5	4	0,8	4
Méthylprednisolone	MEDROL	4	5	0,5	4
Triamcinolone	KENACORT	4	5	0,1	5 (intermédiaire)
Paraméthasone	DILAR	2	10	0,1	10
Dexaméthasone	SOLUDECADRON	0,75	30	0,1	50 (long)
Bétaméthasone	CELESTENE	0,75	30	0,1	50
Cortivazol	ALTIM	0,30	60	0,1	(très long)

* axe HHS : axe hypothalamo-hypophyso-surrénalien.

Mode d'action

Les glucocorticoïdes comme l'ensemble des hormones stéroïdiennes ont un mécanisme, au niveau cellulaire, toujours identique.

L'hormone diffuse à travers la membrane cellulaire et se lie de façon réversible à un récepteur ; l'activation du complexe stéroïde-récepteur qui s'ensuit correspond à une modification de la configuration du récepteur lui permettant de se lier à des séquences d'ADN, spécifiques de chaque hormone stéroïdienne. Les protéines synthétisées sont responsables des réponses physiologiques ou pharmacologiques.

À titre d'exemple, le mécanisme d'action anti-inflammatoire des glucocorticoïdes est le suivant : les modalités d'action décrites précédemment aboutissent à la synthèse d'une protéine, la lipocortine ; celle-ci inhibe l'action de la phospholipase A2 ; ainsi est bloquée la synthèse de l'acide arachidonique précurseur des prostaglandines et leucotriènes impliqués dans le processus inflammatoire.

Propriétés pharmacologiques

Effet anti-inflammatoire

C'est l'un des effets thérapeutiques les plus souvent recherchés.

Les glucocorticoïdes inhibent les différentes phases de la réaction inflammatoire *(tableau II.332)*, phénomène physiologique de défense de l'organisme face à une agression qui comprend trois étapes principales :
- la phase vasculaire avec :
  - dilatation et perméabilité des vaisseaux accompagnées d'œdème et de stase sanguine,
  - libération de facteurs chimiotactiques ;
- la phase cellulaire marquée par :
  - un afflux de polynucléaires et macrophages,
  - une phagocytose et une libération d'enzymes lysosomiales,
  - une dégranulation des mastocytes et des polynucléaires basophiles,
  - une sécrétion de lymphokines par les lymphocytes ;
- la phase de régénération et de cicatrisation correspondant à la synthèse de collagène par les fibroblastes.

Tableau II.332 - Niveaux d'action des glucocorticoïdes dans le processus inflammatoire

Inflammation	Action des corticoïdes
Vasodilatation ←	Inhibition de la vasodilatation
↓	
Production de substances chimiotactiques ←	Diminution du chimiotactisme des leucocytes
↓	
Afflux leucocytaire Phagocytose des corps étrangers ←	Diminution de l'activité de phagocytose des polynucléaires
↓	
Libération d'enzymes lysosomiales ←	Stabilisation des membranes lysosomiales, inhibition de la dégranulation des mastocytes et des polynucléaires basophiles
↓	
Détersion des lésions et digestion des tissus morts	Inhibition de la synthèse des prostaglandines
Cicatrisation par action des fibroblastes ←	Inhibition de la prolifération des fibroblastes et de la synthèse du collagène

Action antiallergique

Ils inhibent la dégranulation des mastocytes et des polynucléaires basophiles de façon rapide et permanente.

Effet immunosuppresseur

C'est également un effet thérapeutique majeur recherché dans le traitement des maladies allergiques ou dans le contrôle des greffes d'organes hétérologues.

Les glucocorticoïdes inhibent essentiellement les réponses immunitaires à médiation cellulaire (lymphocytes de type T) :

- inhibition de la production des interleukines 1 et 2 ; cette dernière constitue un des signaux clés pour la prolifération de lymphocytes T activés par un antigène ;
- inhibition de la production d'interféron γ, ce qui entraîne une diminution de l'activité cytotoxique des lymphocytes T8 et des cellules NK *(Natural Killer)* ;
- diminution des lymphocytes circulants.

Effets métaboliques

***Tableau II.333** - Actions physiologiques des glucocorticoïdes : effets métaboliques*

Métabolismes	Nature de l'effet
Glucides	Épargne glucidique : • diminution de l'utilisation périphérique du glucose • mise en réserve du glucose dans le foie sous forme de glycogène (néoglycogenèse) Diminution de la sécrétion d'insuline
Protides	Hypercatabolisme azoté : • fonte de la masse musculaire • atrophie du tissu conjonctif • diminution de la matrice osseuse • diminution de la croissance osseuse chez l'enfant
Lipides	Anabolisme lipidique : • redistribution des graisses (lente) : accumulation au niveau du cou, des joues, de la région supraclaviculaire • hyperlipidémie par augmentation des triglycérides dans le sang
Eau et électrolytes	• Rétention de sodium : œdème par rétention d'eau et hypertension • Excrétion accrue de potassium et d'hydrogène : alcalose hypokaliémique, hypochlorémique lors de traitement prolongé
Métabolisme phosphocalcique	Déminéralisation osseuse par : • diminution de l'absorption intestinale du calcium (lente) • augmentation de l'excrétion urinaire du calcium

Autres effets

***Tableau II.334** - Actions physiologiques des glucocorticoïdes : divers effets*

Action sur	Nature de l'effet
Équilibre hormonal : • axe hypothalamo-hypophysaire • HGH (hormone de croissance) • prolactine	 • Freination de la sécrétion d'ACTH (action retardée) : atrophie corticosurrénalienne • Diminution de la sécrétion : diminution de la croissance (à long terme) • Diminution de la sécrétion
Système cardiovasculaire	• Hypertension par rétention de sodium
Système nerveux central	• Effet stimulant : convulsions possibles
Tube digestif	• Diminution de la production de mucus et des prostaglandines E1 et E2 • Diminution de la protection de la muqueuse
Réponse immunitaire	• Diminution de la réponse immunitaire

L'atrophie corticosurrénalienne et l'hypocorticisme, qui découle d'un traitement corticoïde de longue durée par voie générale, s'expliquent par le mécanisme physiologique de rétrocontrôle de la sécrétion hypothalamo-hypophyso-surrénalienne.

La sécrétion du cortisol est sous la dépendance de l'ACTH hypophysaire, elle-même sous le contrôle de l'hypothalamus ; toute baisse du cortisol plasmatique stimule la sécrétion d'ACTH qui, à son tour, augmente la sécrétion du cortisol. À l'inverse, toute élévation du cortisol plasmatique freine l'axe hypothalamo-hypophysaire et diminue la sécrétion d'ACTH *(figure II.30)*.

C'est ce qui se produit au cours d'une corticothérapie au long cours qui entraîne de ce fait une atrophie surrénalienne et donc un risque d'insuffisance surrénale qui peut apparaître immédiatement ou quelque temps après l'arrêt d'un traitement. Souvent méconnue, car les signes sont discrets, elle peut être diagnostiquée par un test à la métopyrone. L'intensité et la durée de ce freinage sont fonction de la posologie, de la durée du traitement, de la puissance anti-inflammatoire et de la demi-vie biologique du glucocorticoïde.

La *figure II.30* présente le principe de freination hypophysaire induite par les glucocorticoïdes.

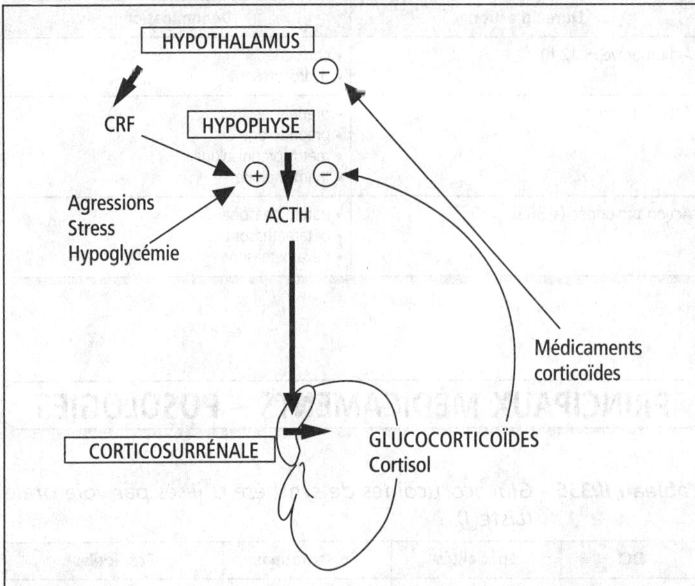

Figure II.30 *- Principe de la freination hypophysaire induite par les glucocorticoïdes*

Pharmacocinétique

Les glucocorticoïdes peuvent être administrés soit par voie générale : *per os*, IM, IV, soit par voie locale : percutanée (crème et pommade), bronchique (aérosol), ophtalmique (collyre), intra-articulaire.

- Les glucocorticoïdes sont bien résorbés *per os*.
- 70 % du cortisol est métabolisé au niveau hépatique.
- L'excrétion est essentiellement urinaire.

- La durée de l'effet des différents corticoïdes est précisée dans le *tableau II.335*.

Tableau II.335 *- Classement des corticoïdes selon leur durée d'action*

Durée d'action	Dénomination
Action brève (8-12 h)	• cortisone • hydrocortisone
Action moyenne (12-36 h)	• prednisone • prednisolone • méthylprednisolone • triamcinolone
Action prolongée (+ 36 h)	• paraméthasone • bétaméthasone • dexaméthasone

PRINCIPAUX MÉDICAMENTS – POSOLOGIES

Tableau II.336 *- Glucocorticoïdes de synthèse utilisés par voie orale (Liste I)*

DCI	Spécialités	Présentations	Posologies
Prednisone	CORTANCYL PREDNISONE	comp. 1 mg comp. séc. 5 mg comp. séc. 20 mg	*Traitement d'attaque*: AD: 0,5 à 1,5 mg/kg/j ENF: 1 à 3 mg/kg/j *Traitement d'entretien*: AD: 5 à 15 mg/j ENF: 0,25 à 0,50 mg/kg/j
Prednisolone	SOLUPRED PREDNISOLONE	comp. séc. efferv. ou orodispersibles 5 mg, 20 mg sol. buv. (1 mg = 1 mL/50 mL)	*Traitement d'attaque*: AD: 0,5 à 1,5 mg/kg/j ENF: 1 à 3 mg/kg/j NN: 1 à 3 mg/kg/j *Traitement d'entretien*: AD: 5 à 15 mg/j ENF: 0,20 à 0,50 mg/kg/j NN: 0,20 à 0,50 mg/kg/j

DCI	Spécialités	Présentations	Posologies
Méthyl-prednisolone	MEDROL	comp. séc. 4 mg comp. séc. 16 mg comp. séc. 32 mg comp. 100 mg (réservé aux hôpitaux)	*Traitement d'attaque* : AD : 0,3 à 1 mg/kg/j ENF > 6 ans : 0,4 à 1,6 mg/kg/j *Traitement d'entretien* : AD : 4 à 12 mg/j ENF : 0,2 mg/kg/j
Bétaméthasone	CELESTENE BETAMETHASONE	comp. séc dispersibles 2 mg	AD : *Traitement d'attaque* : 0,05 à 0,2 mg/kg/j
	BETNESOL	comp. efferv. 0,5 mg	*Traitement d'entretien* : 0,5 à 2 mg/j
	CELESTENE BETAMETHASONE	gttes buv. (40 gttes = 1 mL = 0,5 mg)	ENF et NN : *Traitement d'attaque* : 0,075 à 0,3 mg/kg/j *Traitement d'entretien* : 0,03 mg/kg/j
	CELESTAMINE	comp. séc. 0,25 mg	AD : 1 à 4 comp./j
Dexaméthasone	DECTANCYL	comp. 0,50 mg	*Traitement d'attaque* : AD : 0,05 à 0,2 mg/kg/j ENF : 0,075 à 0,3 mg/kg/j
	NEODEX	comp. séc. 40 mg	*Traitement d'entretien* : AD : 0,5 à 1,5 mg/j BB, ENF : 0,03 mg/kg/j *Épreuve de freination surrénale* : 1 prise ou 3 mg/j pendant 5 j
Budésonide	ENTOCORT MIKICORT	gél. gastrorésistantes 3 mg	AD : 3 gél./j en une prise le matin pendant 8 semaines

Tableau II.337 *- Glucocorticoïdes de synthèse injectables (Liste I)*

DCI	Spécialités	Présentations	Posologies
Glucocorticoïdes injectables d'action immédiate			
Bétaméthasone	BETNESOL	amp. inj. 4 mg	*Voies IV, IM* : AD : 4 à 20 mg/j ENF : 0,1 à 0,3 mg/kg/j (jusqu'à 6 mg/kg/j)

DCI	Spécialités	Présentations	Posologies
	CELESTENE	amp. inj. 4 mg	*Voies intra et périarticulaires* : 1 à 4 mg 1 ou 2 fois/semaine à 1 inj. toutes les 3 semaines *Voies intrapleurale, intrapéritonéale, intrapéricardique* : 2 à 4 mg 1 ou 2 fois/semaine
Dexaméthasone	DEXAMETHA-SONE	amp. inj. 4 mg amp. inj. 20 mg (réservé aux hôpitaux)	*Voies IV, IM* : **AD** : • affection aiguë : 0,5 à 20 mg/j puis diminuer la dose initiale par petits paliers espacés • œdème cérébral : 10 mg en IV puis 4 mg en IM renouvelable toutes les 6 h jusqu'à amélioration • choc : 2 à 6 mg/kg en IV renouvelable si besoin dans les 2 à 6 h *Voies intra-articulaire, intralésionnelle* : • grosses articulations : 2 à 4 mg • petites articulations : 0,8 à 1 mg • gaines tendineuses : 0,4 à 1 mg à renouveler tous les 3 à 21 j **ENF** : 0,1 à 0,3 mg/kg/j (jusqu'à 6 mg/kg/j)
Hydrocortisone hémisuccinate	HYDRO-CORTISONE	fl. 100 mg fl. 500 mg (réservé aux hôpitaux)	*Voie IV* : • état de choc : **AD** : 10 à 20 mg/kg renouvelables **ENF** : 5 mg/kg renouvelables • traitement de substitution : **AD** : 100 à 200 mg renouvelables **ENF, NN** : jusqu'à 5 mg/kg renouvelables
Méthylpredniso-lone	SOLUMEDROL	fl. inj. 20 mg fl. inj. 40 mg fl. inj. 120 mg fl. inj. 500 mg fl. inj. 1 000 mg	*Voies IV lente, perf. IV, IM profonde* : **AD** : 20 à 60 mg/j jusqu'à 180 mg/j **ENF** : 1 à 3 mg/kg/j jusqu'à 30 mg/kg/j
	METHYL-PREDNISO-LONE	fl. inj. 20 mg fl. inj. 40 mg fl. inj. 120 mg fl. inj. 500 mg fl. inj. 1 000 mg (prescription initiale hospitalière)	• Choc anaphylactique : jusqu'à 30 mg/kg 1 à 2 fois/j • Maladies auto-immunes en phase aiguë : 500 mg à 1 g/j pendant 3 j • Greffe d'organe, rejet de greffe : 10 à 20 mg/kg/j

DCI	Spécialités	Présentations	Posologies
Glucocorticoïdes injectables à action prolongée			
Bétaméthasone	CELESTENE CHRONO-DOSE	susp. inj. 5,70 mg	*Voie IM stricte*: AD: • rhinite allergique: 1 inj. pendant la période allergique, à renouveler une fois • prévention anténatale de la maladie des membranes hyalines: 2 amp. chez la mère 24 h avant l'accouchement *Voie intra-articulaire*: 1/2 à 2 amp. toutes les 1 à 2 semaines
	DIPROSTENE	seringue préremplie 1 mL = 7 mg	*Voie IM stricte*: 1 amp. toutes les 3 semaines à 1 mois *Voie intra-articulaire*: 0,25 mL à 2 mL toutes les 3 semaines à 1 mois
Cortivazol	ALTIM	seringue préremplie 1,5 mL = 3,75 mg	*Voie locale exclusivement*: 0,50 mL à 1,5 mL selon la localisation en inj. intra-articulaire, périarticulaire ou épidurale unique ou renouvelée à intervalles de 1 à 3 semaines
Méthyl-prednisolone	DEPOMEDROL	susp. inj. 40 mg	*Voie IM profonde*: **AD**: 40 à 120 mg tous les 10 j **ENF**: 1 à 2 mg/kg tous les 10 j *Voies locales*: 0,1 à 2 mL tous les 7 à 21 j (dermatologie, rhumatologie, ORL, lavement à garder)
Prednisolone acétate	HYDRO-CORTANCYL	susp. inj. 125 mg = 5 mL	*Voies locales*: 0,5 à 2 mL (dermatologie, ophtalmologie, ORL, rhumatologie, inj. épidurale ou intrarachidienne, inj. dans les séreuses, inj. intra-*utero* tubaire, lavement à conserver)
Triamcinolone	HEXATRIONE longue durée	susp. inj. 40 mg = 2 mL	*Voie locale intra-articulaire stricte*: **AD**: 0,25 à 2 mL 1 fois/mois
	KENACORT RETARD	susp. inj. 40 mg = 1 mL susp. inj. 80 mg = 2 mL	*Voie IM profonde stricte*: **AD**: 40 à 120 mg toutes les 3 semaines **ENF** > 6 ans: 1 à 2 mg/kg toutes les 3 à 6 semaines

Tableau II.338 - Dermocorticoïdes (Liste I)

Composition	Spécialités	Présentations
Dermocorticoïdes non associés à d'autres substances		
Dermocorticoïdes de classe 1 (activité très forte)		
Clobétasol	DERMOVAL (0,05 %) CLOBEX CLARELUX 500 μg/g	crème, gel capillaire shampoing crème, mousse
Bétaméthasone dipropionate	DIPROLENE (0,05 %)	pommade
Dermocorticoïdes de classe 2 (activité forte)		
Bétaméthasone • valérate • dipropionate	 BETNEVAL (0,10 %) BETESIL 2,25 mg DIPROSONE (0,05 %)	 crème, pommade, lotion emplâtre crème, pommade, lotion
Diflucortolone	NERISONE (0,10 %) NERISONE GRAS	crème, pommade pommade (0,10 %)
Difluprednate	EPITOPIC (0,05 %)	crème, gel
Fluticasone	FLIXOVATE (0,005 %) FLIXOVATE (0,05 %)	pommade crème
Hydrocortisone • butyrate • acéponate	 LOCOÏD (0,10 %) EFFICORT HYDROPHILE EFFICORT LIPOPHILE	 crème, pommade, lotion, émulsion, crème épaisse crème hydrophile crème lipophile
Désonide	LOCATOP (0,1 %)	crème
Dermocorticoïdes de classe 3 (activité modérée)		
Désonide	LOCAPRED (0,10 %) TRIDESONIT (0,05 %) LOCATOP (0,10 %)	crème crème crème
Difluprednate	EPITOPIC (0,05 %)	crème
Dermocorticoïdes associés à d'autres substances		
Dermocorticoïdes + acide salicylique		
Classe 2 Classe 4	DIPROSALIC NERISALIC LOCALONE	pommade, lotion crème lotion

Composition	Spécialités	Présentations
Dermocorticoïdes + antibactériens		
Classe 2	NERISONE C	crème
Dermocorticoïdes + antifongiques		
Classe 3	PEVISONE	crème

***Tableau II.339** - Glucocorticoïdes utilisés en ophtalmologie (Liste I)*

Glucocorticoïdes non associés		
Dexaméthasone	MAXIDEX 0,1 % DEXAFREE 0,1 %	collyre collyre
Fluorométholone	FLUCON 1 %	collyre
Rimexolone	VEXOL	collyre
Glucocorticoïdes associés aux antibiotiques et antiseptiques		
Dexaméthasone, oxytétracycline	STER-DEX	pommade OPH
Dexaméthasone, néomycine	CHIBRO-CADRON	collyre
Dexaméthasone, framycétine	FRAKIDEX	collyre, pommade OPH
Hydrocortisone, colistine, bacitracine	BACICOLINE	collyre
Dexaméthasone, néomycine, polymyxine B	MAXIDROL	collyre, pommade OPH
Dexaméthasone, tobramycine	TOBRADEX	collyre

Les spécialités à base de glucocorticoïdes utilisées dans le traitement de la rectocolite hémorragique ou de l'asthme sont abordées dans les chapitres correspondants.

INDICATIONS – CONDUITE DE TRAITEMENT

Indications

***Tableau II.340** - Principales indications de la corticothérapie classées par spécialités médicales*

Spécialités médicales	Indications de la corticothérapie
Allergologie	• certains états allergiques sévères • certaines urticaires géantes • choc anaphylactique • œdème de Quincke
Cancérologie	• traitement palliatif des leucémies, lymphomes, myélome multiple, nombreux cancers • nausées au cours des chimiothérapies • métastases osseuses avec hypercalcémies
Dermatologie	• pemphigus • lichen plan • hématodermies • formes graves des angiomes immatures du nourrisson • certains eczémas et affections bulleuses • psoriasis
Endocrinologie	• traitement substitutif des insuffisances surrénales • thyroïdite subaiguë • hypercalcémie paranéoplasique
Hématologie	• purpuras thrombopéniques idiopathiques • anémies hémolytiques auto-immunes • leucoses et syndromes lymphoprolifératifs • hémopathies malignes essentiellement lymphoïdes
Hépato-gastro-entérologie	• poussées évolutives de la rectocolite hémorragique et de la maladie de Crohn • hépatite chronique active auto-immune
Immunologie	• prévention du rejet après transplantation d'organes
Infectiologie	• fièvre typhoïde à forme viscérale grave • mononucléose infectieuse (dans certaines formes) • thrombophlébite septique

Spécialités médicales	Indications de la corticothérapie
Maladie des articulations et du collagène	• lupus érythémateux rhumatoïde • périartérite noueuse • dermatomyosite
Néphrologie	• certains syndromes néphrotiques
Neurologie	• œdème cérébral • paralysie faciale *a frigore* • sclérose en plaques en poussées • certaines polyradiculonévrites • traitement palliatif des tumeurs cérébrales
Ophtalmologie	• uvéites • choroïdites • iritis • exophtalmies endocriniennes œdémateuses
ORL	• certaines sinusites aiguës ou chroniques • certaines otites séreuses • polypose nasosinusienne • surdités brusques
Pneumologie	• asthme • état de mal asthmatique • poussées d'insuffisance respiratoire sur les bronchopathies obstructives chroniques • sarcoïdose
Rhumatologie	• maladie de Horton • polyarthrite rhumatoïde • certaines arthrites et polyarthrites • rhumatisme articulaire aigu

Indications par modalités de prescription

Traitement intensif, bref, à posologie élevée

- Accidents allergiques aigus.
- Accidents sériques.
- État de mal asthmatique.
- État de choc.
- Purpura fulminans (discuté).
- Vascularite nécrosante.

- Hypercalcémie aiguë.
- Laryngite aiguë grave.
- Broncho-pneumopathie aiguë dyspnéisante de l'enfant.
- Œdème cérébral.

Traitement bref à posologie de 0,5 à 1 mg/kg

- Paralysie faciale *a frigore*.
- Névralgie cervicobrachiale aiguë hyperalgique.
- Lombosciatique discale aiguë hyperalgique.
- Cruralgie aiguë d'origine discale.
- Cervicalgie d'origine discale (torticolis).
- Mononucléose infectieuse.
- Sinusite aiguë.

Traitement prolongé à dose élevée

- Anémie hémolytique auto-immune.
- Purpura thrombopénique idiopathique.
- Hépatite chronique active.
- Pemphigus.
- Polymyosite.
- Transplantation d'organe.
- Maladie lupique avec néphropathie, thrombopénie, atteinte nerveuse centrale.
- Artérites inflammatoires.
- Leucémie lymphoïde chronique.
- Maladie de Hodgkin.
- Asthme à dyspnée continue.
- Exophtalmie basedowienne.

Traitement à dose modérée au long cours

- Maladie lupique à prédominance articulaire.
- Arthrite rhumatoïde sévère.
- Maladie de Horton.
- Maladie de Crohn.
- Sarcoïdose.

Conduite de traitement

Corticothérapie générale

Il convient d'abord de dépister les contre-indications ; en dehors d'une infection évolutive, la corticothérapie pourra être instaurée, si elle s'avère absolument nécessaire, en prenant des mesures de prévention adaptées : renforcer les mesures diététiques, majorer les apports d'insuline ou les posologies d'antihypertenseurs chez le diabétique et l'hypertendu.

Prescription de courte durée

La durée de la corticothérapie est fonction de la pathologie traitée ; chaque fois que cela est possible, il faut préférer la cure courte, durant environ 10 jours.

Les principaux avantages sont :
- peu d'effets indésirables (sauf aux doses très élevées) ;
- l'absence de problèmes de sevrage, de freination de l'axe hypothalamo-hypophyso-surrénalien ;
- pas de trouble de croissance, de troubles osseux et musculaires, etc.

Les précautions d'usage, telles que le régime désodé, sont recommandées mais non indispensables.

Prescription de longue durée

BILAN

- Poids.
- Pression artérielle.
- Recherche de foyer infectieux (ORL, stomatologie).
- Radiographie thoracique.
- Intradermoréaction à la tuberculine.
- Uroculture.
- Électrocardiogramme.
- Hémogramme.
- Ionogramme sanguin.
- Calcémie et phosphorémie.
- Glycémie à jeun.

CHOIX DU CORTICOÏDE

Le produit de référence reste la prednisone (CORTANCYL) ; on la préfère aux dérivés fluorés (dexaméthasone et bétaméthasone) qui exposent plus aux complications endocrinométaboliques. Si on change de produit, on respecte les équivalences thérapeutiques indiquées dans le *tableau II.331*, p. 974.

MODALITÉS D'ADMINISTRATION

La prise orale unique le matin vers 8 heures est recommandée car elle limite l'action freinatrice des corticoïdes sur l'axe hypothalamo-hypophyso-surrénalien.

En cas de fortes doses (plus de 20 mg/j), on peut répartir en deux prises : deux tiers à 8 heures, un tiers à 13 heures.

La corticothérapie alternée, c'est-à-dire l'administration de corticoïdes à dose double, un jour sur deux, est préférable chez l'enfant ; elle permet de prévenir les effets indésirables sur la croissance.

POSOLOGIE

Dans les affections chroniques, le traitement initial est habituellement instauré avec des posologies élevées : traitement dit d'attaque.

La posologie est ensuite lentement diminuée jusqu'à une posologie minimale, dite traitement d'entretien, établie en fonction de données cliniques et biologiques.

La posologie dépend de la gravité de la maladie :

- une maladie systémique grave est en général traitée par 1 ou 2 mg/kg/j (en équivalent prednisone) ;
- on considère une posologie comme moyenne à 0,5 mg/kg/j et faible à 0,1 mg/kg/j (en équivalent prednisone).

Les bolus sont réservés à des formes graves ou aux situations d'urgence ; on peut avoir recours à des doses massives (jusqu'à 1 gramme) de méthylprednisolone.

MESURES ADJUVANTES

La prévention des effets indésirables peut être améliorée par l'adjonction de traitements adjuvants.

- Traitements médicamenteux :
  - potassium : sous forme de sirop ou de comprimés à libération prolongée. La supplémentation potassique n'est justifiée que pour des traitements à fortes doses prescrits pendant une longue durée ;
  - calcium : 1 à 2 g/j pendant 15 jours par mois ;
  - vitamine D : emploi du 25-OH cholécalciférol, 10 à 15 gouttes par jour pendant 20 jours par mois.
- Traitements diététiques :
  - régime désodé : suppression d'aliments à teneur élevée en sodium (charcuterie, bière, conserves, etc.) ;
  - apport de potassium sous forme de bananes et jus de fruits ;
  - régime riche en protides et en laitages ;
  - limitation des sucres d'absorption rapide ;
  - exercice musculaire conseillé.

SURVEILLANCE

Se reporter au paragraphe « *Administration et conseils au patient* », p. 997.

MODALITÉS D'ARRÊT DE TRAITEMENT

Lors des traitements prolongés, une phase de décroissance posologique progressive doit être envisagée ; l'arrêt trop rapide d'une corticothérapie expose essentiellement à trois catégories de troubles :

- le phénomène de rebond, qui est la reprise évolutive de l'affection sous-jacente, en particulier dans l'asthme, le rhumatisme articulaire et la plupart des rhumatismes inflammatoires ;
- l'insuffisance surrénale, d'autant plus fréquente que la corticothérapie a été prolongée et la posologie élevée ;
- les syndromes de sevrage aux corticoïdes : asthénie, anxiété, amaigrissement, algies diffuses.

En cas de cure courte, l'arrêt brutal est possible

Pour une corticothérapie prolongée, de nombreux schémas de décroissance sont proposés ; ils comportent deux phases.

Exemple

- 1re phase : réduction posologique de 10 % tous les 8 à 15 jours en marquant des paliers nécessaires jusqu'à une valeur égale à 10 mg/j de prednisone ou équivalent.
- 2e phase : réduction plus prudente à raison de 1 mg par mois.

En fin de sevrage, il est parfois préférable de substituer l'hydrocortisone, en dose équivalente, au corticoïde précédemment utilisé.

À l'issue du sevrage, un traitement hormonal substitutif à l'hydrocortisone est mis en route en cas d'insuffisance surrénale.

Si tel n'est pas le cas, le malade doit toutefois être protégé en cas de stress en raison du risque de survenue possible, pendant les mois qui suivent le sevrage, d'une poussée d'insuffisance surrénale aiguë. C'est ainsi qu'en cas d'intervention chirurgicale, un corticoïde retard peut être injecté par voie IM la veille et de l'hydrocortisone administrée par voie IV durant les 24 premières heures suivant l'opération.

Corticothérapie locale : les dermocorticoïdes

L'importance du passage systémique d'un corticoïde et de ses effets dépend de la surface traitée, du degré d'altération épidermique, de la puissance du corticoïde et de la durée du traitement.

Le choix du corticoïde dépend de plusieurs facteurs :

- l'état de la peau à traiter ; en fonction du type de pathologie, on choisira un corticoïde dont l'activité anti-inflammatoire et antiproliférative est plus ou moins importante (voir le *tableau II.338* présentant les 4 classes des dermocorticoïdes, p. 984) ;
- l'étendue des lésions ;
- le siège de l'affection et l'âge du patient : pour un même corticoïde, l'absorption sera supérieure chez le sujet âgé ou l'enfant ; elle est majorée dans les plis ou au niveau du scrotum.

La forme galénique doit être adaptée au type et au siège des lésions : la pommade est adaptée aux dermatoses sèches ou hyperkératosiques ; les lotions, gels et sprays s'appliquent aux lésions macérées des plis, du cuir chevelu, des régions pilaires et des muqueuses.

Le dermocorticoïde s'applique une à deux fois par jour. Certaines dermatoses comme le psoriasis nécessitent un arrêt progressif pour éviter une reprise de la symptomatologie.

L'application d'un pansement occlusif peut augmenter le risque de survenue d'effets indésirables.

L'arrêt du traitement doit être progressif pour éviter un effet rebond.

EFFETS INDÉSIRABLES – INTERACTIONS MÉDICAMENTEUSES – PRÉCAUTIONS D'EMPLOI – CONTRE-INDICATIONS

***Tableau II.341** - Effets indésirables d'une corticothérapie prolongée et prévention*

Effets indésirables	Prévention du risque médicamenteux
Désordres hydroélectrolytiques	
• rétention hydrosodée avec parfois hypertension artérielle et insuffisance cardiaque congestive • hypokaliémie	• régime sans sel, surveillance du poids et de la pression artérielle • surveillance particulière en cas d'antécédent d'HTA • apport de sels de potassium par voie orale, surveillance de la kaliémie
Troubles métaboliques	
• diminution de la tolérance au glucose • manifestation d'un diabète sucré latent	• surveillance de la glycémie des sujets prédisposés au diabète • surveillance accrue des diabétiques • insulinothérapie si nécessaire • ajustement des posologies des antidiabétiques • régime approprié
Troubles endocriniens	
• hypocortisolisme (syndrome de Cushing iatrogénique)	• emploi préférentiel de composés de brève durée d'action • administration de la dose quotidienne à 8 h du matin ou double un jour sur deux • en cas d'intervention chirurgicale, prévoir la veille l'administration de 100 mg d'hémisuccinate d'hydrocortisone IV. L'injection est répétée 2 à 3 fois le jour de l'intervention ; les doses sont ensuite progressivement diminuées
Phénomène de rebond	
• en cas d'arrêt brutal après un traitement de longue durée	• arrêt très progressif du traitement

Effets indésirables	Prévention du risque médicamenteux
Troubles musculosquelettiques	
• fonte protidique, atrophie musculaire, ostéoporose, fractures pathologiques, ruptures tendineuses	• régime riche en protides et en calcium • supplémentation en calcium *per os* et vitamine D • surveillance particulière en cas d'antécédent d'ostéoporose
Troubles cutanés	
• atrophie cutanée, retard de cicatrisation	
Troubles digestifs	
• ulcères gastroduodénaux, hémorragies digestives et perforation d'ulcère	• en cas d'antécédent ulcéreux et avant une corticothérapie, réaliser une fibroscopie de la muqueuse gastroduodénale • en cas d'antécédent ulcéreux, adjoindre à la corticothérapie un traitement antiulcéreux
Troubles infectieux et état d'immunodépression	
	• éradication des foyers infectieux et dépistage de la tuberculose avant traitement • surveillance de la peau, des dents et des urines pendant le traitement
Troubles neuropsychiques	
• états d'excitation avec troubles du sommeil à des doses élevées • état dépressif à l'arrêt du traitement	• prescrire les corticoïdes en début de journée
Troubles oculaires	
• glaucome et cataracte	

***Tableau II.342** - Interactions médicamenteuses - Niveaux contre-indications (CI) et associations déconseillées (AD)*

Autres médicaments	Niveaux	Mécanismes	Remarques et conseils
Vaccins vivants atténués	AD	Risque de maladie vaccinale généralisée potentiellement mortelle	

Autres médicaments	Niveaux	Mécanismes	Remarques et conseils
Acide acétylsalicylique (⩾ 1 g/prise et/ou ⩾ 3 g/j)	AD	Majoration du risque hémorragique	Préférer d'autres médicaments anti-inflammatoires et/ou antipyrétiques

Tableau II.343 - *Précautions d'emploi lors d'une corticothérapie prolongée*

- Avant la mise en route d'un traitement, écarter la possibilité de tout foyer infectieux viscéral. En cours de traitement, surveiller la survenue de complications infectieuses.
- Surveillance particulière en cas d'antécédents ulcéreux, d'hypertension artérielle, d'ostéoporose, d'insuffisance rénale, de diabète, de myasthénie grave.
- Prévenir la fuite potassique par administration de potassium.
- Le régime est riche en protides, calcium et vitamines D, pauvre en sucres, sans sel.
- L'arrêt du traitement doit toujours être précédé d'une diminution progressive des doses.
- Un patient sous corticothérapie prolongée et soumis à un stress, en particulier chirurgical ou traumatique, peut présenter une insuffisance surrénale aiguë : en pratique, il convient de prévoir une supplémentation sous la forme de 100 mg d'hémisuccinate d'hydrocortisone IV la veille de l'intervention ; l'injection est répétée 2 à 3 fois le jour de l'intervention ; les doses sont ensuite progressivement diminuées.
- Diabète et hypertension artérielle : la corticothérapie peut entraîner un déséquilibre ; il convient donc de réévaluer la prise en charge.
- En cas d'antécédents ulcéreux, la corticothérapie est déconseillée. Si elle est jugée indispensable, adjoindre un traitement antiulcéreux, pratiquer un contrôle fibroscopique.
- Prendre les topiques gastro-intestinaux à distance des corticoïdes (2 h) pour éviter une diminution de l'absorption digestive de ces derniers.
- Éviter le contact avec les sujets atteints de varicelle ou de rougeole.
- Les interactions médicamenteuses font l'objet de précautions d'emploi lorsque les glucocorticoïdes sont associés :

à l'acide acétylsalicylique (dose ⩾ 500 mg par prise mais < 3 g : majoration du risque hémorragique
- aux anticonvulsivants inducteurs enzymatiques : diminution des concentrations plasmatiques et de l'efficacité des corticoïdes
- aux antivitamines K : lorsque l'association est justifiée, renforcer la surveillance (contrôle biologique au 8e jour, puis tous les 15 jours pendant la corticothérapie et après son arrêt)
- à l'isoniazide : diminution des concentrations plasmatiques de l'isoniazide (surveillance clinique et biologique)
- à la rifampicine : diminution des concentrations plasmatiques et de l'efficacité des corticoïdes
- aux topiques gastro-intestinaux, antiacides et adsorbants : prendre ces médicaments à distance des glucocorticoïdes (plus de 2 heures)

Tableau II.344 *- Contre-indications d'une corticothérapie prolongée*

- Tout état infectieux non contrôlé par un traitement spécifique
- Herpès et zona oculaires, varicelle
- Goutte
- Ulcère gastroduodénal en évolution
- États psychotiques
- Cirrhose alcoolique avec ascite
- Hépatites aiguës à virus A, B ou non A-non B
- Grossesse : les données actuelles permettent d'écarter un effet tératogène de la corticothérapie. La possibilité d'insuffisance surrénalienne néonatale consécutive à une corticothérapie massive en fin de grossesse, bien qu'exceptionnelle, peut justifier un bilan surrénalien néonatal
- Allaitement : déconseillé
- Hypersensibilité à l'un des composants

Administration et conseils au patient

Objectifs du traitement médicamenteux

Les corticoïdes (glucocorticoïdes), médicaments possédant des propriétés anti-inflammatoire, antiallergique et immunosuppressive, sont essentiels au traitement d'un grand nombre de maladies comme par exemple l'asthme, les sinusites aiguës ou chroniques, les allergies cutanées, le psoriasis, la maladie de Crohn, la polyarthrite rhumatoïde, les douleurs cancéreuses et les nausées au cours des chimiothérapies ou encore la prévention du rejet après transplantation d'organes.

Plan de prise et modalités d'administration

- Le médicament doit être administré en une prise le matin vers 8 heures au moment du petit déjeuner pour mimer le pic plasmatique matinal du cortisol et entraîner de ce fait moins d'inhibition de la sécrétion endogène de cortisol, réduisant ainsi l'incidence et l'intensité des effets du sevrage ; le corticoïde peut parfois être administré 1 jour sur 2.

- Les **dermocorticoïdes** sont à appliquer une ou deux fois par jour en couches espacées, puis à étaler jusqu'à disparition de la crème ou de la pommade. Se laver les mains après utilisation.
- La forme galénique doit être adaptée au type et au siège des lésions : la pommade est adaptée aux dermatoses sèches ou hyperkératosiques ; les lotions, gels et sprays s'appliquent aux lésions macérées des plis, du cuir chevelu, des régions pilaires et des muqueuses.
- Le patient doit utiliser la forme galénique prescrite. Le risque essentiel touche le visage et la peau fine avec formation de couperose, vergetures et comédons.
- Les **dermocorticoïdes** ne doivent pas être utilisés sur des surfaces étendues ou une peau lésée (plaie, mycoses, brûlure) sauf avis contraire du médecin, ni chez le nouveau-né compte tenu de la survenue d'effets indésirables.
- Il ne faut pas appliquer de pansement occlusif en cas d'infection. L'application d'un pansement adhésif peut augmenter le risque de survenue d'effets indésirables.
- Les modalités d'administration des corticoïdes par voie inhalée sont précisées dans le chapitre « antiasthmatiques ».

Surveillance de l'efficacité et de la tolérance

Lors de traitement corticoïde prolongé, supérieur à 10 jours et à fortes doses :

- il convient d'évaluer et ou de rechercher :
  - le poids du patient avant le début du traitement et quotidiennement par la suite ; une surcharge pondérale soudaine est souvent due à l'œdème et doit être signalée au médecin ;
  - la pression artérielle ;
  - la faiblesse et la force musculaire ;

- l'état cutané : recherche de vergetures, de purpura par fragilité capillaire, d'amincissement de la peau et des ongles, de faciès lunaire, d'hirsutisme ;
- les douleurs abdominales ou la présence de selles noires, signes d'un saignement digestif ;
- l'ostéoporose ;
- un foyer infectieux, une candidose buccale, une mycose ; une radiographie thoracique régulière doit être pratiquée ;
- une hypokaliémie, une hyperglycémie, une dyslipidémie ;
- un hémogramme afin de noter l'apparition ou l'aggravation d'une anémie ;
- les réactions de sensibilisation locale au siège de l'administration des dermocorticoïdes ;
- une calcémie et une phosphorémie.

- Avant la mise en route d'un traitement, écarter la possibilité de tout foyer infectieux viscéral.
- Les troubles neuropsychiques d'excitation, euphorie voire troubles du sommeil sont fréquents et dose-dépendants.
- Des traitements adjuvants permettent de prévenir les effets indésirables du traitement corticoïde de longue durée et à fortes doses :
  - potassium sous forme de sirop ou de comprimés à libération prolongée,
  - calcium : 1 à 2 g/j pendant 15 j par mois,
  - vitamine D : 10 à 15 gouttes par jour pendant 20 jours par mois,
  - traitement hormonal substitutif à la ménopause.
- Lors des traitements prolongés, une phase de décroissance posologique progressive est nécessaire (diminuer de 10 % tous les 7 à 15 jours) ; l'arrêt trop brutal expose à :
  - un phénomène de rebond avec reprise évolutive de l'affection sous-jacente, en particulier dans l'asthme et les rhumatismes inflammatoires ;

- une insuffisance surrénale (d'autant plus fréquente que la corticothérapie a été prolongée et la posologie élevée);
- un syndrome de sevrage aux corticoïdes: asthénie, anxiété, amaigrissement, algies diffuses.

- La cure courte de corticothérapie (moins de 10 jours) présente peu d'effets indésirables (sauf aux doses très élevées), l'absence de problèmes de sevrage, de freination de l'axe hypothalamo-hypophyso-surrénalien, de troubles de croissance, osseux, musculaires, etc. L'arrêt du traitement peut être brutal dans ce cas.
- L'association des corticoïdes aux médicaments provoquant des torsades de pointe (antiarythmiques ou non) est déconseillée. Les inducteurs enzymatiques (carbamazépine, rifampicine, phénytoïne, phénobarbital) peuvent diminuer les concentrations de corticoïdes.
- Une corticothérapie massive en fin de grossesse peut provoquer une insuffisance surrénalienne néonatale justifiant un bilan surrénalien néonatal.
- Les posologies sont augmentées en période de stress.

Observance du traitement

- Le patient doit être informé des effets indésirables d'une corticothérapie de longue durée, du respect nécessaire des heures de prise, des modalités d'administration du traitement et des formes galéniques prescrites.
- Il doit être sensibilisé aux risques liés à un arrêt brutal de la corticothérapie d'autant plus important que les posologies sont élevées et la durée de traitement prolongée. L'automédication doit absolument être évitée compte tenu des nombreuses interactions médicamenteuses (AINS et salicylés, inducteurs enzymatiques, insulines, médicaments hypokaliémiants).
- Enfin le régime diététique doit être expliqué et accepté par le patient.

Conseils hygiéno-diététiques

- Pour compenser les perturbations métaboliques dues aux corticoïdes lors d'un traitement prolongé, il convient d'adopter un régime diététique pauvre en sodium (suppression d'aliments à teneur élevée en sodium : charcuterie, conserves, bière, etc.), en lipides et en sucres (pâtisseries, bonbons, boissons sucrées), riche en potassium (bananes, brocolis, épinards, choux, choux-fleurs), en protides et en calcium (lait, produits laitiers).
- Un exercice physique régulier est conseillé.

Autres conseils au patient

- Avant toute vaccination, le patient doit informer son médecin qu'il suit un traitement corticoïde.
- La patiente doit informer son médecin :
  - si elle désire devenir enceinte,
  - si elle souhaite allaiter son enfant.
- Il convient de désinfecter toute plaie et d'informer son médecin de la survenue de fièvre, l'organisme étant sensible aux infections durant une corticothérapie de longue durée.

Immunosuppresseurs ou immunodépresseurs

NOTIONS ESSENTIELLES

- Les immunosuppresseurs sont des médicaments qui diminuent les réponses immunitaires.
- Ils sont utilisés dans le cas de greffe d'un tissu ou de cellules par transplantation d'un donneur vers un receveur. Ils peuvent prévenir le phénomène de rejet de greffe et le traiter.
- L'efficacité de ces médicaments est également mise à profit dans le traitement des maladies auto-immunes, notamment la polyarthrite rhumatoïde et la maladie de Crohn.
- Ils appartiennent à des classes chimiques variées et leurs mécanismes d'action sont différents, ce qui explique l'intérêt des associations. Le chef de file est la ciclosporine qui a constitué un progrès thérapeutique considérable dans le domaine des greffes. Les glucocorticoïdes sont également utilisés.
- Le traitement de rejet de greffe comprend un protocole d'induction mis en place au cours des 2 à 3 semaines de post-greffe : il associe à posologies moyennes plusieurs immunosuppresseurs complémentaires par leurs mécanismes d'action.
- Le traitement d'entretien consiste en l'administration à faibles posologies d'immunosuppresseurs avec si possible épargne de produits mal tolérés par l'hôte ou le greffon.
- Le traitement curatif des épisodes de rejet aigu consiste en une administration de fortes posologies d'immunosuppresseurs incluant des corticoïdes, sur une période courte.

- L'infliximab est indiqué dans les formes actives et résistantes aux différents traitements de la polyarthrite rhumatoïde ainsi que dans la maladie de Crohn. Les glucocorticoïdes sont largement utilisés dans le traitement des maladies auto-immunes.
- L'adaptation posologique est fondée sur l'efficacité et la tolérance du traitement ; une surveillance thérapeutique par dosage sanguin du médicament doit être instaurée lors de l'administration d'un grand nombre de ces médicaments.
- La voie parentérale est utilisée lors de la phase initiale du traitement préventif ainsi que pour le traitement curatif du rejet de greffe.
- La mise en œuvre de thérapeutiques immunosuppressives expose à deux complications :
  - l'augmentation de la fréquence et de la gravité des infections ;
  - l'augmentation du risque de survenue de certaines affections malignes.
- Les médicaments immunosuppresseurs sont à l'origine de nombreux effets indésirables (en particulier la néphrotoxicité de la ciclosporine et la toxicité hématopoïétique des alkylants et antimétabolites) et contre-indications.

GÉNÉRALITÉS

Définition

Les immunosuppresseurs ou immunodépresseurs sont des médicaments qui diminuent la réponse immunitaire.

Notions générales sur la réponse immunitaire

La réponse immunitaire possède trois caractères fondamentaux :

- Elle ne tolère aucun élément qui lui soit étranger : elle fait une discrimination entre le « soi » que sont les éléments constitutifs de l'organisme et le « non-soi » que sont les substances étrangères à cet organisme.
- Elle est spécifique : elle élabore des armes adaptées à chaque substance étrangère (immunogène ou antigène) prise individuellement.
- Elle est mémorisée : lorsque l'organisme a été mis en contact avec un immunogène donné et qu'il a élaboré des armes spécifiques pour le neutraliser, il les garde en mémoire ; lors d'un second contact avec ce même immunogène, la réponse immunitaire est alors plus rapide et intense.

Il existe plusieurs types de réponses immunitaires.

Immunité humorale

Elle repose sur les lymphocytes B ; ceux-ci se différencient en plasmocytes, producteurs d'anticorps ou immunoglobulines.

Cette réaction à médiation humorale joue un rôle important dans la défense de l'organisme vis à-vis de nombreuses infections bactériennes et des réinfestations virales (au stade initial).

Parfois, les complexes formés par la réaction antigène-anticorps peuvent avoir des conséquences tissulaires graves ; ce sont les réactions d'hypersensibilité immédiate ou semi-retardée : choc anaphylactique, maladie sérique, vascularite allergique.

Immunité cellulaire

Elle repose sur les lymphocytes T ; elle comporte deux aspects différents correspondant à deux sous-populations T :

- Les lymphocytes T_4 (CD4) produisent, lorsqu'ils sont activés, des interleukines ; les T_4 ont un rôle amplifiant *(helper)*.
- Les lymphocytes T_8 (CD8) se différencient en cellules T toxiques capables de détruire directement leur cible (cellules infectées par un virus).

Parfois, les effets de la réaction immunitaire à médiation cellulaire sont nuisibles pour l'organisme et donnent naissance aux réactions d'hypersensibilité retardée : réaction à la tuberculine, rejet de greffe.

L'immunité cellulaire permet la défense contre les germes à développement intracellulaire, virus, levures, germes opportunistes.

Outre les lymphocytes, les macrophages sont également des cellules immunocompétentes. Ils sont chargés de repérer et reconnaître l'antigène et sont de ce fait responsables du déclenchement des opérations qui aboutiront à son élimination.

Le monocyte n'est que la forme circulante du macrophage.

Physiopathologie

Les rejets

Le phénomène de rejet du greffon constitue la principale complication de la greffe d'organe. Il traduit une réaction de défense immunologique du receveur vis-à-vis de l'organe greffé, étranger à l'organisme hôte.

La réaction immunitaire caractérisant le rejet est dirigée contre les antigènes du donneur portés par le greffon. Ces antigènes, considérés comme étrangers à l'organisme, sont éliminés par sa réaction de défense, entraînant la destruction du greffon.

Les principaux antigènes impliqués dans ce processus sont les antigènes d'histocompatibilité (HLA).

Bien qu'exceptionnel, un mécanisme inverse peut s'observer lors d'une greffe d'organe : il s'agit de la maladie du greffon contre l'hôte.

Rejet du greffon

Avant toute greffe, il convient d'apprécier la compatibilité donneur-receveur.

Le système HLA *(Human Leucocyte Antigen)* désigne un ensemble de gènes impliqués dans le rejet aigu des greffons ; il a pour rôle physiologique de présenter les antigènes aux lymphocytes cytotoxiques CD8+ et *Helper* CD4+.

Le typage HLA constitue une part fondamentale du bilan établi avant toute transplantation. Ce test permet d'identifier les Ag HLA exprimés par un individu. Le conflit immunologique entre donneur et receveur est d'autant moins important que les sujets sont proches sur le plan HLA.

Cependant, un typage HLA identique n'empêche pas une immunisation du receveur aux antigènes du donneur si un contact a déjà eu lieu : transfusion, greffe antérieure, grossesse antérieure, les antigènes du père ayant pu sensibiliser la mère. C'est pourquoi il est impératif, avant toute transfusion, de rechercher la présence d'anticorps anti-Ag. Cette recherche consiste à mettre en présence le sérum du receveur avec des leucocytes du donneur : la destruction de ceux-ci signe la présence d'Ac anti-Ag et contre-indique la greffe.

Il existe différentes formes de rejet du greffon :

- le rejet hyperaigu : il survient 12 à 24 heures après la greffe ;
- le rejet accéléré : il survient 2 à 5 jours après la greffe ;
- le rejet aigu : il survient dans les trois premiers mois après la transplantation, souvent entre le 4e et le 15e jour ;
- le rejet chronique : il s'agit d'une détérioration progressive du greffon, faisant suite à des épisodes multiples de rejets aigus de moins en moins bien contrôlés.

La maladie du greffon contre l'hôte

La réaction du greffon contre l'hôte est induite par la présence de lymphocytes T dans le greffon qui reconnaissent comme étrangers les antigènes d'histocompatibilité de l'hôte.

Il n'existe pas de test prédictif fiable permettant de prévoir la survenue d'un tel rejet.

L'expression de cette réaction immunologique est variable :
- en aigu, elle se traduit par une maladie hémolytique régressant en quelques semaines et, parfois, par des lésions cutanées ou des anomalies biologiques hépatiques ;
- en chronique, elle associe des lésions cutanées, un syndrome de malabsorption avec diarrhées, une bronchiolite et, parfois, des atteintes neuromusculaires.

Les maladies auto-immunes

La polyarthrite rhumatoïde

La polyarthrite rhumatoïde est une maladie caractérisée par une inflammation chronique du tissu synovial. Il s'agit d'un processus inflammatoire chronique d'origine immunologique.

Le rôle majeur revient au lymphocyte T dont la prolifération entraîne la stimulation des lymphocytes B, l'infiltration de la synoviale par des leucocytes et la production de cytokines pro-inflammatoires. Les lymphocytes B élaborent des auto-anticorps à l'origine d'immuns-complexes qui majorent les réactions inflammatoires.

Les macrophages produisent des cytokines (interleukine 1 et TNFα, ou facteur alpha de nécrose tumorale), responsables de la prolifération et de l'activation de fibroblastes, produisant à leur tour cytokines, collagénases et prostaglandines, et activant les lymphocytes T et B. Le phénomène inflammatoire est ainsi auto-entretenu.

Les cytokines précitées sont responsables de la destruction du cartilage et du tissu osseux environnant.

La polyarthrite rhumatoïde est le plus fréquent des rhumatismes inflammatoires chroniques ; elle se manifeste par une atteinte inflammatoire des articulations périphériques bilatérale et symétrique. D'emblée, l'atteinte est polyarticulaire, concernant principalement les mains, les poignets et les avant-pieds, genoux, coudes et épaules. Des destructions articulaires et des déformations apparaissent plus ou moins rapidement. Des manifestations extra-articulaires complètent ce tableau : nodules rhumatoïdes, vascularites (d'expression cutanée : ulcères, ou d'expression neurologique : atteintes périphériques), atteinte pulmonaire ou péricardique, syndrome de Gougerot-Sjögren.

La polyarthrite rhumatoïde s'accompagne d'une diminution de l'espérance de vie de 5 à 10 ans. Les causes de mortalité sont des affections cardiovasculaires, des infections pulmonaires ou articulaires et des syndromes lymphoprolifératifs. Une relation étroite a été établie entre inflammation chronique et athérosclérose.

Un meilleur contrôle de l'inflammation chronique améliore le pronostic fonctionnel et vital.

Classification des immunosuppresseurs

Les immunosuppresseurs peuvent être classés en sept grandes catégories :

Les inhibiteurs de la calcineurine :

- ciclosporine (SANDIMMUN, NEORAL) ;
- tacrolimus (PROGRAF, ADVAGRAF, MODIGRAF, ADOPORT).

Les inhibiteurs du facteur alpha de nécrose tissulaire (TNFα) :

- infliximab (REMICADE) ;
- étanercept (ENBREL) ;
- adalimumab (HUMIRA) ;
- certolizomab (CIMZIA) ;
- golimumab (SIMPONI).

Les inhibiteurs d'interleukines :

- anakinra (KINERET) ;
- basiliximab (SIMULECT) ;
- canakinumab (ILARIS) ;
- tocilizumab (ROACTEMRA) ;
- ustekinumab (STELARA).

Les immunosuppresseurs sélectifs :

- abatacept (ORENCIA) ;
- belatacept (NULOJIX) ;
- belimumab (BENLYSTA) ;
- éculizumab (SOLIRIS) ;
- évérolimus (CERTICAN) ;
- fingolimod (GILENYA) ;

- globulines antilymphocytaires de lapin (THYMOGLOBULINE) ;
- léflunomide (ARAVA) ;
- mycophénolate mofétil (CELLCEPT, MYFORTIC) ;
- natalizumab (TYSABRY) ;
- sirolimus (RAPAMUNE).

Les autres immunosuppresseurs :

- azathioprine (IMUREL) ;
- chlorambucil (CHLORAMINOPHENE) ;
- cyclophosphamide (ENDOXAN) ;
- méthotrexate (LEDERTREXATE, METOJECT, METHOTREXATE, NOVATREX) ;
- pirfénidone (ESBRIET).

Les glucocorticoïdes naturels ou synthétiques

Les plus utilisés sont la prednisone (CORTANCYL) et la méthylprednisolone (MEDROL).

Les alkylants :

- chlorambucil (CHLORAMINOPHENE) ;
- cyclophosphamide (ENDOXAN).

Mécanisme d'action

Les inhibiteurs de la calcineurine

Ils se fixent sur un récepteur cytoplasmique ; le complexe ainsi formé, en se liant à la calcineurine, empêche la transcription d'une partie des gènes des cytokines. Ils inhibent la formation des lymphocytes cytotoxiques principalement responsables des rejets de greffon.

Ils suppriment l'activation des lymphocytes T, la prolifération des lymphocytes B ainsi que la production des lymphokines (interleukines 2 et 3 et interféron gamma).

Les inhibiteurs d'interleukines

Ils se lient de manière spécifique aux récepteurs des interleukines, cytokines pro-inflammatoires, intervenant dans la médiation de nombreuses réponses cellulaires, notamment celles jouant un rôle important dans la réponse immunitaire impliquée dans le rejet d'allogreffe ou dans des syndromes inflammatoires.

Les immunosuppresseurs sélectifs

Ils inhibent l'activation des cellules T induite par la plupart des stimuli en bloquant la transduction des signaux intracellulaires. Le résultat est une inhibition de l'activation lymphocytaire à l'origine de l'immunosuppression.

Les inhibiteurs du TNFα

Ils forment des complexes stables avec les deux formes bioactives du TNFα, et inhibent l'activité fonctionnelle de ce facteur, impliqué dans la survenue de réactions inflammatoires.

Les antimétabolites

Ils inhibent de façon spécifique la synthèse des purines. La prolifération des lymphocytes B et T dépendant essentiellement de la synthèse des purines, l'azathioprine et le mycophénolate induisent une inhibition sélective de la prolifération des cellules immunocompétentes.

Les glucocorticoïdes

Ils diminuent la transcription des gènes codant pour différentes protéines régulatrices de la fonction immunitaire, notamment les interleukines 1, 2 et 6, l'interféron gamma, le TNFα ou facteur alpha de nécrose tissulaire.

Les anticorps polyclonaux

Ils agissent par fixation puis opsonisation des lymphocytes T qui sont ensuite phagocytés par le système réticulo-endothélial.

PRINCIPAUX MÉDICAMENTS – POSOLOGIES

***Tableau II.345** - Immunosuppresseurs chimiques (Liste I)*

DCI Spécialités	Présentations	Posologies	Indications
Inhibiteurs de la calcineurine (Liste I)			
Ciclosporine NEORAL (microémulsion à résorption orale améliorée) (prescription initiale hospitalière 6 mois) SANDIMMUN	caps. : 10 mg, 25 mg, 50 mg, 100 mg sol. buv. 100 mg/mL	*Per os :* 6 à 15 mg/kg/j en 2 ou 3 prises puis diminution progressive jusqu'à 2 à 6 mg/kg/j en 2 prises/j	• Transplantations d'organes • Greffe de moelle osseuse
	caps. 25 mg, 50 mg, 100 mg sol. buv. 100 mg/mL	**AD** : 5 mg/kg/j **ENF** : 6 mg/kg/j	• Syndrome néphrotique (2e intention)
		AD : 2,5 à 5 mg/kg/j	• Psoriasis sévère (2e intention), dermatites atopiques sévères (2e intention) • Polyarthrite rhumatoïde : formes sévères (2e intention)
SANDIMMUN inj.	amp. inj. 1 mL = 50 mg amp. inj. 5 mL = 250 mg contenant du Crémophor EL	*Perf. IV :* 2,5 à 5 mg/kg/j en perf. IV lente (2 à 6 h) ou continue sur 24 h	
Tacrolimus PROGRAF ADOPORT (prescription initiale hospitalière 6 mois) *Conserver à l'abri de la lumière*	gél. 0,5 mg, 1 mg, 5 mg	*Per os :* AD : • ***dose initiale*** de 0,1 à 0,3 mg/kg/j en 2 prises en dehors des repas (1 heure avant ou 2 heures après les repas) • ***dose d'entretien :*** à adapter en fonction de la concentration sanguine de tacrolimus	

DCI Spécialités	Présentations	Posologies	Indications
		AD : 0,10 à 0,20 mg/kg/j ENF : 0,30 mg/kg/j AD : 0,20 à 0,30 mg/kg/j ENF ; 0,30 mg/kg/j AD : 0,075 mg/kg/j ENF : 0,03 à 0,05 mg/kg/j	• Prévention du rejet de greffe hépatique • Prévention du rejet de greffe rénale • Prévention du rejet de greffe cardiaque
Tacrolimus MODIGRAF	granulés pour susp. buv. 0,2 mg, 1 mg	*Per os :* AD : • ***dose initiale*** de 0,1 à 0,3 mg/kg/j en 2 prises en dehors des repas (1 heure avant ou 2 heures après les repas) • ***dose d'entretien :*** à adapter en fonction de la concentration sanguine de tacrolimus AD : 0,10 à 0,20 mg/kg/j ENF : 0,30 mg/kg/j AD : 0,20 à 0,30 mg/kg/j ENF : 0,30 mg/kg/j AD : 0,075 mg/kg/j ENF : 0,03 à 0,05 mg/kg/j	• Prévention du rejet de greffe hépatique • Prévention du rejet de greffe rénale • Prévention du rejet de greffe cardiaque
Tacrolimus ADVAGRAF *Conserver à l'abri de la lumière et de l'humidité*	gél. à libération prolongée 0,5 mg, 1 mg, 3 mg, 5 mg	*Per os :* AD : • ***dose initiale*** de 0,1 à 0,3 mg/kg/j en 2 prises en dehors des repas (1 heure avant ou 2 heures après les repas) • ***dose d'entretien :*** à adapter en fonction de la concentration sanguine de tacrolimus AD : 0,10 à 0,20 mg/kg/j ENF : 0,30 mg/kg/j	• Prévention du rejet de greffe hépatique

DCI Spécialités	Présentations	Posologies	Indications
		AD : 0,20 à 0,30 mg/kg/j **ENF** : 0,30 mg/kg/j **AD** : 0,075 mg/kg/j **ENF** : 0,03 à 0,05 mg/kg/j	• Prévention du rejet de greffe rénale • Prévention du rejet de greffe cardiaque
PROGRAF inj. (réservé à l'usage hospitalier) *Conserver à l'abri de la lumière*	sol. à diluer pour perf. IV 5 mg = 1 mL	**AD** : 0,01 à 0,05 mg/kg/j **ENF** : 0,05 mg/kg/j **AD** : 0,05 à 0,10 mg/kg/j **ENF** : 0,075 à 0,10 mg/kg/j **AD** : 0,01 à 0,02 mg/kg/j **ENF** : 0,03 à 0,05 mg/kg/j	• Prévention du rejet de greffe hépatique • Prévention du rejet de greffe rénale • Prévention du rejet de greffe cardiaque
Inhibiteurs du TNFα			
Adalimumab HUMIRA (prescription restreinte) *Conserver de + 2 à + 8 °C* Médicament d'exception	sol. inj., seringue préremplie, stylo unidose 40 mg = 0,8 mL sol. inj. pour usage pédiatrique 40 mg = 0,8 mL	*Voie SC :* **AD** : 40 mg tous les 15 jours, puis si nécessaire tous les 7 jours	• Polyarthrite rhumatoïde active lorsque la réponse aux autres traitements de fond (dont le méthotrexate) est inappropriée, ou en monothérapie en cas d'intolérance à celui-ci • Rhumatisme psoriasique actif et évolutif • Maladie de Crohn active, sévère • Psoriasis, spondylarthrite ankylosante
Certolizumab pegol CIMZIA (prescription initiale hospitalière, prescription restreinte) *Conserver de + 2 à + 8 °C*	seringue préremplie 200 mg = 1 mL	*Voie SC :* **AD** : 400 mg en 2 inj. de 200 mg le même jour, à renouveler après 2 et 4 semaines puis 200 mg/2 semaines	• Polyarthrite rhumatoïde active, modérée à sévère, lorsque la réponse aux traitements est inadéquate
Étanercept ENBREL (prescription restreinte)	sol. inj. 50 mg stylo prérempli sol. inj. 25 mg seringue	*Voie SC :* **AD** : 25 mg 2 fois/sem. ou 50 mg 1 fois/sem.	• Polyarthrite rhumatoïde active de l'adulte et arthrite chronique juvénile polyarticulaire active de l'enfant : en cas de réponse

DCI Spécialités	Présentations	Posologies	Indications
Conserver de + 2 à + 8 °C	préremplie sol. inj. 50 mg seringue préremplie pdre pour sol. inj. 25 mg pdre pour sol. inj. à usage pédiatrique 10 mg	**ENF** : 0,4 mg/kg 2 fois/sem.	inappropriée aux autres traitements de fond • Psoriasis en plaques modéré à sévère, rhumatisme psoriasique sévère, spondylarthrite ankylosante active et sévère
Infliximab REMICADE (réservé aux hôpitaux) *Conserver de + 2 à + 8 °C*	pdre pour sol. à diluer pour perf. IV 100 mg	3 mg/kg à renouveler après 2 à 6 semaines puis toutes les 8 semaines en association avec le méthotrexate 5 mg/kg à renouveler après 2 à 6 semaines puis, si besoin, toutes les 8 semaines	• Polyarthrite rhumatoïde : chez les patients ayant une maladie active lorsque la réponse aux autres traitements de fond, dont le méthotrexate, a été inappropriée • Maladie de Crohn : active, sévère ou fistulée résistante au traitement approprié et bien conduit par un corticoïde et l'azathioprine
Golimumab SIMPONI	sol. inj. seringue préremplie 50 mg, 100 mg sol. inj. stylo prérempli 50 mg, 100 mg	50 mg 1 fois/mois en association avec le méthotrexate	• Polyarthrite rhumatoïde • Rhumatisme psoriasique • Spondylarthrite ankylosante
Inhibiteurs d'interleukines			
Anakinra KINERET (prescription restreinte) *Conserver de + 2 à + 8 °C*	sol. inj. 100 mg seringue préremplie	*Voie SC :* **AD** : 100 mg/j	• Polyarthrite rhumatoïde active de l'adulte, en association au méthotrexate en cas de réponse insuffisante de celui-ci
Basiliximab SIMULECT (réservé aux hôpitaux) *Conserver de + 2 à + 8 °C*	fl. inj. 10 mg pdre pour sol. inj. pour perf. 10 mg, 20 mg	Perf. IV (20 à 30 min) ou inj. IV en bolus 20 mg dans les 2 h avant transplantation puis 4 jours plus tard **ENF** < 35 kg : 1/2 dose	• Prévention du rejet aigu après transplantation rénale allogénique, en association à la ciclosporine et aux corticoïdes, chez les patients non hyperimmunisés

DCI Spécialités	Présentations	Posologies	Indications
Canakinumab ILARIS	pdre pour sol. inj. 150 mg	*Voie SC :* **AD, ENF** > 4 ans et > 15 kg : • 150 mg ou 2 mg/kg • *dose entretien :* 150 mg ou 2 mg/kg toutes les 8 semaines, voire 600 mg ou 8 mg/kg toutes les 8 semaines **ENF** entre 2 et 4 ans, **ENF** > 4 ans et de poids compris entre 7,5 et 15 kg : • 4 mg/kg • *dose entretien :* 4 mg/kg toutes les 8 semaines, voire 8 mg/kg toutes les 8 semaines	• Syndromes périodiques associés à la cryopyrine (CAPS) • Arthrite goutteuse • Arthrite juvénile idiopathique systémique
Tocilizumab ROACTEMRA (réservé aux hôpitaux)	fl. inj. 80 mg = 4 mL fl. inj. 200 mg = 10 mL fl. inj. 400 mg = 20 mL sol. à diluer pour perfusion (dans du sérum physiologique)	**AD** : 8 mg/kg **AD** < 60 kg : 480 mg **AD** de 60 à 100 kg : 480 à 1 200 mg **AD** > 100 kg : 1 200 mg	• Polyarthrite rhumatoïde active modérée à sévère en association au méthotrexate, en cas de réponse insuffisante ou d'une intolérance aux autres traitements de fond, incluant au moins un anti-TNFα
Ustékinumab STELARA (prescription initiale hospitalière, prescription restreinte) *Conserver de + 2 à + 8 °C à l'abri de la lumière*	sol. inj. seringue préremplie 45 mg, 90 mg	*Voie SC :* • dose initiale : 45 mg puis 45 mg 4 semaines plus tard, puis 45 mg toutes les 12 semaines • patients > 100 kg : dose initiale de 90 mg puis 90 mg 4 semaines plus tard, puis 90 mg toutes les 12 semaines	• Psoriasis en plaques • Rhumatisme psoriasique
Immunosuppresseurs sélectifs			
Abatacept ORENCIA	pdre pour sol. à diluer pour	**AD** < 60 kg : 500 mg **AD** de 60 à 100 kg :	• Polyarthrite rhumatoïde active modérée à sévère en association

DCI Spécialités	Présentations	Posologies	Indications
(réservé aux hôpitaux)	perfusion IV 250 mg sol. inj. seringue préremplie 125 mg	750 mg **AD** > 100 kg : 1 000 mg **ENF** de 6 à 17 ans < 75 kg : 10 mg/kg en perf. IV de 30 min	au méthotrexate, en cas de réponse insuffisante ou d'une intolérance aux autres traitements de fond, incluant au moins un anti-TNFα • Arthrite juvénile idiopathique polyarticulaire modérée à sévère
Bélatacept NULOJIX	pdre pour sol. à diluer pour perfusion IV 250 mg	En association avec les corticoïdes et le mycophénolate : • à J1 (jour de la transplantation) : 10 mg/kg • à J5, J14, J28 : 10 mg/kg • à S8, S12 : 10 mg/kg • à partir de S16 : 5 mg/kg toutes les 4 semaines	• Prévention de rejet de greffe rénale
Bélimumab BENLYSTA	pdre pour sol. à diluer pour perfusion IV 120 mg, 400 mg	À J0, J14, J28 puis toutes les 4 semaines : 10 mg/kg	• Lupus systémique actif avec présence d'autoanticorps
Éculizumab SOLIRIS	sol. à diluer pour perfusion IV 300 mg	**AD** : *Phase initiale :* 600 mg/semaine pendant 4 semaines *Phase d'entretien :* 900 mg la 5ᵉ semaine puis 900 mg tous les 14 jours **AD** : *Phase initiale :* 900 mg/semaine pendant 4 semaines *Phase d'entretien :* 1 200 mg la 5ᵉ semaine puis 1 200 mg tous les 14 jours **ENF** > 40 kg Même schéma posologique que chez l'adulte	• Hémoglobinurie paroxystique nocturne (HPN) • Syndrome hémolytique et urémique atypique (SHU atypique) • HPN et SHU

DCI Spécialités	Présentations	Posologies	Indications
Éculizumab SOLIRIS		**ENF** < 40 kg *Phase initiale :* • entre 20 et 40 kg : 600 mg/semaine pendant 2 semaines • entre 10 et 20 kg : 600 mg/semaine pendant 1 semaine • entre 5 et 10 kg : 300 mg/semaine pendant 1 semaine *Phase d'entretien :* • entre 20 et 40 kg : 900 mg à la 3e semaine puis 900 mg toutes les 2 semaines • entre 20 et 30 kg : 600 mg à la 3e semaine puis 600 mg toutes les 2 semaines • entre 10 et 20 kg : 300 mg à la 2e semaine puis 300 mg toutes les 2 semaines • entre 5 et 10 kg : 300 mg à la 2e semaine puis 300 mg toutes les 3 semaines	
Évérolimus CERTICAN (prescription initiale hospitalière 6 mois) *Conserver à l'abri de la lumière et de l'humidité*	comp. orodispersibles 0,1 mg, 0,25 mg comp. 0,25 mg, 0,50 mg, 0,75 mg	**AD** : 0,75 mg 2 fois/j puis adaptation à intervalles de 4 à 5 jours en fonction des taux plasmatiques, de la tolérance, des modifications des médicaments associés et de la situation clinique La posologie de la ciclosporine doit être progressivement réduite après le premier mois suivant la transplantation et celle de l'évérolimus ajustée	• Prévention du rejet d'organe chez les patients à faible risque immunologique recevant une allogreffe rénale ou cardiaque, en association avec le NEORAL

DCI Spécialités	Présentations	Posologies	Indications
		pour obtenir une concentration sanguine résiduelle comprise entre 3 et 8 ng/mL	
Fingolimod GILENYA	gél. 0,5 mg	1 gél./jour	• Traitement de fond des formes très actives de sclérose en plaques (SEP) rémittente ou récurrente : malgré un traitement par interféron bêta chez les patients présentant des formes d'évolution rapide
Immuno-globulines antilymphocy-taires de lapin THYMO-GLOBULINE (réservé aux hôpitaux) *Conserver de + 2 à + 8 °C*	pdre inj. pour perf. IV fl. 25 mg/5 mL	1 à 2,5 mg/kg/j pendant 2 à 9 jours selon le type de greffe 2,5 mg/kg/j jusqu'à disparition des signes cliniques et biologiques (4 à 8 jours voire plus) 2,5 à 3,5 mg/kg/j pendant 5 jours	• Prophylaxie du rejet de greffe rénale, pancréatique, hépatique ou cardiaque • Traitement des crises de rejet et de la réaction aiguë du greffon contre l'hôte • Aplasies médullaires
Léflunomide ARAVA (prescription restreinte)	comp. pelliculés 10 mg, 20 mg, 100 mg	**AD** : 100 mg/j × 3 jours puis 10 à 20 mg/j	• Polyarthrite rhumatoïde en traitement de fond • Rhumatisme psoriasique actif de l'adulte
LEFLUNOMIDE	comp. pelliculés 10 mg, 20 mg	"	"
Mycophénolate mofétil CELLCEPT MYCOPHÉNO-LATE MOFÉTIL (prescription initiale hospitalière 6 mois) *Conserver à l'abri de la lumière*	gél. 250 mg comp. 500 mg	**AD** : 1 à 1,5 g 2 fois/j **ENF** de 2 à 8 ans : 600 mg/m2 2 fois/j en dehors des repas	• Prévention du rejet aigu de greffe d'organe après allogreffe rénale, hépatique ou cardiaque, en association avec la ciclosporine et les corticoïdes
CELLCEPT	poudre pour susp. buv. 1 g/5 mL	**AD** : 1 g 2 fois/j à diluer dans du glucose à 5 % en perf. IV lente de 2 h	*Formes orales :* • transplantation rénale : 2 g/j à débuter dans les 3 jours suivant la greffe

DCI Spécialités	Présentations	Posologies	Indications
CELLCEPT	sol. inj. pour perf. IV 500 mg/20 mL		• transplantation cardiaque : 3 g/j à débuter dans les 5 jours suivant la greffe • transplantation hépatique : 3 g/j perfusion à débuter dans les 4 jours suivant la greffe avant relais *per os* dès que possible
Natalizumab TYSABRI	sol. à diluer pour perf. IV 300 mg	*Perf. IV :* 300 mg toutes les 4 semaines	• Traitement de fond des formes très actives de sclérose en plaques (SEP) rémittente ou récurrente : malgré un traitement par interféron bêta chez les patients présentant des formes d'évolution rapide
Sirolimus RAPAMUNE (prescription initiale hospitalière 6 mois) *Conserver de + 2 à + 8 °C*	sol. buv. 1 mg/mL (fl. 60 mL) comp. 0,5 mg comp. 1 mg comp. 2 mg	• ***Dose de charge :*** 6 mg suivis d'une dose de 2 mg 1 fois/j, avec au moins 60 mL d'eau ou de jus d'orange 4 h après la ciclosporine • ***Traitement d'entretien :*** la ciclosporine doit être progressivement supprimée sur une période de 4 à 8 semaines et la posologie du sirolimus doit être ajustée pour obtenir une concentration sanguine résiduelle comprise entre 12 et 20 ng/mL	• Prévention du rejet d'organe chez des adultes présentant un risque immunologique faible à modéré, recevant une transplantation rénale, en association au NEORAL et aux corticoïdes pendant 2 à 3 mois. Le traitement d'entretien peut être poursuivi avec les corticoïdes seulement si la ciclosporine peut être arrêtée progressivement
Autres immunosuppresseurs			
Azathioprine IMUREL	comp. pelliculés 25 mg, 50 mg fl. inj. 50 mg (réservé aux hôpitaux)	5 mg/kg/j puis 1 à 4 mg/kg/j en 1 à 3 prises au cours des repas 3 mg/kg/j puis 1 à 3 mg/kg/j en 1 à 3 prises	• Transplantations d'organes : 1 à 3 mg/kg/j sans dépasser 150 mg/j • Maladies auto-immunes

DCI Spécialités	Présentations	Posologies	Indications
Chlorambucil CHLORAMINO-PHENE	gél. 2 mg	0,2 mg/kg/j	• Syndrome néphrotique soit corticodépendant, soit corticoréfractaire
Cyclo-phosphamide ENDOXAN	comp. 50 mg	*Per os :* 1 à 2,5 mg/kg/j sans interruption en traitement prolongé ou 2,5 à 5 mg/kg/j par cycles courts de 1 à 14 jours, administration répétée toutes les 2 à 4 semaines à prendre le matin à jeun et assurer une hydratation suffisante au moment de la prise et immédiatement après	• Polyarthrite rhumatoïde avec vascularite sévère • Lupus érythémateux disséminé • Néphropathies auto-immunes corticorésistantes • Granulomatose de Wegener
Méthotrexate METHO-TREXATE NOVATREX	comp. 2,5 mg	7,5 à 15 mg/semaine (dose max. : 25 mg/semaine) 10 mg/m²/semaine jusqu'à 20 mg/m²/semaine 7,5 à 25 mg/semaine	• Polyarthrite rhumatoïde en traitement de fond • Polyarthrite juvénile chronique • Psoriasis • Rhumatisme psoriasique
Méthotrexate METOJECT	Seringue préremplie 7,5 mg, 10 mg, 1 mg, 20 mg, 25 mg	*Voie SC, IM, IV :* 7,5 mg/semaine jusqu'à 25 mg/semaine, par palier de 2,5 mg/semaine	• Polyarthrite rhumatoïde • Psoriasis vulgaire ou rhumatisme psoriasique
Méthotrexate IMETH	comp. 2,5 mg	7,5 à 15 mg/semaine, ou en 3 prises sur 36 h adaptation progressive de la posologie dose hebdomadaire max. : 20 mg	• Polyarthrite rhumatoïde • Formes sévères de psoriasis vulgaire
Pirfénidone ESBRIET	gél. 267 mg	AD : J1 à J7 : 1 gél. 3 fois/j J8 à J14 : 2 gél. 3 fois/j à partir de J15 : 3 gél. 3 fois/j	• Fibrose pulmonaire idiopathique légère à modérée

INDICATIONS – CONDUITE DE TRAITEMENT

Indications

Les immunosuppresseurs sont indiqués dans les situations suivantes.

Transplantations d'organes

Rein, foie, cœur, cœur-poumon, poumon, pancréas :
- en prévention du rejet ;
- en traitement du rejet.

Greffes de moelle osseuse

En prévention du rejet et en traitement de la maladie du greffon contre l'hôte.

Hématologie

Aplasies médullaires acquises sévères ne pouvant bénéficier d'une greffe de moelle allogénique.

Maladies auto-immunes ou à déterminisme immunologique

Lupus érythémateux disséminé, polyarthrite rhumatoïde sévère, myasthénie, hépatite chronique active, purpura thrombopénique idiopathique, anémies hémolytiques auto-immunes, sclérodermie, dermatomyosite, périartérite noueuse, maladie de Behçet, syndromes néphrotiques, pemphigus, prévention des poussées de la maladie de Crohn, psoriasis sévères.

Certains immunosuppresseurs couvrent l'ensemble de ces indications, d'autres sont utilisés dans certaines pathologies seulement (voir *tableau II.345*, p. 1010, et la section traitant des corticoïdes, p. 971).

Conduite de traitement

Transplantations

Le principe de traitement repose sur l'association de plusieurs immunosuppresseurs, l'emploi de doses initialement élevées et progressivement diminuées. L'ajustement de traitement se fait en fonction de la survenue des crises de rejet.

Le choix du traitement immunosuppresseur doit être adapté à la situation de chaque patient transplanté, la prudence s'imposant chez les patients à haut risque immunologique.

Les résultats cliniques n'ont cessé de s'améliorer ces dernières années. Si l'on prend l'exemple de la transplantation rénale, la survie du greffon à 1 an était de 40 % dans les années 1975, elle est aujourd'hui d'environ 95 %. L'amélioration porte à la fois sur le court et le long terme. À court terme, la mortalité infectieuse post-greffe a chuté à moins de 5 %, en particulier pour la prévention de l'infection virale à cytomégalovirus, et la fréquence de rejet aigu au moment de la greffe n'est plus que de 10 à 15 %. À long terme, on est aujourd'hui en mesure de prévenir les rejets chronique et aigu. Ainsi, des études menées aux États-Unis montrent que, à partir du 245e jour après la greffe, la transplantation rénale améliore la qualité et la quantité de vie par rapport à la technique d'hémodialyse.

Traitement d'induction

Les anti-infectieux sont associés aux immunosuppresseurs pour prévenir les infections bactériennes (cotrimoxazole, fluoroquinolones), fongiques (amphotéricine) et virales (valaciclovir).

Le protocole d'induction comprend une quadrithérapie immunosuppressive à doses moyennes associant ciclosporine ou tacrolimus, azathioprine ou mycophénolate mofétil, corticoïdes et anticorps antilymphocytaires. Le basiliximab et le daclizumab peuvent être utilisés en cas de greffe rénale.

Les traitements séquentiels sont également proposés avec introduction différée (début entre J5 et J21) de la ciclosporine de façon à limiter sa néphrotoxicité, notamment au décours d'une greffe rénale. Ils associent communément le mycophénolate mofétil, les corticoïdes et les anticorps antilymphocytaires.

Traitement d'entretien

La trithérapie d'entretien, introduite entre 3 et 6 semaines après la transplantation, associe à posologies faibles la ciclosporine ou le tacrolimus, le mycophénolate mofétil et la corticothérapie.

Au bout de 6 mois, l'objectif est d'alléger au maximum le traitement soit en retirant un médicament de l'association, soit en diminuant au maximum les posologies pour limiter les effets indésirables.

Le sevrage de la ciclosporine, dans le but de limiter sa toxicité rénale chronique, s'accompagne d'un nombre accru d'épisodes de rejet sans altérer de façon significative la survie du greffon. On peut pallier l'action de la ciclosporine par l'augmentation des doses de corticoïdes.

L'arrêt de l'administration des corticoïdes expose à une multiplication des épisodes de rejet aigu et ne peut être envisagé que lorsque la fonction du greffon est stable depuis au moins 6 mois.

L'autre attitude consiste à maintenir la trithérapie en réduisant au maximum les posologies de chaque immunosuppresseur : 2 à 6 mg/kg/j pour la ciclosporine, 1 à 2 g/j pour le mycophénolate et jusqu'à 0,1 mg/kg/j pour la prednisone.

Choix de médicaments

Le mycophénolate est aujourd'hui préféré à l'azathioprine. Il offre un bon compromis entre maintien de l'immunosuppression et épargne en ciclosporine, un réel bénéfice par rapport à l'azathioprine en termes de prévention du rejet aigu tout en étant assez bien toléré.

Parmi les anticorps antilymphocytaires, le basiliximab est préféré pour un patient qui n'est pas à risque ; dans le cas contraire, comme en pédiatrie, on s'oriente plus volontiers vers la THYMOGLOBULINE.

Le NEORAL est préféré au SANDIMMUN pour une meilleure pharmacocinétique.

Traitement du rejet aigu

La corticothérapie à fortes doses et par voie parentérale (prednisolone, méthylprednisolone) constitue le traitement de première intention.

En cas de corticorésistance ou de rechute lors de la décroissance posologique des corticoïdes, on administre des anticorps antilymphocytaires monoclonaux (basiliximab) ou polyclonaux (THYMOGLOBULINE). Les rejets les plus résistants sont traités par le tacrolimus.

Maladies auto-immunes

L'efficacité de l'immunosuppression est établie dans certaines indications mais les résultats sont moins nets qu'en transplantation.

Lupus érythémateux disséminé avec néphropathie

La corticothérapie à fortes doses (2 mg/kg/j) est associée au cyclophosphamide en cure prolongée ou en administration discontinue une fois par mois.

Des protocoles voisins sont utilisés dans certaines vascularites et les glomérulonéphrites avec syndrome néphrotique.

La ciclosporine

Elle fait l'objet de nombreuses études dans les maladies auto-immunes :
- polyarthrite rhumatoïde ;
- myasthénies (en cas d'échec au traitement par azathioprine et corticoïdes) ;
- diabète insulinodépendant ;
- uvéites ;
- cirrhose biliaire primitive.

De plus, la ciclosporine a obtenu en 1992 l'AMM dans deux indications :
- formes étendues et sévères de psoriasis ;
- certaines formes de syndrome néphrotique.

Les corticoïdes sont les médicaments essentiels des maladies auto-immunes ; deux types de traitement d'attaque sont possibles :
- s'il s'agit d'une affection sévère menaçant la vie ou certaines fonctions essentielles, de fortes doses doivent être administrées d'emblée (1 à 2 mg/kg de prednisone chez l'adulte, 2 à 3 mg/kg chez l'enfant) ;
- s'il s'agit d'une affection invalidante mais non menaçante, il faut rechercher la plus petite dose efficace en traitement d'entretien ; toute dose de prednisone supérieure à 5 mg par jour bloque la production endogène de cortisol.

Polyarthrite rhumatoïde (PR)

PRINCIPES DU TRAITEMENT

- Ne pas laisser un patient ayant une PR active sans traitement de fond sachant que 70 % des érosions se constituent dans les 2 premières années d'évolution et qu'un retard de 3 mois à la mise en place d'un traitement de fond est préjudiciable.
- Si un traitement est inefficace en termes de délai d'efficacité escompté, il convient de ne pas attendre et d'envisager soit :
  - d'augmenter les doses ;
  - d'associer un autre traitement de fond ;
  - de changer le traitement ;
  - d'associer une corticothérapie.
- Les traitements de la PR sont généraux et locaux :
  - généraux :
    - · symptomatiques : antalgiques (niveaux 1 et 2), AINS, corticothérapie orale ou en bolus,
    - · traitement de fond ou d'action lente ;
  - locaux :
    - · infiltrations cortisoniques,
    - · synoviorthèses par des produits radio-isotopes : erbium^{169}, rhenium^{186}, yttrium^{90}, en cas d'échec des infiltrations cortisoniques ; elles réalisent une fibrose de la membrane synoviale,
    - · chirurgie.

SUIVI BIOLOGIQUE, CLINIQUE ET RADIOLOGIQUE

- Biologique : VS, CRP.
- Clinique :
  - réponse au traitement :
    - · nombre d'articulations douloureuses ou gonflées,
    - · durée de la raideur matinale,
    - · évaluation par le patient de l'activité de la maladie ;
  - tolérance au traitement.
- Radiologique :
  - radiographie des mains et des pieds tous les ans ;
  - en fonction de l'expression clinique.

TRAITEMENTS SYMPTOMATIQUES

- Antalgiques de niveau 1 ou 2.
- AINS :
  - ils sont prescrits au long cours dans la plupart des cas ;
  - il convient de rechercher la dose minimale efficace ;
  - l'horaire des prises et la forme galénique sont à adapter à l'horaire des symptômes ;
  - les risques de toxicité digestive, rénale et cardiovasculaire doivent être évalués.
- Corticothérapie :
  - voie orale :
    - la dose minimale efficace est recherchée, inférieure à 0,15 mg/kg/j d'équivalent prednisone,
    - en cas de traitement de plus de 3 mois, il convient d'associer un traitement par bisphosphonates ;
  - voie injectable en bolus :
    - on y a recours pour traiter les poussées polyarticulaires,
    - la méthylprednisolone est administrée à la posologie de 200 à 1 000 mg 3 jours de suite ;
  - infiltrations cortisoniques intra-articulaires (ALTIM, KENACORT, HEXATRIONE, DIPROSTENE, HYDROCORTANCYL) :
    - elles doivent être privilégiées si un faible nombre d'articulations sont atteintes,
    - la durée d'action est de 3 mois.

TRAITEMENTS DE FOND

Avant de débuter un tel traitement, il convient :

- de rechercher toute contre-indication à l'usage de tels médicaments ;
- d'instaurer une contraception efficace ;
- d'éradiquer les foyers infectieux latents ;
- de mettre à jour les vaccinations ;
- de prescrire les sérologies hépatites B et C ;
- d'informer les patients des principaux effets indésirables sévères.

• *Traitements de fond conventionnels*

Les traitements les plus anciens ne sont pratiquement plus prescrits (sels d'or, dérivés sulfhydrilés : D-pénicillamine et tiopronine).

Les vascularites sont traitées par les agents alkylants : chlorambucil et cyclophosphamide.

Les traitements les plus prescrits sont :

- le méthotrexate (chez 50 % des patients) :
  · à la dose de 7,5 à 25 mg/semaine, par voie orale, IM, SC ; son efficacité est dose-dépendante. Son délai d'action est de 6 à 8 semaines,
  · il est associé à l'acide folique pour prévenir les complications cutanéo-muqueuses,
  · avant de débuter le traitement, il convient de réaliser un bilan biologique (fonction rénale, enzymes hépatiques, albuminémie),
  · des effets secondaires graves (hématologiques et surinfections pulmonaires) peuvent survenir,
  · le traitement doit être arrêté en cas de dyspnée, de toux persistante ;
- la sulfasalazine (SALAZOPYRINE) :
  · elle est prescrite à la posologie de 40 mg/kg/j ; son délai d'action est de 2 à 3 mois,
  · la surveillance du traitement comprend la NFS (risque de leucopénie) et les transaminases ;
- le léflunomide (ARAVA) :
  · il est prescrit à la posologie de 20 mg/j et agit au bout de 2 mois par inhibition de la synthèse des pyrimidines,
  · il est formellement contre-indiqué en cas de grossesse,
  · sa toxicité est proche de celle du méthotrexate ; la surveillance du traitement comprend la NFS et les transaminases ;
- l'hydroxychloroquine (PLAQUENIL) : elle est indiquée dans les formes bénignes de la maladie. Son délai d'action est de 3 à 6 mois.

Plusieurs associations sont utilisées :

- méthotrexate-hydroxychloroquine pour prévenir les complications hépatiques ;
- méthotrexate-léflunomide ;
- méthotrexate-ciclosporine ;
- méthotrexate-sulfasalazine-hydroxychloroquine.

- *Biothérapies*
- Inhibiteurs du TNF-alpha (REMICADE, HUMIRA, ENBREL) :
  - ils sont prescrits en cas d'échec d'au moins un traitement de fond conventionnel, en association au méthotrexate. Leur délai d'action est de 1 à 4 semaines ;
  - aucune surveillance biologique spécifique n'est nécessaire ; la principale complication concerne l'augmentation d'infections respiratoires ;
  - avant d'instaurer le traitement, il convient de rechercher un foyer infectieux (radiographie thoracique, intradermoréaction à la tuberculine), des situations à risque d'infection (diabète, BPCO), les sérologies hépatites B et C, de mettre à jour les vaccinations, de réaliser une échographie cardiaque en cas de dyspnée d'effort et de s'assurer de la prise d'une contraception ;
  - la grossesse, une insuffisance cardiaque (stades III ou IV), une infection sévère ou évolutive, une tuberculose active, la sclérose en plaques ou un antécédent carcinologique de moins de 5 ans constituent des contre-indications ;
  - le REMICADE est administré en perfusion de 3 mg/kg à J0, à la 2e et à la 8e semaine, puis toutes les 8 semaines. Cette posologie peut être augmentée à 5 mg/kg/perfusion en cas d'efficacité insuffisante ;
  - l'HUMIRA est administré par voie sous-cutanée : 1 injection de 40 mg toutes les 2 semaines (40 mg/semaine en cas d'inefficacité) ;
  - l'ENBREL est administré à raison de 50 mg/semaine par voie sous-cutanée.
- Inhibiteur de l'interleukine 1 : anakinra (KINERET) :
  - il est prescrit en association au méthotrexate (100 mg/j en sous-cutané) ; la surveillance biologique concerne la NFS.
- Abatacept (ORENCIA) : il est prescrit en association au méthotrexate après échec d'au moins un anti-TNFα, en perfusions à intervalles de 3 à 15 jours, puis une par mois.
- Tocilizumab (ROACTEMRA) : il est prescrit en association au méthotrexate ou en monothérapie à la dose de 8 mg/kg/perfusion toutes les 4 semaines.
- Rituximab (MABTHERA) : il est prescrit en association au méthotrexate après échec d'au moins un anti-TNFα, en 2 perfusions de 1 g à 15 jours d'intervalle.

EFFETS INDÉSIRABLES – INTERACTIONS MÉDICAMENTEUSES – PRÉCAUTIONS D'EMPLOI – CONTRE-INDICATIONS

***Tableau II.346** - Effets indésirables des immunosuppresseurs*

Effets indésirables fréquents	Prévention du risque médicamenteux
Ciclosporine	• en cas de mauvaise absorption de la ciclosporine sous SANDIMMUN, l'absorption est améliorée sous NEORAL. En cas de conversion, il convient d'établir un suivi approprié de la ciclosporinémie, de la créatininémie et de la pression artérielle
• insuffisance rénale - insuffisance rénale aiguë réversible, dose-dépendante, pouvant simuler une crise de rejet chez le transplanté rénal	• doser la créatininémie préalablement au traitement. L'élévation de la créatininémie et de l'urée sanguine est généralement dose-dépendante et réversible
- néphrotoxicité chronique	• adapter la posologie
• hypertension artérielle	• surveiller la pression artérielle durant toute la durée du traitement. Initier un traitement antihypertenseur si nécessaire, notamment avec les inhibiteurs calciques qui n'interagissent pas avec la ciclosporine
• élévation transitoire de la bilirubine et des enzymes hépatiques	• adapter la posologie, surveiller ces paramètres
• troubles neurologiques - tremblements des extrémités et paresthésies observés en début de traitement et dose-dépendants	
- crise convulsive	• traitement anticonvulsivant
• troubles gastro-intestinaux - nausées, vomissements : ne nécessitent pas l'arrêt du traitement	
• hypertrophie gingivale	• bonne hygiène buccale
• élévation de l'uricémie et éventuellement crise de goutte	
• hyperkaliémie	• éviter les apports supplémentaires en potassium (y compris alimentaires) et les diurétiques d'épargne potassique

Effets indésirables fréquents	Prévention du risque médicamenteux
Tacrolimus • effets indésirables proches de ceux de la ciclosporine : insuffisance rénale, hypertension artérielle et tachycardie, troubles neurologiques, hépatiques, gastro-intestinaux • effet diabétogène très fréquent se manifestant par une hyperglycémie et un diabète	 • des mesures hygiéno-diététiques peuvent permettre de contrôler les hyperglycémies modérées • la survenue d'un diabète justifie la mise en place d'une insulinothérapie
Sirolimus • troubles du métabolisme lipidique, surtout en début de traitement avec hypercholestérolémie et hypertriglycéridémie • insuffisance rénale • autres effets indésirables : myélotoxicité peu importante, tachycardie, troubles gastro-intestinaux, etc.	• surveiller le bilan lipidique régulièrement • si besoin, instaurer un régime, l'exercice physique et l'administration d'hypolipémiants (statines) • ne pas l'associer à la ciclosporine pour éviter une majoration de la néphrotoxicité
Évérolimus • troubles du métabolisme lipidique : hypercholestérolémie et hypertriglycéridémie • leucopénie, anémie, thrombopénie • troubles de la coagulation • hypertension artérielle • syndrome hémolytique et urémique • accident thromboembolique veineux	• surveiller le bilan lipidique. Si besoin, instaurer un régime, l'exercice physique et l'administration d'hypolipémiants • surveillance de la NFS, réduction de la posologie, voire arrêt du traitement
Muromonab CD3 • réactions d'hypersensibilité : syndrome précoce et transitoire, fièvre, frissons, dyspnée, éruption, voire choc anaphylactique • effets cardiovasculaires : bradycardie, instabilité hémodynamique, dysfonctionnement ventriculaire gauche • maladies lymphoprolifératives	• à n'utiliser qu'en milieu hospitalier spécialisé • avant les premières doses, il est impératif qu'il n'y ait aucun signe clinique de surcharge volémique, d'hypertension non contrôlée ou d'insuffisance cardiaque non compensée, avec une radiographie du thorax et une prise de poids limitée à 3 % par rapport au poids minimal du patient pendant la semaine précédant l'injection • administrer, 1 à 4 h avant la 1re dose de muromonab CD3, 8 mg/kg de méthylprednisolone succinate par voie IV • les traiter

Effets indésirables fréquents	Prévention du risque médicamenteux
Azathioprine • réactions d'hypersensibilité • myélotoxicité dose-dépendante : leucopénie, anémie, thrombopénie	 • arrêt du traitement • réduction de la posologie, voire arrêt du traitement
Mycophénolate mofétil • myélotoxicité dose-dépendante : leucopénie, anémie, thrombopénie • troubles gastro-intestinaux : diarrhée, vomissements, nausées • troubles généraux : fièvre, céphalées, asthénie	 • surveillance de la NFS, réduction de la posologie, voire arrêt du traitement • réduction de la posologie
Gammaglobulines antilymphocytaires • maladie sérique : survient entre le 7e et le 10e jour ; fièvre, urticaire, arthrite • thrombopénie • choc anaphylactique	 • mise en place d'un traitement antihistaminique ou corticoïde • administration de concentrés plaquettaires • impose l'arrêt du traitement. Toute nouvelle administration est contre-indiquée
Certolizumab pegol • infections bactériennes ou virales, leucopénie, hypertension artérielle, asthénie, douleur, céphalées, hépatite • dyslipidémies, vertiges, alopécie, psoriasis, troubles visuels • réactions allergiques	 • surveillance attentive au regard des infections, en particulier la tuberculose, avant, pendant et après le traitement • surveillance régulière (NFS, plaquettes, transaminases) : arrêt si réaction grave • administration sous surveillance médicale spécialisée, administration préalable d'un antihistaminique
Infliximab • réactions aiguës au décours de la perfusion dans les 2 heures qui suivent la perfusion, surtout en début de traitement : fièvre, frissons, céphalées, éruption cutanée • réaction allergique grave à la suite de la production d'anticorps dirigés contre le médicament • réaction d'hypersensibilité retardée chez certains patients retraités après une période de 2 à 4 ans sous traitement par l'infliximab : prurit, œdème de la face, céphalées	 • ralentir la vitesse de perfusion, voire interrompre la perfusion et reprendre à une vitesse plus faible après disparition des symptômes. Prévoir une prémédication par un antihistaminique et du paracétamol • impose l'arrêt du traitement • traitement symptomatique et arrêt de l'infliximab

Effets indésirables fréquents	Prévention du risque médicamenteux
Étanercept • réactions au point d'injection au début du traitement	
• infections respiratoires	• utiliser avec prudence en cas de pathologie prédisposant aux infections (diabète non équilibré, insuffisance cardiaque, antécédents d'infection active ou chronique)
• céphalées • rhinite • réactions allergiques graves	• administration sous surveillance médicale spécialisée, administration préalable d'un antihistaminique
Adalimumab • réactions au point d'injection (douleur, érythème, prurit, saignement) • nausées, vomissements, diarrhée • asthénie, vertiges, céphalées • infections respiratoires, urinaires, candidoses	
Léflunomide • élévation des enzymes hépatiques	• arrêt du traitement si élévation égale à 2 à 3 fois la normale
• réaction hématologique sévère	• arrêt du traitement. Procédure d'élimination rapide du métabolite principal avec l'administration de cholestyramine : 8 g 3 fois/j pendant 10 jours
• stomatite ulcéreuse, réactions cutanées	
Anakinra • réactions au point d'injection • céphalées	
• neutropénie	• bilan préalable puis surveillance tous les mois pendant 6 mois. Arrêt en cas de neutropénie < 1 500/µL
• infections graves dont pneumopathies	
Abatacept • céphalées, nausées • hypertension • toux • diarrhée • nausées, dyspepsies, • fatigue • infections diverses	

Effets indésirables fréquents	Prévention du risque médicamenteux
Tocilizumab • infections des voies respiratoires supérieures • pneumonie, herpès labial, zona • ulcérations buccales • céphalées, vertiges • hypertension • augmentation des transaminases • hypercholestérolémie • leucopénie, neutropénie	• surveillance régulière : NFS
Méthotrexate • troubles digestifs : nausées, vomissements, diarrhée, douleurs abdominales • stomatites • hépatotoxicité : stéatose ou fibrose peu évolutive	• fractionner la prise pour une meilleure tolérance • réduction de posologie. Administration d'acide folique à la même dose • arrêt du traitement lorsque les transaminases sont supérieures à 3 fois la normale
Ensemble des immunosuppresseurs Les patients recevant un traitement immunosuppresseur comportant plusieurs produits en association sont exposés à un risque accru de lymphome et d'autres tumeurs malignes, notamment cutanées	L'exposition au soleil et aux rayons UV doit être limitée par le port de vêtements protecteurs et l'utilisation d'un écran solaire à indice de protection élevé

Tableau II.347 - *Interactions médicamenteuses des immunosuppresseurs – Niveaux, contre-indications (CI) et associations déconseillées (AD)*

Médicaments de la classe	Autres médicaments	Niveau	Mécanismes	Remarques et conseils
• Ciclosporine • Évérolimus • Sirolimus • Tacrolimus	• jus de pamplemousse	AD	• augmentation de la biodisponibilité de l'immunosuppresseur et par conséquent de ses effets indésirables	
	• clarithromycine • érythromycine • télithromycine	AD	• augmentation très importante des concentrations sanguines de l'immunosuppresseur par inhibition de son métabolisme hépatique	• en cas d'association, contrôle strict de la fonction rénale, dosage des concentrations sanguines de l'immunosuppresseur et adaptation éventuelle de la posologie
	• itraconazole • kétoconazole • posaconazole • voriconazole	AD	• *idem*	• *idem*
	• nelfinavir • ritonavir	AD	• *idem*	• *idem*
	• millepertuis	CI	• diminution des concentrations sanguines et de l'efficience de l'immunosuppresseur avec risque de rejet	• en cas d'association fortuite, ne pas interrompre brutalement la prise de millepertuis mais contrôler les concentrations sanguines de l'immunosuppresseur avant puis après l'arrêt du millepertuis

Médicaments de la classe	Autres médicaments	Niveau	Mécanismes	Remarques et conseils
• Ciclosporine • Évérolimus • Sirolimus • Tacrolimus	• stiripentol	CI	• augmentation très importante des concentrations sanguines de l'immunosuppresseur par inhibition de son métabolisme hépatique	
Ciclosporine	• aliskirène	CI	• augmentation de près de 5 fois des concentrations plasmatiques de l'aliskirène et majoration du risque de ses effets indésirables	
	• amiodarone	AD	• augmentation des concentrations sanguines de ciclosporine avec risque d'effets néphrotoxiques	
	• bosentan	CI	• diminution importante des concentrations sanguines de ciclosporine et augmentation des concentrations sanguines du bosentan	
	• diurétiques hyperkaliémants • sels de potassium	AD	• hyperkaliémie potentiellement létale (surtout en cas d'insuffisance rénale) par addition des effets hyperkaliémiants	• association déconseillée sauf en cas d'hypokaliémie
	• ézétimibe	AD	• risque majoré de rhabdomyolyse par augmentation des concentrations d'ézétimibe, augmentation possible des concentrations de ciclosporine	

Médicaments de la classe	Autres médicaments	Niveau	Mécanismes	Remarques et conseils
Ciclosporine	• modafinil	AD	• risque de diminution des concentrations sanguines et de l'efficacité de la ciclosporine	
	• nifédipine	AD	• risque d'addition d'effets de type gingivopathie	• utiliser une autre dihydropyridine
	• orlistat	AD	• diminution de l'absorption intestinale de la ciclosporine et diminution de ses concentrations sanguines avec risque de perte de son activité	• contrôle renforcé des dosages sanguins de ciclosporine et augmentation éventuelle de sa posologie
	• répaglinide	AD	• augmentation de plus du double des concentrations de répaglinide par augmentation de son absorption	
	• rosuvastatine	CI	• risque majoré de rhabdomyolyse ou de néphrotoxicité par diminution du métabolisme de la rosuvastatine	
Méthotrexate	• acide acétylsalicylique	CI	• majoration de la toxicité hématologique du méthotrexate	• avec le méthotrexate utilisé à des doses > 20 mg/semaine
	• AINS : - phénylbutazone (toutes les formes y compris locales)	CI	• majoration de la toxicité hématologique du méthotrexate	• *idem*

Médicaments de la classe	Autres médicaments	Niveau	Mécanismes	Remarques et conseils
Méthotrexate	- autres AINS	AD	• majoration de la toxicité hématologique du méthotrexate	• avec le méthotrexate utilisé à des doses > 20 mg/semaine contrôle hebdomadaire de l'hémogramme durant les premières semaines de l'association surveillance accrue de la fonction rénale
	• ciprofloxacine	AD	• augmentation de la toxicité du méthotrexate	
	• pénicillines	AD	• augmentation de la toxicité du méthotrexate	
	• probénécide	CI	• augmentation de la toxicité du méthotrexate	
	• triméthoprime	CI	• augmentation de la toxicité du méthotrexate	
Étanercept	• anakinra	AD	• risque accru d'infections graves et de neutropénies	

Tableau II.348 - Précautions d'emploi des immunosuppresseurs

• Lors de l'association d'immunosuppresseurs (ciclosporine, évérolimus, sirolimus, tacrolimus) avec dalfopristine, diltiazem, fluconazole, inhibiteurs de protéases, nicardipine, pristinamycine, quinupristine, vérapamil : augmentation des concentrations plasmatiques de l'immunosuppresseur. Dosage des concentrations sanguines de l'immunosuppresseur, contrôle de la fonction rénale et adaptation de la posologie pendant l'association et après son arrêt • Lors de l'association d'immunosuppresseurs (ciclosporine, évérolimus, sirolimus, tacrolimus) avec des inducteurs enzymatiques : diminution des concentrations sanguines et de l'efficacité de l'immunosuppresseur. Augmentation de la posologie de l'immunosuppresseur sous contrôle des concentrations sanguines. Réduction de la posologie après arrêt de l'inducteur

Tableau II.349 - Contre-indications des immunosuppresseurs

• Ciclosporine • Médicaments alkylants • Azathioprine • Anticorps monoclonal • Gammaglobulines antilymphocytaires • Mycophénolate mofétil	• hypersensibilité connue au médicament
• Gammaglobulines antilymphocytaires	• infection virale évolutive ou infection sévère à germe à parasitisme intracellulaire
• Chlorambucil • Cyclophosphamide	• insuffisance rénale grave
• Tacrolimus	• hypersensibilité aux macrolides ou à l'un des composants (huile de ricin)
• Cyclophosphamide	• insuffisance médullaire sévère • infection urinaire aiguë, cystite hémorragique préexistante
• Anticorps monoclonal	• insuffisance cardiaque ou surcharge liquidienne au cours de la semaine précédant l'administration • antécédents convulsifs
• Ciclosporine	• infections mal contrôlées, antecédents d'affections malignes ou affections malignes évolutives • hypertension artérielle mal contrôlée, insuffisance rénale

Administration et conseils au patient

Objectifs du traitement médicamenteux

- Le but d'une thérapeutique immunosuppressive est de diminuer les réponses immunitaires.
- Dans le cas d'une greffe d'un tissu ou de cellules par transplantation d'un donneur vers un receveur, elle peut ainsi prévenir le phénomène de rejet de greffe et le traiter.
- Dans le cas des maladies auto-immunes, l'efficacité de ces médicaments peut également être mise à profit.

Plan de prise et modalités d'administration

La voie parentérale est utilisée lors de la phase initiale du traitement préventif du rejet de greffe et représente la voie d'administration privilégiée du traitement curatif. Le tacrolimus et l'azathioprine ne doivent être administrés par voie IV que lorsque l'administration *per os* est impossible.

Ciclosporine (SANDIMMUN, NEORAL)

- Les capsules doivent être avalées intactes.
- La solution buvable doit être diluée dans une boisson froide (lait, jus de fruits, boisson chocolatée) juste avant l'administration puis absorbée immédiatement après agitation. Éviter le jus de pamplemousse (inhibiteur enzymatique donc risque de surdosage).
- L'administration totale est répartie en deux prises préférentiellement. Après utilisation, essuyer l'extérieur de la pipette avec un mouchoir en papier propre, et le remettre dans son étui. Ne pas rincer la pipette.
- La solution pour perfusion IV doit être diluée avant utilisation dans la proportion de 1/20 à 1/100 dans une solution de chlo-

rure de sodium à 0,9 % ou de glucose à 5 % et administrée lentement (2 à 6 heures) ; elle peut être également administrée en perfusion continue sur 24 heures.
- Les ampoules injectables de SANDIMMUN contiennent un excipient allergisant. Il est recommandé d'administrer préalablement à une perfusion de SANDIMMUN un antihistaminique, tout particulièrement aux patients déjà traités par injection d'un médicament contenant cet excipient.

Anticorps monoclonal anti-CD3 (ORTHOCLONE OKT3)

Injection en IV directe, rapide (moins de 2 min) dans la veine ou la tubulure d'une perfusion après rinçage de veine au sérum physiologique ; l'injection doit être précédée d'une injection IV de succinate de méthylprednisolone sodique (1 mg/kg) suivie d'une injection IV de succinate d'hydrocortisone (100 mg), 30 min après l'injection d'ORTHOCLONE OKT3 avec un antihistaminique et du paracétamol.

Globulines antilymphocytaires (THYMOGLOBULINE)

Perfusion veineuse continue à la pompe sur 8 à 12 h à l'aide d'un cathéter central après dilution dans du chlorure de sodium à 0,9 %, après injection IV d'un antihistaminique une heure avant administration, le plus souvent en association avec un corticoïde.

Azathioprine (IMUREL)

- Il est recommandé de prendre IMUREL au cours des repas afin d'éviter les manifestations gastro-intestinales indésirables. Les comprimés pelliculés sont non sécables et ne doivent pas être brisés.
- L'administration parentérale doit être réalisée de préférence par cathéter central (solution irritante).

Cyclophosphamide (ENDOXAN)

Les comprimés sont à administrer loin des repas, tout en assurant une hydratation suffisante au moment de la prise.

Tacrolimus (PROGRAF)

- Il peut être administré par voie intraveineuse ou orale. En général, le traitement peut être débuté par voie orale.
- Les gélules sont administrées en 2 prises quotidiennes, à jeun ou au moins 1 heure avant ou 2 à 3 heures après un repas. Les gélules sont avalées avec un liquide (eau de préférence) immédiatement après avoir été sorties de la plaquette thermoformée.
- La solution à diluer pour perfusion ne doit pas être injectée sans dilution préalable ; la solution ne doit pas être injectée en bolus. Le produit est incompatible avec le PVC. Après reconstitution, les solutions pour perfusion doivent être utilisées dans un délai de 24 heures.

Mycophénolate mofétil (CELLCEPT)

- Comprimé, gélule, poudre pour suspension orale :
  - il ne faut pas écraser les comprimés, ni ouvrir les gélules (effet tératogène chez le rat et le lapin). La poudre contenue dans les gélules ne doit pas être inhalée, ni entrer en contact avec la peau et les muqueuses. En cas de contact accidentel, bien laver au savon et à l'eau, rincer les yeux abondamment ;
  - une fois la poudre pour suspension orale reconstituée, indiquer la date de péremption de la suspension reconstituée sur l'étiquette du flacon (la durée de conservation de la suspension reconstituée est de 2 mois).
- Solution à diluer pour perfusion :
  - la reconstitution et la dilution de la solution doivent être réalisées dans des conditions d'asepsie (absence de conservateur antibactérien) ;
  - une fois reconstituée, la solution pour perfusion doit être administrée dans les 3 heures ; les solutions sont conservées entre 15 et 30 °C.

Sirolimus (RAPAMUNE)

Comprimé enrobé – solution buvable :

- afin de minimiser les fluctuations des concentrations plasmatiques, RAPAMUNE doit être prise à la même heure et, soit toujours avec de la nourriture, soit toujours sans nourriture ;
- la coadministration de sirolimus et de puissants inhibiteurs enzymatiques (ex. : kétoconazole, itraconazole, télithromycine, clarithromycine) ou inducteurs enzymatiques (rifampicine, rifabutine) du CYP3A4 n'est pas recommandée ;
- l'administration de sirolimus doit se faire à distance de celle de ciclosporine (4 heures après) ;
- la seringue doseuse doit être utilisée pour prélever, du flacon de solution buvable, la dose prescrite de sirolimus. Vider le contenu de la seringue dans un récipient contenant au moins 60 mL d'eau ou de jus d'orange. Aucun autre liquide, en particulier le jus de pamplemousse, ne doit être utilisé pour la dilution. Agiter vigoureusement et boire immédiatement.

Infliximab (REMICADE)

Poudre (lyophilisée) pour solution à diluer pour perfusion IV :

- la reconstitution doit se faire sous conditions aseptiques. Vérifier que la solution est incolore à faiblement jaune. Ne pas utiliser en cas de jaunissement ou de particules opaques ou étrangères ;
- administrer la solution pour perfusion en utilisant un set d'administration muni d'un filtre stérile, apyrogène, à faible liaison aux protéines dans les 3 heures qui suivent la reconstitution et la dilution, ou dans les 24 heures si la solution pour perfusion est conservée entre 2 et 8 °C.

Évérolimus (CERTICAN)

Les comprimés sont orodispersibles. Les constantes pharmacocinétiques de ce médicament (Cmax et AUC) étant fortement modifiées par un repas riche en graisses, son administration doit toujours être effectuée au moment du repas ou toujours en dehors d'un repas.

Basiliximab (SIMULECT)

- SIMULECT injectable peut être injecté en bolus ou en perfusion IV ; le dosage à 20 mg est à diluer dans 50 mL de soluté salé ou glucosé isotonique avant d'être administré en perfusion IV.
- SIMULECT présente l'intérêt, par rapport aux produits d'indication identique, d'une administration plus simple : 2 perfusions courtes au lieu de 5 avec le daclizumab ou d'une perfusion quotidienne pendant 1 à 3 semaines avec les immunoglobulines antilymphocytaires.

Tocilizumab (ROACTEMRA)

L'administration est réalisée en perfusion IV de 60 minutes, après dilution dans une solution de chlorure de sodium à 0,9 % pour atteindre un volume final de 100 mL. La perfusion est à renouveler toutes les 4 semaines.

Observance au traitement

- La transplantation ne peut avoir lieu qu'après avoir informé le patient et sa famille des contraintes, risques, résultats et événements qui peuvent survenir à court et long terme, tenu compte de la motivation du patient et reçu son acceptation.
- Les objectifs de la thérapeutique immunosuppressive, qui est lourde et de durée illimitée, doivent être clairement explicités au patient.
- Les modalités d'administration et leurs précautions doivent être connues du patient tout comme les modalités de réalisation des dosages des médicaments ainsi que les résultats attendus.
- Enfin, le patient doit connaître les principaux effets indésirables et particulièrement ceux révélateurs d'un surdosage.

Surveillance de l'efficacité et de la tolérance

- Les traitements sont instaurés et suivis en milieu spécialisé.
- L'adaptation posologique des immunosuppresseurs est fondée sur l'évaluation clinique. Une surveillance thérapeutique par le dosage sanguin du médicament est nécessaire lors de l'administration de ciclosporine, tacrolimus, mycophénolate, azathioprine et sirolimus. En traitement d'entretien, les taux plasmatiques doivent être :
  - ciclosporine : 100 à 150 ng/mL ;
  - sirolimus : 12 à 20 ng/mL ;
  - tacrolimus : inférieur à 15 ng/mL.
- Le dosage sanguin de la ciclosporine et du tacrolimus est indispensable car ce sont des médicaments à marge thérapeutique étroite ; leur pharmacocinétique subit une forte variabilité inter et intra-individuelle et il existe une relation entre concentration sanguine et néphrotoxicité.
- La fréquence de surveillance dépend de l'évolution de la greffe : 2 fois par mois à une fois par trimestre. La surveillance est à la fois clinique (poids du patient, pression artérielle, apparition de signes d'intolérance) et biologique :
  - surveillance de la fonction rénale (créatinémie, clairance à la créatinine, natrémie, kaliémie, protéinurie, uricémie) ;
  - surveillance de la fonction hépatique (TP, transaminases, gamma GT, bilirubine) ;
  - bilan lipidique (triglycérides, cholestérol HDL, cholestérol LDL) ;
  - équilibre glycémique (glycémie, glycosurie, hémoglobine glyquée) ;
  - numération formule sanguine ;
  - bilan phosphocalcique (calcémie, phosphorémie, PTH) ;
  - surveillance des facteurs d'anémie (fer).
- La surveillance à mettre en œuvre est fonction des effets indésirables des médicaments immunosuppresseurs associés :

- *Azathioprine* : surveiller l'hémogramme ; diminuer la posologie ou interrompre le traitement en cas de leucopénie (les leucocytes doivent rester supérieurs à 3 000/mm^3).
- *Ciclosporine*
    - Les fonctions rénales et hépatiques sont à surveiller en pratiquant des dosages réguliers de la créatinine, de la bilirubine, des transaminases et des taux sanguins pour adapter la posologie.
    - Surveiller l'apparition d'une hypertrophie gingivale.
    - La perfusion IV doit être effectuée sous surveillance médicale stricte continue pendant au moins les 30 premières minutes puis à intervalles fréquents ; la survenue d'une réaction anaphylactoïde (bouffées de chaleur, détresse respiratoire aiguë, chute tensionnelle, tachycardie) impose l'interruption de la perfusion et l'administration de corticoïdes intraveineux.
    - Beaucoup d'interactions médicamenteuses concernent la ciclosporine. Il convient, lors de certaines associations, de contrôler les taux sanguins de ciclosporine.
- *Anticorps monoclonal anti-CD3* : il convient de réduire préalablement à son administration toute surcharge liquidienne supérieure à 3 % du poids corporel afin d'éviter un œdème pulmonaire pouvant être mortel.
- *Globulines antilymphocytaires*
    - Il peut être utile de rechercher dans le sérum du sujet à traiter, avant la mise en route du traitement, la présence d'anticorps anti-immunoglobulines de lapin.
    - En cours de perfusion, la surveillance doit être stricte ; toute survenue d'une réaction anaphylactoïde impose l'arrêt de la perfusion et l'administration de corticoïdes intraveineux.
    - Une surveillance biologique comporte une numération quotidienne des globules rouges, leucocytes et plaquettes. On constate habituellement une diminution des lymphocytes circulants avec hyperleucocytose.

- *Tacrolimus* : surveillance des fonctions rénale, hépatique, neurologique (maux de tête, tremblements), et troubles cardiovasculaires.
- *Mycophénolate* : surveillance des lignées sanguines (leucopénies) et troubles gastro-intestinaux.
- *Sirolimus* : surveillance du bilan lipidique.

- Des traitements médicamenteux associés permettent de prendre en charge des effets indésirables des immunosuppresseurs et de protéger ainsi la greffon ; il s'agit d'antihypertenseurs, d'hypolipémiants, d'hypophosphorémiants, de calcium et vitamine D_3, d'érythropoïétine, d'hypo-uricémiant.
- De très nombreuses interactions médicamenteuses concernent les immunosuppresseurs. En particulier, sont contre-indiquées ou déconseillées les associations :
  - tacrolimus et ciclosporine,
  - ciclosporine et diurétiques hyperkaliémiants,
  - ciclosporine et érythromycine,
  - tacrolimus et diurétiques hyperkaliémants,
  - tacrolimus et macrolides,
  - tacrolimus et kétoconazole.
- Les immunosuppresseurs sont contre-indiqués chez la femme enceinte ou qui allaite.

Autres conseils au patient

- Les immunosuppresseurs favorisant l'apparition de cancers cutanés, l'exposition au soleil et aux rayons UV doit être limitée par le port de vêtements protecteurs et l'utilisation d'un écran solaire à indice de protection élevé.
- Signaler à tout autre médecin (que le médecin traitant) le traitement immunosuppresseur pour éviter une association médicamenteuse pouvant perturber les équilibres thérapeutiques.
- Éviter toute automédication.

Antihistaminiques

NOTIONS ESSENTIELLES

- Communément appelés antihistaminiques, les antihistaminiques H1 antagonisent de façon spécifique l'histamine au niveau de ses récepteurs H1.
- Ils sont utiles dans les rhinites allergiques, lors des traitements de désensibilisation, dans les prurits, les urticaires et diverses éruptions médicamenteuses.
- Le choix d'un antihistaminique repose sur la prise en compte de deux effets indésirables : la sédation et l'effet anticholinergique.
- Les antihistaminiques de nouvelle génération (CLARITYNE, VIRLIX, ZYRTEC, TELFAST, WYSTAMM...), non sédatifs, sont bien tolérés ; ils ont supplanté dans la plupart des indications les antihistaminiques neurosédatifs et anticholinergiques.
- Le strict respect des précautions d'emploi et des contre-indications ainsi que la prise en compte des interactions médicamenteuses sont nécessaires pour une bonne utilisation des antihistaminiques anticholinergiques et/ou sédatifs.

GÉNÉRALITÉS

Rappels de physiopathologie

La réaction allergique de type immédiat est déclenchée par le contact d'un allergène avec les IgE spécifiques fixées sur les mastocytes ; il s'ensuit une dégranulation de ces derniers avec libération de médiateurs : histamine, sérotonine, bradykinine, prostaglandines, PAF (capable d'induire une dégranulation plaquettaire), etc.

Au niveau biochimique, la dégranulation des mastocytes résulte de l'entrée de calcium Ca^{++} dans la cellule ; l'augmentation intracellulaire de Ca^{++} est favorisée par la GMP cyclique et est inhibée par un taux élevé d'AMP cyclique (AMPc).

Mécanisme d'action

Par conséquent, les médicaments capables d'augmenter l'AMPc intracellulaire s'opposent indirectement à la libération d'histamine :
- théophylline ;
- stimulants adrénergiques β ;
- adrénaline (stimulant adrénergique α et β) ;
- corticoïdes ;
- cromones (LOMUDAL, ZADITEN, LOMUSOL).

Une autre catégorie de médicaments est susceptible de s'opposer aux effets de l'histamine libérée : il s'agit des antihistaminiques. Ce sont des antagonistes spécifiques de l'histamine au niveau de ses récepteurs.

On distingue deux types de récepteurs à l'histamine, dits H1 et H2, dont la stimulation entraîne les effets suivants :
- récepteurs H1 : contraction des fibres lisses (bronches, iléon), augmentation de la perméabilité capillaire. Ces effets sont antagonisés par les antihistaminiques H1, communément appelés antihistaminiques ;
- récepteurs H2 : accélération cardiaque, hypersécrétion acide gastrique. Ces effets sont antagonisés par les antihistaminiques H2 (cimétidine, ranitidine, famotidine) utilisés dans le traitement de l'ulcère duodénal.

Classification des antihistaminiques

Les antihistaminiques appartiennent à plusieurs familles chimiques (phénothiazine, pipérazine, propylamine, etc.).

Ils possèdent d'autres propriétés permettant d'établir une classification.

- La plupart sont sédatifs du système nerveux central et entraînent une somnolence. Les antihistaminiques plus récemment commercialisés ne sont pas sédatifs (ZYRTEC, PRIMALAN, TELFAST, CLARITYNE, etc.).
- Les antihistaminiques classiques présentent un léger effet anticholinergique périphérique (atropinique), sauf le TINSET.
- Ils possèdent presque tous des propriétés anesthésiques locales leur conférant un effet antiprurigineux en applications locales.
- Certains antihistaminiques sont efficaces dans le mal des transports.

PRINCIPAUX MÉDICAMENTS – POSOLOGIES

On distingue :

- les antihistaminiques non anticholinergiques *(tableau II.350)*, peu sédatifs ;
- les antihistaminiques anticholinergiques (*tableaux II.351* et *II.352*), sédatifs.

***Tableau II.350** - Antihistaminiques non anticholinergiques (Liste II) peu sédatifs*

DCI	Spécialités	Présentations	Posologies
Bilastine	BILASKA INORIAL	comp. 20 mg	AD : 20 mg en 1 prise 1 à 2 heures avant un repas
Cétirizine	VIRLIX CETIRIZINE ZYRTECSET HUMEX ALLERGIE ALAIRGIX ACTIFED ALLERGIE DRILL ALLERGIE ALDIREK	comp. séc. 10 mg	AD et ENF > 6 ans : 1 comp./j

DCI	Spécialités	Présentations	Posologies
Cétirizine	ZYRTEC CETIRIZINE	gttes buv. 10 mg/mL 10 gttes = 5 mg	**AD et ENF** > 6 ans : 10 mg/j **ENF** de 2 à 6 ans : 5 mg/j en 1 à 2 prises
Desloratidine	AERIUS DASSELTA AERIUS	comp. 5 mg sol. buv. 0,5 mg = 1 mL mesure graduée à 2,5 mL et 5 mL	**AD et ENF** > 12 ans : 1 comp./j **AD et ENF** > 12 ans : 10 mL/j **ENF** de 6 à 12 ans : 5 mL/j **ENF** de 1 à 5 ans : 2,5 mL/j
Ebastine	KESTIN KESTINLYO EBASTINE	comp. 10 mg lyoc 10 mg comp. orodispers. 10 mg	**AD et ENF** > 12 ans : 10 à 20 mg/j en 1 prise
Fexofénadine	TELFAST FEXOFENADINE	comp. 120 mg comp. 180 mg	**AD et ENF** > 12 ans : 120 à 180 mg/j en 1 prise
Lévocétirizine	XYZALL, LEVOCETIRIZINE	comp. 5 mg pelliculés	**AD et ENF** > 6 ans : 1 comp./j
Loratadine	CLARITYNE DOLIALLERGIE LORATADINE ZAPRILIS	comp. 10 mg sirop 1 mg/mL 1 mesure = 5 mg = 5 mL	**AD** : 1 comp./j **ENF** > 12 ans : 1 comp./j **ENF** < 12 ans : > 30 kg : 10 mg/j < 30 kg : 5 mg/j en 1 seule prise
Mizolastine	MIZOLLEN	comp. 10 mg à libération modifiée	**AD et ENF** > 12 ans : 10 mg/j en 1 prise
Rupatadine	WYSTAMM	comp. 10 mg	**AD et ENF** > 12 ans : 10 mg/j

Tableau II.351 - Antihistaminiques sédatifs (Liste I)

DCI	Spécialités	Présentations	Posologies
Antihistaminiques anticholinergiques phénothiaziniques			
Alimémazine (liste II)	THERALENE	comp. séc. 5 mg sirop 0,05 % : 2,5 mg/càc sol. buv. 4 % : 1 mg/gtte	*Per os :* **AD** : 1 à 8 comp./j **ENF** et **BB** : 0,5 à 1 mg/kg/j en 2 à 4 prises
Prométhazine	PHENERGAN	comp. 25 mg sirop 0,1 % : 5 mg/càc	*Per os* en 2 à 4 prises : **AD** : 2 à 6 comp./j **ENF** : 3 à 10 càc/j **NN** : 1/2 à 3 càc/j
	PHENERGAN inj.	sol. inj. 2,5 % : 50 mg/2 mL	Voie IM profonde ou perf. IV : 1 ampoule à renouveler 1 fois en cas de besoin
Isothipendyl	HISTAPAISYL	comp. 12 mg	**AD**, **ENF** > 15 ans : 1 comp. 2 à 3 fois/j le soir au coucher (traitement de courte durée)
Oxomémazine	OXOMEMAZINE	sirop 0,33 mg/mL	**AD**, **ENF** > 40 kg : 10 mL/prise, 4 fois/j **ENF** de 30 à 40 kg : 10 mL/prise, 3 à 4 fois/j **ENF** de 20 à 30 kg : 10 mL/prise, 2 à 3 fois/j **ENF** de 13 à 20 kg : 5 mL/prise 2 à 3 fois/j
Autres antihistaminiques anticholinergiques			
Cyproheptadine	PERIACTINE	comp. séc. 4 mg	**AD** : 4 à 20 mg/j **ENF** de 7 à 14 ans : 8 à 12 mg/j
Méquitazine (le seul peu sédatif de cette famille)	PRIMALAN	comp. séc. 5 mg, 10 mg sirop 1,25 mg/mes.	**AD** : 10 mg/j en 1 à 2 prises **ENF** : 2,5 mg/10 kg/j **BB** : 1,25 mg/5 kg/j
Dexchlorphéniramine	POLARAMINE	comp. séc. 2 mg	**AD** : 1 comp. 3 à 4 fois/j **ENF** : 1/2 comp. 2 à 3 fois/j **NN** : 1 à 2 càc/j en 2 à 4 prises
	POLARAMINE inj.	amp. inj. 1 mL = 5 mg	Voie IM, SC, IV : **AD** : 5 à 10 mg/j **ENF** > 3 ans : 5 à 10 mg/j

DCI	Spécialités	Présentations	Posologies
Hydroxyzine (liste I)	ATARAX	comp. séc. 25 mg sirop 2 mg = 1 mL	**AD** : 50 à 100 mg/j **ENF** > 30 mois : 1 mg/kg/j
Piméthixène	CALMIXENE	sirop 0,91 mg/5 mL (godet doseur gradué de 2 à 15 mL)	**ENF** > 2 ans : – de 24 à 30 mois : 2 à 3 godets de 5 mL/j – de 30 mois à 5 ans : 3 à 4 godets de 5 mL/j – de 5 à 15 ans : 5 à 6 godets de 5 mL/j
Antihistaminiques sédatifs non anticholinergiques			
Kétotifène	ZADITEN	gél. 1 mg sol. buv. 1 mg/5 mL	**AD, ENF** > 6 ans : 1 gél. matin et soir **AD, ENF** > 6 ans : 1 mesure (5 mL) matin et soir

Tableau II.352 - Antihistaminiques à effet prolongé

DCI	Spécialité	Présentations	Posologies
Bromphéniramine	DIMEGAN	gél. 12 mg	**AD et ENF** > 12 ans : 2 gél./j en 2 prises prise vespérale à privilégier **ENF** de 6 à 12 ans : 5 mL/prise 3 fois/j **ENF** < 6 ans et **BB** : 2,5 mL/prise 3 fois/j
Kétotifène	ZADITEN LP ZADITEN	comp. LP 2 mg gél. 1 mg sol. buv. 1 mg/ mesurette	AD et **ENF** > 6 ans : 2 mg/j le soir au cours du repas AD et **ENF** > 6 ans : 1 gél. matin et soir AD et **ENF** > 4 ans : 1 mesurette matin et soir

INDICATIONS – CONDUITE DE TRAITEMENT

Indications

- Traitement symptomatique des manifestations allergiques : rhinite spasmodique, conjonctivite, œdème de Quincke, urticaire.
- Traitement symptomatique adjuvant des affections dermatologiques prurigineuses (eczémas, prurigos).

Conduite de traitement

Rhinites

On associe des antihistaminiques à longue durée d'action (ZYRTEC, TELFAST) à l'administration de pulvérisations nasales séquentielles de corticoïdes (BECONASE) et d'atropiniques (ATROVENT).

Urticaire

- Urticaire aiguë

Le traitement de la crise comporte la suppression de la cause (quand cela est possible) et le recours à un antihistaminique de nouvelle génération en 1 à 2 prises par jour le matin, ou le matin et le soir, selon les produits.

- Urticaire aiguë sévère

La grande poussée d'urticaire avec ou sans œdème de Quincke nécessite des antihistaminiques injectables (POLARAMINE, ATARAX) et une corticothérapie générale.

- Urticaire chronique

Un antihistaminique au long cours peut être utilisé ; il convient d'avoir recours aux médicaments les mieux tolérés (non sédatifs, non anticholinergiques).

Eczéma atopique

Parallèlement à l'antibiothérapie nécessaire dans les cas de surinfection, le traitement général comporte les antihistaminiques.

La propriété sédative des antihistaminiques sédatifs est intéressante au moment des poussées ; ces médicaments ne sont toutefois pas recommandés chez les enfants pendant de longues périodes.

EFFETS INDÉSIRABLES – INTERACTIONS MÉDICAMENTEUSES – PRÉCAUTIONS D'EMPLOI – CONTRE-INDICATIONS

Tableau II.353 *- Effets indésirables des antihistaminiques - Prévention du risque médicamenteux*

Effets indésirables	Prévention du risque médicamenteux
Antihistaminiques sédatifs • somnolence diurne : réactions paradoxales d'excitation avec insomnie, agitation, nervosité chez l'enfant et le nouveau-né	• à utiliser avec prudence chez les conducteurs et utilisateurs de machines, les jeunes enfants, les hypertendus et les hyperthyroïdiens
Antihistaminiques anticholinergiques • effets anticholinergiques : bouche sèche, dysurie avec risque de rétention urinaire, constipation, poussée de glaucome par fermeture d'angle, tachycardie, épaississement des sécrétions bronchiques, confusion mentale chez le sujet âgé • dyskinésies tardives • leucopénie, agranulocytose (liées à la présence d'une phénothiazine : THERALENE, PHENERGAN) • surdosage : effets atropiniques avec troubles de la vigilance, dépression respiratoire, convulsions	• préférer les antihistaminiques non sédatifs • en cas d'apparition de fièvre, d'angine ou d'une autre infection, contrôler l'hémogramme ; toute modification de ce dernier impose l'arrêt immédiat du traitement • lavage gastrique et traitement symptomatique

Tableau II.354 - Interactions médicamenteuses - Niveaux contre-indications (CI) et associations déconseillées (AD)

Médicaments de la classe	Autres médicaments	Niveau	Mécanismes	Remarques et conseils
Antihistaminiques sédatifs	• alcool	AD	• majoration de l'effet sédatif de l'antihistaminique	• l'altération de la vigilance peut rendre dangereuses la conduite des véhicules et l'utilisation des machines
Mizolastine	• antiprotéases • clarithromycine • érythromycine • itraconazole • kétoconazole • télithromycine	CI CI CI CI CI CI	• risque de troubles du rythme ventriculaire, notamment des torsades de pointe	• si cela est possible, interrompre le traitement torsadogène non anti-infectieux • si l'association ne peut être évitée, contrôler préalablement le QT et surveiller l'ECG

Tableau II.355 - Précautions d'emploi

• Utilisation déconseillée en cas de grossesse et d'allaitement • Mizolastine : faible potentiel d'allongement de l'intervalle QT ; le sujet âgé peut être sensible aux effets sédatifs et à ses effets potentiels sur la repolarisation cardiaque

Tableau II.356 - Contre-indications des antihistaminiques

(Voir dans le *tableau II.354* certaines associations médicamenteuses)	
Antihistaminiques anticholinergiques	• risque de glaucome par fermeture d'angle • risque de rétention urinaire par obstacle urétro-prostatique
Cétirizine (VIRLIX, ZYRTEC)	• insuffisance rénale
Antihistaminiques phénothiaziniques	• antécédents d'agranulocytose • ne pas prescrire chez l'enfant de moins d'un an à risque (enfant victime d'un épisode de mort subite rattrapée ou frère ou sœur d'enfant décédé de mort subite inexpliquée)

Administration et conseils au patient

Objectifs du traitement

- Les antihistaminiques H1, communément appelés antihistaminiques, traitent les symptômes des manifestations allergiques : rhinite spasmodique, conjonctivite, urticaire, œdème de Quincke.
- Ils sont indiqués, comme traitement adjuvant, dans des affections dermatologiques (eczémas, prurigos).

Plan de prise et modalités d'administration

- **Les antihistaminiques non anticholinergiques** sont administrés par voie orale en 1 à 2 prises par jour, en une seule prise le matin de préférence.
- **Les antihistaminiques anticholinergiques** peuvent être administrés par voie parentérale, voie intramusculaire ou intraveineuse lente. Les formes orales, adulte et enfant, sont administrées en plusieurs prises journalières, 2 à 4, voire 6, selon les spécialités pharmaceutiques. Les prises vespérales sont recommandées.

Surveillance de l'efficacité et de la tolérance

- La sédation : la plupart des antihistaminiques anciens (anticholinergiques) ont des effets sédatifs. Cet effet indésirable peut être utile pour certains patients mais gênant pour d'autres (conducteurs de machines, de véhicules). La *méquitazine*, la *cétirizine*, la *lévocétirizine*, la *fexofénadine*, la *loratidine* et la *desloratidine* ont démontré un moindre effet sédatif aux posologies usuelles.
- En traitement prolongé, une prise de poids est possible.
- Surveiller la survenue de réactions de sensibilisation (eczéma, érythème, prurit, urticaire, œdème).

ANTIHISTAMINIQUES ANTICHOLINERGIQUES

- Surveiller l'apparition d'effets indésirables comme la sécheresse buccale, la difficulté à la miction, la constipation, les troubles oculaires de l'accommodation (poussée de glaucome), l'accélération du rythme cardiaque, l'épaississement des sécrétions bronchiques, de la somnolence et un risque de confusion chez la personne âgée.
- **Les antihistaminiques anticholinergiques phénothiaziniques** (THERALENE, PHENERGAN) peuvent être responsables de leucopénie voire d'une agranulocytose. En cas d'apparition de fièvre, d'angine ou toute autre infection, contrôler l'hémogramme ; toute modification de ce dernier impose l'arrêt du traitement. La photosensibilisation nécessite de recourir à un écran solaire. Ils sont contre-indiqués chez les enfants de moins d'un an à risque (enfant victime d'un épisode de mort subite rattrapée), du fait d'un risque d'apnée.
- Surveiller la survenue éventuelle d'effets atropiniques liés à un surdosage : troubles de la vigilance, dépression respiratoire, convulsions qui nécessitent un lavage gastrique et un traitement symptomatique.
- En cas d'association avec des substances atropiniques (antidépresseurs imipraminiques, antiparkinsoniens anticholinergiques, antispasmodiques atropiniques, neuroleptiques phénothiaziniques, disopyramide, hypnotiques phénothiaziniques), les effets atropiniques s'additionnent.

ANTIHISTAMINIQUES NON ANTICHOLINERGIQUES

- Ils sont généralement bien tolérés, des réactions d'hypersensibilité sont possibles.

Conseils hygiéno-diététiques

- En cas de sécheresse buccale, il convient de mâcher du chewing-gum ou de boire de l'eau citronnée. Une bonne hygiène dentaire est également nécessaire.

- Respecter les règles hygiéno-diététiques pour améliorer le transit intestinal :
  - alimentation riche en fibres végétales (légumes verts, fruits, crudités, pain complet, galettes de son...) et pauvre en apports farineux, légumes secs et féculents ;
  - boire environ 1,5 litre d'eau par jour ;
  - pratiquer une activité physique ;
  - rééduquer l'exonération
- En cas d'allergie cutanée, eczéma :
  - préférer le port de vêtements en coton ou en soie. Éviter les vêtements synthétiques et la laine directement en contact avec la peau. Les matières synthétiques n'absorbent pas la transpiration et provoquent une macération ;
  - veiller à une bonne hygiène corporelle. Utiliser des savons acides ou surgras et éviter les bains moussants, les parfums et les dermocosmétiques parfumées. Couper les ongles ras afin d'éviter les surinfections par grattage. Après le bain, ne pas frotter la peau mais l'éponger doucement pour lui laisser un taux d'humidité suffisant.
- En cas de rhinite allergique :
  - éviter les zones riches en pollen, les activités en plein air au moment de la saison pollinique, les atmosphères polluées et les ambiances enfumées (tabac) ;
  - pratiquer une éviction des allergènes : acariens, moisissures, animaux familiers à poils ou à plumes. Il est conseillé d'aspirer régulièrement les sols et les matelas, d'aérer chaque jour l'habitat, ainsi que la literie, d'éliminer les nids à poussière (oreillers, duvets ou couettes en plumes, tapis, moquette, rideaux épais, etc.). Préférer les sols facilement lavables ;
  - choisir une literie synthétique, recouvrir les matelas d'une housse antiacariens, éviter le développement de moisissures dans les lieux les plus humides (salles de bain, bouche d'aération).

Autres conseils au patient

- Des réactions paradoxales d'excitation peuvent survenir chez l'enfant et la personne âgée.
- Le (la) patiente doit informer son médecin :
  - si elle souhaite devenir enceinte ou allaiter son enfant. Les antihistaminiques anticholinergiques sont déconseillés durant le premier trimestre de la grossesse. Par la suite, l'administration ne sera envisagée qu'en cas de nécessité et en se limitant à un usage ponctuel pendant le troisième trimestre de la grossesse ;
  - s'il ou elle souhaite prendre d'autres médicaments atropiniques (certains antidépresseurs : imipraminiques, neuroleptiques phénothiaziniques, antiparkinsoniens anticholinergiques, antispasmodiques atropiniques, hypnotiques) ;
  - avant le début du traitement, s'il est atteint de troubles de la prostate ou si il ou elle est atteint(e) de glaucome à angle fermé.

11 Infectiologie

Antibiotiques

NOTIONS ESSENTIELLES

- Les antibiotiques sont des substances provenant d'un micro-organisme (ou obtenues à l'heure actuelle par synthèse ou hémisynthèse) et capables d'inhiber la multiplication ou de tuer d'autres micro-organismes.
- Les antibiotiques sont classés en plusieurs grandes familles (bêtalactamines, aminosides, cyclines, macrolides, quinolones, rifamycines, etc.), elles-mêmes divisées en groupes. Chaque groupe est caractérisé par un spectre d'activité correspondant aux germes sur lesquels l'antibiotique est actif. Chaque antibiotique au sein d'un même groupe peut différer par des propriétés pharmacocinétiques ou un profil de résistance différents.
- L'antibiothérapie doit répondre à des règles précises d'utilisation, quatre critères majeurs devant intervenir dans le choix d'un antibiotique.

  - Critère bactériologique :
    - l'identification du germe responsable après prélèvement bactériologique et l'étude de sa sensibilité *in vitro* aux antibiotiques (antibiogramme) est du plus grand intérêt dans le traitement des infections sévères (méningites, septicémies, etc.) ou dans le cas d'infections susceptibles d'être dues à un germe multirésistant (infection nosocomiale) ;
    - en l'absence d'isolement du germe en cause, le choix de l'antibiotique repose sur le diagnostic clinique en fonction des germes habituellement responsables et de leur sensibilité usuelle connue aux antibiotiques.

- Critère pharmacocinétique :
  - l'antibiotique choisi doit diffuser et être présent sous forme active au site infecté, à une concentration supérieure à sa concentration minimale inhibitrice (CMI) vis-à-vis du germe considéré. Il doit donc être choisi en fonction de ses caractéristiques de diffusion (méninges, os, poumons, etc.) ou d'élimination sous forme active (bile, urine).
- Critère individuel :
  - le choix d'un antibiotique doit prendre en compte le terrain : femme enceinte, sujet âgé, nourrisson et nouveau-né, insuffisant rénal ou hépatique, allergique, immunodéprimé, etc. Ces situations peuvent entraîner soit une contre-indication, soit une adaptation de la posologie de l'antibiotique utilisé.
- Critères de risque :
  - effets indésirables : à efficacité égale, l'antibiotique le moins toxique doit être privilégié ;
  - risque écologique : l'utilisation des antibiotiques à spectre étroit adapté sera préférée à celle des antibiotiques à spectre large plus fortement inducteurs de résistances ;
  - retombées médico-économiques : à efficacité et tolérance égales, la préférence sera donnée à l'antibiotique le moins coûteux.

• Modalités pratiques d'administration :
- Voie d'administration :
  - la voie orale est réservée *a priori* aux infections non sévères et aux antibiotiques présentant une bonne biodisponibilité ;
  - la voie parentérale est la mieux adaptée aux infections graves : généralement perfusion courte, parfois injection IV directe, perfusion continue ou intramusculaire. Il est indispensable de respecter les modalités d'administration préconisées pour chaque antibiotique.

- Durée du traitement :
  · elle est fonction de chaque type d'infection. Une antibiothérapie adaptée ne doit pas être prolongée inutilement (durée moyenne de 7 jours).
- Mise en route du traitement :
  · le traitement ne doit débuter qu'après réalisation des prélèvements bactériologiques.

GÉNÉRALITÉS

Maladies infectieuses

Les maladies infectieuses sont des maladies fréquentes, tant en consultation qu'à l'hôpital. Plus du quart des malades hospitalisés reçoivent au moins un antibiotique.

On distingue les maladies *bactériennes* dues aux bactéries et les maladies *virales* dues aux virus ; bactéries et virus sont encore appelés microbes, germes ou micro-organismes. Les infections peuvent être également d'origine *fungique* (mycose) ou *parasitaire* (parasitose).

Une bactérie est *parasite* si elle vit aux dépens d'un autre organisme, *saprophyte* dans le cas inverse ; l'appellation *pathogène* caractérise l'aptitude d'un agent infectieux à induire une maladie infectieuse ; le passage de l'état de saprophyte à celui de parasite est fonction à la fois de la bactérie qui acquiert une virulence nouvelle et de la défaillance des défenses de l'hôte (immunodépression par exemple).

À l'état normal, l'homme héberge sur sa peau, ses muqueuses, dans ses voies aériennes et son tube digestif un grand nombre de bactéries saprophytes qui ne provoquent pas d'infection.

Le *pouvoir pathogène* d'une bactérie est dû à son aptitude propre à envahir les tissus en résistant aux défenses de l'hôte et en se multipliant *(virulence)*. Il peut également être dû à l'aptitude du germe à sécréter une toxine, macromolécule douée d'une action toxique chez l'homme (ex. : toxines diphtérique et tétanique). On parle alors de *toxicité*.

Moyens de défense de l'organisme

Inflammation

Elle joue un grand rôle dans la lutte contre l'infection. C'est un ensemble de phénomènes réactionnels se produisant au point irrité par l'agent pathogène.

Chimiotaxie

La bactérie ayant pénétré dans l'organisme est considérée comme un corps étranger ; il en résulte la sécrétion de facteurs chimiotactiques qui vont orienter la migration des polynucléaires, premières cellules phagocytaires à gagner le site de l'infection. Les polynucléaires neutrophiles sont spécialisés dans la *phagocytose* de corps solides, des microbes en particulier, c'est-à-dire qu'ils peuvent les absorber et les détruire.

Le macrophage, autre cellule phagocytaire de l'organisme, et le complément ont aussi un rôle important dans les défenses contre l'infection.

Immunité spécifique

Les bactéries exercent dans l'organisme où elles pénètrent un *pouvoir antigénique*, c'est-à-dire qu'elles ont la capacité de stimuler la fabrication d'anticorps (par les lymphocytes B) responsables de l'*immunité dite humorale*, car transmise par le sérum.

Il existe également une *immunité cellulaire* ayant pour support les lymphocytes T qui, après contact avec les bactéries, activent les macrophages.

L'immunité spécifique peut être *naturelle* (présente à la naissance), *acquise* après une maladie ou après vaccination, ou *transférée* (injection d'anticorps ou d'immunoglobulines).

Hospitalisme

Infections nosocomiales

Certains germes sont plus fréquemment rencontrés en milieu hospitalier ; ce phénomène s'explique par l'utilisation importante des antibiotiques qui exercent une pression de sélection vis-à-vis de bactéries qui deviennent dans certains cas multirésistantes.

La multiplication des portes d'entrée (cathéters, sondes à demeure, drains, etc.) explique leur présence opportuniste. Ce sont des germes de surinfection acquis par les patients au cours de leur hospitalisation, et souvent transmis de malade à malade par les mains du personnel soignant (transmission croisée).

Ces germes sont responsables de tableaux infectieux d'autant plus sévères que les défenses immunitaires du malade sont déjà diminuées.

Bactéries

Classification *(tableau II.357)*

Les bactéries sont des micro-organismes formés d'une seule cellule de très petite taille (1 à 10 microns).

La classification des bactéries est essentiellement fondée sur :

- leur morphologie :
  - en sphères : coques ou cocci ;
  - en bâtonnets : bacilles ;
  - en spirales : tréponèmes, vibrions ;
- leur affinité à la coloration de Gram : certaines bactéries retiennent les colorants utilisés dans la réaction de Gram. Elles sont dites *Gram positif* alors que celles ne le retenant pas sont dites *Gram négatif* ;
- leurs caractères culturaux : on distingue les bactéries *aérobies* et les bactéries *anaérobies*.

***Tableau II.357** - Classification des principaux micro-organismes pathogènes chez l'homme et maladies infectieuses correspondantes*

	Agents infectieux	Maladies
Cocci Gram positif	Staphylocoques	Furoncle, anthrax, abcès, toxi-infection alimentaire, suppuration osseuse et pulmonaire, endocardite, septicémie, infection sur prothèse articulaire
	Streptocoques du groupe A	Infection pharyngée aiguë, scarlatine, angine, rhumatisme articulaire aigu, érysipèle, impétigo, pyodermite, septicémie, pneumonie
	Streptocoques du groupe D (entérocoques)	Infection urinaire, biliaire, endocardite d'Osler, septicémie
	Streptocoques du groupe B	Méningite néonatale, septicémie
	Pneumocoques *(Streptococcus pneumoniae)*	Sinusite, otite, pneumonie, méningite

	Agents infectieux	Maladies
Cocci Gram négatif	Méningocoques *(Neisseria meningitidis)*	Méningite cérébrospinale, purpura fulminans
	Gonocoques *(Neisseria gonorrhoeae)*	Blennorragie, gonococcie, endocardite, méningite
Bacilles Gram positif		
Aérobies	• *Corynebacterium diphteriae* (bacille de Klebs-Löeffler) • *Listeria monocytogenes*	• Diphtérie • Listériose
Anaérobies	• *Clostridium perfringens* • *Clostridium tetani* • *Clostridium botulinum*	• Gangrène gazeuse • Tétanos • Botulisme
Bacilles Gram négatif		
Anaérobies	*Bacteroides*	Septicémie, infection pleuro-pulmonaire, abdominale, abcès tissulaire
Aéro-anaérobies	Entérobactéries • *Escherichia coli* (colibacilles) • *Salmonella*	• Infection urinaire • Typhoïde, paratyphoïde, toxi-infection alimentaire
	• *Shigella* • *Klebsiella* • *Proteus, Providencia* • *Serratia, Enterobacter*	• Dysenterie bacillaire • Pneumopathie, infection urinaire • Infection urinaire • Méningite, septicémie, infection biliaire
	Parvobactéries • *Haemophilus influenzae* • *Brucella* • *Bordetella pertussis*	• Otite, méningite, bronchite, sinusite • Brucellose • Coqueluche
	Divers • *Pseudomonas aeruginosa* (bacille pyocyanique) • *Legionella*	• Infection urinaire, pneumopathie, infection ostéo-articulaire, endocardite, septicémie • Légionellose
Bactéries intracellulaires		
Chlamydia	*Chlamydia*	Pneumopathie, conjonctivite, trachome, infection génitale
Rickettsies	*Rickettsia*	Pneumopathie atypique, typhus
Mycoplasmes	*Mycoplasma pneumoniae*	Pneumopathie atypique

	Agents infectieux	Maladies
Autres agents infectieux		
Spirochètes	• *Treponema* • *Leptospira*	• Syphilis • Leptospirose ictéro-hémorragique
Mycobactéries	• *Mycobacterium tuberculosis* (bacille de Koch) • *Mycobacterium leprae* (bacille de Hansen)	• Tuberculose • Lèpre
Champignons	• *Candida* • *Cryptococcus* • *Aspergillus*	• Candidose digestive, génitale, cutanée, unguéale, viscérale, septicémie • Cryptococcose • Aspergillose

Structure bactérienne *(figure II.31)*

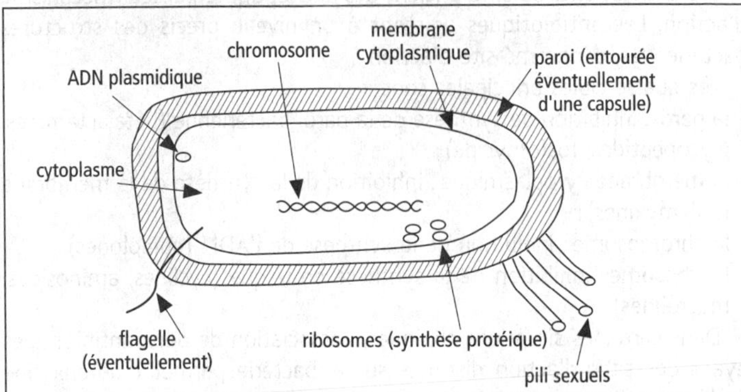

Figure II.31 - *Structure bactérienne*

- Le *matériel nucléaire* : c'est le patrimoine génétique de la cellule ; il n'y a qu'un seul chromosome composé d'ADN.
- Le *cytoplasme* : on y trouve les ribosomes (ARN ribosomal), siège des synthèses protéiques et éventuellement des plasmides (ADN extrachromosomique) ; il est délimité par la membrane cytoplasmique.

- La *paroi* : elle donne à la bactérie sa forme, sa rigidité, ses antigènes ; le constituant essentiel de la paroi est le mucopeptide.

Certaines bactéries peuvent présenter une forme de résistance : la *spore*, si l'environnement n'est pas favorable à leur développement.

Antibiotiques

Définition

On appelle antibiotique toute substance élaborée par un micro-organisme capable de tuer ou d'inhiber la multiplication d'autres micro-organismes. Cette définition peut être étendue aux produits obtenus par synthèse ou hémisynthèse et doués d'une de ces propriétés.

Mécanisme d'action

Les antibiotiques se différencient des antiseptiques par leur mécanisme d'action. Les antibiotiques agissent à un niveau précis des structures bactériennes, dénommé site d'action.

Les quatre cibles principales sont :

- la paroi : inhibition de synthèse de la paroi bactérienne (bêtalactamines, glycopeptides, fosfomycine) ;
- la membrane cytoplasmique : inhibition de la synthèse de la membrane (polymyxines) ;
- le chromosome : inhibition de la synthèse de l'ADN (quinolones) ;
- le ribosome : inhibition de la synthèse protéique (cyclines, aminosides, macrolides).

Dans certaines situations cliniques, l'association de deux antibiotiques ayant des sites d'action distincts sur la bactérie permet d'obtenir une meilleure efficacité thérapeutique.

Sensibilité des bactéries aux antibiotiques *in vitro*

Concentration minimale inhibitrice ou CMI

Elle se définit comme la plus faible quantité d'antibiotique nécessaire et suffisante, *in vitro*, pour inhiber le développement d'une population bactérienne donnée.

Concentration minimale bactéricide ou CMB

Elle se définit comme la plus faible concentration d'antibiotique qui tue 99,9 % de la population bactérienne après une incubation de 24 heures à 37 °C.

Les antibiotiques sont actifs :

- soit par *bactériostase :* il s'agit de l'arrêt de la multiplication bactérienne, sans entraîner la mort de la bactérie ; cette action est obtenue lorsque la concentration de l'antibiotique dans l'organisme atteint la valeur de la concentration minimale inhibitrice, ou CMI ;
- soit par *bactéricidie :* il s'agit dans ce cas de la mort bactérienne obtenue lorsque la concentration de l'antibiotique atteint la valeur de la concentration minimale bactéricide ou CMB. Un antibiotique est dit cliniquement bactéricide lorsque les CMI sont proches des CMB (rapport CMB/CMI < 4).

Pour traiter une infection grave (septicémie, endocardite...), il est nécessaire d'utiliser un antibiotique bactéricide.

Action des antibiotiques *in vivo*

L'action antibactérienne des antibiotiques *in vivo* dépend de la sensibilité de la souche bactérienne mais également d'autres critères qui peuvent être groupés en deux rubriques :

- la diffusion et la pénétration de l'antibiotique au niveau du foyer infectieux ;
- les facteurs propres à la bactérie : dans quelques cas, des populations bactériennes paraissent manifester une véritable « indifférence » vis-à-vis de concentrations pourtant élevées d'antibiotique (voir ci-dessous : « *Résistance aux antibiotiques* »).

L'activité des antibiotiques est schématiquement de deux types :

- antibiotiques *concentration-dépendants*, dont l'activité est fonction de la concentration de l'antibiotique (ex. : aminosides) ;
- antibiotiques *temps-dépendants*, dont l'activité est très influencée par le temps d'action. Une augmentation de la concentration, dès lors que celle-ci est bactéricide, n'améliore pas l'action de l'antibiotique (ex. : bêtalactamines).

Pénétration de l'antibiotique au niveau du foyer infectieux

L'antibiotique doit atteindre, au contact des bactéries, une concentration supérieure à la CMI du germe en cause dans l'infection. Plusieurs facteurs conditionnent cette pénétration :

- les conditions anatomiques du foyer : l'ischémie, l'enkystement, les dépôts fibrineux, les collections suppurées sont autant de facteurs qui entravent la diffusion de l'antibiotique ;
- le siège de l'infection : l'antibiotique ne diffuse pas également dans tous les tissus de l'organisme ; la pharmacocinétique de l'antibiotique est donc importante à connaître.

L'obtention de concentrations suffisantes d'antibiotique au niveau du foyer infectieux dépend :

- d'une voie d'administration appropriée ;
- d'une posologie suffisante ;
- d'une répartition des administrations permettant d'assurer des concentrations efficaces constantes.

En pratique, il est difficile de connaître avec exactitude les concentrations d'antibiotique au site infectieux.

La détermination des concentrations sériques est plus aisée et est utilisée pour le contrôle de l'efficacité de certains antibiotiques.

Il est alors possible de calculer le *quotient inhibiteur* (QI) de l'antibiotique qui est le rapport entre le taux de l'antibiotique au site de l'infection (ou dans le sérum) et la CMI vis-à-vis de la bactérie infectante.

Plus le QI est élevé, plus la marge de sécurité de l'antibiotique est importante.

Pour utiliser avec plus de précision encore le QI, véritable indicateur de l'activité *in vivo* de l'antibiotique, il est intéressant de préférer :

- le *QI max*, pour les antibiotiques concentration-dépendants : rapport de la concentration maximale au pic plasmatique sur la CMI, qui doit être supérieur à 8-10 ;
- le *QI résiduel*, pour les antibiotiques temps-dépendants : rapport de la concentration sérique résiduelle avant réadministration d'une nouvelle dose sur la CMI, qui doit rester supérieur à 4.

Pharmacocinétique

Résorption

Elle correspond au passage de l'antibiotique dans la circulation sanguine.

Certains antibiotiques ne sont pas résorbés par voie orale et ne peuvent être administrés que par voie parentérale (ex. : aminosides).

RÉSORPTION DIGESTIVE – VOIE ORALE

Pour être résorbé, l'antibiotique doit traverser la muqueuse intestinale et ne pas être inactivé dans la lumière digestive.

D'une façon générale, la voie orale est à réserver aux infections *a priori* bénignes ou comme relais de la voie parentérale.

Il faut tenir compte de l'interférence aliments-antibiotiques :
- la rifampicine, l'oxacilline et la cloxacilline, la lincomycine, la pénicilline V et l'érythromycine sont à administrer à distance des repas ;
- les tétracyclines ne doivent pas être administrées de façon concomitante avec un pansement gastrique ou un aliment lacté.

VOIE PARENTÉRALE

La résorption est rapide voire immédiate ; c'est la voie nécessaire au traitement d'une infection grave.

La voie strictement intraveineuse en perfusion peut être rendue nécessaire par le caractère irritant du produit (ex. : vancomycine).

Les modalités d'administration des antibiotiques par voie parentérale sont précisées dans le *tableau II.358*.

***Tableau II.358** - Modalités d'administration des antibiotiques*

Voies d'administration	Durées d'administration	Antibiotiques habituellement administrés par cette voie
Injection intraveineuse directe (IVD)	Quelques secondes (bolus) ou 3 à 5 min	• Aztréonam • Céphalosporines de 1re génération • Minocycline • Pénicillines G, A, M • Téicoplanine

Voies d'administration	Durées d'administration	Antibiotiques habituellement administrés par cette voie
Perfusion intraveineuse	Perf. courte 30 à 60 min (Perf. dans 125 ou 250 mL de soluté isotonique ou seringues de 50 mL électriques autopulsées)	• Aminosides (chez le nouveau-né, le nourrisson ou si voie IM non possible) • Aztréonam • Céphalosporines de 2e et 3e générations • Clindamycine • Érythromycine (avec filtre) • Flucytosine • Imipénème • Pénicillines à large spectre (carboxy, uréidopénicilline) • Quinolones systémiques • Vancomycine, téicoplanine
	Perf. de durée intermédiaire supérieure à 1 h	• Acide fusidique 2 h/8 h • Doxycycline • Fosfomycine 4 g en 4 h/6-8 h • Lincomycine 1 h/4 h • Pentamidine • Rifampicine 1 h 30/12 h
	Perf. de longue durée 2-6 h	• Amphotéricine B
Injection intramusculaire (IM)	Immédiate	• Aminosides • Aztréonam • Céphalosporines • Cotrimoxazole • Lincosanides • Pénicillines G, A, M • Pentamidine • Phénicolés • Téicoplanine
Injection sous-cutanée (SC) ou hypodermoclyse	Immédiate	Cette voie n'est validée par l'AMM que pour les antibiotiques suivants : • Amikacine • Ceftriaxone* • Thiamphénicol
Aérosols	1 h	• Aminosides • Amphotéricine B • Pentamidine

* La ceftriaxone ne doit pas être mélangée avec des solutions contenant du calcium.
D'après Mouton Y., Deboscker Y., Thabaut A., Drugeon H., *Antibiotiques, Antiviraux, Anti-infectieux*, John Libbey Eurotext, 1997.

Diffusion

La diffusion conditionne les taux sanguins, humoraux et tissulaires. Elle est importante à connaître car l'antibiotique doit pouvoir atteindre le lieu de l'infection après son passage dans le sang.

Les antibiotiques, comme de nombreux médicaments, se fixent en partie aux protéines plasmatiques ; la fraction libre est seule active et peut être évaluée par la mesure des taux sériques ; ces derniers sont intéressants à connaître en pratique pour surveiller la concentration antibiotique qui conditionne l'efficacité du traitement et qui renseigne sur sa toxicité éventuelle dans le cas d'insuffisance rénale ou hépatique (ex. : surveillance des taux d'aminosides chez l'insuffisant rénal).

La diffusion tissulaire est variable selon les antibiotiques. Certains antibiotiques ont une bonne diffusion tissulaire : quinolones, bêtalactamines, macrolides.

Les tétracyclines, le chloramphénicol peuvent par ailleurs diffuser à l'intérieur des cellules.

Enfin, les taux tissulaires varient beaucoup, pour un même antibiotique, en fonction de l'organe à atteindre : les plus difficilement accessibles étant les os, la prostate, le liquide articulaire, les méninges, l'œil.

Il faut noter que la perméabilité des méninges enflammées est supérieure à celle des méninges saines.

Transformation *in vivo*

Certains antibiotiques ne sont pas modifiés dans l'organisme. Ils sont éliminés inchangés, sous forme active, par exemple : pénicillines, certaines céphalosporines, aminosides, tétracyclines, polymyxines.

D'autres, au contraire, subissent des transformations au niveau hépatique qui peuvent aboutir à leur inactivation totale ou partielle ; dans le cas d'une insuffisance hépatique, la toxicité de ces antibiotiques peut être majorée (chloramphénicol, érythromycine, rifampicine).

La dégradation hépatique peut être augmentée ou diminuée par certaines conditions physiologiques :

- diminution dans le cas de l'immaturité des processus enzymatiques hépatiques. Dans ce cas la toxicité de l'antibiotique augmente (ex. : « Grey syndrome », rencontré avec le chloramphénicol chez le nouveau-né) ;

- augmentation de la dégradation hépatique et réduction d'activité par interaction avec des inducteurs enzymatiques comme la rifampicine, les barbituriques, la phénytoïne...

Élimination

L'élimination des antibiotiques se fait par deux voies principales : urinaire et biliaire.

ÉLIMINATION PAR LE REIN

De nombreux antibiotiques sont éliminés par le rein : pénicillines, céphalosporines, aminosides, chloramphénicol, vancomycine, polymyxines, quinolones, sulfamides.

Les antibiotiques dont l'élimination se fait sous forme active seront prescrits dans le traitement d'infections urinaires ou rénales.

Certains antibiotiques réputés néphrotoxiques sont à éviter chez l'insuffisant rénal : aminosides, polymyxines, vancomycine.

L'âge peut jouer un rôle dans l'excrétion rénale ; le nouveau-né ou le sujet âgé présentent une diminution de l'élimination et un risque de toxicité accru, nécessitant une réduction de la posologie.

En cas d'insuffisance rénale, la posologie est à adapter en fonction de la valeur de la créatinine ou, mieux, de la clairance de la créatinine, qui détermine la valeur du débit de filtration glomérulaire :

La formule de Cockroft et Gault en permet l'estimation en fonction de l'âge, du poids du patient et de son taux de créatinine plasmatique :

$$\text{Clairance de la créatinine} = \frac{140 - \text{âge (années)} \times \text{poids (kg)} \times R}{\text{créatininémie } (\mu\text{mol/L})}$$

avec R = 1,23 chez l'homme, et 1,04 chez la femme.

Chez le sujet âgé, il peut être préférable d'utiliser la formule MDRD (la formule de Cockroft sous-estime la fonction rénale chez les patients de plus de 65 ans), qui permet le calcul de la clairance de la créatinine à partir de la créatininémie, du sexe, de l'âge et de l'origine ethnique mais non du poids du sujet.

Interprétation des résultats de la clairance de la créatinine :

- de 80 à 120 mL/min : valeurs normales ;

- entre 60 et 80 mL/min : insuffisance rénale légère ;
- entre 30 et 60 mL/min : insuffisance rénale modérée ;
- $<$ 30 mL/min : insuffisance rénale sévère.

ÉLIMINATION PAR LA BILE

D'autres antibiotiques sont éliminés par la bile. Le traitement des infections biliaires nécessite l'utilisation d'antibiotiques éliminés sous forme active par voie biliaire (thiamphénicol, par exemple).

ÉLIMINATION PAR LE LAIT

Cette voie d'élimination peut présenter un intérêt pour le traitement d'abcès du sein (ex. : spiramycine).

À l'inverse, certains antibiotiques diffusant dans le lait sont à éviter lors de l'allaitement (sulfamides, tétracyclines, quinolones, chloramphénicol, nitro-imidazolés).

Résistance aux antibiotiques

Résistance naturelle

La résistance aux antibiotiques peut être *naturelle* : par exemple, la paroi des colibacilles est imperméable aux pénicillines G ou M, les rendant insensibles à ces antibiotiques.

Le spectre d'un antibiotique désigne l'ensemble des espèces bactériennes *sensibles* à l'antibiotique par effet bactéricide ou bactériostatique. Les espèces non sensibles sont dites *résistantes*.

Résistance acquise

La résistance peut être *acquise*. Le spectre d'activité naturel de l'antibiotique est rétréci en raison d'une modification génétique de la bactérie : il apparaît alors au sein de la population bactérienne sensible des souches résistantes. L'acquisition d'une résistance vis-à-vis des antibiotiques résulte de deux types de mécanismes génétiques :
- *mutation chromosomique* (20 % des résistances), affectant le chromosome ; elle est rare, spontanée, stable, indépendante de l'antibiotique ;
- la résistance est le plus souvent liée à l'acquisition d'un élément génétique transférable, le plasmide, ADN extrachromosomique, qui gouverne la synthèse d'enzymes (ex. : pénicillinases sécrétées par les staphylocoques, bêtalactamases à spectre élargi et céphalosporinases sécrétées par les

bacilles à Gram négatif, entérobactéries productrices de carbapénémases...) inactivant un ou plusieurs antibiotiques. Cette *résistance plasmidique* (80 % des résistances) porte sur plusieurs antibiotiques et est transférable en bloc, d'où l'apparition de bactéries multirésistantes (BMR). Cette multirésistance est due à la pression de sélection exercée par les antibiotiques, notamment lorsqu'ils sont utilisés de façon non justifiée, à des doses insuffisantes ou lors de traitements interrompus prématurément.

En raison de ces modifications de la sensibilité des germes, toujours possibles, on comprend l'intérêt prévisionnel de l'*antibiogramme* qui étudie *in vitro* la sensibilité d'une souche isolée aux antibiotiques ; il ne permet pas pour autant d'affirmer la sensibilité *in vivo* aux mêmes antibiotiques.

L'antibiogramme est réalisé de façon courante en boîte de Pétri par la méthode des disques, et est fondé sur la mesure du diamètre d'inhibition autour du disque imprégné d'une quantité donnée de l'antibiotique considéré.

Spectre d'activité antibactérienne d'un antibiotique

L'utilisation d'un antibiotique implique la connaissance de son spectre d'activité, particulièrement lorsque la prescription précède l'antibiogramme.

Le spectre théorique est fonction des données microbiologiques, de l'épidémiologie de la résistance et des données pharmacocinétiques. Les espèces bactériennes sont, vis-à-vis d'un antibiotique donné, classées en quatre catégories :

- *habituellement sensibles :* plus de 90 % des souches de l'espèce sont sensibles ;
- *résistantes :* au moins 50 % des souches de l'espèce sont résistantes ;
- *modérément sensibles ou de sensibilité intermédiaire :* l'antibiotique est modérément actif *in vitro*. Des résultats cliniques satisfaisants pourront être obtenus si l'antibiotique atteint une concentration suffisante au site de l'infection (utilisation d'une posologie élevée) ;
- *inconstamment sensibles :* un pourcentage variable (de 10 à 50 %) de souches a acquis un caractère de résistance. La sensibilité est donc imprévisible en l'absence d'antibiogramme.

PRINCIPAUX MÉDICAMENTS – POSOLOGIES

Classification des antibiotiques (*tableaux II.359 et II.360*)

Pour pouvoir mieux connaître les antibiotiques afin qu'ils soient utilisés à bon escient, on a procédé à leur classification selon certains critères :

- les antibiotiques ayant une même structure chimique, à l'origine de leur mécanisme d'action, se classent dans une même *famille* ;
- au sein d'une même famille, les antibiotiques peuvent se différencier par leur spectre d'activité et sont réunis alors dans des *groupes* ;
- au sein d'un même groupe, l'activité antibactérienne est identique mais les antibiotiques peuvent se différencier par leurs propriétés pharmacologiques ou leur tolérance.

***Tableau II.359** - Grandes familles d'antibiotiques*

BÊTALACTAMINES
Pénicillines (pénames) • Groupe G • Groupe M (groupe de la méticilline) (antistaphylococciques) • Groupe A (groupe de l'ampicilline) (aminopénicillines) • Carboxypénicillines • Uréidopénicillines • Amidinopénicillines
Carbapénèmes (pénèmes) • Imipénème • Ertapénème • Méropénème • Doripénème
Céphalosporines (céphèmes) • 1re génération (C1G) • 2e génération (C2G) • 3e génération (C3G) • Céphalosporines de 4e génération à spectre étendu • Céphalosporines de 5e génération

Monobactames • Aztréonam
Inhibiteurs irréversibles des bêtalactamases (en association) • Acide clavulanique • Sulbactam • Tazobactam
AMINOSIDES (aminoglycosides)
PHÉNICOLÉS
CYCLINES • Tétracyclines • Glycylcyclines
MACROLIDES • Macrolides • Macrolides apparentés (lincosanides et synergistines) • Macrolides associés
POLYPEPTIDES (polymyxines)
SULFAMIDES
IMIDAZOLÉS
QUINOLONES • Quinolones urinaires • Fluoroquinolones systémiques • Quinolones dites antipneumococciques
ANTIBIOTIQUES DIVERS • Rifamycines • Glycopeptides • Oxazolidinones • Lipopeptides cycliques • Acide fusidique • Fosfomycine • Antibactériens macrocycliques
ANTIBACTÉRIENS DIVERS

***Tableau II.360** - Principaux antibiotiques (Liste I)*
(H) : réservé à l'usage hospitalier

DCI	Spécialités	Voies d'adminis-tration	Posologies adulte (fonction rénale normale)	Nombre de prises par jour
BÊTALACTAMINES : Action bactéricide				
Pénicillines (pénames)				
Groupe de la pénicilline G (Groupe G)				
Pénicilline G	PÉNICILLINE G sodique ou potassique	IM Perf. IV	3 à 6 MUI/j (jusqu'à 50 MUI/j)	3-4
Pénicilline G par voie orale : Pénicilline V	ORACILLINE	Voie orale	2 à 4 MUI/j	3-4
Forme retard de pénicilline G	SIGMACILLINA	IM	2,4 MUI en injection unique (syphilis) ou tous les 15 jours*	
Groupe de la méticilline (Groupe M)				
Oxacilline	BRISTOPEN	Perf. IV	8 à 12 g/j	4-6
Cloxacilline	ORBENINE	Perf. IV Voie orale	50 à 100 mg/kg/j 50 à 100 mg/kg/j	2-6 2-3
Aminopénicillines (Groupe A)				
Ampicilline	TOTAPEN	Voie orale IM Perf. IV	2 g/j 2 g/j 2 à 12 g/j	2 2 3-4
Analogue de l'ampicilline : Amoxicilline	CLAMOXYL et nombreux génériques	Voie orale IM IV - Perf. IV	1 à 2 g/j 2 g/j 2 à 12 g/j	2-3 2 3-4
Carboxypénicillines				
Ticarcilline	TICARPEN (H)	IM IV	250 mg/kg/j	3-8

* Prévention des rechutes de RAA et des infections à pneumocoques (sujets splénectomisés ou drépanocytaires).

DCI	Spécialités	Voies d'administration	Posologies adulte (fonction rénale normale)	Nombre de prises par jour
Uréidopénicillines				
Mezlocilline	BAYPEN (H)	Perf. IV	240 à 300 mg/kg/j	3
Pipéracilline	PIPERILLINE (H)	Perf. IV	200 mg/kg/j	3-4
Amidinopénicillines				
Pivmécillinam	SELEXID	Voie orale	600 à 800 mg/j	2-3
Carbapénèmes (pénèmes)				
Imipénème + cilastatine (thiénamycine)	TIENAM	Perf. IV	2 à 4 g/j	3-4
Ertapénème	INVANZ (H)	Perf. IV	1 g/j	1
Méropénème	MERONEM (H)	IV	1,5 à 3 g/j	3
Doripénème	DORIBAX (H)	Perf. IV	1,5 g/j	3
Céphalosporines (céphèmes)				
Céphalosporines de première génération (C1G)				
Céfazoline	CEFAZOLINE	IM - IV	1,5 à 3 g/j	2-3
Céfalexine	CEPOREXINE KEFORAL	Voie orale	2 g/j	3-4
Céfatrizine	CEFAPEROS	Voie orale	1 à 1,5 g/j	2
Céfradine	DEXEF	Voie orale	2 g/j	2-3
Céfadroxil	ORACEFAL	Voie orale	2 g/j	2
Céfaclor	ALFATIL	Voie orale	750 mg à 1,5 g/j	3
Céphalosporines de deuxième génération (C2G)				
Céfamandole	CEFAMANDOLE (H)	IM - IV	3 g/j	3-4
Céfoxitine	CEFOXITINE (H)	IV	3 à 6 g/j	3
Céfuroxime	ZINNAT (inj. IV H)	IM - IV	1,5 à 2 g/j	2-4
Céfuroxime-axétil	ZINNAT	Voie orale	500 mg à 1 g/j	2
Céphalosporines de troisième génération (C3G)				
Céfotaxime	CEFOTAXIME (H)	IM - IV	3 à 4 g/j	3
Ceftazidime	FORTUM (H)	IM - IV	3 à 6 g/j	3
Ceftriaxone	ROCEPHINE	IM - IV - SC	1 à 2 g/j	1
	TRIACEFAN	IM – SC	1 à 2 g/j	1

DCI	Spécialités	Voies d'administration	Posologies adulte (fonction rénale normale)	Nombre de prises par jour
Cefixime Cefpodoxime proxétyl Cefotiam-hexetil	OROKEN ORELOX TAKETIAM TEXODIL	Voie orale Voie orale Voie orale	400 mg/j 400 mg/j 400 à 800 mg/j	2 2 2
Céphalosporines de quatrième génération à spectre étendu				
Céfépime Cefpirome	AXEPIM (H) CEFROM (H)	IM - IV IV	2 à 6 g/j 2 à 4 g/j	2-3 2
Céphalosporines de cinquième génération (actives sur le SARM)				
Ceftaroline fosamil	ZINFORO	IV	1,2 g/j	2
Monobactames				
Aztréonam	AZACTAM	IM IV Perf. IV	1 à 2 g/j 2 à 3 g/j 2 à 8 g/j	1-2 2-3 2-3
	CAYSTON	Voie pulmonaire	225 mg/j	3
Inhibiteurs des bêtalactamases (en association)				
Acide clavulanique + amoxicilline (co-amoxiclav)	AUGMENTIN et génériques	Voie orale IV	2 à 3 g/j 2 à 12 g/j	3 3-4
Acide clavulanique + ticarcilline (co-ticarciclav)	CLAVENTIN (H)	IV	12 à 15 g/j	3-6
Sulbactam + ampicilline	UNACIM (inj. IV H)	IM - IV	3 à 8 g/j	3-4
Tazobactam + pipéracilline	TAZOCILLINE	Perf. IV	12 à 16 g/j	3
AMINOSIDES : action bactéricide				
Aminosides administrables par voie générale				
Gentamicine	GENTALLINE	IM - Perf. IV	3 à 4 mg/kg/j	1-3
Tobramycine	NEBCINE	IM - Perf. IV	3 mg/kg/j	1-3

DCI	Spécialités	Voies d'adminis-tration	Posologies adulte (fonction rénale normale)	Nombre de prises par jour
Amikacine Nétilmicine Spectinomycine	AMIKLIN (H) NETROMICINE TROBICINE	SC -IM - Perf. IV IM - Perf. IV IM	15 mg/kg/j 4 à 6 mg/kg/j 2 g (injection unique)	1-3 1-3
Aminoside administrable par nébulisation ou inhalation				
Tobramycine	TOBI	Voie pulmonaire	1 amp. 2 fois/j	
	TOBI PODHALER	Voie pulmonaire	112 mg 2 fois/j	
PHÉNICOLÉS* : action bactériostatique				
Thiamphénicol	THIOPHENICOL	Voie orale SC - IM - IV	1,5 à 3 g/j 1,5 à 3 g/j	3-4 2
SULFAMIDES : activité bactériostatique				
Sulfamides d'action générale				
Sulfadiazine	ADIAZINE	Voie orale	100 mg/kg/j	4-6
Sulfamides urinaires				
Sulfaméthizol	RUFOL	Voie orale	600 mg/j	2-3
Sulfamides intestinaux				
Salazosulfapyridine	SALAZOPYRINE	Voie orale	2 à 6 g/j	3-6
Association à la triméthoprime ou à la pyriméthamine				
Triméthoprime + sulfaméthoxazole Pyriméthamine + sulfadoxine	BACTRIM FORTE BACTRIM FANSIDAR	Voie orale Voie orale Perf. IV Voie orale	2 à 3 comp./j 4 à 6 comp./j 4 à 12 amp./j 2 à 3 comp./j	2-3 2-3 2 Prise unique (paludisme)
IMIDAZOLÉS : activité bactéricide				
5-nitro-imidazolés				
Métronidazole	FLAGYL (inj. H)	Voie orale Perf. IV	1 à 1,5 g/j 1 à 1,5 g/j	3 2-3

* Le chloramphénicol n'est plus commercialisé en France.

DCI	Spécialités	Voies d'administration	Posologies adulte (fonction rénale normale)	Nombre de prises par jour
Métronidazole + tétracycline + bismuth	PYLERA	Voie orale	3 gél. × 4/j pendant 10 j	Éradication *Helicobacter pylori*
Ornidazole	TIBERAL (inj. H)	Voie orale Perf. IV	1 à 1,5 g/j 1 à 1,5 g/j	2-3 1-2
N.B. : les imidazolés présentent également une activité antiparasitaire (voir section « *Antiparasitaires* »)				
MACROLIDES : activité bactériostatique				
Macrolides				
Érythromycine et dérivés	ERYTHROCINE EGERY, ERY ERYTHROCINE IV (H)	Voie orale Voie orale Perf. IV.	2 à 3 g/j 1 g/j 2 à 4 g/j	2 à 3 2 4
Spiramycine	ROVAMYCINE (inj. H)	Voie orale Perf. IV	6 à 9 MUI/j 1,5 MUI × 3/j	2-3 3
Josamycine	JOSACINE	Voie orale	1 à 2 g/j	2
Midécamycine	MOSIL	Voie orale	1,6 g/j	2
Roxithromycine	RULID CLARAMID	Voie orale	300 mg/j	2
Azithromycine	ZITHROMAX AZADOSE ORDIPHA	Voie orale Voie orale Voie orale	Posologie variable selon les diverses indications (500 mg à 2 g/j) 1,2 g/semaine 0,5 g/j (3 jours)	1
Clarithromycine	NAXY ZECLAR MONONAXY MONOZECLAR LM ZECLAR IV (H)	Voie orale Voie orale Perf. IV	0,5 à 2 g/j 0,5 à 1 g/j 500 mg × 2 j	2 1 2
Télithromycine	KETEK	Voie orale	800 mg/j	1
Macrolides associés				
Érythromycine + sulfafurazole	PEDIAZOLE	Voie orale	**ENF** : 50 mg/kg/j (en érythromycine)	3
Spiramycine + métronidazole	RODOGYL MISSILOR BIRODOGYL	Voie orale	3 à 4,5 MUI/j (en spiramycine)	2-3

DCI	Spécialités	Voies d'adminis-tration	Posologies adulte (fonction rénale normale)	Nombre de prises par jour
Macrolides apparentés				
Lincosanides : Lincomycine Clindamycine	 LINCOCINE (inj. H) DALACINE (inj. H)	 Voie orale IM - Perf. IV Voie orale IM - Perf. IV	 1,5 à 2 g/j 0,6 à 1,8 g/j 0,6 à 2,4 g/j 0,6 à 2,4 g/j	 3-4 2-3 3-4 3-4
Synergistines (streptogramines) : Pristinamycine Quinupristine + dalfopristine	 PYOSTACINE SYNERCID (H)	 Voie orale Perf. IV	 2 à 3 g/j 7,5 mg/kg toutes les 8 h	 2-3 3
POLYPEPTIDES (POLYMYXINES) : action bactéricide				
Polymyxine E (colistine)	COLIMYCINE COLIMYCINE inhalation	Perf. IV Voie pulmonaire	75 000 à 150 000 UI/kg/j 1 à 6 MUI/j	1-3 1-3
CYCLINES : action bactériostatique				
Tétracyclines				
Métacycline Lymécycline Doxycycline Minocycline	PHYSIOMYCINE LYSOCLINE TETRALYSAL VIBRAMYCINE DOXY DOXYLIS GRANUDOXY SPANOR TOLEXINE DOXYPALU VIBRAVEINEUSE (H) MYNOCINE MESTACINE	Voie orale Voie orale Voie orale Voie orale Perf. IV Voie orale	600 mg/j 600 mg/j 200 mg/j 100 mg/j 200 mg le 1er jour puis 100 mg/j 200 mg/j	2 2 1 1 1-2 1-2
Glycylcyclines				
Tigécycline	TYGACIL (H)	Perf. IV	100 mg/j	2

DCI	Spécialités	Voies d'adminis-tration	Posologies adulte (fonction rénale normale)	Nombre de prises par jour
QUINOLONES : action bactéricide				
Quinolones urinaires				
Acide pipémidique Fluméquine Norfloxacine Énoxacine Loméfloxacine	PIPRAM FORT APURONE NOROXINE ENOXOR LOGIFLOX DECALOGIFLOX	Voie orale Voie orale Voie orale Voie orale Voie orale	800 mg/j 1,2 g/j 800 mg/j 400 à 800 mg/j 400 mg/j	2 3 2 2 1
Fluoroquinolones systémiques				
Péfloxacine Ofloxacine Ciprofloxacine	PEFLACINE (inj. H) OFLOCET (inj. H) MONOFLOCET CIFLOX (inj. H) UNIFLOX	Voie orale Perf. IV Voie orale Perf. IV Voie orale Voie orale Perf. IV Voie orale	800 mg/j 800 mg/j 400 à 600 mg/j 400 mg/j 400 mg en prise unique 0,5 à 1 g/j 400 mg à 1,2 g/j 250 à 500 mg en prise unique	2 2 2 2 2 2-3
Quinolones dites antipneumococciques				
Lévofloxacine Moxifloxacine	TAVANIC (inj. H) IZILOX	Voie orale Perf. IV Voie orale	0,5 à 1 g/j 0,5 à 1 g/j 400 mg/j	1-2 1-2 1
ANTIBIOTIQUES DIVERS				
Rifamycines				
Rifampicine Rifabutine	RIFADINE RIMACTAN (inj. H) ANSATIPINE	Voie orale Perf. IV Voie orale	10 mg/kg/j 10 mg/kg/j 300 à 600 mg/j	1 1 1
Glycopeptides				
Vancomycine	VANCOCINE (H)	Perf. IV Voie orale pour infections digestives	30 mg/kg/j 1 à 2 g/j	2-4 3-4
Téicoplanine	TARGOCID (H)	IM - IV	6 à 12 mg/kg/j	1

DCI	Spécialités	Voies d'adminis-tration	Posologies adulte (fonction rénale normale)	Nombre de prises par jour
Oxazolidinones				
Linézolide	ZYVOXID (H)	Voie orale Perf. IV	1,2 g/j 1,2 g/j	2 2
Lipopeptides cycliques				
Daptomycine	CUBICIN (H)	Perf. IV	4 mg/kg/j	1
Acide fusidique				
	FUCIDINE	Voie orale	1 à 1,5 g/j	2-3
Fosfomycine				
	MONURIL URIDOZ FOSFOPHARM	Voie orale	3 g en prise unique	
Antibactériens macrocycliques				
Fidaxomicine	DIFICLIR	Voie orale	400 mg (infections à *Cl. difficile*)	2
ANTIBACTÉRIENS DIVERS : action bactériostatique				
Nitrofuranes urinaires				
Nitrofurantoïne	FURADANTINE MICRODOINE	Voie orale	150 à 300 mg/j	3
Nitrofuranes intestinaux				
Nifuroxazide	ERCEFURYL	Voie orale	800 mg/j	3-4

Les grandes familles d'antibiotiques sont les suivantes.

Bêtalactamines

- Elles se subdivisent en plusieurs groupes :
  - les pénicillines ;
  - les céphalosporines ;
  - les autres bêtalactamines (carbapénèmes, monobactames, inhibiteurs des bêtalactamases).

- Activité bactéricide.
- Mécanisme d'action : inhibition de synthèse de la paroi des bactéries en phase de croissance.

Pénicillines

Le spectre est fonction de la nature du groupe.

GROUPE DE LA PÉNICILLINE G (GROUPE G)

Spectre : étroit, essentiellement cocci Gram positif (à l'exception des staphylocoques producteurs de pénicillinase) et négatif, bacilles Gram positif, leptospires et tréponème.

GROUPE DE LA MÉTICILLINE (GROUPE M)

Spectre : ces pénicillines (oxacilline et cloxacilline) ne sont pas inactivées par les pénicillinases des staphylocoques et sont utilisées dans le traitement des infections à staphylocoques sensibles (à l'exception des souches résistantes, dites méti-R).

PÉNICILLINES À LARGE SPECTRE (GROUPE A) : GROUPE AMPICILLINE

Elles couvrent le spectre de la pénicilline G et sont actives en plus sur certains bacilles Gram négatif (*Escherichia coli*, *Proteus mirabilis*, salmonelles, shigelles, *Haemophilus influenzae*).

Elles sont toutes inactivées par les pénicillinases y compris celles du staphylocoque et sont inactives sur le bacille pyocyanique.

CARBOXYPÉNICILLINES

La ticarcilline est particulièrement active sur le bacille pyocyanique et les entérobactéries résistant à l'ampicilline ou aux céphalosporines classiques *(Proteus)*.

URÉIDOPÉNICILLINES

La pipéracilline et la mezlocilline sont actives sur les bacilles Gram négatif résistant à l'ampicilline *(Klebsiella)*, sur le bacille pyocyanique et les entérocoques.

AMIDINOPÉNICILLINES

Le pivmécillinam présente un spectre étroit limité aux entérobactéries et est réservé au traitement des infections urinaires.

Céphalosporines

On distingue quatre groupes.

CÉPHALOSPORINES DE PREMIÈRE GÉNÉRATION (C1G)

Elles possèdent un spectre relativement étroit limité aux cocci Gram positif (staphylocoques méti-S) et négatif, et à quelques bacilles Gram négatif (entérobactéries, *Haemophilus influenzae*).

CÉPHALOSPORINES DE DEUXIÈME GÉNÉRATION (C2G)

Elles présentent une meilleure activité sur les entérobactéries, mais leur activité antistaphylococcique est moindre. Certaines d'entre elles (céfamandole, céfuroxime) sont utilisées en antibioprophylaxie chirurgicale.

CÉPHALOSPORINES DE TROISIÈME GÉNÉRATION (C3G)

Elles montrent une augmentation très importante d'activité vis-à-vis notamment des bacilles Gram négatif (CMI très basses), y compris pour les souches multirésistantes grâce à leur haute résistance aux bêtalactamases. Bonne activité sur le bacille pyocyanique pour la ceftazidime.

CÉPHALOSPORINES DE QUATRIÈME GÉNÉRATION À SPECTRE ÉLARGI

Elles possèdent une grande résistance vis-à-vis des céphalosporinases des entérobactéries et du bacille pyocyanique. Elles sont réservées aux infections sévères résistant aux autres bêtalactamines.

CÉPHALOSPORINES DE CINQUIÈME GÉNÉRATION

La ceftaroline est active sur le *Staphylococcus aureus* résistant à la méticilline et sur *Streptococcus pneumoniae* sensible à la pénicilline.

Autres bêtalactamines

INHIBITEURS DES BÊTALACTAMASES

Ces produits n'ont pas d'activité antibactérienne propre ; ils sont utilisés en association avec une autre bêtalactamine dont ils restaurent l'activité antibactérienne neutralisée par l'action des bêtalactamases (notamment staphylocoques, certaines entérobactéries ampicilline-résistantes, *Haemophilus influenzae*).

- Acide clavulanique : utilisé en association avec l'amoxicilline ou avec la ticarcilline.

- Sulbactam, associé à l'ampicilline ou à une autre bêtalactamine.
- Tazobactam, associé à la pipéracilline.

CARBAPÉNÈMES

Ils possèdent un spectre exceptionnellement large : cocci Gram positif (sauf staphylocoques méti-R), bacilles Gram négatif (y compris les souches sécrétant des bêtalactamases à spectre élargi, devenues résistantes aux céphalosporines de 3e génération et à l'aztréonam), anaérobies Gram positif et Gram négatif (*Bacteroides*).

MONOBACTAMES (AZTRÉONAM)

Le spectre est limité aux cocci et aux bacilles Gram négatif aérobies, y compris le bacille pyocyanique.

Aminosides

- Activité bactéricide.
- Mécanisme d'action : inhibition de la synthèse protéique.
- Spectre large, en association avec d'autres familles d'antibiotiques, dans le traitement des affections graves :
  - staphylocoque méti-S ;
  - bacilles Gram négatif (entérobactéries) ;
  - bacilles Gram positif aérobies (*Listeria*) ;
  - la spectinomycine est utilisée dans le traitement de la gonococcie (injection unique).

Phénicolés

- Activité bactériostatique.
- Mécanisme d'action : inhibition de la synthèse protéique.
- Spectre théorique large.
- À réserver aux infections à germes résistant aux autres antibiotiques mieux tolérés ou en cas de contre-indication des bêtalactamines (*Haemophilus*).

Cyclines

- Activité bactériostatique.
- Mécanisme d'action : inhibition de la synthèse protéique.

- Spectre large : Gram positif et négatif (mais nombreuses résistances des bacilles Gram négatif), *Brucella*, *Mycoplasma*, *Chlamydia*, *Rickettsiae*, *Pasteurella*, leptospires, tréponème, gonocoque.
- Pour les glycylcyclines (tigécycline) : staphylocoques, streptocoques, entérocoques résistants.

Macrolides et apparentés

- Activité bactériostatique.
- Mécanisme d'action : inhibition de la synthèse protéique.

Groupe des macrolides (ex. : érythromycine)

Spectre d'activité :

- staphylocoques méti-S, streptocoques, pneumocoques (sensibilité inconstante), gonocoques ;
- *Bordetella pertussis*, *Helicobacter pylori*, *Corynebacterium diphteriae* ;
- *Legionella* (légionellose), *Chlamydiae*, mycoplasmes, rickettsies, tréponème, *Borrelia* (maladie de Lyme), leptospires, *Toxoplasma* (toxoplasmose), anaérobies ;
- résistance des entérobactéries, des entérocoques et du bacille pyocyanique.

Groupe des macrolides apparentés

Spectre d'activité :

- lincosamides : anaérobies, staphylocoques ;
- synergistines : excellents antistaphylococciques, pneumocoque, *Haemophilus influenzae*.

Polypeptides (polymyxines)

- Activité bactéricide.
- Mécanisme d'action : inhibition de la synthèse de la membrane cytoplasmique.
- Spectre étroit :
  - bacilles Gram négatif (sauf *Proteus*, *Providencia*, *Serratia*, anaérobies) ;
  - bacille pyocyanique.

Sulfamides

- Activité : bactériostatique.
- Mécanisme d'action : inhibition de la synthèse de l'acide folique.
- Traitement de référence des infections à germes intracellulaires : *Chlamydiae*, mycoplasmes, légionnelles.
- Les macrolides sont largement utilisés dans les infections respiratoires hautes et basses, stomatologiques, cutanées ou génitales.
- Spectre large mais nombreuses résistances (entérobactéries en particulier), *Toxoplasma*, *Nocardia*, *Pneumocystis*.

Imidazolés

Groupe des 5-nitro-imidazolés

Spectre :
- bactéries anaérobies Gram positif et Gram négatif ;
- parasites.

Groupe des benzimidazolés

Spectre : parasites (voir section « *Antiparasitaires – Antipaludéens* », p. 1262).

Quinolones

- Activité bactéricide.
- Mécanisme d'action : inhibition de la synthèse de l'ADN bactérien.

Groupe des quinolones urinaires

- Spectre : essentiellement bacilles Gram négatif, sauf le bacille pyocyanique.
- Indication : essentiellement infections urinaires.

Groupe des fluoroquinolones

- Action systémique.
- Spectre large : staphylocoques et bacilles Gram négatif (entérobactéries, bacille pyocyanique), *Mycoplasma*, *Chlamydia*, *Legionella*.
- Pour la moxifloxacine et la lévofloxacine : pneumocoques.

Antibiotiques divers

Rifamycines

- Activité bactéricide.
- Mécanisme d'action : inhibition enzymatique du métabolisme bactérien.
- Spectre de la rifampicine : bacilles Gram négatif (*Brucella*, *Legionella*), mycobactéries (tuberculose et lèpre), staphylocoques.

Glycopeptides : vancomycine et téicoplanine

- Activité bactéricide.
- Mécanisme d'action : inhibition de la synthèse de la paroi bactérienne.
- Spectre étroit : cocci Gram positif (surtout staphylocoques méti-R et entérocoques).

Oxazolidinones : linézolide

- Mécanisme d'action : inhibition de la synthèse des protéines.
- Spectre étroit : bactéries aérobies Gram positif (entérocoques, streptocoques, staphylocoques, y compris méti-R) et quelques germes anaérobies.

Lipopeptides cycliques : daptomycine

Spectre étroit : bactéries Gram positif résistantes aux autres antibiotiques (staphylocoques, streptocoques, entérocoques).

Acide fusidique

- Activité bactériostatique.
- Mécanisme d'action : inhibition de la synthèse des protéines.
- Spectre étroit : staphylocoques et anaérobies Gram positif.

Fosfomycine

- Activité bactéricide.
- Mécanisme d'action : inhibition de la synthèse de la paroi bactérienne.
- Spectre large :
  - staphylocoques (y compris méti-R) ;
  - bacilles Gram négatif.

Antibactériens macrocycliques

La fidaxomicine est utilisée chez l'adulte dans les infections à *Clostridium difficile*.

Antibactériens divers

- Spectre étroit : entérobactéries (*E. coli*, certains *Proteus*).
- Indications limitées aux infections urinaires non compliquées et aux infections intestinales.

CONDUITE D'UN TRAITEMENT ANTIBIOTIQUE

- L'antibiothérapie n'est utilisée que dans les circonstances où l'on est en droit d'en attendre un bénéfice, c'est-à-dire infection bactérienne déclarée et identifiée ou, à la rigueur, infection probable lorsqu'il s'agit d'une situation clinique grave.
- L'antibiothérapie doit être adaptée aux germes responsables de l'infection (antibiogramme).

Durée du traitement

Les données cliniques et bactériologiques ont une grande importance pour définir la durée du traitement. Elle est de 7 jours dans la majorité des cas (recommandations de l'HAS).

Pour d'autres infections, les durées préconisées sont plus longues :
- angine à streptocoque : 8 à 10 jours ;
- septicémie : 3 à 4 semaines ;
- endocardite : 4 à 6 semaines ;
- méningite : 10 à 30 jours ;
- infection ostéoarticulaire : 4 à 6 semaines ;
- tuberculose : 6 à 11 mois.

Il faut par ailleurs noter qu'un certain nombre de « traitements-minute » sont actuellement proposés (ex. : traitement de l'urétrite gonococcique).

Aide du laboratoire en biologie

En raison des phénomènes de résistance acquise, le choix d'un traitement antibiotique ne peut être fait en se fondant seulement sur le spectre d'activité théorique. L'aide du laboratoire est nécessaire pour guider ou rectifier la prescription ; ce dernier est en effet en mesure d'apprécier l'activité des antibiotiques sur une bactérie isolée, elle-même responsable de l'état infectieux du malade. Pour toute infection sévère, il est important d'avoir fait, avant tout traitement, les prélèvements bactériologiques nécessaires (à l'exception du *purpura fulminans*, où il y a urgence absolue à traiter sans attendre la ponction lombaire).

L'isolement du germe responsable de l'infection permettra la mise en place d'un traitement dit « documenté » ; dans le cas inverse, on parle de traitement « probabiliste ».

Dans le cas d'une documentation bactériologique (notamment d'un antibiogramme), la réévaluation doit être réalisée entre la 48e et la 72e heure (passage à un antibiotique à spectre plus étroit, arrêt d'une bithérapie, changement d'antibiotique en cas d'inefficacité...).

Le laboratoire doit pouvoir répondre à au moins trois questions :

À quel(s) antibiotique(s) la souche est-elle sensible ?

La sensibilité des germes est appréciée par l'antibiogramme bactériostatique, réalisé le plus couramment par la méthode des disques (voir précédemment paragraphe « *Résistance aux antibiotiques* », p. 1075). Les germes sont alors définis comme « résistants » (R), « sensibles » (S) ou de « sensibilité intermédiaire ».

L'activité antibiotique est-elle bactéricide ou bactériostatique ?

La détermination de la CMI et de la CMB (voir précédemment paragraphe « *Sensibilité des bactéries aux antibiotiques* », p. 1068) et du rapport CMB/ CMI permet de préciser la nature de l'activité antibiotique. En clinique, cette distinction a une grande importance.

Le plus souvent, l'effet bactériostatique suffit en limitant la prolifération bactérienne et en permettant aux défenses de l'organisme d'entrer en jeu sans être dépassées. En revanche, dans des infections sévères (endocardites, septicémies, infections chroniques sur terrain fragilisé), il est très important d'utiliser un traitement antibiotique exerçant un effet bactéricide puissant.

Est-il utile d'associer des antibiotiques ?

Il y a plusieurs raisons théoriques d'associer des antibiotiques :

- élargir le spectre antibactérien en cas d'infection non documentée ou polymicrobienne ;
- éviter la sélection de germes résistants par mutation chromosomique lors d'une monothérapie ; c'est sur cette notion que sont fondés les schémas de traitement de la tuberculose (ex. : association isoniazide, éthambutol, rifampicine, pyrazinamide) ;
- renforcer la bactéricidie.

L'association d'antibiotiques n'est justifiée que dans quelques cas précis liés au patient (neutropénique, immunodéprimé, infection nosocomiale), au site (endocardite, pneumonie grave non documentée, infections abdominales) ou au germe (mycobactérie, staphylocoque, certaines entérobactéries, *Pseudomonas*...).

Surveillance au laboratoire des traitements antibiotiques

Deux types d'examens de laboratoire sont utiles lorsqu'on traite des infections sévères, particulièrement chez certains patients.

Dosage des antibiotiques dans le sérum

L'intérêt de ce dosage est de vérifier que le taux sérique de l'antibiotique est nettement supérieur à la CMI vis-à-vis du germe et inférieur à la concentration toxique (voir précédemment *Le quotient inhibiteur*, dans le paragraphe « *Action des antibiotiques* in vivo », p. 1069).

Deux familles d'antibiotiques nécessitent un suivi thérapeutique par la mesure des concentrations plasmatiques : aminosides et glycopeptides (voir *tableau II.364*, p. 1107).

Étude du pouvoir inhibiteur du sérum

Elle consiste à apprécier l'activité du sérum dilué du malade contenant l'antibiotique sur le germe responsable de l'infection. Le pouvoir bactéricide correspond à la plus forte dilution du sérum, associée à l'absence de croissance bactérienne.

EFFETS INDÉSIRABLES – INTERACTIONS MÉDICAMENTEUSES – CONTRE-INDICATIONS

Effets indésirables

Les antibiotiques peuvent induire chez le malade divers effets non désirés :

- les uns sont des accidents toxiques. Ils sont dose-dépendants et prévisibles ;
- d'autres accidents sont dits allergiques ;
- il existe aussi des accidents « microbiologiques », liés à l'efficacité du traitement :
  - soit par destruction brusque des bactéries et libération d'endotoxines (choc toxinique),
  - soit par modification de la flore saprophyte de l'hôte : les bactéries saprophytes étant détruites, certains agents infectieux résistants peuvent se développer en provoquant par exemple des diarrhées et des troubles digestifs.

Le *tableau II.361* (p. 1098) présente les principaux effets indésirables des antibiotiques. La fréquence et l'intensité de ces effets sont liées à la durée du traitement, à la posologie utilisée et aux antécédents du malade.

En complément de ce tableau, il faut savoir que :

- Tous les antibiotiques peuvent provoquer des troubles digestifs par déséquilibre de la flore intestinale.
- Chez l'enfant, les posologies doivent être adaptées. Elles sont exprimées généralement en mg/kg. Certains antibiotiques ne sont pas indiqués chez l'enfant (absence d'études cliniques). Les fluoroquinolones sont contre-indiquées chez l'enfant jusqu'à la fin de la période de croissance (altération des cartilages de conjugaison).
- Chez le nouveau-né et le nourrisson, il est recommandé d'utiliser prioritairement les bêtalactamines et les macrolides, en évitant les cyclines, les sulfamides, les fluoroquinolones et les phénicolés.

- Chez les insuffisants rénaux et/ou hépatiques, la posologie de l'antibiotique sera adaptée en fonction du degré de l'insuffisance fonctionnelle et de la voie d'élimination de l'antibiotique.

Interactions médicamenteuses

Voir le *tableau II.362*, p. 1100.

Contre-indications

Elles concernent pour l'essentiel :
- la femme enceinte : les cyclines, les sulfamides, la nitrofurantoïne, certains aminosides (streptomycine, kanamycine), les phénicolés et les quinolones sont contre-indiqués ;
- les patients présentant certaines pathologies, notamment celles indiquées au *tableau II.363*, p. 1104 ;
- certaines associations médicamenteuses : voir « *Interactions médicamenteuses* ».

Tableau II.361 - *Toxicité des antibiotiques*

		Réactions allergiques	Toxicité rénale	Toxicité auditive	Toxicité neurologique	Toxicité hépatique	Toxicité hématologique	Divers
Bêtalactamines	Pénicillines		①		②			
	Céphalosporines							
Carbapénèmes								
Monobactames								
Aminosides								Perfusion continue à proscrire Blocage neuromusculaire
Tétracyclines				③				Intolérance digestive Dents jaunes chez **ENF** < 8 ans Photosensibilisation (éviter toute exposition au soleil)
Phénicolés								Contre-indiqué chez **NN** et **prématuré** (syndrome du « bébé gris »)
Polypeptides			④					
Macrolides								Intolérance digestive Troubles du rythme cardiaque et allongement de l'intervalle QT
Macrolides apparentés	Synergistines							
	Lincosamides							Colite pseudomembraneuse
Rifamycines								Coloration orangée des urines Syndrome grippal

	Réactions allergiques	Toxicité rénale	Toxicité auditive	Toxicité neurologique	Toxicité hépatique	Toxicité hématologique	Divers
Glycopeptides							Toxicité veineuse (phlébite)
Acide fusidique							
Sulfamides et associations							Syndrome de Lyell - Toxidermie Photosensibilisation
Fluoroquinolones							Intolérance digestive Photosensibilisation (éviter toute exposition au soleil) Troubles du rythme cardiaque et allongement de l'intervalle QT Arthralgies et tendinopathies
Nitro-imidazolés							Intolérance digestive Coloration brunâtre des urines
Nitrofurantoïne					⑤		Intolérance digestive Toxicité pulmonaire Coloration brunâtre des urines
Métronidazole							Éviter la prise d'alcool Intolérance digestive

① Quelques accidents de toxicité rénale avec les pénicillines antistaphylococciques (méticilline)
② La pénicilline G à fortes doses peut entraîner des convulsions en perfusion veineuse
③ Pour la minocycline : toxicité vestibulaire, réactions d'hypersensibilité
④ Insuffisance rénale réversible, à fortes doses ou en usage prolongé ou chez l'insuffisant rénal
⑤ Toxicité hépatique rare en cas de traitement prolongé

- Pas de toxicité
- Toxicité moyenne
- Toxicité importante

Tableau II.362 - *Interactions médicamenteuses des antibiotiques justifiant une contre-indication (CI) ou une association déconseillée (AD)*

Antibiotiques	Autres médicaments	Niveau	Mécanismes et conséquences
• De nombreux cas d'augmentation de l'activité des anticoagulants oraux ont été observés chez des patients recevant des antibiotiques, certaines classes d'antibiotiques étant davantage impliquées (fluoroquinolones, macrolides, cyclines, cotrimoxazole, certaines céphalosporines). Cette interaction requiert un contrôle plus fréquent de l'INR et une adaptation éventuelle de la posologie de l'anticoagulant			
Aminosides			
	• Aminosides	CI	• Risque accru d'ototoxicité et de néphrotoxicité
	• Toxine botulique	AD	• Risques d'augmentation des effets de la toxine botulique
	• Polymyxine B	AD	• Addition des effets néphrotoxiques
Cyclines			
	• Rétinoïdes	CI	• Risques d'hypertension intracrânienne
	• Vitamine A	CI	• Risque d'hypertension intracrânienne
Fluoroquinolones			
• Énoxacine	• Théophylline	CI	• Surdosage en théophylline par réduction de son métabolisme
	• Duloxétine	CI	• Augmentation des effets indésirables de la duloxétine
	• Caféine	AD	• Augmentation des concentrations plasmatiques de caféine (excitation, hallucinations)
	• Fenbufène	AD	• Risque d'apparition de convulsions par addition d'effets indésirables neurologiques
• Ciprofloxacine	• Méthotrexate	AD	• Augmentation de la toxicité du méthotrexate

Antibiotiques	Autres médicaments	Niveau	Mécanismes et conséquences
*Macrolides**			
• Macrolides (sauf spiramycine)	• Cisapride	CI	• Risque majoré de troubles du rythme
	• Dérivés de l'ergot de seigle (ergotamine, dihydroergotamine)	CI	• Ergotisme avec possibilité de nécrose des extrémités (réduction du métabolisme hépatique des dérivés de l'ergot de seigle)
	• Colchicine	CI	• Augmentation des effets indésirables de la colchicine aux conséquences potentiellement létales
	• Dérivés ergotés dopaminergiques	AD	• Augmentation des concentrations plasmatiques du dopaminergique
• Clarithromycine (en plus des interactions communes aux macrolides ci-dessus)	• Alfuzosine	AD	• Risque d'augmentation des concentrations plasmatiques d'alfuzosine et de ses effets indésirables
	• Bépridil	CI	• Risque majoré de troubles du rythme
	• Disopyramide	AD	• Risque majoré des effets indésirables du disopyramide (hypoglycémies, troubles du rythme)
	• Ébastine	AD	• Risque majoré de troubles du rythme
	• Halofantrine	AD	• Risque majoré de troubles du rythme
	• Immunosuppresseurs	AD	• Augmentation importante des concentrations sanguines de l'immunosuppresseur (inhibition de son métabolisme hépatique)
	• Irinotécan	AD	• Risque majoré des effets indésirables de l'irinotécan
	• Luméfantrine	AD	• Risque majoré de troubles du rythme
	• Mizolastine	CI	• Risque de troubles du rythme ventriculaire (torsades de pointe)
	• Pimozide	CI	• Risque de troubles du rythme ventriculaire (torsades de pointe)
	• Sertindole	CI	• Risque de troubles du rythme ventriculaire (torsades de pointe)
	• Simvastatine	CI	• Risque majoré d'effets indésirables (rhabdomyolyse)
	• Ticagrelor	CI	• Augmentation importante des concentrations de ticagrelor
	• Toltérodine	AD	• Augmentation des concentrations de toltérodine

* Certains macrolides (érythromycine, spiramycine) étant susceptibles de donner des torsades de pointe, leur utilisation par voie intraveineuse avec un autre médicament torsadogène (antiarythmiques de la classe Ia et III, certains neuroleptiques) est contre-indiquée.

Antibiotiques	Autres médicaments	Niveau	Mécanismes et conséquences
• Érythromycine (en plus des interactions communes aux macrolides et des interactions de la clarithromycine ci-dessus)	• Buspirone • Carbamazépine • Théophylline • Triazolam	AD AD AD AD	• Augmentation des concentrations plasmatiques de buspirone (sédation accrue) • Augmentation des concentrations plasmatiques de carbamazépine (signes de surdosage) • Surdosage en théophylline • Majoration des effets indésirables du triazolam
• Josamycine (en plus des interactions communes aux macrolides)	• Disopyramide • Ébastine • Halofantrine • Ivabradine • Pimozide • Tacrolimus • Triazolam	AD AD AD CI CI AD AD	• Risque majoré des effets indésirables du disopyramide (hypoglycémies, troubles du rythme) • Risque majoré de troubles du rythme • Risque majoré de troubles du rythme • Augmentation des concentrations plasmatiques de l'ivabradine et de ses effets indésirables • Risque majoré de troubles du rythme • Augmentation des concentrations sanguines du tacrolimus • Majoration des effets indésirables du triazolam
• Télithromycine (en plus des interactions communes aux macrolides)	• Anticonvulsivants inducteurs enzymatiques • Atorvastatine • Immunosuppresseurs • Irinotécan • Millepertuis • Mizolastine • Pimozide • Rifampicine • Simvastatine	AD CI AD AD AD CI CI AD CI	• Diminution des concentrations plasmatiques de télithromycine • Risques majorés d'effets indésirables (rhabdomyolyse) • Augmentation importante des concentrations sanguines de l'immonusuppresseur • Risques majorés d'effets indésirables de l'irinotécan • Diminution des concentrations plasmatiques de télithromycine • Risque de troubles du rythme ventriculaire (torsades de pointe) • Risque de troubles du rythme ventriculaire (torsades de pointe) • Diminution très importante des concentrations plasmatiques de télithromycine • Risque majoré d'effets indésirables (rhabdomyolyse)

Antibiotiques	Autres médicaments	Niveau	Mécanismes et conséquences
	• Triazolam	AD	• Augmentation des concentrations plasmatiques de triazolam
Imidazolés			
• Métronidazole, ornidazole	• Alcool	AD	• Effet antabuse
• Métronidazole	• Busulfan (fortes doses)	AD	• Augmentation des concentrations de busulfan
	• Disulfirame	AD	• Risque d'épisodes de psychose aiguë ou d'état confusionnel
Pénicillines			
	• Méthotrexate	AD	• Augmentation des effets et de la toxicité hématologique du méthotrexate
Polymyxines B			
	• Aminosides	AD	• Addition des effets néphrotoxiques
Rifamycines Se reporter à la section *« Antituberculeux », tableau II.367*, p. 1123			
Sulfamides			
• Sulfaméthizol	• Méthénamine	AD	• Précipitation cristalline des voies urinaires
	• Phénytoïne, fosphénytoïne	AD	• Augmentation des concentrations plasmatiques de phénytoïne
• Sulfaméthoxazole + triméthoprime (cotrimoxazole)	• Méthotrexate	CI	• Augmentation de la toxicité hématologique du méthotrexate
	• Antivitamines K	AD	• Augmentation importante de l'effet de l'AVK et du risque hémorragique
	• Phénytoïne, fosphénytoïne	AD	• Augmentation des concentrations plasmatiques de phénytoïne
Autres antibiotiques			
• Linézolide	• Bupropione • Dextrométhorphane	CI CI	• Risque de crises hypertensives • Risque d'apparition d'un syndrome sérotoninergique (diarrhées, tachycardie, sueurs, tremblements)

Antibiotiques	Autres médicaments	Niveau	Mécanismes et conséquences
	• IMAO-B sélectifs	CI	• Risque de poussées hypertensives
	• Inhibiteurs sélectifs de la recapture de la sérotonine	AD	• Risque d'apparition d'un syndrome sérotoninergique
	• Péthidine	CI	• Risque d'apparition d'un syndrome sérotoninergique
	• Sympathomimétiques indirects	AD	• Risque de vasoconstriction et/ou de poussées hypertensives
	• Tramadol	CI	• Risque d'apparition d'un syndrome sérotoninergique
	• Triptans métabolisés par la MAO	CI	• Risque d'hypertension artérielle coronaire et de vasoconstriction artérielle
	• Triptans non métabolisés par la MAO	AD	• Risque d'hypertension artérielle coronaire et de vasoconstriction artérielle

***Tableau II.363** - Pathologies contre-indiquant l'utilisation de certains antibiotiques*

Pathologies	Antibiotiques contre-indiqués
Allergies	Toute allergie à un antibiotique (notamment aux bêtalactamines) en contre-indique une utilisation ultérieure
Mononucléose infectieuse	Ampicilline, amoxicilline
Myasthénie	Aminosides, doxycycline et colistine injectables
Allergie à la lidocaïne	Toutes les formes injectables IM renfermant de la lidocaïne (solvant)
Déficit en G6-phosphate déshydrogénase	Sulfamides, quinolones (risque d'hémolyse)
Porphyries	Rifampicine
Antécédents de tendinopathie	Fluoroquinolones
Asthme	Doxycycline IV
Allongement de l'espace QT à l'ECG	Érythromycine IV, télithromycine, moxifloxacine, spiramycine IV

Administration et conseils au patient

Objectifs du traitement médicamenteux

- L'antibiothérapie curative est justifiée en cas d'infection bactérienne prouvée cliniquement ou bactériologiquement. Les infections virales (angines virales par exemple) ne doivent pas être traitées par les antibiotiques (sauf secondairement en cas de surinfections bactériennes).
- L'antibiothérapie préventive est indiquée dans la prévention d'une infection bactérienne dans des circonstances définies : prévention de l'infection de site opératoire, de l'endocardite bactérienne, du rhumatisme articulaire aigu ou d'une maladie contagieuse (méningite à méningocoque par exemple).

Plan de prise

- Le plan de prise est fonction de la voie d'administration (orale ou injectable) et de l'antibiotique utilisé (voir *tableau II.360*, p. 1079).
- La durée habituelle de traitement est de 7 jours dans les infections documentées. Des traitements plus courts sont possibles (en dose unique ou sur 3 jours dans le traitement des infections urinaires par exemple).
- Certaines infections sévères ou profondes nécessitent des traitements longs : infections osseuses, endocardites, prostatites, neutropénie fébrile, état septique grave…

Modalités d'administration

- S'assurer que les prélèvements bactériologiques ont bien été effectués **avant l'administration** de la première dose d'anti-infectieux.

- Lors d'une administration par voie orale, certains antibiotiques doivent être administrés en dehors des repas : rifampicine, oxacilline et cloxacilline, lincomycine, pénicilline V, érythromycine.
- Effectuer une rotation des points d'administration intraveineuse, toutes les 24 ou 48 h.
- Dans le cas d'une perfusion, veiller à ce que le médicament soit dilué dans le soluté de perfusion recommandé. Ainsi, la pénicilline G, l'amoxicilline et l'érythromycine ne doivent pas être perfusées dans un glucosé à 5 % (instabilité) mais dans un chlorure de sodium à 0,9 %. À l'inverse, la péfloxacine et la spiramycine ne sont pas compatibles en perfusion dans le chlorure de sodium à 0,9 %.

Observance du traitement

Il est nécessaire de respecter les posologies, les modalités d'administration adaptées à l'antibiotique utilisé et à la pathologie du patient (voie d'administration, dose de charge si besoin, rythme, monodose ou multidose journalière, perfusion continue...) de façon à assurer des concentrations antibiotiques appropriées au site de l'infection.

Surveillance de l'efficacité et de la tolérance

- Évaluation de l'efficacité du traitement : surveillance de la température et de l'état général (reprise de l'appétit).
- Surveillance de l'apparition des effets indésirables :
  - réactions allergiques ou d'hypersensibilité : signes cutanés (rougeur, prurit, éruptions cutanées), œdèmes (face, membres, paupières), accidents graves de type choc anaphylactique ou œdème de Quincke (œdème de la glotte) ;
  - troubles digestifs : nausées, vomissements, diarrhée ;
  - effets indésirables spécifiques de chaque famille d'antibiotiques (voir *tableau II.361*, p. 1098).

- Surveillance biologique :
  - prélèvements bactériologiques réguliers (ECBU, hémoculture, coproculture...) ;
  - antibiogramme ;
  - numération formule sanguine (NFS) : numération des leucocytes et vitesse de sédimentation ;
  - CRP *(C Reactive Protein)* : témoin de l'inflammation due à l'infection ;
  - bilan hépatique ou rénal en fonction du profil d'effets secondaires de l'antibiotique utilisé.
- En cas de dosage plasmatique (aminosides, glycopeptides), il est nécessaire de respecter le moment de prélèvement (voir *tableau II.364* ci-dessous) :
  - au pic plasmatique (concentration maximale) : prélèvement 1/2 h (aminosides) à 1 h (glycopeptides) après la fin d'une perfusion, ou 1 h après une administration par voie intramusculaire ;
  - en résiduel (concentration minimale) : prélèvement dans la demi-heure précédant l'administration suivante.

Tableau II.364 *- Suivi thérapeutique des antibiotiques*

Concentrations optimales (mg/L)	Pic plasmatique		Taux résiduel	
	2 à 3 injections par jour	1 injection par jour	2 à 3 injections par jour	1 injection par jour
Gentamicine Nétilmicine Tobramycine	5 à 12 5 à 12 5 à 12	16 à 25 16 à 25 20 à 25	< 2 < 2 < 2	< 1 < 1 < 1
Amikacine	15 à 25	40 à 60	< 5	< 2,5
Vancomycine	15 à 20 (perf. 500 mg) 15 à 20 (perf. 1 g) 20 à 30 (perf. continue 2 g/j ou 24 mg/kg/h)		10 à 20	
Téicoplanine		20 à 50		10 à 20

Conseils hygiéno-diététiques

Boire beaucoup d'eau en cours de traitement (environ 2,5 litres d'eau minérale par jour).

Autres conseils au patient

- Demander au patient s'il a déjà eu une réaction inhabituelle après l'administration d'un anti-infectieux telle qu'une éruption cutanée, de l'urticaire ou une difficulté à respirer.
- Il peut être nécessaire de conseiller une flore de substitution (type Ultra-Levure®) au patient âgé de plus de 65 ans ou de moins de 6 ans, au patient présentant des antécédents de diarrhée associée aux antibiotiques ou de « côlon irritable » ou lors des traitements par association d'antibiotiques, par antibiotique à « large spectre » ou à élimination biliaire.
- Le traitement doit être poursuivi, même si le patient se sent mieux, au risque de voir réapparaître l'infection.
- Il faut respecter le mode et l'horaire d'administration du médicament.
- Les anti-infectieux ne doivent être utilisés que sous surveillance médicale : le patient doit signaler à son médecin la survenue d'effets indésirables tels que diarrhée persistante ou manifestations cutanées.
- Si le médicament prescrit à un enfant se présente en granulés pour sirop, il faut le reconstituer en ajoutant la quantité d'eau nécessaire jusqu'au repère sur le flacon et l'agiter jusqu'à dissolution complète. La conservation devra se faire au réfrigérateur 15 jours au maximum après avoir noté la date de mise en solution sur le flacon.
- Expliquer au patient ou à la patiente qu'il (elle) doit informer son médecin :
  - en cas de persistance de signes généralement passagers pouvant apparaître en début de traitement : nausées, vomissements, diarrhées… ;

- s'il a déjà eu une maladie rénale ;
- en cas de grossesse, d'allaitement ou si elle souhaite devenir enceinte.

Antituberculeux

NOTIONS ESSENTIELLES

- La tuberculose est une maladie infectieuse due aux mycobactéries (*Mycobacterium tuberculosis* ou bacille de Koch, et *Mycobacterium avium*) actuellement en recrudescence dans les pays développés, mais surtout dans ceux en voie de développement, en raison d'une prévalence accrue chez les malades atteints par le VIH et vivant dans des conditions précaires.
- Le traitement ne doit débuter qu'une fois obtenue la preuve bactériologique (présence des bacilles acido-alcoolo-résistants et/ou culture positive) ou histologique de la tuberculose.
  L'examen bactériologique comporte l'examen direct, la mise en culture du milieu spécifique et l'antibiogramme.
- Le traitement de première intention repose sur une quadrithérapie de 2 mois (rifampicine + isoniazide + pyrazinamide + éthambutol) suivie d'une bithérapie (rifampicine + isoniazide) pendant les 4 mois suivants.
- Les antituberculeux de deuxième intention (rifabutine, aminosides, fluoroquinolones, etc.) s'utilisent en cas de multirésistance (échec ou rechute) ou d'intolérance au traitement de première intention, la durée du traitement étant alors prolongée (11 mois).
- L'administration est réalisée en une prise orale à jeun, quotidienne et régulière. L'utilisation de spécialités associant plusieurs antituberculeux est susceptible de faciliter l'administration et d'améliorer l'observance.
- La surveillance comporte des examens réguliers tout au long du traitement, permettant d'en apprécier l'efficacité (radio-

logie et bactériologie) et la tolérance (fonction hépatique et rénale, acide urique, NFS, examen ophtalmologique pour l'éthambutol).

GÉNÉRALITÉS

L'incidence de la tuberculose en France était en 2010 de 8,1 cas/ 100 000 habitants. Il existe une grande disparité des cas sur le territoire, l'Île-de-France étant la région la plus touchée après la Guyane (16,3 notifications/100 000 habitants à Paris et 31,4 en Seine-Saint-Denis).

Les personnes touchées par la tuberculose sont le plus souvent immunodéprimées et soit issues de certaines zones géographiques à forte densité de population, soit en situation de précarité, soit venant des pays où l'endémie est importante (Afrique subsaharienne, Afrique du Nord, Asie...), soit des personnes âgées infectées à une époque où l'endémie tuberculeuse était élevée en France (100 cas/100 000 habitants en 1936).

L'infection tuberculeuse

La tuberculose humaine est une infection bactérienne chronique nécrosante, dont l'agent responsable est *Mycobacterium tuberculosis* ou bacille de Koch (BK). Elle peut toucher différents organes (tuberculose pulmonaire, ganglionnaire, osseuse, articulaire, méningée...) mais seules les tuberculoses respiratoires (laryngées, bronchiques et pulmonaires) et pleurales sont contagieuses.

La transmission est aérienne (salive émise par la parole) et favorisée par les éternuements et la toux lors de contacts rapprochés (2 à 3 mètres) et répétés (temps de contact cumulé de 8 heures pendant la période de contagiosité).

Une vaccination par le BCG ne réduit pas significativement le risque de développer une tuberculose, mais la vaccination diminue chez les nourrissons d'environ 80 % le risque d'évolution vers une forme grave de tuberculose (méningite ou miliaire tuberculeuse).

Il faut distinguer :

L'infection tuberculeuse latente (ITL)

Elle correspond à la primo-infection tuberculeuse après contamination par le bacille tuberculeux. Elle est le plus souvent inapparente et guérit dans 90 % des cas (mais moins fréquemment chez les patients immunodéprimés). La personne infectée n'est pas contagieuse. L'intradermoréaction (IDR) à la tuberculine est à la base du diagnostic de l'ITL : la réaction inflammatoire obtenue est lue après 48 à 72 heures et révèle un contact antérieur avec le bacille tuberculeux ou le vaccin selon le diamètre d'induration obtenu (diamètre > 10 mm). L'IDR peut être remplacée et/ou complétée par un test sanguin *in vitro* dosant l'interféron gamma (QUANTIFÉRON-TB, T-Spot TB). Les tests de libération de l'interféron gamma par les lymphocytes T exposent à moins de résultats faussement positifs, notamment chez les personnes vaccinées par le BCG.

La tuberculose maladie (TM)

Elle va se développer chez environ 10 % des personnes infectées (5 % des patients dans les deux premières années), le risque diminuant avec le temps suivant la primo-infection. Il est plus important chez les enfants âgés de moins de 5 ans et les personnes dont l'immunité est affaiblie.

Le diagnostic repose sur :
- l'altération de l'état général : amaigrissement, fatigue, fièvre, sueurs nocturnes ;
- les signes cliniques respiratoires persistant plus de trois semaines : toux, dyspnée, hémoptysie ;
- les signes radiologiques (non toujours présents) et éventuellement les prélèvements histologiques ;
- les prélèvements bactériologiques : mise en évidence des bacilles acido-alcoolo-résistants (BAAR) dans les expectorations et/ou le liquide bronchoalvéolaire après bronchoscopie ou tubage gastrique (examen direct, culture, identification et antibiogramme). La contagiosité du patient source est augmentée en cas de bacilles visibles à l'examen microscopique direct ;
- la tuberculose maladie et la primo-infection tuberculeuse chez l'enfant de moins de 15 ans sont à déclaration obligatoire : signalement immédiat à l'ARS (enquêtes en vue d'un dépistage chez les sujets contacts) puis notification à visée épidémiologique dans un deuxième temps.

Résistance du bacille de la tuberculose

Le bacille de Koch peut acquérir une résistance aux antibiotiques ; elle est de nature chromosomique.

La résistance est, la plupart du temps, acquise en cours de traitement chez un malade donné ; la population résistante a été sélectionnée par un traitement mal suivi ou mal prescrit.

À la différence des résistances chromosomiques des autres bactéries, il existe un taux élevé de mutants résistants présents dans les populations bacillaires normales. Ce facteur conjugué au grand nombre de bacilles présents dans certains sites explique la fréquence d'apparition de résistance en cours de traitement.

En pratique, il faut tenir compte :

- du nombre total de BK au sein de la lésion ; plus il est important, plus le risque de sélection de mutants résistants est grand ;
- de l'activité antibactérienne de l'antibiotique ;
- de la proportion de mutants résistants existant au sein d'une population de BK.

Classification des médicaments antituberculeux

On peut distinguer :

- les antituberculeux de première intention :
  - isoniazide (INH) (RIMIFON) ;
  - rifampicine (RIFADINE, RIMACTAN) ;
  - pyrazinamide (PIRILENE) ;
  - éthambutol (MYAMBUTOL) ;
- les antituberculeux de deuxième intention : ils sont utilisés dans le traitement des formes multirésistantes de tuberculose et des mycobactérioses atypiques (infections à *Mycobacterium avium* en particulier) ou en cas d'intolérance sévère aux antituberculeux de première intention :
  - rifabutine (ANSATIPINE) ;
  - macrolides : clarithromycine (ZECLAR) et azithromycine (ZITHROMAX) ;
  - acide para-aminosalicylique (PAS) ;
  - certaines fluoroquinolones (sparfloxacine, ciprofloxacine, ofloxacine, lévofloxacine) ;

- aminosides : amikacine (AMIKLIN), kanamycine, streptomycine ;
- cyclosérine (SEROMYCINE) ;
- capréomycine (CAPASTAT).

Propriétés pharmacologiques

Isoniazide (RIMIFON)

C'est un antituberculeux majeur bactéricide, actif sur les bacilles intra et extra-cellulaires. Son métabolisme hépatique consiste en une acétylation entraînant la formation d'un métabolite réactif responsable de l'hépatotoxicité.

Son élimination est urinaire, les taux sériques efficaces sont de 1 à 2 mg/L à la 3e heure après une prise orale ou IV.

Rifampicine (RIFADINE, RIMACTAN)

Antituberculeux majeur bactéricide, la rifampicine est active sur les bacilles intracellulaires (intramacrophagiques et intracaséeux et extracellulaires, sur *Mycobacterium leprae* ainsi que sur d'autres germes : staphylocoques, entérocoques, bacilles Gram négatif (*Brucella, Legionella*).

Son métabolisme est hépatique aboutissant à un métabolite actif avec phénomène d'induction enzymatique et d'auto-induction (la rifampicine stimule son propre métabolisme).

Les concentrations sériques thérapeutiques sont de 8 à 10 mg/L deux heures après une prise orale et de 13 mg/L deux heures après le début d'une perfusion.

Streptomycine

Antibiotique bactéricide de la famille des aminosides, d'usage restreint en raison de sa toxicité cochléo-vestibulaire ; il agit sur les germes extracellulaires.

Pyrazinamide (PIRILENE)

Antituberculeux bactéricide agissant uniquement sur les bacilles intracellulaires (intramacrophagiques) à multiplication lente. Les concentrations sériques thérapeutiques sont de 40 à 50 mg/L deux heures après la prise.

Rifabutine (ANSATIPINE)

La rifabutine, dernier antituberculeux commercialisé (1993), est une rifamycine tout comme la rifampicine. Il s'agit d'un antituberculeux bactériostatique présentant une bonne efficacité en raison d'une importante pénétration intracellulaire, d'une bonne activité bactériologique, en particulier sur les bactéries à croissance lente, et d'une faible fréquence d'apparition de mutants naturellement résistants.

Moins inducteur enzymatique, la rifabutine peut remplacer la rifampicine lors de traitements antirétroviraux associés, avec adaptation posologique des antiviraux et de la rifabutine.

Éthambutol (MYAMBUTOL)

Antituberculeux bactériostatique moins actif que l'isoniazide ou la rifampicine sur les bacilles extra et intracellulaires dont la résorption digestive est importante et l'élimination urinaire rapide. Les concentrations sériques thérapeutiques sont de 5 mg/L deux heures après une prise orale.

Il peut entraîner une névrite optique après 2 ou 3 mois de traitement, favorisée par des fortes doses ou un surdosage en cas d'insuffisance rénale.

PRINCIPAUX MÉDICAMENTS – POSOLOGIES

Les principaux médicaments antituberculeux et leurs posologies sont indiqués dans le *tableau II.365*.

***Tableau II.365** - Principaux antituberculeux (Liste I)*

DCI	Spécialités	Présentations	Posologies
Isoniazide	RIMIFON	comp. 150 mg comp. 50 mg	En 1 prise à jeun : **AD** : 5 mg/kg/j **ENF, BB** > 3 mois : 10 à 15 mg/kg/j
	RIMIFON inj.	amp. 5 mL = 500 mg	Perf. IV en 1 heure **AD** : 5 mg/kg/j **ENF** : 10 mg/kg/j
Rifampicine	RIFADINE RIMACTAN RIFADINE suspension	gél. 300 mg susp. buv. : 100 mg/mes.	En 1 prise à jeun : **AD** : 8 à 12 mg/kg/j **ENF, BB** > 3 mois : 10 à 20 mg/kg/j
	RIFADINE inj. (réservé à l'usage hospitalier)	amp. 600 mg	Perf. IV en 1 h 30 dans glucose 5 % **AD, ENF, NN** : 10 mg/kg/j
Éthambutol	DEXAMBUTOL MYAMBUTOL	comp. 500 mg comp. séc. 400 mg	En 1 prise à jeun : **AD** : 20 mg/kg/j (max. 2 g/j) **ENF, BB** > 3 mois : 15 à 25 mg/kg/j
	MYAMBUTOL inj. (réservé à l'usage hospitalier)	amp. 1 000 mg	Voie IM ou perf. IV dans du glucose 5 % **AD** : 20 mg/kg/j en 1 inj. **ENF** : 25 à 30 mg/kg/j
Pyrazinamide	PIRILENE	comp. séc. 500 mg	En 1 prise : **AD** : 30 mg/kg/j (max. 2 g/j) **ENF, BB** > 3 mois : 30 à 40 mg/kg/j
Streptomycine	STREPTOMYCINE	fl. 1 000 mg	Voie IM ou perf. IV lente en 1 ou 2 injections **AD** : 15 mg/kg/j (max. 1 g/j) **ENF** : 20 à 40 mg/kg/j
Rifabutine	ANSATIPINE	gél. 150 mg	En 1 prise : **AD** : 450 à 600 mg/j en préventif (sujet HIV+) : 300 mg/j

DCI	Spécialités	Présentations	Posologies
Associations d'isoniazide avec d'autres antituberculeux			
Avec la rifampicine et le pyrazinamide	RIFATER	comp. contenant : isoniazide : 50 mg rifampicine : 120 mg pyrazinamide : 300 mg	En 1 prise à jeun : **AD** : 1 comp./12 kg/j (max. 6 comp./j)
Avec la rifampicine	RIFINAH	comp. contenant : isoniazide : 150 mg rifampicine : 300 mg	En 1 prise à jeun : **AD** : 1 comp./30 kg/j

INDICATIONS – CONDUITE DE TRAITEMENT

Association de plusieurs médicaments

Les modalités thérapeutiques répondent à celles de toutes les maladies contagieuses, à ceci près qu'il s'agit d'une maladie chronique nécessitant un traitement prolongé.

En présence d'une image pulmonaire évolutive ou d'une cavité lors du bilan radiologique chez un patient suspect de tuberculose, l'*isolement respiratoire* (chambre individuelle, masque de type chirurgical pour le patient lorsqu'il sort de sa chambre, masque FFP1 ou FFP2 pour les soignants ou les visiteurs porté avant d'entrer et jeté après être sorti de la chambre) est nécessaire tant qu'il n'y a pas de certitude d'absence de contagiosité (c'est-à-dire 2 à 3 semaines d'un traitement efficace et disparition des BAAR sur 3 examens directs successifs).

Le traitement est débuté sans attendre les résultats des cultures et de l'antibiogramme. Il sera reconsidéré si besoin lorsque l'on disposera de ces résultats.

Pour être efficace, le traitement doit :

- associer plusieurs médicaments : 4 jusqu'aux résultats de l'antibiogramme pour tenir compte d'une éventuelle résistance primaire et, de

toute façon, pendant au moins 2 mois, 2 ensuite pour éviter l'apparition d'une résistance acquise ;
- utiliser les antituberculeux bactéricides qui sont les plus actifs à doses efficaces ;
- les administrer en une seule prise quotidienne, *le matin à jeun ou à distance des repas* (1 heure avant ou 2 heures après).

Schéma thérapeutique standard (6 mois)

Il correspond à une quadrithérapie constituée de : INH (5 mg/kg/j) + rifampicine (10 mg/kg/j) + pyrazinamide (30 mg/kg/j) + éthambutol (20 mg/kg/j), utilisée pendant 2 mois.

Cette quadrithérapie est suivie, pendant les 4 mois suivants, d'une bithérapie : INH (5 mg/kg/j) + rifampicine (10 mg/kg/j) ; la durée totale de traitement est donc de 6 mois en l'absence de résistance.

Afin d'augmenter l'observance du traitement et d'en simplifier l'administration, il existe des spécialités associant plusieurs antituberculeux (voir *tableau II.365*).

L'administration systématique de 50 à 100 mg/j de pyridoxine (vitamine B_6) est nécessaire chez les patients recevant une posologie élevée d'isoniazide (> 300 mg/j), et chez ceux où une carence est prévisible (femmes enceintes, alcooliques, insuffisants rénaux, dénutris...).

Surveillance (voir *tableau II.369*, p. 1128)

Elle doit être stricte. Il est nécessaire de contrôler l'observance du traitement (coloration rouge-orange des urines par la rifampicine) et l'évolution de l'infection (baisse de la température, diminution de la CRP, réduction des signes respiratoires, négativation bactériologique et radiologique).

Il convient aussi de surveiller l'apparition d'effets indésirables des médicaments : examen ophtalmologique (si éthambutol), dosage de transaminases sériques, uricémie, créatininémie.

Résistance au traitement

Après les 2 premiers mois de traitement, lors de l'évaluation de l'efficacité du traitement, et en cas de résistance à l'isoniazide (5 % des cas), il est recommandé de poursuivre par une bithérapie (éthambutol 20 mg/kg/j

+ rifampicine 10 mg/kg/j) pendant 9 mois, soit une durée totale de traitement de 11 mois.

En cas de multirésistances (rencontrées notamment après un traitement inadapté, intermittent ou écourté, ou chez les patients VIH+), il devient nécessaire de recourir aux antituberculeux de deuxième intention (amikacine, fluoroquinolones, clarithromycine et azithromycine, rifabutine, etc.), après étude de la sensibilité des bacilles résistants sur antibiogramme.

Infection tuberculeuse latente

Le traitement est recommandé pour tout enfant (surtout si âge < 2 ans) et adolescent de moins de 15 ans en cas de contact avec un tuberculeux bacillifère et chez l'adulte (en l'absence de contre-indications) en cas d'immunodépression, de provenance d'un pays de forte endémie, de tuberculose bacillifère dans l'entourage ou d'IDR > 15 mm :

- isoniazide en monothérapie (5 mg/kg/j) pendant 6 à 9 mois ;
- rifampicine (10 mg/kg/j) et isoniazide (5 mg/kg/j) pendant 3 mois ;
- rifampicine (10 mg/kg/j) et pyrazinamide (30 mg/kg/j) pendant 2 à 3 mois.

En cas d'exposition minime chez une personne de plus de 5 ans, non immunodéprimée, une surveillance sans traitement semble une option raisonnable : examen clinique et radiographique pulmonaire après 3 mois, puis annuel pendant 2 ans.

Tuberculose et grossesse ou allaitement

Le traitement reste identique au traitement standard, à l'exception du pyrazinamide, qui est contre-indiqué. La durée totale du traitement est de 9 mois.

Un traitement par la vitamine K_1 est instauré chez la mère durant les dernières semaines de grossesse et chez l'enfant à la naissance, afin de prévenir les risques hémorragiques.

L'adjonction de vitamine B_6 prévient le risque de toxicité neurologique de l'isoniazide.

Le traitement doit être poursuivi pendant l'allaitement, à l'exception du pyrazinamide.

EFFETS INDÉSIRABLES – PRÉVENTION DU RISQUE MÉDICAMENTEUX – INTERACTIONS MÉDICAMENTEUSES – CONTRE-INDICATIONS

Les effets indésirables et la prévention des risques médicamenteux, les interactions médicamenteuses et les contre-indications des antituberculeux sont indiqués dans les *tableaux II.366* à *II.368*.

***Tableau II.366** - Effets indésirables et prévention du risque médicamenteux*

Effets indésirables	Prévention du risque médicamenteux
Isoniazide	
• Hépatotoxicité, plus fréquente lors de l'association à la rifampicine et/ou au pyrazinamide et chez les acétyleurs rapides	• Bilan hépatique régulier (transaminases) bimensuel les 2 premiers mois, puis mensuel • Adaptation posologique, arrêt de l'INH lorsque les transaminases s'élèvent à 6 fois la normale • Réduction posologique chez les acétyleurs lents
• Toxicité neurologique (neuropathies périphériques, troubles psychiques : excitation, insomnie et euphorie, accès maniaques ou dépressifs, convulsions)	• Adjonction de pyridoxine (vitamine B6) à titre préventif
• Troubles digestifs (nausées, vomissements) généralement bénins	• Prévenir le patient
• Allergie (fièvre, éruptions cutanées)	• Peut entraîner la suspension du traitement
Rifampicine	
• Troubles digestifs (nausées, vomissements, diarrhées)	• Prévenir le patient du caractère transitoire de ces troubles qui ne doivent pas faire interrompre le traitement
• Hépatotoxicité, notamment lors de l'association à l'INH, chez le sujet âgé, alcoolique, dénutri, et chez le nourrisson	• Bilan hépatique régulier (transaminases)
• Troubles hématologiques : thrombocytopénie, leucopénie, éosinophilie	• Surveillance de l'hémogramme (NFS), notamment après une éventuelle interruption du traitement
• Coloration en orange des urines (permet le contrôle de la prise effective du médicament), larmes, lentilles cornéennes	• Prévenir le patient

Effets indésirables	Prévention du risque médicamenteux
• Réactions cutanées (« flushs », démangeaisons)	• Adjonction d'antihistaminiques H1. Arrêt du traitement en cas d'hypersensibilité plus sérieuse
Éthambutol	
• Toxicité oculaire, notamment chez les sujets prédisposés (lésions oculaires antérieures, diabétiques, alcoolotabagiques)	• Bilan ophtalmologique (acuité visuelle, fond d'œil, champ visuel, vision des couleurs) à pratiquer avant le début du traitement, après environ 3 semaines, le 2e mois puis tous les 2 mois • Adaptation posologique chez l'insuffisant rénal
Pyrazinamide	
• Hépatotoxicité, notamment lors de l'association à l'INH	• Bilan hépatique régulier (hebdomadaire pendant les 2 mois de traitement) • Arrêt du traitement lorsque les transaminases dépassent 6 fois la normale, ou en cas d'hépatite sévère
• Hyperuricémie, arthralgies (épaules, genoux, doigts)	• Surveillance de l'uricémie • Traitement hypo-uricémiant, notamment dans le cas d'arthralgie
• Troubles digestifs (nausées, vomissements, diarrhées) généralement bénins et transitoires	• Prévenir le patient
Rifabutine	
• Troubles digestifs (nausées) • Réactions cutanées	• Prévenir le patient
• Troubles hématologiques (neutropénie)	• Peut entraîner l'arrêt du traitement
• Uvéite	• Impose l'arrêt définitif du traitement
• Coloration en orange des urines, larmes, lentilles cornéennes	• Prévenir le patient
Streptomycine	
• Toxicité cochléo-vestibulaire (surtout en cas d'insuffisance rénale ou d'association à d'autres médicaments ototoxiques)	• Surveillance de la fonction rénale et cochléo-vestibulaire (adaptation posologique en fonction de la clairance de la créatinine)

***Tableau II.367** - Principales interactions médicamenteuses des antituberculeux – Niveaux contre-indications (CI) et associations déconseillées (AD)*

Anti-tuberculeux	Autres médicaments	Niveau	Mécanismes et conséquences
Isoniazide	• Carbamazépine	AD	• Augmentation des concentrations plasmatiques de carbamazépine par inhibition de son métabolisme hépatique
	• Disulfirame	AD	• Troubles du comportement et de la coordination
Rifampicine	• Antiprotéases	CI	• Diminution des concentrations plasmatiques et baisse de l'efficacité des antiprotéases
	• Praziquantel	CI	• Diminution très importante des concentrations plasmatiques du praziquantel
	• Télaprévir	CI	• Diminution très importante des concentrations de télaprévir
	• Voriconazole	CI	• Diminution importante des concentrations plasmatiques du voriconazole par augmentation de son métabolisme hépatique
	• Aprépitant	AD	• Diminution importante des concentrations d'aprépitant
	• Atorvastatine	AD	• Diminution importante des concentrations plasmatiques d'atorvastatine
	• Bocéprévir	AD	• Diminution des concentrations de bocéprévir
	• Bosentan	AD	• Diminution des concentrations plasmatiques du bosentan
	• Dabigatran	AD	• Diminution des concentrations plasmatiques du dabigatran
	• Dronédarone	AD	• Diminution importante des concentrations plasmatiques de dronédarone
	• Œstroprogestatifs et progestatifs contraceptifs	AD	• Diminution de l'efficacité contraceptive (utiliser une autre méthode contraceptive, de type mécanique)
	• Fentanyl	AD	• Diminution des concentrations plasmatiques du fentanyl

Anti-tuberculeux	Autres médicaments	Niveau	Mécanismes et conséquences
	• Fluconazole, itraconazole, kétoconazole, posaconazole	AD	• Diminution des concentrations plasmatiques des deux anti-infectieux
	• Inhibiteurs des tyrosine kinases (anticancéreux)	AD	• Diminution des concentrations plasmatiques de l'inhibiteur des tyrosine kinases
	• Ivacaftor	AD	• Diminution importante des concentrations d'ivacaftor avec risque de perte d'efficacité
	• Miansérine	AD	• Risque d'inefficacité de la miansérine
	• Midazolam	AD	• Risque d'absence d'effet du midazolam
	• Névirapine	AD	• Diminution des concentrations plasmatiques de la névirapine
	• Nimodipine	AD	• Diminution des concentrations plasmatiques de la nimodipine
	• Quinine	AD	• Perte d'efficacité de la quinine
	• Sertraline	AD	• Risque d'inefficacité du traitement antidépresseur
	• Simvastatine	AD	• Diminution très importante des concentrations plasmatiques de simvastatine
	• Télithromycine	AD	• Diminution très importante des concentrations plasmatiques de télithromycine
	• Vémurafénib	AD	• Diminution des concentrations de vémurafénib avec moindre efficacité
Rifabutine	• Estroprogestatifs et progestatifs contraceptifs	AD	• Diminution de l'efficacité contraceptive (utiliser une autre méthode contraceptive)
	• Ivacaftor	AD	• Diminution importante des concentrations d'ivacaftor avec risque de perte d'efficacité
	• Miansérine	AD	• Risque d'inefficacité de la miansérine
	• Posaconazole, voriconazole	AD	• Risque d'accroissement des effets indésirables de la rifabutine (uvéites) et diminution des concentrations de voriconazole
	• Sertraline	AD	• Risque d'inefficacité du traitement antidépresseur
	• Vémurafénib	AD	• Diminution des concentrations de vémurafénib avec moindre efficacité

Anti-tuberculeux	Autres médicaments	Niveau	Mécanismes et conséquences
Streptomycine	• Polymyxine B • Colistine • Toxine botulique	AD AD AD	• Addition des effets néphrotoxiques • Addition des effets néphrotoxiques • Risque d'augmentation des effets de la toxine botulique

***Tableau II.368** - Contre-indications des antituberculeux*

Isoniazide	• Hypersensibilité à l'isoniazide • Insuffisance hépatique sévère
Rifampicine	• Hypersensibilité aux rifamycines • Porphyrie • Certaines associations médicamenteuses (voir « *Interactions médicamenteuses* »)
Rifabutine	• Hypersensibilité aux rifamycines • Insuffisance rénale
Éthambutol	• Névrite optique préexistante
Pyrazinamide	• Hypersensibilité au pyrazinamide • Grossesse, allaitement • Insuffisance rénale, hépatique sévère • Porphyrie • Hyperuricémie non contrôlée
Streptomycine	• Hypersensibilité aux aminosides • Myasthénie • Grossesse et allaitement

Administration et conseils au patient

Objectifs du traitement médicamenteux

L'objectif du traitement est la guérison de l'infection et la prévention de la contagiosité de la forme pulmonaire de la tuberculose.

Plan de prise et modalités d'administration

Les antituberculeux de « première intention » s'administrent simultanément, en une prise orale quotidienne, à jeun (ou à distance des repas et de la prise d'un « pansement gastrique ») et à l'aide d'un grand verre d'eau.

Observance du traitement

- Informer le patient de l'importance de la prise unique et quotidienne du traitement antituberculeux, sans interruption, pendant plusieurs mois.
- Expliquer au patient la nécessité de l'association de plusieurs médicaments antituberculeux, variable en fonction des caractères de résistance du bacille tuberculeux identifié et de la phase du traitement (quadrithérapie puis bithérapie).

Surveillance de l'efficacité et de la tolérance

- Un suivi médical régulier est indispensable pendant toute la durée du traitement.
- Les éléments relatifs à la surveillance des médicaments antituberculeux sont résumés dans le *tableau II.369*.

Conseils au patient

- Bien expliquer la nécessité de l'isolement respiratoire et du port du masque (de type « chirurgical ») par le patient lorsqu'il sort de sa chambre pendant toute la période de contagiosité de l'infection (au minimum jusqu'à 15 jours à 3 semaines d'un traitement efficace et 3 recherches négatives de BK à l'examen direct).
- Prévenir le patient du risque d'éventuels troubles digestifs, généralement bénins et transitoires, qui ne doivent pas conduire à l'interruption du traitement.
- La prise régulière des antibiotiques pendant toute la durée du traitement est indispensable à son efficacité.
- Informer le patient que la rifampicine et la rifabutine confèrent une couleur orangée à l'urine, aux fèces, aux larmes et aux lentilles cornéennes souples.
- La rifampicine réduit l'efficacité des contraceptifs oraux en raison de son effet inducteur enzymatique. Cette interaction médicamenteuse doit faire conseiller chez la femme un autre moyen contaceptif ou l'utilisation de contraceptifs estroprogestatifs fortement dosés.

Tableau II.369 - *Surveillance des antituberculeux*

	Initiale (JO)	J10-J15	J30	M2	M4	M6	M9	M12
Efficacité : • clinique (consultations)	Examen	Examen	Examen	Examen	Examen	Examen	Examen	Examen
• bactériologique	Examen	Négativation à l'examen direct		Examen si expectorations		Examen si expectorations		
• radiologique	Radio thorax	Radio thorax	Radio thorax	Radio thorax	Radio thorax	Radio thorax	Radio thorax	Radio thorax
• dosages sériques	Dosages éventuels pour l'INH et la rifampicine (adaptation posologique)							
Tolérance : • transaminases	Dosages tous les 8 à 15 jours pendant les 2 premiers mois, mensuels ensuite							
• uricémie	Dosage		Dosage					
• examen ophtalmologique	Examen si éthambutol	Examen vers J21 si éthambutol		Examen tous les 2 mois si éthambutol				
• créatininémie	Dosage	Dosage	Dosage		Dosage			
Observance : • coloration rouge des urines (rifampicine, rifabutine)	Recueil si doute sur la bonne observance du traitement							
• interrogation clinique	À chaque consultation (remotivation du patient, si besoin)							

Antiviraux (à l'exception des antirétroviraux)

NOTIONS ESSENTIELLES

- Les antiviraux sont des médicaments anti-infectieux utilisés dans la prévention ou le traitement de certaines maladies virales :
  - infections à VIH-sida : voir la section « Antitrétroviraux » ;
  - hépatites virales chroniques B et C ;
  - infections à Herpesvirus : herpès cutanéo-muqueux et génital, varicelle, zona, cytomégalovirus ;
  - infections respiratoires à virus respiratoire syncytial et infection grippale.
- Le traitement de la primo-infection de l'herpès orofacial ou génital est l'aciclovir *per os* (ou IV dans les formes sévères ou si la voie orale n'est pas possible). Le valaciclovir est également indiqué dans la primo-infection de l'herpès génital. Le traitement des récurrences par aciclovir ou valaciclovir *per os* est proposé dans l'herpès génital.
  Le traitement du zona par valaciclovir ou famciclovir *per os* doit être débuté dans les 72 premières heures de l'éruption dans l'objectif de prévention des douleurs post-zostériennes ou des complications oculaires pour le zona ophtalmique.
- Le traitement de l'hépatite virale chronique B relève le plus souvent d'une monothérapie soit par un antiviral *per os* (entecavir, tenofovir) soit par interféron.
- Le traitement de l'hépatite virale chronique C est classiquement l'interféron alpha pégylé en injection sous-cutanée hebdomadaire associé à la ribavirine *per os* en prise quotidienne pendant 24 à 72 semaines. Il est actuellement en pleine évolution en raison de la mise sur le marché de plu-

sieurs médicaments antiviraux, dits à action directe, permettant d'obtenir un meilleur taux de réponse virale prolongée et/ou une durée de traitement réduite.

GÉNÉRALITÉS

Les virus sont les agents infectieux les plus élémentaires. Ils sont constitués d'un acide nucléique et d'une couche de protéines. Pour se reproduire, les virus pénètrent dans des cellules dont ils utilisent les éléments pour produire des copies d'eux-mêmes.

Le développement des médicaments antiviraux s'est beaucoup accéléré depuis la découverte de l'aciclovir (premier médicament antiherpétique) en 1976, puis grâce aux nombreuses recherches de médicaments actifs sur les rétrovirus (mise sur le marché de la zidovudine – AZT – en 1987). La découverte de l'interféron (cytokine) a apporté un progrès décisif dans le traitement des hépatites virales.

Les antiviraux présentent certaines spécificités :

- le métabolisme viral est intimement lié au métabolisme cellulaire ; les virus ne peuvent se développer que dans le milieu intracellulaire en utilisant les sources d'énergie de la cellule et ses enzymes ; ainsi, de nombreuses molécules antivirales présentent un faible index thérapeutique et peuvent provoquer des effets indésirables importants ;
- les médicaments antiviraux sont virostatiques et n'agissent que sur les virus en voie de réplication ;
- en raison de leur spectre très restreint, la plupart des antiviraux ne peuvent être utilisés sans diagnostic précis.

Les antiviraux sont utilisés dans le traitement des maladies virales suivantes :

- infections à VIH-sida : se reporter à la section *« Antirétroviraux »* ;
- infections à *Herpesviridae (Herpesvirus)* :
  - groupe HSV *(Herpes simplex virus)* : herpès cutanéo-muqueux et méningite ;
  - groupe VZV : varicelle et zona ;
  - cytomégalovirus (CMV) ;
- hépatites virales chroniques B et C (VHB et VHC) ;
- infections respiratoires basses à virus respiratoire syncytial (VRS) ;
- infection grippale.

Mode d'action

La plupart des substances antivirales employées actuellement sont des analogues des nucléosides ; ces médicaments bloquent la synthèse des acides nucléiques soit par compétition, soit par incorporation comme faux transmetteurs.

Les interférons ont une action indirecte fondée sur leurs propriétés antivirales, antiprolifératives et immunomodulatrices.

PRINCIPAUX MÉDICAMENTS – POSOLOGIES

Les principaux médicaments antiviraux et leurs posologies sont indiqués dans le *tableau II.370*.

***Tableau II.370** - Médicaments antiviraux (tous les antiviraux appartiennent à la Liste I)*

DCI	Spécialités	Présentations	Posologies
Antiherpétiques (HSV, VZV, CMV)			
Aciclovir	ACICLOVIR ZOVIRAX	comp. 200 mg comp. 800 mg susp. buv. 200 mg/5 mL susp. buv. 800 mg/10 mL	Le traitement doit être instauré aussi précocement que possible *Voie orale :* • Herpès cutanéo-muqueux : - **AD et ENF** > 2 ans : . **en traitement curatif** : 200 mg 5 fois/j pendant 5 à 10 j . **en traitement préventif** : 400 mg 2 fois/j pendant 6 à 12 mois - **ENF** < 2 ans : la posologie doit être réduite de moitié • Zona ophtalmique : 800 mg 5 fois/j pendant 7 j
	ACICLOVIR inj. ZOVIRAX inj.	fl. pdre IV 250 mg fl. pdre IV 500 mg	*Voie injectable **(AD et ENF)** :* • Infections à virus *Herpes simplex* : **AD** : 5 mg/kg toutes les 8 h pendant 8 à 10 jours **ENF** > 3 mois : 250 mg/m² toutes les 8 h

DCI	Spécialités	Présentations	Posologies
			• Varicelle, zona, méningoencéphalite herpétique : **AD** : 10 mg/kg toutes les 8 h pendant au moins 10 j **ENF** > 3 mois : 500 mg/m^2 toutes les 8 h • Herpès néonatal : 10 mg/kg toutes les 8 h pendant 10 à 21 jours
	ZOVIRAX ACTIVIR ZOVIRAX	crème dermique 5 % pom. ophtalmique 3 %	*Voie locale :* *Crème dermique* : 5 applications/j dans l'herpès labial pendant 5 à 10 j *Pommade ophtalmique* (kératoconjonctivite herpétique) : 5 applications/j à 3 h d'intervalle dans le cul-de-sac conjonctival, en poursuivant 3 j après cicatrisation
Valaciclovir	ZELITREX	comp. 500 mg	• Prévention des douleurs associées au zona et des complications oculaires du zona : 1 000 mg 3 fois/j pendant 7 j • Herpès oro-facial, **en traitement préventif** : 500 mg 1 fois/j pendant 6 à 12 mois (500 mg 2 fois/j chez l'immunodéprimé) • Herpès génital et oculaire : - **en traitement préventif :** 500 mg 1 fois/j pendant 6 à 12 mois (500 mg 2 fois/j chez l'immunodéprimé) - **en traitement curatif** : 1 000 mg/j en 1 à 2 prises pendant 5 j (1 000 mg 2 fois /j chez l'immunodéprimé) • Prévention des infections à cytomégalovirus chez les transplantés d'organes, tout particulièrement après transplantation rénale : 8 g/j (2 g 4 fois/j) pendant 90 j
Famciclovir	ORAVIR	comp. 500 mg	• Prévention des douleurs associées au zona et prévention des complications oculaires du zona : 500 mg 3 fois/j pendant 7 j
Ganciclovir	CYMEVAN (RUH)	fl. pdre perf. IV 500 mg	• Infections à cytomégalovirus (CMV) chez l'immunodéprimé et en transplantation : - **traitement d'attaque** : 5 mg/kg IV 2 fois/j pendant 14 à 21 j - **traitement d'entretien** : 5 mg/kg IV 1 fois/j pendant 7 j (ou 6 mg/kg/j, 5 j/7)

DCI	Spécialités	Présentations	Posologies
	VIRGAN	gel ophtalmique 0,15 %	• Traitement des kératites herpétiques aiguës superficielles : 1 goutte 5 fois/j dans le cul-de-sac conjonctival jusqu'à réépithélialisation cornéenne, puis 1 goutte 3 fois/j pendant 7 j
Foscarnet	FOSCAVIR (RUH)	fl. sol. IV 6 g	• Infection à cytomégalovirus : - **traitement d'attaque :** 60 mg/kg 3 fois/j pendant 14 à 21 j - **traitement d'entretien :** 90 à 120 mg/kg 1 fois/j • Infections cutanées à HSV, en cas de résistance à l'aciclovir, en **traitement d'attaque** : 80 à 120 mg/kg/j en 2 à 3 perfusions jusqu'à cicatrisation
Cidofovir	VISTIDE (RUH)	fl. inj. 375 mg	• Rétinite à cytomégalovirus : 5 mg/kg à J1, J8 puis tous les 15 j
Valganciclovir	ROVALCYTE	comp. 450 mg	• Rétinite à cytomégalovirus active : 900 mg 2 fois/j pendant 21 j puis 900 mg/j
Autres antiviraux (hépatites, grippe, VRS)			
Interféron alpha-2b *Conservation entre + 2 et + 8 °C*	INTRONA	fl. pdre SC : 10 MUI 18 MUI stylo multidose SC : 18/30/60 MUI	• Hépatite virale chronique B : 5 à 10 MUI SC 3 fois/sem. pendant 4 à 6 mois • Hépatite virale chronique C : 3 MUI SC 3 fois/sem. pendant 6 à 12 mois en association avec la ribavirine
Interféron alpha-2a *Conservation entre + 2 et + 8 °C*	ROFERON-A	seringue préremplie : 3/4,5/6/9 MUI	• Hépatite virale chronique B : 2,5 à 5 MUI/m² SC 3 fois/sem. pendant 4 à 6 mois • Hépatite virale chronique C : 4,5 MUI SC 3 fois/sem. pendant 6 mois en association avec la ribavirine
Lamivudine	ZEFFIX	comp. 100 mg sol. buv. 5 mg/mL	• Hépatite virale chronique B : 100 mg/j
Adéfovir	HEPSERA	comp. 10 mg	• Hépatite virale chronique B : 10 mg/j
Entécavir	BARACLUDE	comp. 0,5 mg comp. 1 mg	• Hépatite virale chronique B : 0,5 mg/j (1 mg/j en cas de résistance à la lamivudine)
Telbivudine	SEBIVO	comp. 600 mg	• Hépatite virale chronique B : 600 mg/j

DCI	Spécialités	Présentations	Posologies
Ténofovir	VIREAD	comp. 245 mg	• Hépatite virale chronique B : 245 mg/j
Interféron alpha-2b pégylé *Conservation entre + 2 et + 8 °C*	VIRAFERON PEG	stylo prérempli : 50/80/100/120/150 µg	• Hépatite virale chronique C : **AD** : 1,5 µg/kg/semaine en SC pendant 24 à 48 semaines (en fonction du génotype), en association avec la ribavirine (800 à 1 200 mg/j) *per os* **ENF** > 3 ans : 60 µg/m²/semaine en SC pendant 12 à 48 semaines en association avec la ribavirine
Interféron alpha-2a pégylé *Conservation entre + 2 et + 8 °C*	PEGASYS	seringue préremplie : 90/135/180 µg stylo prérempli : 135/180 µg	• Hépatite virale chronique B : **AD** : 180 µg 1 fois/semaine en SC pendant 48 semaines • Hépatite virale chronique C : **AD** : 180 µg 1 fois/semaine en SC pendant 24 à 48 semaines en association avec la ribavirine (800 à 1 200 mg/j) *per os* **ENF** > 5 ans : 65 à 180 µg/semaine (selon la surface corporelle) en SC pendant 24 à 48 semaines en association avec la ribavirine
Ribavirine	REBETOL COPEGUS	gél. 200 mg sol. buv. 40 mg/mL comp. 200 mg comp. 400 mg	• Hépatite virale chronique C : en association avec l'interféron alpha pégylé : – patient ⩽ 65 kg : 800 mg/j en 2 prises – patient de 66 à 85 kg : 1 000 mg/j – patient > 85 kg : 1 200 mg/j
Bocéprévir *Conservation entre + 2 et + 8 °C*	VICTRELIS	comp. 200 mg	• Hépatite virale chronique C (génotype 1), en association avec l'interféron alpha pégylé et la ribavirine : **AD** : 800 mg 3 fois/j durant 24 à 44 semaines (à débuter après 4 semaines de bithérapie interféron alpha + ribavirine)
Télaprévir	INCIVO	comp. 375 mg	• Hépatite virale chronique C (génotype 1), en association avec l'interféron alpha pégylé et la ribavirine : **AD** : 750 mg 3 fois/j durant 12 semaines en début de traitement
Siméprévir	OLYSIO	gél. 150 mg	• Hépatite virale chronique C (génotypes 1 et 4), en association avec d'autres antiviraux : **AD** : 150 mg/j durant 12 semaines en début de traitement

DCI	Spécialités	Présentations	Posologies
Sofosbuvir	SOVALDI	comp. 400 mg	• Hépatite virale chronique C, en association avec d'autres antiviraux : **AD** : 400 mg/j durant 12 à 24 semaines
Daclatasvir	DAKLINZA	comp. 30 mg comp. 60 mg	• Hépatite virale chronique C, en association avec d'autres antiviraux : **AD** : 60 mg/j durant 12 à 24 semaines
Palivizumab *Conservation entre + 2 et + 8 °C*	SYNAGIS (RUH)	fl. pdre 50 mg fl. pdre 100 mg	• Prévention des infections respiratoires basses graves à virus respiratoire syncytial (VRS) : 15 mg/kg/mois en IM pendant la saison épidémique - chez des **enfants** nés à 35 semaines d'âge gestationnel ou moins et âgés de moins de 6 mois - chez des **enfants** de moins de 2 ans qui ont nécessité un traitement pour dysplasie bronchopulmonaire au cours des 6 derniers mois ou atteints d'une cardiopathie congénitale
Amantadine	MANTADIX	caps. 100 mg	• Prophylaxie de la grippe : - **AD** : 200 mg/j en 1 ou 2 prises - **AD** > 65 ans : 100 mg/j - **ENF** > 12 ans : 100 à 200 mg/j - **ENF** >1 an : 4 à 5 mg/kg/j
Zanamivir	RELENZA	inhalation par voie orale 5 mg/unidose	• Prophylaxie de la grippe : **AD et ENF** > 5 ans : 2 × 5 mg 1 fois/j pendant 10 j • Traitement de la grippe : **AD et ENF** > 5 ans : 2 inhalations (2 × 5 mg) matin et soir (20 mg/j) pendant 5 j
Oseltamivir	TAMIFLU	gél. 45 mg gél. 75 mg susp. buv. 6 mg/mL susp. buv. 12 mg/mL	• Prophylaxie de la grippe : - **AD et ENF** > 13 ans : 75 mg/j pendant 10 j - posologie à adapter chez l'enfant ⩾12 mois • Traitement de la grippe : - **AD et ENF** > 40 kg : 75 mg 2 fois/j pendant 5 j - posologie à adapter chez l'enfant ⩾ 12 mois

RUH : réservé à l'usage hospitalier.

INDICATIONS – CONDUITE DU TRAITEMENT

Indications

Se reporter au *tableau II.370*, p. 1132.

Conduite du traitement

Hépatites virales

Hépatite virale B

Le virus de l'hépatite B (VHB) se transmet par voie parentérale (notamment toxicomanie intraveineuse) ou percutanée (accident exposant au sang), sexuelle et materno-fœtale. L'hépatite chronique B peut se compliquer de cirrhose (20 % des sujets), voire de carcinome hépatocellulaire (2 % des cirrhoses).

Le dépistage est réalisé par la recherche de l'antigène HBs (Ag HBs). Le bilan comporte un bilan biologique (transaminases), immunologique (IgG et IgM anti-HBc, Ag HBe et anticorps anti-HBe) et virémique (ADN-VHB) ainsi qu'une évaluation de l'activité nécrotico-inflammatoire et du degré de la fibrose hépatique sous repérage échographique (score Métavir) apprécié par la ponction-biopsie hépatique ou par des tests moins agressifs (Fibroscan®, Fibrotest®, FibroMètre®). Les sérologies de l'hépatite C, de l'hépatite delta et du VIH sont systématiquement réalisées. La présence de l'IgM anti-HBc rend probable l'absence de passage à la chronicité. La positivité des anticorps anti-HBe n'élimine pas une réplication virale active, bien qu'elle soit dans ce cas moins importante.

Le traitement de l'hépatite virale B est proposé aux patients présentant :
- un ADN viral ⩾ 2 000 UI/mL et/ou des ALAT > limite supérieure de la normale ;
- un score Métavir ⩾ A2 et/ou F2.

Il a fait récemment l'objet de recommandations de l'HAS :
- interféron alpha pégylé : il sera préféré chez le patient jeune ayant une virémie faible, un Ag HBe positif, une cytolyse élevée (ALAT ⩾ 3N) et un génotype A/B. La durée du traitement est variable, les critères de réponse

thérapeutique étant la négativation de l'Ag HBe (obtenue chez 30 % des patients à 48 semaines) et de l'ADN-VHB, une normalisation des transaminases et une amélioration du score nécrotico-inflammatoire sans aggravation de la fibrose ;

- antiviral en monothérapie : chez le patient plus âgé présentant une virémie forte avec Ag HBe positif ou négatif, notamment chez le cirrhotique, chez le dialysé ou le greffé rénal ou en cas de fibrose cholestatique, entécavir et ténofovir sont recommandés en premier choix, telbivudine ou adéfovir en deuxième choix. La lamivudine est actuellement moins utilisée en raison de la fréquence des mutants résistants (15 %/année de traitement). La durée du traitement doit être prolongée au moins jusqu'à séroconversion HBe/HBs (passage de l'état de porteur de l'antigène à celui de porteur de l'anticorps) et négativation de l'ADN-VHB ;
- la bithérapie antivirale peut être envisagée (notamment en cas de réponse partielle ou lorsque la charge virale remonte) car elle limite la survenue de mutants résistants. Chez les patients co-infectés VHB-VIH, la bithérapie est de règle, les antiviraux choisis devant être actifs sur les deux virus (lamivudine, emtricitabine, ténofovir). Contrairement au VHC, l'éradication du VHB n'est obtenue qu'exceptionnellement avec les traitements actuels ;
- les patients ne présentant pas de cytolyse, avec un score Métavir < 2 pour A et F (activité nécrotico-inflammatoire et fibrose minimes) malgré une virémie $\geqslant$ 2 000 UI/mL peuvent ne faire l'objet que d'une simple surveillance.

Hépatite virale C

Le virus de l'hépatite C (VHC) se transmet par voie parentérale (la principale cause de contamination étant la toxicomanie par voie intraveineuse). Les transmissions materno-fœtale et sexuelle sont rares. Le taux de passage à la chronicité est très important chez l'adulte, les complications étant, comme pour le VHB, la cirrhose (10 à 20 % des cas) et le carcinome hépatocellulaire. Il existe des co-infections VIH-VHC.

Le diagnostic repose sur la recherche de l'anticorps anti-VHC, confirmée par une technique d'amplification génique (PCR) de recherche qualitative de l'ARN-VHC.

En cas de PCR positive, un bilan complémentaire est nécessaire : biologique (enzymes hépatiques, NFS, bilirubine, TP, phosphatases alcalines, gamma-GT), charge virale, génotypage (il existe 6 génotypes, les génotypes 1, 2 ou 3 étant les plus fréquents en France) et échographie hépatique. Une charge virale initiale < 600 000 UI/mL est considérée comme faible, bien qu'elle ne soit pas corrélée à l'intensité des lésions hépatiques.

Le traitement n'est justifié qu'en cas de présence de l'anticorps anti-VHC, d'une recherche d'ARN-VHC sérique positive et d'un score Métavir ≥ F2.

Le traitement de premier choix a reposé jusqu'au début des années 2010 sur l'administration de l'interféron alpha pégylé, en injection sous-cutanée hebdomadaire, associé à la ribavirine *per os* en prise quotidienne pendant 24 à 48 semaines (en cas de charge virale initiale basse et de virémie déjà indétectable après un mois de bithérapie, la durée du traitement peut être réduite à 24 semaines, voire 12 semaines pour un génotype viral 2 ou 3).

L'indétectabilité de l'ARN viral 3 ou 6 mois après l'arrêt du traitement peut être assimilée à une guérison définitive ; elle est obtenue chez environ 50 % des patients infectés par le génotype 1 et chez 70 à 80 % des patients infectés par un génotype 2 ou 3 traités pour la première fois par l'association interféron alpha et ribavirine.

Plus récemment, plusieurs médicaments antiviraux, dits à action directe sur le VHC, ont été proposés et de nouvelles recommandations d'experts sur la prise en charge des patients infectés par le VHC sont attendues en juin 2015.

Ces nouveaux médicaments agissent sur certaines protéines nécessaires à la réplication virale. On distingue :
- les inhibiteurs de la protéase NS3/4A : bocéprévir (VICTRELIS), télaprévir (INCIVO), siméprévir (OLYSIO), paritaprévir ;
- les inhibiteurs de la polymérase NS5B : sofosbuvir (SOVALDI), dasabuvir (EXVIERA) ;
- les inhibiteurs de la protéine NS5A : daclatasvir (DAKLINZA), lédipasvir, ombitasvir.

Chez les patients atteints d'hépatite C avec virus de génotype 1, non encore traités ou en rechute d'une bithérapie interféron alpha + ribavirine, il peut être proposé le rajout à la bithérapie d'un inhibiteur de la protéase (bocéprévir pendant 24 à 44 semaines, télaprévir ou siméprévir pendant 12 semaines) afin d'en accroître l'efficacité (augmentation du taux de réponse virologique soutenue).

Chez ces mêmes patients, la prescription de sofosbuvir pendant les 12 premières semaines en complément de la bithérapie interféron alpha + ribavirine permet d'obtenir une réponse virale prolongée chez environ 80 à 90 % d'entre eux. Cette trithérapie a également fait l'objet d'études cliniques chez les patients porteurs des génotypes viraux 3, 4, 5 ou 6.

Chez les patients infectés par un virus de génotype 2 ou 3 et n'ayant jamais reçu de traitement (patients naïfs), l'association de sofosbuvir et de ribavirine pendant 12 semaines semble apporter une efficacité similaire à la bithérapie classique interféron alpha et ribavirine utilisée pendant 24 semaines (l'efficacité semble toutefois moindre en cas de génotype 3).

D'autres associations sans interféron alpha (l'interféron exposant à de nombreux effets indésirables souvent à l'origine d'arrêt de traitement) sont en cours d'évaluation dans le cadre d'études cliniques : sofosbuvir + daclatasvir ± ribavirine, sofosbuvir + siméprévir, sofosbuvir + lédipasvir (HARVONI), ombitasvir + paritaprévir + ritonavir (VIEKIRAX).

Le traitement des hépatites chroniques virales C est actuellement en pleine évolution, même s'il existe un manque de recul dans la connaissance des effets indésirables des nouveaux antiviraux. De plus, leur prix très élevé en limite pour le moment les indications aux patients présentant une maladie sévère (score F3/F4 principalement).

Infections à *Herpervirus*

Herpès oro-facial

La gingivostomatite herpétique en primo-infection est traitée par aciclovir (*per os* ou par voie IV si la voie orale n'est pas possible) pendant 5 à 10 jours, en association avec des bains de bouche à l'eau bicarbonatée, des antalgiques, une réhydratation si nécessaire (orale ou IV) et une alimentation semi-liquide.

La prévention des récurrences (si elles sont fréquentes : > 6/mois) peut être envisagée par aciclovir ou valaciclovir *per os* pendant 6 à 12 mois.

Herpès génital

Le traitement de la primo-infection génitale à HSV est proposé par l'aciclovir ou le valaciclovir pendant 10 jours (aciclovir IV pendant 5 à 10 jours dans les formes sévères).

Les récurrences peuvent être traitées par aciclovir ou valaciclovir *per os* en cas de gêne importante ou de risque de contagion.

Varicelle

La varicelle non compliquée du sujet immunocompétent ne nécessite qu'un traitement symptomatique (paracétamol, antihistaminique anticholinergique et soin antiseptique local). Elle entraîne une éviction des collectivités jusqu'à la guérison clinique.

Un traitement antiviral est en revanche indiqué dans les formes graves (extensive, hémorragique, ulcéro-nécrotique ou atteinte viscérale) et chez les patients à risque (immunodéprimé, femme enceinte dans les 10 jours qui précèdent l'accouchement, nouveau-né dont la mère a débuté une varicelle entre 5 jours avant et 2 jours après l'accouchement, nourrisson < 1 an). Il repose sur l'aciclovir par voie IV pendant 8 à 10 jours et l'isolement strict du patient.

Zona

Le traitement antiviral *per os*, débuté dans les 72 premières heures de l'éruption et poursuivi pendant 7 à 10 jours, concerne :
- les sujets immunocompétents, dans l'objectif de prévention des douleurs post-zostériennes : valaciclovir ou famciclovir ;
- les sujets présentant un zona ophtalmique, afin d'en éviter les complications : aciclovir, ou valaciclovir, ou famciclovir.

Le traitement par aciclovir IV s'adresse au sujet immunodéprimé ou immunocompétent présentant une forme grave de zona par l'extension ou l'évolutivité des lésions.

Infection à CMV

Le traitement s'adresse aux sujets immunodéprimés : pneumopathie interstitielle du transplanté d'organe et rétinite à CMV de l'infection à VIH.

En première intention, le traitement d'attaque, d'une durée de 2 à 3 semaines, est le ganciclovir ou le foscarnet IV. Le valganciclovir *per os* peut être utilisé en première intention en cas de rétinite à CMV. Le cidofovir est proposé dans la rétinite à CMV du patient VIH+.

Le traitement d'entretien est proposé à mi-dose du même médicament tant que dure l'immunodépression.

EFFETS INDÉSIRABLES – PRÉCAUTIONS D'EMPLOI – INTERACTIONS MÉDICAMENTEUSES – CONTRE-INDICATIONS

Les effets indésirables, les précautions d'emploi, les interactions médicamenteuses et les contre-indications des antiviraux sont indiqués dans les *tableaux II.371* à *II.373*.

Tableau II.371 *- Effets indésirables - Prévention du risque médicamenteux*

Effets indésirables	Prévention du risque médicamenteux
Antiviraux antiherpétiques	
• Aciclovir : - quelques rares réactions au lieu d'injection - éruptions cutanées bénignes (régressant à l'arrêt du traitement) - troubles neurologiques chez l'insuffisant rénal - céphalées, anorexie, troubles digestifs, élévation des transaminases et/ou de la bilirubine - néphrotoxicité lors de fortes posologies ou en cas d'associations avec d'autres médicaments néphrotoxiques	• Surveiller la fonction rénale • Adaptation posologique chez l'insuffisant rénal • Assurer un apport hydrique suffisant
• Valaciclovir - céphalées, asthénie - confusion mentale, hallucination à fortes doses et chez l'insuffisant rénal - nausées, vomissements, diarrhées ou constipation	• Adaptation posologique chez l'insuffisant rénal

Effets indésirables	Prévention du risque médicamenteux
• Famciclovir - troubles digestifs : nausées, diarrhées, douleurs abdominales - maux de tête, confusion, fatigue, vertiges, hallucinations chez le sujet âgé	• Adaptation posologique chez l'insuffisant rénal
• Ganciclovir et valganciclovir : - troubles hématologiques : neutropénie, thrombocytopénie, anémie - troubles neurologiques : convulsions, céphalées, troubles de l'attention, confusion - troubles gastro-intestinaux : anorexie, nausées, vomissements - réactions allergiques	• Adaptation posologique chez l'insuffisant rénal • Surveiller l'hémogramme (particulièrement en traitement d'attaque)
• Foscarnet : - troubles rénaux : augmentation de la créatininémie, voire insuffisance rénale - hypokaliémie, hypocalcémie avec paresthésies, crampes, hyper ou hypophosphorémie - troubles hématologiques : anémie, neutropénie - fièvre, céphalées - troubles digestifs : nausées, vomissements - irritations/ulcérations génitales chez l'homme et chez la femme	• Adaptation posologique chez l'insuffisant rénal ou en cas d'hypocalcémie • Maintenir une hydratation suffisante en cours de traitement • Surveiller l'hémogramme, la fonction rénale, la calcémie, la kaliémie • Précautions à prendre en cas d'association : - à des médicaments néphrotoxiques (amphotéricine B, vancomycine, aminosides) - à des médicaments hypocalcémiants (pentamidine IV) • Nettoyage de la zone génitale recommandé à chaque miction
• Cidofovir - troubles rénaux dose-dépendants - neutropénie - fatigue, fièvre, éruptions cutanées - nausées, vomissements - troubles oculaires (baisse de la pression intraoculaire)	• Précautions à prendre en cas d'association à d'autres médicaments néphrotoxiques (surveillance rénale) • Assurer une hydratation préalable à chaque perfusion et associer du probénécide • Surveiller l'hémogramme, la fonction rénale (créatininémie, protéinurie) et la glycosurie • Surveillance ophtalmologique
Autres antiviraux	
• Interféron alpha : - syndrome pseudo-grippal : fatigue, fièvre, céphalées, myalgies - troubles digestifs et hépatiques (pancréatites) - troubles visuels (rétinopathies) - neurotoxicité : asthénie, étourdissements, vertiges, neuropathies, tremblements	• Adaptation posologique chez l'insuffisant rénal • Bilan préalable et régulier en cours de traitement (tension artérielle, hémogramme, neurologique et biologique) • Hydratation suffisante au cours du traitement, prévention du syndrome pseudogrippal par le paracétamol

Effets indésirables	Prévention du risque médicamenteux
- troubles cardio-vasculaires : palpitations, œdèmes, hypotension, troubles du rythme - troubles hématologiques : neutropénie, thrombopénie, anémie - troubles endocriniens : dysthyroïdie - syndrome dépressif, irritabilité, anxiété - sécheresse cutanée, prurit, eczéma, perte des cheveux	• Avant de débuter le traitement : doser la TSH et traiter toute anomalie thyroïdienne
• Lamivudine : - fatigue, céphalées, troubles digestifs, élévation des ALAT, réactions cutanées - quelques cas décrits d'hépatite, pancréatite, acidose lactique, avec hépatomégalie et stéatose - augmentation des CPK - réactivation de l'hépatite B à l'arrêt du traitement	• Surveiller la fonction hépatique (transaminases) pendant et après l'arrêt de la lamivudine • Surveiller la fonction pancréatique (amylase, lipase)
• Adéfovir : - troubles rénaux : augmentation de la créatinine - aggravation de l'hépatite B à l'arrêt du traitement - asthénie, troubles digestifs, céphalées	• Adaptation posologique chez l'insuffisant rénal • Surveillance de la fonction rénale • Surveillance de la fonction hépatique pendant plusieurs mois après l'arrêt du traitement
• Entécavir : - céphalées fréquentes - insomnies, vertiges, somnolence, nausées, vomissements, diarrhée	• Surveillance de la fonction rénale et hépatique chaque mois pendant 3 mois, puis tous les 3 mois • Adaptation posologique chez l'insuffisant rénal
• Telbivudine : - augmentation des CPK - céphalées, fatigue, vertiges, nausées, diarrhée, augmentation ALAT, amylase et lipase	• Réduction posologique chez l'insuffisant rénal • Surveillance de la fonction hépatique
• Ténofovir : - troubles gastro-intestinaux - asthénie, étourdissements, céphalées, érythèmes - atteintes rénales (rares) - diminution de la densité osseuse	• Surveillance de la fonction rénale • Adaptation posologique chez l'insuffisant rénal
• Ribavirine : - troubles hématologiques : anémie hémolytique - tératogénicité	• Surveiller l'hémogramme, l'ionogramme, la créatinine, les enzymes hépatiques et l'uricémie • Prudence en cas de maladie cardiaque

Effets indésirables	Prévention du risque médicamenteux
- nausées, anorexie, réactions cutanées - sécheresse cutanée, prurit - hyperuricémie - insomnie, dépression, risque suicidaire - effet tératogène et altération prolongée du sperme	• Prudence en cas d'antécédent ou d'état psychiatrique sévère (dépression) • Mesures contraceptives obligatoires chez l'homme et chez la femme à poursuivre plusieurs mois après l'arrêt du traitement
• Bocéprévir et télaprévir : - troubles digestifs - risque majoré d'anémie par rapport à la bithérapie du traitement de l'hépatite C - dysgueusie (bocéprévir), réactions cutanées graves (télaprévir)	
• Siméprévir : - éruptions cutanées, prurit, photosensibilisation - dyspnées - augmentation de la bilirubinémie	
• Sofosbuvir : - neutropénie - nausées - troubles du rythme - augmentation des CPK	
• Daclatasvir : - fatigue, céphalées, irritabilité - nausées - anxiété, dépression - troubles digestifs - dyspnées - troubles cutanés	
• Palivizumab : - fièvre - réactions au site d'injection - très rarement : diarrhées, vomissements, rhinites, toux	
• Amantadine insomnies, confusions, vertiges, nervosité - sécheresse de la bouche, nausées, vomissements - hypotension orthostatique	• Prudence en cas d'association à des médicaments anticholinergiques

Effets indésirables	Prévention du risque médicamenteux
• Zanamivir : - bronchospasme - troubles digestifs	
• Oseltamivir : - nausées, troubles digestifs (vomissements, diarrhées, douleurs abdominales) - rares céphalées, vertiges, insomnie, fatigue, rashs cutanés	

Tableau II.372 *- Interactions médicamenteuses – Niveaux contre-indications (CI) et associations déconseillées (AD)*

Médicaments de la classe	Autres médicaments	Niveau	Mécanismes	Remarque-conseil
• Ganciclovir	• Didanosine	AD	• Augmentation des effets indésirables de la didanosine par augmentation importante de son taux circulant • Risque de diminution de l'efficacité du ganciclovir par diminution de son taux circulant	• Espacer les prises de ces deux médicaments de plus de 2 heures
• Lamivudine	• Cladribine • Zalcitabine	AD AD	• Risque de diminution de l'efficacité de la cladribine • Risque de diminution d'efficacité de chaque antiviral	
• Telbivudine	• PEG-Interféron	CI	• Risque majoré de neuropathies périphériques	
• PEG-Interféron	• Telbivudine	CI	• Risque majoré de neuropathies périphériques	
• Ténofovir	• Didanosine	AD	• Risque majoré de toxicité de la didanosine	
• Ribavirine	• Didanosine • Azathioptine	AD AD	• Risque majoré de toxicité de la didanosine • Risque majoré d'effets indésirables hématologiques	

Médicaments de la classe	Autres médicaments	Niveau	Mécanismes	Remarque-conseil
• Bocéprévir (inhibiteur puissant du CYP 3A4)	• Médicaments métabolisés par l'isoenzyme CYP 3A4*	CI	• Majoration de la toxicité de ces médicaments (diminution de leur métabolisme)	
	• Anti-convulsivants inducteurs enzymatiques	AD	• Risque de diminution des concentrations plasmatiques du bocéprévir	
	• Drospirénone	AD	• Augmentation importante des concentrations de drospirénone	
	• Inhibiteurs de protéases boostés par ritonavir	AD	• Diminution des concentrations du bocéprévir et de l'antiprotéase	
	• Rifampicine	AD	• Risque de diminution des concentrations plasmatiques du bocéprévir	
• Télaprévir (inhibiteur puissant du CYP 3A4)	• Alcaloïdes de l'ergot de seigle • Alfuzosine • Amiodarone • Atorvastatine • Cisapride • Dronadérone • Eplérénone • Irinotécan • Ivabradine • Midazolam *per os* • Pimozide • Simvastatine	CI	• Majoration des effets indésirables de ces médicaments	• Pour le midazolam IV : réduction posologique et surveillance clinique

* Médicaments substrats du CYP 3A4 à marge thérapeutique étroite : alcaloïdes vasoconstricteurs de l'ergot de seigle, immunosuppresseurs (ciclosporine, tacrolimus), certaines statines (simvastatine, atorvastatine), médicaments donnant des torsades de pointes (cisapride, pimozide, halofantrine, luméfantrine), dépresseurs du système respiratoire (alfentanil, fentanyl, méthadone, oxycodone, tramadol), certains médicaments cytotoxiques...

Médicaments de la classe	Autres médicaments	Niveau	Mécanismes	Remarque-conseil
	• Anti-convulsivants inducteurs enzymatiques • Millepertuis • Rifampicine	CI	• Diminution importante des concentrations de télaprévir	
	• Inhibiteurs de protéases boostés par ritonavir	AD	• Diminution des concentrations de télaprévir	
	• Colchicine	AD	• Majoration des effets indésirables de la colchicine	
	• Inhibiteurs de la phospho-diestérase de type 5 (IPDE5)	AD	• Risque d'hypotension sévère	• CI si IPDE5 dans l'hypertension artérielle pulmonaire
• Siméprévir	• Médicaments inducteurs du CYP 34A (rifampicine, rifabutine, phénobarbital, phénytoïne, carbamazépine, oxcarbazépine, dexaméthasone, éfavirenz, névirapine, étravirine)	AD	• Diminution des concentrations plasmatiques du siméprévir	
	• Millepertuis	AD	• Diminution des concentrations plasmatiques du siméprévir	
	• Antifongiques azolés (voie générale)	AD	• Augmentation des concentrations plasmatiques du siméprévir	
	• Clarithro-mycine, télithromycine, érythromycine	AD	• Augmentation des concentrations plasmatiques du siméprévir	

Médicaments de la classe	Autres médicaments	Niveau	Mécanismes	Remarque-conseil
	• Antirétro-viraux inhibiteurs de protéase	AD	• Modification des concentrations plasmatiques du siméprévir	
• Sofosbuvir	• Médicaments inducteurs du CYP 3A4	AD	• Diminution des concentrations plasmatiques du sofosbuvir	
	• Millepertuis	AD	• Diminution des concentrations plasmatiques du sofosbuvir	
	• Modafinil	AD	• Diminution des concentrations plasmatiques du sofosbuvir	
• Daclatasvir	• Médicaments inducteurs du CYP 3A4	CI	• Diminution des concentrations plasmatiques de daclatasvir	
	• Millepertuis	CI	• Diminution des concentrations plasmatiques de daclatasvir	
	• Médicaments inhibiteurs du CYP 3A4 : - antifongiques azolés par voie générale - clarithromycine, télithromycine, érythromycine - antirétroviraux inhibiteurs de protéase - inhibiteurs calciques	PE*	• Augmentation des concentrations plasmatiques de daclatasvir	• La dose de daclatasvir doit être diminuée à 30 mg/j en cas de co-administration avec ces inhibiteurs

* Précautions d'emploi.

Médicaments de la classe	Autres médicaments	Niveau	Mécanismes	Remarque-conseil
• Amantadine	• Neuroleptiques antiémétiques	CI	• Antagonisme réciproque	
	• Neuroleptiques antipsychotiques (sauf clozapine)	AD	• Antagonisme réciproque	

Tableau II.373 - Contre-indications des antiviraux

D'une manière générale	• Antécédents d'hypersensibilité au produit • Grossesse et allaitement • Certaines associations médicamenteuses (voir « *Interactions médicamenteuses* »)
Ganciclovir et valganciclovir	• Leucopénie avec polynucléaires < 500 mm³ • Hommes et femmes sans contraception efficace
Cidofovir	• Insuffisance rénale chronique ou atteinte rénale
Interféron alpha	• Insuffisance cardiaque non compensée • Insuffisances rénale, hépatique, médullaire sévères • Troubles du métabolisme thyroïdien non compensés • Antécédents épileptiques ou psychiatriques sévères • Cirrhose hépatique décompensée
Ténofovir	• Insuffisance rénale sévère
Ribavirine	• Insuffisance rénale (clairance de la créatinine < 50 mL/min), insuffisance hépatique sévère, cirrhose hépatique décompensée • Troubles du métabolisme thyroïdien non compensés • Hémoglobinopathies • Antécédents de pathologie cardiaque sévère

Administration et conseils au patient

Objectifs du traitement médicamenteux

- Hépatites virales : l'objectif est l'inhibition de la réplication virale afin de parvenir à la stabilisation ou à la régression des lésions hépatiques et de prévenir l'évolution vers la cirrhose ou le carcinome hépatocellulaire.
- Herpès cutanéo-muqueux, varicelle, zona : l'objectif est le soulagement de la douleur, la réduction de la durée des symptômes et de la contagiosité. Le traitement peut avoir pour objectif la prévention des récurrences dans le cas de l'herpès génital ou oro-facial, ainsi que celle des douleurs post-zostériennes et du zona ophtalmique dans le cas du zona.

Plan de prise et modalités d'administration

ACICLOVIR (ZOVIRAX)

- L'administration nécessite de 2 à 5 prises orales ou applications locales par jour en fonction des indications.
  Par voie IV : perfusion de 1 heure à renouveler toutes les 8 heures (après reconstitution par eau ppi ou NaCl 0,9 % et dilution dans 50 à 100 mL de NaCl 0,9 %).
- La posologie doit être adaptée en cas d'insuffisance rénale (clairance de la créatinine inférieure à 50 mL/min) et un apport hydrique suffisant doit être assuré.

VALACICLOVIR (ZELITREX)

- L'administration est réalisée en 1 à 4 prises orales par jour en fonction des indications

GANCICLOVIR (CYMEVAN)

- Ce produit étant irritant, des précautions sont à prendre lors de la préparation de la solution injectable de ganciclovir : utiliser

des gants et des lunettes protectrices, laver à l'eau et au savon en cas de projection sur la peau ou sur les muqueuses.
- Assurer une hydratation suffisante, la posologie est réduite en cas d'insuffisance rénale.
- L'administration parentérale doit être réalisée par voie IV stricte, le produit étant très irritant en cas d'extravasation. Perfusion IV en 1 heure toutes les 12 à 24 heures (après reconstitution par 10 mL eau ppi et dilution dans glucose 5 %, NaCl 0,9 % ou Ringer pour obtenir une concentration finale ne dépassant pas 10 mg/mL).

FOSCARNET (FOSCAVIR)
- Assurer une hydratation suffisante par perfusion, la posologie est réduite en cas d'insuffisance rénale.
- La perfusion en veine périphérique nécessite de diluer de moitié le contenu du flacon, afin d'obtenir une concentration de 12 mg/mL (la concentration initiale étant de 24 mg/mL).

CIDOFOVIR (VISTIDE)
- Dans les 48 heures avant la perfusion : créatininémie, protéinurie et NFS.
- Avant la perfusion : hyperhydratation préalable du patient (1 L de NaCl à 0,9 % en 1 h).
- Perfusion à débit constant sur 1 h, après dilution dans 100 mL de NaCl à 0,9 %, avec nouvelle hydratation par 1 L de NaCl à 0,9 % en 1 à 3 h (simultanément ou juste après la perfusion de cidofovir).
- Administration de probénécide (BENEMIDE) pour réduire la néphrotoxicité : 2 g (4 comp. à 500 mg) 3 h avant la perfusion, 1 g (2 comp.) 2 h et 8 h après la perfusion.

INTERFÉRON ALPHA (INTRONA, ROFERON-A, VIRAFERON-PEG, PEGASYS)

- L'administration est réalisée par voie SC.
- Prévenir et traiter le syndrome pseudogrippal par le paracétamol, assurer une bonne hydratation pendant toute la durée du traitement.

RIBAVIRINE (REBETOL, COPEGUS)

Toujours associée à l'interféron pégylé, en 2 prises orales par jour au moment des repas (matin et soir).

LAMIVUDINE (ZEFFIX), ADÉFOVIR (HEPSERA), TELBIVUDINE (SEBIVO)

En 1 prise orale quotidienne pendant ou en dehors des repas.

ENTECAVIR (BARACLUDE)

En 1 prise orale quotidienne à distance des repas (à plus de 2 heures des repas).

TENOFOVIR (VIREAD)

En 1 prise orale quotidienne au cours d'un repas.

BOCEPREVIR (VICTRELIS) ET TELAPREVIR (INCIVO)

En 3 prises orales par jour avec de la nourriture.

SIMEPREVIR (OLYSIO), SOFOSBUVIR (SOVALDI), DACLATASVIR (DAKLINZA)

En 1 prise orale quotidienne, au cours d'un repas pour OLYSIO et SOVALDI.

PALIVIZUMAB (SYNAGIS)

Injection IM dans la face antéro-externe de la cuisse (après reconstitution par eau ppi).

Surveillance de l'efficacité et de la tolérance

HÉPATITES VIRALES

- Hépatite virale B

Contrôle mensuel des transaminases. Après normalisation, il est nécessaire de suivre les marqueurs virologiques tous les 3 à 6 mois (Ag HBs, AgHBe, Ac anti-HBe et ADN-VHB). L'objectif du traitement est l'indétectabilité de l'ADN-VHB.

- Hépatite virale C

Bilan biologique 2 fois par mois pendant le premier mois, puis tous les mois pendant toute la durée du traitement : dosage des transaminases notamment. L'objectif du traitement est la virosuppression durable : indétectabilité de l'ARN-VHC 3 mois après l'arrêt du traitement, ce qui est assimilable à une guérison pour le VHC.

SURVEILLANCE DE LA TOLÉRANCE DES ANTIVIRAUX

Se reporter au *tableau II.371*, p. 1142.

Conseils hygiéno-diététiques

- L'alcool est un facteur d'aggravation de l'hépatite virale.
- La vaccination contre l'hépatite A est conseillée chez les voyageurs.

Autres conseils au patient

HÉPATITES VIRALES

- Toutes les hépatites virales chroniques ne sont pas justiciables d'un traitement médicamenteux, les indications répondant à des situations précises (charge virale, valeur des transaminases, génotype du virus dans le cas de l'hépatite C...).
- Il est important de renseigner le patient sur les modes de transmission du virus et sur les précautions à prendre pour l'éviter (conjoint, entourage). Les médicaments hépatotoxiques doivent être évités.

- Informer le patient de la nature des effets indésirables des médicaments, particulièrement du syndrome pseudo-grippal de l'interféron alpha, dont la prévention doit être faite par le paracétamol et non l'aspirine.

HERPÈS ORO-FACIAL ET GÉNITAL

- Le patient doit être informé des facteurs favorisant les récurrences (« poussées d'herpès ») : fatigue, stress, infections, fièvre, rayons UV, rapports sexuels dans le cas de l'herpès génital, règles.
- L'herpès est une maladie contagieuse pendant toute la durée de l'éruption et des précautions sont à prendre : hygiène des mains, ne pas se gratter ni se frotter les yeux, éviter les contacts cutanéo-muqueux avec le sujet atteint (baisers…), utiliser un préservatif en cas de poussée génitale.

VARICELLE

- La varicelle est généralement une maladie bénigne ne nécessitant qu'un traitement symptomatique : antipyrétique, antihistaminique, soin local antiseptique avec de la chlorhexidine aqueuse. Aucun autre médicament ou cosmétique ne doit être utilisé (pommade, crème, talc…).
- La femme enceinte doit être informée du risque de malformations fœtales lors des premières semaines de grossesse.

ZONA

- Le traitement par voie orale a pour but principal la prévention des douleurs post-zostériennes ou des complications du zona ophtalmique.
- Le traitement doit être débuté dans les 72 heures suivant le début de l'éruption et poursuivi pendant 7 à 10 jours.

Antirétroviraux

NOTIONS ESSENTIELLES

- Les antirétroviraux (ARV) sont les médicaments utilisés pour traiter l'infection à VIH.
- Ils sont regroupés en plusieurs classes :
  - les inhibiteurs nucléosidiques de la transcriptase inverse (INTI) ;
  - les inhibiteurs nucléotidiques de la transcriptase inverse ;
  - les inhibiteurs non nucléosidiques de la transcriptase inverse (INNTI) ;
  - les inhibiteurs de protéase (IP) ;
  - les inhibiteurs de fusion (IF) ;
  - les inhibiteurs du récepteur CCR5 ;
  - les inhibiteurs de l'intégrase (INI).
- L'objectif principal du traitement antirétroviral est de diminuer la mortalité et la morbidité de l'infection par le VIH en restaurant un nombre de lymphocytes CD4 supérieur à 500/mm^3. En pratique, cela est possible grâce à une réduction maximale de la réplication virale.
- Outre l'efficacité et la meilleure tolérance possible du traitement, clinique et biologique, l'amélioration ou la préservation de la qualité de vie et la diminution du risque de transmission du VIH doivent être recherchées simultanément.
- Le rapport d'experts 2013 recommande d'instaurer le traitement antirétroviral chez toute personne vivant avec le VIH, quel que soit le nombre de CD4, y compris s'il est supérieur à 500/mm^3.

- Les trithérapies recommandées en première intention sont :
  - 2 INTI + 1 IP/R (inhibiteur de protéase potentialisé par le ritonavir) ;
  - ou 2 INTI + 1 INNTI.
- Deux associations d'INTI sont recommandées : ténofovir/emtricitabine ou abacavir/lamivudine. Si le 3e agent est un IP, le choix se porte sur l'atazanavir/r ou le darunavir/r. Si le 3e médicament est un INNTI, l'éfavirenz ou la rilpivirine sont préférés.
- Deux spécialités, ATRIPLA et EVIPLERA, permettent un schéma thérapeutique simplifié, à savoir la prise d'un seul comprimé une fois par jour.
- La fréquence des effets indésirables et l'évaluation de l'efficacité clinico-immuno-virologique justifient un suivi clinique et biologique régulier.
- Une bonne adhésion au traitement est indispensable.
- Les interactions médicamenteuses sont nombreuses avec les IP et les INNTI.
- À titre préventif, l'utilisation des antirétroviraux est recommandée dans certaines situations : professionnel de santé exposé par coupure, piqûre ou projection, situations à risque de transmission sanguine ou sexuelle, nouveau-né de mère contaminée pour réduire le risque de transmission.

GÉNÉRALITÉS

Les premiers cas de sida observés en Californie et à New York sont rapportés dans la communauté gay masculine et chez les consommateurs de drogues.

En 1982, le terme de sida est créé ; il s'agit du syndrome de l'immunodéficience acquise.

En 1983, les premiers cas de sida sont décrits en France, dont certains rapportés chez des femmes non toxicomanes, chez des enfants et des hémophiles.

La même année, les scientifiques français identifient le virus de l'immunodéficience humaine (VIH), responsable de la maladie.

En 1986, les premiers tests de diagnostic sérologique sont développés en France et aux États-Unis.

Un peu plus tard, en 1986, un second virus, génétiquement distinct du premier, était découvert chez des patients originaires d'Afrique de l'Ouest. Ces virus, de la même famille, furent alors appelés VIH-1 et VIH-2.

En 1987, le premier médicament utilisé dans le traitement de l'infection, l'AZT, est mis sur le marché.

En 1994, il est démontré que l'AZT réduit le risque de transmission du virus de la mère à l'enfant.

En 1996, une combinaison de trois antirétroviraux est mise à disposition, avec la naissance d'une nouvelle classe thérapeutique, les antiprotéases. La même année, un test de quantification du virus dans le sang, le test de charge virale, est mis à disposition.

En 2014, le médicament ATRIPLA associant trois principes actifs est le premier à pouvoir être administré en une prise d'un seul comprimé par jour.

On estime qu'environ 34 millions de personnes vivent avec le VIH, dans le monde.

En France, 130 000 personnes environ sont séropositives. L'accès aux traitements dans les pays touchés par l'épidémie reste très insuffisant puisqu'en 2012, moins de 6 millions de personnes infectées recevaient des traitements antirétroviraux.

D'importants progrès ont été réalisés dans la prise en charge thérapeutique des personnes infectées par le VIH : meilleure efficacité des traitements disponibles, amélioration des outils de suivi biologique et meilleure compréhension de la physiopathologie de l'infection.

Ces progrès se sont traduits, dans les pays riches, par une diminution importante de la mortalité et de la morbidité liées à cette infection.

Cette évolution bénéfique a cependant rendu les modalités de prise en charge plus complexes : augmentation du nombre de médicaments disponibles, utilisation dans le cadre d'associations avec risques d'effets indésirables cumulés et d'interactions, obligation d'une bonne observance du traitement, existence du phénomène de résistance virale aux médicaments.

L'évolution très rapide des connaissances et la complexité des modalités de prise en charge ont rendu nécessaire la publication régulière de recommandations afin de guider les professionnels de santé.

Ce chapitre tient compte des dernières recommandations du groupe d'experts datant de 2013.

L'épidémie reste active et la recrudescence des IST depuis 2001, notamment la syphilis, témoigne d'un relâchement des mesures de prévention de la transmission sexuelle du VIH, en particulier chez les hommes homosexuels. Dépister plus précocement les personnes infectées est d'autant plus nécessaire qu'un tiers des patients n'accèdent à une prise en charge qu'au stade tardif de sida.

Les traitements sont devenus plus simples à prendre et mieux tolérés par les patients et sont aussi plus actifs sur les virus résistants ; malheureusement, les progrès sont moins marquants lorsque le traitement est commencé tardivement. D'où la recommandation d'initier aujourd'hui le traitement très tôt.

L'infection par le VIH est passée du statut de maladie rapidement mortelle à celui d'une affection chronique. Elle est à présent considérée comme un facteur de risque cardiovasculaire en soi, conséquence de l'infection, des effets indésirables des traitements ou de facteurs de risque associés plus fréquents dans cette population.

Physiopathologie

Le VIH affecte le système immunitaire en infectant ses cellules :
- les lymphocytes T CD4 dans lesquels le VIH se réplique en abondance ;

- les cellules présentatrices de l'antigène (comme les macrophages). Le VIH s'y réplique peu. Ces cellules pourraient constituer un réservoir de virus dans l'organisme infecté.

Structure virale

Le VIH possède une enveloppe à l'intérieur de laquelle la capside renferme deux brins d'ARN et trois enzymes : la transcriptase inverse, l'intégrase et la protéase.

Réplication du virus

Les différentes phases de réplication du VIH sont schématiquement :
- reconnaissance et entrée du virus dans la cellule hôte par fixation du virus sur un récepteur acellulaire, le CD4 mais aussi des corécepteurs, puis fusion des membranes cellulaire et virale ;
- transcription de l'ARN viral en ADN grâce à la transcriptase inverse ;
- incorporation de l'ADN viral dans l'ADN cellulaire grâce à l'intégrase ;
- fabrication de protéines des nouveaux virions ;
- assemblage de nouvelles particules virales grâce à la protéase ;
- libération de virions infectieux.

La *figure II.32* schématise le cycle de réplication du VIH.

Mode de transmission de l'infection

Il existe trois modes de transmission du VIH :
- la *transmission sexuelle* : c'est le mode de transmission à l'origine du plus grand nombre de cas dans le monde ;
- la *transmission sanguine :* le VIH peut être transmis par le sang ou des dérivés sanguins, par inoculation parentérale ou lors d'injections de drogues ;
- la *transmission de la mère à l'enfant :* elle peut se produire pendant la grossesse, pendant l'accouchement et par l'allaitement maternel.

Résistance au traitement

Le VIH est capable de s'adapter à son environnement par la sélection de mutants résistants lui permettant d'échapper à l'action des traitements médicamenteux.

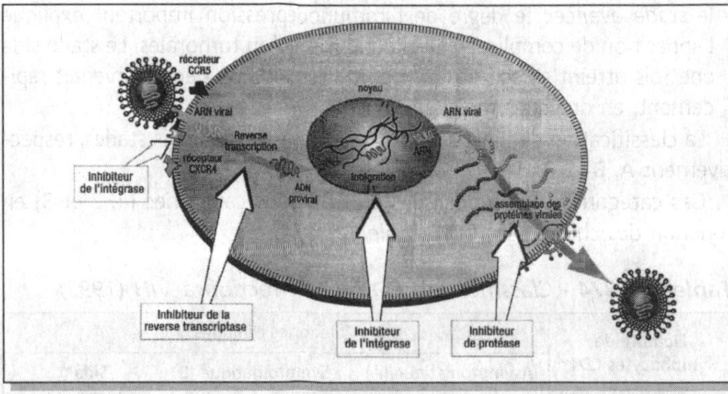

Figure II.32 *- Cycle de réplication du VIH*
(Source : Gerbouin O., Grellet J. « Le point sur les traitements médicamenteux du sida », Actualités pharmaceutiques *2008 ; 472 : 10-22.)*

Le risque de sélection de virus résistants n'est pas le même selon que l'échappement par inobservance survient sous traitement avec INNTI (inhibiteurs non nucléosidiques de la transcriptase inverse) ou sous traitement avec IP (inhibiteurs de la protéase). Dans le premier cas, le risque est élevé, alors qu'il est plus faible dans le second si l'échappement est identifié et pris en charge rapidement.

La maladie

L'évolution se fait schématiquement en trois phases :
- la *primo-infection :* elle survient dans les 2 à 4 semaines qui suivent l'exposition et n'est pas toujours symptomatique. La séroconversion est toujours retardée. Le diagnostic précoce repose sur la recherche de l'antigénie P24. À ce stade, la sérologie VIH est encore négative. Un syndrome mononucléosique non spécifique constitue le tableau clinique le plus souvent retrouvé ;
- le *stade précoce :* il s'agit d'une phase peu ou non symptomatique. La séroconversion est effective et une majorité des patients développe des adénopathies généralisées ;

- le *stade avancé :* le degré de l'immunodépression important explique l'apparition de complications infectieuses et/ou tumorales. Le stade sida une fois atteint et en l'absence de traitements, le décès survenait rapidement, en quelques mois.

La classification de l'infection à VIH repose sur ces trois stades, respectivement A, B et C.

Ces catégories sont subdivisées en trois sous-catégories (1, 2 et 3) en fonction des chiffres des CD4 *(tableau II.374)*.

Tableau II.374 *- Classification CDC de l'infection à VIH (1993)*

Nombre de lymphocytes CD4	Catégories cliniques		
	Asymptomatique (A)	Symptomatique (B)	Sida (C)
> 500/mm^3	A_1	B_1	C_1
200 à 499/mm^3	A_2	B_2	C_2
< 200/mm^3	A_3	B_3	C_3

L'infection par le VIH évolue de façon continue dès la contamination, avec une réplication virale intense provoquant la destruction des lymphocytes T CD4. Après une phase d'équilibre, le nombre de lymphocytes T CD4 baisse progressivement. À partir d'un seuil voisin de 200/mm^3, la diminution des défenses immunitaires se traduit par la survenue de cancers et/ou de maladies opportunistes (pneumocystose, toxoplasmose, infections à cytomégalovirus, à virus *Herpes simplex*, à mycobactéries atypiques).

Classification des antirétroviraux

On distingue plusieurs classes :

- *les inhibiteurs nucléosidiques de la transcriptase inverse (INTI) :*
  - abacavir (ABC) : ZIAGEN ;
  - didanosine (ddI) : VIDEX ;
  - emtricitabine (FTC) : EMTRIVA ;
  - lamivudine (3TC) : EPIVIR ;
  - stavudine (d4T) : ZERIT ;
  - zidovudine (AZT) : RETROVIR ;

- *les inhibiteurs nucléotidiques de la transcriptase inverse :*
  - ténofovir (TDF) : VIREAD ;
- *les inhibiteurs non nucléosidiques de la transcriptase inverse (INNTI) :*
  - éfavirenz (EFV) : SUSTIVA ;
  - etravirine (EVR) : INTELENCE ;
  - névirapine (NVP) : VIRAMUNE ;
  - rilpivirine (RPV) : EDURANT ;
- *les inhibiteurs de la protéase virale (IP) :*
  - atazanavir/ritonavir (ATV/RTV) : REYATAZ/NORVIR ;
  - darunavir/ritonavir (DRV/RTV) : PREZISTA/NORVIR ;
  - fosamprénavir/ritonavir (FPV/RTV) : TELZIR/NORVIR ;
  - indinavir (IDV) : CRIXIVAN ;
  - lopinavir/ritonavir (LVP/RTV) : KALETRA ;
  - ritonavir (RTV) : NORVIR ;
  - saquinavir/ritonavir (SQV/RTV) : INVIRASE/NORVIR ;
  - tipranavir/ritonavir (TPV/RTV) : APTIVUS/NORVIR ;
- *les inhibiteurs de fusion :*
  - enfuvirtide (T-20) : FUZEON ;
- *les inhibiteurs du récepteur CCR5 :*
  - maraviroc (MVC) : CELSENTRI ;
- *les inhibiteurs de l'intégrase (INI) :*
  - dolutégravir (DTG) : TIVICAY ;
  - raltégravir (RAL) : ISENTRESS.

Association de plusieurs principes actifs :

- ATRIPLA : éfavirenz + emtricitabine + ténofovir ;
- EVIPLERA : emtricitabine + rilpivirine + ténofovir ;
- TRIZIVIR : abacavir + lamivudine + zidovudine ;
- COMBIVIR : lamivudine + zidovudine ;
- KIVEXA : abacavir + lamivudine ;
- TRUVADA : emtricitabine + ténofovir ;
- STRIBILD : elvitégravir + emtricitabine + ténofovir + cobicistat.

Les associations d'INTI figurent dans les *tableaux II.376 et II.377*, p. 1169.

Mécanisme d'action

Inhibiteurs nucléosidiques de la transcriptase inverse (INTI)

Les analogues nucléosidiques inhibent la réplication du VIH en se liant à la transcriptase inverse ; ils empêchent ainsi l'incorporation du nucléoside naturel dans l'ADN viral.

Inhibiteurs non nucléosidiques de la transcriptase inverse (INNTI)

Les analogues non nucléosidiques sont des inhibiteurs non compétitifs de la transcriptase inverse du VIH-1, mais sont inactifs vis-à-vis du VIH-2.

Inhibiteurs de la protéase (IP)

Les inhibiteurs de la protéase bloquent la phase tardive de la maturation virale. En présence d'un inhibiteur de protéase, des virions matures sont produits mais sont incapables d'infecter d'autres cellules.

La *figure II.33* reprend les étapes de la réplication du VIH et les sites d'action thérapeutiques.

Inhibiteurs de fusion

L'enfuvirtide, seul représentant de cette classe, agit en se liant à une protéine virale (gp 41 du VIH-1) dans le milieu extracellulaire, bloquant ainsi la fusion entre la membrane virale et la membrane de la cellule cible, et empêchant l'ARN viral d'entrer dans la cellule cible.

Inhibiteurs du récepteur CCR5

Le maraviroc se lie de façon sélective au récepteur aux chimiokines humaines CCR5, empêchant ainsi le VIH-1 à tropisme CCR5 de pénétrer dans les cellules.

Inhibiteurs de l'intégrase (INI)

Le raltégravir est un inhibiteur de l'intégrase du VIH. Il inhibe l'activité catalytique de l'intégrase, enzyme codée par le VIH, nécessaire à la répli-

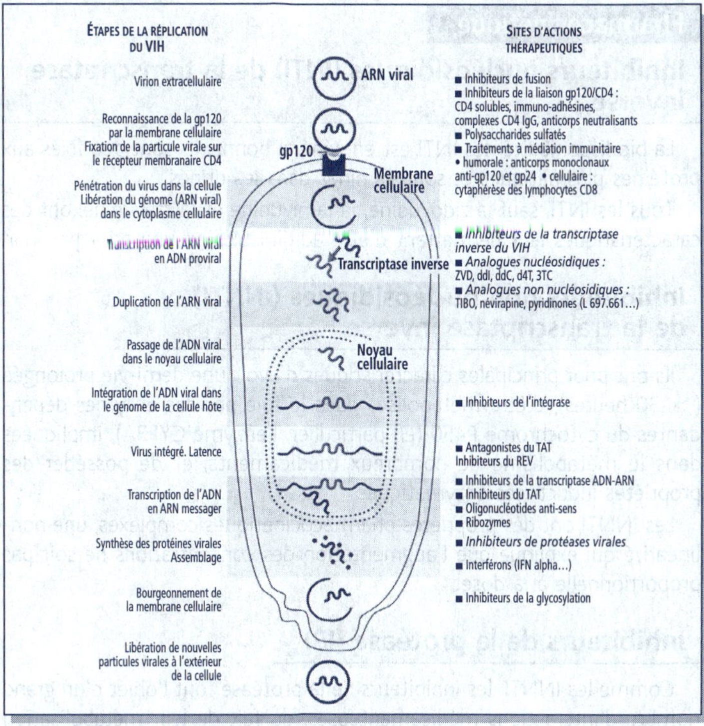

Figure II.33 - *Étapes de la réplication virale et sites d'action thérapeutiques (d'après Mouton Y.* et al.*)*

cation virale. L'inhibition de l'intégrase empêche l'intégration du génome du VIH dans le génome de la cellule hôte.

Les génomes du VIH qui ne s'intègrent pas ne peuvent pas donner lieu à la production de nouvelles particules virales infectieuses, et par conséquent l'inhibition de l'intégration empêche la propagation de l'infection virale.

Avant tout traitement, il est nécessaire de confirmer que seul le VIH1 à tropisme CCR5 est détecté (c'est-à-dire absence de virus à tropisme CXCR4 ou mixte).

Pharmacocinétique

Inhibiteurs nucléosidiques (INTI) de la transcriptase inverse

La biodisponibilité des INTI est en général bonne. Ils sont peu fixés aux protéines plasmatiques et sont éliminés dans les urines.

Tous les INTI, sauf la zidovudine, la lamivudine et la stavudine, ont des caractéristiques leur permettant d'être administrés en une prise par jour.

Inhibiteurs non nucléosidiques (INNTI) de la transcriptase inverse

Ils ont pour principales caractéristiques d'avoir une demi-vie prolongée (> 30 heures), d'être métabolisés dans le foie par des enzymes dépendantes du cytochrome P450 (en particulier, l'enzyme CYP3A), impliquées dans le métabolisme de nombreux médicaments, et de posséder des propriétés inductrices enzymatiques.

Les INNTI ont des propriétés pharmacocinétiques complexes, une non-linéarité qui explique que l'augmentation des concentrations ne soit pas proportionnelle à la dose.

Inhibiteurs de la protéase (IP)

Comme les INNTI, les inhibiteurs de la protéase font l'objet d'un grand nombre d'interactions médicamenteuses, du fait de leur métabolisation hépatique par des enzymes dépendantes du cytochrome P450 (CYP3A).

Les IP présentent comme les INNTI une non-linéarité. On estime que l'état d'équilibre est en général atteint au bout de 10 à 15 jours de traitement.

Le ritonavir est un inhibiteur puissant du CYP3A ; administré à faibles doses (100 ou 200 mg, 1 ou 2 fois par jour), il augmente de façon importante les concentrations plasmatiques des IP associés.

Inhibiteurs de fusion

L'enfuvirtide est administré par voie sous-cutanée en 2 injections journalières, car il est dégradé par voie orale.

Son métabolisme est indépendant du CYP3A.

PRINCIPAUX MÉDICAMENTS – POSOLOGIES

Les principaux antirétroviraux et leurs posologies sont indiqués dans les *tableaux II.375* à *II.382*.

Tableau II.375 *- Inhibiteurs nucléosidiques de la transcriptase inverse (INTI) (Liste I) (prescription initiale hospitalière)*

DCI	Spécialités	Présentations	Posologies
Abacavir (ABC)	ZIAGEN	comp. 300 mg sol. buv. 20 mg = 1 mL (240 mL)	En association, à jeun ou au cours des repas **AD** : 300 mg × 2/j ou 600 mg/j en 1 prise **ENF** < 12 ans : 8 mg/kg × 2/j
Didanosine (ddI)	VIDEX	comp. à croquer ou dispersibles 25 mg 50 mg 100 mg 150 mg gél. GR (gastrorésistantes) 125 mg 200 mg 250 mg 400 mg	En association chez l'**AD** et l'**ENF** En deux prises quotidiennes espacées de 12 heures impérativement à jeun (1 heure au moins avant un repas) en évitant toute boisson acide ou gazeuse) Poids ⩾ 60 kg : 400 mg/j, soit 1 gél. à 400 mg/j Poids < 60 kg : 250 mg/j, soit 1 gél. à 250 mg (ou comp. à 100 + 150 mg) × 1/j Adaptation en cas d'insuffisance rénale (clairance créat. < 60 mL/min)
	VIDEX *Conserver à 4 °C*	poudre sirop 10 mg = 1 mL fl. de 2 g à dissoudre dans 100 mL d'eau plate, puis ajouter 100 mL de MAALOX (conc. finale : 10 mg/mL)	**ENF** > 3 mois : 100 mg/m^2 × 1/j ou 50 mg/m^2 × 2/j en association avec la zidovudine À prendre à jeun
Emtricitabine (FTC)	EMTRIVA	gél. 200 mg	En association chez l'adulte et l'enfant En 1 prise/j à jeun ou au cours d'un repas **AD** : 200 mg/j **ENF** > 33 kg : 200 mg/j
	EMTRIVA BUVABLE	sol. buv. 10 mg = 1 mL (170 mL)	**ENF** > 33 kg : 6 mg/kg en 1 prise sans dépasser 240 mg/j

DCI	Spécialités	Présentations	Posologies
	Conserver au réfrigérateur jusqu'à ouverture puis 28 jours à moins de 25 °C		
Lamivudine (3TC)	EPIVIR LAMIVUDINE EPIVIR	comp. 150 mg, 300 mg sol. buv. 10 mg = 1 mL (240 mL)	En association chez l'AD et l'ENF, à jeun ou au cours du repas **AD et ENF** > 12 ans : 300 mg/j en 1 prise ou 150 mg toutes les 12 heures **ENF** de 3 mois à 12 ans : 4 mg/kg × 2/j sans dépasser 300 mg/j **NN** : 2 mg/kg × 2 j à partir de 3 mois Adaptation en cas d'insuffisance rénale (clairance créat. ⩽ 50 mL/min)
Stavudine (d4T)	ZERIT	gél. 20 mg 30 mg 40 mg	En association chez l'**AD** et l'**ENF** Poids ⩾ 60 kg : 40 mg × 2/j Poids < 60 kg : 30 mg × 2/j À jeun ou au cours d'un repas léger
	ZERIT *Conserver à 4 °C*	pdre pour sol. buv. 200 mg (1 mg = 1 mL)	**ENF** ⩾ 30 kg : posologie **AD** **ENF** < 30 kg : 1 mg/kg × 2/j Adaptation en cas d'insuffisance rénale (clairance créat. ⩽ 50 mL/min) **NN** : 0,5 mg/kg × 2/j de J0 à J14 1 mg/kg × 2/j à partir de J15
Zidovudine (AZT)	RETROVIR	comp. séc. 300 mg gél. 100 mg, 250 mg sol. buv. 200 mL à 100 mg/10 mL + seringue 10 mL graduée par 0,5 mL sol. buv. 200 mL à 100 mg/10 mL + seringue 1 mL graduée par 0,1 mL	**AD** : 250 à 300 mg × 2/j selon le poids et/ou la tolérance en association à d'autres antirétroviraux **ENF** : 90 à 180 mg/m² × 4/j ou 5 mg/kg/j **NN** : 8 mg/kg/j jusqu'à 6 semaines d'âge pour un terme ⩾35 semaines d'aménorrhée À jeun ou au cours des repas
Zidovudine	RETROVIR IV (RUH)	fl. inj. 20 mL = 200 mg sol. à diluer pour perf.	Prévention de la transmission materno-fœtale pendant le travail et l'accouchement **Prématuré** (30 à 35 semaines d'aménorrhée) : 2 mg/kg × 2 de J0 à J15 puis × 3 au-delà de J15

Tableau II.376 - *Association d'inhibiteurs nucléosidiques de la transcriptase inverse (INTI) (Liste I) (prescription initiale hospitalière)*

DCI	Spécialités	Présentations	Posologies
Abacavir + Lamivudine	KIVEXA	comp. pelliculé ABC : 600 mg 3TC : 300 mg	En une prise quotidienne à jeun ou au cours des repas 1 comp./j
Lamivudine + Zidovudine	COMBIVIR LAMIVUDINE/ ZIDOVUDINE	comp. pelliculé AZT : 300 mg 3TC : 150 mg	En association chez l'**AD** et l'**ENF** > 12 ans 1 comp. × 2/j Adaptation en cas d'insuffisance rénale. Si clairance créat. ⩽ 50 mL/min, utiliser RETROVIR et EPIVIR séparément À jeun ou au cours d'un repas
Abacavir + Lamivudine + Zidovudine	TRIZIVIR	comp. pelliculé ABC : 300 mg 3TC : 150 mg AZT : 300 mg	

Tableau II.377 - *Inhibiteurs nucléotidiques de la transcriptase inverse (Liste I) (prescription initiale hospitalière)*

DCI	Spécialités	Présentations	Posologies
Ténofovir (TDF)	VIREAD	comp. 123 mg comp. 163 mg comp. 204 mg comp. 245 mg granulés 33 mg/c. mes.	En association chez l'adulte et l'enfant En 1 prise quotidienne au cours d'un repas **AD** : 1 comp./j
Ténofovir (TDF) + Emtricitabine (FTC)	TRUVADA	comp. TDF : 245 mg FTC : 200 mg	
Ténofovir (TDF) + Emtricitabine (FTC) + Éfavirenz (EFV)	ATRIPLA	comp. TDF : 300 mg FTC : 200 mg EFV : 600 mg	En 1 prise quotidienne au cours d'un repas **AD** : 1 comp./j
Ténofovir (TDF) + Emtricitabine (FTC) + Rilpivirine	EVIPLERA	comp. pelliculé TDF : 245 mg FTC : 200 mg rilpivirine : 25 mg	En 1 prise quotidienne au cours d'un repas **AD** : 1 comp./j

***Tableau II.378** - Inhibiteurs non nucléosidiques de la transcriptase inverse (INNTI) (Liste I) (prescription initiale hospitalière)*

DCI	Spécialités	Présentations	Posologies
Éfavirenz (EFV)	SUSTIVA	comp. 600 mg gél. 50 mg 100 mg 200 mg sol. buv. 30 mg = 1 mL (180 mL)	En association chez l'**AD** et l'**ENF** > 3 ans et > 13 kg **AD et ENF** > 40 kg : 600 mg/j en 1 prise le soir au coucher à jeun **ENF** de 13 à 15 kg : 200 mg/j 15 à 20 kg : 250 mg/j 20 à 25 kg : 300 mg/j 25 à 32 kg : 350 mg/j 32 à 40 kg : 400 mg/j
	EFAVIRENZ	comp. 600 mg	
Névirapine (NVP)	VIRAMUNE NEVIRAPINE	comp. 200 mg	En association chez l'**AD** et l'**ENF** À doses progressives en respectant strictement la posologie initiale **AD** : 200 mg/j × 14 j, puis 200 mg × 2/j À jeun ou au cours des repas
	VIRAMUNE LP	comp. LP 400 mg comp. LP 100 mg	**AD** : 1 prise/j **ENF** : 1 prise/j
	VIRAMUNE	susp. buv. 50 mg = 5 mL (240 mL)	À doses progressives, à jeun ou au cours des repas **ENF** de 2 mois à 8 ans : 4 mg/kg/j × 14 j, puis 7 mg/kg × 2/j **ENF** de 8 à 16 ans : 4 mg/kg/j × 14 j, puis 4 mg/kg × 2/j sans dépasser 400 mg/j **NN** : à partir de 2 mois 2 mg/kg en prise unique à la naissance 2 mg/kg la 1re semaine puis 4 mg/kg la 2e semaine
Etravirine (EVR)	INTELENCE	comp. 25 mg comp. 100 mg comp. 200 mg	2 comp. 2 fois/j à prendre après un repas en association chez l'adulte et l'enfant
Rilpivirine	EDURANT	comp. 25 mg	En association chez l'**AD** au cours d'un repas : 1 comp./j
Ténofovir + Emtricitabine + Éfavirenz	ATRIPLA	comp. TDF : 245 mg FTC : 200 mg EFV : 600 mg	1 comp. à prendre le soir au coucher à jeun

Tableau II.379 - Inhibiteurs de la protéase (IP) (Liste I) (prescription initiale hospitalière)

DCI	Spéciali-tés	Présentations	Posologies
Atazanavir (ATV)	REYATAZ	gél. 150 mg 200 mg 300 mg	En une seule prise quotidienne, toujours au cours d'un repas en association **AD** : 300 mg/j (boostés avec une capsule de NORVIR)
Darunavir (DRV)	PREZISTA	comp. 75 mg comp. 150 mg comp. 400 mg comp. 600 mg comp. 800 mg susp. buv. 100 mg/mL	En 1 ou 2 prises quotidiennes, à prendre pendant les repas en association **AD** : 1 comp. à 600 mg × 2/j (boostés avec 1 capsule de NORVIR à chaque prise) ou 2 comp. à 400 mg 1 fois/j (chez les nouveaux traités (boostés par 1 capsule de NORVIR) **AD** : 1 comp. à 800 mg 1 fois/j (boosté avec 100 mg de NORVIR) **ENF** de 20 à 30 kg : 375 mg DRV + 50 mg RTV × 2/j **ENF** de 30 à 40 kg : 450 mg DRV + 60 mg RTV × 2/j
Fosamprénavir (FPV)	TELZIR	comp. 700 mg susp. buv. 50 mg = 1 mL (225 mL)	En 2 prises quotidiennes à jeun ou au cours d'un repas en association **AD** : 1 comp. × 2/j (boostés avec 1 capsule de NORVIR à chaque prise)
Indinavir (IDV)	CRIXIVAN	gél. 200 mg 400 mg	En association, en 2 prises quotidiennes, impérativement à jeun (1 heure avant les repas ou 2 heures après) et avec hydratation abondante (1,5 l d'eau/j) **AD** : 600 mg × 2/j ou 400 mg × 2/j (boostés avec 1 capsule de NORVIR à chaque prise) **ENF** > 4 ans : 500 mg/m^2 × 3/j (boostés avec 1 capsule de NORVIR à chaque prise)
Lopinavir (LPV) + Ritonavir (RTV)	KALETRA	comp. 50 mg RTV + 200 mg LPV comp. 25 mg RTV + 100 mg LPV sol. alcoolique (60 mL) contenant par mL : 80 mg LPV + 20 mg RTV	En 1 ou 2 prises quotidiennes au cours d'un repas en association **AD et ENF** > 12 ans : 2 comp. à 200 mg/50 mg 2 fois/j **AD et ENF** > 12 ans : 5 mL × 2/j **ENF** > 2 ans : 2,9 mL/m^2 × 2/j

DCI	Spécialités	Présentations	Posologies
		Conserver au réfrigérateur jusqu'à dispensation puis jusqu'à 6 semaines à moins de 25 °C	
Ritonavir (RTV)	NORVIR	sol. buv. 80 mg = 1 mL	En association, à doses progressives sur 4 jours au moins ou 2 prises par jour pendant les repas
		comp. pelliculé 100 mg	Un comprimé à 100 mg en moyenne au cours d'un repas à chaque prise d'antiprotéase associée pour augmenter la concentration de la molécule prise en association La posologie est fonction de l'antiprotéase utilisée
Saquinavir (SQV)	INVIRASE	comp. 500 mg	En 2 prises quotidiennes, à prendre dans les 2 heures qui suivent le repas ou pendant les repas en association **AD et ENF** > 16 ans : 2 comp. à 500 mg × 2/j (boostés avec 1 capsule de NORVIR à chaque prise)
		gél. 200 mg	En 2 prises quotidiennes, à prendre pendant les repas ou dans les 2 heures qui suivent les repas en association **AD et ENF** > 16 ans : 5 gél. à 200 mg 2 fois/j (boostées avec 1 capsule de NORVIR à chaque prise)
Tipranavir (TPV)	APTIVUS	caps. 250 mg sol. buv. 100 mg/mL *Conserver au réfrigérateur jusqu'à ouverture du flacon puis 2 mois à moins de 25 °C*	En 2 prises quotidiennes, au cours d'un repas en association **AD** : 2 caps. × 2/j (boostées avec 2 capsules de NORVIR à chaque prise)

Tableau II.380 *- Inhibiteurs de fusion (Liste I) (prescription initiale hospitalière)*

DCI	Spécialité	Présentation	Posologies
Enfuvirtide (T-20)	FUZEON	fl. inj. 90 mg = 1 mL	En association chez l'adulte et l'enfant Par voie sous-cutanée 2 fois/j **AD et ENF** ≥ 43 kg : 90 mg × 2/j **ENF** ≥ 38 kg : 81 mg 2 fois/j **ENF** ≥ 33 kg : 72 mg 2 fois/j **ENF** ≥ 29 kg : 63 mg 2 fois/j **ENF** ≥ 24 kg : 54 mg 2 fois/j **ENF** ≥ 20 kg : 45 mg 2 fois/j **ENF** ≥ 15 kg : 36 mg 2 fois/j **ENF** ≥ 11 kg : 27 mg 2 fois/j

Tableau II.381 *- Inhibiteur du récepteur CCR5 (Liste I) (prescription initiale hospitalière)*

DCI	Spécialité	Présentations	Posologies
Maraviroc (MVC)	CELSENTRI	comp. pelliculés 150 mg ou 300 mg	150 mg 2 fois/j ou 300 mg 2 fois/j ou 600 mg 2 fois/j, en fonction de l'antirétroviral associé, au cours ou en dehors des repas

Tableau II.382 *- Inhibiteurs de l'intégrase (Liste I) (prescription initiale hospitalière) (INI)*

DCI	Spécialité	Présentation	Posologie
Raltégravir	ISENTRESS	comp. pelliculés 400 mg comp. à croquer 25 mg, 100 mg	En association chez l'adulte et l'enfant 400 mg 2 fois/j au cours ou en dehors des repas
Elvitégravir + Emtricitabine (FTC) + Ténofovir (TDF) + Cobicistat	STRIBILD	comp. 150 mg/ 200 mg/300 mg	1 comp./j au cours des repas

DCI	Spécialité	Présentation	Posologie
Dolutégravir	TIVICAY	comp. pelliculés 50 mg	En association chez l'**AD** et l'**ENF** > 12 ans : • 1 comp./j avec ou sans nourriture chez des patients VIH-1 sans résistance aux INI • 1 comp. 2 fois/j avec nourriture chez des patients VIH-1 avec résistance aux INI

INDICATIONS – CONDUITE DU TRAITEMENT

Indications

Traitement de l'infection par le VIH par l'association de plusieurs antirétroviraux.

Conduite du traitement

Traitement antirétroviral de l'infection à VIH-1 chez l'adulte

La rédaction de ce chapitre s'appuie sur les nouvelles recommandations émanant du rapport : « Prise en charge médicale des personnes vivant avec le VIH en France » de 2013, sous l'égide du Pr Morlat.

Objectifs du traitement

L'objectif principal du traitement antirétroviral est de diminuer la morbidité et la mortalité de l'infection par le VIH en restaurant un nombre de lymphocytes CD4 supérieur à 500/mm^3. En pratique, cela est possible grâce à une réduction maximale de la réplication virale (charge virale plasmatique < 50 copies/mL), qui permet la meilleure restauration immunitaire et limite au maximum le risque de sélection de virus résistants.

D'autres objectifs doivent être recherchés simultanément :

- la meilleure tolérance possible, clinique et biologique, à court, moyen et long termes ;
- l'amélioration ou la préservation de la qualité de vie ;
- la diminution du risque de transmission du VIH.

Principes du traitement

- Associer les médicaments antirétroviraux. Les multithérapies antirétrovirales ont une efficacité supérieure à celle des monothérapies.
- Tenir compte du phénomène de résistance au traitement. Les variants viraux résistants aux antirétroviraux deviennent prédominants en cas de traitement insuffisamment actif ou d'une mauvaise observance. La résistance est souvent croisée entre plusieurs antirétroviraux d'un même groupe ; le risque de sélection de mutants résistants est élevé en cas d'échappement sous traitement avec les INNTI, plus faible avec les IP si l'échappement est identifié et pris en charge rapidement.
- S'assurer d'une bonne observance au traitement. L'adhésion et la préparation du patient au traitement sont essentielles dans le succès thérapeutique. Il paraît souhaitable, bien avant la date prévisible de début de traitement, de préparer le patient dans le cadre d'une démarche de soutien multidisciplinaire, pouvant faire intervenir médecins traitants, pharmaciens, infirmiers, psychiatres, psychologues, associations de patients, et parfois l'entourage familial du patient.
- La stratégie thérapeutique envisagée et les éléments suivants doivent être discutés avec le patient :
  - le caractère chronique mais potentiellement fatal de l'infection par le VIH ;
  - les buts du traitement ;
  - l'importance du premier traitement antirétroviral, qui est associé aux meilleures chances de succès immuno-virologique ;
  - la complexité des traitements et la possibilité d'effets indésirables à court, moyen et long termes ;
  - les enjeux de la qualité d'une bonne observance et les conséquences d'une mauvaise observance.

Quand débuter un traitement antirétroviral ?

PERSONNES ASYMPTOMATIQUES

D'après le rapport d'experts (2013), il est recommandé d'instaurer un traitement ARV (antirétroviral) chez toute personne vivant avec le VIH, quel que soit le nombre de CD4, y compris s'il est > 500/mm³.

L'initiation précoce du traitement ARV, quel que soit le nombre de CD4, est associée à d'autres bénéfices : réduction des comorbidités associées à l'infection par le VIH et réduction du risque de transmission du VIH.

Le patient doit être informé de ces bénéfices.

PERSONNES AYANT UNE CHARGE VIRALE FAIBLE (< 1 000 COPIES/ML)

Il faut s'assurer que la personne a réellement une charge virale faible, ne résultant ni d'un défaut de quantification, ni d'une prise cachée d'ARV.

Moins de 1 % des personnes ont un contrôle prolongé de la réplication virale, s'accompagnant du maintien d'un nombre élevé de CD4.

Avant d'envisager un éventuel report de l'initiation du traitement ARV, il est nécessaire de s'assurer que le nombre de CD4 reste stable et > 500/mm³.

PERSONNES TRÈS IMMUNODÉPRIMÉES (CD4 < 200/MM³) SANS INFECTION OPPORTUNISTE IDENTIFIÉE

Il convient de débuter un traitement ARV rapidement. Il est recommandé de dépister une infection opportuniste latente, pour limiter le risque d'un syndrome inflammatoire de restauration immunitaire après l'initiation du traitement ARV. Une prophylaxie des infections opportunistes doit être entreprise.

PERSONNES PRÉSENTANT UNE INFECTION OPPORTUNISTE

Chez les patients présentant une complication liée au VIH (troubles cognitifs, encéphalopathie VIH) ou une infection ne relevant d'aucun traitement spécifique (cryptosporidiose, microsporidiose...),le traitement ARV doit être initié sans délai pour restaurer l'immunité spécifique contre l'agent causal.

Lorsque l'infection opportuniste relève d'un traitement spécifique, la situation diffère en fonction de la nature de l'infection :

- dans les infections à Pneumocystis, cytomégalovirus et Toxoplasma, le traitement ARV doit être débuté dans les 2 semaines après le début du

traitement de l'infection opportuniste, après vérification de la tolérance du traitement anti-infectieux spécifique ;
- dans la tuberculose sans localisation méningée, le délai d'initiation du traitement ARV dépend du degré d'immunodépression. Chez les patients très immunodéprimés (CD4 $< 50/mm^3$), le traitement ARV doit être initié précocement, 2 semaines après le début du traitement anti-tuberculeux ;
- dans la tuberculose méningée, le délai recommandé entre le traitement de l'infection opportuniste et le traitement ARV doit être d'au moins 4 semaines.

PERSONNES ATTEINTES D'UN CANCER

Chez les personnes atteintes d'un cancer, le traitement ARV doit être entrepris sans délai. Les interactions entre médicaments antinéoplasiques et antirétroviraux sont complexes et font intervenir des interactions d'ordre pharmacocinétique pour les médicaments antinéoplasiques métabolisés par le CYP3A et des interactions d'ordre pharmacodynamique par potentialisation d'effets indésirables et augmentation de la toxicité (voir tableau des interactions médicamenteuses).

Traitement de première intention

Le choix thérapeutique initial est une décision essentielle pour l'avenir thérapeutique du patient. Il doit être effectué par un médecin expérimenté dans la prise en charge des personnes séropositives.

OBJECTIFS DU PREMIER TRAITEMENT

Il doit permettre de rendre la charge virale indétectable ($<$ 50 copies/mL) en 6 mois. Au cours de cette période, il convient de s'assurer que cet objectif est susceptible d'être atteint par une mesure de la charge virale plasmatique (CV).
- à 1 mois, celle-ci doit avoir baissé d'au moins 2 log copies/mL ;
- à 3 mois, celle-ci doit être $<$ 400 copies/mL.

La non-atteinte de ces objectifs intermédiaires témoigne presque toujours d'une mauvaise observance, parfois d'interactions médicamenteuses, ou d'un sous-dosage, qui doivent être recherchés (notamment par dosage plasmatique des IP et des INNTI) et corrigés.

SCHÉMAS RECOMMANDÉS

Pour un premier traitement antirétroviral, il convient de recourir à une trithérapie (*tableaux II.383 à II.386*, p. 1181 à 1183 et p. 1191).

En 2013, la trithérapie de première ligne reste l'association de 2 INTI avec un 3e agent.

Le choix du premier traitement doit être individualisé avec le patient, l'objectif étant d'atteindre un niveau maximal d'observance.

Ce choix fait intervenir :

- la tolérance attendue du traitement ;
- la facilité de prise en fonction des conditions et du rythme de vie du patient ;
- les interactions médicamenteuses attendues avec d'éventuels autres traitements concomitants ;
- les comorbidités du patient, cardiovasculaire, rénale, hépatique, les conduites addictives et les troubles psychiatriques, l'existence d'une tuberculose ;
- les résultats du test de résistance génotypique ;
- les conséquences d'un échec sur les options thérapeutiques ultérieures ;
- les résultats de la recherche de l'allèle HLA-B*5701 ;
- le coût du traitement.

- Deux associations d'INTI sont recommandées en raison de leur efficacité, leur tolérance et leur simplicité d'emploi (1 comprimé par jour) : ténofovir/emtricitabine et abacavir/lamivudine :
  - l'association *ténofovir/emtricitabine* doit être préférée si la charge virale est > 5 log copies/mL ;
  - lorsque la charge virale est < 5 log copies/mL, le choix entre les deux associations doit tenir compte de l'état de la fonction rénale :
    - l'association *ténofovir/emtricitabine* est contre-indiquée si la clairance de la créatinine est < 30 mL/min ;
    - elle doit être évitée pour une valeur < 60 mL/min ;
    - elle doit être utilisée avec précaution pour une valeur < 80 mL/min ou de risque de survenue d'insuffisance rénale, notamment en cas d'association avec un autre médicament néphrotoxique ;
  - l'association *abacavir/lamivudine* ne doit être utilisée que chez des personnes non porteuses de l'allèle HLA-B*5701.

- Choix d'un IP comme 3e agent :
  - l'utilisation d'un IP ne peut se concevoir que potentialisée par l'addition d'une faible dose de *ritonavir* (IP/r). Les IP n'entraînent que rarement des résistances précoces à l'ensemble de la classe quand les concentrations plasmatiques sont insuffisantes ;
  - il est recommandé d'utiliser préférentiellement *atazanavir/r* ou *darunavir/r* pour leur tolérance lipidique et digestive.
- Choix d'un INNTI comme 3e agent :
  - il est recommandé d'utiliser préférentiellement l'*éfavirenz* ou la *rilpivirine* (pour cette dernière si la charge virale avant l'initiation de traitement est inférieure à 5 log copies/mL) ;
  - chacun d'eux existe au sein d'une association fixe en 1 comprimé quotidien :
    - ATRIPLA *(ténofovir + emtricitabine + éfavirenz)* : 1 comprimé, 1 fois/jour, à prendre à jeun, de préférence le soir au coucher ;
    - EVIPLERA *(ténofovir + emtricitabine + rilpivirine)* : 1 comprimé, 1 fois/jour, à prendre au cours d'un repas même léger.

SITUATIONS PARTICULIÈRES POUR LE CHOIX DU PREMIER TRAITEMENT ANTIRÉTROVIRAL

- **Femmes**

Il faut s'informer sur le désir de grossesse avant d'initier un traitement ARV chez une femme. S'il existe un désir de grossesse exprimé et en l'absence d'utilisation de contraception, les INNTI sont à éviter :
- risque neurologique associé à l'exposition embryonnaire à l'*éfavirenz* ;
- risque d'hypersensibilité et d'hépatotoxicité de la *névirapine* ;
- absence d'expérience avec la *rilpivirine* en début de grossesse.

Chez une femme ménopausée ou utilisant une méthode contraceptive, il faut vérifier les interactions potentielles entre les contraceptifs œstroprogestatifs oraux dont l'efficacité peut être diminuée par les IP/r et les INNTI.

- **Primo-infection**

Le traitement devant être débuté rapidement, on ne dispose pas des résultats de la recherche de l'allèle HLA-B*5701 ni du test génotypique de résistance.

Le choix d'une trithérapie privilégiera l'association de *ténofovir/emtricitabine*, en l'absence de maladie rénale et d'un IP/r, ce d'autant que la charge virale est élevée.

• **Lors du traitement d'une infection opportuniste majeure**

En cas de tuberculose traitée par la rifampicine, les options pour le 3e agent sont l'*éfavirenz* ou le *raltégravir* à dose standard.

La prescription d'un IP/r impose de remplacer la rifampicine par la rifabutine à dose réduite.

Dans les infections opportunistes autres que la tuberculose, le risque d'interactions entre certains traitements anti-infectieux et ARV constitue une indication de dosage des concentrations d'ARV à visée d'adaptation posologique.

• **Personnes hémophiles**

Une augmentation modérée du risque hémorragique a été décrite avec certains IP.

Cet effet n'a pas été observé avec *darunavir/r* ou *atazanavir/r*, qui peuvent être utilisés sans précaution particulière chez les hémophiles.

• **Personnes transplantées**

Il existe de nombreuses interactions entre les médicaments immunosuppresseurs et les ARV qui entraînent une augmentation de la toxicité de certains immunosuppresseurs.

Le risque pour l'organe transplanté est à considérer, par exemple *ténofovir* et insuffisance rénale chez le transplanté rénal.

• **Personnes à risque cardiovasculaire élevé**

Une augmentation du risque d'infarctus du myocarde est démontrée en cas d'exposition au *lopinavir/r*, discutée pour l'*abacavir/r*.

Elle est inexistante pour le *ténofovir*, la *névirapine* ou l'*éfavirenz*.

• **Personnes à risque rénal**

Il est recommandé de ne pas débuter un traitement avec *ténofovir* chez les patients ayant une clairance de la créatinine < 80 mL/min.

Les ARV suivants nécessitent une adaptation posologique en cas d'insuffisance rénale : la *didanosine*, l'*emtricitabine*, la *lamivudine* et la *zidovudine*.

L'*abacavir*, les IP/r et les INI ne nécessitent pas d'adaptation posologique.

- **Personnes à risque hépatique**

Le risque hépatotoxique semble faible avec les INTI (hormis *stavudine* et *didanosine*, qui ne doivent plus être utilisées), le *raltégravir*, l'*enfuvirtide* et le *marivoc*.

Il est plus marqué avec les IP et les INNTI de première génération :
- chez les personnes co-infectées par le VHB, le traitement ARV doit comporter du *ténofovir* en raison de son activité anti-VHB, en association avec de la *lamivudine* ou de l'*emtricitabine* ;
- chez les personnes co-infectées par le VHC, il est possible d'utiliser la *lamivudine*, l'*emtracitabine*, le *ténofovir* et l'*abacavir*.

- **Usagers de drogues injectables ou de produits de substitution**

Le risque d'interactions pharmacologiques entre ARV et drogues ou produits de substitution (méthadone, buprénorphine) doit être pris en compte dans le choix des ARV :
- les inducteurs enzymatiques *(éfavirenz, névirapine)* exposent au risque de sous-dosage des morphiniques ;
- les inhibiteurs enzymatiques (*ritonavir*, IP) exposent à un risque de surdosage de certains produits, notamment l'ecstasy et le GHB (l'acide gamma-hydroxybutyrique).

***Tableau II.383** - Schémas de trithérapie recommandés*

2 INTI	INNTI	Commentaires
Ténofovir/ Emtricitabine 1 comp./j	Efavirenz 600 mg × 1	• Disponible en 1 comp./jour • Surveillance rénale : précaution si clairance de la créatinine < 80 mL/min • Éfavirenz à ne pas prescrire à des femmes enceintes ou susceptibles de le devenir
Ténofovir/ Emtricitabine 1 comp./j	Rilpivirine 25 mg × 1	• Disponible en 1 comp./jour • Surveillance rénale : précaution si clairance de la créatinine < 80 mL/min • Uniquement si CV < 5 log copies/mL • Précaution si CD4 < 200/mm³ • Prise au cours d'un repas

Abacavir/ Lamivudine 1 comp./j	Éfavirenz 600 mg × 1	• Éfavirenz à ne pas prescrire à des femmes enceintes ou susceptibles de le devenir • Uniquement si CV < 5 log copies/mL • Uniquement si HLA-B*5701 négatif
2 INTI	**IP/r**	**Commentaires**
Ténofovir/ Emtricitabine 1 comp./j	Atazanavir/r 300/100 mg × 1	• Surveillance rénale rapprochée • Précaution si clairance de la créatinine < 80 mL/min
Ténofovir/ Emtricitabine 1 comp./j	Darunavir/r 800/100 mg × 1	• Surveillance rénale rapprochée : précaution si clairance de la créatinine < 80 mL/min
Abacavir/ Lamivudine 1 comp./j	Atazanavir/r 300/100 mg × 1	• Uniquement si CV < 5 log copies/mL • Uniquement si HLA-B*5701 négatif

***Tableau II.384** - Autres associations antirétrovirales possibles*

2 INTI	INNTI	Commentaires
Abacavir/ Lamivudine 1 comp./j	Rilpivirine 25 mg × 1	• Uniquement si CV < 5 log copies/mL • Uniquement si HLA-B*5701 négatif • Précaution si CD4 < 200/mm³ • Prise au cours d'un repas
Ténofovir/ Emtricitabine 1 comp./j	Névirapine 400 mg/j	• Surveillance rénale : précaution si clairance de la créatinine < 80 mL/min • Si CD4 < 250/mm³ pour les femmes et < 400 mm³ pour les hommes
2 INTI	**IP/r**	**Commentaires**
Ténofovir/ Emtricitabine 1 comp./j	Lopinavir/r 400/100 mg × 2	• Surveillance rénale rapprochée : précaution si clairance de la créatinine < 80 mL/min • Précaution si risque cardiovasculaire élevé
Abacavir/ Lamivudine 1 comp./j	Lopinavir/r 400/100 mg × 2	• Précaution si risque cardiovasculaire élevé
Abacavir/ Lamivudine 1 comp./j	Darunavir/r 800/100 mg × 1	

2 INTI	INI	Commentaires
Ténofovir/ Emtricitabine 1 comp./j	Raltégravir 400 mg × 2	• Surveillance rénale : précaution si clairance de la créatinine < 80 mL/min • Raltégravir rarement source d'interactions médicamenteuses • Deux prises quotidiennes • Coût élevé du raltégravir
Abacavir/ Lamivudine 1 comp./j	Raltégravir 400 mg × 2	• Raltégravir rarement source d'interactions médicamenteuses • Deux prises quotidiennes • Coût élevé du raltégravir

***Tableau II.385** - Associations de traitements antirétroviraux à ne pas utiliser*

	Commentaires
Zidovudine + stavudine	Antagonisme
Stavudine + didanosine	• Toxicité très importante : acidose lactique, cytopathie mitochondriale, lipoatrophie • Association formellement contre-indiquée chez la femme enceinte et chez les patients traités par la ribavirine
Stavudine	• La stavudine est l'INTI qui expose au risque de toxicité mitochondriale le plus élevé (neuropathie, lipoatrophie...) • Il est toujours possible d'utiliser en première intention un INTI ayant un profil de tolérance plus favorable
Ténofovir + abacavir + lamivudine	Défaut de puissance, risque élevé de sélection de virus résistants
Ténofovir + didanosine + N*	Efficacité moindre, toxicité accrue, baisse des lymphocytes CD4
2 INTI	Puissance insuffisante
1 INNTI + 1 IP/r	Rapport bénéfice/risque non favorable

* N : quel(s) que soi(en)t le(s) médicament(s) associé(s).

Suivis biologique et clinique

BILAN BIOLOGIQUE AVANT LE DÉBUT DU TRAITEMENT

Avant l'instauration d'un traitement ARV, un bilan paraclinique doit être réalisé, sérologique en particulier :
- sérologie VIH ;
- numération des populations lymphocytaires T CD4/CD8 ;
- dosage de l'ARN VIH plasmatique (charge virale) ;
- test génotypique de résistance du VIH (transcriptase inverse, protéase) et détermination du sous-type VIH-1 ;
- recherche du groupage HLA-B*5701 (si traitement avec l'abacavir envisagé) ;
- marqueurs de l'hépatite virale B : Ag HBs, anticorps anti-HBs et anti-HBc ;
- sérologie de l'hépatite virale C ;
- sérologie de l'hépatite virale A (IgG) ;
- sérologie de la syphilis, de la toxoplasmose et CMV ;
- test de dépistage de la tuberculose latente.

Le bilan biologique comprendra également :
- hémogramme avec plaquettes, TP, TCA ;
- bilan hépatique : ASAT/ALAT, gamma-GT, phosphatases alcalines, bilirubine totale et conjuguée, CPK, lipase ;
- bilan rénal : créatininémie, clairance de la créatinine ;
- phosphorémie si *ténofovir* envisagé ;
- glycémie à jeun ;
- bilan lipidique à jeun : cholestérol total, HDL, LDL, TG ;
- bandelette urinaire : recherche de protéinurie et glycosurie ;
- recherche de l'allèle HLA-B57 (si traitement avec l'*abacavir* envisagé).

Chez les femmes n'ayant pas eu de bilan dans l'année, une consultation gynécologique avec réalisation d'un frottis cervicovaginal est recommandée.

Chez les HSH (hommes ayant des rapports sexuels avec des hommes) et les personnes vivant avec le VIH, ayant des antécédents de lésions à HPV (Papillomavirus humain), une consultation proctologique sera proposée pour le dépistage des lésions précancéreuses de l'anus.

Une radiographie thoracique sera proposée à toute personne provenant d'une zone d'endémie tuberculeuse et présentant un taux de CD4 < 200/mL.

Pour toute personne présentant un taux de CD4 < 100/mL, un dosage de l'antigène cryptococcique, une PCR CMV (Cytomégalovirus), et un fond d'œil en cas de sérologie CMV positive, seront réalisés.

BILAN CLINIQUE INITIAL

L'interrogatoire doit permettre :

- de rechercher l'historique de la contamination et de recueillir des manifestation cliniques potentiellement en lien avec l'infection par le VIH ainsi que des signes cliniques d'évolutivité (diarrhées, perte de poids, sueurs nocturnes) ;
- de préciser le contexte de vie familiale et professionnelle, l'état de santé sexuelle, le statut virologique du partenaire, les conditions de ressources et de logement ;
- de rechercher dans les antécédents médicaux des infections sexuellement transmissibles, les vaccinations réalisées, notamment celles contre les hépatites A et B, le pneumocoque, la grippe, l'HPV ;
- d'évaluer la consommation d'alcool, de tabac, de substances psychoactives.

La question du dépistage du ou des partenaires devra être abordée chaque fois que cela sera possible.

L'examen clinique doit comporter :

- l'enregistrement du poids actuel et du poids de forme pour apprécier le pourcentage d'amaigrissement éventuel, de la taille et de l'index de masse corporelle (IMC) ;
- la mesure de la tension artérielle ;
- la recherche d'adénopathies ;
- l'évaluation de l'état bucco-dentaire et la recherche de lésions d'une maladie de Kaposi, d'une candidose oropharyngée, de lésions herpétiques ou un chancre d'inoculation ;
- l'examen des organes génitaux externes et de la marge anale (condylomes, ulcérations).

Optimisation du traitement antirétroviral en cas de succès virologique

Le but de l'optimisation thérapeutique est d'améliorer la qualité de vie, favoriser l'observance sur le long terme et ainsi prévenir la survenue d'un échec virologique.

L'optimisation recouvre les notions de réduction du nombre de prises et/ou du nombre total de comprimés quotidiens, la correction d'effets indésirables en rapport avec l'un des ARV ou encore la gestion du risque d'interactions médicamenteuses.

CHANGEMENT D'INTI

Les INTI de première génération exposent à une plus grande toxicité, notamment mitochondriale (lipodystrophie, stéatose hépatique). Il convient de les remplacer par des INTI plus récents, par ailleurs disponibles en associations fixes en un seul comprimé (*ténofovir/emtricitabine* ou *abacavir/lamivudine*).

La *stavudine* ne doit plus être utilisée.

Il est recommandé de remplacer la didanosine et la *zidovudine*.

CHANGEMENT DU 3e AGENT

- **Changement d'IP/r**

Lorsque le 3e agent est un IP/r, il peut être modifié en cas d'intolérance ou en prévention de la toxicité à long terme.

Le *darunavir*/r et l'*atazanavir*/r ont par rapport aux IP/r plus anciens une meilleure tolérance digestive et une plus grande simplicité de prise (1 par jour, moindre nombre de comprimés, moindre dose de *ritonavir*).

L'utilisation d'*atazanavir* sans *ritonavir* peut aussi être envisagée, à la dose de 400 mg/jour. L'objectif est d'améliorer la tolérance du traitement par le retrait du *ritonavir*, responsable d'hyperbilirubinémie, d'hyperlipémie et de troubles digestifs.

- **Remplacement de l'IP/r par un INNTI**

Ces stratégies ont l'avantage de simplifier le traitement, notamment en termes de nombre de comprimés, d'améliorer la tolérance digestive, lipidique et cardiovasculaire (sur le long terme pour la *névirapine*). Il est indispensable de vérifier que les INTI qui seront associés à l'INNTI restent totalement actifs (recherche de réplication virale sous INNTI et analyse de génotype de résistance disponible).

- **Remplacement de l'IP/r par raltégravir**

Cette substitution permet de simplifier le traitement, d'améliorer la tolérance lipidique mais nécessite deux prises par jour et impose de s'assurer de l'absence de mutations de résistance aux INTI pris par le patient, en raison du risque d'échec virologique observé lorsque les ARV associés ne sont pas pleinement actifs.

- **Interruption du traitement ARV**

Elle est déconseillée dans le cas d'un traitement ARV efficace car elle expose à un rebond de réplication virale, d'une baisse significative des CD4 ainsi que du risque de transmission sexuelle du VIH.

Lors d'une intervention chirurgicale et devant l'impossibilité de prendre les médicaments par voie orale pendant quelques jours, l'ensemble des ARV doit être interrompu de manière simultanée ; ils seront repris en même temps dès que possible.

Avec les INTI de 2e génération (*ténofovir*, *emtracitabine*, *lamivudine* et *abacavir*), qui ont des demi-vies intracellulaires comparables à celles des INNTI, il n'est plus nécessaire de faire un arrêt en deux temps.

Prise en charge des situations d'échec virologique

DÉFINITIONS

- **La non-réponse au traitement**

Elle se définit comme une réduction de la charge virale de moins de 2 log un mois après l'instauration du 1er traitement, ou de moins de 1 log un mois après l'introduction d'un traitement d'efficacité sub-optimale prescrit en situation d'échec virologique avec multirésistance.

- **L'échec initial**

Il se définit comme la persistance d'une charge virale détectable > 200/mL copies, 6 mois après l'instauration de traitement, et > 50 copies/mL, 12 mois après cette instauration.

- **Le rebond virologique**

Il se définit comme une remontée de la charge virale > 50 copies/mL après une période de succès virologique, confirmé par deux prélèvements consécutifs.

ÉVALUATION D'UN ÉCHEC VIROLOGIQUE

Devant toute situation d'échec virologique, il convient :

- de confirmer cette situation : une charge virale détectable doit être contrôlée rapidement ; l'échec doit être confirmé par une 2e mesure ;
- de mesurer les CD4, en vérifier le nadir, évaluer l'état clinique du patient ;

- d'évaluer l'observance et les facteurs associés à une moins bonne observance : effets indésirables des médicaments, troubles neurocognitifs, addictions, précarité sociale... ;
- de réaliser une évaluation pharmacologique : adéquation des doses d'ARV, respect des horaires de prises, notamment vis-à-vis des repas, recherche d'interactions médicamenteuses, dosages des concentrations plasmatiques des ARV ;
- d'analyser les échecs précédents : tolérance et échecs virologiques des traitements antérieurs. En cas d'antécédent d'échec virologique sous un traitement comportant un INNTI, un INI ou *lamivudine/emtricitabine*, il faut considérer qu'il existe une résistance à ces ARV ;
- d'effectuer un bilan des résistances et de réaliser un test génotypique de résistance sur ARN VIH plasmatique, comportant toujours l'analyse des gènes de la transcriptase inverse et de la protéase et selon les cas l'analyse des gènes de l'intégrase ou de l'enveloppe dans la région gp41 en cas d'exposition respectivement aux INI ou aux IF.

CONDUITE À TENIR EN CAS DE RÉPLICATION FAIBLE : CHARGE VIRALE < 200 COPIES/ML

En cas de persistance de la réplication virale, d'autant plus si celle-ci se rapproche du seuil de 200 copies/mL et si le patient reçoit un traitement par INNTI ou INI, une modification de traitement doit être envisagée pour prévenir la sélection de nouvelles mutations. Le choix se portera de préférence vers un traitement comportant un IP/r. Après un changement de traitement antirétroviral, un contrôle de la charge virale au bout d'un mois et de la tolérance du nouveau traitement est nécessaire.

CONDUITE À TENIR EN CAS D'ÉCHEC VIROLOGIQUE AVÉRÉ : CHARGE VIRALE > 200 COPIES/ML

Le nouveau traitement associera de préférence un IP/r, essentiellement *darunavir*/r en deux prises quotidiennes de 600 mg/jour, associé à deux autres ARV actifs à choisir parmi :
- l'*étravirine*, qui reste fréquemment efficace même en cas de résistance à l'*éfavirenz* et/ou la *névirapine*, alors qu'il existe une résistance croisée avec la *rilpivirine* ;
- le *raltégravir* ;

- le *maraviroc*, à condition qu'un test de tropisme réalisé au moment de l'échec ne retrouve pas de virus utilisant le corécepteur CXCR4 ;
- l'*enfuvirtide* ;
- un ou plusieurs INTI.

Si le test génotypique de résistance montre une résistance à l'ensemble des médicaments disponibles, il est recommandé de ne pas modifier le traitement en cours dans l'attente de pouvoir proposer une multithérapie active. Il est parfois utile d'augmenter les doses des IP/r, sous couvert de dosages plasmatiques afin d'obtenir une concentration efficace sur des souches multirésistantes.

Dans la situation, actuellement exceptionnelle, où un seul ARV reste actif, il est préférable d'éviter une situation de monothérapie qui conduirait à la sélection rapide de nouvelles mutations de résistance.

Après un changement de traitement ARV pour échec virologique, un contrôle de la charge virale au bout d'un mois et de la tolérance du nouveau traitement est nécessaire.

Indications du dosage plasmatique des antirétroviraux

Le dosage plasmatique des médicaments est proposé pour adapter la posologie des médicaments pour lesquels la relation concentration/effet (thérapeutique ou toxique) est meilleure que la relation dose/effet et s'assurer de la bonne observance.

Les dosages sont, à l'heure actuelle, indiqués pour les INNTI et les IP, dans certaines situations. Toute adaptation posologique doit être évaluée par un contrôle des concentrations 15 jours à 1 mois plus tard, et par un suivi virologique rapproché en cas de diminution de dose.

- À l'initialisation du traitement :
  - en cas d'insuffisance hépatique et chez les patients co-infectés par les virus de l'hépatite C et B (VHC et VHB) ;
  - chez les patients ayant des poids extrêmes ;
  - chez la femme enceinte (dosage des IP à S30-S32) et lors d'échec thérapeutique ;
  - en cas d'interaction médicamenteuse attendue entre IP et INNTI et dans les multithérapies complexes comportant plusieurs IP avec ou sans INNTI ;

- en cas d'infection opportuniste traitée par des médicaments avec lesquels des interactions sont prévisibles ;
- en cas de malabsorption.

• En cas d'échec au traitement, et plus particulièrement en cas d'échec virologique précoce, c'est-à-dire si la réduction de la charge virale n'est pas optimale, ou lors d'un rebond virologique après obtention d'une charge virale indétectable, en particulier pour augmenter la posologie de l'IP.
• En cas de toxicité : devant une toxicité dose-dépendante, par exemple troubles neuropsychiques et *éfavirenz*, ou cytolyse hépatique et IP, on ne sait pas si des concentrations élevées sont susceptibles d'augmenter la fréquence des complications métaboliques à long terme.

RÉALISATION DES PRÉLÈVEMENTS

La mesure de la concentration résiduelle (appelée Cmin) est la plus simple à réaliser et la plus facile à interpréter. Le prélèvement sanguin est effectué le matin avant la prise. Lors de monoprise ou si celle-ci a lieu le soir, le prélèvement est réalisé 12 h après la prise et la concentration résiduelle extrapolée avec la demi-vie moyenne de l'ARV.

Un prélèvement au moment du pic de concentration (voisin de Cmax) peut être effectué en plus de la Cmin, lors de difficultés de diagnostic entre malabsorption et problème d'adhésion.

Un dosage non programmé pour contrôler l'adhésion peut être réalisé, avec l'accord du patient, au moment de la consultation, quel que soit l'horaire de la dernière prise.

La posologie des médicaments ARV, l'heure et la date de la dernière prise ainsi que celles du prélèvement doivent obligatoirement accompagner le prélèvement pour assurer la meilleure interprétation, qui prendra en compte la demi-vie de la molécule et l'heure de la dernière prise.

En début de traitement, les prélèvements doivent être effectués à l'état d'équilibre :
- pour les IP et l'*éfavirenz* : prélèvements entre J15 et M1 ;
- pour la *névirapine* : prélèvement à M1.

Lorsque la posologie d'un ARV a été augmentée ou diminuée, selon les résultats des dosages plasmatiques, une mesure des concentrations à la posologie adaptée doit être effectuée pour en contrôler la validité 15 jours à 1 mois plus tard.

CONCENTRATIONS PLASMATIQUES

Les concentrations plasmatiques résiduelles des IP et des INNTI habituellement efficaces et bien tolérées sont indiquées dans le *tableau II.380*.

***Tableau II.386** - Zone des concentrations plasmatiques résiduelles des IP et des INNTI*

Médicaments	Concentrations plasmatiques résiduelles (ng/mL)
Amprénavir	800
Atazanavir	200/800
Darunavir	2 000
Lopinavir	4 000
Saquinavir	100
Tipranavir	20-40
Éfavirenz	1 000-4 000
Névirapine	4 000-8 000

INTÉRÊT DE L'ASSOCIATION IP ET RITONAVIR

L'administration simultanée de ritonavir et d'un IP permet d'augmenter les concentrations résiduelles de ce dernier, ce qui rend possible :
- de diminuer le nombre de comprimés ou de gélules par prise et/ou le nombre de prises ;
- de minimiser la diminution des concentrations plasmatiques des IP en cas d'association à un inducteur enzymatique (en particulier la rifampicine, la rifabutine, l'*éfavirenz* ou la *névirapine*) ;
- d'augmenter l'efficacité antivirale sur certaines souches mutées.

Suivi de l'adulte vivant avec le VIH, prévention et prise en charge des comorbidités

Éducation thérapeutique

L'éducation thérapeutique du patient (ETP) vise à aider les personnes à acquérir, développer ou maintenir les compétences dont elles ont besoin pour gérer au mieux leur vie avec une maladie chronique.

L'allongement de vie des personnes vivant avec le VIH reste lié à la prise régulière d'un traitement. L'objectif principal est d'obtenir une observance supérieure à 95 % pour prévenir la sélection de mutants résistants et l'échec thérapeutique. L'ETP doit ainsi être proposée à différents moments de la prise en charge :

- à la découverte de la maladie ;
- à l'initiation du traitement ;
- en cas de difficultés dans les aspects de santé sexuelle : préservatifs, infections sexuellement transmissibles (IST), désir d'enfant ;
- en cas de difficulté à l'adhésion au traitement ou lors de modification de celui-ci ;
- en cas d'événements intercurrents significatifs ;
- en cas d'échec thérapeutique.

Mesures hygiéno-diététiques

- Si le patient est en surpoids, une perte de poids doit être systématiquement proposée.
- Le recours à une consultation diététique spécialisée permet d'établir un diagnostic personnalisé et de proposer une ETP diététique pour un meilleur équilibre alimentaire.
- La correction diététique peut suffire à corriger en quelques semaines le surpoids et les troubles métaboliques.
- L'incitation à la pratique d'un exercice physique régulier doit être constante, comme par exemple 30 minutes par jour en continu. Des recommandations sont disponibles sur le site de la Fédération de cardiologie française (www.fedecardio.com).
- Des supports d'informations destinés aux patients et aux médecins sont disponibles sur le site de l'INPES (mangerbouger.fr, inpes.sante.fr).

Prise en charge des addictions : alcool, tabac, drogues

- Le maintien d'une consommation excessive d'alcool est associé à une moins bonne observance au traitement antirétroviral, à la progression de la maladie, à une moins bonne réponse au traitement et à plus de pratiques à risque lors de l'usage de drogues ou des pratiques sexuelles. Elle accroît, par ailleurs, la toxicité des antirétroviraux. Cela justifie un repérage, au moindre doute, à l'aide d'outils simples (questionnaire AUDIT, par exemple) et d'un examen clinique.
- Le tabac est un facteur de risque majeur au centre de nombreuses maladies dont l'infection par le VIH. Le risque de décès lié à la consommation de tabac est 2 fois plus important chez les personnes vivant avec le VIH comparées à la population générale. Des mesures d'arrêt de la consommation de tabac doivent être proposées régulièrement au cours du suivi. Les échecs du sevrage tabagique sont nombreux mais la probabilité de succès augmente avec le nombre de tentatives de sevrage.
- Chez les usagers et ex-usagers de drogues co-infectés, une prise en charge globale des difficultés médicales, sociales et psychologiques est à envisager dont les conséquences de la consommation d'alcool sur l'évolution de l'hépatite C.

Suivi clinique et biologique

BILAN CLINIQUE ANNUEL

- Analyse critique du traitement en cours, de ses résultats en termes d'efficacité et de tolérance.
- Proposition, le cas échéant, d'adaptation thérapeutique en tenant compte des nouvelles associations et molécules disponibles.
- Examen clinique à la recherche d'une exposition aux hépatites virales et IST.
- Bilan gynécologique chez la femme.
- Consultation proctologique chez les hommes ayant des rapports sexuels avec les hommes (HSH) et en cas d'antécédents de lésions dues au papillomavirus (HPV).
- Recherche d'un syndrome métabolique et d'une lipodystrophie.
- Réévaluation du statut vaccinal.
- Sevrage tabagique le cas échéant.
- Bilan diététique.

- Bilan éducatif de la vie avec la maladie, l'observance, les prises de risque.
- Bilan social.
- Discussion à propos de la vie sexuelle, des difficultés éventuelles de prévention de la transmission du VIH, du désir d'enfant, de l'assistance médicale à la procréation.
- Dépistage de la dépression.
- Dépistage de la BPCO chez les fumeurs symptomatiques.

BILAN BIOLOGIQUE ANNUEL
- Hémogramme, plaquettes.
- Numération des sous-populations lymphocytaires CD4 et CD8.
- Dosage de la charge virale.
- Dosage des triglycérides, du cholestérol total, du HDL et du LDL-cholestérol.
- Glycémie à jeun.
- Transaminases, gamma-GT, phosphatases alcalines, bilirubine.
- Créatinémie.
- Phosphorémie si prise de ténofovir.
- Protéinurie.
- Glycosurie si prise de ténofovir.
- Sérologie VHB et VHC.
- Sérologie cytomégalovirus (CMV) et toxoplasmose si sérologies antérieures négatives.
- Si taux de CD4 $< 100/mm^3$, dosage de l'antigène cryptococcique, de la PCR (réaction en chaîne par polymérase) CMV et réalisation d'un fond d'œil (si sérologie CMV positive).

Prise en charge des comorbidités

DYSLIPIDÉMIES

Les anomalies lipidiques sont fréquentes chez le patient vivant avec le VIH.

Les antirétroviraux ont un impact direct sur les taux plasmatiques des lipides :
- parmi les INNTI, l'*éfavirenz* peut être responsable d'une augmentation des triglycérides et du cholestérol total alors que la *névirapine* a un profil lipidique favorable avec une augmentation du cholestérol HDL ; l'*étravirine* et la *rilpivirine* ont un profil lipidique neutre ;

- parmi les IP, l'*atazanavir* et le *darunavir* sont ceux qui entraînent le moins de troubles lipidiques. Le ritonavir a un effet hépatique direct sur la production de VLDL, avec augmentation et hypertriglycéridémie ;
- les inhibiteurs de l'intégrase ou du CCR5 n'ont pas ou peu d'effets sur les lipides.

Les principes généraux de la prise en charge d'une dyslipidémie sont :
- diététique, incitation à l'exercice, arrêt du tabac ;
- modification du traitement antirétroviral :
  · remplacement de l'IP/r par l'*atazanavir*, éventuellement sans *ritonavir*, ou par le *darunavir* ;
  · remplacement de l'IP/r par un INNTI moins délétère sur les lipides comme la *névirapine*, en l'absence d'antécédent d'échec virologique ;
  · remplacement de l'IP/r par le *raltégravir*. En remplacement du *lopinavir*, il améliore le profil lipidique ;
- introduction d'agent hypolipémiant.

Lorsque aucune des mesures précédemment citées n'a permis de normaliser le profil lipidique du patient, il convient de mettre en route un traitement par statines, thérapeutique de référence pour abaisser le taux de LDL-cholestérol.

Ces médicaments ne sont pas dénués de risque, en raison d'interactions médicamenteuses avec les ARV, du risque de rhabdomyolyse et de cytolyse hépatique.

DIABÈTE

- Prise en charge du diabète :
  - une modification du traitement ARV peut être utile ; les patients sous IP ont une moins bonne réponse aux traitements hypoglycémiants ;
  - chez les patients sous INTI, la valeur de l'HbA1c peut être sous-estimée du fait d'une hémolyse accrue.
- Syndrome métabolique : le syndrome métabolique ou syndrome d'insulinorésistance, situation à haut risque de diabète mais aussi de maladie cardiovasculaire, est défini par l'association d'au moins 3 éléments clinico-biologiques parmi lesquels l'obésité abdominale, l'augmentation de la pression artérielle, l'hyperglycémie, l'hypertriglycéridémie et le HDL-cholestérol bas.

LIPODYSTROPHIE

Les règles hygiéno-diététiques et l'exercice physique régulier sont indispensables.

Les adaptations thérapeutiques à envisager sont :
- l'éviction de la *stavudine* et de la *zidovudine* ;
- la non-utilisation des IP et de l'*éfavirenz*, susceptibles d'entretenir ou de majorer la lipodystrophie ;

Toute modification du traitement ARV doit être envisagée, chez des patients en succès virologique, en tenant compte des échecs et des résistances aux antirétroviraux.

RISQUE CARDIOVASCULAIRE

Trois facteurs peuvent être proposés pour l'augmentation du risque cardiovasculaire chez les personnes vivant avec le VIH par rapport à la population générale :
- une fréquence plus élevée de facteurs de risque cardiovasculaires, en particulier le tabagisme et parfois la prise de substances illicites telles que la cocaïne ;
- l'exposition aux ARV :
  - INTI : un lien semble exister entre la *didanosine* et le risque d'infarctus du myocarde (IDM), contrairement aux autres INTI ;
  - INNTI : aucun effet d'exposition aux INNTI n'a été à ce jour mis en évidence sur le risque d'IDM ;
  - IP : l'exposition cumulée aux IP, notamment *indinavir*, *lopinavir*, *fosamprénavir*, a été associée au risque d'IDM. Il est particulièrement important d'évaluer le risque d'IDM chez tous les patients en identifiant le nombre de facteurs de risque sans oublier les antécédents familiaux de maladie coronaire précoce. Il est recommandé d'éviter les IP pour une longue durée chez un patient ayant un niveau de risque élevé ;
- les effets propres de l'infection à VIH comme facteur de risque d'athérosclérose.

RISQUE RÉNAL

- Néphrotoxicité du *ténofovir* et de l'*atazanavir* :
  - la néphrotoxicité du *ténofovir* est une complication peu fréquente mais grave et irréversible ; elle est concentration-dépendante. Chez les

patients présentant un débit de filtration glomérulaire (DFG) < 80 mL/min, le *ténofovir* doit être utilisé en tenant compte de la présence d'autres facteurs de risque d'insuffisance rénale ;
- à partir d'un DFG < 60 mL/min, si le *ténofovir* ne peut être évité, il est recommandé d'effectuer un dosage plasmatique du médicament afin d'en réduire la posologie en cas de concentration élevée ;
- une vigilance néphrologique est nécessaire en cas d'utilisation d'*atazanavir* puisque des cas de néphropathies interstitielles aiguës et d'accidents lithiasiques ont été signalés.

- Les mesures générales applicables à tous patients en insuffisance rénale doivent être renforcées :
  - éviction des médicaments néphrotoxiques ;
  - vigilance en cas de risque de déshydratation importante (diarrhée, hyperthermie) ;
  - renforcement des mesures d'hygiène de vie (poids, tabac, alimentation) ;
  - contrôle des facteurs de risque cardiovasculaires (dyslipidémies, HTA, diabète, tabac).

RISQUE HÉPATIQUE

Les anomalies du bilan hépatique sous traitement ARV sont fréquentes. Les premières semaines, il s'agit d'une hépatite de type immuno-allergique. Il peut s'agir d'une toxicité mitochondriale. L'augmentation initiale des CD4 peut aussi s'accompagner d'un syndrome de restauration immunitaire avec atteinte hépatique. À distance, les ARV sont plutôt responsables de stéatoses associées aux anomalies métaboliques.

Dans les formes graves d'anomalies hépatiques comme une réaction d'hypersensibilité, une acidose lactique (avec les INTI), un ictère à bilirubine conjuguée, une baisse du taux de prothrombine ou une augmentation des transaminases, il convient :
- de doser et arrêter les ARV ;
- de rechercher le médicament responsable ;
- d'arrêter tous les médicaments non indispensables ;
- de faire un bilan étiologique ;
- de redémarrer le traitement avec de nouveaux ARV après amélioration du bilan hépatique et disparition des signes de gravité.

RISQUE PULMONAIRE

Le risque relatif de bronchopneumopathie chronique obstructive (BPCO) chez les patients vivant avec le VIH est supérieur à celui de la population générale. Ce risque augmenté est lié à un excès de facteurs de risque tels que le tabagisme, la consommation de cannabis, aux infections bronchopulmonaires et aux antécédents de pneumocystose.

Il est à noter les interactions probables entre les IP/r et la corticothérapie. Il convient de privilégier la béclométhasone dans la prise en charge des BPCO lorsque les corticoïdes inhalés sont indiqués.

RISQUE OSSEUX

Lors de l'instauration d'un traitement ARV, la densité minérale osseuse baisse de façon notable, surtout lors des deux premières années de traitement.

La baisse est significativement plus importante quand le traitement comporte du *ténofovir* ou un IP, élément à prendre en compte chez les sujets à risque.

La prévention de l'ostéoporose repose sur les mesures hygiéno-diététiques, la prise en charge du sevrage alcoolique et tabagique, et si nécessaire sur la supplémentation calcique et en vitamine D.

TROUBLES PSYCHIATRIQUES

Les patients vivant avec le VIH présentent plus fréquemment des troubles psychiatriques que la population générale :

- en cas d'indication d'un traitement antidépresseur, les inhibiteurs de la recapture de la sérotonine (citalopram ou escitalopram) sont privilégiés en raison de leur bonne tolérance, de leur efficacité ainsi que d'un métabolisme hépatique limité. Les interactions avec les ARV doivent être vérifiées au cas par cas ;
- en cas de symptômes d'allure psychotique, les antipsychotiques atypiques sont à privilégier (rispéridone, olanzapine, aripiprazole, amisulpride). Ces derniers présentent cependant des effets métaboliques à prendre en compte dans le cadre d'une association à un traitement ARV. Des interactions existent avec les médicaments ARV, avec un risque d'augmentation des concentrations plasmatiques des antipsychotiques pouvant nécessiter un ajustement des posologies.

Infection par le VIH et grossesse

Recommandations du groupe d'experts établies en 2013

DÉSIR D'ENFANT

- Adresser les personnes qui souhaitent avoir un enfant à une consultation préconceptionnelle spécialisée, pour présenter aux couples les différentes modalités de conception et leurs risques respectifs.
- Évaluer les conditions d'une procréation naturelle sur le plan :
  - virologique : traitement ARV au long cours avec bonne observance et charge virale plasmatique stable et indétectable depuis au moins 6 mois ;
  - génital : absence d'infection, d'inflammation ou de plaie génitale chez l'homme et la femme ;
  - fertilité de l'homme et la femme ;
  - repérage par le couple de la période d'ovulation afin de limiter les rapports sans préservatif à la période d'ovulation tout en augmentant les chances de procréation ;
- Maintenir une charge virale indétectable chez le/la partenaire vivant avec le VIH afin de réduire au maximum le risque de transmission.
- Suivre la sérologie VIH de la personne non infectée, qu'il y ait succès ou échec des tentatives de procréation.

DÉPISTAGE

- Proposer un contrôle de la sérologie VIH en début de grossesse, à la consultation du 6e mois, voire à l'accouchement, aux femmes séronégatives qui sont exposées à un risque particulier de transmission ;
- Proposer, à l'arrivée en travail, un test rapide de dépistage à toute femme dont le statut VIH n'est pas connu ;
- Proposer le test de dépistage aux futurs pères et partenaires sexuels ;
- Proposer systématiquement le test de dépistage à toute femme consultant pour IVG.

CONTRACEPTION ET INTERRUPTION VOLONTAIRE DE GROSSESSE

- Rechercher systématiquement les interactions entre antirétroviraux et contraceptifs hormonaux.

- Privilégier les dispositifs intra-utérins pour les femmes infectées par le VIH, associés au préservatif masculin.
- Utiliser les œstroprogestatifs et progestatifs, en l'absence de contre-indication, chez les femmes qui prennent un traitement ne comportant pas d'inducteurs enzymatiques.

GROSSESSE

- Chez une femme recevant un traitement avant d'être enceinte, le poursuivre s'il est efficace et bien toléré.
- Privilégier les ARV recommandés en 1re intention chez la femme enceinte.
- Réaliser un suivi multidisciplinaire, comportant une évaluation thérapeutique mensuelle, avec une ou plusieurs séances d'hospitalisation de jour selon la situation obstétricale, l'observance et les résultats immuno-virologiques.
- Débuter le traitement pour la prévention de la transmission mère-enfant (TME) à partir de 14 semaines d'aménorrhée (SA) chez une femme qui ne présente pas de déficit immunitaire : si la charge virale est < 10 000 copies/mL et qu'il n'y a pas de risque d'accouchement prématuré, il est possible de le différer à 24 SA pour diminuer les effets indésirables des médicaments.
- Utiliser une trithérapie associant 2 INTI et un IP associé au ritonavir à faible dose.
- Prescrire comme INTI de 1re intention l'association *zidovudine* + *lamivudine*, ou bien *ténofovir* + *emtricitabine*, l'*abacavir* pouvant être utilisé en l'absence d'allèle HLA-B5*701.
- Prescrire un IP/r, en privilégiant le *lopinavir*, l'*atazanavir* ou le *darunavir*.
- Ne réaliser une césarienne prophylactique à 38 semaines d'aménorrhée que lorsque la charge virale en fin de grossesse est > 400 copies/mL à 36 SA. Une co-infection par le VHC ou le VHB n'est pas une indication de césarienne.
- En cas de rupture prématurée des membranes :
  - à terme (après 34 SA), déclencher sans attendre ou césariser en cas de haut risque de TME (charge virale < 1 000 copies/mL) ;
  - avant 34 SA, si la femme est traitée par ARV et surtout si sa charge virale est indétectable, privilégier la corticothérapie maturative sous antibioprophylaxie et éviter une naissance très prématurée.

- Ne recommander la perfusion de *zidovudine* pendant l'accouchement uniquement si la dernière charge virale maternelle est > 400 copies/mL ou en cas de complication obstétricale, telle qu'un accouchement prématuré ou une hémorragie pendant le travail.
- Poursuivre le traitement antirétroviral (ARV) après l'accouchement, y compris si les CD4 sont > 500/mm^3, pour le bénéfice à long terme de la femme et pour diminuer le risque de transmission sexuelle au sein du couple.
- Maintenir la contre-indication de l'allaitement maternel chez les femmes infectées par le VIH.

ENFANT NÉ D'UNE MÈRE INFECTÉE PAR LE VIH

- Proposer un traitement postnatal prophylactique par la *zidovudine* pendant 4 semaines.
- Renforcer le traitement postnatal dès la naissance dans les cas suivants :
  - charge virale maternelle > 1 000 copies/mL à l'accouchement ;
  - traitement maternel de durée insuffisante (< 4-6 semaines).
- En cas de renforcement du traitement prophylactique, utiliser chez le nouveau-né à terme l'association *zidovudine* + *lamivudine* pendant 4 semaines en combinaison avec la *névirapine* pendant 2 semaines.
  - Abaisser à 400 copies/mL le seuil de charge virale maternelle à l'accouchement pour renforcer le traitement du prématuré de moins de 33 SA. Les options de renforcement sont les mêmes que pour le nouveau-né à terme. Si la voie orale est impossible, il faut débuter par la *zidovudine* intraveineuse et la *névirapine* en 3 prises orales, à H0, H48 et J6, et passer à la *zidovudine* par voie orale dès que possible pour un total de 4 semaines.
- N'utiliser le *lopinavir*/r chez le nouveau-né à terme que dans des situations exceptionnelles (nécessité de renforcement du traitement prophylactique ou virus résistant à la *névirapine*).
- Ne plus prescrire systématiquement au nouveau-né une prévention par le cotrimoxazole dans l'attente du diagnostic de l'infection à VIH.
- Mettre en place le calendrier vaccinal, excepté le BCG qui doit être reporté après la confirmation de l'absence d'infection par le VIH.

Prise en charge des enfants et adolescents infectés par le VIH

Recommandations 2013

- Prendre en charge les enfants infestés par le VIH dans un centre spécialisé pédiatrique.
- Initier un traitement antirétroviral chez tous les enfants infectés par le VIH, avec un délai de mise en place selon l'âge, le statut clinique et immuno-virologique.
- Initier le traitement sans délai (si possible dans les 15 jours suivant le diagnostic) :
  - chez tous les enfants de moins de 24 mois dès le diagnostic afin d'éviter le développement d'une forme évolutive précoce et sévère avec encéphalopathie ;
  - chez les enfants symptomatiques ;
  - chez les enfants asymptomatiques :
    - · ayant des CD4 < 20 % de 2 à 5 ans (ou < 750/mm^3 avant 3 ans et < 500/mm^3 entre 3 et 5 ans) ;
    - · ou < 15 % (ou < 200/mm^3) après 5 ans.
- Initier le traitement dans les 3 mois suivant le diagnostic :
  - chez les enfants de plus de 2 ans peu symptomatiques quel que soit le taux de CD4 ;
  - chez les enfants asymptomatiques :
    - · ayant un taux de CD4 entre 20 et 25 % entre 2 et 5 ans (ou 750 à 1 000/mm^3 avant 3 ans ou 500 à 750/mm^3 entre 3 et 5 ans) ;
    - · ou entre 15 et 25 % après 5 ans (ou 200 à 500/mm^3) ;
    - · ou une charge virale > 100 000 copies/mL.
- Envisager un traitement dans toutes les autres situations :
  - chez tous les enfants de plus de 2 ans asymptomatiques ;
  - avec un taux de CD4 > 25 % (ou > 1 000/mm^3 avant 3 ans ou > 750/mm^3 entre 3 et 5 ans ou > 500/mm^3 après 5 ans) ;
  - et une charge virale VIH-1 < 100 000 copies/mL ;
  - en attendant la mise sous traitement, le suivi doit être rapproché.
- Privilégier, en traitement d'initiation, une trithérapie incluant un IP/r compte tenu de la barrière génétique élevée et des problèmes d'observance chez l'enfant (associé à 2 INTI) :

- avant l'âge de 6 ans, le *lopinavir*/r est privilégié du fait de sa présentation galénique adaptée, de l'existence de données chez le nouveau-né, de recul par rapport à son utilisation pédiatrique. En revanche, il est contre-indiqué chez le nouveau-né prématuré ;
- après l'âge de 6 ans, le *lopinavir*/r ou l'*atazanavir*/r peuvent être proposés ;
- INTI privilégiés : les associations *zidovudine* + *lamivudine, abacavir* + *lamivudine*, ou *zidovudine* + *abacavir* pourront être proposées ;
- l'association *zidovudine* + *abacavir* sera privilégiée du fait de sa forte barrière génétique chez le nourrisson de moins de 24 mois ou chez l'enfant à risque élevé d'observance incomplète. Le risque de survenue d'une hypersensibilité à l'*abacavir* justifie la recherche systématique du groupe HLA-B5*701 avant sa prescription.

- Réaliser un dosage sanguin des ARV en cas d'intolérance, d'échec virologique.
- Reprendre régulièrement avec l'adolescent les informations concernant la maladie ainsi que les questions sur la sexualité, la prévention et la procréation.

Co-infection par le VIH et les virus des hépatites

Recommandations 2013

CHEZ TOUS LES PATIENTS

- Renforcer les messages de prévention pour prévenir les contaminations par le VHC, notamment chez les usagers de drogues et les homo ou bisexuels.
- Rechercher systématiquement une infection par le VHC ou le VHB lors de la découverte d'une infection par le VIH et maintenir une surveillance sérologique régulière, au moins annuelle, chez les sujets séronégatifs dont l'exposition au risque persiste.
- Vacciner contre l'hépatite B les patients non immunisés avec un schéma renforcé.
- Vacciner contre l'hépatite A, les patients co-infectés par le VHC ou le VHB.

CHEZ LES PATIENTS AVEC UNE HÉPATITE C CHRONIQUE

- L'infection par le VIH aggrave le pronostic de l'infection par le VHC. Les personnes co-infectées VIH-VHC ont deux profils différents :
  - l'un, majoritaire, avec une co-infection souvent ancienne et une proportion élevée de patients ayant une fibrose sévère ou une cirrhose ;
  - l'autre correspondant aux co-infections VIH-VHC plus récentes, avec une prise en charge de l'infection par le VIH plus précoce, avec des antirétroviraux plus efficaces et moins hépatotoxiques ; l'histoire naturelle de l'hépatite chronique C se rapproche alors de celle des personnes mono-infectées VHC.
- L'instauration d'un traitement antirétroviral efficace a le plus souvent un effet bénéfique sur l'évolution histologique de l'hépatite C.
- Le critère premier de choix des ARV doit rester l'efficacité antirétrovirale et non le risque hépatotoxique éventuel.
- Les INNTI et les IP sont métabolisés par le foie via les cytochromes P450 tout comme le *maraviroc*. La métabolisation hépatique concerne également le *raltégravir* et l'*abacavir*. Les autres INTI n'ont pas de métabolisation hépatique.
- Choisir le traitement antirétroviral en tenant compte de l'éventualité du traitement ultérieur de l'hépatite C. De nombreuses interactions existent entre les antirétroviraux et les médicaments utilisés dans le traitement de l'hépatite C.

CHEZ LE PATIENT CO-INFECTÉ PAR LE VHB

- Prescrire un traitement antirétroviral comportant préférentiellement deux ARV actifs sur le VHB. Le *ténofovir* est le traitement de 1re intention anti-VHB, si possible en association avec la *lamivudine* ou l'*emtricitabine*.
- Utiliser l'*entécavir*, toujours en association avec un traitement antirétroviral efficace, chez les patients intolérants au *ténofovir*.
- Ne pas utiliser la *lamivudine* ou l'*emtricitabine* en monothérapie anti-VHB.
- Poursuivre et ne jamais interrompre sans relais un traitement antirétroviral actif sur le VHB, sauf cas exceptionnels.
- Surveiller la charge virale VHB tous les 3 mois jusqu'à ce qu'elle devienne indétectable. Une augmentation de la charge virale de plus de 1 log copies/mL doit conduire à rechercher une mutation de résistance et à adapter le traitement anti-VHB.

EFFETS INDÉSIRABLES – INTERACTIONS MÉDICAMENTEUSES – PRÉCAUTIONS D'EMPLOI – CONTRE-INDICATIONS

Effets indésirables – Prévention du risque médicamenteux

Complications des traitements antirétroviraux

Les progrès de la thérapeutique antirétrovirale ont profondément changé l'évolution de l'infection par le VIH. Son efficacité, l'absence d'éradication du virus envisageable actuellement et la place réduite de l'interruption thérapeutique en tant que stratégie de traitement au long cours impliquent de concevoir le traitement de la maladie VIH comme un traitement chronique, qui devra être administré sur plusieurs décennies.

Anomalies de la répartition des graisses, ou lipodystrophie

Elles peuvent être à l'origine d'une interruption du traitement antirétroviral par le patient et représentent une part importante et préoccupante de la prise en charge des patients infectés par le VIH.

Elles sont souvent associées à des troubles lipidiques et glucidiques.

On distingue deux formes cliniques :

- la lipoatrophie : fonte adipeuse siégeant au niveau du visage (aspect émacié caractéristique), des fesses et des membres, avec une visualisation anormale des veines ;
- la lipohypertrophie : accumulation de tissu adipeux située au niveau abdominal, avec une augmentation du volume des seins et du cou (bosse de bison).

Le traitement antirétroviral (INTI et IP) joue un rôle primordial dans la survenue des lipodystrophies. Les antirétroviraux les plus délétères sont, au sein des INTI, la *stavudine* et la *zidovudine*. Leur exclusion d'un régime thérapeutique permet de réduire le risque de lipoatrophie. L'*abacavir* est une alternative intéressante à la *stavudine*.

L'hypertrophie tronculaire est, quant à elle, plutôt attribuée à certains IP, l'*indinavir* en particulier. Il est licite de les remplacer par des INNTI ou des IP moins délétères sur le plan métabolique lorsque la situation virologique le permet.

Anomalies du métabolisme lipidique

Toutes les classes d'antirétroviraux, à l'exception de l'*enfuvirtide*, peuvent modifier les paramètres lipidiques (hypertriglycéridémie ou hypercholestérolémie totale, liée à une élévation du cholestérol LDL).

Cependant, certains antirétroviraux semblent être moins lipidotoxiques, comme :
- le *ténofovir*, parmi les INTI ;
- la *névirapine*, parmi les INNTI ;
- l'*atazanavir*, au sein des IP.

En cas d'hypertriglycéridémie isolée sévère (> 4 g/L), un traitement par fibrates (par exemple, fénofibrate) est institué en surveillant le bilan hépatique.

Les statines sont aujourd'hui le traitement de référence pour abaisser le taux de cholestérol LDL. Parmi elles, deux sont recommandées chez les patients VIH traités, en raison de l'absence d'interactions médicamenteuses : il s'agit de la *pravastatine* (VASTEN, ELISOR) et de la *rosuvastatine* (CRESTOR).

Anomalies du métabolisme glucidique

Certains IP, en particulier l'*indinavir*, induisent une insulinorésistance ; il en va de même avec certains INTI, en raison de leur toxicité mitochondriale.

L'insulinorésistance est susceptible d'évoluer vers une intolérance au glucose, puis un diabète.

Cette insulinorésistance est plus importante chez les patients qui présentent une obésité tronculaire ; il s'agit alors d'un syndrome métabolique, facteur de risque d'infarctus du myocarde et de décès.

Syndrome métabolique

Ce syndrome associe une obésité tronculaire, une hypertension artérielle, une hyperglycémie, une hypertriglycéridémie et une diminution du cholestérol HDL.

La prise en charge du syndrome métabolique repose avant tout sur celle de l'insulinorésistance et/ou de l'obésité. Compte tenu des données épidémiologiques de l'insulinorésistance chez les patients infectés par le VIH, sa prise en charge peut permettre une amélioration de l'obésité viscérale.

Les recommandations concernant l'hygiène de vie, notamment l'activité physique, la cessation du tabagisme, la réduction des apports alimentaires sucrés, doivent être systématiquement abordées lors des consultations de suivi des patients VIH.

Risque cardio-vasculaire

L'ensemble des études plaide en faveur d'une association entre le risque cardio et cérébro-vasculaire et les complications métaboliques des traitements, en particulier la dyslipidémie et l'insulinorésistance.

Il est important :

- d'identifier les facteurs de risque cardio-vasculaire chez les patients, qu'ils concernent le comportement ou les habitudes de vie du patient (tabac, sédentarité, poids, alcool...), ses antécédents personnels, les conséquences de son traitement antirétroviral et/ou sa maladie VIH (dyslipidémie, insulinorésistance...) ;
- de prévenir l'émergence de certains facteurs de risque : renouveler les règles hygiéno-diététiques, modifier les traitements antirétroviraux en cas de troubles métaboliques, promouvoir l'exercice physique.

L'objectif principal dans la surveillance métabolique des patients VIH traités par les antirétroviraux est d'identifier, en prévention primaire, ceux qui sont à plus haut risque de présenter un événement cardio-vasculaire, afin d'intervenir médicalement en utilisant un traitement prophylactique.

Toxicité mitochondriale

La toxicité mitochondriale liée aux antirétroviraux et, en particulier, aux INTI, peut se présenter comme une toxicité d'organe et/ou une toxicité générale, dont la forme ultime est l'acidose lactique.

La toxicité mitochondriale est au cœur des problèmes de lipodystrophie, des conséquences métaboliques qui en découlent, et sans doute au centre des mécanismes de vieillissement accéléré (risque neurologique et/ou néoplasique à long terme).

L'acidose lactique est une complication rare mais très sévère des traitements par les INTI. Elle se manifeste par une altération de l'état général, avec dyspnée et défaillance multiviscérale (cardiaque, rénale, hépatique, ou neurologique...). Elle impose l'interruption du traitement antirétroviral et le transfert en soins intensifs.

Les atteintes spécifiques d'organe concernent une myopathie (plus souvent associée à la *zidovudine*), une neuropathie périphérique (*stavudine, didanosine*), une pancréatite (*stavudine, didanosine*), ou une tubulopathie rénale (*ténofovir*).

Au niveau de deux organes, la toxicité s'exprime sur le long terme : le tissu adipeux, avec la lipoatrophie, et le foie, avec la stéatopathie.

Conduite à tenir : de façon générale, si l'on soupçonne une toxicité mitochondriale, il faut se passer des dérivés thymidiniques (*stavudine* et *zidovudine*) et de la *didanosine*. On utilise dans ce cas soit des INTI moins toxiques (*lamivudine, emtricitabine, abacavir* ou *ténofovir*), soit un traitement dépourvu d'INTI, soit une association d'IP et *ritonavir*, ou IP/ *ritonavir* et INNTI.

Complications hépatiques

Tous les médicaments antirétroviraux sont potentiellement hépatotoxiques. De plus, la co-infection fréquente par le VIH et les virus des hépatites B ou C, la consommation concomitante de toxiques rendent la démarche diagnostique parfois difficile.

Les antirétroviraux les plus hépatotoxiques sont :
- INTI : *stavudine, didanosine* ;
- INNTI : *éfavirenz, névirapine* ;
- IP : *atazanavir, indinavir, tipranavir.*

Tableau II.387 *- Effets indésirables et prévention du risque médicamenteux des antirétroviraux*

Effets indésirables	Prévention du risque – Mesures à prendre
Complications des traitements antirétroviraux	
• Anomalies glucido-lipidiques et possibles conséquences cardiovasculaires : - anomalies glucidiques	- mesures hygiéno-diététiques - arrêt du tabac - contrôle de la tension artérielle - hypoglycémiant oral éventuellement (metformine surtout)

Effets indésirables	Prévention du risque – Mesures à prendre
- anomalies lipidiques	- bilan lipidique à jeun : cholestérol total et triglycérides avant instauration d'un traitement, puis 1 fois/an - mesure du HDL et LDL cholestérol s'il existe un ou des facteurs de risque cardiovasculaire - mesures hygiéno-diététiques - pas de tabac - administrer éventuellement des statines en cas d'hypercholestérolémies - administrer des fibrates en cas d'hypertriglycéridémies - éventuellement, substitution par ténofovir, névirapine ou atazanavir
- risques cardio-vasculaires	- bilan des risques cardio-vasculaires : âge, antécédents familiaux de maladie coronaire précoce, tabagisme, hypertension artérielle permanente, diabète sucré, valeurs du HDL et LDL cholestérol - mesures hygiéno-diététiques - pas de tabac - traitement antihypertenseur
• Anomalies osseuses	• Évaluer les facteurs de risque : amaigrissement, alcool, hypogonadisme, tabac, sédentarité, corticothérapie de plus de 3 mois : - éviter tabac et corticothérapie - éviter l'amaigrissement - activité physique indispensable - calcium : plus de 800 mg/j - éventuellement, biphosphonates
• Syndrome lipodystrophique	• Évaluer les facteurs de risque : âge, sexe, ancienneté et sévérité de la maladie VIH, durée accumulée des traitements antirétroviraux, les IP pour l'obésité tronculaire et la stavudine (d4T) pour la lipoatrophie • Mesures hygiéno-diététiques : - exercice physique modification de traitement au cas par cas : remplacer la d4T par l'ABC, l'IDV par un INNTI
• Atteintes mitochondriales et acidose lactique : - hyperlactatémie : avec fatigabilité, douleurs musculaires, paresthésies, nausées, douleurs abdominales, éventuellement lipoatrophie et stéatose hépatique - acidose lactique : amaigrissement,	• Évaluer les facteurs de risque : - âge, sexe féminin, grossesse, surcharge pondérale - exposition aux INTI : d4T > ddI > AZT > 3TC > ABC - nombre et durée d'exposition • Dosage des lactates sanguins : - entre 2 et 5 mmol/L : modifier le traitement avec des INTI moins toxiques (ABC, 3TC, FTC, TDF),

Effets indésirables	Prévention du risque – Mesures à prendre
dyspnée si la lactatémie est supérieure à 5 mmol/L, survenue d'une acidose métabolique et risque de défaillance multiviscérale avec 50 % de mortalité	ou recourir à une association d'INNTI et d'IP - si lactates > 5 mmol/L : arrêter les antirétroviraux et hospitaliser le patient
Effets indésirables des inhibiteurs de la transcriptase inverse	
• Zidovudine (AZT) : - hématotoxicité : anémie, neutropénie	• Surveiller la NFS
• Didanosine (ddl) : - pancréatite - neuropathie périphérique	• Surveiller la lipasémie
• Stavudine (d4T) : - neuropathie périphérique - lipoatrophie	
• Lamivudine (3TC)	• Tenir compte d'une éventuelle co-infection par le VHB
• Abacavir (ABC) : - syndrome d'hypersensibilité avec fièvre, diarrhée, nausées, vomissements, troubles respiratoires, céphalées, hypotension artérielle	• Arrêt du traitement. La réintroduction ultérieure de l'abacavir est formellement contre-indiquée • Abacavir ne peut être utilisé que chez des patients non porteurs de l'allèle HLA B*5701
• Névirapine (NVP) : - éruptions cutanées pouvant être très sévères, voire menaçant le pronostic vital - hépatotoxicité, avec possibles hépatites cytolytiques	• Non recommandé si CD4 > 400 chez les hommes et > 250 chez les femmes • Surveillance des transaminases tous les 15 jours • Ne pas associer abacavir et névirapine
• Éfavirenz (EFV) : - toxidermies : éruptions régressant dès les premières semaines - vertiges, troubles de la concentration - signes neuropsychiques	• Contre-indiqué chez la femme enceinte • Inactif sur VIH-2 et VIH-1 du groupe O
• Emtricitabine (FTC) : - céphalées, vertiges - troubles digestifs - urticaire, dépigmentation - hypertriglycéridémie - hyperglycémie - stéatose hépatique	• Surveillance clinique • Tenir compte d'une éventuelle co-infection par le VHB
• Ténofovir (TDF) : - néphrotoxicité	• Surveillance de la clairance de la créatinine protéinurée et phosphorémie

Effets indésirables	Prévention du risque – Mesures à prendre
Effets indésirables des inhibiteurs de la protéase virale	
• Ensemble des IP : - accidents hémorragiques spontanés chez les hémophiles - hyperglycémies - hypercholestérolémies et/ou hypertriglycéridémies avec risque de pancréatite aiguë - lipodystrophie - fatigue, douleurs musculaires	
• Indinavir (IDV) : - lithiase des voies urinaires accompagnées de douleurs lombaires avec ou sans hématurie	• Assurer une prise de boissons abondantes : - éviter les boissons alcalines (eaux gazeuses) - consommer des boissons acidifiées (à base de cola) • Éviter l'indinavir chez les patients ayant des antécédents de lithiase urinaire • Traitement de la crise : AINS et antispasmodiques
- hyperbilirubinémie isolée asymptomatique - effets rétinoïde-like (xérodermie, ongles incarnés) • Ritonavir (RTV) : - troubles gastro-intestinaux • Saquinavir (SQV) : - antiprotéase la mieux tolérée - allongement de l'espace QT • Fosamprénavir (FPV) - troubles digestifs - risque de rash • Atazanavir (ATV) - troubles digestifs - maux de tête, insomnie - ictère réversible à l'arrêt du traitement - interactions médicamenteuses multiples • Tipranavir (TPV) - troubles digestifs hépatotoxicité - interactions médicamenteuses multiples • Darunavir (DRV) - troubles digestifs	

Effets indésirables	Prévention du risque – Mesures à prendre
Effets indésirables des inhibiteurs de l'intégrase	
• Raltégravir (RAL) - myopathie et rhabdomyolyse - dépression, idées suicidaires - syndrome de Stevens-Johnson - acné	• À utiliser avec prudence en cas de coadministration avec de puissants inducteurs enzymatiques (rifampicine)
• Dolutégravir (DTG) - réactions d'hypersensibilité avec parfois atteinte hépatique sévère • STRIBILD - toxicité rénale - troubles musculosquelettiques - effets indésirables communs aux associations d'ARV : diarrhée, nausées, infections respiratoires hautes, troubles neuropsychiques...	• Arrêt immédiat du traitement dès l'apparition de signes évocateurs et augmentation d'enzymes hépatiques • Interactions médicamenteuses à prendre en compte
Effets indésirables de l'inhibiteur du récepteur CCR-5	
• Maraviroc (MVC) - hypotension orthostatique - infarctus du myocarde - infections - hépatites	• Détermination préalable du tropisme de la souche virale pour le corécepteur CCR-5 • Dose à adapter en fonction des antirétroviraux et autres médicaments associés
Effets indésirables de l'inhibiteur de fusion	
• Enfurvitide (T-20) (MVC) - réactions au site d'injection (surtout la 1re semaine) - pneumonies, myalgies - neuropathies périphériques - insomnies, dépression - éruptions cutanées - hypotension artérielle - réactions d'hypersensibilité (respiratoires, rénales, hépatiques)	
Effets indésirables d'associations d'antirétroviraux	
• Didanosine + ténofovir - augmentation des atteintes mitochondriales - taux d'échecs virologiques élevé	

Effets indésirables	Prévention du risque – Mesures à prendre
• Stavudine + zidovudine - diminution d'efficacité de chacun des antirétroviraux • Ténofovir + lamivudine + abacavir - fréquence accrue d'échecs virologiques • Ténofovir + lamivudine + didanosine - fréquence accrue d'échecs virologiques • Atazanavir + indinavir - hyperbilirubinémie • Éfavirenz + atazanavir - efficacité du traitement très incertaine • Éfavirenz + fosamprénavir - efficacité du traitement très incertaine • Éfavirenz + indinavir - efficacité du traitement très incertaine • Névirapine + atazanavir - efficacité du traitement très incertaine • Névirapine + fosamprénavir - efficacité du traitement très incertaine • Névirapine + indinavir - efficacité du traitement très incertaine • Ténofovir + atazanavir - effets de l'atazanavir diminués et ceux du ténofovir augmentés • Ténofovir + lopinavir/ritonavir - effets du ténofovir augmentés	

Interactions médicamenteuses

Les interactions médicamenteuses concernant les médicaments antirétroviraux sont nombreuses *(tableau II.388)*. Quelques notions sont à retenir pour les éviter.

- Parmi les antirétroviraux, ceux donnant lieu à de nombreuses interactions sont les inhibiteurs de la protéase (IP) et les analogues non nucléosidiques (INNTI) de la transcriptase inverse.
- Les principales classes thérapeutiques à risques d'interactions avec les antirétroviraux sont :
  - les benzodiazépines ;
  - les inhibiteurs calciques ;
  - les antivitamines K ;
  - les corticoïdes ;

- les antiarythmiques ;
- les statines ;
- les antiépileptiques ;
- les œstroprogestatifs ;
- les antimigraineux ;
- les médicaments susceptibles de provoquer des torsades de pointe.

• Les patients à risques d'interactions avec les antirétroviraux sont les épileptiques, les migraineux, les femmes sous contraception orale, voire les toxicomanes traités par substitution.

• Chez les patients sidéens traités pour infections opportunistes, les anti-infectieux présentant les principaux risques d'interactions avec les antirétroviraux sont ceux utilisés dans le traitement de la tuberculose et des infections à mycobactéries atypiques.

***Tableau II.388** - Interactions médicamenteuses – Niveaux contre-indications (CI) et associations déconseillées (AD)*

Médicaments de la classe	Autres médicaments	Niveau	Mécanismes	Remarques et conseils
Inhibiteurs de la protéase virale (IP)				
• Ensemble des IP	• Atorvastatine, simvastatine	CI	• Risque majoré de rhabdomyolyse (car diminution du métabolisme hépatique de l'hypocholestérolémiant)	• Utiliser une autre statine
• Ensemble des IP	• Bépridil	CI	• Risque majoré de troubles du rythme ventriculaire, notamment de torsades de pointe	• Interrompre l'IP si possible. Si l'association ne peut être évitée, contrôler préalablement le QT et surveiller par l'ECG monitoré
	• Ergotamine et dihydro-ergotamine	CI	• Ergotisme avec possibilité de nécrose des extrémités (inhibition du métabolisme hépatique de l'alcaloïde de l'ergot de seigle)	
	• Cisapride	CI	• Risque majoré de troubles du rythme ventriculaire,	• Interrompre l'IP si possible. Si l'association ne

Médicaments de la classe	Autres médicaments	Niveau	Mécanismes	Remarques et conseils
			notamment de torsades de pointe, par diminution de son métabolisme hépatique par l'IP	peut être évitée, contrôler préalablement le QT et surveiller par l'ECG monitoré
	• Halofantrine	AD	• Risque majoré de troubles du rythme ventriculaire, notamment de torsades de pointe	
	• Millepertuis	CI	• Diminution des concentrations plasmatiques de l'IP avec risque de baisse de l'efficacité, voire annulation de l'effet	• En cas d'association fortuite, ne pas interrompre brutalement la prise de millepertuis mais contrôler l'efficacité de l'IP avant puis après l'arrêt du millepertuis
	• Mizolastine	CI		• Interrompre l'IP si possible.
• Ensemble des IP	• Pimozide • Quinidine	CI CI	• Risque majoré de troubles du rythme ventriculaire, notamment de torsades de pointe	• Si l'association ne peut être évitée, contrôler préalablement le QT et surveiller par l'ECG monitoré
	• Rifampicine	CI	• Diminution importante des concentrations plasmatiques de l'IP avec baisse de l'efficacité par augmentation de son métabolisme hépatique	
	• Toltérodine	AD	• Augmentation des concentrations plasmatiques du toltérodine avec risque de surdosage	

Médicaments de la classe	Autres médicaments	Niveau	Mécanismes	Remarques et conseils
	• Vardénafil	CI	• Augmentation très importante des concentrations plasmatiques du vardénafil avec risque d'hypertension sévère	
• Ritonavir (RTV), lopinavir	• Estroprogestatifs contraceptifs • Rifabutine	CI AD	• Risque de diminution de l'efficacité contraceptive par diminution des concentrations en estrogènes • Risque de baisse de l'efficacité de l'IP et risque d'augmentation des effets indésirables (uvéites) de la rifabutine	• Utiliser une autre méthode contraceptive, en particulier de type mécanique (préservatif ou stérilet)
• Ritonavir (RTV)	• Anti-convulsivants inducteurs enzymatiques : - carbamazépine - phénobarbital - phénytoïne - primidone	AD	• Risque de baisse de l'efficacité de l'IP par augmentation de son métabolisme hépatique par l'inducteur	
• Saquinavir (SQV)	• Éfavirenz (EFV), névirapine (NVP) (inducteurs enzymatiques) • Anticonvulsivants inducteurs enzymatiques : - carbamazépine - phénobarbital - phénytoïne - primidone	 CI	• Risque de baisse de l'efficacité du saquinavir par augmentation de son métabolisme hépatique • Risque de baisse de l'efficacité de l'IP par augmentation de son métabolisme hépatique	

Médicaments de la classe	Autres médicaments	Niveau	Mécanismes	Remarques et conseils
Inhibiteurs de la transcriptase inverse				
• Didanosine (ddI)	• Ganciclovir (voie orale)	AD	• Augmentation des concentrations plasmatiques de la ddI et risque d'augmentation des effets indésirables • Risque de diminution de l'efficacité du ganciclovir par diminution de son taux circulant si les deux médicaments sont ingérés à 2 heures d'intervalle	
• Éfavirenz (EFV), névirapine (NVP)	• Estroprogestatifs contraceptifs	CI	• Risque de baisse de l'efficacité contraceptive par diminution des concentrations en estrogène	• Utiliser une autre méthode contraceptive, en particulier de type mécanique (préservatif ou stérilet)
• Éfavirenz (EFV), névirapine (NVP)	• Saquinavir (SQV)	CI	• Risque de baisse de l'efficacité du saquinavir par augmentation de son métabolisme hépatique	
	• Voriconazole	AD	• Risque de baisse de l'efficacité du voriconazole par augmentation de son métabolisme hépatique	• Si l'association ne peut être évitée, surveillance clinique étroite et adaptation posologique éventuelle du voriconazole pendant l'association
• Névirapine (NVP)	• Rifampicine	AD	• Diminution des concentrations plasmatiques de l'antirétroviral par augmentation de son métabolisme hépatique	

Médicaments de la classe	Autres médicaments	Niveau	Mécanismes	Remarques et conseils
• Névirapine (NVP)	• Kétoconazole	CI	• Augmentation des concentrations plasmatiques de névirapine par diminution de son métabolisme hépatique et diminution des concentrations plasmatiques du kétoconazole	
• Stavudine (D4T)	• Zidovudine (AZT)	AD	• Risque de diminution de l'efficacité de chaque antirétroviral par antagonisme compétitif de la réaction de phosphorylation à l'origine des métabolites actifs	
• Zidovudine (AZT)	• Ribavirine	AD	• Risque de diminution de l'efficacité de chaque antiviral par antagonisme compétitif de la réaction de phosphorylation à l'origine des métabolites actifs	
	• Stavudine (d4T)	AD	• Risque de diminution de l'efficacité de chaque antirétroviral par antagonisme compétitif de la réaction de phosphorylation à l'origine des métabolites actifs	
Inhibiteurs de l'intégrase				
• Dolutégravir	• Millepertuis	AD	• Risque de diminution de l'efficacité du dolutégravir	
• STRIBILD	• Antagonistes des récepteurs alpha-1-adrénergiques : alfuzosine	CI		

Médicaments de la classe	Autres médicaments	Niveau	Mécanismes	Remarques et conseils
• STRIBILD	• Antiaryth-miques : amiodarone, quinidine	CI		
	• Anticon-vulsivants : carbamazépine, phénobarbital phénytoïne	CI	• Perte d'effet thérapeutique de l'ARV et risque de résistance	
	• Rifampicine	CI	• Perte d'effet thérapeutique de l'ARV et risque de résistance	
	• Dérivés de l'ergot de seigle : dihydroergota-mine, ergotamine, ergométrine	CI	• Risque de vasospasme, ischémie périphérique mettant en jeu le pronostic vital	
	• Millepertuis	CI	• Perte d'effet thérapeutique de l'ARV	
	• Simvastatine, lovastatine		• Rhabdomyolyse	
	• Neuroleptiques : pimozide	CI	• Risque d'augmentation des concentrations plasmatiques du pimozide	
	• Sildénafil		• Risque d'augmentation des concentrations plasmatiques du sildénafil	
	• Hypnotiques/ sédatifs : midazolam *per os*, triazolam		• Dépression respiratoire	

Remarque : les nombreuses interactions médicamenteuses faisant l'objet de précautions d'emploi ne sont pas indiquées dans ce tableau.

Précautions d'emploi

Tableau II.389 - Précautions d'emploi des antirétroviraux

Analogues nucléosidiques de la transcriptase inverse (INTI)	
Zidovudine (AZT)	• Rapports sexuels protégés • En cas de grossesse, début du traitement à l'AZT à la 14e semaine d'aménorrhée prévenant efficacement la transmission materno-fœtale du VIH • Antécédents de troubles rénaux, hépatiques et gastriques divers : adapter la posologie selon la clairance de la créatinine • Risque d'hématotoxicité : adapter la posologie selon le taux d'hémoglobine et des neutrophiles • Toxicité mitochondriale, lipoatrophie, myopathie
Didanosine (ddI)	• Rapports sexuels protégés • Grossesse • Antécédents de pancréatite : arrêter le traitement en cas d'augmentation de l'amylasémie • Antécédents de neuropathies : en cas de neuropathie, arrêter le traitement jusqu'à guérison • Insuffisance rénale ou hépatique : diminuer la posologie • Phénylcétonurie : arrêter le traitement en cas d'hyperuricémie franche • Surveillance de la lipase • Toxicité mitochondriale, lipoatrophie
Emtricitabine (FTC)	• Tenir compte d'une éventuelle co-infection par le VHB
Lamivudine (3TC)	• Rapports sexuels protégés • Grossesse • Insuffisance rénale : adapter la posologie en fonction de la clairance de la créatinine • Patients diabétiques : le sirop de lamivudine contient 3 g de saccharose pour 15 mL • Cirrhose hépatique sévère liée à une hépatite chronique B : en cas d'arrêt du traitement, surveiller les marqueurs de réplication du VHB • Tenir compte d'une éventuelle co-infection par le VHB
Stavudine (d4T)	• Rapports sexuels protégés • Grossesse • Insuffisance rénale : adapter la posologie en fonction de la clairance de la créatinine • Insuffisance hépatique sévère : diminuer la posologie • Antécédents de neuropathies : en cas de survenue de neuropathies, arrêter le traitement • Antécédents de pancréatites • Risque de lipoatrophie • Pas d'indication dans un premier traitement antirétroviral

Ténofovir (TDF)	• Surveillance de la fonction rénale (clairance de la créatinine, protéinurie) et de la phosphorémie recommandée avant l'initiation du traitement puis toutes les 4 semaines pendant la première année de traitement, puis tous les 3 mois les années suivantes
Abacavir (ABV)	• Rapports sexuels protégés • Grossesse • Le risque d'hypersensibilité, quoique faible, chez les patients non porteurs du HLA-B*5701, impose toujours une vigilance particulière en début de traitement. En cas d'hypersensibilité avérée ou suspectée, l'abacavir doit être arrêté et sa réintroduction est formellement et définitivement contre-indiquée • L'introduction conjointe d'abacavir et d'un INNTI expose au risque de ne pas permettre l'identification du médicament responsable en cas d'intolérance • Insuffisance rénale sévère : arrêter le traitement • Insuffisance hépatique modérée
Analogues non nucléosidiques de la transcriptase inverse (INNTI)	
Névirapine (NVP)	• Surveillance des transaminases tous les 15 jours au cours des 16 premières semaines de traitement en raison de la survenue possible d'une hépatite médicamenteuse • Inefficacité sur le VIH-2 et les VIH-1 du groupe O • Non recommandé si CD4 > 400/mm³ chez les hommes et > 250/mm³ chez les femmes en raison d'une majoration du risque d'hépatotoxicité • Rapports sexuels protégés • Grossesse • Insuffisance rénale • Éruptions cutanées : arrêter immédiatement le traitement • Tenir compte des interactions médicamenteuses
Éfavirenz (EFV)	• Signes neurologiques, souvent transitoires, à l'introduction du traitement • Risque d'éruption cutanée • Inefficacité sur le VIH-2 et les VIH-1 du groupe O • Rapports sexuels protégés • Antécédents d'intolérance cutanée • Antécédents psychiatriques (dépression, toxicomanie) • Antécédents neurologiques : vigilance en cas de conduite de véhicules • Antécédents de troubles hépatiques ou rénaux • Tenir compte des interactions médicamenteuses
Rilpivirine	• Interactions avec les inhibiteurs de la pompe à protons
Inhibiteurs de la protéase (IP)	
Ensemble des IP	• Rapports sexuels protégés • Grossesse • Nombreuses interactions médicamenteuses, à vérifier systématiquement (CYP3A4 et UGT1A1)

	• Dyslipidémie, hyperglycémie, lipodystrophie • Troubles digestifs
Indinavir (IDV)/r CRIXIVAN / NORVIR	• Apport hydrique d'au moins 1,5 l/24 heures • Antécédents de lithiase urinaire : en cas d'épisodes de lithiase urinaire, interrompre, voire arrêter le traitement • Vigilance pour la conduite de véhicules (risque d'étourdissements et de vision trouble) • Patient diabétique : aggravation possible du diabète avec hyperglycémie sévère • Patient hémophile : augmentation des saignements • Effet rétinoïde-like (xérodermie, ongles incarnés)
Atazanavir (ATV)/r REYATAZ / NORVIR	• Hyperbilirubinémie non conjuguée • Dyslipidémie moins fréquente qu'avec les autres IP/r • Lithiase rénale • Allongement de l'espace PR
Fosamprénavir (FPV)/r TELZIR / NORVIR	• Risque de rash
Lopinavir/ritonavir (LPV/RTV) KALETRA	• Douleurs abdominales • Hypertriglycéridémie parfois importante • Troubles digestifs fréquents mais habituellement d'intensité modérée • Allongement du QT
Tipranavir (TPV)/r APTIVUS / NORVIR	• Hyperglycémie • Cytolyse hépatique : augmentation du risque hémorragique chez l'hémophile • Interactions médicamenteuses multiples
Darunavir (DRV)/r PREZISTA / NORVIR	• Risque de rash
Saquinavir (SQV)/r INVIRASE/NORVIR	• Allongement du QT • Patient hémophile : augmentation des saignements • Patient diabétique : aggravation du diabète • Dyslipidémie moins fréquente qu'avec les autres IP/r • Enfant de moins de 16 ans (manque de données) • Insuffisance rénale sévère : prudence, surveillance • Insuffisance hépatique sévère : prudence
Inhibiteur de fusion	
Enfuvirtide (T-20) FUZEON	• Réactions au point d'injection • Myalgies, pneumonies

Inhibiteur du CCR5	
Maraviroc (MVC) CELSENTRI	• Détermination préalable du tropisme de la souche virale pour le corécepteur CCR5 • Interactions médicamenteuses : adaptation posologique en fonction des médicaments associés (150 mg × 2/j avec des inhibiteurs du CYP3A4, à 600 mg × 2/j avec des inducteurs du CYP3A4) • Adapter en cas d'insuffisance rénale • Troubles digestifs, cytolyse hépatique
Inhibiteurs de l'intégrase	
Dolutégravir (DTG) TIVICAY	• Résistances à la classe des inhibiteurs de l'intégrase nécessitant une attention particulière • Réactions d'hypersensibilité avec parfois atteinte hépatique sévère. Le traitement doit être immédiatement interrompu dès l'apparition de signes évocateurs (éruption cutanée avec augmentation des enzymes hépatiques, fièvre, malaise général, fatigue, douleurs musculaires ou articulaires, œdème de la face, conjonctivite) • Syndrome de restauration immunitaire : chez les patients infectés par le VIH et présentant un déficit immunitaire sévère à l'instauration du traitement, une réaction inflammatoire à des infections opportunistes asymptomatiques peut apparaître et entraîner des manifestations cliniques graves • Interactions médicamenteuses : certaines associations sont à éviter en cas de résistance à la classe des inhibiteurs de l'intégrase (antiacides à base de magnésium et d'aluminium, suppléments en fer et calcium, rifampicine, certains antiépileptiques). Par ailleurs le dolutégravir peut augmenter les concentrations plasmatiques de metformine : une surveillance doit être mise en place ainsi qu'une adaptation posologique de metformine si nécessaire
STRIBILD	• Ne doit pas être administré avec d'autres antirétroviraux • Les femmes en âge de procréer doivent utiliser un contraceptif hormonal contenant au moins une dose de 30 µg d'éthinylestradiol et du norgestimate • Effets sur la fonction rénale : ne pas initier de traitement au STRIBILD si clairance de la créatinine inférieure à 70 mL/min. Pendant le traitement, surveillance de la fonction rénale toutes les 4 semaines pendant la première année, puis tous les 3 mois pendant toute la durée du traitement
Raltégravir (RAL) ISENTRESS	• Bonne tolérance clinique et biologique • À utiliser avec prudence en cas de coadministration avec les inducteurs de l'UGT1A1

Contre-indications

Tableau II.390 - Contre-indications des antirétroviraux

Analogues nucléosidiques de la transcriptase inverse (INTI)	
Zidovudine (AZT)	• Association à la stavudine • Hypersensibilité à la zidovudine • Troubles hématologiques sévères : - anémie : [Hb] < 7,5 g/dL - neutropénie : taux de polynucléaires neutrophiles < $0,75 \times 10^9$/L • Nouveau-né avec hyperbilirubinémie ou un taux de transaminases > 5 fois la normale • Allaitement
Emtricitabine (FTC)	• Hypersensibilité au FTC ou à l'un des excipients • Allaitement
Ténofovir (TDF)	• Hypersensibilité au TDF ou à l'un des excipients • Insuffisance rénale sévère
Didanosine (ddl)	• Hypersensibilité à la ddl • Allaitement
Lamivudine (3TC)	• Hypersensibilité au 3TC • Allaitement • Association à la zalcitabine
Stavudine (d4T)	• Hypersensibilité à la d4T • Association à la zidovudine • Neuropathies périphériques • Allaitement
Abacavir (ABV)	• Hypersensibilité connue à l'abacavir ou à l'un des composants du comprimé ou de la solution buvable de ZIAGEN ; l'abacavir est contre-indiqué chez les patients porteurs de l'allèle B57*01 • Insuffisance hépatique sévère • Allaitement • Intolérance au fructose (pour la solution buvable)
Analogues non nucléosidiques de la transcriptase inverse (INNTI)	
Ensemble des INNTI	*Associations médicamenteuses contre-indiquées*
Rilpivirine (RPV)	• Hypersensibilité au RPV ou à l'un des excipients
Étravirine (EVR)	• Hypersensibilité à l'EVR ou à l'un des excipients
Névirapine (NVP)	• Hypersensibilité à la NVP • Insuffisance hépatique sévère • Allaitement

Éfavirenz (EFV)	• Grossesse • Hypersensibilité à l'EFV • Insuffisance hépatique sévère • Allaitement
Inhibiteurs de la protéase (IP)	
Ensemble des IP	• Hypersensibilité à l'un des composants • Associations médicamenteuses contre-indiquées
Indinavir (IDV)	• Allaitement • Insuffisance hépatique sévère
Ritonavir (RTV)	• Insuffisance hépatique sévère • Allaitement
Fosamprénavir (FPV)	• Certaines associations médicamenteuses (millepertuis, rifampicine, alfuzosine, amiodarone, cisapride, dérivés de l'ergot de seigle, midazolam *per os*, quétiapine)
Saquinavir (SQV)	• Insuffisance hépatique sévère • Allaitement • Diarrhée chronique
Atazanavir (ATV)	• Insuffisance hépatique modérée à sévère
Tipranavir (TPV)	• Insuffisance hépatique modérée à sévère
Darunavir (DRV)	• Insuffisance hépatique sévère
Inhibiteur du récepteur CCR-5	
Maraviroc (MVC)	• Allergie à l'arachide et au soja
Inhibiteurs de l'intégrase	
Dolutégravir (DTG)	• Hypersensibilité au DTG ou à l'un des excipients
Raltégravir (RAL)	• Hypersensibilité au RAL
Elvitégravir en association	• Hypersensibilité au produit • Insuffisance rénale

Administration et conseils au patient

Objectifs du traitement médicamenteux

- L'objectif principal du traitement antirétroviral est de diminuer la morbidité et la mortalité de l'infection par le VIH en restaurant un nombre de lymphocytes CD4 supérieur à 500/mm^3. En pratique, cela est possible grâce à une réduction maximale de la réplication virale qui permet la meilleure restauration immunitaire et limite au maximum le risque de sélection de virus résistants.
- Outre l'efficacité et la meilleure tolérance possible du traitement, clinique et biologique, l'amélioration ou la préservation de la qualité de vie et la diminution du risque de transmission du VIH doivent être recherchées simultanément.

Plan de prise

- La plupart des antirétroviraux sont présentés sous forme de gélules ou de comprimés adaptés à l'administration par voie orale.
- Seul le RETROVIR est disponible par voie IV et le FUZEON par voie SC.
- Des formes suspension ou solution existent pour un certain nombre de spécialités : EPIVIR, NORVIR, RETROVIR, VIRACEPT, VIRAMUNE, ZERIT, ZIAGEN. Elles constituent une bonne alternative pour les patients présentant quelques difficultés à avaler.
- Le rythme d'administration des **antirétroviraux** est récapitulé sur la *figure II.34* (document édité et rédigé sous la responsabilité d'Actions-Traitements, association de patients agréée).
- L'absorption de nombreux **antirétroviraux** peut être modifiée par la présence d'aliments dans l'estomac, par la baisse du pH gastrique qu'ils provoquent et du fait de leur nature (notamment les matières grasses).

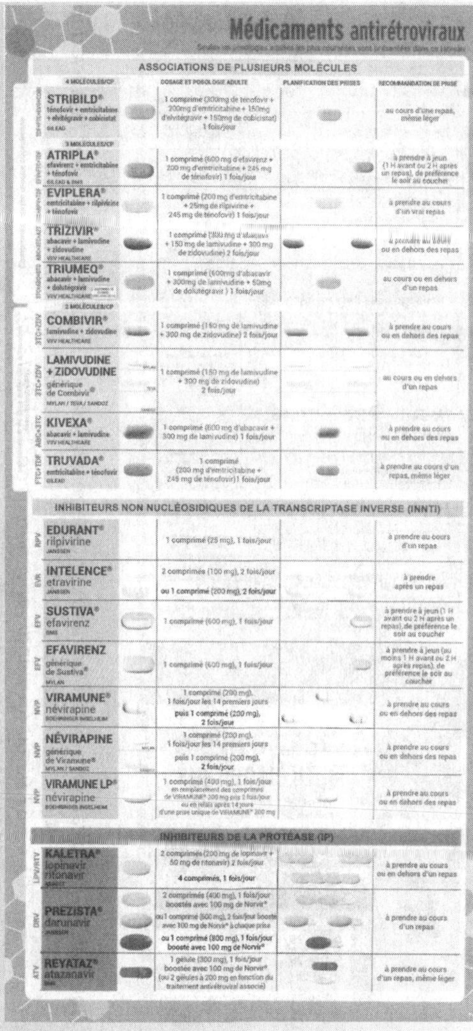

Médicaments antirétroviraux

	DOSAGE ET POSOLOGIE ADULTE	PLANIFICATION DES PRISES	RECOMMANDATION DE PRISE
ASSOCIATIONS DE PLUSIEURS MOLÉCULES			
STRIBILD® ténofovir + emtricitabine + elvitégravir + cobicistat	1 comprimé (300mg de ténofovir + 200mg d'emtricitabine + 150mg d'elvitégravir + 150mg de cobicistat) 1 fois/jour		au cours d'une repas, même léger
ATRIPLA® efavirenz + emtricitabine + ténofovir	1 comprimé (600 mg d'efavirenz + 200 mg d'emtricitabine + 245 mg de ténofovir) 1 fois/jour		à prendre à jeun (1 H avant ou 2 H après un repas), de préférence le soir au coucher
EVIPLERA® emtricitabine + rilpivirine + ténofovir	1 comprimé (200 mg d'emtricitabine + 25mg de rilpivirine + 245 mg de ténofovir) 1 fois/jour		à prendre au cours d'un vrai repas
TRIZIVIR® abacavir + lamivudine + zidovudine	1 comprimé (300 mg d'abacavir + 150 mg de lamivudine + 300 mg de zidovudine) 2 fois/jour		à prendre au cours ou en dehors des repas
TRIUMEQ® abacavir + lamivudine + dolutégravir	1 comprimé (600mg d'abacavir + 300mg de lamivudine + 50mg de dolutégravir) 1 fois/jour		au cours ou en dehors d'un repas
COMBIVIR® lamivudine + zidovudine	1 comprimé (150 mg de lamivudine + 300 mg de zidovudine) 2 fois/jour		à prendre au cours ou en dehors des repas
LAMIVUDINE + ZIDOVUDINE générique de Combivir®	1 comprimé (150 mg de lamivudine + 300 mg de zidovudine) 2 fois/jour		au cours ou en dehors d'un repas
KIVEXA® abacavir + lamivudine	1 comprimé (600 mg d'abacavir + 300 mg de lamivudine) 1 fois/jour		à prendre au cours ou en dehors des repas
TRUVADA® emtricitabine + ténofovir	1 comprimé (200 mg d'emtricitabine + 245 mg de ténofovir) 1 fois/jour		à prendre au cours d'un repas, même léger
INHIBITEURS NON NUCLÉOSIDIQUES DE LA TRANSCRIPTASE INVERSE (INNTI)			
EDURANT® rilpivirine	1 comprimé (25 mg), 1 fois/jour		à prendre au cours d'un repas
INTELENCE® etravirine	2 comprimés (100 mg), 2 fois/jour **ou 1 comprimé (200 mg), 2 fois/jour**		à prendre après un repas
SUSTIVA® efavirenz	1 comprimé (600 mg), 1 fois/jour		à prendre à jeun (1 H avant ou 2 H après un repas),de préférence le soir au coucher
EFAVIRENZ générique de Sustiva®	1 comprimé (600 mg), 1 fois/jour		à prendre à jeun (au moins 1 H avant ou 2 H après repas), de préférence le soir au coucher
VIRAMUNE® névirapine	1 comprimé (200 mg), 1 fois/jour les 14 premiers jours **puis 1 comprimé (200 mg), 2 fois/jour**		à prendre au cours ou en dehors des repas
NÉVIRAPINE générique de Viramune®	1 comprimé (200 mg), 1 fois/jour les 14 premiers jours puis 1 comprimé (200 mg), **2 fois/jour**		à prendre au cours ou en dehors des repas
VIRAMUNE LP® névirapine	1 comprimé (400 mg), 1 fois/jour en remplacement des comprimés de VIRAMUNE® 200 mg pris 2 fois/jour ou en relais après 14 jours d'une prise unique de VIRAMUNE® 200 mg		à prendre au cours ou en dehors des repas
INHIBITEURS DE LA PROTÉASE (IP)			
KALETRA® lopinavir ritonavir	2 comprimés (200 mg de lopinavir + 50 mg de ritonavir) 2 fois/jour **4 comprimés, 1 fois/jour**		à prendre au cours ou en dehors d'un repas
PREZISTA® darunavir	2 comprimés (400 mg), 1 fois/jour boostés avec 100 mg de Norvir® ou 1 comprimé (600 mg), 2 fois/jour boosté avec 100 mg de Norvir® à chaque prise **ou 1 comprimé (800 mg), 1 fois/jour boosté avec 100 mg de Norvir®**		à prendre au cours d'un repas
REYATAZ® atazanavir	1 gélule (300 mg), 1 fois/jour boostée avec 100 mg de Norvir® (ou 2 gélules à 200 mg en fonction du traitement antirétroviral associé)		à prendre au cours d'un repas, même léger

Figure II.34

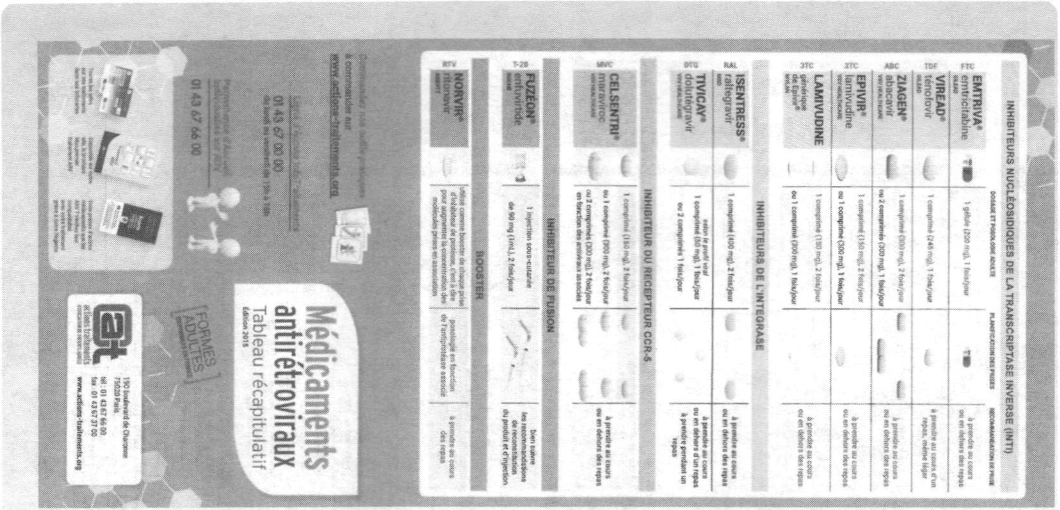

Figure II.34 - *Médicaments antirétroviraux : guide récapitulatif. Document réalisé par l'association de patients ACTIONS-TRAITEMENTS ; ligne d'écoute InfoTraitements : 01 43 67 00 00 (du lundi au vendredi de 15 h à 18 h), www.actions-traitements.org*
Mise à jour : mars 2015

Modalités d'administration

Tableau II.391 - Modalités d'administration des antirétroviraux

Zidovudine	Les comprimés peuvent être pris à jeun ou aux repas du matin et du soir, en respectant au mieux un intervalle régulier (12 heures)	
Didanosine	• Prendre *impérativement à jeun* ! 30 minutes avant ou plus de 2 heures après un repas, 1 ou 2 fois par jour • Les *comprimés* doivent être pris par 2 à chaque fois à distance de tout autre médicament ; ils peuvent être croqués ou dissous dans un grand verre d'eau plate ou de jus de pomme • Ne pas mélanger les comprimés à d'autres jus de fruits, ni à l'eau gazeuse • Les gélules gastrorésistantes peuvent être prises avec d'autres médicaments, mais toujours à jeun • Respecter un intervalle régulier entre les prises (12 à 24 heures) • Avant administration, la poudre pour suspension buvable doit être reconstituée et mélangée avec un même volume de suspension antiacide (type MAALOX). Ce mélange est stable 30 jours au réfrigérateur	Absorption diminuée de 50 % par l'acidité gastrique
Lamivudine	• Prendre les comprimés à 150 mg 2 fois par jour, à jeun ou aux repas du matin et du soir • Respecter un intervalle régulier entre les prises (12 heures) • Le comprimé dosé à 300 mg est à prendre 1 fois par jour • Une fois ouvert, le flacon de sirop est stable 1 mois	Absorption plus rapide à jeun qu'en présence d'aliments
Stavudine	• Prendre les gélules 2 fois par jour, à jeun de préférence ou aux repas • Respecter un intervalle régulier entre les prises (12 heures)	Absorption légèrement diminuée par les aliments
Zidovudine + lamivudine	• Les comprimés peuvent être pris à jeun ou aux repas du matin et du soir	

	• Respecter un intervalle régulier entre les prises (12 heures)	
Emtricitabine	Prendre la gélule dosée à 200 mg 1 fois par jour, à jeun ou pendant les repas	
Abacavir + lamivudine	Prendre le comprimé 1 fois par jour, à jeun ou au cours des repas	
Ténofovir	Prendre le comprimé dosé à 300 mg 1 fois par jour au cours d'un repas	
Zidovudine + lamivudine + abacavir	Prendre le comprimé 2 fois par jour, à jeun ou pendant les repas	
Abacavir	• Prendre les comprimés ou le sirop à jeun de préférence ou aux repas 2 fois par jour • Respecter un intervalle régulier entre les prises (12 heures) • Une fois ouvert, le flacon de sirop est stable 2 mois	Absorption meilleure à jeun
Névirapine	• Prendre les comprimés 1 fois par jour en début de traitement puis 2 fois par jour à jeun ou avec les repas • Respecter un intervalle régulier entre les prises	
Éfavirenz	• Prendre les gélules 1 fois par jour à jeun ou avec un repas, de préférence le soir au coucher • Éviter un repas gras • Respecter un intervalle régulier entre les prises	Absorption fortement augmentée par un repas riche en matières grasses
Étravirine	• Prendre 1 comprimé à 200 mg ou 2 comprimés à 100 mg 2 fois par jour en respectant un intervalle de 2 heures • La prise a lieu après un repas	
Rilpivirine	Prendre 1 comprimé à 25 mg 1 fois par jour au cours d'un repas	
Indinavir + ritonavir	• Prendre *impérativement à jeun* (30 minutes avant et 2 heures au moins après un repas) 3 fois par jour • La prise des gélules s'opère avec de l'eau ou d'autres liquides (lait écrémé, demi-écrémé, jus de fruits, café ou thé) ou à	• Absorption fortement diminuée par la prise d'éléments lipidiques et protéiques • Absorption diminuée par la

	défaut avec une collation glucidique sans graisse • Boire impérativement 1,5 à 2 l d'eau non alcaline par jour surtout dans les 3 heures qui suivent les prises • Respecter un intervalle régulier entre les prises	prise concomitante de jus de pamplemousse
Lopinavir + ritonavir	Prendre 2 comprimés 2 fois par jour, à jeun ou pendant les repas. Les comprimés doivent être avalés en entier, sans être mâchés, ni coupés, ni broyés	
Fosamprénavir + ritonavir	Prendre le comprimé dosé à 700 mg 2 fois par jour, à jeun ou pendant les repas	
Atazanavir + ritonavir	Prendre 1 gélule dosée à 300 mg 1 fois/j ou 2 gélules à 200 mg (en fonction du traitement antirétroviral associé) pendant les repas	
Darunavir + ritonavir	Prendre 1 comprimé dosé à 800 mg 1 fois/j ou 1 comprimé à 600 mg 2 fois/j ou 2 comprimés à 400 mg 1 fois/j au cours d'un repas	
Tipranavir + ritonavir	Prendre 2 capsules dosées à 250 mg 2 fois par jour de préférence avec un repas	
Ritonavir	• Prendre les gélules ou la solution buvable de préférence au cours d'un repas, 2 fois par jour • Respecter un intervalle régulier entre les prises	
Saquinavir + ritonavir	• Prendre les gélules dans les 2 heures qui suivent un repas, 2 fois par jour • Avaler les gélules avec un grand verre d'eau • Respecter un intervalle régulier entre les prises	Meilleure absorption avec la prise d'aliments : l'absorption digestive du saquinavir, en général très faible, est augmentée par la prise concomitante de jus de pamplemousse
Maraviroc	Prendre la dose recommandée de 150 mg, 300 mg ou 600 mg 2 fois par jour en fonction des interactions avec les traitements antirétroviraux et autres médicaments coadministrés	

Raltégravir	Prendre 1 comprimé dosé à 400 mg 2 fois par jour au cours ou en dehors des repas	
Dolutégravir	• Patients présentant une résistance à la classe des inhibiteurs de l'intégrase : prendre 1 comprimé 2 fois par jour à 12 heures d'intervalle, de préférence avec de la nourriture • Patients ne présentant pas de résistance à la classe des inhibiteurs de l'intégrase : prendre 1 comprimé 1 fois par jour avec ou sans nourriture ou 2 fois par jour en cas de prise concomitante de certains médicaments (rifampicine...)	
STRIBILD	Prendre 1 comprimé 1 fois par jour avec de la nourriture. En cas d'oubli de prise dans les 18 heures suivant l'heure de prise habituelle, prendre 1 comprimé dès que possible avec de la nourriture	

Observance du traitement

- Bien expliquer au patient que l'efficacité du traitement est corrélée à l'adhésion à celui-ci (schéma thérapeutique, règles hygiéno-diététiques). S'assurer auprès du patient de la compréhension du traitement.
- Il paraît souhaitable, bien avant la date prévisible de début de traitement, de préparer le patient dans le cadre d'une démarche de soutien multidisciplinaire pouvant faire intervenir médecins traitants, infirmiers, psychiatres, psychologues, pharmaciens, associations de patients et parfois l'entourage familial du patient.
- La stratégie thérapeutique envisagée et les éléments suivants doivent être discutés avec le patient :
  - le caractère chronique mais potentiellement fatal de l'infection par le VIH ;
  - les buts du traitement ;

- l'importance du premier traitement antirétroviral, qui est associé aux meilleures chances de succès immunovirologique ;
- la complexité des traitements et la possibilité d'effets indésirables à court, moyen et long terme ;
- les enjeux de la qualité d'une bonne observance et les conséquences d'une mauvaise observance.

- L'oubli d'une prise d'antirétroviraux entraîne une baisse de la concentration sanguine qui expose au risque d'apparition de virus résistants. En cas d'oubli, prendre le médicament dès que possible sans doubler la prise suivante puis revenir à l'horaire normal en conservant la dose prescrite par le médecin.
- Si le médicament doit être pris 2 fois par jour, le patient pourra le prendre jusqu'à la 8e heure suivant l'heure habituelle de prise. Les doses suivantes seront prises comme prévu.
- Ne jamais interrompre le traitement sans avis médical.

Surveillance de l'efficacité et de la tolérance

Insister sur l'importance des examens de suivi médical, biologique et autres.

SURVEILLANCE DE L'EFFICACITÉ DU TRAITEMENT

- L'objectif du traitement est de rendre la charge virale indétectable. Des tests de charge virale avec une limite de quantification aux alentours de 50 copies/mL sont désormais disponibles.
- Les modalités du suivi biologique, au moyen de la charge virale et du taux de CD4, font l'objet de recommandations précédemment évoquées dans ce chapitre.

SURVEILLANCE DE LA SURVENUE D'ÉVENTUELS EFFETS SECONDAIRES

- Cette surveillance est à la fois clinique et biologique.
- Des manifestations toxiques précoces sont possibles avec la *névirapine* (éruptions cutanées), l'*abacavir* (syndrome d'hypersensibilité qui impose parfois l'arrêt de traitement), l'*éfavirenz*

(troubles neurologiques). Prévenir les malades d'arrêter le traitement au moindre doute (risque mortel) en cas d'éruption cutanée sévère ou s'accompagnant de signes généraux. Une toxicité plus tardive est possible avec les antiprotéases sous forme de lipodystrophie et de dyslipidémies.

- L'*indinavir* peut être responsable de coliques néphrétiques qu'il convient de prévenir par une hydratation abondante.
- Certains analogues nucléosidiques peuvent entraîner une neuropathie souvent régressive à l'arrêt du traitement.
- L'objectif principal de la surveillance métabolique des patients VIH traités par les antirétroviraux est d'identifier ceux qui sont à plus haut risque de présenter un événement cardiovasculaire afin d'intervenir médicalement.
- Sur le plan biologique, il convient de surveiller :
  - la numération formule sanguine (*zidovudine*) ;
  - l'amylase (toxicité de la didanosine) ;
  - la créatinémie (toxicité rénale de l'*indinavir*) ;
  - la réserve alcaline (toxicité métabolique des analogues nucléosidiques) ;
  - les transaminases (toxicité hépatique de certains INTI, des INNTI, des antiprotéases) ;
  - la glycémie, les triglycérides (toxicité des antiprotéases).

Conseils hygiéno-diététiques

- Des recommandations concernant l'hygiène de vie, notamment l'activité physique (marche à pied ou l'utilisation des escaliers au lieu de l'ascenseur), la cessation du tabagisme et un meilleur équilibre des apports alimentaires doivent désormais être systématiquement abordés lors des consultations de suivi.
- L'alimentation doit permettre un apport de protéines, de vitamines, et d'antioxydants (vitamines C et E, sélénium, carotène, légumes et fruits), de féculents et de graisses riches en oméga-3

(poissons de mer, huile de colza...). Les apports sucrés doivent être réduits.

- Maintenir le régime hypolipidique (apport de moins de 300 mg de cholestérol par jour).
- Il faut se méfier des interactions alimentaires. Le jus de pamplemousse (inhibiteur enzymatique) influe sur les taux plasmatiques de certains antirétroviraux. Il est déconseillé avec le *saquinavir* (augmentation des taux) et l'*indinavir* (diminution).
- La teneur en bicarbonates des boissons conditionne le pH urinaire et donc le risque de cristallisation de certains médicaments en milieu basique (*indinavir*).

Autres conseils

- Inviter le patient à signaler à son médecin ou pharmacien les autres traitements en cours afin d'éviter d'éventuelles interactions médicamenteuses.

Par exemple, la toxicité hématologique de la *zidovudine* est majorée par l'aspirine, les AINS et la codéine. La prise de millepertuis diminue l'efficacité de l'*éfavirenz*.

- Informer le patient que ces médicaments antirétroviraux n'éliminent pas le virus de l'organisme, même en cas de charge virale indétectable, et ne suppriment pas sa transmission. Il convient donc de continuer à utiliser des préservatifs lors des relations sexuelles et du matériel stérile non réutilisable et non échangeable (seringues, aiguilles, cotons...).
- Informer le patient que les traitements par les antirétroviraux doivent être initiés par des médecins hospitaliers. Les médecins de ville peuvent renouveler la prescription mais ne peuvent pas la modifier.

  Ces médicaments sont dispensés par les pharmacies hospitalières et les pharmacies de ville. Le patient doit présenter au pharmacien :

- une ordonnance hospitalière ;
- ou une ordonnance de renouvellement de ville ainsi que la dernière ordonnance hospitalière (datant de moins de 1 an).

Ces médicaments doivent être conservés hors de la portée des enfants. Les comprimés et gélules ne doivent pas être sortis à l'avance de leur emballage.
Les flacons de solution buvable doivent être rebouchés et, une fois entamés, stockés au réfrigérateur.

• Consulter le médecin :
  - en cas de fourmillements pouvant être associés à des neuropathies périphériques ;
  - en cas d'apparition de signes d'infection (fièvre, maux de gorge,...) ;
  - en cas de toxicité cutanée (fièvre, éruption...) ;
  - en cas de toxicité hépatique (nausées, ictère, urines foncées...) ;
  - en cas de symptômes tels que la dépression ou les idées suicidaires.

Antifongiques

NOTIONS ESSENTIELLES

- Les mycoses sont des maladies infectieuses provoquées par des champignons microscopiques, présentant une localisation cutanée (dermatophyties, *Pityriasis versicolor*), cutanéo-muqueuse (candidoses essentiellement) ou systémique (septicémies et atteintes d'organes profonds par *Candida*, *Aspergillus*, *Cryptococcus*, *Histoplama*, etc.).
- Les antifongiques, anti-infectieux utilisés dans le traitement des mycoses, appartiennent à quatre grands groupes : les polyènes (amphotéricine B), les dérivés azolés (imidazolés utilisés dans les mycoses cutanéomuqueuses et triazolés : fluconazole, itraconazole, voriconazole et posaconazole), les échinocandines (capsofungine, micafungine et anidulafungine) et d'autres antifongiques comme la flucytosine et la terbinafine. Les formes galéniques disponibles sont adaptées soit à un usage local (topique) ou au traitement des localisations digestives, soit à un usage systémique (voie orale et parentérale).
- Les effets indésirables concernent pour l'essentiel les antifongiques systémiques : toxicité hématologique pour l'amphotéricine B IV et la flucytosine, néphrotoxicité pour l'amphotéricine B IV, toxicité hépatique pour l'itraconazole, le voriconazole, les échinocandines et la flucytosine.
  Ils nécessitent une surveillance de la NFS, des transaminases et de la fonction rénale. L'administration d'amphotéricine B IV doit être impérativement accompagnée d'une hydratation suffisante du patient.
- Les interactions médicamenteuses justifiant des associations à proscrire (contre-indiquées ou déconseillées) sont nombreuses, notamment pour les dérivés azolés.

- Les modalités d'administration des antifongiques et la durée du traitement correspondent à des schémas thérapeutiques précis à respecter pour une efficacité optimale et pour la prévention des effets indésirables.

GÉNÉRALITÉS

La pathologie fongique a connu une nette progression au cours de ces dernières années, d'une part par l'augmentation des localisations mycosiques profondes, viscérales et septicémiques et, d'autre part, par l'importation plus fréquente de mycoses viscérales exotiques.

- Les premières sont dues à des champignons très répandus dans la nature, habituellement saprophytes, ne devenant pathogènes que dans certaines conditions : usage croissant des antibiotiques à large spectre, corticothérapie, thérapeutiques immunosuppressives, patients immunodéprimés (infection à VIH, greffés). Elles sont causées par des champignons dits opportunistes qui sont soit lévuriformes (*Candida*, *Cryptococcus*, *Torulopsis*), soit filamenteux (*Aspergillus*, *Cephalosporum*, *Mucor*).
- Les secondes sont dues à des champignons pathogènes se développant dans des pays chauds et qui sont importés à la faveur de l'extension du tourisme et des brassages de populations. Ces mycoses exotiques sont l'histoplasmose, la coccidioïdomycose, les blastomycoses, les mycétomes.

Si le traitement des mycoses superficielles cutanées ou muqueuses ne présente plus de réelles difficultés, il en est tout autrement pour les mycoses profondes, dites invasives ; celles-ci présentent toujours un caractère de gravité et sont rapidement évolutives, car elles surviennent sur un terrain affaibli ou immunodéprimé.

La constitution anatomique et la physiologie des champignons sont différentes de celles des bactéries. La composition de la paroi cellulaire et de la membrane cytoplasmatique joue un rôle capital dans la perméabilité de la cellule.

Le développement des antifongiques se heurte à trois obstacles :

- une faible activité fongicide *in vivo* en regard des résultats *in vitro ;*
- une mauvaise diffusion à travers la paroi très épaisse des champignons du fait de sa composition (chitine, phospholipides et stérols) ; ces constituants sont absents chez les bactéries, ce qui explique que la plupart des antibiotiques antibactériens ne soient pas des antifongiques. Les sub-

stances antifongiques doivent de ce fait présenter une hydrophobie élevée ;
- leur toxicité importante.

Classification des mycoses

Mycoses exclusivement superficielles

Ce sont des mycoses à tropisme exclusivement cutané.

Dermatophyties (dermatophytoses)

Les principaux agents responsables sont *Microsporum*, *Epidermophyton* et *Trichophyton* (dermatophytes).

On distingue les dermatophytoses :
- de la peau glabre : herpès circiné ;
- des plis (intertrigos) : eczéma marginé de Hébra (face interne des cuisses), « pied d'athlète » (intertrigo inter-orteils) ;
- des zones pileuses : sycosis (barbe) ;
- des cheveux : teignes, kérion, favus ;
- des ongles : onychomycoses ou onyxis (ongles des mains et des pieds).

Pityriasis versicolor (pityrosporoses)

Cette mycose due à *Malassezia* ou *Pityrosporum* se traduit par l'apparition de taches pigmentées et squameuses.

Mycoses cutanéomuqueuses

Elles sont essentiellement causées par les espèces du genre *Candida*.

Candidoses oropharyngées et digestives

Les atteintes buccales sont les plus fréquentes ; elles se traduisent par un muguet ou une glossite souvent associés à une perlèche.

L'atteinte œsophagienne est fréquente chez le sujet VIH positif.

Candidoses génitales

Il s'agit de balanite chez l'homme et de vulvovaginite chez la femme. Les facteurs favorisants sont nombreux : diabète, grossesse, contraception orale... La transmission peut également être vénérienne.

Candidoses cutanées

Chaleur et macération sont les conditions favorables à l'extension cutanée de ces mycoses (intertrigo des grands plis cutanés, ou des espaces interdigitaux, périonyxis et onyxis candidosiques).

Mycoses profondes

Le *tableau II.392* rassemble les principaux champignons responsables de mycoses profondes.

Cinq grands groupes de mycoses profondes peuvent être individualisés.

Candidoses disséminées

L'agent responsable est du genre *Candida*. Les candidoses superficielles peuvent devenir profondes dans certaines conditions :

- rupture de l'équilibre de la flore endogène (antibiothérapie prolongée) ;
- diminution des mécanismes de défense de l'organisme (agranulocytose) ;
- atteinte de l'intégrité des surfaces épithéliales (brûlures étendues, pose de cathéter, chirurgie cardiaque).

Les localisations sont nombreuses : oculaires, ostéo-articulaires, cardiaques, urinaires, pulmonaires, cérébrales ou septicémiques.

Aspergillose

C'est la plus répandue des mycoses pulmonaires. Le champignon responsable est *Aspergillus fumigatus* qui possède des spores aériennes pouvant être inhalées.

L'aspergillose pulmonaire invasive, véritable dissémination du champignon, ne survient que sur un terrain débilité

Cryptococcose

L'agent étiologique est *Cryptococcus neoformans ;* la contamination s'effectue par inhalation. La dissémination se fait à partir du foyer pulmonaire, par voie hématogène et aboutit à un envahissement méningé.

La cryptococcose neuroméningée représente environ 10 % des infections observées chez les malades atteints du sida.

Pneumocystose

La pneumocystose est une forme de pneumopathie provoquée par *Pneumocystis jirovecci* (anciennement appelé *Pneumocystis carinii*), micro-organisme classé auparavant parmi les protozoaires et maintenant considéré comme un champignon opportuniste.

L'infestation est courante dans la population générale mais ne conduit à une infection pulmonaire que chez les patients immunodéprimés, en particulier en cas de sida.

Mycoses exotiques (américaines et tropicales)

Elles sont de plus en plus fréquemment observées en France.

- *Coccidioïdomycose :* c'est une affection endémique aux États-Unis ; dans sa forme primaire, la maladie se traduit par une atteinte pulmonaire. Dans de rares cas, elle peut s'étendre à différents organes et peut être alors fatale une fois sur deux.
- *Histoplasmoses :* il en existe deux formes. Celle dite américaine est essentiellement pulmonaire, celle dite africaine atteint la peau, les ganglions et les os.
  Les histoplasmoses disséminées se rencontrent fréquemment chez l'immunodéprimé (hépatosplénomégalie, diarrhée, adénopathies, pancytopénie). Le diagnostic doit être évoqué chez tout malade atteint du sida, voyageur et répondant aux critères épidémiologiques.
- *Blastomycoses :* il en existe deux formes nord et sud-américaines, ainsi qu'africaine. On distingue des formes muco-cutanées pures et des formes généralisées.

Tableau II.392 *- Principaux champignons responsables des mycoses profondes*

Champignons opportunistes	Levures	*Candida, Cryptococcus, Torulopsis, Trichosporum*
	Filaments	*Aspergillus, Mucor, Fusarium, Cephalosporum*
	Autres	*Pneumocystis*
Champignons dimorphiques tropicaux		*Histoplasma, Blastomyces, Coccidioides*

Classification des antifongiques

Les médicaments antifongiques appartiennent essentiellement à quatre grands groupes.

- Polyènes :
  - amphotéricine B conventionnelle (FUNGIZONE) ou en formulation lipidique (CANCIDAS, ABELCET).
- Azolés :
  - imidazolés à usage local ou à visée digestive ;
  - triazolés à usage systémique :
    - fluconazole (TRIFLUCAN) ;
    - itraconazole (SPORANOX) ;
    - voriconazole (VFEND) ;
    - posaconazole (NOXAFIL).
- Échinocandines :
  - capsofungine (CANCIDAS) ;
  - micafungine (MYCAMINE) ;
  - anidulafungine (ECALTA).
- Autres antifongiques :
  - usage systémique : flucytosine, griséofulvine, terbinafine ;
  - usage local : amorolfine, ciclopiroxolamine, terbinafine.

PRINCIPAUX MÉDICAMENTS – POSOLOGIES

Les principaux médicaments antifongiques et leurs posologies sont indiqués dans les *tableaux II.393* et *II.394*.

Tableau II.393 - *Antifongiques systémiques utilisés dans les mycoses profondes (Liste I)*

Principe actif	Nom commercial	Présentations	Posologies
Polyènes			
Amphotéricine B *(Conservation entre + 2 et + 8 °C)*	FUNGIZONE (réservé aux hôpitaux)	inj. 50 mg	Perf. IV : 0,5-1 mg/kg/j (max. : 1,5 mg/kg/j) (dose test de 1 mg en 30 min)
Amphotéricine B liposomale *(Conservation entre + 2 et + 8 °C)*	AMBISOME (réservé aux hôpitaux)	inj. 50 mg	Perf. IV : 3 mg/kg/j (dose test de 1 mg en 15 min)
Amphotéricine B complexe phospholipidique *(Conservation entre + 2 et + 8 °C)*	ABELCET (réservé aux hôpitaux)	inj. 100 mg	Perf. IV : 5 mg/kg/j (dose test de 1 mg en 15 min)
Flucytosine			
Flucytosine	ANCOTIL (réservé aux hôpitaux pour la sol. injectable)	inj. 2,5 g comp. 500 mg	100 à 200 mg/kg/j en 3 à 4 prises *per os* ou 3 à 4 perfusions de 45 min (ou perfusion continue sur les 24 h)
Azolés			
Fluconazole	TRIFLUCAN (réservé aux hôpitaux pour la sol. injectable)	inj. 100 mg (50 mL) inj. 200 mg (100 mL) inj. 400 mg (200 mL)	Perf. IV : **AD** : 400 mg/j (dose de charge à 800 mg/j)
		gél. 50 mg gél. 100 mg gél. 200 mg susp. buv. 50 mg/5 mL et 200 mg/5 mL	*Per os* : 50 à 400 mg/j selon l'indication en 1 prise, à adapter chez le sujet âgé et l'insuffisant rénal

Principe actif	Nom commercial	Présentations	Posologies
Itraconazole	SPORANOX (réservé aux hopitaux pour la sol. buv.)	gél. 100 mg sol. buv. 100 mg/10 mL	**AD** : 200 à 400 mg/j en 1 prise après un repas **AD** : 200 à 400 mg/j en 2 prises en dehors des repas (garder 20 secondes dans la bouche)
Voriconazole	VFEND	comp. 50 mg comp. 200 mg susp. buv. 40 mg/mL inj. 200 mg	*Per os* : en dehors des repas **AD** > 40 kg : 200 mg toutes les 12 h (400 mg/12 h le 1er jour) **AD** < 40 kg : 100 mg toutes les 12 h (200 mg/12 h le 1er jour) **ENF** de 2 à 12 ans : 4 mg/kg toutes les 12 h (6 mg/kg/12 h le 1er jour) Perf. IV : **AD et ENF** : 4 mg/kg toutes les 12 h (6 mg/kg/12 h le 1er jour)
Posaconazole	NOXAFIL (prescription hospitalière, rétrocession)	susp. buv. 40 mg/mL	**AD** : 200 mg 4 fois/j ou 400 mg 2 fois/j au cours d'un repas riche en lipides Pour les candidoses oropharyngées : 100 mg/j (200 mg le 1er jour)
Échinocandines			
Capsofungine *Conservation entre + 2 et + 8 °C*	CANCIDAS (réservé aux hôpitaux)	inj. 50 mg inj. 70 mg	**AD** : perf IV 50 mg/j (dose de charge à 70 mg/j), 70 mg/j chez le patient > 80 kg **ENF** de 1 à 17 ans : 50 mg/m² (70 mg/m² en dose de charge à J1) **ENF** de 0 à 11 mois : 25 à 50 mg/m²/j
Micafungine *Conservation entre + 2 et + 8 °C*	MYCAMINE (prescription hospitalière, rétrocession)	inj. 50 mg inj. 100 mg	*Traitement préventif* des candidoses : ≥ 40 kg : perf. IV 50 mg/j < 40 kg : perf. IV 1 mg/kg/j *Traitement curatif* des candidoses : ≥ 40 kg : perf. IV 100 à 200 mg/j < 40 kg : perf. IV 2 à 4 mg/kg/j
Anidulafungine *Conservation entre + 2 et + 8 °C*	ECALTA (réservé aux hôpitaux)	inj. 100 mg	**AD** : 100 mg/j (200 mg/j le premier jour), sans dépasser un débit de 1,1 mg/min

Tableau II.394 - *Antifongiques à usage local ou à visée digestive*

Principe actif	Nom commercial	Présentations	Posologies
Nystatine	MYCOSTATINE (Liste I)	susp. orale 100 000 UI/mL	Candidoses buccales et digestives En 3 à 4 prises : **AD** : 4 à 6 MUI/j **ENF** : 1 à 4 MUI/j **BB** : 0,5 à 3 MUI/j En dehors des repas
Ampho-téricine B	FUNGIZONE (Liste I)	caps. 250 mg susp. orale 100 mg/mL	Candidoses buccales et digestives En 2 à 3 prises : **AD** : 1,5 à 2 g/j **ENF, BB** : 50 mg/kg/j En dehors des repas
Griséofulvine	GRISEFULINE (Liste I)	comp. séc. 500 mg comp. séc. 250 mg	Dermatophytoses **AD** : 500 mg à 1 g/j **ENF** : 10 à 20 mg/kg/j Au cours d'un repas
Fluconazole	BEAGYNE (Liste I)	gél. 150 mg	Candidoses vaginales et périnéales récidivantes **AD** : 150 mg en prise unique
Miconazole	DAKTARIN (Liste I)	gel buccal 2 %	Candidoses oropharyngées
	LORAMYC (Liste I)	comp. gingival 50 mg	
	GYNODAKTARIN	ovule 400 mg	Vulvovaginites candidosiques
Terbinafine	LAMISIL (Liste II)	comp. séc. 250 mg crème 1 % solution (spray) 1 % gel 1 %	Onychomycoses, dermatophytoses, candidoses cutanées *Per os* : **AD** : 250 mg/j De préférence, au cours d'un repas

Principe actif	Nom commercial	Présentations	Posologies
Kétoconazole	KETODERM	crème 2 % gel moussant 2 % sach. 6 g	Candidoses cutanéo-muqueuses Dermatophytoses Pityriasis versicolor Erythrasma Onychomycoses (mycoses des ongles) Pour les formes gynécologiques : mycoses vulvovaginales
Econazole	PEVARYL DERMAZOL FONGILEINE MYCOSEDERMYL	émulsion 1 % crème dermique 1 % pdre 1 % solution (spray) 1 %	
	GYNO-PEVARYL GYNOPEVARYL LP GYNOPURA LP MYLEUGYNE LP	ovule 150 mg	
Isoconazole	FAZOL FAZOL G	pdre 2 % émulsion 2 % crème 2 % ovule 300 mg	
Bifonazole	AMYCOR AMYLOR ONYCHOSET	crème 1 % solution (spray) 1 % pdre 1 % pommade 1 % (+ urée)	
Tioconazole	TROSYD GYNO-TROSYD	crème 1 % ovule 300 mg	
Oxiconazole	FONX	crème 1 % solution (spray) 1 % pdre 1 %	
Fenticonazole	LOMEXIN TERLOMEXIN LOMEXIN vaginal	crème 2 % caps. vaginale 200 mg caps. vaginale 600 mg	
Clotrimazole	MYCOHYDRALIN	crème 1 %	
Omoconazole	FONGAMIL FONGAREX	crème 1 % pdre 1 % solution (spray) 1 % ovule 200 mg	
Sertaconazole	MONAZOL	crème 1 % ovule 300 mg	
Ciclopiroxolamine	MYCOSTER SEBIPROX	crème 1 % poudre 1 % solution 1 % shampoing 1,5 %	
Ciclopirox	MYCOSTER ONYTEC MYCONAIL	sol. filmogène 8 %	
Amorolfine	LOCERYL CURANAIL	sol. filmogène 1 %	
Sulfure de sélénium	SELSUN	susp. 2,5 % susp. 1 %	Pityriasis versicolor et dermite séborrhéique

INDICATIONS – CONDUITE DE TRAITEMENT

Les *tableaux II.395* et *II.396* indiquent les antifongiques de choix pour le traitement des différentes mycoses.

***Tableau II.395** - Antifongiques préconisés dans le traitement des mycoses cutanéo-muqueuses*

Mycoses	Germes	Antifongiques	Durée du traitement
Candidoses • oropharyngée	*Candida albicans*	• Amphotéricine B ou nystatine ou miconazole (formes topiques). L'antifongique doit rester au contact de la muqueuse • Fluconazole ou itraconazole *per os* en cas de résistance	• 1 à 3 semaines • 1 à 2 semaines
• digestive (œsophagite)	*Candida albicans*	• Amphotéricine B *per os* • Le fluconazole et l'itraconazole sont de plus en plus souvent prescrits en première intention chez les immunodéprimés	• 15 à 20 jours • 2 à 4 semaines
• vaginale (vulvo-vaginite, cervicite)	*Candida albicans*	• Antifongique imidazolé local (forme gynécologique)	• 1 à 3 jours
• cutanée	*Candida albicans*	• Amphotéricine B ou imidazolé ou terbinafine ou ciclopiroxolamine par voie locale • Terbinafine ou fluconazole *per os* dans le cas de candidoses étendues ou rebelles	• 1 à 3 semaines • 2 à 8 semaines
• unguéale	*Candida albicans*	• Ciclopiroxolamine ou amorolfine • Imidazolé par voie locale ± terbinafine ou itraconazole	• 3 à 9 mois • 3 à 12 mois
Pityrosporoses	*Pityriasis versicolor*	• Kétoconazole gel moussant 2 %	• Application unique
	Pityriasis capitis	• Sulfure de sélénium ou imidazolé ou amphotéricine B par voie locale	• 5 jours

Mycoses	Germes	Antifongiques	Durée du traitement
Dermatophytoses • herpès circiné • eczéma marginé de Hébra • pied d'athlète • teignes, *favus* • intertrigo • onyxis	*Trichophyton* *Microsporum* *Epidermophyton*	• Antifongique imidazolé par voie locale ou ciclopiroxolamine ou terbinafine par voie locale • Griséofulvine ou terbinafine *per os*	• 2 à 8 semaines

Tableau II.396 - *Antifongiques préconisés dans le traitement des mycoses profondes*

Mycoses	Germes	Antifongiques	Durée du traitement
Aspergillose invasive	*Aspergillus species*	• Voriconazole IV ou amphotéricine B liposomale	• Plusieurs semaines
Blastomycoses	*Blastomyces*	Amphotéricine B IV ou itraconazole ou voriconazole	
Candidoses (systémiques ou disséminées)	*Candida albicans* *Candida species*	• Patient non neutropénique : amphotéricine B IV ou fluconazole ou voriconazole • Patient neutropénique : échinocandine (capsofungine ou micafungine) ou amphotéricine B liposomale	• Plusieurs semaines
Coccidioïdomycose	*Coccidioides immitis*	• Amphotéricine B IV ou voriconazole ou itraconazole ou posaconazole	• 2 à 4 mois
Cryptococcose méningée et non méningée	*Cryptococcus neoformans*	• Amphotéricine B IV ± flucytosine IV, puis relais par fluconazole • Fluconazole en traitement d'entretien chez le sujet VIH+	• Phase d'attaque : 15 jours
Histoplasmoses	*Histoplasma*	Amphotéricine B liposomale ou itraconazole	

Mycoses	Germes	Antifongiques	Durée du traitement
Mucormycoses	*Mucor species*	• Amphotéricine B liposomale + chirurgie • Relais par posaconazole *per os*	
Pneumocystose	*Pneumocystis jirovecii*	• Cotrimoxazole (1 comp. à 800 mg × 2/j) • Cotrimoxazole en traitement prophylactique chez le sujet HIV + (1 comp. à 800 mg × 3/semaine)	• 3 semaines

EFFETS INDÉSIRABLES ET PRÉVENTION DES RISQUES MÉDICAMENTEUX – INTERACTIONS MÉDICAMENTEUSES – CONTRE-INDICATIONS

Les effets indésirables dus aux antifongiques et la prévention des risques médicamenteux sont présentés dans le *tableau II.397*. Les interactions médicamenteuses et les contre-indications sont rassemblées dans les *tableaux II.398* et *II.399*.

***Tableau II.397** - Effets indésirables des antifongiques systémiques*

Effets indésirables	Prévention du risque médicamenteux
Amphotéricine B IV • réactions liées à la perfusion (fièvre, frissons, céphalées, nausées, vomissements, algies, hypotension, etc.) • néphrotoxicité (augmentation de la créatininémie, hypokaliémie)	L'amphotéricine B IV en formulation lipidique présente une meilleure tolérance • Mettre en place une prémédication (paracétamol, POLARAMINE) • Administration de 25 à 50 mg d'hydrocortisone dans la perfusion • N'administrer que chez le sujet normovolémique • Hydratation (NaCl 0,9 %) +++ avant administration • Surveillance volémie, ionogramme, créatinine (au minimum 1 fois/semaine). Adaptation posologique si besoin • Hypokaliémie : prudence en cas d'association à d'autres médicaments hypokaliémiants ou susceptibles de donner des torsades de pointe et aux digitaliques (corriger l'hypokaliémie)

Effets indésirables	Prévention du risque médicamenteux
• toxicité hématologique (anémie, voire leucopénie, thrombocytopénie) • toxicité veineuse (irritation, thrombophlébite)	• Surveillance NFS • Respect des modalités d'administration
Flucytosine • toxicité hématologique (leucopénie, thrombopénie, voire aplasie) • toxicité hépatique • troubles digestifs	• Surveillance NFS et des taux sériques (ne devant pas dépasser 100 mg/l) • Adaptation posologique chez l'insuffisant rénal • Surveillance des transaminases • Fractionner la posologie journalière en 3 ou 4 prises
Griséofulvine *(per os)* • troubles digestifs • réactions cutanées • effet antabuse	• Éviter l'exposition au soleil • Ne pas consommer de boissons alcoolisées
Fluconazole (*per os*, IV) • troubles digestifs • troubles hépatiques (rares, notamment chez certains patients atteints de sida ou d'une affection maligne) • réactions cutanées (rares) • effet antabuse	• Bonne tolérance générale • Surveillance de la fonction hépatique • Ne pas consommer de boissons alcoolisées
Itraconazole (*per os*) • troubles bénins (diarrhées, vomissements, nausées, douleurs abdominales ; plus rarement : céphalées, vertiges, allergie) • troubles hépatiques (augmentation des enzymes hépatiques)	• Surveillance de la fonction hépatique et des symptômes révélateurs d'une atteinte hépatique
Voriconazole (*per os*, IV) • troubles de la vision bénins • troubles hépatiques • rares réactions cutanées (photosensibilisation)	• Surveillance des enzymes hépatiques
Posaconazole • céphalées, nausées, troubles digestifs • paresthésies, fatigue, fièvre, neutropénie • prurit, rash cutané	• Surveillance de la NFS

Effets indésirables	Prévention du risque médicamenteux
Capsofungine • irritation veineuse au site d'injection • élévation des transaminases et des phosphatases alcalines	• Bonne tolérance générale • Surveillance des enzymes hépatiques
Micafungine • troubles hématologiques : leucémie, anémie • hypokaliémie, hypocalcémie, hypomagnésémie • troubles digestifs, céphalées • réactions cutanées allergiques • augmentation des transaminases, de la bilirubine et des phosphatases alcalines	• Surveillance étroite de la fonction hépatique • Prudence en cas d'antécédents de pathologies hépatiques
Anidulafungine • troubles digestifs, céphalées • augmentation des transaminases, de la bilirubine, des phosphatases alcalines et de la gamma-GT • réactions cutanées allergiques, bouffées vasomotrices • hypokaliémie, convulsions • augmentation de la créatininémie, troubles de la coagulation	• Surveillance étroite de la fonction hépatique • Prudence en cas d'antécédents de pathologies hépatiques

***Tableau II.398** - Interactions médicamenteuses des antifongiques – Niveaux contre-indications (CI) et associations déconseillées (AD)*

Antifongiques	Autres médicaments	Niveau	Mécanismes et conséquences possibles
Miconazole	• Cisapride, pimozide • Anticoagulants oraux • Sulfamides hypoglycémiants • Halofantrine	CI CI CI AD	• Troubles du rythme ventriculaire (notamment torsades de pointe) • Hémorragies imprévisibles par inhibition du métabolisme de l'anticoagulant • Augmentation de l'effet hypoglycémiant • Troubles du rythme ventriculaire (notamment torsades de pointe)
Pour tous les antifongiques azolés	• Cisapride, pimozide • Colchicine	CI AD	• Troubles du rythme ventriculaire (torsades de pointe) • Augmentation des effets indésirables de la colchicine

Antifongiques	Autres médicaments	Niveau	Mécanismes et conséquences possibles
	• Halofantrine • Midazolam *per os* • Rifampicine	AD AD AD	• Troubles du rythme ventriculaire (torsades de pointe) • Augmentation des concentrations plasmatiques du midazolam et de la sédation • Diminution des concentrations plasmatiques et de l'efficacité des deux anti-infectieux (contre-indication pour le voriconazole)
Itraconazole, *en plus* des interactions communes aux antifongiques azolés	• Mizolastine • Inhibiteurs de l'HMG CoA réductase (atorvastatine, simvastatine) • Aliskirène • Dabigatran • Alcaloïdes de l'ergot de seigle • Inhibiteurs de la phosphodiestérase de type 5 • Toldérodine • Buspirone • Ébastine, sertindole • Lercanidipine • Vinca-alcaloïdes cytotoxiques • Quinidine	CI CI CI CI CI ♂ > 75 ans : CI ♂ < 75 ans : AD AD AD AD AD AD AD	• Troubles du rythme ventriculaire (torsades de pointe) • Risque majoré de rhabdomyolyse • Augmentation importante des concentrations plasmatiques de l'aliskirène et de ses effets indésirables • Augmentation des concentrations plasmatiques du dabigatran et du risque de saignement • Risques d'ergotisme ou de poussées hypertensives • Augmentation des concentrations plasmatiques des inhibiteurs de la phosphodiestérase de type 5 avec risque d'hypotension sévère • Augmentation des concentrations plasmatiques de toldérodine • Augmentation des concentrations plasmatiques de buspirone et de la sédation • Troubles du rythme ventriculaire • Augmentation des effets indésirables de l'inhibiteur calcique • Majoration de la neurotoxicité de l'antimitotique • Troubles du rythme ventriculaire (torsades de pointe), risque majoré d'acouphènes et/ou diminution de l'acuité auditive

Antifongiques	Autres médicaments	Niveau	Mécanismes et conséquences possibles
Itraconazole, *en plus* des interactions communes aux antifongiques azolés (suite)	• Luméfantrine • Alfuzosine • Immuno-suppresseurs • Irinotécan • Busulfan	AD AD AD AD AD	• Troubles du rythme ventriculaire (torsades de pointe) • Risque de majoration des effets indésirables de l'alfuzosine • Augmentation importante des concentrations plasmatiques de l'immunosuppresseur • Risque majoré des effets indésirables de l'irinotécan • Augmentation des concentrations du busulfan
Voriconazole, *en plus* des interactions communes aux antifongiques azolés	• Quinidine • Phénobarbital, carbamazépine, primidone, phénytoïne, fosphénytoïne • Alcaloïdes de l'ergot de seigle • Simvastatine • Immuno-suppresseurs • Irinotécan • Inhibiteurs des protéases boostés par le ritonavir • Rifabutine	CI CI CI CI AD AD AD AD	• Troubles du rythme ventriculaire (torsades de pointe) • Risque d'inefficacité du voriconazole par augmentation de son métabolisme • Risque d'ergotisme • Risque majoré de rhabdomyolyse • Augmentation très importante des concentrations sanguines de l'immunosuppresseur • Risque majoré des effets indésirables de l'irinotécan • Baisse très importante des concentrations de voriconazole • Diminution des concentrations plasmatiques du voriconazole
Posaconazole, *en plus* des interactions communes aux antifongiques azolés	• Quinidine • Alcaloïdes de l'ergot de seigle • Inhibiteurs de l'HMG CoA réductase (simvastatine, atorvastatine) • Immuno-suppresseurs, rifabutine	CI CI CI AD	• Troubles du rythme ventriculaire (torsades de pointe) • Risque d'ergotisme • Risque majoré de rhabdomyolyse • Augmentation de la concentration plasmatique des autres médicaments associés et de leurs effets indésirables

Antifongiques	Autres médicaments	Niveau	Mécanismes et conséquences possibles
	• Irinotécan • Vinca-alacaloïdes cytotoxiques	AD AD	• Risque majoré des effets indésirables de l'irinotécan • Augmentation de la neurotoxicité de l'antimitotique
Terbinafine	• Atomoxétine • Méquitazine • Tamoxifène	AD AD AD	• Risque d'augmentation des effets indésirables de l'atomoxétine • Risque d'augmentation des effets indésirables de la méquitazine • Risque de baisse de l'efficacité du tamoxifène

Tableau II.399 - Contre-indications des antifongiques

Amphotéricine B injectable	• Hypersensibilité au produit • Insuffisance rénale (contre-indication relative) • Grossesse sauf indication vitale
Flucytosine	• Grossesse sauf indication vitale
Griséofulvine	• Hypersensibilité au produit • Grossesse et allaitement • Porphyries • Lupus érythémateux et syndrome apparenté
Miconazole	• Insuffisance hépatique • Certaines associations médicamenteuses (voir « *Interactions médicamenteuses* »)
Fluconazole Itraconazole Voriconazole Posaconazole	• Hypersensibilité au produit • Certaines associations médicamenteuses (voir « *Interactions médicamenteuses* ») • Grossesse, allaitement (utilisation déconseillée)
Capsofungine	• Hypersensibilité au produit • Grossesse et allaitement
Micafungine, anidulafungine	• Hypersensibilité au produit
Terbinafine	• Grossesse, allaitement (utilisation déconseillée)

Administration et conseils au patient

Objectifs du traitement médicamenteux

Dans le cas des mycoses cutanées ou muqueuses, l'objectif du traitement est la disparition des lésions et la prévention de la diffusion systémique de l'infection fongique, notamment chez le patient affaibli ou immunodéprimé.

Plan de prise et modalités d'administration

Amphotéricine B IV (FUNGIZONE)

- Il est impératif d'hydrater suffisamment le patient avant la perfusion (chlorure de sodium 0,9 %). Les manifestations d'intolérance liées à la perfusion peuvent être atténuées par administration de paracétamol, d'un antihistaminique ou d'hydrocortisone.
- N'utiliser comme solvant que du glucose à 5 % afin d'éviter la précipitation du médicament.
- Pendant l'administration, protéger le soluté de la lumière.
- Les perfusions IV sont classiquement d'une durée de 2 à 6 h. Les doses administrées doivent être progressives (de 0,25 mg/kg jusqu'à une dose de 1 mg/kg).
- Les perfusions d'amphotéricine B liposomale (AMBISOME) ou en complexe phospholipidique (ABELCET) sont plus courtes (1 à 2 h). À diluer exclusivement dans du glucose à 5 %.

Flucytosine (ANCOTIL)

- Pour la voie IV, la durée moyenne de perfusion est de 45 min ; la dose quotidienne doit être répartie sur les 24 heures en 3 ou 4 perfusions ou en perfusion continue sur les 24 heures ; l'administration se fera exclusivement en milieu hospitalier.
- Par voie orale, la dose quotidienne est répartie en 3 ou 4 prises.

Griséofulvine (GRISÉFULINE)
Administrer les comprimés en cours de repas.

Terbinafine (LAMISIL)
Par voie orale : 1 prise/j, de préférence au cours d'un repas.

Fluconazole (TRIFLUCAN)
- Administration par voie orale en une seule prise quotidienne.
- Par voie parentérale, l'administration est réalisée par perfusion à la vitesse maximale de 10 mL/min.

Itraconazole (SPORANOX)
- Par voie orale :
  - en traitement systémique : 1 prise par jour immédiatement après un repas pour les gélules ;
  - en traitement des candidoses oropharyngées et des œsophagites candidosiques : 2 prises par jour en dehors des repas, en conservant la solution pendant 20 secondes en contact avec la bouche.

Voriconazole (VFEND)
- Voie orale : 2 prises par jour en dehors des repas.
- Voie parentérale : 2 perfusions IV par jour (vitesse maximale : 3 mg/kg/h pendant 1 à 3 heures).

Posaconazole (NOXAFIL)
Voie orale : 2 prises par jour au cours d'un repas (ou avec 240 mL d'un complément nutritionnel).

Capsofungine (CANCIDAS)
Voie parentérale : perfusion de 1 h après reconstitution de la poudre dans 10,5 mL d'eppi et dilution dans 250 mL de NaCl à 0,9 % (pas de glucosé).

Micafungine (MYCAMINE)
Voie parentérale : perfusion IV de 1 h après reconstitution de la poudre par 5 mL de chlorure de sodium à 0,9 % ou de glucosé à 5 % et dilution dans 100 mL du même soluté.

Anidulafungine (ECALTA)

Voie parentérale : perfusion IV (débit max. de 1,1 mg/min) après reconstitution de la poudre dans 30 mL d'eppi et dilution dans 100 mL de NaCl à 0,9 % ou de glucosé à 5 % pour 100 mg d'anidulafungine (200 mL pour 200 mg).

Antifongiques à usage local

Les différentes formes galéniques sont adaptées au traitement des divers types de lésions mycosiques :

- poudre pour la pulvérisation sur les lésions macérées ;
- crème pour le traitement des lésions sèches (masser de façon douce jusqu'à pénétration de la crème) ;
- solution, lotion (utilisée si nécessaire en shampoing) ou gel moussant (pour le pityriasis versicolor) sur les lésions cutanées étendues ;
- émulsion fluide sur les peaux fragiles et les muqueuses ;
- ovule ou capsule gynécologique pour les vulvovaginites mycosiques ;
- crème ou solution filmogène sur les ongles.

Observance du traitement

Certaines mycoses (dermatophytoses et candidoses oropharyngée, digestive, unguéale, cutanée) nécessitent des traitements de plusieurs semaines à plusieurs mois, une bonne observance permettant la prévention des rechutes.

Surveillance de l'efficacité et de la tolérance

SURVEILLANCE DE L'EFFICACITÉ

Elle repose la disparition des lésions mycosiques ou des signes cliniques (irritation prurigineuse et leucorrhées dans le cas d'une vulvovagonite par exemple)

SURVEILLANCE DE LA TOLÉRANCE DU TRAITEMENT :

- *Amphotéricine B IV :*
  - La surveillance biologique indispensable comprend : les examens de la fonction rénale (créatinine), de l'équilibre hydro-électrolytique (kaliémie) et de la formule sanguine.
  - Des réactions aiguës (algies, fièvre, hypotension, nausées et vomissements) se produisent fréquemment lors de perfusion IV. Pour atténuer ces effets, administrer 1 dose test de 1 mg dans 20 mL de glucose à 5 % en 20 à 30 min, suivie de doses lentement progressives chez les patients qui ne sont pas gravement atteints.
  - Une créatinémie supérieure à 30 mg par litre doit faire interrompre le traitement ou diminuer la posologie jusqu'au retour à l'état antérieur. Chez l'insuffisant rénal, l'intervalle entre les perfusions sera augmenté (36 heures) et la fonction rénale étroitement surveillée.
  - L'amphotéricine B en forme liposomale ou en complexe phospholipidique présente une meilleure tolérance.
- *Flucytosine :* la surveillance biologique comprend les examens de la fonction rénale (clairance à la créatinine), l'hémogramme et les taux de transaminases.
- *Griséofulvine*
  - Prévoir une surveillance biologique en cas d'insuffisance hépatique.
  - Surveiller l'hémogramme dans les traitements de longue durée (au-delà d'un mois) et à doses élevées (supérieures à 1,5 g/j).
- *Fluconazole :* bonne tolérance générale.
- *Itraconazole :* surveillance des transaminases.
- *Voriconazole :* surveillance des enzymes hépatiques.
- *Posaconazole :* surveillance de l'hémogramme.
- *Échinocandines :* surveillance étroite de la fonction hépatique (une élévation importante et persistante d'ALAT/ASAT peut nécessiter une interruption du traitement). Surveiller l'appari-

tion de signes annonciateurs d'atteinte hépatique : fièvre, prurit, asthénie importante, nausées, vomissements, ictère (urines foncées, selles décolorées).

Conseils hygiéno-diététiques et autres conseils au patient

MYCOSES CUTANÉES

- Bien respecter les modalités d'application locale et la durée de traitement.
- Ne pas nettoyer les lésions avec un savon à pH acide dans le cas d'une candidose (utiliser un savon neutre ou alcalin type HYDRALIN). Un savon à pH acide est par contre conseillé dans le cas des dermatophytoses.
- Bien sécher les plis cutanés après la toilette.
- Éviter les lieux humides et chauds (sauna...).

MYCOSES UNGUÉALES

- Bien respecter les modalités d'application locale, notamment pour les solutions filmogènes, et la durée de traitement.
- Éviter de porter trop longtemps des chaussures favorisant la macération.

MYCOSES OROPHARYNGÉES

- Bien maintenir l'antifongique dans la bouche quelques minutes avant déglutition.
- Conseils d'hygiène buccale : hygiène bucco-dentaire, suppression du tabac, ajustement ou réfection des prothèses dentaires (nettoyage rigoureux, rinçage avec de l'eau bicarbonatée ou de Vichy).

VULVOVAGINITES

- Éviter, pour la toilette, les savons acides, gels douche ou crèmes et le savon de Marseille. Utiliser un savon alcalin.

- En cas de prurit, rincer à l'eau additionnée d'une cuillère à café de bicarbonate de sodium.
- Éviter les vêtements trop serrés et les sous-vêtements en tissu synthétique.
- Ne pas interrompre le traitement pendant les règles et ne pas utiliser de tampons.
- Les rapports sexuels ne sont pas conseillés pendant le traitement ; l'usage de préservatifs est déconseillé.

Antiparasitaires – Antipaludéens

NOTIONS ESSENTIELLES

- Ces notions essentielles concernent les antipaludéens.
- Le choix des traitements prophylactiques, présomptifs ou curatifs, des crises de paludisme est conditionné :
  - par l'existence ou non dans le pays considéré de souches de *Plasmodium falciparum* et de chloroquinorésistance ;
  - par l'observation de l'évolution de la chimiorésistance (classement des pays en trois groupes en fonction de la fréquence des chloroquinorésistances et des risques de multirésistances).
- Les mesures prophylactiques ne doivent pas négliger le port de vêtements couvrants et l'utilisation d'insecticides, répulsifs et moustiquaires, notamment après la tombée de la nuit.
- Les recommandations chimioprophylactiques sont les suivantes :
  - début du traitement : le jour de l'arrivée dans la zone à risque (10 jours avant pour la méfloquine) ;
  - durée de la prophylaxie après le retour : 4 semaines (1 semaine pour l'atovaquone + proguanil, 3 semaines pour la méfloquine) ;
  - pays du groupe 1 : chloroquine ;
  - pays du groupe 2 : chloroquine plus proguanil ;
  - pays du groupe 3 : méfloquine ou association atovaquone + proguanil.
- Traitement présomptif du paludisme : il permet à un patient séjournant dans une zone impaludée de traiter tout syndrome fébrile susceptible d'être une crise de paludisme. Le

traitement à utiliser dépend de la fréquence de la chloroquinorésistance de la zone considérée : MALARONE, RIAMET ou EURARTESIM.

- Traitement : le choix du médicament dépend des signes de gravité :
  - accès palustre simple : traitement ambulatoire *per os* par la chloroquine ou, en cas de suspicion de chloroquinorésistance, atovaquone + proguanil ou artéméther + luméfantrine ou pipéraquine + arténimol ;
  - accès palustre compliqué (signes neurologiques, forte densité parasitaire) : artésunate IV en 1re intention ou quinine en perfusion IV avec relais *per os* par quinine ou un antipaludique oral à dose curative.

GÉNÉRALITÉS SUR LES ANTIPARASITAIRES

Dix pour cent de la population mondiale est infestée par des parasites tropicaux selon l'Organisation mondiale de la santé. Le paludisme, les bilharzioses, les trypanosomiases, l'onchocercose et les leishmanioses sont les cinq parasitoses tropicales les plus répandues ; toutes ces maladies à l'exception de l'onchocercose sont en progression.

La multiplication des voyages internationaux, l'apparition de nouvelles résistances, l'absence de vaccins et le coût élevé des nouveaux médicaments efficaces sont autant de raisons du développement actuel de ces maladies.

Une part importante de la lutte antiparasitaire repose sur l'amélioration des conditions d'hygiène (péril fécal) ou l'élimination des animaux réservoirs (bovins) ou des agents vecteurs (mouche, moustique...).

Il existe un grand nombre de substances antiparasitaires mais leur bonne utilisation passe par l'identification du parasite impliqué et la connaissance de son cycle de développement et de reproduction.

Les indications des médicaments antiparasitaires sont regroupées dans le *tableau II.400.*

TRAITEMENT DES PRINCIPALES PARASITOSES

Tableau II.400 *- Indications des médicaments antiparasitaires*

Parasitoses	Médicaments de choix	Alternatives
Ectoparasitoses		
Pédiculose du cuir chevelu (poux)	• Pyréthrines (PARA SPECIAL POUX, NIX, PARA PLUS, PYREFLOR) • Malathion (PRIODERM)	
Phtiriase (morpions)	• Pyréthrines (SPRAY-PAX) • Malathion (PRIODERM)	

Parasitoses	Médicaments de choix	Alternatives
Aoûtats	Benzoate de benzyle (ASCABIOL)	
Gale	Ivermectine (STROMECTOL)	Pyréthrines (SPREGAL) Benzoate de benzyle (ASCABIOL)
Protozooses		
• Amibiase asymptomatique *(Formes minuta)* • Dysenterie amibienne *(Formes histolytica)* Amibiase hépatique	• Hydroxyquinoléines (INTETRIX) × 10 j • Nitro-imidazolés (FLAGYL, TIBERAL) × 10 j	• Paromomycine (ATU) (non commercialisé) • Drainage si abcès amibien hépatique
Lambliase (giardiase) *(Giardia intestinalis)*	Nitro-imidazolés × 5 j (FLAGYL, TIBERAL)	Albendazole (ZENTEL)
Leishmanioses : • cutanée (*Leishmania tropica, Leishmania mexicana*) • cutanéo-muqueuse (*Leishmania braziliensis*) • viscérale ou kala-azar (*Leishmania donovani*)	• Antimoniate de méglumine (GLUCANTIME) • Antimoniate de méglumine (GLUCANTIME) • Amphotéricine B liposomale (AMBISOME)	• Pentamidine iséthionate (PENTACARINAT) • Amphotéricine B liposomale (AMBISOME) • Antimoniate de méglumine (GLUCANTIME)
Cryptosporidiose *(Cryptosporidium sp.)*	Nitazoxanide (CRYPTASE) (ATU)	• Paromomycine (ATU)
Microsporidiose *(Microsporidies)*	Albendazole (ZENTEL)	
Isosporose (coccidiose) *(Isospora belli, Isospora hominis)*	Triméthoprime-sulfaméthoxazole (BACTRIM) × 10 à 20 j	• Pyriméthamine (MALOCIDE) • Ciprofloxacine (CIFLOX)
Toxoplasmose *(Toxoplasma gondii)* : • prophylaxie lors de l'infection à VIH • traitement lors de l'infection à VIH	• Triméthoprime-sulfaméthoxazole (BACTRIM) • Pyriméthamine (MALOCIDE) + sulfadiazine (ADIAZINE) + acide folinique	• Pyriméthamine (MALOCIDE) ± dapsone (DISULONE) + acide folinique • Pyriméthamine (MALOCIDE) + clindamycine (DALACINE)

Parasitoses	Médicaments de choix	Alternatives
• acquise en dehors de la grossesse • congénitale (chez le nouveau-né) • prévention de la toxoplasmose congénitale	• Spiramycine (ROVAMYCINE) × 21 j • Pyriméthamine + sulfadiazine • Spiramycine (ROVAMYCINE) jusqu'à l'accouchement	• Triméthoprime-sulfaméthoxazole (BACTRIM) • Pyriméthamine + sulfadoxine (FANSIDAR) • Pyriméthamine + sulfadiazine
Trichomonase urogénitale *(Trichomonas vaginalis)*	Nitro-imidazolés × 10 j (FLAGYL, TIBERAL)	
Trypanosomiase : • africaine ou maladie du sommeil (*Trypanosoma gambiense, Trypanosoma rhodesiense*) • américaine ou maladie de Chagas *(Trypanosoma cruzi)*	• Mélarsoprol (ARSOBAL) • Nifurtimox (LAMPIT)	• Pentamidine iséthionate (PENTACARINAT) • Suramine (MORANYL) • Benznidazole (RADANYL)
Helminthiases		
Ascaridiase *(Ascaris lumbricoides)*	Flubendazole × 3 j (FLUVERMAL)	• Albendazole × 1 j (ZENTEL) • Pyrantel × 1 j (COMBANTRIN)
Anguillulose *(Strongyloides stercoralis)*	Ivermectine × 1 j (STROMECTOL)	Albendazole × 3 j (ZENTEL)
Ankylostomose *(Ancylostoma duodenale, Necator americanus)*	Flubendazole × 3 j (FLUVERMAL)	• Albendazole × 1 j (ZENTEL) • Pyrantel × 1 j (COMBANTRIN)
Oxyurose *(Enterobius vermicularis)*	Flubendazole × 1 j (FLUVERMAL) ou Pyrantel × 1 j (COMBANTRIN)	Albendazole × 1 j (ZENTEL)
Kyste hydatique *(Echinococcus granulosus)*	Exérèse chirurgicale + albendazole (ESCAZOLE)	

Parasitoses	Médicaments de choix	Alternatives
Bilharzioses : • génito-urinaire *(Schistosoma haematobium)* • intestinale *(Schistosoma mansoni)* • orientale *(Schistosoma japonicum)* • rectale *(Schistosoma intercalatum)*	Praziquantel × 1 j (BILTRICIDE)	Oxamniquine (non commercialisé)
Distomatoses : • douves, distomatoses intestinales *(Fasciolopsis buski)*	• Praziquantel (BILTRICIDE) × 1 j	• Niclosamide (TREDEMINE) × 1 j
• douve hépatique du mouton ou grande douve du foie *(Fasciola hepatica)*	• Triclabendazole (EGATEN)	• Bithionol (ATU)
• distomatose pulmonaire *(Paragonimus westermani)*	• Praziquantel × 2 j (BILTRICIDE)	• Bithionol (ATU)
Trichinellose *(Trichinella spiralis)*	Albendazole × 15 j (ZENTEL) ± corticoïdes	Tiabendazole (MINTEZOL) + flubendazole (FLUVERMAL)
Filarioses : • filaires lymphatiques *(Wucheria bancrofti)* *(Brugia malayi)*	• Ivermectine × 1 j (STROMECTOL)	• Diéthylcarbamazine
• filaire diurne *(Loa-loa)*	• Ivermectine × 1 j (STROMECTOL)	• Diéthylcarbamazine
Onchocercose *(Onchocerca volvulus)*	Ivermectine × 1 j (STROMECTOL, MECTIZAN)	

Parasitoses	Médicaments de choix	Alternatives
Teniases : • stade adulte ou intestinal *Taenia saginata* (bœuf) *Taenia solium* (porc) *Dipylidium caninum* (chien)	• Niclosamide × 1 j (TREDEMINE) + purgatif pour *Taenia solium*	• Praziquantel × 1 j (BILTRICIDE) ou graines de courge (femme enceinte)
• stade larvaire ou tissulaire Echinococcose alvéolaire *(Echinococcus multilocularis)*	• Exérèse chirurgicale + albendazole (ESKAZOLE)	

MÉDICAMENTS ANTIPALUDÉENS – POSOLOGIES

Le paludisme représente toujours une endémie parasitaire majeure de grande fréquence dans les régions tropicales et subtropicales. L'évolution de la résistance chimiothérapeutique et géographique des *Plasmodium* aux antimalariques est constante.

L'avenir repose sur la mise au point d'un vaccin selon les techniques de recombinaison génétique.

Classification des antimalariques

Elle est établie selon la localisation de leur action sur le cycle parasitaire *(tableau II.401)*.

Gamétocytocides

Ils sont actifs sur les parasites intrahépatiques et sur les gamétocytes : primaquine (ATU).

Tableau II.401 - Antipaludéens

DCI	Spécialités	Présentations	Posologies
Chloroquine	NIVAQUINE (Liste II)	comp. séc. 100 mg sirop 1 mes. = 25 mg	*Traitement prophylactique* (pendant le séjour et 4 semaines après le retour) : > 50 kg : 100 mg/j < 50 kg : 1,5 mg/kg/j *Traitement curatif :* **AD** : 1,5 g sur 3 j 1er jour : 600 mg en 1 prise puis 300 mg 6 h plus tard 2e et 3e jours : 300 mg/j en 1 prise **ENF/BB** : 25 mg/kg sur 3 j 1er jour : 10 mg/kg en 1 prise puis 5 mg/kg 6 h plus tard 2e et 3e jours : 5 mg/kg en 1 prise
Quinine *per os* (Liste I)	QUINIMAX SURQUINA	comp. 125 mg comp. 500 mg comp. 250 mg	*Traitement curatif :* **AD** : 8 mg/kg toutes les 8 h pendant 5 à 7 j (max. 750 mg toutes les 8 h)
Quinine injectable (Liste I) (réservé aux hôpitaux)	QUINIMAX SURQUINA	amp. 1 mL = 125 mg amp. 2 mL = 250 mg amp. 4 mL = 500 mg amp. 1 mL = 245 mg amp. 2 mL = 490 mg	*Traitement curatif :* **AD/ENF** > 16 kg : perf. IV / IM 8 mg/kg toutes les 8 h (dose de charge à 16 mg/kg perfusée en 4 h dans du glucosé à 5 ou 10 %) Relais *per os* à partir de la 72e h
Méfloquine	LARIAM (Liste I)	comp. séc. 250 mg	***Chimioprophylaxie :*** en 1 prise hebdomadaire unique (à débuter 10 jours avant le départ, et à poursuivre pendant le séjour et 3 semaines après le retour) > 45 kg : 250 mg > 31 à 45 kg : 3/4 de comp. > 20 à 30 kg : 1/2 comp. > 15 à 19 kg : 1/4 de comp. *Traitement curatif :* **AD et ENF** > 5 kg : 25 mg/kg sur 1 j en 2 à 3 prises espacées de 6 à 8 h
Halofantrine	HALFAN (Liste I)	comp. 250 mg susp. buv. 1 mes. = 100 mg	*Traitement curatif :* **AD/ENF** > 40 kg : 24 mg/kg en 3 prises espacées de 6 h (en dehors des repas)

DCI	Spécialités	Présentations	Posologies
Proguanil	PALUDRINE (Liste I)	comp. séc. 100 mg	*Chimioprophylaxie :* 1 prise/jour (pendant le séjour, et à poursuivre 4 semaines après le retour) > 50 kg : 200 mg/j entre 9 et 50 kg : 3 mg/kg/j
Proguanil + chloroquine	SAVARINE (Liste I)	comp. 200 mg + 100 mg	*Chimioprophylaxie :* 1 prise/jour (pendant le séjour, et à poursuivre 4 semaines après le retour) > 50 kg : 1 comp./j < 50 kg : - proguanil : 3 mg/kg/j - chloroquine : 1,5 mg/kg/j
Atovaquone + proguanil	MALARONE (Liste I)	comp. AD 250 mg + 100 mg comp. ENF 62,5 mg + 25 mg	*Chimioprophylaxie :* 1 prise/jour avec des aliments riches en graisses (pendant le séjour, et à poursuivre 1 semaine après le retour) **AD et ENF** > 40 kg : 1 comp. AD/j **ENF** de 31 à 39 kg : 3 comp. ENF/j **ENF** de 21 à 30 kg : 2 comp. ENF/j **ENF** de 11 à 20 kg : 1 comp. ENF/j *Traitement curatif :* Prise avec des aliments riches en graisses **AD et ENF** > 40 kg : 4 comp. AD/j en 1 prise, pendant 3 j **ENF** de 31 à 40 kg : 3 comp. AD/j en 1 prise, pendant 3 j **ENF** de 21 à 30 kg : 2 comp. AD/j en 1 prise, pendant 3 j **ENF** de 11 à 20 kg : 1 comp. AD/j en 1 prise, pendant 3 j **ENF** de 9 à 10 kg : 3 comp. ENF/j en 1 prise, pendant 3 j **ENF** de 5 à 8 kg : 2 comp. ENF/j en 1 prise, pendant 3 j
Sulfadoxine + pyriméthamine	FANSIDAR (Liste I)	comp. 500 mg + 25 mg	*Traitement curatif :* en prise unique **AD :** 2 à 3 comp. **ENF** de 30 à 50 kg : 1 1/2 à 2 comp. **ENF** de 20 à 30 kg : 1 à 1 1/2 comp. **ENF** de 12 à 29 kg : 1 comp.

DCI	Spécialités	Présentations	Posologies
Artéméther + luméfantrine	RIAMET (Liste I) (réservé aux hôpitaux)	comp. 20 mg + 120 mg	*Traitement curatif :* *Per os* au cours d'un repas **AD et ENF** > 35 kg : 6 prises de 4 comp. sur une durée de 60 heures (H0, H8, H24, H36, H48, H60) **ENF** > 25 kg et < 35 kg : 6 prises de 3 comp. sur une durée de 60 h (H0, H8, H24, H36, H48, H60) **ENF** > 15 kg et < 25 kg : 6 prises de 2 comp. sur une durée totale de 60 h **ENF** > 5 kg et < 15 kg : 6 prises de 1 comp. sur une durée totale de 60 h
Pipéraquine + arténimol (dihydro-artémisinine)	EURARTESIM (Liste I)	comp. séc. 320 mg + 40 mg comp. séc. 160 mg + 20 mg	*Traitement curatif :* *Per os* en 1 prise/j à heure fixe pendant 3 jours en dehors des repas > 75 kg : 4 comp. de 320 + 40 mg/prise de 36 à < 75 kg : 3 comp. de 320 + 40 mg/prise de 24 à < 36 kg : 2 comp. de 320 + 40 mg/prise de 13 à < 24 kg : 1 comp. de 320 + 40 mg/prise de 7 à < 13 kg : 1 comp. de 160 + 20 mg/prise de 5 à < 7 kg : 1/2 comp. de 160 + 20 mg/prise
Artésunate	MALACEF (ATU)	inj. 60 mg + solvant 1 mL	*Traitement curatif* (accès grave de paludisme à *P. falciparum*) : **AD, ENF** : en IV lente (3 mL/min), 2,4 mg/kg à 0 h, 12 h, 24 h, puis toutes les 24 h pendant 3 jours Relais *per os* de préférence par un dérivé de l'artémisinine
Doxycycline	DOXYPALU (Liste I)	comp. 50 mg comp. 100 mg	***Chimioprophylaxie :*** 1 prise par jour pendant le séjour, à poursuivre 4 semaines après le retour **AD :** 100 mg/j **ENF** > 8 ans : > 40 kg : 100 mg/j < 40 kg : 50 mg/j

DCI	Spécialités	Présentations	Posologies
Primaquine	PRIMAQUINE (ATU)	comp. 7,5 mg	*Traitement curatif:* AD : 30 mg/j pendant 14 jours ENF : 0,5 mg/kg/j

Schizonticides

Ils sont actifs lors du cycle endoérythrocytaire, sur les trophozoïtes et sur les schizontes :

- schizonticides sanguins électifs :
  - quinine ;
  - chloroquine ;
  - méfloquine ;
  - amodiaquine (non commercialisé) ;
  - halofantrine ;
  - artéméther ;
  - dihydroartémisinine (arténimol) ;
  - artésunate ;
- antimétabolites :
  - antifoliques : sulfamides, sulfones ;
  - antifoliniques : pyriméthamine, proguanil.

INDICATIONS DES ANTIPALUDÉENS – CONDUITE DE TRAITEMENT

Prophylaxie du paludisme

- Protection contre les piqûres de moustiques nocturnes : port de vêtements recouvrant tout le corps, utilisation de moustiquaires imprégnées d'insecticide, plaquettes insecticides dans les chambres, éviter de sortir la nuit, même un court moment, sans protection anti-moustiques.

- Chimioprophylaxie :
  - pays du groupe 0 : pas de paludisme, pas de chimioprophylaxie ;
  - pays du groupe 1 : pas de *Plasmodium falciparum* ou présent sous une forme sensible à la chloroquine, *Plasmodium vivax* présent :
    - chloroquine : 100 mg/j (1,5 mg/kg) pendant le séjour et 4 semaines après le retour ;
  - pays du groupe 2 : chimiorésistance modérée :
    - chloroquine (100 mg/j) + proguanil (200 mg/j) en une seule prise (ou SAVARINE, associant les deux antipaludéens dans la même spécialité), pendant le séjour et 4 semaines après le retour ;
    - *ou* association atovaquone (250 mg/j) + proguanil (100 mg/j), pendant le séjour et 1 semaine après le retour ;
    - emporter un traitement curatif de réserve (MALARONE **ou** RIAMET **ou** EURARTESIM) en cas de fièvre inexpliquée et d'impossibilité de consulter dans les 12 heures ;
  - pays du groupe 3 : *Plasmodium falciparum* très résistant, voire multirésistant (Afrique, bassin amazonien, Guyane, certaines régions de l'Asie du Sud-Est et de l'Ouest, de l'Inde et de l'Indonésie) :
    - méfloquine : 250 mg 1 fois par semaine (5 mg/kg), à débuter 10 jours avant le départ, pendant le séjour et 3 semaines après le retour *ou* association atovaquone (250 mg/j) + proguanil (100 mg/j), pendant le séjour et 1 semaine après le retour *ou* doxycycline : 100 mg/j pendant le séjour et 4 semaines après le retour (zones où les méfloquino-résistances sont présentes : zones forestières de la Thaïlande, Timor oriental, zones frontalières forestières entre le Cambodge, le Laos et le Myanmar (ex-Birmanie) ;
    - emporter un traitement curatif de réserve.

Traitement curatif de l'accès palustre

Toute fièvre au retour d'une zone impaludée doit faire évoquer un diagnostic d'accès palustre (fièvre, céphalées, myalgies, frissons). Le frottis sanguin – ou mieux, la goutte épaisse – permet de confirmer le diagnostic et d'identifier l'espèce.

En l'absence de signes de gravité (accès palustre simple sans vomissements) et chez l'adulte observant, l'hospitalisation n'est pas indispensable (traitement ambulatoire avec consultation à 48-72 heures) :

- paludisme à *P. vivax, P. ovale, P. malariae* :
  - chloroquine *per os* : 10 mg/kg en 1 prise puis 5 mg/kg 6 h plus tard, puis 5 mg/kg en 1 prise les 2e et 3e jours ;
- en cas de doute sur l'espèce de *Plasmodium* ou de *P. falcifarum* possiblement chloroquinorésistant :
  - en 1re intention :
    - atovaquone + proguanil : 4 comp./j en prise unique au cours d'un repas riche en graisses pendant 3 jours (AD et ENF > 40 kg). Posologie à adapter chez l'enfant < 40 kg ;
    - artéméther + luméfantrine : 6 prises au cours d'un repas de 4 comprimés/prise sur une durée totale de 60 h (H0, H8, H24, H36, H48, H60) (AD et ENF > 35 kg). Posologie à adapter chez l'enfant < 35 kg ;
    - pipéraquine + arténimol : 4 comp./j en 1 prise unique en dehors des repas pendant 3 jours (AD et ENF > 75 kg). Posologie à adapter pour poids < 75 kg ;
  - en 2e intention :
    - méfloquine : 25 mg/kg sur 1 jour en 2 à 3 prises espacées de 6 à 12 h (AD et ENF > 5 kg) ;
    - quinine *per os* : 8 mg/kg toutes les 8 heures pendant 5 à 7 jours ;
    - halofantrine : 24 mg/kg en 3 prises espacées de 6 h (surveillance cardiaque) (AD et ENF > 40 kg).

En cas d'accès palustre compliqué (fièvre, nausées, vomissements, troubles neurologiques, densité parasitaire > 5 % des hématies, thrombopénie, hyperleucocytose), l'hospitalisation est nécessaire :

- artésunate IV : 2,4 mg/kg en IV lente à H0, H12, H24, puis toutes les 24 h pendant 3 jours. Relais *per os* de préférence par un dérivé de l'artémisinine (artéméther-luméfantrine ou arténimol-pipéraquine) pour 7 jours de traitement au total ;
- ou en 2e intention : quinine en perfusion IV, 8 mg/kg toutes les 8 heures dans du glucosé à 5 ou 10 %, jusqu'à disparition des signes de gravité ; le relais est pris par la quinine *per os* (traitement de 7 jours au total) ou par un antipaludique oral à dose curative. En cas de suspicion forte de multirésistance, la doxycycline est associée à la quinine (doxycycline : 200 mg/j pendant 7 jours).

EFFETS INDÉSIRABLES – PRÉVENTION DES RISQUES MÉDICAMENTEUX – INTERACTIONS MÉDICAMENTEUSES – CONTRE-INDICATIONS

Les effets indésirables et la prévention des risques médicamenteux dus aux antipaludéens sont présentés dans le *tableau II.402*. Les principales interactions médicamenteuses et les contre-indications sont rassemblées dans les *tableaux II.403* et *II.404*.

Tableau II.402 *- Effets indésirables des antipaludéens*

Effets indésirables	Prévention des risques médicamenteux
Chloroquine • Rares aux doses utilisées en prophylaxie : - troubles cutanéo-muqueux : éruption, prurit, troubles de la pigmentation (ongles, peau) - troubles oculaires : trouble transitoire de l'accommodation, vision floue, opacification cornéenne • Plus fréquents aux doses curatives : - troubles digestifs : intolérance digestive, nausées, vomissements - troubles neurologiques : céphalées, étourdissements • Surdosage : hypotension artérielle, signes cardio-respiratoires, collapsus	• Les doses cumulées utilisées en prophylaxie ne doivent pas dépasser 100 g (environ 3 ans de chimioprophylaxie continue) • Avertir les conducteurs et utilisateurs de machines de la possibilité de troubles visuels
Quinine • Manifestations allergiques : prurit, urticaire, éruption cutanée, thrombopénie • Cinchonisme (pour taux plasmatiques > 10 mg/L) : acouphènes, vertiges, céphalées, nausées, diarrhées, vomissements, troubles visuels, convulsions, dysphonie, hypoglycémie • Voie injectable : - IM : risque de nécrose ou d'abcès - IV : risque de phlébite suivie d'une sclérose de la veine • Hypotension	• Adapter la posologie selon les dosages plasmatiques (taux thérapeutiques : de 10 à 12 mg/L) • Surveillance de la glycémie • N'utiliser la voie IM (profonde et lente) que si la perfusion IV n'est pas possible • Respecter les durées de perfusion requises (4 h) • Surveiller la tension artérielle et le pouls en cours de perfusion (ralentir la vitesse de perfusion en cas de survenue d'hypotension)

Effets indésirables	Prévention des risques médicamenteux
Méfloquine • Troubles digestifs : nausées, vomissements, diarrhées, douleurs abdominales • Troubles neurologiques : vertiges, céphalées, troubles du sommeil, convulsions • Troubles psychiatriques : anxiété, agitation, confusion, hallucinations • Réactions cutanées allergiques • Élévation des transaminases • Troubles cardio-vasculaires	• Avertir les sportifs, les conducteurs de véhicules ou les utilisateurs de machines
Halofantrine • Troubles cardiaques : risque d'allongement de l'espace QT avec possibilité de troubles du rythme • Troubles digestifs : diarrhées, douleurs abdominales, nausées, vomissements • Troubles cutanés : prurit, éruptions cutanées	• Un ECG est recommandé avant toute prescription d'halofantrine
Proguanil • Intolérance gastrique modérée • Réactions cutanées, perte de cheveux	
Sulfadoxine + pyriméthamine • Troubles cutanés : rash, urticaire • Troubles hématologiques : anémie, leucopénie	} Imposent l'arrêt immédiat et définitif du traitement
Artéméther + luméfantrine • Céphalées, fatigue, troubles digestifs, étourdissements, toux, prurit, arthromyalgies	
Pipéraquine + arténimol • Asthénie, céphalées, rash cutané, toux (chez l'enfant) • Tachycardie, allongement de l'intervalle QT	
Artésunate • Réactions cutanées, vertiges, convulsions, acouphènes, céphalées • Troubles digestifs • Bradycardie, allongement de l'intervalle QT	

***Tableau II.403** - Interactions médicamenteuses des antipaludéens – Niveaux contre-indications (CI) et associations déconseillées (AD)*

Antipaludéens	Autres médicaments	Niveau	Mécanismes et conséquences	Remarques
Quinine (Voie IV)	• Méfloquine	AD	• Risque majoré d'apparition de crises convulsives	• Respecter un intervalle de 12 h entre l'administration IV de quinine et de méfloquine
	• Inhibiteurs de protéases	AD	• Risque de majoration des effets indésirables de la quinine	
	• Rifampicine	AD	• Risque de baisse d'efficacité de la quinine (augmentation de son métabolisme hépatique)	
Méfloquine	• Acide valproïque, valpromide	CI	• Risque de survenue de crises épileptiques par augmentation du métabolisme de l'antiépileptique et effet convulsivant de la méfloquine	
	• Quinine (voie IV)	AD	• Risque majoré d'apparition de crises convulsives	• Respecter un intervalle de 12 h entre la fin de l'administration de quinine et de méfloquine
Halofantrine	• Inhibiteurs de protéases boostés par le ritonavir • Clarithromycine, érythromycine • Antifongiques azolés • Josamycine • Miconazole • Stiripentol • Médicaments	AD	• Risque majoré de troubles du rythme ventriculaire	• Interrompre si possible les autres médicaments, sinon surveillance ECG monitorée

Antipaludéens	Autres médicaments	Niveau	Mécanismes et conséquences	Remarques
	donnant des torsades de pointe • Jus de pamplemousse			
Artéméther + luméfantrine	• Clarithromycine, érythromycine • Inhibiteurs de protéases boostés par le ritonavir • Itraconazole • Kétoconazole • Médicaments donnant des torsades de pointe	AD	• Risque majoré de troubles du rythme ventriculaire	• Interrompre si possible les autres médicaments, sinon surveillance ECG monitorée
Doxycycline	• Rétinoïdes • Vitamine A	CI	• Risque d'hypertension intracrânienne	

Tableau II.404 - Contre-indications des antipaludéens

Chloroquine	• Rétinopathie (sauf traitement curatif)
Quinine	• Troubles de la conduction ventriculaire • Fièvre bilieuse hémoglobinurique • Intolérance connue à la quinine
Méfloquine	• Traitement préventif : antécédents de convulsions et de troubles psychiatriques • Hypersensibilité à la méfloquine ou à la quinine • Insuffisance hépatique ou rénale sévère • Certaines associations médicamenteuses (voir *« Interactions médicamenteuses »*)
Halofantrine	• Antécédents ou mise en évidence d'allongement congénital ou acquis de l'espace QT • Antécédents ou mise en évidence de cardiopathie, bradycardie ou arythmie • Grossesse (utilisation déconseillée) et allaitement
Sulfadoxine + pyriméthamine	• Hypersensibilité connue aux sulfamides • Insuffisance rénale ou hépatique sévère • Affections hématologiques, déficit en G6PD, porphyries, carence en acide folique • Grossesse et allaitement

Artéméther + luméfantrine	• Hypersensibilité à l'un des composants • Antécédents ou mise en évidence d'allongement congénital ou acquis de l'espace QT, hypokaliémie • Antécédents ou mise en évidence de cardiopathie, bradycardie, insuffisance cardiaque ou arythmie • À éviter pendant le 1er trimestre de la grossesse et allaitement à éviter pendant le traitement
Pipéraquine + arténimol	• Hypersensibilité à l'un des composants • Syndrome du QT long congénital ou pathologie prolongeant l'intervalle QTc • Antécédents d'arythmies cardiaques ou bradycardie significative • Affections cardiaques prédisposant aux arythmies • Traitement récent ou en cours par des médicaments connus pour induire un allongement de l'intervalle QTc • Déconseillé pendant la grossesse et contre-indiqué en cas d'allaitement
Artésunate	• Grossesse et allaitement
Doxycycline	• Grossesse (2e et 3e trimestres), allaitement • Exposition au soleil ou aux UV • Enfant < 8 ans • Certaines associations médicamenteuses (voir « *Interactions médicamenteuses* »)

Administration et conseils au patient

Objectifs du traitement médicamenteux

- L'objectif d'un traitement antipaludique prophylactique est la prévention des accès palustres.
- L'objectif du traitement d'un accès palustre est la prévention des complications du paludisme (notamment dans les formes à *Plasmodium falciparum* avec ralentissement de la circulation cérébrale, anoxie, encéphalopathie fébrile, voire coma pouvant être mortel), ainsi que la réduction du risque de récidive.

Plan de prise et modalités d'administration

- En traitement préventif, l'administration doit débuter le jour de l'arrivée dans la zone à risque (10 jours avant pour la méfloquine LARIAM pour apprécier la tolérance de 2 prises). Le traitement doit impérativement être prolongé durant 4 semaines après le retour d'une zone d'endémie (1 semaine pour l'atovaquone + proguanil MALARONE, 3 semaines pour la méfloquine).
- La quinine injectable s'administre par perfusion IV de 4 heures en solution de glucose à 5 ou 10 %. Le relais par voie orale doit être réalisé dès que l'état du patient le permet.
- L'artésunate injectable (MALACEF) s'administre par voie intraveineuse immédiatement après reconstitution (ou dans un délai maximal de 6 h). La vitesse d'injection est de 3 mL/min. Un maximum de 9 doses, soit 7 jours de traitement, peut être administré, mais un relais *per os* est recommandé après 3 jours de traitement intraveineux.
- L'association artéméther + lumifantrine (RIAMET) doit être prise au cours d'un repas.

- L'association atovaquone + proguanil (MALARONE) doit être prise au cours d'un repas riche en graisses.
- L'association pipéraquine + arténimol (EURARTESIM) doit être prise avec de l'eau et sans aliments. Il ne faut consommer aucun aliment dans les 3 heures suivant la prise d'une dose. Les comprimés peuvent être écrasés et mélangés avec de l'eau.
- L'halofantrine (HALFAN) doit toujours être administrée en dehors des repas.

Observance du traitement

Le traitement préventif doit débuter le jour de l'arrivée (10 jours avant pour la méfloquine) et être poursuivi pendant tout le séjour et après le retour (de 1 à 4 semaines selon l'antipaludéen utilisé). Le schéma de traitement prophylactique doit être strictement respecté.

Surveillance de l'efficacité et de la tolérance

- Les antipaludéens à dose prophylactique exposent à peu d'effets indésirables.
- Leur utilisation à dose curative, notamment par voie parentérale, demande une surveillance étroite orientée sur les effets indésirables propres à chaque antipaludéen.
- La surveillance comporte de plus un contrôle de la parasitémie au 3e jour de traitement, un dosage de la quininémie en cas de traitement par la quinine IV et un contrôle glycémique toutes les 4 heures (hypoglycémie fréquente chez la femme enceinte et l'enfant).

Conseils hygiéno-diététiques

La prophylaxie du paludisme est le plus souvent associée à d'autres recommandations sanitaires pour les voyageurs, notamment en matière d'hygiène alimentaire (prévention de la diarrhée des voyageurs, de l'hépatite A, de l'amibiase...), d'hygiène générale corporelle et de prévention des infections sexuellement transmissibles.

Autres conseils au patient

- Conseiller au patient, lors de voyages en zones impaludées, de se protéger contre les piqûres de moustique, notamment après la tombée de la nuit : port de vêtements recouvrant le corps, utilisation de répulsifs, d'insecticides et de moustiquaire imprégnée d'insecticide.
- Le traitement préventif est nécessaire dans les régions d'endémicité paludique (essentiellement tropicales et subtropicales), le choix dépendant du pays visité (présence ou non de *Plasmodium falciparum*, existence ou non de chloroquinorésistance). Se renseigner avant le départ dans un « Centre de vaccinations internationales et de conseils aux voyageurs ».
- Le patient séjournant en zone de chloroquinorésistance (pays des groupes 2 et 3) doit emporter un traitement présomptif des syndromes fébriles susceptibles d'être une crise de paludisme (MALARONE ou RIAMET ou EURARTESIM).
- Tout accès fébrile au retour d'une zone impaludée, comme toute prise d'un traitement présomptif, doit conduire à consulter aussitôt un médecin ou un service d'urgence.
- Les patients non hospitalisés doivent être informés de l'importance du respect de la posologie et de la durée du traitement prescrit, les divers médicaments antipaludiques ne devant jamais être associés entre eux.

Vaccins et immunoglobulines

NOTIONS ESSENTIELLES

- Les vaccins sont des médicaments utilisés dans la prévention des maladies infectieuses, notamment virales, mais également bactériennes (tétanos, méningite, *Haemophilus*, etc.).
- Ils sont constitués d'agents infectieux atténués ou inactivés – ou de leurs toxines modifiées (anatoxines) – et permettent une immunoprophylaxie active grâce à la vaccination selon les recommandations d'un calendrier vaccinal.
- Les immunoglobulines humaines sont des médicaments dérivés du sang, utilisés dans la prévention des maladies virales (hépatite B, rage), bactériennes (tétanos) et de l'immunisation fœto-maternelle Rhésus D chez une femme Rhésus négatif (immunoglobuline anti-D). Elles apportent une immunoprophylaxie passive.
  Les immunoglobulines polyvalentes sont indiquées dans le traitement substitutif des déficits immunitaires, ou en traitement immunomodulateur dans certaines pathologies (purpura thrombopénique idiopathique, maladie de Kawasaki, syndrome de Guillain-Barré, etc.).
- Les vaccins s'administrent généralement par voie sous-cutanée ou parfois par voie intramusculaire. Les immunoglobulines s'administrent par voie intramusculaire (immunoglobulines spécifiques) ou intraveineuse (immunoglobulines polyvalentes).
- Vaccins et immunoglobulines nécessitent, pour leur conservation, un respect strict de la chaîne du froid (conservation entre 2 °C et 8 °C).

GÉNÉRALITÉS

Lors des maladies infectieuses, les agents pathogènes (virus et bactéries) se comportent dans l'organisme comme des substances étrangères (antigènes). Celui-ci réagit en formant des anticorps, spécifiquement dirigés contre ces antigènes et susceptibles de les neutraliser.

Tant que les anticorps persistent dans l'organisme, celui-ci est protégé et est dit immunisé.

L'immunoprophylaxie comporte deux démarches différentes :

- la *vaccination*, ou immunoprophylaxie *active :* elle consiste en l'injection d'agents pathogènes atténués ou inactivés ou de leurs toxines modifiées : anatoxines. Les *vaccins* induisent la formation d'anticorps spécifiques. La vaccination est essentiellement appliquée de façon préventive avant exposition, mais aussi dans quelques cas après exposition (rage, tétanos, rougeole, hépatite B) ;
- la *séroprévention*, ou immunoprophylaxie *passive :* elle consiste en l'administration d'immunoglobulines humaines ou de sérums d'origine animale. La séroprévention apporte une protection immédiate mais de courte durée (1 à 3 mois pour les immunoglobulines).

PRINCIPAUX MÉDICAMENTS – POSOLOGIES

Les principaux vaccins et leurs modalités d'administration sont indiqués dans les *tableaux II.405* et *II.406*.

Tableau II.405 - Vaccins vivants atténués (conservation entre + 2 et 8 °C)

Maladies infectieuses	Vaccins	Présentations	Posologies
Rougeole	ROUVAX	fl. lyophilisé + solvant 0,5 mL + seringue	1 inj. (IM/SC) entre 12 et 15 mois (dès 9 mois si enfant vivant en collectivité)
Oreillons, rougeole, rubéole associés	M-M-RVAX PRO PRIORIX ROR VAX	fl. lyophilisé + solvant 0,5 mL + seringue	**BB** : 1 inj. (IM/SC) entre 12 et 15 mois 2e inj. entre 16 et 18 mois Injection de rattrapage entre 3 et 6 ans (ou entre 11 et 13 ans)
Poliomyélite	VACCIN POLIO ORAL (SABIN)	amp. buv. 0,5 mL	Réservé aux situations d'épidémie de poliomyélite : 2 doses orales espacées de 8 jours
Rotavirus	ROTARIX ROTATEQ	lyophilisat + solvant buvable	Prise orale de 2 doses espacées de 4 semaines (1re prise à partir de l'âge de 6 semaines, 2e prise avant la fin du 6e mois + 1 dose à 4 semaines de la 2e pour ROTATEQ)
Fièvre jaune (vaccin antiamaril)	STAMARIL (centre de vaccination contre la fièvre jaune exclusivement)	seringue 0,5 mL	**AD et ENF** > 6 mois : 1 inj. (IM/SC)
Tuberculose	VACCIN BCG SSI	fl. multidoses 1 mL (10 doses)	1 inj. (ID stricte) de 0,1 mL (0,05 mL chez l'enfant de moins de 2 ans)
Varicelle	VARILRIX VARIVAX	fl. lyophilisé + seringue 0,5 mL	1 inj. (SC) de 12 mois à 12 ans 2 inj. (SC) espacées de 2 mois après l'âge de 12 ans
Grippe	FLUENZ	susp. pour pulvérisation nasale	**ENF** de 2 à < 18 ans : 0,1 mL dans chaque narine

Tableau II.406 *- Vaccins inactivés et anatoxines (conservation entre + 2 et 8 °C)*

Maladies infectieuses	Vaccins	Présentations	Posologies
Poliomyélite	IMOVAX-Polio	seringue 0,5 mL	3 inj. (IM/SC) à 2, 4 et 11 mois Rappels à 6, 11-13, 25, 45 et 65 ans (tous les 10 ans au-delà de 65 ans)
Tétanos	Vaccin TETANIQUE Pasteur	seringue 0,5 mL	
Diphtérie, tétanos, polio associés	Vaccin DT-Polio Pasteur	seringue 0,5 mL	
	REVAXIS	seringue 0,5 mL	Vaccin indiqué chez l'adulte en rappel d'une vaccination antérieure
Coqueluche, diphtérie, tétanos, polio associés	TETRAVAC REPEVAX BOOSTRIX TETRA INFANRIX TETRA	seringue 0,5 mL seringue 0,5 mL	3 inj. (IM/SC) à 2, 4 et 11 mois Rappels à 6, 11-13 et 25 ans Vaccin destiné au rappel après primovaccination chez l'**AD** et l'**ENF** > 3 ans
Haemophilus influenza b	ACT HIB	fl. lyophilisé + seringue solvant 0,5 mL	3 inj. (IM/SC) à 2, 4 et 11 mois
Haemophilus influenza b associé à diphtérie, tétanos, coqueluche, polio	PENTAVAC INFANRIX QUINTA	fl. lyophilisé + seringue-solvant 0,5 mL	3 inj. (IM/SC) à 2, 4 et 11 mois
Haemophilus influenza b associé à hépatite B, diphtérie, tétanos, coqueluche, polio	INFANRIX HEXA	seringue 0,5 mL	

Maladies infectieuses	Vaccins	Présentations	Posologies
Pneumococcie	PNEUMO 23 (vaccin polyosidique 23-valent Pn23)	seringue 0,5 mL	**AD et ENF** > 2 ans : 1 inj. (IM/SC) Rappel tous les 5 ans chez les sujets à risque
	PREVENAR (vaccin conjugué 13-valent)	seringue 0,5 mL	**BB** de 6 semaines à 6 mois : le schéma vaccinal actuellement recommandé est de 2 inj. IM/SC à 2 et 4 mois + rappel à 11 mois **ENF** de 7 à 11 mois: 2 inj. à 1 mois d'intervalle + rappel lors de la 2e année **ENF** de 12 à 23 mois : 2 inj. à 2 mois d'intervalle **ENF** de 2 à 17 ans : 1 inj. **AD** > 18 ans : 1 inj.
Méningites	• Vaccin antiméningococcique C MENINGITEC NEISVAC MENJUGATEKIT	seringue 0,5 mL seringue 0,5 mL fl. lyophilisé + seringue-solvant 0,5 mL	**BB** de 2 à 12 mois : 2 inj. (IM) à 2 mois d'intervalle + rappel dans la 2e année **ENF** > 12 mois et **AD** : 1 inj. (IM) en dose unique
	• Vaccin antiméningococcique A + C VACCIN MÉNINGOCOCCIQUE A + C	fl. lyophilisé + seringue-solvant 0,5 mL	**AD** et **ENF** : 1 inj. (IM/SC) unique à partir de l'âge de 18 mois
	• Vaccin antiméningococcique A + C + Y + W135 NIMENRIX (vaccin conjugué)	fl. lyophilisé + seringue-solvant 0,5 mL	**AD** et **ENF** : 1 inj. (IM) unique à partir de l'âge de 1 an
	MENVEO (vaccin conjugué)	fl. lyophilisé + seringue-solvant 0,5 mL	**AD** et **ENF** : 1 inj. (IM) unique à partir de l'âge de 2 ans

Maladies infectieuses	Vaccins	Présentations	Posologies
Hépatite B	ENGERIX B (AD) ENGERIX B (ENF/BB) GENHEVAC B (AD ou ENF/BB) HBVAXPRO (ENF) HBVAXPRO (AD) HBVAXPRO (dialysé) FENDRIX (dialysé)	seringue 1 mL seringue 0,5 mL seringue 0,5 mL seringue 0,5 mL seringue 0,5 mL	3 inj. IM (2 inj. à 1 mois d'intervalle, la 3e 5 à 12 mois après la 2e) **BB :** 3 inj. à 2, 4 et 11 mois 4 inj. IM (3 inj. à 1 mois d'intervalle, la 4e 6 mois après la 1re)
Hépatite A	HAVRIX 720 U (ENF ⩾ 1 an) HAVRIX 1 440 U (AD) AVAXIM 160 U (sujet > 16 ans) AVAXIM 80 U (ENF de 12 mois à 16 ans)	seringue 0,5 mL seringue 1 mL seringue 0,5 mL seringue 0,5 mL	2 inj. (IM) espacées de 6 à 18 mois
Hépatites A et B associées	TWINRIX AD TWINRIX ENF > 1 an	seringue 1 mL seringue 0,5 mL	2 inj. à 1 mois d'intervalle, la 3e 6 mois après la 1re inj.
Papillomavirus (vaccin recombinant adsorbé)	CERVARIX GARDASIL	seringue 0,5 mL seringue 0,5 mL	**Chez la jeune fille (de 11 à 14 ans) et la jeune femme :** 3 inj. (IM) selon le schéma : 0, 1 ou 2, 6 mois
Grippe	MUTAGRIP Pasteur VAXIGRIP IMMUGRIP AGRIPPAL GRIPGUARD (avec adjuvant) INFLUVAC FLUARIX OPTAFLU	seringue 0,5 mL	1 inj. (IM/SC) tous les ans à l'automne
Fièvre typhoïde (polysaccharide Vi)	TYPHIM Vi TYPHERIX TYAVAX (typhoïde + hépatite A)	seringue 0,5 mL seringue 1 mL	**AD et ENF** > 2 ans : 1 inj. (IM/SC) **AD et ENF** > 16 ans : 1 inj. (IM/SC)

Maladies infectieuses	Vaccins	Présentations	Posologies
Choléra	DUKORAL	susp. buv.	**AD et ENF** > 6 ans : 2 doses *per os* espacées de 1 à 6 semaines **ENF** de 2 à 6 ans : 3 doses *per os* espacées de 1 à 6 semaines
Rage	VACCIN RABIQUE Pasteur RABIPUR	fl. lyophilisé + solvant 0,5 mL fl. lyophilisé + seringue-solvant 1 mL	• *Avant exposition :* 1 inj. (IM) à J0, J7 et J28. Rappel tous les 2 à 5 ans • *Après exposition :* 1 inj. (IM) à J0, J3, J7, J14 et J28, en association si nécessaire avec les immunoglobulines antirabiques
Brucellose	VACCIN BRUCELLIQUE	seringue 0,5 mL	2 inj. (IM/SC) à 15 j d'intervalle + rappel après 18 mois
Leptospirose	SPIROLEPT	seringue 1 mL	2 inj. (SC) à 15 j d'intervalle + rappel après 6 mois puis tous les 2 ans

Immunoglobulines humaines

Tableau II.407 *- Immunoglobulines polyvalentes (Liste I) – Procédures particulières de dispensation (traçabilité)*

Spécialités	Présentations	Posologies
Pour injection intraveineuse (soumis à prescription hospitalière, rétrocession possible)		
TEGELINE 50 mg/mL (5 %) *(conservation à moins de 25 °C, à l'abri de la lumière)*	pdre à reconstituer 0,5 g + solvant 10 mL 2,5 g + solvant 50 mL 5 g + solvant 100 mL 10 g + solvant 200 mL	Perf. IV : • *Traitement substitutif :* 0,2 à 0,8 g/kg toutes les 3 à 4 semaines : - déficit immunitaire primitif - déficits immunitaires secondaires de l'immunité humorale (myélome, leucémie lymphoïde chronique, allogreffe de cellules souches hématopoïétiques associées à une infection) - infection bactérienne à répétition chez l'enfant infecté par le VIH • *Traitement immunomodulateur :* - purpura thrombopénique idiopathique : 0,4 g/kg/j × 2 à 5 j (ou 0,8 g/kg à J1 ± J3) - syndrome de Guillain-Barré : 0,4 g/kg/j × 3 à 7 j - neuropathie motrice multifocale : 2 g/kg sur 2 à 5 j toutes les 4 semaines pendant 6 mois - maladie de Kawasaki : 1,6 à 2 g/kg sur 2 à 5 j (ou 2 g/kg en dose unique) - rétinochoroïdite de Birdshot : 1,6 g/kg sur 2 à 4 j toutes les 4 semaines pendant 6 mois (entretien : 1,2 g/kg sur 2 à 4 j toutes les 4 à 10 semaines) - polyradiculonévrites inflammatoires démyélinisantes chroniques : 2 g/kg sur 2 à 5 j (dose d'entretien: 1 g/kg toutes les 3 semaines sur 1 à 2 j) ***Remarques*** • Certaines spécialités ne possèdent pas toutes les indications citées ci-dessus (se référer aux mentions précises de l'AMM) • Certaines indications hors AMM font l'objet de protocoles thérapeutiques temporaires (PTT) • Le GAMMAGARD est réservé aux patients porteurs d'un déficit en IgA et ayant développé des anticorps anti-IgA
OCTAGAM 50 mg/mL (5 %) *(conservation à moins de 25 °C, à l'abri de la lumière)*	sol. prête à l'emploi 1 g/20 mL 2,5 g/50 mL 5 g/100 mL 10 g/200 mL 25 g/500 mL	
GAMMAGARD 50 mg/mL (5 %) *(conservation à moins de 25 °C, à l'abri de la lumière)*	pdre à reconstituer 2,5 g + solvant 50 mL 5 g + solvant 100 mL 10 g + solvant 200 mL	
CLAIRYG 50 mg/mL (5 %) *(conservation entre + 2 et + 8 °C, au max. 12 mois à température ambiante, à l'abri de la lumière)*	sol. prête à l'emploi 1 g/20 mL 2,5 g/50 mL 5 g/100 mL 10 g/200 mL 20 g/400 mL	
KIOVIG 100 mg/mL (10 %) *(conservation entre + 2 et + 8 °C, au max. 12 mois à température ambiante, à l'abri de la lumière)*	sol. prête à l'emploi 1 g/10 mL 2,5 g/25 mL 5 g/50 mL 10 g/100 mL 20 g/200 mL 30 g/300 mL	

Spécialités	Présentations	Posologies
PRIVIGEN 100 mg/mL (10 %) *(conservation à moins de 25 °C, à l'abri de la lumière)*	sol. prête à l'emploi 2,5 g/25 mL 5 g/50 mL 10 g/100 mL 20 g/200 mL	
OCTAGAM 100 mg/mL (10 %) *(conservation entre + 2 et + 8 °C, au max. 3 mois à température ambiante, à l'abri de la lumière)*	sol. prête à l'emploi 2 g/20 mL 5 g/50 mL 10 g/100 mL 20 g/200 mL	
Pour injection sous-cutanée (soumis à prescription hospitalière, rétrocession possible)		
GAMMANORM 165 mg/mL *(conservation entre + 2 et + 8°C, au max. 1 mois à température ambiante, dans l'emballage d'origine)*	sol. prête à l'emploi 1,65 g/10 mL 3,3 g/20 mL	Administration par voie SC Traitement substitutif des déficits immunitaires primitifs ou secondaires : - ***traitement d'attaque :*** 0,2 à 0,5 g/kg/semaine, réparti sur plusieurs jours de la semaine à raison de 0,1 à 0,15 g/kg/administration - ***traitement d'entretien :*** dose cumulative mensuelle de l'ordre de 0,4 à 0,8 g/kg
HIZENTRA 200 mg/mL *(conservation à moins de 25 °C, à l'abri de la lumière)*	sol. prête à l'emploi 1 g/5 mL 2 g/10 mL 4 g/20 mL 10 g/50 mL	

Immunoglobulines spécifiques *(tableau II.408)*

Elles sont préparées à partir du sang veineux de donneurs hyperimmunisés. Leur mode de préparation élimine la possibilité de transmission de maladies infectieuses, virales en particulier (hépatites B et C, VIH).

Elles ont un titre élevé en anticorps de spécificité déterminée, apportant une protection de durée limitée. Il est souvent nécessaire d'associer une vaccination pour une immunisation active, si cela est possible.

***Tableau II.408** - Immunoglobulines spécifiques (Liste I) - Procédures particulières de dispensation (traçabilité) (conservation entre + 2 et + 8 °C)*

Pathologies	Spécialités	Présentations	Posologies
Pour injections intramusculaires (réservées à l'usage hospitalier sauf GAMMATETANOS)			
Tétanos	GAMMATETANOS (immunoglobulines antitétaniques)	Seringue 2 mL (250 UI)	• Prévention du tétanos après exposition : 250 à 500 UI en inj. IM + vaccination
Rage	IMOGAM RAGE (immunoglobulines antirabiques)	fl. 300 UI/2 mL (150 UI/mL)	• Prévention de la rage en cas de morsures graves **AD/ENF** : 20 UI/kg au max. en inj. IM unique + vaccination
Hépatite B	Immunoglobulines anti-hépatite B IM LFB	seringue préremplie 100 UI/1 mL 500 UI/5 mL	• Séroprévention VHB du nouveau-né de mère porteuse du virus VHB : 30 UI/kg en IM dès la naissance • Immunoprophylaxie de l'hépatite B chez les hémodialysés : 8 UI/kg (max. 500 UI) • Prévention de l'hépatite B en cas de contamination accidentelle chez un sujet non immunisé : 500 UI Vaccination à associer
	ZUTECTRA (immunoglobulines anti-hépatite B)	seringue préremplie 500 UI/1 mL	• Prévention de la réinfection par le virus de l'hépatite B chez les patients après transplantation hépatique, en relais de la voie IV (le taux des Ig anti-HBs doit être ⩾ 300-500 UI/L) **AD**, 14 à 21 jours après la dernière dose IV : < 75 kg : 500 UI/semaine > 75 kg : 1 000 UI/semaine
Pour injections intraveineuses (réservées à l'usage hospitalier sauf immunoglobulines anti-D)			
Hépatite B	IVHEBEX (immunoglobulines anti-hépatite B)	fl. lyophilisat 5 000 UI + solvant 100 mL	• Prévention de la réinfection du greffon par le virus de l'hépatite B lors des transplantations hépatiques chez les malades porteurs du VHB

Pathologies	Spécialités	Présentations	Posologies
			AD : 10 000 UI en perfusion IV le jour de l'intervention, puis pendant 7 jours suivant la greffe. À renouveler si nécessaire ENF : 10 000 UI/1,73 m² de surface corporelle Vaccination à associer
Anti-Rhésus	RHOPHYLAC (immunoglobulines anti-Rhésus)	seringue préremplie 200 µg/2 mL 300 µg/2 mL	Prévention de l'immunisation fœtomaternelle : • 300 µg en IM ou 200 µg en IV dans les 72 h suivant l'accouchement • 300 µg en IM ou IV en prophylaxie à 28 à 30 semaines de grossesse

Sérum d'origine animale *(tableau II.409)*

Il s'agit d'un sérum hétérologue, préparé à partir de sérum de chevaux hyperimmunisés, et exposant à des risques allergiques.

***Tableau II.409** - Sérum d'origine animale*

Pathologie	Spécialité	Présentation	Posologies
Diphtérie	SERUM ANTI-DIPHTERIQUE	amp. 10 mL = 10 000 UI	Inj. SC (méthode de Besredka), puis IM : SC : 0,1 mL, puis 0,25 mL IM : 30 000 à 100 000 UI (**AD**), 15 000 à 60 000 UI (**ENF**)

INDICATIONS – CONDUITE DE TRAITEMENT

Vaccins *(figure II.35)*

Remarques concernant le calendrier vaccinal (voir *figure II.35*)

Le médecin reste libre de pratiquer les vaccinations qui lui paraissent opportunes. Plusieurs vaccins sont toutefois obligatoires chez l'enfant : diphtérie, tétanos, poliomyélite. La vaccination par le BCG n'est plus obligatoire mais recommandée chez les enfants à risque élevé de tuberculose. Les vaccins contre la coqueluche, l'*Haemophilus influenza b*, l'hépatite virale B, la rougeole, les oreillons, la rubéole et le pneumocoque sont recommandés.

Chez l'adulte, les vaccinations recommandées correspondent essentiellement à un rappel du vaccin diphtérie-tétanos-polio à 25 et 45 ans, puis tous les 10 ans à partir de 65 ans, ainsi qu'à la grippe saisonnière tous les ans chez les sujets de plus de 65 ans.

Il existe des vaccinations à caractère professionnel proposées à certains groupes à risque (brucellose, leptospirose, hépatite virale A, typhoïde, rage).

Vaccinations utiles aux voyageurs

Vaccins obligatoires

Diphtérie, tétanos, poliomyélite, tuberculose (chez l'enfant). Il faut vérifier ces vaccinations et faire si besoin un rappel.

Vaccins vivement recommandés

- *Fièvre jaune :* Afrique intertropicale, Amérique du Sud (zone nord), Guyane.
- *Fièvre typhoïde :* dans les zones d'hyperendémie (Asie, Afrique).
- *Hépatite B :* pays tropicaux à haute endémicité.
- *Hépatite A :* régions tropicales et subtropicales d'Afrique, d'Asie et d'Amérique centrale et du Sud, pays de l'est de l'Europe.
- *Coqueluche, Haemophilus type b, pneumocoque, rougeole, oreillons et rubéole :* pour les jeunes enfants dans les pays en voie de développement.

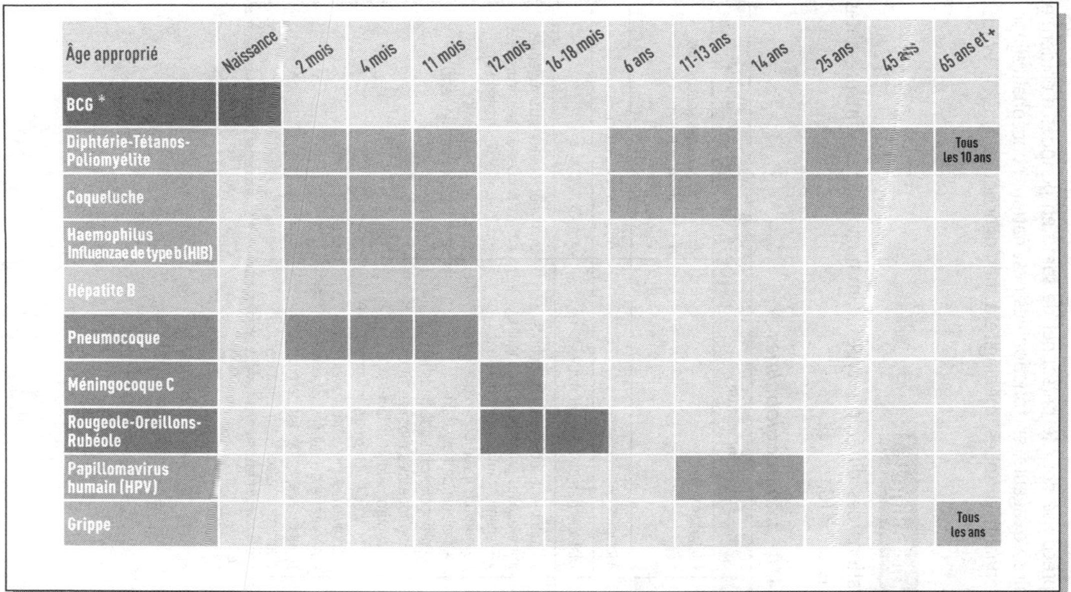

* pour certains enfants exposés à un risque élevé de tuberculose.

Figure II.35 - *Calendrier simplifié des vaccinations en 2013*
(Source : ministère des Affaires sociales et de la Santé)

Choléra : préconisé pour le personnel de santé en périodes d'épidémie.
- Pour certains voyageurs, en fonction des destinations : encéphalite japonaise, encéphalite à tiques, méningite à méningocoques A, C, Y, W135, rage.

Immunoglobulines

Les indications des différents types d'immuglobulines sont présentés dans le *tableau II.410*.

***Tableau II.410** - Immunoglobulines*

	Indications	Type d'immunoglobulines
Prévention	Maladies virales	Immunoglobulines spécifiques : • anti-hépatite B (IV) • antirabiques (IM)
	Maladies bactériennes	Antitétaniques (IM)
	Maladie hémolytique du nouveau-né	Anti-D (IV/IM)
Traitement	• Traitement substitutif des déficits immunitaires primitifs et secondaires • Traitement immunomodulateur : - purpura thrombopénique idiopathique - maladie de Kawasaki - rétinochoroïdite de Birdshot - neuropathies motrices multifocales - syndrome de Guillain-Barré - polyradiculonévrites inflammatoires démyélinisantes chroniques • Allogreffe de cellules souches hématopoïétiques avec défaut de production d'anticorps associée à une infection	Immunoglobulines polyvalentes intraveineuses ou sous-cutanées (pour la voie SC : traitement substitutif des déficits immunitaires uniquement)

EFFETS INDÉSIRABLES – INTERACTIONS MÉDICAMENTEUSES – CONTRE-INDICATIONS

Les effets indésirables, les interactions médicamenteuses et les contre-indications des vaccins et des immunoglobulines sont présentés dans les *tableaux II.411* à *II.416*.

Tableau II.411 - Effets indésirables des vaccins

Réactions mineures	Réaction locale : • précoce (3 premiers jours) • différée (3e à 12e semaine)	• Vaccins inactivés, anotoxines • BCG (adénite axillaire suppurée)
	Épisode fébrile : • précoce (3 premiers jours) • différé (5e au 11e jour)	• Vaccins inactivés, anatoxines • Vaccins vivants (rougeole, fièvre jaune)
	Convulsions hyperthermiques chez le jeune enfant	Coqueluche, rougeole
	Arthralgies	Rubéole, hépatite B
	Éruption : • précoce (allergique) • différée (infectieuse)	• Vaccins inactivés • Rougeole
Réactions graves	Réactions anaphylactiques (exceptionnelles)	Vaccins protéiques
	Infection disséminée (nouveau-né atteint d'immuno-dépression congénitale sévère)	BCG

Tableau II.412 - Effets indésirables des immunoglobulines

• Immunoglobulines par voie intramusculaire	• Douleur locale • Rarement réactions d'intolérance avec fièvre ou rash cutané et malaise
• Immunoglobulines par voie intraveineuse	• Réactions d'intolérance très rares • Céphalées, frissons, fièvre, nausées, vomissements, hypo ou hypertension

***Tableau II.413** - Interactions médicamenteuses des vaccins – Niveaux contre-indications (CI) et associations déconseillées (AD)*

Vaccins	Autres médicaments	Niveau	Conséquences possibles
Vaccins vivants atténués (BCG, rubéole, rougeole, oreillons, varicelle, fièvre jaune)	Glucocorticoïdes (sauf hydrocortisone en traitement substitutif)	AD	Risque de maladie vaccinale généralisée, potentiellement mortelle
Vaccins vivants atténués (BCG, rubéole, rougeole, oreillons, varicelle)	Cytotoxiques	AD	Risque de maladie vaccinale généralisée, potentiellement mortelle (remarque : utiliser un vaccin inactivé lorsqu'il existe)
Vaccin antiamarile (fièvre jaune)	Cytotoxiques	CI	Risque de maladie vaccinale généralisée mortelle

***Tableau II.414** - Interactions médicamenteuses des immunoglobulines*

Risque d'inefficacité des vaccins à virus vivants (rougeole, rubéole, oreillons et peut-être aussi polio buvable et amaril) : ne pas injecter d'immunoglobulines dans les 15 jours suivant ces vaccins et ne pas faire ces vaccins dans les 6 semaines suivant l'administration d'immunoglobulines

***Tableau II.415** - Contre-indications des vaccins*

Tous vaccins	• Affection aiguë préoccupante • Réaction vaccinale sévère après injection antérieure des mêmes vaccins
Vaccins vivants (oreillons, rougeole, rubéole, polio orale, BCG, fièvre jaune, rotavirus, grippe par voie nasale)	Immunodéficience congénitale ou acquise
Rubéole et autres vaccins viraux vivants	Grossesse
Grippe, fièvre jaune, rougeole, oreillons	Allergie vraie aux protéines de l'œuf (exceptionnelle)
Rougeole, oreillons, rubéole	Injection récente d'immunoglobulines (< 6 semaines)

Tableau II.416 - Contre-indications des immunoglobulines

Toutes les immunoglobulines	• Hypersensibilité connue à l'immunoglobuline humaine ou à l'un de ses composants • Déficit en IgA avec des anticorps circulants anti-IgA
Immunoglobulines par voie intramusculaire	• Injection IV • Thrombopénies sévères ou troubles de l'hémostase
Immunoglobulines par voie sous-cutanée	• Injection IV

Fausses contre-indications

- diabète ;
- tuberculose traitée ;
- mucoviscidose ;
- malnutrition ;
- asthme et autres manifestations d'ordre allergique ;
- affections aiguës mineures ;
- affections chroniques cardiaques, rénales, hépatiques.

Administration et conseils au patient

Objectifs du traitement médicamenteux

- Les vaccinations sont destinées à la prévention des maladies infectieuses virales ou bactériennes avant exposition et aussi dans quelques cas après exposition (rage, tétanos, rougeole, hépatite B). Elles apportent une immunoprophylaxie active. Elles permettent également une protection à un niveau collectif par réduction de l'incidence et de la contagiosité des maladies infectieuses.
- Les immunoglobulines humaines sont utilisées dans la prévention des maladies virales (hépatite B, rage), bactériennes (tétanos) et de l'immunisation fœto-maternelle Rhésus D chez une femme Rhésus négatif (immunoglobuline anti-D). Elles apportent alors une immunoprophylaxie passive.
  Elles sont également destinées au traitement substitutif des déficits immunitaires ou au traitement immunomodulateur de certaines pathologies (purpura thrombopénique idiopathique, maladie de Kawasaki, syndrome de Guillain-Barré, etc.).

Plan de prise

Les vaccinations doivent être pratiquées dans le respect des recommandations du calendrier vaccinal (établi par le conseil supérieur d'hygiène publique de France et publié chaque année au BEH) qui précise l'âge auquel les vaccins doivent être effectués et la fréquence de réalisation des rappels.

Modalités d'administration

VACCINS

- Les injections vaccinales sont réalisées par voie SC ou IM, la voie SC étant préférable dans le cas des vaccins viraux atténués (rougeole, oreillons, rubéole, varicelle, fièvre jaune). Les vaccins inactivés non adsorbés peuvent être administrés par voie IM ou SC, les vaccins inactivés adsorbés sont administrés en IM.
- L'injection est pratiquée au niveau du deltoïde ou de la face antérolatérale de la cuisse. L'injection dans la fesse n'est pas recommandée, car elle risque de toucher le nerf sciatique.
- La voie IM est déconseillée chez le patient traité par les anticoagulants, hémophile ou présentant une thrombocytopénie.
- La vaccination par le BCG s'administre par voie ID (face externe du bras).
- Après chaque vaccination, il est nécessaire de consigner sur le carnet de vaccination : date d'administration, nom du laboratoire producteur, numéro de lot, date de validité du vaccin, mode d'administration, date approximative de l'injection suivante.

IMMUNOGLOBULINES

- Intramusculaires : elles s'administrent dans le deltoïde ou dans la fesse, de façon strictement extravasculaire. Il est conseillé de ne pas injecter dans un même site plus de 10 mL chez l'adulte ou plus de 5 mL chez l'enfant (au-delà, faire plusieurs injections).
- Sous-cutanées : les immunoglobulines polyvalentes s'administrent à l'aide d'une pompe, sur plusieurs sites si nécessaire. Le débit initial est de 10 mL/h/pompe en s'assurant de la tolérance de l'administration. La vitesse peut être augmentée de 1 mL/h/pompe à chaque administration consécutive, sans dépasser un débit maximal recommandé de 20 mL/h/pompe. Le site d'injection doit être changé tous les 5 à 15 mL. Les immunoglobulines sous-cutanées peuvent être exceptionnellement administrées

par voie intramusculaire quand la voie sous-cutanée est impossible, sous réserve d'absence de thrombopénie sévère ou d'autres troubles de l'hémostase.

- Intraveineuses : les poudres lyophilisées sont à reconstituer à température ambiante, et il faut attendre une parfaite dissolution. Les flacons de solutions prêtes à l'emploi doivent être amenés à température ambiante. Les immunoglobulines IV sont administrées en perfusion, sans mélange à d'autres médicaments, grâce à une tubulure munie d'un filtre. Lors du traitement des déficits immunitaires par les immunoglobulines polyvalentes, il est nécessaire de perfuser très lentement les premières doses ou de les fractionner, les doses ultérieures sont en principe mieux tolérées.

Observance du traitement

Il est indispensable, pour le bon suivi des vaccinations, de les consigner dans le carnet de santé ou de vaccination de l'enfant et de l'adulte. Ce carnet sera présenté aux professionnels de santé qui pourront s'y référer pour rappeler à leurs patients les dates prévues de vaccinations et de rappels.

Surveillance de l'efficacité et de la tolérance

- Les vaccinations sont à différer chez les patients présentant une infection fébrile aiguë.
- Les réactions allergiques (non anaphylactiques) observées au cours d'une administration précédente doivent inciter à de la prudence lors de l'administration d'une nouvelle dose.
- Immunoglobulines : les patients doivent être gardés sous surveillance pendant toute la durée de l'injection ou de la perfusion afin de détecter tout signe d'intolérance, notamment lors d'une première administration, d'un changement de produit ou après une longue période d'interruption de traitement. La surveillance doit être maintenue pendant au moins 20 min

après la fin de l'injection. En cas de suspicion de réaction de type allergique ou anaphylactique, l'administration doit être interrompue et un traitement de l'état de choc instauré en cas de nécessité.

Conseils au patient

- Conservation des vaccins et des immunoglobulines :
  - les vaccins (surtout les vaccins vivants) sont des produits biologiques fragiles sensibles à divers facteurs physico-chimiques et en particulier à la température et à la lumière
  - tous les vaccins, sérums et immunoglobulines (certaines immunoglobulines peuvent se conserver à température ambiante < 25 °C) doivent être conservés au froid, à une température comprise entre 2 et 8 °C. Certains vaccins sont dénaturés par la congélation et perdent leur efficacité. La température du réfrigérateur doit être régulièrement contrôlée et notée
  - les réfrigérateurs seront nettoyés et dégivrés, les médicaments ne doivent pas y être entassés (laisser des vides entre les conditionnements)
  - pour le transport, il est possible d'avoir recours à des boîtes isothermes ou à des glacières portatives.
- Il est utile d'avoir toujours sur soi un certificat de vaccination antitétanique pour permettre au médecin, en cas d'accident, de choisir le type de prévention adaptée en fonction de l'ancienneté de la vaccination.
- En cas de retard dans la réalisation des rappels, il n'est pas nécessaire de refaire tout le schéma vaccinal, les doses de rappel étant administrées en espaçant les injections d'un mois.

12 Neurologie

Antiépileptiques (anticonvulsivants)

NOTIONS ESSENTIELLES

- L'épilepsie est une maladie caractérisée par la survenue récurrente de crises reflétant une perturbation du fonctionnement cérébral. Les étiologies des épilepsies sont très variées (épilepsies partielles, généralisées ou de caractère non déterminé), un diagnostic précis étant indispensable dans le choix du médicament antiépileptique le mieux adapté.
- Le traitement a pour objet la suppression des crises épileptiques, en évitant au maximum les effets indésirables pour le patient. Il est important d'éliminer certains facteurs pouvant favoriser les crises (arrêt brutal du traitement, stress, alcool, manque de sommeil, stimulation lumineuse intermittente, etc.) et de prendre en charge le retentissement des crises sur la conduite automobile, le sport, l'activité professionnelle, la contraception, la grossesse...
- Chez l'enfant, le traitement vise à prévenir les séquelles neuropsychologiques et les risques fonctionnels, et à limiter le retentissement de l'épilepsie sur la scolarité ; la tolérance est un critère majeur de choix d'un traitement antiépileptique chez l'enfant.
- Le traitement nécessitant une observance rigoureuse, un accord éclairé du patient doit être obtenu avant toute prescription. Deux mesures hygiéno-diététiques sont systématiquement préconisées : abstinence d'alcool et respect d'une durée de sommeil satisfaisante.

- Le traitement doit débuter par une monothérapie mise en place progressivement, avec un antiépileptique choisi en fonction du type d'épilepsie à traiter. La posologie sera augmentée jusqu'à disparition totale des crises, dans la limite d'une tolérance satisfaisante. En cas d'efficacité insuffisante, on doit changer d'antiépileptique en respectant les mêmes règles d'instauration progressive. La bithérapie ne doit être envisagée qu'après échec de plusieurs monothérapies. Les patients traités en bi ou polythérapie sont sensiblement plus exposés aux effets indésirables et aux risques d'interactions médicamenteuses.
- Chez l'adulte, l'acide valproïque et la lamotrigine sont les antiépileptiques de première intention des épilepsies généralisées idiopathiques ainsi que des épilepsies partielles avec ou sans crises secondairement généralisées.
- Chez l'enfant, l'acide valproïque est l'antiépileptique de première intention des épilepsies généralisées ou partielles.
- Le choix d'un médicament antiépileptique doit également tenir compte des effets indésirables possibles, des risques d'interactions médicamenteuses (notamment avec les antiépileptiques inducteurs enzymatiques), du nombre de prises quotidiennes et de l'existence ou non de formes à libération prolongée, afin d'en favoriser l'observance.

GÉNÉRALITÉS

Définitions

Maladie

L'Organisation mondiale de la santé définit l'épilepsie comme une affection chronique, d'étiologies diverses, caractérisée par la répétition chronique de crises paroxystiques résultant de la décharge répétitive et simultanée de toute une population neuronale corticale.

La taille de cette population peut être très limitée (crise partielle ou focale) ou étendue à tout le cortex (crise généralisée).

La prévalence des épilepsies augmente progressivement pendant l'adolescence, se stabilise à l'âge adulte et croît de nouveau chez les personnes âgées.

L'épilepsie se manifeste toujours par une crise dont les manifestations cliniques sont de caractère paroxystique et débutent brutalement. L'existence d'anomalies paroxystiques électroencéphalographiques (EEG) ne suffit pas à définir l'épilepsie. La crise épileptique n'est pas synonyme d'épilepsie; elle n'est que la manifestation clinique de l'hyperactivité paroxystique d'un groupe de neurones cérébraux.

L'incidence de ces crises est maximale aux extrêmes de la vie, dans la première enfance et au-delà de 65 ans.

Chez un même malade, les crises sont le plus souvent stéréotypées.

Des données épidémiologiques récentes ont confirmé la grande fréquence de l'épilepsie. Une personne sur vingt présentera au cours de sa vie une crise épileptique. Ces données montrent en outre que l'on n'est pas épileptique à vie, la maladie évoluant en moyenne pendant 14 ans.

Médicaments antiépileptiques ou anticonvulsivants

Ce sont des médicaments capables de supprimer ou de diminuer la fréquence ou la sévérité des crises d'épilepsie chez l'homme, ou seulement capables de modifier l'allure de la crise ou les composantes psychiques qui peuvent accompagner la maladie épileptique.

Avant les années 1970, le pronostic demeurait médiocre, puisque seulement 20 % des patients pouvaient espérer une rémission contre plus de 80 % aujourd'hui. Les nouvelles molécules plus récemment commercialisées ont renouvelé le champ de la thérapeutique : elles permettent de renforcer la neuro-inhibition GABAergique ou, inversement, de réduire la neuroexcitation.

Classification des épilepsies

Les principes de la classification des épilepsies et syndromes épileptiques *(tableau II.417)* reposent sur une double analyse :

- tout d'abord, la distinction entre épilepsie partielle (simple ou complexe), qui débute en un point localisé du cortex, et épilepsie généralisée, caractérisée par la répétition de crises généralisées où les décharges embrasent simultanément tout le cortex. Les crises partielles simples ou complexes sont les plus fréquentes, concernant 60 % des patients ;
- chacun des deux groupes est ensuite subdivisé en :
  - épilepsies idiopathiques (5 à 10 % des cas), dans lesquelles un facteur génétique est prédominant. Il n'y a aucun signe lésionnel mais il existe des anomalies électroencéphalographiques. Le taux d'incidence de ces épilepsies est maximal pendant l'enfance et l'adolescence pour devenir très faible ensuite,
  - épilepsies symptomatiques dues à des lésions cérébrales. Le taux d'incidence culmine chez les nourrissons et les personnes âgées, ce qui s'explique par leurs étiologies : malformations, souffrances périnatales et infections pour les nourrissons, traumatismes crâniens, infections, alcoolisme et tumeurs pour les adultes ; au-delà de la soixantaine, plus de la moitié des épilepsies a pour origine un accident vasculaire cérébral,
  - épilepsies cryptogéniques (25 à 30 % des cas), qui sont sans cause apparente.

Les épilepsies généralisées idiopathiques sont contrôlées dans 80 % des cas après quelques adaptations thérapeutiques.

A contrario, les épilepsies partielles sont beaucoup plus pharmacorésistantes (dans 70 % des cas).

***Tableau II.417** - Classification internationale des épilepsies et syndromes épileptiques*

A. Épilepsies partielles
1. Idiopathiques, liées à l'âge : • épilepsie bénigne de l'enfance avec pointes centrotemporales • épilepsie bénigne de l'enfance avec paroxysmes occipitaux • épilepsie primaire de la lecture 2. Symptomatiques : • épilepsie partielle continue (syndrome de Kojevnikoff) • épilepsie-sursaut ou déclenchée par le mouvement • épilepsie lobaire : temporale, frontale, occipitale, pariétale 3. Cryptogénétiques
B. Épilepsies et syndromes généralisés
1. Idiopathiques, liées à l'âge : • convulsions néonatales bénignes familiales • convulsions néonatales bénignes • épilepsie myoclonique bénigne de l'enfance • épilepsie-absence de l'adolescent • épilepsie myoclonique juvénile • épilepsie à crise grand mal du réveil, etc. 2. Cryptogéniques et/ou symptomatiques : • spasmes infantiles (syndrome de West) • syndrome de Lennox-Gastaut • épilepsies avec crises myoclono-astatiques • épilepsie avec absences myocloniques 3. Symptomatiques, sans étiologie spécifique ou étiologie métabolique et dégénérative
C. Épilepsies dont la nature focale ou généralisée reste indéterminée
• crises néonatales • épilepsie myoclonique sévère de l'enfance • épilepsie avec pointes-ondes continues pendant le sommeil • épilepsie avec aphasie acquise (Landau-Kleffner)
D. Syndromes spéciaux
• convulsions fébriles • événement particulier : alcool, stress, sevrage médicamenteux, etc. • crise isolée ou état de mal isolé

Les crises épileptiques sont variées dans leurs manifestations ; l'importance de leur classification provient en grande partie du fait que le diagnostic précis est déterminant pour formuler un pronostic ou pour définir une conduite à tenir et une thérapeutique.

Crises généralisées

Crise tonicoclonique généralisée (crise dite grand mal)

Il s'agit de la plus fréquente des crises convulsives.

Elle se manifeste par une perte de connaissance brutale, avec chute. Elle comporte une phase tonique avec contracture de l'ensemble de la musculature de 10 à 15 secondes, puis une phase clonique d'environ 30 secondes caractérisée par des secousses musculaires des membres ainsi que de la face et des mandibules.

Elle s'accompagne de signes neurovégétatifs (hypertension artérielle, tachycardie, mydriase), d'hypersalivation et d'apnée.

Myoclonies

Il s'agit de secousses musculaires toujours brèves, bilatérales et symétriques pouvant entraîner la chute ; la conscience est en général préservée.

Crises toniques

Elles se différencient de la crise tonicoclonique généralisée par leur brièveté et leur survenue au cours du sommeil.

Crises atoniques

Elles se manifestent par une perte brutale du tonus postural, entraînant souvent la chute, avec une suspension brève de la conscience.

Absences ou « petit mal »

Il s'agit de suspensions brèves de la conscience (moins de 20 secondes), totalement amnésiques.

Crises partielles (focales)

Crises partielles simples (sans altération de l'état de conscience)

Les manifestations cliniques des crises partielles dépendent du siège de la décharge. On distingue :

- les crises motrices,

- les crises sensitives et sensorielles (crises visuelles, auditives, olfacto-gustatives, vertigineuses),
- les crises avec perturbation du langage.

Crises partielles complexes (avec altération de l'état de conscience)

Ces crises peuvent prendre des aspects très différents selon les manifestations qui accompagnent le trouble transitoire de la conscience :
- troubles mnésiques,
- automatismes moteurs (ex. : automatismes oro-alimentaires, mouvements de déglutition, de pourlèchement),
- phénomènes hallucinatoires (olfactifs, auditifs, visuels),
- troubles végétatifs (tachycardie ou bradycardie, frissons, hypersalivation, sensation de faim ou de soif).

Crises partielles secondairement généralisées

Toute crise partielle est susceptible de se généraliser secondairement.

États de mal

L'état de mal se définit comme une crise épileptique prolongée ou des crises épileptiques multiples se répétant à des intervalles très rapprochés. Selon le type de crise, on a affaire à un état de mal généralisé ou partiel.

État de mal convulsif

Il s'agit d'une succession de crises le plus souvent tonicocloniques généralisées. C'est une urgence thérapeutique mettant en jeu le pronostic vital immédiat et fonctionnel neurologique.

État de mal à expression confusionnelle

Il faut distinguer l'état d'absence, à l'occasion d'un sevrage en benzodiazépine, et l'état de mal partiel complexe. Dans les deux cas, il y a confusion.

Bases neurophysiologiques

Activité neuronale normale

Elle est le fruit d'un équilibre entre les neurotransmetteurs inhibiteurs (GABA ou acide gamma-aminobutyrique) et les neurotransmetteurs excitateurs, principalement le glutamate mais aussi l'aspartate.

Lors d'un stimulus physiologique, il se produit une ouverture des canaux sodiques voltage-dépendants suivie d'une dépolarisation rapide. Cette dépolarisation rapide des canaux sodiques est caractéristique de l'activité neuronale normale.

Crise épileptique

La crise épileptique résulte d'une dépolarisation prolongée et extensive d'un groupe de neurones.

L'acide gamma-aminobutyrique (GABA) est le neurotransmetteur inhibiteur le mieux connu ; son effet inhibiteur s'établit par augmentation de la perméabilité aux ions chlorure (Cl^-) : le GABA provoque une hyperpolarisation.

Le glutamate semble être le neurotransmetteur excitateur le plus puissant et le plus directement impliqué dans l'épileptogenèse. La libération synaptique de glutamate est induite par l'ouverture des canaux sodiques voltage-dépendants.

Le glutamate agit par l'intermédiaire de récepteurs dont deux sont bien individualisés : les récepteurs NMDA (N-méthyl D-aspartate) et les récepteurs AMPA, et par les récepteurs kaïniques.

Mécanismes d'action des antiépileptiques

- Renforcement sélectif de l'inhibition physiologique en agissant sur les différentes étapes du métabolisme GABAergique :
  - phénobarbital ;
  - benzodiazépines ;
  - carbamazépine ;
  - valproate de sodium ;
  - gabapentine (structure voisine de celle du GABA) ;

- stiripentol et vigabatrine (inhibent sélectivement l'activité de la GABA-transaminase) ;
- progabide (agoniste du GABA).

- Inhibition de l'excitation excessive (effet stabilisateur des membranes cellulaires) ; ces médicaments bloquent les canaux ioniques voltage-dépendants, d'où une diminution des phénomènes de dépolarisation neuronale :
  - carbamazépine et oxcarbazépine ;
  - phénytoïne et fosphénytoïne ;
  - lamotrigine (agit par blocage spécifique des canaux sodiques voltage-dépendants : il en résulte une régulation de la libération synaptique excessive de glutamate) ;
  - felbamate (bloque les canaux sodiques voltage-dépendants et agit sur les récepteurs glutamaergiques).
- Réduction de l'hyperexcitabilité neuronale par antagonisme sélectif des récepteurs au glutamate présents sur les neurones postsynaptiques :
  - pérampanel.

PRINCIPAUX MÉDICAMENTS – POSOLOGIES

Tableau II.418 *- Médicaments antiépileptiques*

DCI	Spécialités	Présentations	Posologies
Antiépileptiques barbituriques (liste II)			
Phénobarbital	GARDENAL PHÉNOBARBITAL	comp. 10 mg comp. 50 mg comp. 100 mg comp. séc. 100 mg	à doses progressives, en 1 prise au coucher **AD** : 2 à 3 mg/kg/j **ENF** : 3 à 4 mg/kg/j
		pdre/solv. p. sol. inj. fl. 40 mg/2 mL pdre/solv. p. sol. inj. fl. 200 mg/4 mL (réservé aux hôpitaux) diluer dans du sérum physiologique utiliser des seringues en verre	SC, IM ou IV lente en 1 à 2 inj./j **AD** : 10 à 20 mg/kg/j **ENF** : 20 à 40 mg/j **BB** : 10 à 20 mg/j la voie IV est utilisée dans l'état de mal épileptique en complément des benzodiazépines pour son action rapide (5 min) et plus prolongée

DCI	Spécialités	Présentations	Posologies
	APAROXAL	comp. séc. 100 mg	en 1 prise au coucher **AD** : 2 à 3 mg/kg/j **ENF** : 3 à 4 mg/kg/j
	KANEURON	sol. buv. 5,4 % 1 mg/gtte	en 1 prise au coucher **AD** : 2 à 3 mg/kg/j **ENF** : 3 à 4 mg/kg/j
Phénobarbital + caféine	ALEPSAL	comp. 15 mg comp. 50 mg comp. 100 mg comp. 150 mg	en 1 prise au coucher **AD** : 2 à 3 mg/kg/j **ENF** : 3 à 4 mg/kg/j
Primidone	MYSOLINE	comp. séc. 250 mg	à doses progressives en 2 prises, en débutant par 1/2 comp. le soir **AD** : 10 à 20 mg/kg/j **ENF** : 10 à 40 mg/kg/j
Antiépileptiques non barbituriques			
Acide valproïque (Liste II) ou valproate de sodium	DEPAKINE VALPROATE DE SODIUM DEPAKINE sirop	soluté buv. 200 mg/mL (graduation tous les 25 mg) comp. 200 mg gastrorésistant comp. 500 mg gastrorésistant sirop (graduation tous les 10 mg) 57,64 mg/mL	**AD** : 20 à 30 mg/kg/j en 2 à 3 prises aux repas, voire en 1 prise le soir **ENF** : 20 à 30 mg/kg/j en 2 à 3 prises aux repas la posologie optimale est atteinte en 1 semaine, en augmentant par paliers tous les 2 à 3 jours **BB** : 30 mg/kg/j en 2 à 3 prises aux repas augmentation progressive de la posologie par paliers de 2 à 3 jours pour atteindre la posologie optimale en 1 semaine
	DEPAKINE CHRONO VALPROATE DE SODIUM	comp. séc. LP 500 mg	posologie identique en 1 à 2 prises/j aux repas
	MICROPAKINE LP	sach. 100 mg 250 mg 500 mg 750 mg 1 000 mg	posologie identique forme pharmaceutique adaptée à l'enfant et à l'adulte ayant des problèmes de déglutition

DCI	Spécialités	Présentations	Posologies
	DEPAKINE inj. (réservé aux hôpitaux) VALPROATE DE SODIUM	sol. inj. 400 mg/4 mL	- traitement de l'état de mal épileptique : bolus IV en 3 à 5 min de 15 à 25 mg/kg, suivi d'une perf. IV au débit de 1,5 mg/kg/h - en relais de la voie orale quand celle-ci est momentanément inutilisable : perf. IV au débit de 0,5 à 1 mg/kg/h à commencer 4 à 6 h après la dernière prise orale
Antiépileptiques benzo-diazépiniques	RIVOTRIL Clonazépam (Liste I)	comp. quadriséc. 2 mg gttes buv. 2,5 mg/mL sol. à diluer/solv. p. sol. inj. 1 mg = 1 mL	à doses progressives **AD/ENF/BB** : 0,1 mg/kg/j en 1 prise (le soir) à 3 prises voie IV lente ou IM : **AD** : 1 à 2 mg 4 à 6 fois/j **ENF** > 1 an : 0,2 à 0,5 mg 4 à 6 fois/j
	VALIUM Diazépam (Liste I) (prescription légalement limitée à 12 semaines au maximum)	comp. séc. 2 mg comp. séc. 5 mg comp. séc. 10 mg gttes buv. 1 mg = 3 gttes (1 %)	en 2 à 3 prises **AD** : 5 à 20 mg/j (jusqu'à 40 mg/j) **ENF/BB** : 0,5 mg/kg/j à dose très progressive
		amp. 10 mg = 2 mL	voie IV lente ou IM : **AD** : 10 à 20 mg **ENF** : 0,2 à 0,3 mg/kg/inj. (renouvelable jusqu'à 4 à 6 fois/j) voie rectale (canule rectale montée sur une seringue) : **ENF/BB** : 0,5 mg/kg (⩽ 10 mg)
	URBANYL Clobazam	comp. séc. 10 mg comp. séc. 20 mg	5 à 10 mg 3 fois/j en association à un autre traitement antiépileptique
	BUCCOLAM Midazolam (Liste I)	sol. buccale 2,5 mg 5 mg 7,5 mg 10 mg	traitement des crises convulsives aigues et prolongées chez les nourrissons, jeunes enfants, enfants et adolescents (de 3 mois à 18 ans) ne doit être utilisé que lorsque le diagnostic d'épilepsie est fait - de 3 à 6 mois : 2,5 mg - de 6 à 12 mois : 2,5 mg - de 1 à 5 ans : 5 mg - de 5 à 10 ans : 7,5 mg - de 10 à 18 ans : 10 mg

DCI	Spécialités	Présentations	Posologies
Carbamazépine (Liste II)	TEGRETOL	comp. séc. 200 mg susp. buv. 20 mg = 1 mL	posologie progressive augmentée par paliers tous les 4 à 5 j pendant ou après les repas (2 à 3 prises/j) **AD** : 10 à 15 mg/kg/j **ENF** : 10 à 20 mg/kg/j
	TEGRETOL LP CARBAMA-ZEPINE LP	comp. séc. LP 200 mg comp. séc. LP 400 mg	
Eslicarbazépine (Liste I)	ZEBINIX	comp. 800 mg	en association à d'autres antiépileptiques et à doses progressives : dose initiale : 400 mg 1 fois/j, puis 800 mg 1 fois/j après 1 à 2 semaines dose max. : 1 200 mg en une fois
Éthosuximide (Liste II)	ZARONTIN	sirop 250 mg/càc (250 mg = 5 mL)	à dose progressive en 1 à 2 prises aux repas **AD** : 20 mg/kg/j **ENF** : 20 à 30 mg/kg/j
Felbamate (Liste I) (prescription restreinte)	TALOXA	comp. 400 mg comp. 600 mg susp. buv. 600 mg/5 mL	en association à d'autres antiépileptiques : **AD/ENF** > 14 ans : 600 à 1 200 mg/j en 2 à 3 prises puis augmentation par paliers de 600 à 1 200 mg par semaine jusqu'à 3 600 mg/j en 3 ou 4 prises **ENF** de 4 à 14 ans : 7,5 à 15 mg/kg/j en 2 à 3 prises puis augmentation par paliers de 7,5 à 15 mg/kg par semaine jusqu'à 45 mg/kg/j en 3 ou 4 prises
Fosphénytoïne sodique (Liste II)	PRODILANTIN (réservé aux hôpitaux)	fl. 75 mg/mL (10 mL) 750 mg = 500 mg d'équivalent phénytoïne (EP)	**AD et ENF** > 5 ans : IM ou perf. IV sous ECG continu sans dépasser 150 mg d'EP/min ***dose de charge :*** 10 à 15 mg d'EP/kg ***dose d'entretien :*** 4 à 5 mg d'EP/kg/j dans l'état de mal épileptique en complément des benzodiazépines, dans la prévention et le traitement des crises convulsives après intervention neurochirurgicale ou traumatisme crânien

DCI	Spécialités	Présentations	Posologies
Gabapentine (Liste I)	NEURONTIN (gélules pouvant être ouvertes pour mélanger leur contenu à un aliment car goût très amer) GABAPENTINE	gél. 100 mg gél. 300 mg gél. 400 mg comp. 600 mg comp. 800 mg gél. 100 mg gél. 300 mg gél. 400 mg comp. 600 mg comp. 800 mg	en monothérapie ou en association à d'autres antiépileptiques **AD et ENF** > 12 ans : 1er jour : 600 mg/j en 2 prises 2e jour : 900 mg/j en 3 prises à partir du 3e jour : 900 à 1 200 mg/j (jusqu'à 3 600 mg/j) **ENF** > 3 ans : 1er jour : 10 mg/kg/j 2e jour : 20 mg/kg/j puis 30 à 35 mg/kg/j
Lacosamide (Liste I)	VIMPAT	comp. pelliculés 50 mg comp. pelliculés 100 mg comp. pelliculés 150 mg comp. pelliculés 200 mg sirop 10 mg/mL sol. p. perf. 10 mg/mL	**AD et ENF** > 16 ans : 50 mg 2 fois/j, puis 100 mg 2 fois/j au bout d'une semaine (jusqu'à 200 mg 2 fois/j) **AD et ENF** > 16 ans : 50 mg 2 fois/j en perf. de 15 à 60 min
Lamotrigine (Liste I)	LAMICTAL LAMOTRIGINE	comp. à croquer orodispersibles 2 mg 5 mg 25 mg 50 mg 100 mg 200 mg comp. orodispersibles 25 mg 50 mg 100 mg 200 mg	en association à d'autres antiépileptiques - *sujet sans valproate de sodium* : **AD et ENF** > 12 ans : 25 mg/j en 1 prise pendant 2 semaines puis 50 mg/j pendant 2 semaines, puis 100 à 500 mg/j en 2 prises **ENF** > 2 ans : 2 mg/kg/j puis 5 mg/kg/j puis 5 à 15 mg/kg/j en 2 prises sans dépasser 400 mg/j - *sujet recevant du valproate de sodium* : **AD et ENF** > 12 ans : 25 mg 1 j sur 2 pendant 2 semaines, puis 25 mg/j en 1 prise pendant 2 semaines, puis 100 à 200 mg/j **ENF** > 2 ans : 0,15 mg/kg/j pendant 2 semaines, puis 0,30 mg/kg/j pendant 2 semaines, puis 1 à

DCI	Spécialités	Présentations	Posologies
			5 mg/kg/j en 1 à 2 prises sans dépasser 200 mg/j
Lévétiracétam (Liste II)	KEPPRA LEVETIRACE-TAM	comp. séc. 250 mg comp. séc. 500 mg comp. séc. 1 000 mg sol. buv. 100 mg/mL sol. à diluer p. perf. 100 mg/mL	**AD et ENF** > 12 ans : 500 mg 2 fois/j puis, si besoin, jusqu'à 1 500 mg 2 fois/j augmentation progressive de 250 mg/prise toutes les 2 semaines **ENF** > 4 ans (solution) : 10 mg/kg 2 fois/j, jusqu'à 30 mg/kg 2 fois/j ne jamais arrêter brutalement le traitement la dose quotidienne doit être adaptée à la fonction rénale: **AD:** - Cl. créat. > 80 mL/min: 500 à 1 500 mg 2 fois/j - Cl. créat. de 50 à 80 mL/min: 500 à 1 000 mg 2 fois/j - Cl. créat. de 30 à 50 mL/min: 250 à 750 mg 2 fois/j - Cl. créat. < 30 mL/min: 250 à 500 mg 2 fois/j **BB** de 6 à 23 mois, **ENF** < 50 kg: - Cl. créat. > 80 mL/min: 10 à 30 mg/kg × 2 - Cl. créat. de 50 à 80 mL/min: 10 à 20 mg/kg × 2 - Cl. créat. de 30 à 50 mL/min: 5 à 15 mg/kg × 2 - Cl. créat. < 30 mL/min: 5 à 10 mg/kg × 2
Oxcarbazépine (Liste II)	TRILEPTAL OXCARBAZÉPINE TRILEPTAL	comp. séc. 150 mg comp. séc. 300 mg comp. séc. 600 mg susp. buv. 60 mg/mL	posologie progressive augmentée par paliers tous les 7 jours **AD** : 600 mg/j (jusqu'à 2 400 mg/j) en 2 prises **ENF** > 6 ans : 8 à 10 mg/kg/j (jusqu'à 46 mg/j)
Pérampanel	FYCOMPA	comp. pelliculé 2 mg comp. pelliculé 4 mg comp. pelliculé 6 mg comp. pelliculé 8 mg comp. pelliculé 10 mg	en association dans le traitement des épilepsies partielles avec ou sans généralisation secondaire chez les patients de 12 ans et plus, à doses progressives :

DCI	Spécialités	Présentations	Posologies
Pérampanel		comp. pelliculé 12 mg	dose initiale : 2 mg/j augmentée de 2 mg/j, jusqu'à dose d'entretien de 4 à 8 mg/j, à prendre avant le coucher
Phénytoïne (Liste II)	DI-HYDAN	comp. séc. 100 mg	en 1 ou 2 prises orales **AD** : 2 à 6 mg/kg/j **ENF** : 3 à 8 mg/kg/j
Phénytoïne sodique	DILANTIN (réservé aux hôpitaux)	fl. inj. 250 mg/5 mL	*dose de charge en 20 à 60 min :* **AD** : 18 mg/kg/j **ENF** : 10 à 15 mg/kg/j ***dose d'entretien :*** **AD** : 7 à 10 mg/kg/j **ENF** : 5 mg/kg/j en perf. IV sous ECG continu
	DIPHANTOÏNE	comp. 100 mg	**AD** : 3 comp./j jusqu'à 5 à 6 comp./j **ENF** de 5 à 14 ans : dose initiale de 1 à 2 comp./j **ENF** < 5 ans : 3 à 8 mg/kg/j en 2 à 3 prises
Prégabaline (Liste I)	LYRICA	gél. 25 mg, 50 mg, 75 mg, 100 mg, 150 mg, 200 mg, 300 mg sol. buv. 20 mg/mL	**AD** : 150 à 600 mg/j en 2 à 3 prises au cours ou en dehors des repas à doses progressives en commençant par 150 mg/j la dose doit être adaptée à la fonction rénale : - Cl. créat. > 60 mL/min : dose initiale 150 mg, dose max. 600 mg, 2 à 3 fois/j - Cl. créat. de 30 à 60 mL/min : dose initiale 75 mg, dose max. 300 mg, 2 à 3 fois/j - Cl. créat. de 15 à 30 mL/min : dose initiale 25-50 mg, dose max. 150 mg, 1 à 2 fois/j - Cl. créat. < 15 mL/min : dose initiale 25 mg, dose max. 75 mg, 1 fois/j
Rétigabine (Liste I)	TROBALT	comp. 50 mg comp. 100 mg comp. 200 mg comp. 300 mg comp. 400 mg	en association à d'autres antiépileptiques et à doses progressives : 100 mg 3 fois/j la dose totale journalière est augmentée de 150 mg par semaine dose d'entretien : 600 à 1 200 mg/j

DCI	Spécialités	Présentations	Posologies
Rufinamide (prescription restreinte)	INOVELON	comp. 100 mg comp. 200 mg comp. 400 mg susp. buv. 40 mg/mL	posologie progressive augmentée par paliers de 200 mg tous les 2 jours **AD :** 200 à 1 600 mg 2 fois/j au cours des repas **ENF** > 4 ans (moins de 30 kg) : 100 à 500 mg 2 fois/j au cours des repas
Stiripentol (Liste I) (prescription initiale hospitalière semestrielle), prescription restreinte, surveillance particulière	DIACOMIT	gél. 250 mg gél. 500 mg pdre p. susp. buv. 250 mg pdre p. susp. buv. 500 mg	**ENF** > 3 ans : 50 mg/kg/j uniquement en 2 ou 3 prises à dissoudre dans un verre d'eau et à prendre au cours d'un repas
Tiagabine (Liste I)	GABITRIL	comp. séc. 5 mg comp. séc. 10 mg comp. séc. 15 mg	en association à d'autres antiépileptiques et à doses progressives par paliers hebdomadaires de 5 à 15 mg/j : **AD et ENF** > 12 ans : 15 à 50 mg/j en 3 prises au cours des repas 15 à 30 mg/j : patient non traité par un inducteur enzymatique 30 à 50 mg/j : patient traité par un inducteur enzymatique
Topiramate (Liste I)	EPITOMAX TOPIRAMATE	comp. 50 mg comp. 100 mg comp. 200 mg gél. 15 mg gél. 25 mg gél. 50 mg comp. 25 mg comp. 50 mg comp. 100 mg comp. 200 mg gél. 25 mg gél. 50 mg	en association à d'autres antiépileptiques et à doses progressives sur plusieurs semaines : **AD :** 50 mg/j le soir pendant 7 jours, puis paliers de 50 à 100 mg/semaine jusqu'à 200 à 600 mg/j en 2 prises **ENF :** jusqu'à 3 à 9 mg/kg/j en 2 prises (en commençant par 0,5 à 1 mg/kg/j)

DCI	Spécialités	Présentations	Posologies
Vigabatrine (Liste I) (prescription restreinte)	SABRIL	comp. séc. 500 mg gran. p. sol. buv. 500 mg	en association à d'autres antiépileptiques et à doses progressives en 2 prises orales : **AD** : 2 g/j puis jusqu'à 4 g/j **ENF et BB** : 40 mg/kg/j puis jusqu'à 100 mg/kg/j
Zonisamide (Liste II)	ZONEGRAN	gél. 25 mg gél. 50 mg gél. 100 mg	en association à d'autres antiépileptiques et à doses progressives : 25 mg 2 fois/j puis 100 mg/j après 1 semaine jusqu'à 300 à 500 mg/j en 1 ou 2 prises par paliers hebdomadaires de 100 mg

INDICATIONS – CONDUITE DE TRAITEMENT

Indications

***Tableau II.419** - Indications des médicaments antiépileptiques*

Antiépileptiques	Types d'épilepsie	Autres indications
Phénobarbital GARDENAL	• Épilepsies à l'exclusion du « petit mal » (absences) • Prévention des récidives de convulsions hyperpyrétiques chez l'enfant	Certains cas d'ictère néonatal
Valproate de sodium DEPAKINE	• Épilepsies généralisées ou partielles • État de mal épileptique (forme injectable) • Épilepsies focalisées • Troubles du comportement liés à l'épilepsie • Prévention des récidives de convulsions hyperpyrétiques de l'enfant • Tics de l'enfant, hoquets irréductibles	

Antiépileptiques	Types d'épilepsie	Autres indications
Benzodiazépines • Diazépam VALIUM	• État de mal épileptique (voie parentérale) • Crises convulsives (voie intrarectale) • Prévention des convulsions hyperthermiques	*Voie parentérale* : tétanos, delirium tremens, crises d'angoisse aiguë, états d'agitation et d'anxiété, prémédication *Voie orale* : anxiété, contractures musculaires, états névrotiques, désintoxication alcoolique, insomnies d'endormissement
• Clonazépam RIVOTRIL	• Toutes les formes d'épilepsie rebelle • État de mal épileptique (voie parentérale) • Encéphalopathies épileptiques de l'enfant	Douleurs de désafférentation fulgurantes Névralgies du trijumeau
Carbamazépine TEGRETOL	• Épilepsies à l'exclusion du « petit mal » • Troubles caractériels des épileptiques	• Névralgies faciales essentielles et douleurs de désafférentation • Prévention des rechutes des psychoses maniaco-dépressives • Certains états d'excitation maniaque
Oxcarbazépine TRILEPTAL	Épilepsies partielles avec ou sans généralisation secondaire en monothérapie ou en association à un autre antiépileptique	
Éthosuximide ZARONTIN	Absence (« petit mal »), crises myocloniques et atoniques, en monothérapie ou en association à un autre antiépileptique	
Phénytoïne DIHYDAN	• Épilepsies à l'exclusion du « petit mal » • État de mal épileptique (forme inj.)	• Névralgies faciales essentielles • Troubles du rythme cardiaque (forme inj.)

Antiépileptiques	Types d'épilepsie	Autres indications
Fosphénytoïne PRODILANTIN	États de mal épileptique de type tonicoclonique	Prévention et traitement des crises convulsives survenant après une intervention neurochirurgicale et/ou un traumatisme crânien
Vigabatrine SABRIL	• Épilepsies rebelles aux autres traitements antérieurs, particulièrement les épilepsies partielles (réduction de moitié de la fréquence des crises chez 50 % des patients) à l'exclusion du « petit mal » • Spasmes infantiles (syndrome de West) résistants à la corticothérapie, en particulier liés à une sclérose de Bourneville, en monothérapie	
Felbamate TALOXA	Traitement du syndrome de Lennox-Gastaut de l'adulte et de l'enfant à partir de 4 ans en complément du traitement antérieur non contrôlé par les autres antiépileptiques	
Gapabentine NEURONTIN	Épilepsies partielles de l'adulte et de l'enfant de plus de 3 ans en association avec d'autres antiépileptiques lorsque ceux-ci sont insuffisamment efficaces	Névralgies postzostériennes
Lamotrigine LAMICTAL	Épilepsies réfractaires aux antiépileptiques habituels : crises partielles simples et complexes, crises généralisées, en monothérapie ou en complément d'un traitement anticomitial antérieur, chez l'adulte et l'enfant de plus de 2 ans	
Rétigabine TROBALT	Épilepsies partielles résistantes avec ou sans généralisation secondaire, chez les patients âgés de plus de 18 ans, après échec d'autres associations médicamenteuses	
Eslicarbazépine ZEBINIX	En association dans le traitement des épilepsies partielles avec ou sans généralisation secondaire	

Antiépileptiques	Types d'épilepsie	Autres indications
Topiramate EPITOMAX	• Épilepsies partielles en association avec d'autres antiépileptiques lorsque ceux-ci sont insuffisamment efficaces • Crises généralisées tonicocloniques	Traitement de fond des migraines de l'adulte rebelles aux autres traitements
Tiagabine GABITRIL	Épilepsies partielles avec ou sans crises secondairement généralisées, en association à d'autres antiépileptiques si ceux-ci sont insuffisamment efficaces	
Prégabaline LYRICA	Crises épileptiques partielles de l'adulte avec ou sans généralisation secondaire, en association à un autre antiépileptique	Douleurs neuropathiques périphériques de l'adulte
Zonisamide ZONEGRAN	Épilepsies partielles de l'adulte avec ou sans généralisation secondaire, en association à un autre antiépileptique	
Lévétiracétam KEPPRA	• Épilepsies partielles de l'adulte ou de l'enfant avec ou sans généralisation secondaire, en monothérapie ou en association d'un traitement antérieur • Crises myocloniques de l'épilepsie myoclonique juvénile en association à d'autres traitements antiépileptiques chez l'adulte et l'enfant de plus de 12 ans	
Lacosamide VIMPAT	Crises partielles avec ou sans généralisation secondaire chez l'adulte et l'enfant de plus de 16 ans, en association	
Stiripentol DIACOMIT	Traitement des convulsions tonicocloniques généralisées chez le nourrisson atteint d'une épilepsie myoclonique sévère en association au valproate de sodium et au clobazam	
Pérampanel FYCOMPA	en association dans le traitement des crises d'épilepsie partielles avec ou sans généralisation secondaire chez les patients de 12 ans et plus	

Conduite de traitement

Mise en route du traitement et règles générales de prescription

Le traitement antiépileptique repose sur deux grands principes : l'information du malade et la monothérapie.

La Haute Autorité de santé (HAS) a publié en 2007 des recommandations relatives à la prise en charge des épilepsies graves.

Information du malade

Elle doit être adaptée, sans cesse renouvelée. Comme pour toutes les maladies chroniques, une bonne compréhension du traitement doit être acquise avant sa mise en route.

Le médecin doit s'assurer de l'entière collaboration du patient et de son entourage, une des conditions *sine qua non* de l'observance du traitement. Trois éléments caractérisent cette pathologie :
- c'est une maladie socialement très mal acceptée ;
- la méconnaissance du trouble par le patient est fréquente (quand les crises s'accompagnent d'une altération de la conscience) ;
- la menace d'une crise est permanente, sa survenue est imprévisible.

Monothérapie par un antiépileptique

La monothérapie permet de contrôler les crises dans 70 à 80 % des cas.

La monothérapie présente plusieurs avantages :
- efficacité en première intention ;
- toxicité minimale ;
- absence d'interactions médicamenteuses entre antiépileptiques ;
- analyse simple des relations dose-réponse et dose-tolérance.

Autres règles de prescription

- Le traitement ne doit être entrepris que si le diagnostic est cliniquement établi. Une crise isolée chez un sujet dont l'EEG est normal peut se produire au cours d'une situation épileptogène (manque de sommeil, éthylisme aigu, sevrage alcoolique ou médicamenteux).
- Utiliser la plus petite dose efficace en l'adaptant au poids corporel afin de diminuer l'incidence des effets indésirables.

- Limiter le nombre de prises à deux par jour dans tous les cas et éventuellement à une par jour pour les formes retard.
- La prise du médicament doit être régulière et maintenue. Les prises sont généralement fixées aux heures des repas pour éviter les oublis. Lors d'un oubli, la prise peut avoir lieu quelques heures plus tard (à midi si la prise du matin a été oubliée). Au-delà, la prise peut être augmentée partiellement mais seulement avec l'avis préalable du médecin.
- Ne jamais arrêter brusquement le traitement.
- Proscrire l'usage de l'alcool.
- On ne jugera l'efficacité du médicament après une période d'observation qu'après s'être assuré que la concentration sanguine du médicament est suffisante, ce qui nécessite des dosages des taux plasmatiques de ces médicaments. La période pour juger de l'efficacité du médicament peut aller de quelques jours (benzodiazépines, éthosuximide) à 2 à 3 semaines (phénobarbital, phénytoïne).

Tableau II.420 - *Caractéristiques des principaux médicaments antiépileptiques*

DCI	Spécialités	Demi-vie (h)	État d'équilibre (j)	Taux thérapeutiques (mg/L)	Taux toxiques (mg/L)
Acide valproïque	DEPAKINE	8-17	2	50-100	entre 150 et 500
Phénobarbital	GARDENAL	50-160	15-21	AD : 15-30	> 30 ENF : 20
Phénytoïne	DI-HYDAN	8-60	6-21	5-15	> 20
Carbamazépine	TEGRETOL	5-25	3	4-12	> 12
Éthosuximide	ZARONTIN	30-60	4-8	40-80	> 100

- Contrôler les concentrations sanguines en cas d'inefficacité ou de signes d'intolérance ; ces dosages doivent être pratiqués à l'état d'équilibre et, par convention, avant la première (ou l'unique) prise quotidienne.
- Les antiépileptiques possèdent des effets indésirables connus, ce qui nécessite une surveillance clinique et biologique régulière. Ces effets indésirables sont une cause majeure d'inobservance du traitement :

les effets neurotoxiques sont les plus fréquents ; ils sont accompagnés d'effets systémiques dose-dépendants ou non. Des réactions idiosyncrasiques rares mais parfois graves se retrouvent avec tous les antiépileptiques.

- Une éducation est utile afin d'éviter les risques d'accident lors de la pratique de loisirs, la conduite d'un véhicule ou d'une activité professionnelle.

Tableau II.421 - *Prise en charge recommandée de l'épilepsie de l'adulte : monothérapie de première intention*

Épilepsie généralisée	Épilepsie partielle
acide valproïque ou lamotrigine	acide valproïque ou lamotrigine ou carbamazépine ou oxcarbazépine ou gabapentine

Tableau II.422 - *Prise en charge recommandée de l'épilepsie de l'enfant : monothérapie de première intention*

Épilepsie généralisée	Forme idiopathique bénigne	acide valproïque ou éthosuximide ou lamotrigine ou clobazam
Épilepsie généralisée	Épilepsie myoclonique astatique	acide valproïque et/ou lamotrigine si résistance : ± éthosuximide ou clobazam
	Syndrome de Lennox-Gastaut	acide valproïque ou lamotrigine si résistance : felbamate

Épilepsie partielle	• Forme idiopathique bénigne en cas de crises fréquentes et/ou diurnes	• acide valproïque ou clobazam
	• Forme non idiopathique	• acide valproïque ou carbamazépine ou oxcarbazépine (après 6 ans) ou topiramate (après 2 ans)
Épilepsie non classée		acide valproïque ou clobazam

En cas d'échec du traitement

En cas d'échec d'une monothérapie (non-disparition des crises), une autre monothérapie peut être envisagée, le médecin ayant préalablement vérifié que l'observance était bonne et le dosage adéquat.

La seconde monothérapie est introduite progressivement en veillant à ne supprimer la première que si les taux sériques de la seconde sont équilibrés.

Cette période transitoire de chevauchement des deux monothérapies permet d'éviter un risque de sevrage.

La polythérapie peut apporter des résultats (20 % des patients chez lesquels la monothérapie a échoué) mais elle accroît le risque d'oubli ou d'erreur de prises. Pour éviter ces risques, il est prudent de conseiller au patient les prises du matin et l'utilisation d'un semainier.

Certaines associations doivent être proscrites, notamment celles de plusieurs médicaments dépresseurs du système nerveux central comme le phénobarbital, la primidone ou les benzodiazépines.

Tableau II.423 - Prise en charge de l'épilepsie de l'adulte : associations recommandées en bithérapie

Épilepsie généralisée	Épilepsie partielle
médicaments de 1re intention + topiramate ou lévétiracétam	antiépileptique de 1re intention + topiramate ou tiagabine ou vigabatrine ou lévétiracétam

Facteurs de pharmacorésistance :

- erreurs de diagnostic,
- type de crise,
- coexistence de plusieurs types de crises,
- fréquence et nombre de crises : péjoratif si 1 à 2 crises par mois,
- état de mal,
- patients :
  - âge < 1 an : évolution défavorable,
  - déficit neurologique,
  - retentissement intellectuel,
  - lésions cérébrales.

Poursuite du traitement

Traitement bien supporté, crises disparues

Le traitement est dans ce cas maintenu. Le dosage des taux sanguins est inutile de même que la répétition des EEG.

La surveillance de la numération formule sanguine se justifie en début de traitement avec l'acide valproïque, la carbamazépine et la phénytoïne, de même que le dosage des transaminases sériques (ALAT, ASAT) avec l'acide valproïque.

Après 2 ans ou plus sans crise, se pose la question de l'arrêt du traitement ; il n'est tenté que dans les épilepsies d'évolution bénigne connue, sous contrôle EEG et avec l'accord du patient.

Traitement bien supporté, mais crises persistantes

Il faut s'assurer par un dosage que le taux sanguin n'est pas inférieur au taux plasmatique.

On augmente progressivement la posologie en fonction de la tolérance et des résultats sur les crises.

En cas d'échec, on substitue un deuxième, voire un troisième médicament. En cas d'échec de la monothérapie, on passe en bithérapie après avis spécialisé.

Traitement mal toléré

Il faut vérifier l'absence de surdosage par le dosage des taux plasmatiques. Lorsque le traitement en cours doit être arrêté, il faut passer à un autre antiépileptique.

Épilepsie et grossesse

Les médicaments antiépileptiques font courir un faible risque tératogène. Cependant, il existe un risque de malformations ou de complications de la grossesse chez les femmes épileptiques qui ne prennent aucun traitement. C'est pourquoi la conduite pratiquée est la suivante.

- L'épilepsie doit être traitée et stabilisée avant le début de la grossesse si possible sous monothérapie et à une dose minimale efficace afin de prévenir le risque tératogène.
- Une surveillance régulière de la concentration plasmatique des médicaments doit être instituée.
- Ne jamais interrompre le traitement devant une grossesse débutante.
- Le risque tératogène est probablement lié au moins partiellement à des carences vitaminiques en relation avec les médicaments. C'est pour cette raison qu'une supplémentation en acide folique est proposée avant même la conception (2 mois avant la grossesse – 10 mg/j en acide folique) et prolongée pendant les premiers mois de la grossesse. Des malformations ont notamment été décrites sous traitement par le valproate de sodium ou la carbamazépine. La lamotrigine est considérée comme l'antiépileptique le moins tératogène.
- Les autres risques sont liés à l'induction enzymatique produite par les antiépileptiques. Ils concernent les perturbations du métabolisme phos-

phocalcique, d'où la prescription en cours de grossesse de vitamine D_2 (2 000 à 3 000 U/j) ; ils concernent surtout le risque hémorragique chez le nouveau-né par déficit en vitamine K, justifiant la prescription de vitamine K_1 (10 mg/ j) *per os* pendant le dernier mois de la grossesse et chez le nouveau-né.

- Surveillance obstétricale comme le dépistage des anomalies fœtales par échographie.
- Amniocentèse avec dosage de l'alpha-fœtoprotéine et de l'acétylcholinestérase dans le liquide amniotique réalisée à 17 ou 18 semaines d'aménorrhée pour confirmer une suspicion de *spina bifida*.
- En raison du risque accru de crises pendant l'accouchement, une prévention peut être entreprise par injections de phénobarbital intramusculaire (100 mg) en début de travail. L'analgésie péridurale est souhaitable sur ce terrain.
- Le nouveau-né doit faire l'objet d'une surveillance particulière en raison du risque d'hypotonie transitoire et de la survenue d'un syndrome de sevrage. L'allaitement maternel doit être déconseillé.

Épilepsie et contraception

Les antiépileptiques inducteurs enzymatiques (carbamazépine, oxcarbazépine, phénobarbital, phénytoïne, primidone, topiramate) diminuent l'activité des contraceptifs oraux.

En cas de prise d'un antiépileptique inducteur, une pilule dosée à au moins 50 µg d'œstrogènes, associée à des moyens contraceptifs mécaniques (préservatifs, crème spermicide), est indiquée pour assurer la contraception.

Arrêt d'un traitement antiépileptique

L'arrêt du traitement antiépileptique peut être envisagé dans certaines situations. En effet, certaines épilepsies guérissent. Cependant, même si le patient n'a pas présenté de crises depuis plusieurs années, s'il a un EEG normal, la tentation d'arrêt peut être un échec ; une rechute se rencontre dans plus d'un quart des cas chez l'enfant et dans la moitié des cas chez l'adulte.

Cet arrêt doit être réalisé après accord entre le patient et le médecin et si les conditions paraissent favorables. En pratique, cette interruption doit être très progressive, étalée sur un an et demi à deux ans.

Traitement de l'état de mal convulsif

C'est une urgence thérapeutique nécessitant un transfert en réanimation. Le traitement fait appel :

- aux benzodiazépines injectables par voie intraveineuse sous surveillance de la respiration et ventilation assistée si nécessaire (2 mg/min de diazépam jusqu'à 20 mg ou 1 mg de clonazépam) ;
- à la forme injectable de phénytoïne en perfusion intraveineuse (10 à 18 mg/kg à une vitesse de moins de 1 mg/kg/min), utilisable uniquement chez les malades non traités par la phénytoïne, sans troubles du rythme cardiaque et sous monitorage ECG continu ;
- à la fosphénytoïne : il s'agit d'une prodrogue de la phénytoïne, rapidement transformée en phénytoïne après son administration. Elle présente l'avantage d'une administration aussi bien en intraveineuse qu'en intramusculaire. La perfusion peut être réalisée à une vitesse 3 fois supérieure à celle de la phénytoïne IV. La tolérance au point d'injection est significativement meilleure que celle de la phénytoïne IV (moins de douleurs, de sensations de brûlure et de changements de points d'injection). La fosphénytoïne doit être prescrite en équivalent phénytoïne (EP) sur la base de : 1,5 mg de fosphénytoïne = 1 mg de phénytoïne ; 1 flacon de 750 mg/10 mL de fosphénytoïne correspond à 500 mg d'EP/10 mL. La dose de charge dans le traitement de l'état de mal épileptique est de 15 mg d'EP/kg, suivie de doses d'entretien de 4 à 5 mg/kg/j.

Le malade sera placé en décubitus latéral de sécurité dans une atmosphère calme. Par ailleurs, le traitement spécifique du facteur déclenchant doit être débuté dès que possible (antibiotique, antipyrétique, glucose).

Traitement chirurgical

La place de la chirurgie demeure limitée. Elle concerne essentiellement des patients présentant une épilepsie réfractaire au traitement médicamenteux et un foyer épileptique localisé qui peut être enlevé sans créer de déficit fonctionnel.

EFFETS INDÉSIRABLES – INTERACTIONS MÉDICAMENTEUSES – PRÉCAUTIONS D'EMPLOI – CONTRE-INDICATIONS

***Tableau II.424** - Effets indésirables des antiépileptiques*

Médicaments	Effets indésirables			Prévention du risque médicamenteux
	Effets systémiques	Effets neurotoxiques (les plus fréquents)	Réactions idiosyncrasiques (rares et graves)	
Acide valproïque Valproate de sodium (DEPAKINE)	• prise de poids • nausées, vomissements • alopécie dose-dépendante	• tremblements	• agranulocytose • anémie aplasique • insuffisance hépatique • syndrome de Stevens-Johnson • pancréatite	• surveillance NFS et transaminases
Carbamazépine (TEGRETOL)	• nausées • vomissements • diarrhée • hyponatrémie • rash, prurit • rétention hydrique	• vertiges • diplopie • céphalées • somnolence	• agranulocytose • anémie • thrombopénie • insuffisance hépatique • pancréatite • syndrome de Stevens-Johnson	• surveillance NFS et transaminases
Oxcarbazépine (TRILEPTAL)	• nausées • vomissements • hyponatrémie • asthénie • rash cutané	• céphalées • vertiges • diplopie • somnolence	• leucopénie • thrombopénie • hépatite • syndrome de Stevens-Johnson	• surveillance NFS et transaminases
Éthosuximide (ZARONTIN)	• nausées, vomissements	• ébriété • perturbation du sommeil • hyperactivité	• agranulocytose • syndrome de Stevens-Johnson • anémie aplasique	• surveillance NFS et transaminases

Médicaments	Effets indésirables			Prévention du risque médicamenteux
	Effets systémiques	Effets neurotoxiques (les plus fréquents)	Réactions idiosyncrasiques (rares et graves)	
Phénytoïne (DIHYDAN)	• hypertrophie gingivale • hirsutisme, rashs cutanés, acné, épaississement des traits du visage	• confusion mentale • diplopie • ataxie, dyskinésies • neuropathie (usage prolongé)	• agranulocytose • syndrome de Stevens-Johnson • anémie aplasique • insuffisance hépatique	• surveillance NFS et transaminases • adjonction systématique de vitamine D et d'acide folique • surveillance de l'hygiène de la bouche et de l'état des gencives
Vigabatrin (SABRIL)	• troubles gastro-intestinaux • prise de poids	• rétrécissement concentrique du champ visuel, somnolence, fatigue, vertiges, hallucination, agressivité		• surveillance ophtalmologique tous les 3 à 6 mois et examen au moindre signe : arrêt immédiat en cas de toxicité oculaire
Felbamate (TALOXA)	• nausées • vomissements • perte de poids anorexie	• étourdissements • insomnies • céphalées • vertiges • ataxie	• troubles sanguins nécessitant une surveillance étroite : aplasie médullaire, leucopénie, thrombopénie, insuffisance hépatique, hypersensibilité	• surveillance NFS et transaminases
Lamotrigine (LAMICTAL)	• nausées et rashs cutanés (8 premières semaines de traitement surtout)	• vertiges • somnolence • diplopie • agressivité • tics (enfant)	• syndrome de Stevens-Johnson • hypersensibilité	• surveillance attentive durant les 8 premières semaines (risques d'effets indésirables cutanés)

Médicaments	Effets indésirables			Prévention du risque médicamenteux
	Effets systémiques	Effets neurotoxiques (les plus fréquents)	Réactions idiosyncrasiques (rares et graves)	
Lamotrigine (LAMICTAL)				éviter des posologies initiales trop élevées ou une augmentation trop rapide des doses
Gabapentine (NEURONTIN)	• asthénie • céphalées • nausées, vomissements	• somnolence • vertiges • convulsions		
Phénobarbital (GARDENAL)	• ostéomalacie • rachitisme carentiel	• somnolence (adulte) • hyperactivité et insomnie chez l'enfant	• syndrome de Stevens-Johnson	• adjonction systématique de vitamine D chez l'enfant
Topiramate (EPITOMAX)	• troubles digestifs • perte de poids • lithiases urinaires	• troubles neuro-psychiatriques		• assurer une hydratation suffisante chez les sujets prédisposés aux néphrolithiases
Tiagabine (GABITRIL)	• diarrhées	• vertiges • fatigue et sédation • nervosité		
Prégabaline (LYRICA)	• prise de poids • dyspnée • constipation • diplopie • bouche sèche • œdèmes périphériques • troubles de la marche • troubles de l'érection • diminution de la libido	• somnolence • étourdissements • troubles de la mémoire • tremblements • dysarthrie • sensation d'ébriété		

Médicaments	Effets indésirables			Prévention du risque médicamenteux
	Effets systémiques	Effets neurotoxiques (les plus fréquents)	Réactions idiosyncrasiques (rares et graves)	
Zonisamide (ZONEGRAN)	• nausées • diarrhée • perte de poids • éruptions cutanées • diplopie • anorexie • lithiase urinaire	• somnolence • vertiges • confusion mentale • dépression • troubles mnésiques	• troubles hématologiques, syndrome de Stevens-Johnson, hépatite	• surveillance de la NFS et des enzymes hépatiques • hydratation du sujet
Lévétiracétam (KEPPRA)	• asthénie	• somnolence • vertiges	• troubles hématologiques • éruptions cutanées	• surveillance de la NFS
Lacosamide VIMPAT	• nausées • vomissements • constipation • prurit • asthénie • allongement possible de l'espace PR (à l'ECG)	• dépression • vertiges • céphalées • somnolence • troubles de la coordination • troubles de la mémoire • troubles de l'équilibre • diplopie • vision trouble		
Stiripentol DIACOMIT	• anorexie • perte de poids • nausées • vomissements • augmentation de la gamma-GT	• insomnie • agressivité • irritabilité • comportement opposant • somnolence • ataxie • hypotonie	• neutropénie sévère	• surveillance de la NFS avant instauration du traitement puis tous les 6 mois • surveillance de la courbe de croissance de l'enfant • surveillance de la fonction hépatique avant instauration du traitement puis tous les 6 mois

Médicaments	Effets indésirables			Prévention du risque médicamenteux
	Effets systémiques	Effets neurotoxiques (les plus fréquents)	Réactions idiosyncrasiques (rares et graves)	
Pérampanol FYCOMPA	• perte d'appétit • augmentation de l'appétit • nausées • dorsalgie	• sensation vertigineuse • somnolence • agressivité • anxiété • désorientation • troubles de l'équilibre • ataxie • vision trouble		

***Tableau II.425** - Interactions médicamenteuses des antiépileptiques – Niveaux contre-indications (CI) et associations déconseillées (AD)*

Médicaments antiépileptiques	Autres médicaments	Niveau	Mécanismes et conséquences
Antiépileptiques inducteurs enzymatiques			
Carbamazépine Phénytoïne Phénobarbital Primidone	• Saquinavir • Lopinavir, ritonavir	CI AD	• Diminution de l'efficacité des antiprotéases
	• Contraceptifs (œstroprogestatifs et progestatifs)	AD	• Diminution de l'efficacité contraceptive • Utiliser de préférence une autre méthode contraceptive
	• Voriconazole	CI	• Baisse d'efficacité de l'antifongique
Carbamazépine	• Clozapine	AD	• Risque de majoration des effets hématologiques graves
	• Dextropropoxyphène • Érythromycine (voie générale) • Isoniazide	AD	• Augmentation des concentrations plasmatiques de carbamazépine avec signes de surdosage • Surveillance clinique et réduction éventuelle de la posologie de carbamazépine

Médicaments antiépileptiques	Autres médicaments	Niveau	Mécanismes et conséquences
Carbamazépine	• Lithium	AD	• Risque de neurotoxicité ; les troubles sont réversibles à l'arrêt du traitement par le lithium
	• Tramadol	AD	• Diminution des concentrations plasmatiques de tramadol
Phénobarbital	• Ifosfamide	CI	• Risque de majoration de la neurotoxicité de l'anticancéreux
	• Alcool	AD	• Majoration de l'effet sédatif, éviter la prise de boissons alcoolisées
Oxcarbazépine	• IMAO non sélectifs	CI	
	• Contraceptifs oraux	AD	• Diminution de l'efficacité contraceptive • Utiliser de préférence une autre méthode contraceptive
	• Alcool	AD	• Majoration de l'effet sédatif • Éviter la prise de boissons alcoolisées
Phénytoïne et fosphénytoïne	• Chloramphénicol (voie générale) • Cimétidine ⩾ 800 mg/j • Disulfirame • Phénylbutazone • Sulfaméthoxazole	AD	• Surdosage en phénytoïne avec augmentation de ses effets indésirables • Surveillance clinique étroite, dosage des concentrations plasmatiques et adaptation posologique de la phénytoïne
	• Itraconazole	AD	• Risque d'inefficacité de l'itraconazole par augmentation de son métabolisme
Antiépileptiques non inducteurs enzymatiques			
Acide valproïque (valproate de sodium)	• Méfloquine	CI	• Risque de survenue de crises épileptiques par augmentation du métabolisme de l'acide valproïque et l'effet convulsivant de la méfloquine
	• Lamotrigine	AD	• Risque majoré de réactions cutanées graves et augmentation des concentrations plasmatiques de lamotrigine
Lamotrigine	• Acide valproïque	AD	• Risque majoré de réactions cutanées graves et augmentation des concentrations plasmatiques de lamotrigine

Médicaments antiépileptiques	Autres médicaments	Niveau	Mécanismes et conséquences
Topiramate	• Œstroprogestatifs (contraceptifs)	AD	• Diminution de l'efficacité contraceptive • Utiliser de préférence une autre méthode contraceptive
Benzodiazépines	Alcool	AD	• Majoration de l'effet sédatif, éviter la prise de boissons alcoolisées
Stiripentol	• Ergotamine • Dihydroergotamine	AD	• Ergotisme avec possibilité de nécrose des extrémités
	• Cisapride • Halofantrine • Pimozide • Quinidine • Bépridil	AD	• Accroissement du risque de troubles du rythme cardiaque (torsades de pointe)
	• Immuno-suppresseurs : tacrolimus, ciclosporine, sirolimus	AD	• Augmentation des concentrations sanguines des immunosuppresseurs et de leurs effets indésirables
	• Statines : atorvastatine, simvastatine...	AD	• Augmentation du risque d'effets indésirables tels qu'une rhabdomyolyse
Pérampanel	• Carbamazépine • Oxcarbazépine • Phénytoïne	AD	• Diminution des concentrations plasmatiques du pérampanel d'un facteur 2 à 3

Note : les neuroleptiques et certains antidépresseurs peuvent favoriser les crises d'épilepsie chez les patients équilibrés.

De très nombreuses interactions médicamenteuses concernent les antiépileptiques. Elles correspondent à des modifications des concentrations plasmatiques de l'un ou l'autre des médicaments associés.

Inducteurs enzymatiques :
- carbamazépine,
- phénobarbital,
- phénytoïne.

Ils exercent une action puissante sur les enzymes microsomiales du système du cytochrome P450 et, à un moindre degré, des enzymes de conjugaison ; il s'ensuit une baisse du taux plasmatique et de l'efficacité de nombreux médicaments qui leur sont associés (voir *tableau II.425* pour les principales d'entre elles de niveau association contre-indiquée ou déconseillée).

Inhibiteurs enzymatiques

Valproate de sodium.

Tableau II.426 - Précautions d'emploi des antiépileptiques

• Le sevrage aux barbituriques et benzodiazépines doit s'opérer lentement. • Attention aux risques de somnolence et de vertiges décrits pour de nombreux antiépileptiques chez les conducteurs ou utilisateurs de machines dangereuses. • Grossesse et allaitement (voir « *Épilepsie et grossesse* », p. 1330). Les antiépileptiques barbituriques et non barbituriques classiques peuvent être utilisés sous réserve de certaines précautions. Les benzodiazépines sont à éviter au cours du 1er trimestre de grossesse, ainsi qu'au 3e trimestre pour les fortes doses. Il existe moins de données disponibles pour les antiépileptiques récents (vigabatrine, felbamate, gabapentine, topiramate, tiagabine) qui sont soit déconseillés ou contre-indiqués, soit utilisables sous surveillance particulière. L'allaitement est généralement déconseillé quel que soit l'antiépileptique utilisé. • Des précautions d'emploi avec diminution éventuelle de la posologie sont à prendre en cas d'insuffisance hépatique ou rénale, ainsi que chez les sujets âgés ou éthyliques pour la plupart des antiépileptiques. • Les précautions d'emploi liées aux associations médicamenteuses présentant des risques sont extrêmement nombreuses et exigent une attention toute particulière du médecin.	
Précautions d'emploi des antiépileptiques les plus prescrits	
Acide valproïque	• Faire NFS, plaquettes et bilan hépatique préalablement puis régulièrement ; arrêt du traitement en cas d'altération persistante du bilan hépatique ou d'hépatite ; diminuer la posologie en cas d'insuffisance rénale. • Grossesse : faire un bilan de la coagulation chez la mère avant l'accouchement et chez le nouveau-né.
Lamotrigine	• Respecter strictement les contre-indications et les paliers pour l'adaptation des doses. • Éviter sauf nécessité l'association au valproate de sodium. • Surveiller les patients pendant les 4 à 8 premières semaines : arrêter immédiatement le traitement en cas d'éruption cutanée. En cas d'arrêt de traitement, réduire si possible progressivement la posologie sur une période de 2 semaines pour éviter une recrudescence des crises.
Carbamazépine	• Bilan hépatique et hémogramme préalables puis réguliers. À utiliser avec prudence chez le sujet âgé, en cas d'adénome prostatique, d'insuffisance cardiaque, hépatique ou rénale. • Possibilité de syndrome hémorragique chez le nouveau-né : prévention par l'apport systémique de vitamine K à la mère durant le mois précédant l'accouchement et au nouveau-né pendant 1 semaine.

Oxcarbazépine	• Bilan préalable hépatique et rénal, hémogramme, natrémie, puis régulièrement : restriction hydrique ou diminution des doses ou arrêt en cas d'hyponatrémie, d'hépatite, de réaction allergique, ou autre effet indésirable grave. • Utilisation prudente en cas d'insuffisance cardiaque, de troubles de la conduction.
Gabapentine	• Utiliser avec prudence chez les conducteurs et utilisateurs de machines (somnolence et vertiges), les sujets ayant des absences (pas d'efficacité sur les absences, qu'elle peut même aggraver) et en cas de troubles psychiques avec idées suicidaires. • Insuffisance rénale : réduire la posologie. • En cas d'interruption nécessaire, réduire les doses sur une semaine pour éviter un syndrome de sevrage.
Éthosuximide	• Surveiller régulièrement l'hémogramme et les fonctions rénale et hépatique. • La dose efficace sera atteinte par paliers, en commençant par 250 mg/j chez l'enfant de moins de 6 ans ou 500 mg/j chez l'enfant de plus de 6 ans et l'adulte, puis en augmentant la posologie de 250 mg tous les 4 à 7 jours, sans dépasser 30 mg/kg/j chez l'enfant et 20 mg/kg/j chez l'adulte. • Associer un autre antiépileptique actif en cas d'absences associées à des crises de grand mal épileptique ou d'épilepsie partielle.
Topiramate	• Utiliser avec prudence chez les conducteurs et utilisateurs de machines. • En cas d'insuffisance rénale, réduire la posologie de 50 %.
Lévétiracétam	• Réduire la posologie en cas d'insuffisance rénale. • Utiliser à doses progressives. • Utiliser avec prudence chez les conducteurs et utilisateurs de machines.
Vigabatrine	• Surveillance ophtalmologique (dont le champ visuel) tous les 3 à 6 mois, avec examen ophtalmologique au moindre signe : arrêt immédiat en cas de toxicité oculaire. • Utiliser avec prudence chez les conducteurs et utilisateurs de machines et en cas d'antécédents psychiatriques. • Insuffisance rénale et sujet âgé : utiliser à doses très progressives surtout si clairance de la créatinine < 60 ml /min.
Tiagabine	• Bilan hépatique préalable avec NFS et plaquettes, puis régulièrement. • Insuffisance hépatique légère à modérée : réduire les doses ou espacer les prises. • Utiliser avec prudence en cas d'antécédents psychiatriques (anxiété, dépression), et chez les conducteurs et utilisateurs de machines. • Ne pas arrêter brutalement le traitement mais si possible sur 2 semaines, pour éviter une recrudescence des crises.

Lacosamide	• Les sensations vertigineuses associées au traitement peuvent augmenter le risque de survenue de blessure ou de chute accidentelle ; ne pas effectuer d'efforts physiques sans précaution • Prudence chez les patients ayant des cardiopathies sévères, notamment infarctus du myocarde ou insuffisance cardiaque • Les patients devront être suivis pour des comportements suicidaires et un traitement approprié devra être considéré
Stiripentol	• Surveiller l'hémogramme et la fonction hépatique avant l'instauration du traitement et tous les 6 mois • La courbe de croissance de l'enfant doit être surveillée lors d'un traitement associant stiripentol, clobazam et valproate de sodium • La poudre pour suspension buvable contient de l'aspartam, source de phénylalanine, et peut être nocive chez les sujets phénylcétonuriques • Les patients présentant un syndrome de malabsorption du glucose et du galactose ne doivent pas prendre ce médicament
Pérampanel	• Aux doses de 12 mg/j, le pérampanel peut diminuer l'efficacité des contraceptifs hormonaux contenant des progestatifs. Dans ce cas, il convient d'utiliser une méthode de contraception non hormonale supplémentaire • En cas de comportement agressif, la posologie doit être diminuée et le traitement arrêté si les symptômes sont graves • Risque accru de chutes, surtout chez les sujets âgés • Des idées suicidaires peuvent survenir. Une surveillance doit permettre de déceler les signes de comportement suicidaire • En cas d'arrêt de traitement, celui-ci doit être progressif afin de réduire le risque de crise d'épilepsie par effet rebond
Précautions d'emploi lors d'associations médicamenteuses des anticonvulsivants inducteurs enzymatiques (carbamazépine, phénytoïne, fosphénytoïne, phénobarbital, primidone) avec :	
• Doxycycline • Œstrogènes non contraceptifs • Glucocorticoïdes (sauf hydrocortisone en traitement substitutif) • Inhibiteurs de protéases • Itraconazole • Ivabradine • Métronidazole • Minéralocorticoïdes • Montelukast • Posaconazole • Tiagabine	• Diminution des concentrations plasmatiques du médicament associé et baisse de son efficacité : surveillance clinique et adaptation éventuelle de la posologie de celui-ci

Antiarythmiques de classe IA	• Diminution des concentrations plasmatiques et de l'efficacité du médicament associé : surveillance clinique, ECG, contrôle des concentrations plasmatiques ; si besoin, adaptation posologique du médicament associé pendant le traitement anticonvulsivant inducteur et après son arrêt
Propafénone	• Diminution des concentrations plasmatiques de la propafénone : surveillance clinique et ECG ; s'il y a lieu, adaptation posologique de la propafénone pendant l'association et après l'arrêt de l'inducteur
Antivitamines K	• Diminution (ou rarement augmentation avec la phénytoïne) de l'effet de l'antivitamine K : contrôle plus fréquent de l'INR et adaptation éventuelle de la posologie de l'antivitamine K
Deferasirox	• Risque de diminution des concentrations plasmatiques du deferasirox : surveiller la ferritinémie et, si besoin, adapter la posologie du deferasirox
Fentanyl	• Diminution des concentrations plasmatiques du fentanyl : préférer un autre morphinique
Hormones thyroïdiennes	• Risque d'hypothyroïdie clinique chez les patients hypothyroïdiens : surveillance des concentrations sériques de T3 et T4 et adaptation si besoin de la posologie des hormones thyroïdiennes
Stiripentol	• Augmentation des concentrations plasmatiques de l'anticonvulsivant avec risque de surdosage : surveillance clinique et dosage plasmatique, lorsque cela est possible, de l'anticonvulsivant et adaptation éventuelle de sa posologie
Théophylline	• Diminution des concentrations plasmatiques de la théophylline : surveillance clinique et, si besoin, dosage de la théophyllinémie, avec adaptation éventuelle de la posologie de la théophylline

Tableau II.427 - Contre-indications des antiépileptiques

Ensemble des antiépileptiques	• hypersensibilité au produit • certaines associations médicamenteuses
Antiépileptiques barbituriques	• porphyries • insuffisance respiratoire sévère
Benzodiazépines	• insuffisance respiratoire sévère • syndrome d'apnée du sommeil • insuffisance hépatique sévère (risque de survenue d'une encéphalopathie) • myasthénie

Carbamazépine	• bloc auriculo-ventriculaire • antécédents d'hypoplasie médullaire • antécédents de porphyrie aiguë intermittente
Acide valproïque ou valproate de sodium	• hépatite aiguë ou chronique • antécédent familial d'hépatite sévère
Felbamate	• troubles hématologiques • troubles hépatiques
Lamotrigine	• enfant de moins de 2 ans • insuffisance hépatique sévère
Tiagabine	• insuffisance hépatique sévère
Lacosamide	• hypersensibilité au produit, à l'arachide ou au soja • blocs auriculo-ventriculaires du 2e ou du 3e degré
Stiripentol	• hypersensibilité au produit ou à l'un des excipients • antécédents de psychose sous forme d'épisodes délirants
Pérampanel	• hypersensibilité au produit ou à l'un des excipients

Administration et conseils au patient

Objectifs du traitement médicamenteux

La prise en charge consiste à supprimer ou diminuer la fréquence ou la sévérité des crises d'épilepsie ou seulement de modifier l'allure de la crise ou les composants psychiques qui peuvent accompagner la maladie épileptique, et ce avec un minimum d'effets indésirables.

Le maintien du mode de vie et l'intégration scolaire et sociale doivent être aussi normaux que possible en limitant le retentissement des crises sur bon nombre d'activités de la vie quotidienne : conduite automobile, activité professionnelle, sport, contraception, grossesse...

Plan de prise et modalités d'administration

- La posologie est fixée en fonction de l'âge, du poids du patient et des effets observés; elle est susceptible d'être modifiée en cours de traitement.
- Administrer ces médicaments en respectant le nombre de prises quotidiennes; ne pas augmenter ou diminuer la dose de médicaments prescrite.
- La prise du médicament doit être régulière et maintenue. Les prises sont généralement fixées aux heures de repas pour éviter les oublis et limiter les troubles gastro-intestinaux.
- Lors d'un oubli, la prise peut avoir lieu quelques heures plus tard (à midi, si la prise du matin a été oubliée). Au-delà, la prise peut être augmentée partiellement mais seulement après l'avis préalable du médecin.
- Le nombre de prises est limité à 2 par jour et éventuellement à 1 par jour pour les formes à libération prolongée.

Observance du traitement

- Le médecin doit s'assurer de l'entière collaboration du patient et de son entourage, une condition *sine qua non* de l'observance du traitement. La bonne observance du traitement conditionne son efficacité, c'est-à-dire la réduction du risque de récidives des crises.
- Avant toute prescription, un accord éclairé du patient et/ou des parents (dans le cas des enfants) doit être obtenu, après une explication aussi claire que possible de la maladie et des enjeux du traitement :
  - les posologies doivent être rappelées ;
  - le calendrier des examens biologiques doit être respecté ;
  - le patient doit éviter toute automédication, notamment l'aspirine, les AINS et le millepertuis ;
  - le risque d'interaction entre les médicaments antiépileptiques et les autres traitements (contraception hormonale,

antibiotiques...) doit être connu ; l'introduction d'un nouveau médicament peut perturber l'équilibre plasmatique des antiépileptiques dont la marge thérapeutique est étroite, du fait de leurs effets inducteur ou inhibiteur enzymatique.

- Le patient ne doit pas interrompre son traitement sans avis médical au risque de voir réapparaître brusquement les convulsions.

Surveillance de l'efficacité et de la tolérance

- Le dosage des taux sanguins d'antiépileptiques est utile :
  - en cas de récidive de crises pour permettre d'ajuster la posologie et de vérifier l'observance ;
  - en cas d'effets indésirables pour réduire la posologie ;
  - en cas de polythérapie et de risques d'interactions médicamenteuses.
- Les antiépileptiques possèdent des effets indésirables connus ce qui nécessite une surveillance clinique et biologique régulière (NFS et transaminases). Les effets neurotoxiques sont les plus fréquents. Des réactions idiosyncrasiques rares mais parfois graves se retrouvent avec tous les antiépileptiques.
- Vérifier que le patient n'a pas présenté d'antécédents d'hypersensibilité à un type particulier d'anticonvulsivants.
- Prévoir l'administration de vitamine K aux femmes enceintes traitées par un antiépileptique inducteur enzymatique (phénobarbital, carbamazépine, oxcarbazépine, phénytoïne, fosphénytoïne, primidone) un mois avant l'accouchement afin de prévenir les hémorragies chez le nouveau-né. Cette administration se poursuit chez l'enfant pendant la première semaine de sa vie.
- Prévoir l'adjonction systématique de vitamine D2 et d'acide folique (pour prévenir le rachitisme et éviter l'anémie) dans le cas de traitement de longue durée par les antiépileptiques inducteurs enzymatiques.

Conseils hygiéno-diététiques

Certains facteurs sont susceptibles de diminuer le nombre de crises :

- la pratique d'un sport adapté est conseillée. Certains sports sont toutefois à éviter du fait des risques encourus en cas de crises (plongée sous-marine, sports aériens, escalade, natation en solitaire...).
- La consommation de boissons alcoolisées et de médicaments contenant de l'alcool est à éviter ; un verre de vin de temps à autre n'est pas considéré comme délétère.
- Une durée de sommeil satisfaisante, des heures de coucher et de réveil régulières sont à respecter, la privation de sommeil étant un facteur favorisant la survenue des crises.

Autres conseils au patient

- Recommander au patient le port d'une carte mentionnant le diagnostic d'épilepsie, le traitement en cours, les coordonnés du médecin à joindre en cas d'urgence, ainsi que des conseils pratiques sur la conduite à tenir en cas de crises.
- Ne pas entreprendre des tâches dangereuses requérant vigilance et coordination ou conduire un véhicule motorisé sans avis médical. Les antiépileptiques causent fréquemment, en début de traitement, de la somnolence, des étourdissements ou des vertiges ; ces troubles sont en général de courte durée.
- Inciter le patient à informer son médecin des antécédents de troubles hépatiques, rénaux ou d'hypersensibilité à certains médicaments.
- Une patiente épileptique désirant un enfant ou souhaitant prendre un contraceptif doit en informer son médecin. Les contraceptifs oraux ont une activité diminuée par l'effet inducteur enzymatique de certains antiépileptiques. Choisir de préférence une contraception mécanique ou un dispositif intra-utérin.

- Insister sur la nécessité de maintenir un mode de vie et une intégration scolaire et sociale aussi normaux que possible.
- En cas de risque de survenue de crises épileptiques à l'école, une information adaptée doit être faite auprès de l'équipe enseignante et un protocole d'accueil individualisé peut faciliter l'intégration.

Antiparkinsoniens

NOTIONS ESSENTIELLES

- La maladie de Parkinson est la maladie dégénérative la plus fréquente en pathologie neurologique, associant à des degrés variables akinésie, hypertonie musculaire et tremblement de repos. On observe une destruction des neurones dopaminergiques reliant la substance noire (locus niger) au striatum, intervenant normalement dans le contrôle des neurones cholinergiques. Il en résulte un déficit en dopamine et un excès d'acétylcholine. Le traitement vise donc soit à compenser la carence en dopamine, soit à réduire la stimulation cholinergique.
- Dans la phase initiale de la maladie, l'abstention thérapeutique est souhaitable tant qu'il n'existe pas de gêne fonctionnelle trop importante. Lorsque les premiers tremblements apparaissent, il est possible de faire appel aux anticholinergiques (s'il n'y a pas de contre-indication à leur emploi). Dans un tableau akinéto-hypertonique modéré et peu invalidant, le traitement fait appel à un agoniste dopaminergique, à la sélégiline, à l'amantadine ou à la lévodopa à la dose la plus faible possible (par paliers progressifs).
- Dans les phases plus évoluées, invalidantes, on doit recourir à la lévodopa seule ou en association à un agoniste dopaminergique. La dopathérapie présente fréquemment, après quelques années de traitement, des complications motrices :
  - fluctuations motrices (akinésie de fin de dose et phénomènes *on/off*) : celles-ci peuvent être réduites par un fractionnement des doses (augmentation de fréquence des prises), une augmentation de posologie, l'association à un agoniste dopaminergique dans les cas d'états *off*, l'utilisation de

formes à libération prolongée, voire l'injection sous-cutanée d'apomorphine en cas de blocage sévère ;

- dyskinésies et dystonies (mouvements anormaux involontaires) : elles nécessitent des stratégies thérapeutiques adaptées à chaque cas (diminution et fractionnement de la posologie quotidienne par exemple, en cas de dyskinésie de milieu de dose).

- D'autres effets indésirables sont possibles : troubles digestifs (nausées et vomissements), hypotension orthostatique, troubles psychiques et dépression. Les anticholinergiques exposent à des troubles atropiniques (sécheresse buccale, mydriase, rétention d'urine, constipation, etc.), les rendant difficilement utilisables chez les sujets âgés.

GÉNÉRALITÉS

Rappels de physiopathologie

La dopamine est le neurotransmetteur de la voie nigrostriée dont le point de départ est le *locus niger* et qui aboutit au striatum (putamen et noyau caudé). La dopamine libérée par les neurones nigrostriés inhibe les neurones striataux cholinergiques.

Les syndromes parkinsoniens résultent d'une réduction importante de l'activité des neurones dopaminergiques de la substance noire. Cette réduction résulte :

- soit d'une dégénérescence massive de ces neurones, d'étiologie inconnue, il s'agit de la maladie de Parkinson : les neurones nigrostriés sont donc moins nombreux, ce qui réduit la sécrétion de dopamine. L'effet inhibiteur de cette dernière sur les neurones striataux s'exerce dans une moindre mesure, ce qui engendre un excès d'acétylcholine, responsable des signes parkinsoniens ;
- soit d'un blocage des récepteurs dopaminergiques postsynaptiques, comme dans le syndrome parkinsonien des neuroleptiques. Dans ce cas, il n'y a pas d'anomalie des neurones nigrostriés et donc pas de déficit en dopamine ; mais cette dernière ne peut pas agir sur le neurone striatal, bloqué par le neuroleptique. De ce fait, la sécrétion d'acétylcholine n'est pas inhibée et l'excès qui en résulte entraîne les signes parkinsoniens.

Le principal mécanisme physiopathologique de la maladie est donc un déséquilibre du couple dopamine-acétylcholine. L'objectif thérapeutique est de rétablir une neurotransmission aussi normale que possible soit par l'apport de lévodopa précurseur de la dopamine, soit en agissant sur l'hypercholinergie.

Symptômes et évolution de la maladie

Le syndrome parkinsonien est une combinaison variable des quatre troubles moteurs : tremblement de repos, hypertonie (ou rigidité), akinésie, troubles de la marche et de la posture.

Principaux symptômes

Troubles moteurs

TREMBLEMENT DE REPOS

Il s'agit d'un tremblement de repos qui est atténué ou disparaît lors des mouvements volontaires et du maintien de l'attitude.

AKINÉSIE

C'est une réduction de la motricité automatique et volontaire en l'absence de toute paralysie.

Elle se traduit par une difficulté ou un retard à la mise en route du mouvement volontaire et par une lenteur des gestes. Peu à peu, le malade devient économe de ses mouvements (visage inexpressif, parole lente et monotone).

L'akinésie concerne les mouvements automatiques :
- le balancement des membres supérieurs à la marche est diminué ;
- les gestes spontanés sont rares.

La motricité volontaire des membres est perturbée :
- lenteur des gestes ;
- les mouvements alternatifs rapides (battre la mesure avec un pied, etc.) sont mal effectués, les gestes fins maladroits ;
- l'écriture est souvent modifiée ;
- le patient a du mal à se lever de sa chaise, à se retourner dans son lit.

RIGIDITÉ OU HYPERTONIE

La rigidité musculaire peut être à l'origine de douleurs cervicales, lombaires et des membres supérieurs. Elle oppose une résistance continue à la mobilisation passive d'un segment de membre ; elle peut céder par petits à-coups : c'est le phénomène de la roue dentée.

Ces symptômes sont directement liés à la lésion du système dopaminergique nigrostrial ; ils répondent donc bien au traitement dopaminergique.

TROUBLES DE LA MARCHE ET DE L'ÉQUILIBRE

Ils sont caractérisés par un besoin impérieux de se lever et de marcher (acathisie), une marche avec un corps penché en avant et la perte du ballant des bras, une instabilité posturale pouvant entraîner des chutes ; la tête est penchée en avant, le dos est courbé.

AUTRES SYMPTÔMES

- Troubles psychiques avec anxiété et dépression. Des hallucinations visuelles peuvent se voir au cours de l'évolution et sont le plus souvent liées aux traitements.
- Détérioration intellectuelle.
- Troubles végétatifs : hypersécrétion sébacée, hypersialorrhée (écoulement de la salive), hypotension orthostatique, constipation, troubles mictionnels avec mictions impérieuses. Ces symptômes résultent de la dégénération de systèmes non dopaminergiques : ils ne réagissent pas à la lévodopa et viennent grever le pronostic.

Évolution de la maladie

On peut schématiquement distinguer deux périodes :

- pendant les premières années qui suivent l'installation du traitement antiparkinsonien, le malade reprend une vie normale ;
- puis survient le déclin. Deux types de complications apparaissent :
  - liées au traitement dopaminergique : complications motrices avec fluctuations d'efficacité du traitement, se traduisant par la réapparition des symptômes parkinsoniens et l'apparition de dyskinésies (mouvements anormaux involontaires), complications psychiatriques pouvant aller de simples hallucinations à de véritables délires ;
  - indépendantes du traitement, sans doute liées au développement de lésions non dopaminergiques : troubles de l'équilibre, de la déglutition, dysarthrie (difficulté de la parole due à une paralysie ou à un spasme des organes de la phonation) et altérations cognitives.

Classification des antiparkinsoniens

Les principes du traitement consistent à réduire l'hyperactivité cholinergique, soit en activant la transmission dopaminergique, soit en bloquant la transmission cholinergique.

Le traitement n'agit pas sur le processus dégénératif dont la cause est inconnue. Il n'est que substitutif et symptomatique.

Médicaments dopaminergiques

Lévodopa et inhibiteurs de la décarboxylase

La dopamine ne franchissant pas la barrière hématoencéphalique, c'est son précurseur, la lévodopa, qui est utilisée. Une fois la barrière franchie, la lévodopa est transformée en dopamine sous l'action de la dopadécarboxylase présente dans les neurones dopaminergiques restants.

La décarboxylation périphérique de la lévodopa en dopamine est toutefois à l'origine d'effets indésirables périphériques (nausées, vomissements, hypotension artérielle ou troubles du rythme).

C'est pourquoi il convient d'associer à la lévodopa un inhibiteur de la dopadécarboxylase (bensérazide ou carbidopa) qui, ne franchissant pas la barrière hématoméningée, ne réduit que la décarboxylation périphérique de la lévodopa en dopamine :

- lévodopa + inhibiteurs de la décarboxylase (MODOPAR, SINEMET).

Inhibiteurs du catabolisme de la dopamine : IMAO de type B

La rasagiline et la sélégiline inhibent l'enzyme qui dégrade normalement la dopamine libérée dans la synapse (la monoamine oxydase B). Associée à la lévodopa, elle permet d'améliorer les fluctuations d'activité chez plus de 50 % des parkinsoniens :

- sélégiline : DEPRENYL, OTRASEL ;
- rasagiline : AZILECT.

Inhibiteurs de la catécholméthyltransférase : ICOMT

La tolcapone et l'entacapone agissent en ralentissant le catabolisme de la lévodopa au niveau périphérique, ce qui permet d'en augmenter les quantités au niveau du cerveau :

- entacapone : COMTAN ;
- tolcapone : TASMAR.

Agonistes dopaminergiques

Ce sont des analogues synthétiques de la dopamine qui se fixent directement sur les récepteurs dopaminergiques ; ils exercent leur action freinatrice sur les neurones striataux, compensant le déficit en dopamine.

On distingue :

- les dérivés de l'ergot de seigle :
  - bromocriptine (PARLODEL, BROMO-KIN),
  - lisuride (DOPERGINE, AROLAC),
  - pergolide (CELANCE) ;
- les dérivés non ergotés :
  - amantadine (MANTADIX),
  - apomorphine (APOKINON),
  - piribédil (TRIVASTAL),
  - pramipexole (SIFROL),
  - ropinirole (REQUIP).

Médicaments anticholinergiques (ARTANE, PARKINANE, AKINETON, LEPTICUR)

Ils diminuent l'excès d'acétylcholine produite par le neurone striatal libéré de son frein physiologique (dopamine). Ils peuvent être associés avec les autres médicaments dopaminergiques dans les formes les plus avancées, bien qu'ils s'adressent essentiellement aux formes débutantes trémulantes.

PRINCIPAUX MÉDICAMENTS – POSOLOGIES

***Tableau II.428** - Antiparkinsoniens dopaminergiques (Liste I)*

DCI	Spécialités	Présentations	Posologies
Lévodopa + inhibiteur de la décarboxylase			
Lévodopa + bensérazide	MODOPAR 62,5 MODOPAR 125 MODOPAR 250 MODOPAR dispersible 125	gél. 50 mg/12,5 mg gél. 100 mg/25 mg gél. 200 mg/50 mg comp. séc. p. susp. buv. 100 mg/25 mg	*à dose progressive par paliers hebdomadaires de 125 mg* : 125 mg 2 fois/j puis jusqu'à 3 gél. 250 mg/j en 3 ou 4 prises en dehors des repas

DCI	Spécialités	Présentations	Posologies
	LEVODOPA BENSERAZIDE	gél. 50 mg/ 12,5 mg gél. 100 mg/ 25 mg gél. 200 mg/ 50 mg	
Lévodopa + bensérazide	MODOPAR LP 125	gél. LP 100 mg/ 25 mg	la forme LP est destinée aux parkinsoniens ayant des fluctuations d'activité le passage du MODOPAR au MODOPAR LP s'effectue d'un jour à l'autre en respectant la même posologie et la même fréquence d'administration la posologie est ensuite adaptée par paliers de 2 à 3 jours, une posologie apportant jusqu'à 50 % de lévodopa en plus peut être nécessaire
Lévodopa + carbidopa	SINEMET	comp. séc. 100 mg/10 mg comp. séc. 250 mg/25 mg	*à dose progressive* : 125 mg 2 fois/j augmentation par paliers de 125 mg tous les jours ou tous les 2 jours jusqu'à 3 à 8 comp. à 250 mg en 3 ou 4 prises
	CARBIDOPA LEVODOPA	comp. séc. 10 mg/ 100 mg 25 mg/250 mg	
	SINEMET LP	comp. LP 100 mg/ 25 mg comp. LP 200 mg/ 50 mg	la forme LP est destinée aux parkinsoniens ayant des fluctuations d'activité le passage à la forme LP se fait d'un jour à l'autre à la même posologie mais en augmentant l'intervalle des prises de 30 à 50 % la posologie est ensuite adaptée par paliers de 2 à 3 jours, une posologie apportant jusqu'à 30 % de lévodopa en plus peut être nécessaire
	CARBIDOPA LEVODOPA LP	comp. LP 25 mg/ 100 mg 50 mg/200 mg	
	DUODOPA	gel intestinal 20 mg/mL 5 mg/mL	administration par sonde duodénale (gastrostomie) à l'aide d'une pompe portable

DCI	Spécialités	Présentations	Posologies
Lévodopa + inhibiteur de la décarboxylase et de la COMT			
Lévodopa + carbidopa + entacapone (200 mg)	STALEVO	comp. 50 mg/ 12,50 mg comp. 75 mg/ 18,75 mg comp. 100 mg/ 25 mg comp. 125 mg/ 31,25 mg comp. 150 mg/ 37,50 mg comp. 175 mg/ 43,75 mg comp. 200 mg/ 50 mg	formes destinées aux parkinsoniens ayant des fluctuations motrices de fin de dose non stabilisées par l'association lévodopa + carbidopa
Agonistes dopaminergiques (Liste I)			
Agonistes dopaminergiques dérivés de l'ergot de seigle			
Bromocriptine	BROMO-CRIPTINE PARLODEL	comp. séc. 2,5 mg gél. 5 mg gél. 10 mg gél. 5 mg gél. 10 mg	*maladie de Parkinson* : 1,25 mg le 1er jour au repas du soir 2,50 mg le 2e jour puis augmentation par paliers de 2,5 mg tous les 3 à 7 j jusqu'à 20 à 40 mg/j en moyenne en 3 ou 4 prises
Lisuride	DOPERGINE	comp. séc. 0,2 mg comp. séc. 0,5 mg	*maladie de Parkinson, à dose progressive* : 0,1 mg le soir, puis augmentation par paliers de 0,1 mg/semaine jusqu'à la posologie efficace (0,8 à 5 mg/j) en 3 à 4 prises au moment des repas *hyperprolactinémie et inhibition de la montée de lait* : 0,1 mg le 1er jour le soir, puis 0,1 mg midi et soir le 2e jour, puis 0,1 mg 3 fois/j au cours des repas
Agonistes dopaminergiques non ergotés			
Amantadine	MANTADIX	caps. 100 mg	*monothérapie* : 200 mg/j jusqu'à 400 mg/j en prises fractionnées *association avec la lévodopa* : 1 à 2 caps./j

DCI	Spécialités	Présentations	Posologies
Apomorphine	APOKINON	• stylos injecteurs préremplis 30 mg/3 mL (contenant des sulfites) • amp. inj. 5 mg/mL • amp. inj. 10 mg/mL	*voie SC* : dose test de 1 mg administration discontinue de 20 µg/kg si inefficacité, augmentation par paliers de 1 mg jusqu'à obtention d'un effet de déblocage perfusion SC continue par pompe portable de 1 mg/heure, à adapter selon les résultats
Piribédil	TRIVASTAL TRIVASTAL LP TRIVASTAL inj.	comp. 20 mg comp. LP 50 mg sol. inj. 3 mg/mL	*en complément de la dopathérapie* : 4 à 7 comp./j en 3 à 5 prises en fin de repas la forme LP s'utilise en monothérapie, à raison de 3 à 5 comp./j à dose progressive en fin de repas
Pramipexole	SIFROL PRAMIPEXOLE OPRYMEA	comp. séc. 0,18 mg comp. séc. 0,70 mg comp. séc. 0,18 mg	en 3 prises aux repas : 0,09 mg 3 fois/j la 1re semaine 0,18 mg 3 fois/j la 2e semaine 0,36 mg 3 fois/j la 3e semaine puis si besoin augmentation par paliers de 0,54 mg/semaine jusqu'à la dose optimale, sans dépasser 3,3 mg/j
	SIFROL LP OPRYMEA LP	comp. 0,26 mg LP comp. 0,52 mg LP comp. 1,05 mg LP comp. 2,10 mg LP	en une seule prise par jour : 0,26 mg/j la 1re semaine 0,52 mg/j la 2e semaine 1,05 mg/j la 3e semaine puis si besoin augmentation par paliers de 0,52 mg/semaine jusqu'à la dose optimale, sans dépasser 4,2 mg/j
Ropinirole	REQUIP ROPINIROLE ADARTREL REQUIP LP ROPINIROLE LP	comp. 0,25 mg comp. 0,50 mg comp. 1 mg comp. 2 mg comp. 5 mg comp. 0,25 mg comp. 0,50 mg comp. 2 mg comp. 2 mg LP comp. 4 mg LP comp. 8 mg LP	*monothérapie et 1re intention* dose initiale : 0,25 mg 3 fois/j au cours des repas pendant 1 semaine puis augmentation par paliers de 0,25 mg 3 fois/j et par semaine jusqu'à la posologie de 1 mg 3 fois/j la posologie optimale (3 à 9 mg/j, voire jusqu'à 24 mg/j) est ensuite atteinte par paliers de 0,5 à 1 mg par semaine (max. 24 mg/j)

DCI	Spécialités	Présentations	Posologies
Rotigotine *Conserver de + 2 à + 8 °C*	NEUPRO transdermique	dispositifs transdermiques 2 mg/j, 4 mg/j, 6 mg/j, 8 mg/j	nouveau dispositif toutes les 24 heures : débuter à 2 mg et augmenter de 2 mg toutes les semaines (dose max. : 16 mg/semaine)
Inhibiteur de la catécholméthyltransférase (ICOMT) (Liste I)			
Entacapone	COMTAN ENTACAPONE	comp. 200 mg	*en adjuvant de la dopathérapie* : 1 comp. avec chaque dose de lévodopa sans dépasser 200 mg 10 fois/j (soit 2 000 mg/j) peut permettre une réduction de 100 mg de lévodopa pour 24 heures
Tolcapone (médicament à prescription restreinte nécessitant une surveillance particulière)	TASMAR	comp. pelliculés 100 mg	**AD** : 100 mg 3 fois/j en association avec lévodopa + bensérazide ou lévodopa + carbidopa
IMAO de type B (Liste I)			
Sélégiline	DEPRENYL SELEGILINE OTRASEL	comp. séc. 5 mg comp. 5 mg lyoc 1,25 mg	*monothérapie ou en association à la lévodopa* : 2,5 à 10 mg/j en 1 ou 2 prises (le matin et à midi) **AD** : 1 comp./j le matin, 5 minutes avant le petit déjeuner
Rasagiline	AZILECT	comp. 1 mg	**AD** : 1 mg/j le matin en monothérapie ou en association à la lévodopa chez les patients ayant des fluctuations de fin de dose

Antiparkinsoniens	Indications d'AMM
Inhibiteurs de la COMT • Entacapone	• adjuvant des traitements standard par lévodopa + inhibiteur de la décarboxylase • en cas de fluctuations motrices de fin de dose
• Tolcapone	• maladie de Parkinson avec des fluctuations motrices, en association à la lévodopa et à un inhibiteur de la décarboxylase, en cas de non-réponse ou d'intolérance à d'autres inhibiteurs de la COMT
Agonistes dopaminergiques • Bromocriptine	• maladie de Parkinson seule ou associée à lévodopa association en cours d'évolution de la maladie si : - fluctuations de l'effet de la dopathérapie - inefficacité d'emblée de la dopathérapie
• Piribédil	• monothérapie ou association d'emblée ou secondairement à la lévodopa (formes tremblantes essentiellement)
• Lisuride	• association précoce à la dopathérapie pour diminuer les doses et retarder l'apparition des fluctuations d'efficacité et des mouvements anormaux • association en cours d'évolution de la maladie lorsque l'effet de la dopathérapie s'épuise ou qu'apparaissent des fluctuations de l'effet thérapeutique
• Pergolide	• association à la dopathérapie lors de fluctuations de l'effet thérapeutique ou de mouvements anormaux involontaires
• Amantadine	• maladie de Parkinson et syndrome parkinsonien induit par les neuroleptiques
• Pramipexole	• maladie de Parkinson en monothérapie en 1re intention ou en association à la lévodopa (en cas de diminution ou fluctuations des effets de la lévodopa)
• Apomorphine	• traitement d'appoint des fluctuations sévères d'activité de la dopathérapie
• Ropinirole	• traitement de première intention en monothérapie pour différer la dopathérapie • association à la lévodopa en cours d'évolution de la maladie lorsque l'effet de la dopathérapie s'épuise ou devient inconstant
Antiparkinsoniens anticholinergiques	• maladie de Parkinson (adjuvant ou association aux dopaminergiques, formes tremblantes débutantes) • syndrome parkinsonien induit par les neuroleptiques

Conduite de traitement

La Haute Autorité de santé (HAS) a élaboré en 2007 un guide relatif aux syndromes parkinsoniens dégénératifs ou secondaires non réversibles, explicitant la prise en charge optimale et le parcours de soins des patients atteints de cette pathologie, dont le traitement médicamenteux.

La règle est de prescrire les médicaments antiparkinsoniens à faibles doses, progressivement. Il convient d'utiliser ces médicaments en ayant pour objectif de donner au patient une autonomie suffisante sans rechercher obligatoirement la disparition complète de tous les symptômes, ce qui nécessiterait des doses trop fortes et engendrerait des effets indésirables.

La prescription devra tenir compte de :
- la nécessité de prescrire la dose minimale efficace ;
- la nécessité d'une posologie progressive par paliers ;
- l'incidence des effets indésirables de tous ces traitements, en particulier confusion, hallucinations, délire et mouvements involontaires ;
- la possibilité d'échappement après plusieurs années, en particulier pour les dopaminergiques.

Il convient de se méfier des associations médicamenteuses, en particulier des psychotropes, qui augmentent le risque de confusion et d'hypotension orthostatique, et de toute substance apparentée aux neuroleptiques qui aggravent le syndrome parkinsonien. La lévodopa reste le médicament antiparkinsonien de référence. On peut schématiquement distinguer deux situations.

Traitement à la phase initiale

Il faut commencer par interroger le malade sur sa consommation médicamenteuse pour éliminer toute étiologie iatrogénique (prise de neuroleptiques). Il faut également se méfier de l'utilisation excessive des benzodiazépines et des hypnotiques, parfois à l'origine de réactions paradoxales d'agitation ou d'effets indésirables sédatifs.

Le traitement est débuté après les explications données au patient, et avec l'accord de ce dernier. L'âge de début et l'importance de la gêne fonctionnelle sont les deux facteurs qui guident les choix thérapeutiques. Le début de traitement par la lévodopa doit être retardé au maximum, du fait de l'apparition secondaire de complications motrices liées à ce traitement : fluctuations, dyskinésies.

- En l'absence de retentissement moteur, les traitements antiparkinsoniens ne sont pas indispensables. D'autres traitements peuvent s'avérer nécessaires dès la phase initiale : antalgiques, anxiolytiques, antidépresseurs, antihypotenseurs.
- Lorsque la gêne est minime, les antiparkinsoniens peuvent être utilisés en fonction du symptôme prédominant et de l'âge :
  - agonistes dopaminergiques ;
  - inhibiteurs de la monoamine oxydase de type B (IMAO B) ;
  - anticholinergiques (effet sur le tremblement uniquement).
- Lorsqu'il existe un retentissement fonctionnel, l'âge du patient conditionne le traitement :
  - chez le sujet jeune : privilégier les agonistes dopaminergiques le plus longtemps possible. Le recours à la dopathérapie se justifie en cas d'intolérance ou de réponse thérapeutique insuffisante. La dose unitaire minimale efficace propre à chaque patient est recherchée et la répartition horaire des prises médicamenteuses optimisée ;
  - chez le sujet âgé : la lévodopa peut être utilisée en première intention. L'apparition d'un déclin cognitif doit conduire à utiliser les doses minimales efficaces.

Traitement à la phase évoluée

Après une période de stabilisation plus ou moins longue, la situation clinique s'aggrave du fait :

- de la survenue de complications motrices liées au traitement dopaminergique : fluctuations motrices, effets *« on/off »*, dyskinésies ;
- de l'apparition ou de l'aggravation de troubles non dopa-dépendants liés à l'insuffisance du système sympathique (dysautonomie).

Traitement des complications motrices

Il s'agit d'un perpétuel ajustement des doses et horaires de prise, en fonction de chaque cas particulier, des variations de l'état moteur du patient au fil des mois.

- Fluctuations motrices, allant d'une phase de déblocage *(« on »)* à une phase de blocage complet *(« off »)* : elles débutent souvent par l'apparition d'une akinésie du réveil et d'une akinésie de fin de dose. Ces fluctuations motrices s'accompagnent parfois de fluctuations de l'humeur, avec recrudescence de l'anxiété.

- Blocages moteurs, comme le *freezing* de la marche : les pieds restent collés au sol, en particulier lors d'un demi-tour.
- Dystonies : souvent douloureuses, elles touchent surtout les membres inférieurs.
- Dyskinésies (mouvements involontaires anormaux). On distingue :
  - les dyskinésies de milieu de dose, habituellement choréiques ;
  - les dyskinésies de début et fin de dose, avec dystonie douloureuse.

PATIENT SOUS LÉVODOPA

- Optimisation de la dopathérapie :
  - fractionnement des doses, la dose totale quotidienne restant identique ; on recherche la dose minimale efficace ;
  - adaptation des horaires de prise : 1/2 h avant les repas ou 1 h 30 après ;
  - utilisation de formes galéniques solubles ou à libération prolongée ;
  - prescription d'un régime protéique décalé (pris essentiellement le soir).
- Association à d'autres traitements :
  - agonistes dopaminergiques : ils permettent de raccourcir la durée des phases « *off* ». L'injection sous-cutanée d'apomorphine permet d'interrompre rapidement une période « *off* » chez des patients en blocage moteur. Dans les fluctuations et dyskinésies sévères, l'apomorphine administrée à la pompe en perfusion continue sous-cutanée, associée à l'administration entérale par sonde duodénale de DUODUPA permettent une amélioration ;
  - inhibiteurs de la COMT : ils augmentent la durée des épisodes « *on* » et permettent de réduire les doses de lévodopa ;
  - IMAO B (sélégiline) ;
  - anticholinergiques : à visée antitrémorique uniquement.

PATIENT SOUS AGONISTE DOPAMINERGIQUE

- Fractionnement des doses.
- Association à la lévodopa.

Traitement des troubles liés à la dysautonomie

- Hypotension orthostatique (le plus souvent liée à la déshydratation ou secondaire aux traitements) : on a recours à des sympathomimétiques type midodrine (GUTRON) et à des mesures simples comme l'hydratation, l'augmentation des apports sodés.
- Troubles urinaires, type urgences mictionnelles, fréquentes et invalidantes : traitement possible par des anticholinergiques ; prévention des infections urinaires par l'hydratation, facilitation de la miction.
- Troubles sexuels, érectiles chez l'homme : traitement par phosphodiestérases (VIAGRA).
- Troubles digestifs : la dompéridone traite les nausées. Les troubles importants de la déglutition avec risque de pneumopathie secondaire imposent de recourir à une alimentation entérale. Les mesures hygiénodiététiques classiques doivent être envisagées en cas de constipation. La stase salivaire peut être soulagée par un traitement local en spray d'anticholinergique.

Traitement des troubles cognitifs et thymiques

- La dépression est traitée par un antidépresseur, l'anxiété et les attaques de panique, survenant souvent en parallèle des phases *« off »*, par des anxiolytiques.
- Les troubles comportementaux de type compulsif et addictif (achats compulsifs, hypersexualité...), plus fréquents avec les agonistes dopaminergiques qu'avec la lévodopa, peuvent être traités par la clozapine (LEPONEX, indication hors AMM), en dernier recours.
- Les hallucinations et délires, favorisés par tous les traitements antiparkinsoniens, peuvent nécessiter le recours à la clozapine (utilisation hors AMM).
- L'altération des fonctions intellectuelles, pour laquelle il convient d'arrêter les anticholinergiques, est traitée par la rivastigmine (EXELON).

Traitement des troubles du sommeil

- En cas d'insomnie isolée, supprimer la dose d'agonistes dopaminergiques du soir.
- En cas de fragmentation du sommeil, due à la manifestation de bon nombre des symptômes précédemment cités, instaurer un traitement dopaminergique nocturne (lévodopa sous forme retard ou dispersible, ou

agonistes dopaminergiques en milieu de nuit) et, en dernier recours, un traitement hypnotique autre que benzodiazépinique.

- En cas d'insomnie d'endormissement, éviter les prises vespérales de sélégiline (métabolisée en amphétamines).
- Les hallucinations nocturnes, souvent iatrogènes, peuvent être traitées par la clozapine si l'adaptation thérapeutique ne suffit pas.
- En cas de somnolence diurne, changer les agonistes et si besoin utiliser les effets amphétaminiques de la sélégiline.

Traitement des douleurs

Les douleurs sont très fréquentes même en phase initiale de la maladie. Elles sont améliorées par l'optimisation du traitement antiparkinsonien, et par la prescription d'antalgiques, anti-inflammatoires et myorelaxants.

EFFETS INDÉSIRABLES – INTERACTIONS MÉDICAMENTEUSES – PRÉCAUTIONS D'EMPLOI – CONTRE-INDICATIONS

***Tableau II.431** - Effets indésirables des antiparkinsoniens*

Effets indésirables	Prévention du risque médicamenteux
Lévodopa et agonistes dopaminergiques	
troubles digestifs (nausées, vomissements)	• adaptation posologique à dose très progressive jusqu'à la dose minimale efficace • la dompéridone (MOTILIUM) peut limiter les effets émétisants du traitement
hypotension orthostatique	• précautions au lever pour éviter les chutes et réduction posologique si nécessaire • hydratation, augmentation des apports sodés

Effets indésirables	Prévention du risque médicamenteux
fluctuations motrices : • akinésie de fin de dose (épuisement d'action de la dopathérapie) • phénomènes *on/off* (blocages sévères)	 • augmentation du nombre de prises et/ou de posologie de la lévodopa, utilisation de forme LP, associer un autre antagoniste dopaminergique • injection sous-cutanée d'apomorphine
dyskinésies (mouvements anormaux involontaires) : • dystonies « *off* » (pied du petit matin) • dyskinésies de milieu de dose (liées à des pics plasmatiques de lévodopa) • dyskinésies de début et de fin de dose (plus rares)	 • augmentation de la dernière prise du soir ou avancement de la première dose matinale • diminution et fractionnement de la dose quotidienne de lévodopa, association à un agoniste dopaminergique ou à l'amantadine • augmentation de la stimulation dopaminergique
troubles psychiques (cauchemars, hallucinations)	diminution de posologie (voire arrêt de l'antiparkinsonien)
dépression	traitement antidépression
Anticholinergiques	
effets atropiniques : bouche sèche, mydriase, élévation de la pression intraoculaire, constipation, risque de rétention urinaire et de glaucome	diminution de posologie, notamment chez le sujet âgé, mesures hygiénodiététiques, la stase salivaire est soulagée localement par un spray d'anticholinergiques
états confusionnels et amnésiants chez les sujets âgés	à éviter chez le sujet âgé
Inhibiteurs de la catécholamine transférase (ICOMT)	
tolcapone : rares cas d'atteinte hépatocellulaire sévère potentiellement mortelle	• avant instauration du traitement : ne pas prescrire tolcapone si les tests fonctionnels hépatiques sont anormaux • pendant le traitement : contrôler la fonction hépatique toutes les 2 semaines pendant la 1re année de traitement, toutes les 4 semaines pendant les 6 mois suivants, puis toutes les 8 semaines

***Tableau II.432** - Interactions médicamenteuses des antiparkinsoniens – Niveaux contre-indications (CI) et associations déconseillées (AD)*

Médicaments antiparkinsoniens	Autres médicaments	Niveau	Mécanismes et conséquences
Lévodopa	• neuroleptiques antipsychotiques (sauf clozapine) • neuroleptiques antiémétiques • réserpine	AD CI CI	• antagonisme réciproque • antagonisme réciproque • inhibiteur des effets de la lévodopa
Agonistes dopaminergiques (sauf lévodopa)	• neuroleptiques antipsychotiques (sauf clozapine) • neuroleptiques antiémétiques	AD CI	• antagonisme réciproque • antagonisme réciproque
Bromocriptine, pergolide (en sus des interactions de tous les agonistes dopaminergiques)	• alcaloïdes de l'ergot de seigle • macrolides • sympatho-mimétiques alpha	AD AD AD	• risque de vasoconstriction et de poussées hypertensives • accroissement possible de l'activité antiparkinsonienne avec signes de surdosage • risque de vasoconstriction et de poussées hypertensives
IMAO sélectifs B (sélégiline, rasagiline)	• bupropione • péthidine, tramadol • triptans (antimigraineux) • IMAO A sélectifs (moclobémide, toloxatone) • linézolide	CI CI CI CI CI	• risque de crises hypertensives • manifestations d'excitation centrale évoquant un syndrome sérotoninergique (diarrhées, tachycardie, tremblements, sueurs, confusion) • risque d'hypertension artérielle et de vasoconstriction artérielle coronaire • risque de poussée hypertensive • risque de poussée hypertensive
Entacapone	• IMAO non sélectifs	CI	• potentialisation des effets vasopresseurs des catécholamines

Tableau II.433 - Précautions d'emploi des antiparkinsoniens

Antécédents d'infarctus, arythmie, insuffisance coronarienne (avec lévodopa, amantadine, anticholinergiques)	• ECG périodique
Patients glaucomateux (sous anticholinergiques)	• Mesure périodique de la pression oculaire • Administration prudente
Antécédents d'ulcères gastroduodénaux (avec lévodopa, bromocriptine)	• Surveillance
Anesthésie générale (halothane, cyclopropane) (avec lévodopa)	• ECG (arythmies) • Arrêter la lévodopa 6 à 12 h avant l'intervention pour la reprendre 12 h après
Troubles vasculaires périphériques (amantadine, bromocriptine)	• Surveillance (syndrome de Raynaud, syndromes périphériques)
Troubles psychiques (lévodopa et agonistes dopaminergiques)	• Surveillance attentive
Prudence en cas d'hypertrophie prostatique, d'insuffisance coronarienne, de trouble du rythme (anticholinergiques)	
Administrer à doses progressives et ne pas arrêter le traitement de façon brutale	• Pour éviter l'exacerbation des symptômes extrapyramidaux
Précautions d'emploi liées aux associations médicamenteuses présentant des risques : • antiparkinsoniens anticholinergiques associés aux alcaloïdes de l'ergot de seigle dopaminergiques • IMAO-B sélectifs (sélégiline, rasagiline) associés aux inhibiteurs sélectifs de la recapture de la sérotonine • entacapone associé au fer	• Risque de majoration des troubles neuropsychiques : surveillance clinique et biologique régulière, notamment au début de l'association • Risque d'apparition d'un syndrome sérotoninergique • Diminution de l'absorption digestive de l'entacapone et du fer par chélation de celui-ci par l'entacapone : administrer les sels de fer à distance de l'entacapone (plus de 2 heures si possible)

Tableau II.434 - Contre-indications des antiparkinsoniens

Amantadine	• hypersensibilité au produit • nouveau-né et nourrisson de moins d'un an
Apomorphine	• insuffisance hépatique • psychose grave, détérioration intellectuelle importante
Bromocriptine	• hypersensibilité au produit • troubles psychiques sévères
Lévodopa	• psychose grave, détérioration intellectuelle grave • périodes aiguës des accidents coronariens (infarctus du myocarde)
Anticholinergiques	• cardiopathie décompensée • risque de glaucome par fermeture d'angle • risque de rétention urinaire liée à des troubles urétroprostatiques • hypersensibilité au produit
Piribédil	• périodes aiguës des accidents coronariens (infarctus du myocarde) • hypersensibilité aux dérivés de l'ergot de seigle
Lisuride	• hypersensibilité aux dérivés de l'ergot de seigle • troubles circulatoires artériels sévères • antécédents ou existence de troubles psychiques ou psychiatriques
Pergolide	• hypersensibilité aux dérivés de l'ergot de seigle et au produit • troubles digestifs
Ropinirole	• hypersensibilité au produit • insuffisance rénale et hépatique sévère • allaitement
Entacapone	• insuffisance hépatique
Rasagiline	• insuffisance hépatique sévère
Tolcapone	• signes d'atteinte hépatique ou élévation des enzymes hépatiques • dyskinésies sévères • antécédents de syndrome malin des neuroleptiques (SMN) et/ou de rhabdomyolyse ou hyperthermie • phéochromocytome

Administration et conseils au patient

Objectifs du traitement médicamenteux

- La démarche thérapeutique d'une maladie de Parkinson avant la cinquantaine, lorsque le ralentissement moteur n'est pas significatif, justifie l'absence de médicaments mais des exercices physiques spécifiques (marche, piscine, gymnastique) associés à une bonne alimentation.
- Le traitement médicamenteux vise à améliorer les symptômes mais la prévention des complications liées au traitement est systématiquement recherchée.
- À un stade évolué de la maladie, la prise en charge médicamenteuse passe par la recherche du meilleur rapport efficacité/effets indésirables.

Plan de prise et modalités d'administration

Quel que soit le médicament prescrit, il faut absolument respecter l'escalade progressive des doses quotidiennes recommandées.

Dopathérapie

- La posologie initiale est la plus faible possible.
- La prise de médicament à base de *lévodopa* doit se faire à distance des repas (1/2 heure avant), sauf en cas d'intolérance digestive, du fait d'une diminution de sa résorption lors d'une prise alimentaire concomitante. L'apport protéique peut être réparti au cours de la journée.
- Les prises de *lévodopa* doivent être, par ailleurs, bien réparties dans la journée (3 à 6 prises) et correspondre à des horaires précis afin d'optimiser l'action par rapport à l'effet « *on-off* » (fluctuations motrices sévères). Si le fractionnement des doses

s'avère insuffisant, passer à la forme à libération prolongée qui diminue les fluctuations d'activité dans la moitié des cas

- Les gélules et comprimés de *lévodopa* en forme simple ou LP ne doivent pas être ouverts ni dissous, ni mâchés, ni écrasés.
- Le MODOPAR dispersible correspond à une forme buvable plus appropriée en cas de difficulté du patient à avaler ou à déglutir. Les comprimés dispersibles sont dissous dans un demi-verre d'eau (association possible avec un jus d'orange ou du sucre) et administrés dans un délai maximal de 30 minutes après dissolution.
- Lorsqu'on souhaite substituer SINEMET par MODOPAR, il faut interrompre le traitement pendant 12 heures.
- Les formes à libération prolongée permettent de diminuer la fréquence d'administration à 3 prises quotidiennes tout en écrêtant le pic plasmatique pour réduire les périodes « *on* ».
- DUODOPA se présente sous forme de suspension dans un gel. Pour une administration à long terme, ce gel doit être administré directement dans le duédonum ou le jéjunum à l'aide d'une pompe portable par une sonde à demeure.

Agonistes dopaminergiques

- La prise des **agonistes dopaminergiques** est conseillée au cours des repas par souci d'amélioration de la tolérance digestive.
- Les posologies sont augmentées par paliers successifs.

Anticholinergiques

L'administration quotidienne est fractionnée en 2 à 3 prises. Les formes à libération prolongée sont administrées en 1 prise généralement matinale.

IMAO de type B

- Le lyophilisat oral d'OTRASEL est placé sous la langue, le matin, 5 minutes au moins avant le petit déjeuner. Le lyophilisat se dissout rapidement. Le patient ne doit pas manger, boire, se rincer ou se laver la bouche pendant 5 minutes après avoir pris son médicament.

Observance du traitement

- La bonne observance du traitement conditionne son efficacité ; le médecin doit s'assurer de l'entière collaboration du patient et de son entourage.
- Les informations, conseils et recommandations doivent porter sur :
  - la maladie et ses conséquences : bien que cette affection soit considérée comme redoutable, de nombreuses formes sont d'évolution très lente et les traitements médicamenteux sont très efficaces ;
  - l'utilisation des médicaments : certains médicaments ont une action spécifique sur certains troubles (période de blocage par exemple) ;
  - le respect des horaires de prise : l'utilisation d'un pilulier peut être souhaitable ;
  - les signes d'alarme nécessitant une consultation ;
  - la vie quotidienne et les voyages.
- Les connaissances du patient relatives aux situations nécessitant de sa part une réponse adaptée au stress intense et les situations à risque de « *off* » doivent être évaluées.
- Le traitement ne doit pas être interrompu sans avis médical, même si l'effet du médicament ne se fait pas sentir tout de suite car l'instauration doit être graduelle.
- Il convient de ne pas associer d'autres médicaments sans en avertir le médecin.
- Il peut être utile de demander au patient de tenir un agenda d'autoévaluation de la symptomatologie (horaires des périodes de blocage et de dyskinésie sur quelques jours).
- Expliquer à l'entourage, lorsque le moment est venu, la possibilité d'anomalies psychologiques.

Surveillance de l'efficacité et la tolérance

- La survenue de mouvements anormaux involontaires nécessite un ajustement posologique, en cas de :
  - dystonies du pied le matin : signe d'un sous-dosage, la dose vespérale doit être augmentée et la prise matinale avancée.
  - dystonies de milieu de doses : la dose quotidienne de *lévodopa* doit être diminuée et fractionnée pour écrêter les pics plasmatiques trop élevés. Une partie de la dose quotidienne de *lévodopa* peut également être substituée par des agonistes dopaminergiques.
- Évaluer les effets indésirables (nausées, vomissements, hypotension orthostatique, agitation, insomnie, fatigue, tachycardie) pendant la période d'ajustement posologique de la *lévodopa*. Ils peuvent indiquer qu'une réduction de la posologie est nécessaire.
- Les risques d'hypotension orthostatique et donc de chutes, en particulier lors des levers nocturnes, doivent être connus. Conseiller au patient de se mettre progressivement en orthostatisme au lever et de porter des bas à varices. Des médicaments correcteurs de l'hypotension orthostatique peuvent s'avérer nécessaires et des mesures simples comme l'hydratation, l'augmentation des apports sodés, utiles.
- Les troubles du sommeil sont souvent en rapport avec la gêne provoquée par l'akinésie nocturne ; ils peuvent être corrigés par une prise supplémentaire de lévodopa pendant la nuit :
  - les troubles du sommeil accompagnés de cauchemars et hallucinations peuvent être les signes prémonitoires de psychoses médicamenteuses dont l'évolution peut aboutir à des psychoses du type délires interprétatifs à thèmes sexuels. Il convient alors de diminuer la posologie des antiparkinsoniens dopaminergiques, voire les arrêter ;
  - en cas d'insomnie isolée, supprimer la dose d'agonistes dopaminergiques du soir ;

- en cas de fragmentation du sommeil, instaurer un traitement dopaminergique nocturne (*lévopoda* sous forme retard ou dispersible, ou dopaminergiques en milieu de nuit) et, en dernier recours, un traitement hypnotique autre que benzodiazépinique ;
- en cas d'insomnie d'endormissement, éviter les prises vespérales de *sélégiline* (métabolisée en amphétamines) ;
- les hallucinations nocturnes, souvent iatrogènes, peuvent être traitées par la *clozapine* si l'adaptation thérapeutique ne suffit pas ;
- en cas de somnolence diurne, changer les agonistes et si besoin, utiliser les effets amphétaminiques de la *sélégiline*.

- Rechercher les effets atropiniques dose-dépendants (bouche sèche, constipation, mydriase, tachycardie, rétention urinaire) chez les patients traités par les anticholinergiques.
- La sensation de bouche sèche peut être atténuée en suçant des glaçons, en buvant de l'eau citronnée, en mâchant des chewing-gums ou par un traitement local en spray d'anticholinergique (AEQUASYAL).
- Lors d'une intervention chirurgicale, il est recommandé d'arrêter la dopathérapie la veille de l'intervention (risque d'arythmie lors de l'association aux **anesthésiques volatiles halogénés**) et de la reprendre dès que le malade peut s'alimenter. Les formes dispersibles sont utiles en cas de troubles de la déglutition ou d'alimentation entérale. L'utilisation de l'*apomorphine* par voie sous-cutanée peut constituer une aide temporaire lorsque la reprise de l'alimentation est différée.
- La dépression, fréquente chez le parkinsonien, se traite comme une dépression classique.
- Les douleurs très fréquentes sont améliorées par l'optimisation du traitement antiparkinsonien et par les antalgiques, anti-inflammatoires et myorelaxants.

Conseils hygiéno-diététiques

- Veiller à maintenir une bonne alimentation pour éviter toute perte de poids, répartie en 3 repas et plusieurs collations. En cas de traitement par la *lévodopa* fractionné en de nombreuses prises quotidiennes, les aliments protidiques (viandes, poisson, etc.) seront pris essentiellement le soir.
- Une alimentation riche en fibres végétales et l'absorption quotidienne d'un litre et demi de boissons sont recommandées pour minimiser la constipation.
- Ne pas consommer de boissons alcoolisées au cours du traitement.
- Respecter les règles d'une bonne hygiène dentaire.
- Préparer l'endormissement par une période calme, une tisane afin d'optimiser la qualité du sommeil.
- Recommander une bonne hygiène de vie et la pratique d'exercices physiques réguliers (marche, gymnastique, natation, etc.) dès lors que la maladie n'a pas trop de répercussions motrices.

Autres conseils

- La *lévodopa* peut colorer les urines ou la salive en rouge. Ce médicament peut par ailleurs fausser le résultat de certains examens biologiques.
- Le *trihexyphénidyle* peut diminuer la capacité de transpiration. Il est donc préférable d'éviter les lieux surchauffés.
- Prendre l'*amantadine* au moins 3 heures avant le coucher afin d'éviter les difficultés d'endormissement.
- Prévenir les conducteurs de véhicules ou les utilisateurs de machines de la possibilité de troubles d'accommodation lors d'un traitement par un **antiparkinsonien anticholinergique**.
- Consulter rapidement en cas d'attaques brusques du sommeil secondaires au traitement (pouvant interférer avec la conduite automobile et l'exercice professionnel) et des complications

addictives et compulsives (jeux d'argent, achats compulsifs et hypersexualité avec ou sans déviance).
- Pratiquer une activité cognitive et sociale adaptée à l'état clinique.
- Adapter l'habitation, prévoir les moyens pour faciliter l'habillage et autonomiser les déplacements.

Médicaments de la maladie d'Alzheimer

NOTIONS ESSENTIELLES

- La maladie d'Alzheimer est une maladie dégénérative cérébrale, touchant surtout les adultes de plus de 60 ans, se traduisant par des troubles cognitifs (mémoire, langage, jugement et pensée abstraite) et comportementaux, en réalisant un syndrome démentiel d'évolution progressive.
- Le diagnostic clinique de la maladie d'Alzheimer est difficile, surtout en début de maladie, et repose sur l'utilisation de tests neuropsychologiques comme l'échelle MMSE d'appréciation de l'atteinte cognitive.
- Les médicaments de la maladie d'Alzheimer se divisent en deux groupes :
  - traitements spécifiques des troubles cognitifs : anticholinestérasiques et antagoniste des récepteurs NMDA ;
  - traitements des troubles non cognitifs : neuroleptiques, anxiolytiques, antidépresseurs, hypnotiques.
- La prise en charge globale (thérapeutique, psychologique, sociale et humaine) de la maladie d'Alzheimer nécessite des compétences pluridisciplinaires : généraliste, spécialiste (neurologue, gériatre, psychiatre), psychologue, psychomotricien..., ainsi que la collaboration de l'entourage du patient.
- Les traitements médicamenteux spécifiques des troubles cognitifs doivent être débutés à faible dose, l'augmentation de posologie devant s'effectuer de façon très progressive

et par paliers, dont le nombre et la durée dépendent de la spécialité et de la forme galénique choisies, jusqu'à atteindre la posologie optimale en termes d'efficacité clinique et de contrôle des effets indésirables.

GÉNÉRALITÉS

La maladie d'Alzheimer

La maladie d'Alzheimer est définie comme une maladie neurologique dégénérative du système nerveux central, touchant surtout les sujets âgés de plus de 60 ans (5 % des plus de 75 ans et 20 % des sujets après 80 ans). On estime à près de 800 000 le nombre de personnes qui en seraient atteintes en France (1 cas sur 2 seulement serait diagnostiqué et 1 sur 3 traité), cette maladie étant à l'heure actuelle une des grandes priorités de santé publique en France et à l'origine de plus de la moitié des démences. Elle fait partie des 30 affections de longue durée (ALD 30).

La maladie d'Alzheimer se manifeste par une détérioration progressive des fonctions cognitives (troubles de la mémoire, du langage, de l'orientation temporo-spatiale, du jugement et de la pensée abstraite, difficultés dans l'exécution des mouvements et actes de la vie courante, difficultés dans la reconnaissance des objets ou des personnes) et du comportement (anxiété, dépression, apathie, agitation, agressivité, délire...). Ces manifestations ont des répercussions sur la vie sociale et professionnelle du sujet atteint, pouvant entraîner une perte d'autonomie et des difficultés de maintien à domicile.

Les troubles liés à cette pathologie, notamment le syndrome démentiel, sont en rapport avec des lésions neuropathologiques du cortex cérébral : dépôts de peptide β-amyloïde, plaques séniles, dégénérescences neurofibrillaires.

Le diagnostic est généralement évoqué chez le sujet âgé devant des troubles de la mémoire, s'accompagnant rapidement de désorientation temporelle puis spatiale, avec retentissement sur la vie quotidienne du patient. En l'absence de marqueur biologique, le diagnostic repose essentiellement sur l'examen clinique et sur différents tests neuropsychologiques permettant une évaluation des fonctions cognitives :

- tests simplifiés spécifiques de certains troubles cognitifs : épreuve de rappel des cinq mots (capacité de mémorisation), test de l'horloge (le sujet doit dessiner un cadran et y placer les aiguilles en fonction de l'heure qu'on lui indique), test de la fluence verbale (énoncé de mots dans un temps donné) ;

- évaluation cognitive globale : échelle MMSE *(Mini Mental Status Examination)* : exploration de l'orientation temporo-spatiale (date du jour et lieu de la consultation), de la mémoire, du calcul (calcul mental), de l'attention, de l'apprentissage (mémorisation des mots), du langage, sur un score compris entre 0 et 30. Ce test est très utile pour apprécier la sévérité et suivre l'évolution des fonctions cognitives au cours de la maladie :
  - *score de 21 à 30 : stade léger,*
  - *score de 16 à 20 : stade modéré,*
  - *score de 10 à 15 : stade modérément sévère,*
  - *score < 10 : stade sévère ou très sévère ;*
- évaluation fonctionnelle : échelles IADL *(Instrumental Activities of Daily Living)* et ADL *(Activities of Daily Living)* pour mesurer le retentissement des troubles cognitifs sur les activités de la vie quotidienne ;
- évaluation thymique et comportementale : critères DSM-IV pour la dépression, échelle NPI *(Neuropsychiatric Inventory)* pour les troubles affectifs, comportementaux ou d'expression psychiatrique associés.

Les examens paracliniques (imagerie médicale, examens biologiques) permettent d'éliminer d'autres causes aux troubles cognitifs observés et de dépister des facteurs de comorbidité. L'IRM apporte également des éléments en faveur du diagnostic en révélant une atrophie des régions hippocampiques, très évocatrice de la maladie d'Alzheimer. Le dosage des protéines *Tubulin Associated Unit* (TAU) dans le LCR peut être réalisé en cas de doute diagnostique, notamment chez le sujet jeune.

Le bilan initial est réalisé par un spécialiste neurologue, gériatre ou psychiatre.

Le diagnostic de maladie d'Alzheimer ne peut être posé qu'après exclusion d'autres affections s'exprimant par une démence (démence vasculaire, démence à corps de Lewy, dégénérescences lobaires fronto-temporales, maladie de Creutzfeldt-Jakob) ou d'autres pathologies réversibles parfois confondues avec une démence (hématome sous-dural, trouble métabolique ou endocrinien, dépression, infection...).

Les médicaments spécifiques de la maladie d'Alzheimer

Inhibiteurs de la cholinestérase ou anticholinestérasiques

La maladie d'Alzheimer s'accompagne d'une diminution de la concentration tissulaire de l'acétylcholine dans certaines régions du cerveau (hippocampe, cortex cérébral temporal et frontal). Ce déficit cholinergique provient d'une baisse de l'activité de la choline-acétyltransférase (synthèse de l'acétylcholine), d'une augmentation d'activité des enzymes lysant l'acétylcholine (acétyl et butylcholinestérases), ainsi que d'une réduction des récepteurs à l'acétylcholine. Ces observations sont à la base du développement des médicaments cholinergiques, notamment des inhibiteurs de la cholinestérase : donézépil, rivastigmine, galantamine. La tacrine (COGNEX), premier anticholinestérasique commercialisé, a été retirée du marché en raison de son hépatotoxicité en mai 2004.

Antagoniste des récepteurs NMDA (N-méthyl-D-aspartate)

Il existe parallèlement dans la maladie d'Alzheimer une augmentation des concentrations de glutamate dans la fente synaptique saturant les récepteurs NMDA (récepteurs ionotropiques au glutamate), aboutissant à un dysfonctionnement voire à la mort neuronale (par augmentation de la concentration intracellulaire en calcium).

La mémantine est un antagoniste des récepteurs NDMA, se fixant au niveau du canal cationique du récepteur et bloquant ainsi l'entrée du calcium.

PRINCIPAUX MÉDICAMENTS – POSOLOGIES

***Tableau II.435** - Traitements symptomatiques spécifiques des troubles cognitifs*

DCI	Spécialités	Présentations	Posologies
Inhibiteurs de la cholinestérase (Liste I) (prescription restreinte)			
Donépezil	ARICEPT	comp. 5 mg comp.10 mg (pelliculés ou orodispersibles)	Posologie : voir *tableau II.430*
Rivastigmine	EXELON	gél. 1,5 mg gél. 3 mg gél. 4,5 mg gél. 6 mg sol. buv. 2 mg/mL dispositif transdermique (patch) 4,6 mg/24 h 9,5 mg/24 h	Posologie : voir *tableau II.430*
Galantamine	REMINYL REMINYL LP	comp. 4 mg comp. 8 mg comp. 12 mg sol. buv. 4 mg/mL gél. LP 8 mg gél. LP 16 mg gél. LP 24 mg	Posologie : voir *tableau II.430*
Antagoniste des récepteurs NMDA (Liste I) (prescription restreinte)			
Mémantine	EBIXA	comp. séc. 10 mg comp. 20 mg sol. buv. 0,5 mg/pression de 0,5 ml	Posologie : voir *tableau II.430*

***Tableau II.436** - Posologie des médicaments spécifiques des troubles cognitifs de la maladie d'Alzheimer*

Médicaments	Nombre de prises/jour	Posologie initiale (mg/jour)	Nombre de paliers (incluant le 1er palier de posologie initiale)	Durée du palier (semaine)	Posologie maximale recommandée (mg/jour)
Donézépil	1	5 mg	2	4	10 mg
Rivastigmine *per os*	2	3 mg (2 × 1,5 mg)	4	2	12 mg (2 × 6 mg)
patch	1	4,6 mg	2	4	9,5 mg
Galantamine comp.	2	8 mg (2 × 4 mg)	3	4	24 mg (2 × 12 mg)
gél. LP	1	8 mg	3	4	24 mg
Mémantine	1	5 mg en 1 prise	4	1	20 mg

INDICATIONS – CONDUITE DE TRAITEMENT

Indications des médicaments spécifiques des troubles cognitifs

Inhibiteurs de la cholinestérase

- Traitement symptomatique de la maladie d'Alzheimer dans les formes légères à modérément sévères (MMSE entre 10 et 26).
- La rivastigmine possède une indication d'AMM supplémentaire dans le traitement symptomatique des formes légères à modérément sévères d'une démence chez les patients atteints de maladie de Parkinson idiopathique (gélules et solution buvable).

Antagoniste des récepteurs NMDA

Traitement symptomatique de la maladie d'Alzheimer dans les formes modérées à sévères (MMSE entre 3 et 15).

Conduite de traitement

Traitement médicamenteux spécifique des troubles cognitifs

Un traitement spécifique doit être envisagé chez tout patient lorsque le diagnostic de maladie d'Alzheimer a été porté, quel que soit son âge et le stade de la maladie (hormis en cas de stade très sévère : MMSE < 2).

Le traitement doit être initié par un neurologue, gériatre ou psychiatre (prescription restreinte valable 1 an, pouvant être renouvelée par un généraliste) :

- *stade léger (MMSE > 20) :* un inhibiteur de la cholinestérase ;
- *stade modéré (10 < MMSE < 20) :* un inhibiteur de la cholinestérase ou un antiglutamate (antagoniste des récepteurs NMDA) ;
- *stade sévère (MMSE < 10) :* un antiglutamate.

Il n'y a pas à ce jour d'argument pour recommander une bithérapie à l'instauration du traitement. Il n'y a pas plus de preuves d'efficacité de la vitamine E ou de la sélégiline (IMAO B sélectif), dont les propriétés antioxydantes leur conféreraient une activité neuroprotectrice.

Un électrocardiogramme est recommandé avant la prescription d'un inhibiteur de la cholinestérase chez les patients présentant des antécédents cardiaques, bradycardes ou sous traitement bradycardisant.

Le traitement est débuté à dose minimale, *la posologie étant augmentée progressivement jusqu'à la posologie maximale efficace et convenablement tolérée*. L'évaluation de l'efficacité et de la tolérance est faite 4 semaines après le début du traitement pour les inhibiteurs de la cholinestérase et après 7 jours pour la mémantine. L'échelle MMSE permet d'évaluer l'efficacité du traitement sur les fonctions cognitives. Celle-ci est considérée actuellement comme modeste (10 % des patients traités sont améliorés, au-delà de l'effet placebo) et transitoire.

En cas d'intolérance ou d'impossibilité d'atteindre les doses maximales recommandées, il est possible de remplacer un inhibiteur de la cholinestérase par un autre dans les formes légères à modérément sévères ou par la mémantine dans les formes modérées à sévères.

Le suivi rapproché est assuré par le médecin généraliste en collaboration avec un neurologue, un gériatre ou un psychiatre. Le suivi par le médecin spécialiste est recommandé 6 mois après l'établissement du diagnostic ou à la fin de la titration des traitements spécifiques, et au minimum tous les ans.

Le traitement ne doit pas être interrompu tant que son bénéfice clinique est présent.

Traitement médicamenteux des symptômes comportementaux et psychologiques

Les neuroleptiques apparaissent modérément efficaces pour contrôler les troubles du comportement liés à la maladie d'Alzheimer et présentent un risque important d'événements indésirables graves (syndrome extrapyramidal, hypotension artérielle, chute, accident vasculaire cérébral, décès...).

Leur prescription n'est à envisager qu'en cas de symptômes psychotiques sévères en faisant appel aux antipsychotiques de dernière génération (clozapine, olanzapine, rispéridone) en traitement de courte durée et à posologie minimale efficace.

Le recours à un tranquillisant (oxazépam, méprobamate) peut être envisagé dans les crises aiguës (agitation, déambulation) en traitement de courte durée.

Les antidépresseurs doivent être évités en raison de leurs effets anticholinergiques, la prescription des antidépresseurs sérotoninergiques IRS pouvant être indiquée dans la dépression des patients déments. La trazodone (ATU) a un intérêt dans certains troubles du comportement de la démence fronto-temporale.

Les troubles du sommeil seront si nécessaire traités par un hypnotique à courte durée d'action (zolpidem, zopiclone).

Traitement non médicamenteux

Plusieurs actions non pharmacologiques sont envisageables :

- aménagement de l'environnement du malade : en début de traitement notamment, il est utile de mettre à disposition du patient des aides

externes (calendriers, éphémérides, carnets...) et un environnement favorable à un confort physique et psychique, ce qui nécessite des aides à domicile formés (ou un ratio soignant en institution suffisant) ;
- stimulation cognitive : son objectif est de retarder la perte d'autonomie dans les activités de la vie quotidienne. Les activités proposées par les psychologues, psychomotriciens ou orthophonistes sont des mises en situation ou simulations de situations vécues de la vie quotidienne ;
- prise en charge comportementale : les symptômes non cognitifs entraînent une détresse ou des comportements à risque qu'il faut analyser et prévenir (psychologues et psychomotriciens).

EFFETS INDÉSIRABLES – INTERACTIONS MÉDICAMENTEUSES – PRÉCAUTIONS D'EMPLOI – CONTRE-INDICATIONS

***Tableau II.437** - Effets indésirables des médicaments de la maladie d'Alzheimer*

Effets indésirables	Prévention du risque médicamenteux
Inhibiteurs de la cholinestérase	
• Troubles digestifs : nausées, vomissements, diarrhée, anorexie et perte de poids, douleurs abdominales	• La prise en cours de repas améliorerait la tolérance digestive. Associer si nécessaire à un antidiarrhéique ou à un antiémétique
• Crampes musculaires, cauchemars	• Pour le donézépil, la prise le matin permettrait d'atténuer ces effets
• Insomnie, fatigue, vertiges, tremblements, convulsions, céphalées	
• Effets cholinergiques : bradycardie sinusale pouvant aller jusqu'à la syncope, polyurie et incontinence urinaire, dyspnée, hypersudation, augmentation de l'acidité gastrique	• Respect des précautions d'emploi
Antagoniste des récepteurs NMDA	
• Vertiges, insomnie, céphalées, hallucinations, confusion, fatigue • Troubles digestifs (peu fréquents) : nausées, vomissements, diarrhée	• Les vertiges peuvent conduire à l'interruption du traitement

Tableau II.438 - Interactions médicamenteuses des médicaments de la maladie d'Alzheimer

Aucune interaction médicamenteuse de niveau « contre-indication » ou « association déconseillée » n'est actuellement décrite pour les médicaments de la maladie d'Alzheimer

Tableau II.439 - Précautions d'emploi des médicaments de la maladie d'Alzheimer

Inhibiteurs de la cholinestérase	• Utiliser avec prudence en cas de bradycardie sinusale ou de troubles de la conduction cardiaque, d'asthme ou de BPCO, de rétention urinaire ou d'antécédents d'ulcères gastro-duodénaux • Examen cardiologique avec ECG préalable • Adaptation de la posologie en cas d'insuffisance hépatique modérée à sévère pour la galantamine (posologie maximale de 2 × 8 mg/jour) • L'utilisation simultanée de médicaments anticholinergiques (atropiniques) peut réduire l'efficacité du traitement • Les inhibiteurs enzymatiques du cytochrome P450 (kétoconazole, itraconazole, quinidine, érythromycine, fluoxétine) peuvent augmenter les concentrations plasmatiques des anticholinestérasiques, notamment de donézépil • Prévenir l'anesthésiste en cas d'anesthésie générale (interruption du traitement 24 h avant toute intervention chirurgicale)
Antagoniste des récepteurs NMDA	• Utiliser avec prudence en cas d'antécédents cardiovasculaires (infarctus du myocarde, insuffisance cardiaque), d'hypertension artérielle et chez les conducteurs ou utilisateurs de machines dangereuses • Examen cardiologique avec ECG préalable • Adaptation posologique : réduire la posologie à 10 mg/jour si la clairance de la créatinine est comprise entre 40 et 60 mL/min • D'autres médicaments antagonistes NMDA (amantadine, kétamine, dextromorphane) peuvent majorer les effets indésirables de la mémantine (psychoses) • Les effets de la L-dopa et des agonistes dopaminergiques peuvent être augmentés et les effets des neuroleptiques diminués • Grossesse et allaitement : utilisation déconseillée

Tableau II.440 - Contre-indications des médicaments de la maladie d'Alzheimer

Inhibiteurs de la cholinestérase	• Hypersensibilité au produit • Grossesse et allaitement • Insuffisance rénale sévère pour la galantamine
Antagoniste des récepteurs NMDA	• Hypersensibilité au produit • Insuffisance rénale sévère (clairance de la créatinine < 40 mL/min)

Administration et conseils au patient

Objectifs du traitement médicamenteux

- Ralentir la progression de la maladie d'Alzheimer.
- Maintenir l'autonomie, la dignité et la communication du patient et retarder l'institutionnalisation.
- Améliorer la qualité de vie du patient et celle de son entourage.

Plan de prise

La voie orale est utilisée pour les anticholinestérasiques comme pour l'antagoniste des récepteurs NMDA en 1 prise par jour pour le donézépil et la mémantine, 1 à 2 prises par jour pour la galantamine (en fonction de la forme galénique) et 2 prises par jour pour la rivastigmine.
La voie percutanée est également utilisable pour la rivastigmine. Les patchs doivent être changés tous les jours.
La posologie optimale recommandée doit être atteinte de façon progressive en respectant la durée et le nombre de paliers proposés pour chaque spécialité (voir *tableau II.436*, p. 1384).

Modalités d'administration

- Donézépil (ARICEPT) : 1 prise le soir, avant le coucher.
- Rivastigmine (EXELON) :
  - *per os* : 2 prises par jour matin et soir, au cours des repas ;
  - patchs : 1 patch par jour. Ils sont à appliquer sur le haut du bras ou de la poitrine, ou sur le dos sur une zone sans poils. Ne pas appliquer sur la même zone cutanée pendant 14 jours pour limiter le risque d'irritation cutanée.
- Galantamine (REMINYL) :
  - comprimés : 2 prises par jour matin et soir, au cours des repas ;

- gélules LP : 1 prise par jour, le matin, de préférence avec de la nourriture, sans être mâchées ni écrasées.

• Mémantine (EBIXA) : 1 prise par jour dans un verre d'eau.

Observance du traitement

La présence d'un proche ou d'un professionnel de santé pouvant s'assurer de la prise correcte du médicament est indispensable.

Surveillance de l'efficacité et de la tolérance

L'efficacité est évaluée par le suivi clinique. En début de traitement, l'évaluation des premières réponses cliniques est réalisée au bout de 4 semaines pour les anticholinestérasiques et de 7 jours pour la mémantine, notamment par l'échelle MMSE des fonctions cognitives.
Il y a nécessité d'évaluer de façon régulière la persistance du bénéfice clinique du traitement pour le patient.
La surveillance de la tolérance doit viser tout particulièrement les effets indésirables, en particulier digestifs, cardiovasculaires et neurologiques pour les anticholinestérasiques et neuropsychiques pour la mémantine.

Conseils hygiéno-diététiques

L'exercice physique (notamment la marche) pourrait avoir des effets bénéfiques sur les capacités physiques (prévention des chutes) mais aussi sur certains symptômes cognitifs et comportementaux.

Autres conseils

• Les changements dans les habitudes de vie du patient sont susceptibles d'exacerber les manifestations de la maladie, ses

repères existants doivent donc être préservés dans toute la mesure du possible (éviter un déménagement, par exemple).
- Les aidants familiaux et professionnels doivent bénéficier d'une information sur la maladie, la prise en charge et l'existence d'associations de familles de malades. Les aidants (conjoint, enfants...) en souffrance psychologique doivent bénéficier d'une prise en charge spécifique.

Antimigraineux

NOTIONS ESSENTIELLES

- La migraine est une céphalée chronique évoluant par crises, séparées par des intervalles libres de toute douleur. Elle touche 12 à 15 % de la population adulte avec une prédominance féminine. La prévalence est de 3 à 10 % chez l'enfant.
- Le diagnostic clinique est fondé sur les critères de l'IHS, avec deux grandes catégories :
  - migraine sans aura pour une majorité des patients (céphalées associées à des signes digestifs ou une photo/phonophobie) ;
  - migraine avec aura (céphalées précédées de manifestations neurologiques transitoires et réversibles).
- Les médicaments de la migraine se divisent en deux groupes :
  - -traitements de la crise : antalgiques, AINS, dérivés de l'ergot de seigle et triptans ;
  - traitements de fond : bêtabloquant, antisérotoninergiques 5HT2, amitriptyline, topiramate, flunarizine.
- Les posologies et rythmes de prises doivent être rigoureusement respectés.
- La migraine est une maladie sous-diagnostiquée et souvent mal prise en charge en raison d'une automédication pouvant conduire à des abus médicamenteux et à une sous-utilisation des traitements spécifiques.
- Le traitement de fond doit être instauré à dose progressive jusqu'à obtention d'une posologie efficace et bien tolérée. L'efficacité ne peut être évaluée qu'après plusieurs semaines, sur la réduction de la fréquence et de l'intensité des crises,

sans pour autant les supprimer, ce dont le patient doit être prévenu.

- Il est conseillé au patient de tenir un agenda des crises (date, durée, intensité, facteurs déclenchants et médicaments utilisés) afin d'optimiser sa prise en charge.

GÉNÉRALITÉS

La migraine

La migraine est une céphalée chronique évoluant par crises séparées par des intervalles libres de toute douleur. Elle touche 12 à 15 % de la population adulte avec une prédominance féminine (sex-ratio de 3/1). La prévalence de la migraine chez l'enfant est de 3 à 10 %.

La migraine est souvent une maladie handicapante en raison de la fréquence, de la durée et de l'intensité des crises, avec un retentissement sur la vie quotidienne, professionnelle ou scolaire.

La migraine est une maladie encore trop souvent sous-diagnostiquée, le patient ne consultant pas facilement pour ce seul motif (30 à 45 % des patients n'ont jamais consulté pour leurs migraines), ce qui a pour conséquence une automédication fréquente, pouvant conduire à un abus médicamenteux et à l'apparition de céphalées chroniques quotidiennes (chronicisation de la douleur). Dans ce dernier cas, la consommation médicamenteuse du patient devient très importante (plus de 15 jours par mois de traitements antalgiques simples et plus de 10 jours par mois pour les autres traitements).

Une classification des migraines a été établie par l'*International Headhache Society* (IHS), qui en a également précisé les critères diagnostiques.

***Tableau II.441** - Différents types de migraine d'après la IHS*

1.1 Migraine sans aura
1.2 Migraine avec aura
1.2.1 Migraine avec aura typique
1.2.2 à 1.2.6 Migraines avec aura atypiques
1.3 à 1.6 Formes rares de migraine
1.7 Migraines sans aura probable, remplissant l'ensemble des critères diagnostiques à l'exception d'un seul

Tableau II.442 *- Critères diagnostiques de la migraine (IHS)*

Migraine sans aura	Migraine avec aura
A. Au moins cinq crises répondant aux critères B à D B. Crises de céphalées durant de 4 à 72 heures (sans traitement) C. Céphalées ayant au moins deux des caractéristiques suivantes: - unilatérale - pulsatile - modérée ou sévère - aggravation par les activités physiques de routine, telles que montée ou descente d'escaliers D. Durant les céphalées au moins un des caractères suivants: - nausée et/ou vomissement - photophobie et phonophobie E. L'examen clinique doit être normal entre les crises. En cas de doute, un désordre organique doit être éliminé par les investigations complémentaires appropriées	A. Au moins 2 crises répondant au critère B B. Au moins 3 des 4 caractéristiques suivantes: - un ou plusieurs symptômes de l'aura totalement réversibles - le symptôme de l'aura se développe progressivement sur plus de 4 minutes, et si plusieurs symptômes sont associés, ils surviennent successivement - la durée de chaque symptôme n'excède pas 60 minutes - la céphalée fait suite à l'aura après un intervalle libre maximal de 60 minutes, mais parfois commence avant ou pendant l'aura C. L'examen clinique doit être normal entre les crises. En cas de doute, un désordre organique doit être éliminé par les investigations complémentaires appropriées

Les migraines **sans aura** sont les plus fréquentes (70 à 90 % des migraineux). Des signes annonciateurs ou prodromes sont présents dans un cas sur deux (fatigue, somnolence, sensation de faim, troubles de l'humeur...). La crise est de durée très variable et se termine par une phase de sommeil plus ou moins longue.

Les migraines **avec aura** ne concernent que 10 à 30 % des cas. Il existe 4 types d'auras: visuelles (ex-migraines ophtalmiques), sensitives (paresthésie avec fourmillements aux doigts, au bras et au visage), apathiques (troubles du langage) et motrices (rares). La durée de la crise de migraine avec aura est généralement plus courte que dans la migraine sans aura.

La migraine est à distinguer de la céphalée de tension bilatérale « en étau », moins intense, non aggravée par l'effort, sans signes digestifs mais parfois accompagnée de phonophobie ou de photophobie. Migraine et céphalée de tension peuvent être associées ou intriquées chez le même patient.

L'utilisation des critères diagnostiques stricts ci-dessus et la normalité de l'examen clinique entre deux crises suffisent à poser le diagnostic sans examens complémentaires (de type scanner ou IRM cérébrale, EEG ou radiographies des sinus ou du rachis).

Il y a lieu de rechercher des troubles dépressifs ou anxieux, qui peuvent être associés à la douleur migraineuse.

La migraine de l'enfant se caractérise par des crises plus courtes généralement, une localisation bilatérale fréquente, des signes digestifs marqués et une pâleur inaugurale souvent présente.

La physiopathologie de la migraine est complexe, plusieurs théories ayant été proposées :

- vasculaires : spasme vasculaire initial avec baisse du débit sanguin cérébral suivi d'une vasodilatation secondaire correspondant à la phase céphalgique ;
- neurogéniques : activation de structures neuronales avec libération de neurotransmetteurs et de neuropeptides inflammatoires, vasodilatation et stimulation des récepteurs périvasculaires de la douleur.

La théorie « neurovasculaire » intègre les hypothèses vasculaires et neurogéniques, en prenant en compte le rôle important de la sérotonine et des neuropeptides pro-inflammatoires et algogènes (substance P, *Calcitonin Gene Relative Peptide* ou CGRP).

Les médicaments antimigraineux

Les médicaments antimigraineux appartiennent à deux groupes.

Médicaments de la crise

- Traitement non spécifique :
  - antalgiques ;
  - anti-inflammatoires non stéroïdiens (AINS).
- Traitement spécifique :
  - dérivés de l'ergot de seigle ;
  - agonistes sérotoninergiques 5HT1B/D (triptans).

Médicaments du traitement de fond

- Bêtabloquants : propranolol et métoprolol.
- Antisérotoninergiques 5HT2 : dérivés ergotés, oxétorone et pizotifène.

- Antidépresseur tricyclique : amitriptyline.
- Anticonvulsivant : topiramate.
- Antagoniste calcique : flunarizine.

PRINCIPAUX MÉDICAMENTS – POSOLOGIES

Tableau II.443 *- Médicaments utilisés lors de la crise de migraine*

DCI	Spécialités	Présentations	Posologies
Antalgiques et AINS			
Salicylés			
acétylsalicylate de lysine acide acétylsalicylique	ASPEGIC ASPIRINE	Voir *tableau II.16*, p. 152	
acétylsalicylate de lysine + métoclopramide (Liste II)	MIGPRIV	sach. 1 620 mg + 10 mg métoclopramide	**AD et ENF** > 15 ans : 1 sach. en début de crise (max. 3 sach./j)
Antalgique pur			
floctafénine (Liste II)	IDARAC	comp. séc. 200 mg	**AD** : 1 à 2 comp. 1 à 3 fois/j
Paracétamol			
paracétamol	DOLIPRANE EFFERALGAN PARALYOC CLARADOL	Voir *tableau II.16*, p. 150	
paracétamol + codéine (Liste I)	CODOLIPRANE KLIPAL-CODEINE DAFALGAN-CODEINE CLARADOL-CODEINE	Voir *tableau II.8*, p. 126	

DCI	Spécialités	Présentations	Posologies
AINS (Liste II)			
ibuprofène	UPFEN ADVIL ANTARENE NUREFLEX	Voir *tableau II.16*, p. 153	
kétoprofène	TOPREC PROFEMIGR	Voir *tableau II.16*, p. 154 comp. séc. 150 mg : 1/2 à 1 comp./prise (max. 150 mg/j)	
naproxène	ALEVETABS	Voir *tableau II.16*, p. 154	
diclofénac	VOLTAREN-DOLO	Voir *tableau II.16*, p. 154	
Antimigraineux spécifiques			
Dérivés de l'ergot de seigle			
dihydroergotamine (DHE) (Liste II)	DIERGO-SPRAY	fl. pulv. 4 mg/1 mL (1 pulvérisation = 0,5 mg)	**AD** > 16 ans et < 65 ans : 1 pulvérisation dans chaque narine en début de crise, à répéter si besoin après 15 min (max. 4 mg/j)
	DHE injectable	amp. inj. 1 mg/ 1 mL	**AD** : 1 amp. (1 mg) SC, IM ou IV, à répéter si besoin après 30 à 60 min **ENF** < 6 ans : 1/2 amp. (0,5 mg)
	DHE *per os*	comp. 3 mg sol. buv. 2 mg/mL	30 gttes (1,5 mL) ou 1 comp. 3 fois/j
ergotamine (tartrate) + caféine (Liste I)	GYNERGENE-CAFEINE	comp. 1 mg + 100 mg caféine	**AD** : 2 mg/j en début de crise, à répéter si besoin après 30 min (max. 6 mg/j et 10 mg/sem.) **ENF** > 10 ans : demi-dose
Agonistes sérotoninergiques 5HT1 (triptans) (Liste I)			
almotriptan	ALMOGRAN	comp. 12,5 mg	**AD** : 12,5 mg/j (max. 25 mg/j)
élétriptan	RELPAX	comp. 20 mg comp. 40 mg	**AD** : 20 à 40 mg/j (max. 80 mg/j)
frovatriptan	TIGREAT ISIMIG	comp. 2,5 mg	**AD** : 2,5 mg/j (max. 5 mg/j)
naratriptan	NARAMIG	comp. 2,5 mg	**AD** : 2,5 mg/j (max. 5 mg/j)

DCI	Spécialités	Présentations	Posologies
rizatriptan	MAXALT MAXALTLYO	comp. 5 mg comp. 10 mg comp. 5 mg comp. 10 mg	AD : 5 à 10 mg/j (max. 20 mg/j)
sumatriptan	IMIGRANE IMIGRANE IMIJECT*	comp. 50 mg amp. pernasale 10 mg/0,1 mL 20 mg/0,1 mL amp. inj. 6 mg/ 0,5 mL amp. inj. 6 mg/ 0,5 mL	AD : 50 à 100 mg/j (max. 200 mg/j) **AD et ENF** > 12 ans : 10 à 20 mg dans une narine (max. 40 mg/j) **AD** : 1 inj. SC 6 mg (max. 12 mg/j) **AD** : 1 inj. SC 6 mg (max. 12 mg/j)
zolmitriptan	ZOMIG ZOMIGORO	comp. 2,5 mg comp. orodisp. 2,5 mg	**AD** : 2,5 mg/j (max. 5 mg/j)

* Indication dans le traitement de la crise aiguë d'algie vasculaire de la face (remboursable en « médicament d'exception » dans cette seule indication).

Tableau II.444 - Médicaments utilisés en traitement de fond de la migraine

DCI	Spécialités	Présentations	Posologies
Bêtabloquants (Liste I)			
propranolol	AVLOCARDYL HEMIPRALON LP AVLOCARDYL LP	comp. séc. 40 mg gél. LP 80 mg gél. LP 160 mg	**AD** : 40 à 160 mg/j **ENF** : 2 à 4 mg/kg/j en 2 à 3 prises 1 prise le matin pour la forme LP
métoprolol	LOPRESSOR SELOKEN SELOKEN LP LOPRESSOR LP	comp. séc. 100 mg comp. séc. 100 mg comp. séc. LP 200 mg comp. séc. LP 200 mg	**AD** : 100 à 200 mg/j **ENF** : 25 à 50 mg/j en 2 à 3 prises 1 prise le matin pour la forme LP

DCI	Spécialités	Présentations	Posologies
Antisérotoninergiques (Liste II)			
dihydroergotamine	IKARAN IKARAN LP SEGLOR gél. LP TAMIK	sol. buv 0,1 mg/gtte (10 gttes = 1 mg) comp. 5 mg gél. 5 mg caps. 3 mg	**AD** : 9 mg/j **ENF** : 5 à 10 mg/j en 3 prises aux repas **AD** : 10 mg/j en 2 prises aux repas **AD** : 6 mg/j en 2 prises aux repas
méthysergide	DESERNIL	comp. séc. 1,65 mg	1 à 3 comp./j en 2 à 3 prises et à doses progressives (arrêt 1 mois tous les 6 mois)
oxétorone	NOCERTONE	comp. séc. 60 mg	**AD** : 60 à 180 mg/j en 1 prise le soir
pizotifène	SANMIGRAN	comp. 0,73 mg	**AD** : 1 à 3 comp./j en 1 à 3 prises et à doses progressives **ENF** > 12 ans : 1 comp./j
Antidépresseur tricyclique			
amitriptyline (Liste I)	LAROXYL	comp. 25 mg comp. 50 mg gttes 4 % (1 mg/gtte)	**AD** : 10 à 50 mg/j le soir **ENF** : 3 à 10 mg/j
Anticonvulsivant			
topiramate (Liste I)	EPITOMAX	gél. 25 mg comp. 50 mg comp. 100 mg	**AD** : 25 à 100 mg/j en 2 prises
Antagoniste calcique et antihistaminique H1			
flunarizine (Liste I)	SIBELIUM	comp. 10 mg	**AD** : 10 mg/j le soir (pas plus de 6 mois consécutifs) **ENF** > 10 ans : 5 mg/j

INDICATIONS – CONDUITE DE TRAITEMENT

Indications des médicaments antimigraineux

Il convient de distinguer :
- les médicaments utilisés dans le traitement de la crise migraineuse de ceux utilisés dans le traitement de fond de la migraine ;
- les médicaments disposant d'une indication validée par l'AMM dans la migraine de ceux considérés comme efficaces mais ne disposant pas d'indication spécifique dans cette pathologie.

***Tableau II.445** - Indications des médicaments antimigraineux*

Indications	Médicaments antimigraineux disposant d'une AMM spécifique	Médicaments antimigraineux efficaces hors indication spécifique d'AMM
Traitement de la crise	• Acétylsalicylate de lysine + métoclopramide • Ergotamine (tartrate) • Dihydroergotamine (pernasale ou injectable) • Agonistes sélectifs des récepteurs 5HT1 (triptans)	• AINS (naproxène, ibuprofène, kétoprofène, diclofénac) • Aspirine • Paracétamol
Traitement de fond	• Dihydroergotamine *(per os)* • Méthysergide • Oxétorone • Pizotifène • Métoprolol • Propranolol • Topiramate • Flunarizine • Amitriptyline (algies rebelles)	• Naproxène • Aténolol • Nadolol • Timolol • Valproate de sodium • Gabapentine

Conduite de traitement

Traitement de la crise de migraine

Le traitement de la crise peut être non spécifique, par les antalgiques (aspirine ou paracétamol) ou les AINS, en évitant toutefois l'association à la caféine ou le recours aux opioïdes seuls ou en association pouvant favoriser un comportement médicamenteux addictif.

Le traitement spécifique fait appel :

- soit aux dérivés ergotés vasoconstricteurs (tartrate d'ergotamine ou dihydroergotamine pernasale ou injectable), qui sont antagonistes sérotoninergiques au niveau des récepteurs 5HT2 (et agonistes des récepteurs α1-adrénergiques à fortes doses) ;
- soit aux agonistes des récepteurs sérotoninergiques vasoconstricteurs 5HT1B/D (triptans), agissant par inhibition de l'inflammation neurogène et de la vasodilatation à l'origine de la céphalée migraineuse, avec l'avantage d'une action sur les symptômes associés digestifs et de phono/photophobie.

En pratique, une crise légère à modérée est traitée par l'aspirine, le paracétamol ou les AINS (ibuprofène), alors qu'une crise d'emblée sévère ou handicapante le sera par un triptan ou par un dérivé ergoté.

La stratégie médicamenteuse suivante, reposant sur l'efficacité et la tolérance constatées des traitements antérieurs, peut également être proposée :

- patient déjà traité de façon efficace et bien tolérée par un médicament non spécifique (aspirine, paracétamol, AINS) : ne pas modifier le traitement ;
- patient déjà traité de façon efficace (sans escalade de dose) et bien tolérée par le tartrate d'ergotamine ou un triptan : ne pas modifier le traitement ;
- patient insuffisamment soulagé par son traitement ou le supportant mal :
  - cas du patient sous traitement non spécifique : remplacer par un triptan (ou prévoir une prescription comportant sur la même ordon-

nance un AINS et un triptan, en expliquant au patient de commencer par l'AINS et de prendre en dernier recours le triptan, s'il n'a pas été soulagé 2 heures après la prise de l'AINS) ;

- cas du patient sous traitement par ergotamine ou DHE : remplacer par un triptan ;
- cas du patient déjà traité par un triptan : un patient non répondeur à un triptan peut être répondeur à un autre triptan. Un patient non répondeur lors d'une première crise peut l'être ensuite (avec éventuelle augmentation de dose), Il ne faut donc conclure à l'inefficacité d'un triptan qu'après l'avoir testé sur au moins 3 crises. Le naratriptan semble agir moins rapidement, mais évite davantage la réapparition des crises.

Dans tous les cas, le traitement doit être le plus précoce possible. En cas de crise de migraine avec aura, il est recommandé d'attendre le début de la céphalée pour prendre le triptan ou le dérivé ergoté.

Traitement de fond de la migraine

L'indication d'un traitement de fond est posée sur l'évaluation du handicap ressenti par le patient, sur le retentissement familial, social et professionnel, sur la fréquence et l'intensité des crises, ainsi que sur la consommation médicamenteuse constatée.

La mise en place d'un traitement de fond prophylactique est souhaitable dès que le patient effectue, depuis 3 mois, 6 à 8 prises de traitement de crise par mois, et cela même en cas d'efficacité afin d'éviter une surconsommation médicamenteuse.

Le choix du médicament repose, en l'absence de supériorité significative d'une molécule par rapport aux autres, sur les effets indésirables, les interactions médicamenteuses possibles, les contre-indications et/ou pathologies associées du patient.

Il est proposé :

- en première intention : bêtabloquant (propranolol, métoprolol), oxétorone, amitriptyline, topiramate ;
- en deuxième intention : pizotifène, flunarizine, valproate de sodium, gabapentine.

L'instauration du traitement est réalisée en monothérapie, à faible dose progressivement croissante jusqu'à l'obtention d'une posologie efficace et bien tolérée.

Le méthysergide doit être réservé aux cas de migraines résistantes aux autres traitements, en raison de ses effets indésirables (risque de fibrose rétropéritonéale). La dihydroergotamine, caractérisée par sa bonne tolérance, reste en France largement utilisée dans le traitement de fond de la migraine, même si son efficacité reste à confirmer.

L'efficacité est évaluée au terme de 3 mois de traitement, qui est jugé efficace s'il réduit la fréquence des crises d'au moins 50 %, d'autres critères devant également être pris en compte (intensité et durée des crises, consommation des traitements de la crise).

En cas d'efficacité insuffisante, il est possible d'augmenter la posologie, en l'absence d'effets indésirables, ou de recourir à un autre traitement de fond. L'association de 2 traitements de fond peut être envisagée, sous réserve d'en réduire la posologie et de les avoir testés préalablement seuls.

En cas d'échec, l'évaluation de l'observance est nécessaire, de même que la recherche d'un éventuel abus médicamenteux.

En cas de traitement efficace, il sera poursuivi pendant 6 mois à 1 an, puis diminué très lentement avant d'être arrêté. Si les crises réapparaissent 6 à 12 mois après l'arrêt d'un traitement de fond jugé comme efficace, le même traitement peut être réintroduit.

Cas particuliers

Traitement de l'enfant

Le traitement de première intention de la crise de migraine chez l'enfant fait appel aux AINS : ibuprofène, 10 mg/kg à partir de 6 mois.

En deuxième intention, il est possible de prescrire :

- diclofénac : 2 à 3 mg/kg/j chez l'enfant de poids > 17 kg ;
- naproxène : 10 mg/kg/j chez l'enfant de poids > 25 kg (ou de plus de 6 ans) ;
- aspirine (25 à 50 mg/kg/j) ou paracétamol (60 mg/kg/j), seuls ou en association au métoclopramide ;
- tartrate d'ergotamine à partir de 10 ans : 1 mg, à répéter si besoin après 30 min ;

- sumatriptan par voie nasale : 10 à 20 mg dans une narine chez l'enfant de plus de 12 ans (ou poids > 35 kg).

Le traitement doit être pris le plus précocement possible, la voie rectale pouvant être utilisée en cas de nausées ou de vomissements (paracétamol, naproxène, diclofénac).

Le traitement médicamenteux de fond ne doit être envisagé qu'après échec des traitements non médicamenteux : flunarizine, dihydroergotamine, pizotifène, propranolol, métoprolol, amitriptyline (voir *tableau II.444*, p. 1399, pour les posologies chez l'enfant).

Traitement de la femme enceinte

De nombreux médicaments antimigraineux présentent une contre-indication chez la femme enceinte.

Le paracétamol doit être privilégié pour le traitement de la crise, voire les AINS (sauf à partir du 6e mois de grossesse où ils sont contre-indiqués). Le traitement de fond sera évité (ce d'autant qu'il existe une amélioration de la migraine durant la grossesse) ou éventuellement maintenu par un bêtabloquant.

Traitement non médicamenteux

Il est important pour le patient migraineux d'identifier les facteurs favorisant le déclenchement de ses crises (stress, alcool, privation de sommeil...), afin de les prévenir en évitant ces situations.

Des techniques de relaxation, de rétrocontrôle *(biofeedback)* et des thérapies cognitives et comportementales de gestion du stress peuvent être proposées au patient afin de réduire la fréquence des crises.

EFFETS INDÉSIRABLES – INTERACTIONS MÉDICAMENTEUSES – PRÉCAUTIONS D'EMPLOI – CONTRE-INDICATIONS

***Tableau II.446** - Effets indésirables - Prévention du risque médicamenteux*

	Effets indésirables	Prévention du risque médicamenteux
Médicaments utilisés lors de la crise		
• Antalgiques et AINS	• salicylés : intolérance digestive, réactions allergiques. Rare syndrome de Reye • floctafénine : réactions allergiques • aspirine + métoclopramide : réactions allergiques, troubles neuropsychiques, syndrome extrapyramidal, troubles endocriniens	• respect des contre-indications
• Ergotamine	• troubles digestifs (nausées, vomissements), ergotisme et état de mal migraineux	• respect des posologies (doses maximales et nombre de prises)
• Dihydroergotamine	• troubles digestifs bénins, précordialgies pour la forme injectable, obstruction nasale et rhinorrhée pour la forme endonasale	• respect des posologies
• Triptans	• asthénie, somnolence, nausées, vomissements, vertiges, bouffées vasomotrices, sensations de chaleur, de fourmillement et d'oppression thoracique, rares spasmes coronariens	• respect des contre-indications
Médicaments utilisés en traitement de fond		
• Bêtabloquants	• asthénie transitoire, bradycardie, troubles digestifs • plus rarement : insomnie, dépression, cauchemars, bronchospasme, aggravation d'un syndrome de Raynaud	• respect des précautions d'emploi et des contre-indications
• Dihydroergotamine	• ergotisme	• respect des posologies

	Effets indésirables	Prévention du risque médicamenteux
• Méthysergide	• asthénie, nausées et troubles digestifs, vertiges, insomnie, aggravation d'artériopathies • rare et grave : fibrose rétropéritonéale	• prise au cours des repas, respect des contre-indications, surveillance de la VS et de la créatininémie (augmentation en cas de fibrose), fenêtre thérapeutique de 1 mois tous les 6 mois
• Oxétorone	• somnolence surtout en début de traitement, diarrhées parfois sévères	• prise le soir, arrêt du traitement en cas de diarrhées sévères
• Pizotifène	• sédation, prise de poids	
• Amitriptyline	• somnolence, sécheresse de la bouche, prise de poids, constipation	• prise le soir
• Topiramate	• troubles neuropsychiatriques, paresthésies, céphalées, asthénie, somnolence, perte de poids, lithiase urinaire	• assurer une hydratation suffisante
• Flunarizine	• somnolence, prise de poids • rares : dépression et syndrome extrapyramidal	• prise le soir

Tableau II.447 - *Interactions médicamenteuses – Niveaux contre-indications (CI) et associations déconseillées (AD)*

Médicaments antimigraineux	Autres médicaments	Niveau	Mécanismes et conséquences
Antalgiques et AINS	Voir *tableau II.13* (morphiniques), p. 140, *tableau II.18* (non morphiniques), p. 158, et *tableau II.23* (AINS), p. 181		
Dérivés ergotés vasoconstricteurs	• Macrolides (sauf spiramycine)	CI	• Risque de vasoconstriction coronaire ou des extrémités (ergotisme) ou de poussées hypertensives
	• Itraconazole, kétoconazole, posaconazole, voriconazole	CI	
	• Inhibiteurs de protéases boostés par le ritonavir	CI	
	• Télaprévir	CI	• Ergotisme avec possibilité de nécrose des extrémités

Médicaments antimigraineux	Autres médicaments	Niveau	Mécanismes et conséquences
	• Triptans	CI	• Risque d'hypertension artérielle et de vasoconstriction artérielle coronaire
	• Bromocriptine et autres agonistes dopaminergiques dérivés de l'ergot de seigle	AD	• Risque de vasoconstriction et/ou de poussées hypertensives
	• Sympatho-mimétiques	AD	
Triptans	• Dérivés ergotés vasoconstricteurs	CI	• Risque d'hypertension artérielle et de vasoconstriction artérielle coronaire
	• IMAO	CI ou AD	
	• Linézolide	CI ou AD	
Bêtabloquants	Voir *tableau II.168*, p. 506		
Amitriptyline	• IMAO	CI ou AD	• Risque de syndrome sérotoninergique
	• Sympatho-mimétiques	AD	• Hypertension paroxystique et troubles du rythme
Topiramate	• Millepertuis	CI	• Risque de diminution d'efficacité de l'anticonvulsivant
	• Contraceptifs œstroprogestatifs ou progestatifs	AD	• Diminution d'efficacité du contraceptif

Tableau II.448 - Précautions d'emploi des antimigraineux

Antalgiques et AINS	• Voir *tableau II.I4* (morphiniques), p. 141, *tableau II.19* (non morphiniques), p. 160, et *tableau II.24* (AINS), p. 182
Dérivés ergotés	• Ne pas dépasser les doses maximales prescrites
Triptans	• Ne pas dépasser les doses maximales prescrites • Prudence chez les conducteurs ou utilisateurs de machines dangereuses
Bêtabloquants	• Voir *tableau II.169*, p. 506

Oxétorone, pizotifène, amitriptyline, topiramate, flunarizine	• Prudence chez les conducteurs ou utilisateurs de machines dangereuses • La prise d'alcool doit être évitée (sédation accrue)
Topiramate	• Prudence en cas d'association au valproate de sodium (risque d'hyper-ammoniémie ou d'encéphalopathie). Surveillance clinique à renforcer

Tableau II.449 - Contre-indications des antimigraineux

Médicaments utilisés lors de la crise	
• De façon générale	• grossesse et allaitement (sauf paracétamol)
• Salicylés	• ulcère gastro-duodénal évolutif, hypersensibilité aux salicylés, risque hémorragique
• Floctafénine	• hypersensibilité au produit, insuffisance cardiaque sévère, cardiopathies ischémiques, association aux bêtabloquants
• Paracétamol	• insuffisance hépatique
• AINS	• ulcère gastro-duodénal évolutif, hypersensibilité au produit, insuffisance hépatique ou rénale sévère, association aux anticoagulants oraux
• Dérivés ergotés	• hypersensibilité aux dérivés de l'ergot, artériopathies, hypertension artérielle, insuffisance coronaire, insuffisance hépatique sévère, insuffisance rénale sévère (pour l'ergotamine), certaines associations médicamenteuses (voir *tableau II.447*)
• Triptans	• hypersensibilité au produit, antécédents de pathologie artérielle périphérique ou coronaire, d'AVC, d'HTA mal contrôlée, insuffisance hépatique sévère, association aux dérivés ergotés et aux IMAO
Médicaments utilisés en traitement de fond	
• De façon générale	• grossesse et allaitement (sauf propranolol)
• Bêtabloquants	• asthme/BPCO, insuffisance cardiaque, bradycardie, bloc auriculo-ventriculaire, syndrome de Raynaud, hypersensibilité au produit, association à la floctafénine et au sultopride
• Dérivés ergotés	• hypersensibilité aux dérivés de l'ergot, artériopathies, hypertension artérielle, insuffisance coronaire, insuffisance hépatique sévère, insuffisance rénale sévère (pour le méthysergide), certaines associations médicamenteuses (voir *tableau II.447*)
• Pizotifène	• glaucome, adénome prostatique
• Amitriptyline	• glaucome, adénome prostatique, association aux IMAO non sélectifs et au sultopride
• Topiramate	• hypersensibilité au produit, association au millepertuis
• Flunarizine	• syndrome dépressif, syndrome extrapyramidal, maladie de Parkinson

Administration et conseils au patient

Objectifs du traitement médicamenteux

- Traitement de la crise : faire disparaître la céphalée et les symptômes d'accompagnement ou en réduire la durée et l'intensité.
- Traitement de fond : diminuer la fréquence des crises ou en réduire la sévérité lorsqu'elles se produisent, prévenir le risque d'abus médicamenteux.

Plan de prise

- Le patient doit être clairement informé de la différence entre le traitement de la crise et le traitement de fond de la migraine : notamment prise du médicament dès le début de la crise, respect des posologies (doses maximales) et des rythmes de prise, règles de non-associations.
- Il doit être informé de la nécessité de ne pas dépasser régulièrement plus de deux prises de traitement de la crise par semaine.

Modalités d'administration

Voir *tableaux II.443* (p. 1397) et *II.444* (p. 1399).

Observance du traitement

Le patient doit être informé de l'importance d'une bonne observance du traitement de fond de la migraine durant toute la durée prescrite, le traitement étant souvent abandonné trop tôt.

Surveillance de l'efficacité et de la tolérance

- L'évaluation de l'efficacité d'un traitement antimigraineux est réalisée :
  - dans le cas du traitement de la crise : 2 heures après une prise unique ;
  - dans le cas d'un traitement de fond : le bénéfice attendu du traitement n'apparaît pas avant 4 à 6 semaines, avec diminution de la fréquence et de l'intensité des crises. Les crises disparaissent rarement totalement, le patient devant en être prévenu.
- Le patient doit être informé des effets indésirables propres à chaque médicament, et notamment du risque de somnolence (triptans, oxétorone, amitriptyline, pizotifène, flunarizine, valproate de sodium, gabapentine) ou de vertiges. Il doit être mis en garde des conséquences résultant d'un abus des médicaments de la crise (céphalées chroniques « autoentretenues »). Les complications de la migraine viennent d'un mésusage des médicaments plus que de la maladie elle-même.

Conseils hygiéno-diététiques

Des règles simples d'hygiène de vie peuvent permettre d'éviter certaines circonstances ou facteurs connus de déclenchement des crises : stress, régime alimentaire (alcool, graisses, chocolat, jeûne...), bruit, fumées, manque de sommeil... Il peut être proposé au patient des techniques de relaxation ou des thérapies comportementales en fonction de son profil psychologique.

Autres conseils

- Il est recommandé au patient de tenir un agenda des crises comportant : dates de survenue, durée et intensité (légère, modérée, sévère), facteurs déclenchants, médicaments utilisés prescrits ou non.

- Lors de la crise de migraine, des mesures simples permettent d'en limiter l'intensité : repos au lit ou sommeil dans un lieu sombre et silencieux, compresses d'eau froide sur le visage.
- L'interruption d'un traitement de fond doit être réalisée de façon très progressive (sauf dans le cas d'effet indésirable important).

13 Perfusion – Nutrition parentérale

Solutions injectables de grand volume pour perfusion

NOTIONS ESSENTIELLES

- Les solutions injectables de grand volume pour perfusion sont principalement :
  - des solutions à base de glucose ;
  - des solutions à base de chlorure de sodium pouvant associer d'autres électrolytes ;
  - des solutions associant glucose et électrolytes ;
  - des solutions alcalinisantes destinées à la prise en charge des acidoses ;
  - des substituts du plasma appelés aussi solutions de remplissage vasculaire.
- Toutes ces solutions étant destinées à être administrées en grande quantité par voie veineuse périphérique ou centrale, elles doivent correspondre à certains critères de limpidité, pH, osmolarité, être exemptes de pyrogènes et être stériles.
- Selon leur composition, elles sont principalement utilisées dans les situations suivantes, dont certaines peuvent être des situations d'urgence : troubles de l'équilibre hydro-électrique, traitement des déshydratations, réhydratation, apport calorique glucidique isolé ou au cours de la nutrition parentérale, traitement des hypoglycémies, traitement des acidoses, alcalinisation des urines, traitement des hyponatrémies et rééquilibration ionique, prise en charge des chocs hypovolémiques et des hypotensions artérielles au cours de l'anesthésie générale.
- Les solutions à base de glucose ou de chlorure de sodium peuvent être utilisées aussi comme véhicule de médicaments lorsque la voie orale est impossible. Dans ce cas, il est néces-

saire de réaliser le mélange de façon extemporanée et de s'assurer de la stabilité du mélange obtenu avant perfusion.

- La connaissance de l'osmolarité de la solution à perfuser permet d'adapter la voie d'administration : voie veineuse périphérique pour les solutions d'osmolarité ⩽ 800 mOsm/L et voie veineuse centrale au-delà. Lors des utilisations de solutions isotoniques dans un but de correction ou de prévention des états de déshydratation, la voie sous-cutanée en continu est utilisable.
- Le débit doit être réglé selon la prescription médicale, sur la base de calcul de 20 gouttes = 1 mL.
- Compte tenu des volumes importants perfusés et des situations d'urgence dans lesquelles elles sont souvent utilisées, ces solutions nécessitent de nombreuses précautions et une surveillance clinique et biologique pour s'assurer de leur efficacité et de leur tolérance.

GÉNÉRALITÉS

Les préparations injectables de grand volume pour perfusion sont des médicaments disponibles principalement à l'hôpital. On trouve dans ce groupe de médicaments :

- des solutions à base de glucose ;
- des solutions à base de chlorure de sodium, pouvant associer d'autres électrolytes ;
- des solutions associant glucose et électrolytes ;
- des solutions alcalinisantes destinées à la prise en charge des acidoses ;
- des substituts du plasma, appelés aussi solutions de remplissage vasculaire.

Rappels physiologiques sur les compartiments liquidiens dans l'organisme

L'eau représente 60 % du poids du corps humain chez l'adulte et 70 à 80 % chez le nouveau-né et l'enfant. Elle se répartit en 2 espaces : l'espace intracellulaire (70 % de l'eau totale du corps), l'espace extracellulaire (28 % de l'eau totale du corps, répartie entre les secteurs interstitiels et vasculaires). Les 2 % restants représentent les volumes des diverses sécrétions (liquide digestif, liquide céphalo-rachidien, etc.).

Les espaces intra et extracellulaires sont séparés par la membrane de la cellule, perméable à l'eau mais imperméable aux grosses molécules, et de perméabilité spécifique aux différents électrolytes. La composition ionique de ces deux milieux est donc différente : le potassium est transporté dans la cellule par un processus consommant de l'énergie tandis que le sodium est expédié hors de la cellule dans l'espace interstitiel par un mécanisme consommant également de l'énergie. Ce mécanisme de transport est appelé pompe à sodium-potassium. Il s'agit d'un mécanisme de transport actif ayant pour conséquence un milieu intracellulaire concentré en ions K^+ et un milieu extracellulaire plus riche en ions Na^+. Une variation d'osmolarité dans le milieu extracellulaire entraîne un transfert d'eau entre les 2 milieux pour rétablir l'équilibre osmotique :

- une osmolarité extracellulaire accrue entraîne un transfert d'eau des cellules vers l'interstitium ;
- une osmolarité extracellulaire abaissée entraîne un transfert d'eau de l'interstitium vers les cellules.

Les secteurs interstitiels et vasculaires sont séparés par la membrane capillaire, perméable à l'eau et aux ions, mais pas aux grosses molécules. De ce fait, la composition ionique de ces compartiments est identique, mais la concentration en protéines est très supérieure dans le compartiment intravasculaire. Ces protéines restant dans le compartiment vasculaire sont à l'origine de la pression oncotique, tendant à maintenir l'eau dans les vaisseaux (pression oncotique assurée à 70 % par l'albumine).

Quelques pathologies nécessitant l'utilisation de solutions injectables de grand volume

Troubles de l'équilibre hydroélectrique : hypo et hypernatrémie

Le sodium est le cation le plus important dans l'espace extracellulaire. Les valeurs sériques normales pour la natrémie vont de 132 à 155 mmol/L.

Hyponatrémie

On parle d'hyponatrémie dès que la concentration sérique en sodium est < 132 mmol/L. Les hyponatrémies sont souvent dues à un excès relatif d'eau et non à un manque de sodium. Les principaux symptômes cliniques sont la perte d'appétit, les nausées et vomissements, la faiblesse musculaire, les crampes, les convulsions et les troubles de la conscience. Le traitement consiste en la perfusion de NaCl à 0,9 % ainsi que le diagnostic de la cause de l'hyponatrémie et le traitement spécifique de cette cause.

Hypernatrémie

On parle d'hypernatrémie dès que la concentration sérique en sodium est > 155 mmol/L. Les hypernatrémies sont souvent dues à un apport excessif de sodium ou à des pertes d'eau, ou encore sont rencontrées en situation d'insuffisance rénale aiguë ou chronique. Elles se manifestent par une sécheresse des muqueuses, de la soif, une oligurie et des œdèmes. Le traitement consiste selon la cause en une réduction de l'apport sodé et une éventuelle dialyse.

Troubles de l'équilibre hydroélectrique : hypo et hyperkaliémie

Le potassium est le cation le plus important dans l'espace intracellulaire. Les valeurs sériques normales vont de 3,5 à 5,5 mmol/L.

Hypokaliémie

On parle d'hypokaliémie pour des concentrations sériques en potassium $<$ 3,5 mmol/L. Les hypokaliémies peuvent avoir des causes rénales ou extrarénales. Les principales manifestations cliniques sont la faiblesse musculaire, l'apathie, la somnolence pouvant aller jusqu'aux troubles de la conscience, l'atonie intestinale avec constipation, l'hypotension, les tachycardies-arythmies voire l'arrêt cardiaque. L'hypokaliémie provoque une sensibilité accrue aux traitements digitaliques. La prise en charge des hypokaliémies sévères nécessite d'utiliser des perfusions enrichies en potassium, à l'aide de pompe à perfusion ou en perfusion lente à la concentration maximale de 4 g de potassium par litre. Pour éviter les arythmies, l'augmentation du taux sérique de potassium doit être faite de façon progressive sur plusieurs jours.

Hyperkaliémie

On parle d'hyperkaliémie pour des concentrations sériques en potassium $>$ 5,5 mmol/L. Les symptômes dépendent du taux sérique de potassium : paresthésies, bradycardies, arythmie, chute tensionnelle, fibrillation ventriculaire et arrêt cardiaque, confusion et perte de connaissance. La prise en charge de l'hyperkaliémie se réalise soit par voie orale à l'aide de KAYEXALATE (polystyrène sulfonate de sodium), soit par voie injectable : perfusion de glucose à 20 % + insuline et compensation de l'acidose avec du bicarbonate de sodium et dialyse éventuelle.

États de déshydratation

- *Les états de déshydratation intracellulaire* sont liés à une hyperosmolarité dans le compartiment extracellulaire (d'où les transferts d'eau des cellules vers le milieu extracellulaire ; le volume aqueux des cellules diminue). Ces états de déshydratation sont retrouvés lors des comas diabétiques hyperosmolaires ou des situations à l'origine d'hypernatrémies (diabète insipide, coup de chaleur...). Les principaux signes cliniques sont la soif intense, l'hyperthermie, la sécheresse des muqueuses et les troubles de conscience. Le traitement va consister principalement en un apport d'eau pure par voie orale ou, à défaut, par la perfusion d'un soluté hypotonique (glucose à 2,5 %). Un volume de 3 à 5 litres apporté de façon progressive et régulière est habituellement nécessaire

- *Les états de déshydratation extracellulaire* peuvent être associés à un état de déshydratation ou d'hyperhydratation intracellulaire. Ces états de déshydratation sont retrouvés lorsque la diurèse est anormalement élevée (effet des diurétiques, diurèse osmotique...) ou lors des pertes hydriques augmentées (diarrhées, vomissements, brûlures étendues, etc.). Les principaux signes cliniques associés sont l'hypotension artérielle, la tachycardie, des veines plates, la perte de poids, la soif, les globes oculaires enfoncés, la persistance du pli cutané. Le traitement va consister en une perfusion de chlorure de sodium à 0,9 % accompagnée du traitement étiologique de la déshydratation.

États d'acidose

On parle d'acidose lorsque le pH plasmatique est inférieur à 7,35. Cela correspond à une concentration accrue en ions H^+. Selon le mécanisme de survenue, on distingue :

- les acidoses métaboliques, dues sur le plan physiopathologique à une baisse du taux des bicarbonates plasmatiques ;
- l'acidose respiratoire, due à une augmentation du taux de gaz carbonique et de la PCO_2 dans le sang suite à une altération de la fonction d'épuration du CO_2 par le poumon ;
- il existe des acidoses mixtes, dues à une association synergique des deux mécanismes d'apparition.

Hypovolémie

L'hypovolémie est une diminution de la masse sanguine. Elle peut résulter de diverses situations pathologiques : polytraumatismes, hémorragies, brûlures, déficits hydrosodés (pertes excessives non compensées par les apports), ou extravasation d'eau et de sodium vers les tissus interstitiels en raison de la diminution de la pression oncotique du plasma ou d'une hyperperméabilité des capillaires. En fonction de la vitesse et de l'importance de la perte volémique, l'organisme est capable de mettre en œuvre des processus de compensation, notamment par une vasoconstriction. Ces réponses compensatoires sont efficaces pour compenser des pertes de 30 à 40 %. Un état de choc peut s'installer lorsque la spoliation sanguine dépasse 40 à 50 % du volume de sang total.

Quelle que soit la cause de l'hypovolémie, l'utilisation d'une solution de remplissage vasculaire va permettre la correction du déficit volémique, en parallèle du traitement étiologique.

Classification des solutions injectables de grand volume

Les solutions injectables de grand volume peuvent être classées de la façon suivante.

Solutions à base de glucose

Ces solutions contiennent de l'eau et du glucose (glucide rapidement métabolisable et fournissant 4 calories par gramme) diffusant dans le milieu intracellulaire.

Solutions à base de chlorure de sodium

Ces solutions contiennent de l'eau et du chlorure de sodium dont la diffusion est limitée à l'espace vasculaire et au milieu extracellulaire. Outre le chlorure de sodium, d'autres électrolytes peuvent être associés (potassium, calcium) ainsi qu'un alcalinisant (lactate).

Solutions associant glucose et électrolytes (sodium, potassium, calcium parfois)

Ces solutions, appelées aussi solutions polyioniques, associent les propriétés des deux précédentes.

Solutions alcalinisantes à base de bicarbonate de sodium ou de lactate de sodium

Ces solutions sont utilisables pour corriger les acidoses plasmatiques, pour alcaliniser les urines et pour abaisser la kaliémie en cas d'hyperkaliémie menaçante (par transfert intracellulaire de potassium).

Solutions de remplissage vasculaire

Le remplissage vasculaire peut être assuré par différents types de médicaments, utilisés seuls ou de façon consécutive :

CRISTALLOÏDES

Les solutions cristalloïdes sont des solutions aqueuses d'électrolytes, additionnés ou non de glucose (voir la classification précédente). Les deux principales sont la solution de chlorure de sodium à 0,9 % isotonique et la solution de Ringer-lactate. Les cristalloïdes ont un pouvoir de remplissage faible du fait de leur diffusion extravasculaire entraînant l'eau perfusée : pour 1 litre de cristalloïde administré, environ 250 mL s'ajoutent au volume circulant.

SUBSTITUTS MACROMOLÉCULAIRES DU PLASMA

Ils comprennent l'albumine, les dextrans, les gélatines et les dérivés de l'amidon :

- l'*albumine* est une protéine plasmatique essentielle au maintien de la pression oncotique intravasculaire et de la volémie. L'albumine utilisée en thérapeutique est un médicament dérivé du sang obtenu par fractionnement plasmatique. Elle est commercialisée en solution à 4 % et à 20 %. En concentration à 4 %, elle est iso-oncotique et entraîne une augmentation du volume circulant égale au volume perfusé. En concentration à 20 %, elle est hyperoncotique et entraîne un appel d'eau, donc une expansion plasmatique supérieure au volume perfusé ;
- les *dextrans* sont des polysaccharides obtenus par fermentation. Ils entraînent une expansion volémique supérieure au volume perfusé (180 %) et qui persiste durant 4 à 6 heures. Ils sont éliminés dans les urines ;
- les *gélatines fluides* : la dénaturation de gélatine permet d'obtenir des colloïdes artificiels constitués de molécules protéiques de poids d'environ 25 000 daltons. Ces colloïdes entraînent une expansion volémique

égale au volume perfusé et qui persiste durant 4 à 6 heures environ. Ils sont éliminés rapidement par filtration rénale ;
- les *hydroxyéthylamidons* : il s'agit de colloïdes artificiels constitués de molécules d'amidon contenant un pourcentage de molécules de glucose hydroxyéthylées pour les rendre plus résistantes à la dégradation par les amylases. Ces colloïdes entraînent une expansion volémique de 133 à 145 % en fonction de la concentration utilisée.

Solutions de perfusion à effet osmotique

Les solutions les plus utilisées sont à base de mannitol à 10 ou 20 %. Ce dernier est une substance osmotiquement active qui va permettre de déplacer l'eau du secteur interstitiel vers le secteur intravasculaire, d'où son utilisation pour réduire la pression du liquide cérébro-spinal lors d'œdème cérébral. Le mannitol n'est pas métabolisé par l'organisme. Il est éliminé sous forme inchangée dans les urines après filtration glomérulaire et arrive à forte concentration dans la lumière tubulaire.

Caractéristiques des solutions injectables de grand volume

Les solutions injectables de grand volume étant destinées à être administrées en grande quantité par voie veineuse périphérique ou centrale, elles doivent correspondre à certains critères de limpidité, pH, osmolarité, être exemptes de pyrogènes et être stériles.
- La limpidité doit être vérifiée avant administration par mirage de la poche ou du flacon contenant la solution.
- Le pH des liquides de l'organisme est de 7,4. Les solutions injectables de pH voisin de la neutralité permettent d'obtenir une bonne tolérance veineuse. Il est parfois nécessaire au niveau industriel d'avoir un pH éloigné de la valeur idéale afin de permettre un compromis entre tolérance et stabilité de la solution.
- L'osmolarité traduit la pression osmotique d'un mélange par rapport aux cellules de l'organisme receveur. Les préparations doivent avoir une osmolarité aussi proche que possible des liquides tissulaires avec lesquels elles sont en contact (osmolarité plasmatique = 300 mOsm/L). La connaissance de l'osmolarité de la solution à perfuser permet d'adapter la voie d'administration et le débit de perfusion adéquat, afin

d'exploiter au maximum les capacités de dilution du courant circulatoire. La voie veineuse périphérique est utilisable pour des solutions d'osmolarité inférieure ou égale à 800 mOsm/L. Au-delà, il est nécessaire d'avoir recours à la voie veineuse centrale.

- Les préparations injectables de grand volume doivent être dépourvues de pyrogènes, c'est-à-dire de substances susceptibles de provoquer une brusque élévation de la température après injection. Les modalités de fabrication de ces solutions sont conçues pour éviter la contamination par ces substances et leur absence est testée avant commercialisation.
- Toutes ces solutions injectables doivent être stériles. Au cours de leur fabrication, toutes les précautions sont prises pour éviter les contaminations puis éventuellement détruire ou éliminer les germes éventuellement présents dans les solutions. La stérilité est testée avant commercialisation. Au moment de la pose de la perfusion, toutes les précautions d'asepsie doivent être mises en œuvre pour éviter une contamination septique de la solution perfusée.

PRINCIPAUX MÉDICAMENTS

Tableau II.450 - Principales solutions injectables de grand volume

Spécialités	Présentations	Composition
Solutions à base de glucose		
GLUCOSE 2,5 % soluté hypotonique	Flacon ou poche 100 mL 250 mL 500 mL 1 000 mL	Glucose : 25 g/L Calories : 100 kcal/L Osmolarité : 140 mOsm/L
GLUCOSE 5 % soluté isotonique		Glucose : 50 g/L Calories : 200 kcal/L Osmolarité : 280 mOsm/L
GLUCOSE 10 % soluté hypertonique		Glucose : 100 g/L Calories : 400 kcal/L Osmolarité : 560 mOsm/L
GLUCOSE 15 % soluté hypertonique		Glucose : 150 g/L Calories : 600 kcal/L Osmolarité : 840 mOsm/L
GLUCOSE 20 % soluté hypertonique		Glucose : 200 g/L Calories : 800 kcal/L Osmolarité : 1 120 mOsm/L
GLUCOSE 30 % soluté hypertonique		Glucose : 300 g/L Calories : 1 200 kcal/L Osmolarité : 1 680 mOsm/L
GLUCOSE 50 % soluté hypertonique		Glucose : 500 g/L Calories : 2 000 kcal/L Osmolarité : 2 800 mOsm/L
Solutions à base de chlorure de sodium		
CHLORURE DE SODIUM 0,9 % soluté isotonique	Flacon ou poche 100 mL 250 mL 500 mL 1 000 mL	NaCl : 9 g/L Sodium : 154 mmol/L Chlore : 154 mmol/L Osmolarité : 308 mOsm/L

Spécialités	Présentations	Composition
RINGER-LACTATE soluté isotonique	Flacon ou poche 250 mL 500 mL 1 000 mL	NaCl : 6 g/L Sodium : 130 mmol/L Chlore : 112 mmol/L Lactate : 28 mmol/L Potassium : 4 mmol/L Calcium : 1,82 mmol/L Osmolarité : 280 mOsm/L
ISOFUNDINE soluté isotonique	Poche 250 mL 500 mL 1 000 mL	NaCl : 6,8 g/L Sodium : 145 mmol/L Chlore : 127 mmol/L Potassium : 4 mmol/L Magnésium : 1 mmol/L Calcium : 2,5 mmol/L Acétate : 24 mmol/L Malate : 5 mmol/L Osmolarité : 309 mOsm/L
Solutions à base de glucose et électrolytes : solutions polyioniques		
POLYIONIQUE B66 AP-HP	Flacon 250 mL	Glucose : 10 g/L Sodium : 5,84 g/L = 120 mmol/L Potassium : 0,3 g/L = 4 mmol/L Calcium : 0,32 g/L = 2,18 mmol/L Lactate de sodium : 2,25 g/L = 20 mmol/L Osmolarité : 305 mOsm/L Calories : 36 kcal/L *Composition adaptée au nourrisson et à l'enfant*
GLUCOSE 2,5 NaCl 0,45	Flacon ou poche 500 mL 1 L	Glucose : 25 g/L Sodium : 4,5 g/L = 77 mmol/L Chlorures : 77 mmol/L Osmolarité : 293 mOsm/L Calories : 100 kcal/L
POLYIONIQUE 1AG5 POLYIONIQUE G5 OSMOTAN G5 GLUCIDION G5 BIONOLYTE G5 HYDROS G5	Flacon ou poche 250 mL 500 mL 1 000 mL	Glucose : 50 g/L Sodium : 4 g/L = 68 mmol/L Potassium : 2 g/L = 26 mmol/L Chlorures : 95 mmol/L Osmolarité : 468 mOsm/L Calories : 200 kcal/L
PLASMALYTE 4G5 POLYIONIQUE B27 DEXTRION G5	Flacon ou poche 250 mL 500 mL 1 000 mL	Glucose : 50 g/L Sodium : 2 g/L = 34 mmol/L Potassium : 1,5 g/L = 20 mmol/L Calcium : 1 g/L = 2,2 mmol/L Chlorures : 54 mmol/L Osmolarité : 390 mOsm/L Calories : 200 kcal/L

Spécialités	Présentations	Composition
POLYIONIQUE B46 AP-HP	Flacon 250 mL 500 mL	Glucose : 50 g/L Sodium : 3 g/L = 51 mmol/L Potassium : 1,5 g/L = 20 mmol/L Calcium : 2 g/L = 4,4 mmol/L Chlorures : 71 mmol/L Osmolarité : 433 mOsm/L Calories : 200 kcal/L *Composition adaptée à l'enfant*
RINGER LACTATE G5	Poche 1 L	Glucose : 50 g/L Chlorure de sodium : 6 g/L Sodium : 130 mmol/L Chlorures : 109 mmol/L Lactate : 28 mmol/L Potassium : 4 mmol/L Calcium : 1,37 mmol/L Osmolarité : 550 mOsm/L
POLYIONIQUE 2AG10 POLYIONIQUE G10 GLUCIDION G10 BIONOLYTE G10 HYDROS G10 OSMOTAN G10	Flacon ou poche 250 mL 500 mL 1 000 mL	Glucose : 100 g/L Sodium : 4 g/L = 68 mmol/L Potassium : 2 g/L = 26 mmol/L Chlorures : 95 mmol/L Osmolarité : 746 mOsm/L Calories : 400 kcal/L
DEXTRION G10	Flacon 250 mL 500 mL	Glucose : 100 g/L Sodium : 2 g/L = 34 mmol/L Potassium : 1,5 g/L = 20 mmol/L Calcium : 1 g/L = 2,2 mmol/L Chlorures : 54,3 mmol/L Osmolarité : 670 mOsm/L Calories : 400 kcal/L
COMPENSAL 11G10	Flacon 500 mL 1 000 mL	Glucose : 100 g/L Sodium : 3 g/L = 51 mmol/L Potassium : 2 g/L ;= 26 mmol/L Calcium : 1 g/L = 2,2 mmol/L Chlorures : 87 mmol/L Osmolarité : 725 mOsm/L Calories : 400 kcal/L
COMPENSAL 15G10	Flacon 250 mL 500 mL	Glucose : 100 g/L Sodium : 2 g/L = 34 mmol/L Potassium : 1,5 g/L = 20 mmol/L Calcium : 1 g/L = 2,2 mmol/L Magnésium : 0,5 g/L = 2,5 mmol/L Chlorures : 59 mmol/L Osmolarité : 677 mOsm/L Calories : 400 kcal/L

Spécialités	Présentations	Composition
POLYIONIQUE B55 AP-HP	Flacon 250 mL	Glucose : 110 g/L Sodium : 16 mmol/L Potassium : 16 mmol/L Calcium : 12,4 mmol/L Chlorures : 32 mmol/L Osmolarité : 656 mOsm/L *Composition adaptée à la réanimation néonatale*
Solutés alcalinisants injectables		
BICARBONATE DE SODIUM ISOTONIQUE 1,4 %	Flacon 125 mL 250 mL 500 mL 1 000 mL	$NaHCO_3$: 14 g/L Sodium : 166 mmol/L Bicarbonate : 166 mmol/L
BICARBONATE DE SODIUM HYPERTONIQUE 3 %	Flacon 500 mL	$NaHCO_3$: 30 g/L Sodium : 357 mmol/L Bicarbonate : 357 mmol/L
BICARBONATE DE SODIUM SEMI-MOLAIRE 4,2 % soluté hypertonique	Flacon 125 mL 250 mL 500 mL	$NaHCO_3$: 42 g/L Sodium : 500 mmol/L Bicarbonate : 500 mmol/L
BICARBONATE DE SODIUM MOLAIRE 8,4 % soluté hypertonique	Flacon 125 mL 250 mL 500 mL	$NaHCO_3$: 84 g/L Sodium : 1 000 mmol/L Bicarbonate : 1 000 mmol/L
LACTATE DE SODIUM MOLAIRE 11,2 %	Flacon 250 mL	Sodium : 1 000 mmol/L Lactate : 1 000 mmol/L
Solutions de remplissage vasculaire		
Albumine humaine (médicament dérivé du sang)		
VIALEBEX 4 % ALBUNORM 4 %	Flacon 100 mL 250 mL 500 ml	Albumine : 40 g/L Sodium : 150 mmol/L environ
ALBUNORM 5 %	Flacon 100 mL 250 mL 500 mL	Albumine : 50 g/L Sodium : 160 mmol/L environ
VIALEBEX 20 % ALBUNORM 20 %	Flacon 2 g/10 mL 10 g/50 mL 20 g/100 mL	Albumine : 200 g/L Sodium : 150 mmol/L

Spécialités	Présentations	Composition
Dextrans		
RESCUEFLOW	Poche 250 mL	Dextran 70 : 60 g/L Sodium, chlorures : 75 g/L
Gélatines fluides		
GELOFUSINE	Poche 500 mL	Gélatine fluide : 40 g/L Sodium : 154 mmol/L Chlorures : 125 mmol/L Osmolarité : 279 mOsm/L
PLASMION	Poche 500 mL	Gélatine fluide : 30 g/L Sodium : 150 mmol/L Chlorures : 100 mmol/L Potassium : 5 mmol/L Lactate : 30 mmol/L Magnésium : 1,5 mmol/L Osmolarité : 287 mOsm/L
Hydroxyéthylamidons (HEA)		
HYPERHES 6 %	Poche 500 mL	Hydroxyéthylamidon 200 000 Da : 60 g/L Sodium : 1 232 mmol/L Chlorures : 1 232 mmol/L Osmolarité : 2 464 mOsm/L
HEAFUSINE 10 %	Poche 500 mL	Hydroxyéthylamidon 130 000 Da : 100 g/L Sodium : 154 mmol/L Chlorures : 154 mmol/L Osmolarité : 308 mOsm/L
VOLUVEN 6 %	Poche 500 mL	Hydroxyéthylamidon 130 000 Da : 60 g/L Sodium : 154 mmol/L Chlorures : 154 mmol/L Osmolarité : 308 mOsm/L
RESTORVOL 6 % PLASMOHES 6 % PENTA STARCH 6 % HEAFUSINE 6 %	Poche 500 mL	Hydroxyéthylamidon 200 000 Da : 60 g/L Sodium : 154 mmol/L Chlorures : 154 mmol/L Osmolarité : 309 mOsm/L
PLASMA VOLUME 6 %	Poche 500 mL	Hydroxyéthylamidon 130 000 Da : 60 g/L Sodium : 130 mmol/L Potassium : 5,36 mmol/L Calcium : 0,912 mmol/L Magnésium : 0,984 mmol/L Chlorures : 112 mmol/L Acétate : 27,2 mmol/L Osmolarité : 309 mOsm/L

Spécialités	Présentations	Composition
Agents osmotiques		
MANNITOL 10 %	Flacon ou poche 250 mL 500 mL	Mannitol : 10 g/100 mL
MANNITOL 20 %	Flacon ou poche 250 mL 500 mL	Mannitol : 20 g/100 mL

INDICATIONS – CONDUITE DE TRAITEMENT

Solutions à base de glucose

Ces solutions sont indiquées dans les situations suivantes :

- solutés isotoniques :
  - traitement des déshydratations intra et extracellulaires,
  - toute réhydratation lorsque la perte en eau est supérieure à la perte en NaCl,
  - véhicule de médicaments lorsque la voie orale est impossible ;
- solutés hypertoniques :
  - apport calorique glucidique isolé ou au cours de la NP ;
  - traitement des hypoglycémies sévères.

Dans ces deux dernières indications, les solutions les plus concentrées en glucose sont préférées (solutions à 30 ou à 50 %).

Le débit maximal d'administration est de 0,5 g de glucose par kg et par heure ;

- solutés hypotoniques :
  - réhydratation des patients au cours des états hyperosmolaires,
  - utilisation chez le malade diabétique.

Solutions à base de chlorure de sodium

Ces solutions sont indiquées dans les situations suivantes :
- traitement de la déshydratation extracellulaire ;
- traitement des hyponatrémies ;
- rééquilibration ionique ;
- véhicule de médicaments lorsque la voie orale est impossible ;
- hypovolémie sans hémorragie.

Dans la prise en charge des déshydratations, le volume de NaCl à 0,9 % utilisable est de 500 mL à 3 000 mL par jour chez l'adulte, et de 20 à 100 mL/kg/jour chez l'enfant et le nourrisson.

Dans tous les cas, le calcul des apports sera réalisé selon les besoins estimés et la règle suivante :

1 g de NaCl = 394 mg de Na^+ = 17,1 mEq Na^+ = 17,1 mmol de Na^+.

Solutions associant glucose et électrolytes : solutions polyoniques

Ces solutions sont indiquées dans les situations suivantes :
- traitement de la déshydratation extracellulaire ;
- apport glucidique et en électrolytes au cours de la nutrition parentérale ;
- traitement des hypocalcémies pour les spécialités en contenant.

Solutions alcalinisantes à base de bicarbonate de sodium ou de lactate de sodium

Les indications de ces solutions sont les suivantes :
- correction des acidoses dues à des pertes en bicarbonates (digestives ou tubulaires), en administrant au début seulement 1/3 de la dose calculée par la formule suivante :
  Dose en mmol = Poids du patient (kg) × 0,4 × (HCO_3 souhaité – HCO_3 mesuré)
- alcalinisation des urines pour favoriser l'élimination de certains médicaments (aspirine, phénobarbital, méthotrexate) : 6 à 8 litres de solution isotonique par jour, avec ajout de 2 à 4 g de KCl par litre perfusé ;
- baisse de la kaliémie en cas d'hyperkaliémie menaçante (transfert intracellulaire de potassium) : bicarbonate de sodium molaire en perfusion

continue au débit de 10 mL par minute durant 5 à 15 minutes et sous surveillance ECG ;
- traitement des intoxications par les antidépresseurs tricycliques : bicarbonate de sodium molaire ou lactate de sodium molaire par voie IV et sous surveillance ECG continue.

Solutions de remplissage vasculaire

Les indications des dextrans, gélatines fluides et hydroxyéthylamidons sont les suivantes :
- restauration volémique au cours des chocs hypovolémiques, hémorragiques, traumatiques, opératoires, toxi-infectieux et chez les grands brûlés ;
- hypotensions artérielles au cours de l'anesthésie générale.

Les modalités d'administration et les quantités administrées sont variables selon l'état hémodynamique du malade et selon le médicament :
- RESCUEFLOW : administration de la totalité de la poche de 250 mL en 2 à 5 minutes, suivie si besoin d'une perfusion d'une solution isotonique ;
- gélatines fluides : débit de perfusion variable de 50 à 600 gouttes par minute. Pas de posologie maximale ;
- hydroxyéthylamidons : pour les solutions à 6 %, la dose d'hydroxyéthylamidons à administrer ne doit pas dépasser 33 mL/kg/24 heures le premier jour de traitement, puis elle doit être ramenée à 20 mL/kg/24 heures les deux jours suivants. Pour les solutions à 10 %, la posologie est de 20 mL/kg/jour. Ce médicament peut être administré de façon réitérée pendant plusieurs jours, en fonction des besoins.
- HYPERHES : la posologie est de 4 mL/kg en une seule injection non renouvelable.

Les indications de l'albumine sont plus limitées compte tenu de son coût et de l'origine humaine du principe actif :
- hypovolémie de la femme enceinte, de l'enfant, ou en cas d'allergie aux autres produits de remplissage vasculaire ou de leur utilisation à posologie maximale. Posologie chez l'adulte : 25 à 50 g. Posologie chez l'enfant : 0,5 à 2 g/kg ;
- brûlures étendues et syndrome de Lyell à la phase initiale : utilisation en association avec les cristalloïdes ;

- échanges plasmatiques : albumine à 4 % utilisée comme liquide de remplacement, à la posologie de 40 à 70 mL/kg et au débit maximal de 50 mL/min ;
- prévention de l'ictère nucléaire du nouveau-né : albumine à 20 % diluée au demi, à la dose de 1 g/kg.

Agents osmotiques

Le mannitol peut être utilisé comme antiœdémateux : traitement des œdèmes cérébraux, hypertensions intracrâniennes, traitement des hypertonies oculaires aiguës.

Le mannitol peut aussi être utilisé comme diurétique osmotique dans les oligo-anuries d'installation récente. La posologie moyenne est de 250 mL à 1 000 mL par jour (pour une solution concentrée à 20 %).

EFFETS INDÉSIRABLES – INTERACTIONS MÉDICAMENTEUSES – PRÉCAUTIONS D'EMPLOI – CONTRE-INDICATIONS

Effets indésirables

Tableau II.451 - Effets indésirables des solutions injectables de grand volume

Effets indésirables	Prévention de la iatrogénie médicamenteuse
Solutions à base de chlorure de sodium	
• Hyperhydratation à prédominance extracellulaire et risque d'œdème aigu du poumon en cas de perfusion trop rapide et trop abondante	• Les quantités à perfuser doivent être calculées en fonction du bilan des entrées et des sorties. À utiliser sous surveillance clinique (état d'hydratation, auscultation pulmonaire, diurèse) et biologique
Solutions à base de glucose ± électrolytes	
• Solutés hypo et isotoniques : - diurèse osmotique - hyperhydratation extracellulaire	• Réaliser une perfusion lente
• Solutés hypertoniques : - risque de thrombophlébite si utilisation de veine superficielle et de nécrose en cas d'extravasation	• Utiliser la voie centrale et surveiller le risque d'extravasation
- hyperglycémie - hyperosmolarité plasmatique : déshydratation intracellulaire	
- hypokaliémie (transfert du K^+ en intracellulaire et fuite urinaire en cas de diurèse osmotique)	• Surveiller la kaliémie et supplémenter si besoin
- hypoglycémie en cas d'arrêt brutal des perfusions prolongées	• Arrêt progressif des perfusions pour permettre la mise à niveau de la sécrétion d'insuline
- stéatose hépatique en cas d'apport glucidique excessif	• Éviter les surcharges d'apport en glucose

Effets indésirables	Prévention de la iatrogénie médicamenteuse
Solutions alcalinisantes	
• Hypokaliémie (transfert de K^+ en intracellulaire) • Pour les solutions hypertoniques : risque de thrombophlébite si utilisation de veine superficielle et nécrose en cas d'extravasation	• Surveiller la kaliémie et supplémenter si besoin • Utiliser la voie centrale
Solutions de remplissage vasculaire	
Albumine humaine	
• Réactions anaphylactiques	• Arrêt immédiat de la perfusion
Dextrans, gélatines fluides, hydroxyéthylamidons	
• Réactions anaphylactiques (avec les dextrans et les gélatines principalement) : frissons, malaise, prurit, dyspnée, hypotension • Perturbation de la lecture des groupes sanguins • Manifestations hémorragiques (rares mais graves et suite aux utilisations d'hydroxyéthylamidons seulement)	• Arrêt immédiat de la perfusion • Groupage sanguin préalable à l'administration • Surveillance des paramètres de l'hémostase
Agents osmotiques	
• Risque d'œdème aigu du poumon	• Limiter la vitesse de perfusion • Éviter les administrations prolongées

Interactions médicamenteuses

***Tableau II.452** - Interactions médicamenteuses des solutions injectables de grand volume*

• Glucose	• Ne pas administrer du sang simultanément au moyen du même nécessaire à perfusion, à cause du risque de pseudo-agglutination
• Ringer-lactate	*Associations contre-indiquées (interactions liées au calcium)* • Digitaliques : troubles du rythme cardiaque graves voire mortels *Associations déconseillées (interactions liées au potassium)* • Médicaments hyperkaliémiants (amiloride, spironolactone, triamtérène, inhibiteurs de l'enzyme de conversion, antagonistes de l'angiotensine II seuls ou associés, tacrolimus) : hyperkaliémie

	potentiellement létale, notamment chez l'insuffisant rénal, par addition des effets hyperkaliémiants
• Bicarbonate de sodium	• Lors de la préparation de mélanges de médicaments administrés par voie IV, tenir compte du pH alcalin de la solution et de la présence d'ions sodium et bicarbonate • Les incompatibilités les plus fréquentes sont dues : - aux médicaments donnant une réaction acide en solution (chlorhydrates, insuline, etc.) - aux médicaments dont la forme base est insoluble (alcaloïdes antibiotiques, etc.)
• Gélatine fluide	• Ne pas administrer du sang simultanément au moyen du même nécessaire à perfusion
• Pour l'ensemble de ces solutions de grand volume	• Ne pas ajouter de médicaments dans les solutions sans avoir préalablement vérifié la compatibilité physico-chimique

Précautions d'emploi

Tableau II.453 - Précautions d'emploi des solutions injectables de grand volume

• Solutions à base de chlorure de sodium	• Surveiller l'état clinique et biologique chez les patients atteints d'hypertension, d'insuffisance cardiaque, d'œdème pulmonaire, d'œdème périphérique ou d'altération de la fonction rénale
• Solutions à base de glucose ± électrolytes	• Surveiller l'état clinique et biologique, notamment l'équilibre hydrosodé, la glycosurie et l'acétonémie, la kaliémie, la phosphorémie et la glycémie • Si nécessaire, supplémenter l'apport parentéral en insuline et en potassium • Chez le diabétique, surveiller la glycémie et la glycosurie et ajuster éventuellement la posologie de l'insuline
• Solutions alcalinisantes	• L'apport de ces solutions risque d'aggraver une hypokaliémie ou de la démasquer. En cas d'hypokaliémie, associer un sel de potassium • Effectuer un contrôle fréquent de l'ionogramme et de l'équilibre acido-basique sanguin et tenir compte de l'apport de sodium

	• Utiliser avec prudence en cas de rétention hydrosodée, insuffisance cardiaque, syndrome œdémato-ascitique des cirrhoses
• Solutions de remplissage vasculaire : - albumine humaine	• Dans toutes les situations où l'hypervolémie avec ses conséquences et l'hémodilution peuvent représenter un risque particulier pour le patient, l'albumine doit être utilisée avec précaution : insuffisance cardiaque décompensée, hypertension artérielle, œdème pulmonaire, varices œsophagiennes, anémie sévère, anurie • Une hypervolémie peut se produire lorsque la posologie et le débit d'administration ne sont pas adaptés à l'état circulatoire du patient. Il faut interrompre immédiatement l'injection dès l'apparition des premiers signes de surcharge cardiovasculaire (céphalées, dyspnée, turgescence des veines jugulaires) • Le suivi de la coagulation et de l'hématocrite est nécessaire lors de l'administration de volume important. Une attention particulière sera portée afin d'assurer une substitution adaptée des autres composants sanguins (facteurs de coagulation, électrolytes, plaquettes et érythrocytes) • Compte tenu de l'origine humaine de ce médicament, le risque de transmission d'agents infectieux ne peut pas être exclu et une procédure de traçabilité des lots administrés aux patients doit être réalisée
- dextrans, gélatines fluides, hydroxyéthylamidons	• Perfuser avec prudence lorsqu'il existe un risque de surcharge cardiovasculaire, en particulier chez le sujet dont les fonctions cardiaques et rénales sont altérées • Effectuer une surveillance : - de la tension artérielle - de la diurèse - de l'hématocrite et de l'ionogramme - des paramètres de la coagulation (un remplissage massif peut conduire à une dilution des facteurs de coagulation, pouvant favoriser une hémorragie, effet propre des hydroxyéthylamidons) • Lorsque ces solutions sont administrées en urgence chez des malades dont on ne connaît pas le groupe sanguin, le prélèvement destiné à la détermination du groupe ainsi qu'à la détermination des agglutinines irrégulières doit être effectué au préalable (risque de faux positifs)

Contre-indications

***Tableau II.454** - Contre-indications des solutions injectables de grand volume*

• Solutions à base de chlorure de sodium	• Chlorure de sodium : hypernatrémie, hyperchlorémie • Ringer-lactate : insuffisance cardiaque, hyperhydratation extracellulaire, hypercalcémie, hyperkaliémie, alcalose métabolique
• Solutions à base de glucose ± électrolytes	• Rétention hydrique
• Solutions alcalinisantes	• Alcalose métabolique et acidose respiratoire
• Solutions de remplissage vasculaire : - albumine humaine - dextrans, gélatines fluides, hydroxyéthylamidons	• Hypersensibilité à l'albumine humaine • Contre-indications communes : - hypersensibilité au produit - femme enceinte, en fin de grossesse ou lors de l'accouchement - surcharge circulatoire • Gélatines : hémorragies continues par ulcère gastrique ou duodénal ou autre perte sanguine chronique • Hydroxyéthylamidons : - insuffisants rénaux chroniques en cours d'hémodialyse - troubles de l'hémostase constitutionnels ou acquis, en particulier hémophilie connue ou suspectée
• Agents osmotiques : mannitol	• Déshydratation intracellulaire • Insuffisance rénale anurique avec obstacle • Insuffisance cardiaque congestive

Administration et conseils au patient

Objectifs du traitement

- L'utilisation des solutions de perfusion a lieu principalement dans les situations suivantes, dont certaines peuvent être des situations d'urgence : traitement des déshydratations, réhydratation, apport calorique au cours de la nutrition parentérale, traitement des hypoglycémies, traitement des acidoses, alcalinisation des urines, traitement des hyponatrémies et rééquilibration ionique, prise en charge des chocs hypovolémiques et des hypotensions artérielles au cours de l'anesthésie générale.
- Les solutions à base de glucose ou de chlorure de sodium peuvent être utilisées aussi comme véhicule de médicaments lorsque la voie orale est impossible.

Modalités d'administration

L'utilisation des solutions de perfusion sera réalisée par voie IV périphérique, par voie centrale ou par voie SC en fonction de l'indication, de l'état du patient et de la solution à perfuser.

- Toute mise en place de perfusion (préparation, pose, changement de tubulure ou de cathéter) impose le respect de règles strictes d'asepsie. Ces règles comprennent l'utilisation d'une tenue vestimentaire adaptée, le lavage des mains, le port de gants, la préparation de la solution de perfusion de façon extemporanée.
- Avant perfusion, une vérification du contenu de la poche ou du flacon à perfuser doit permettre de constater l'absence de fuite, la limpidité et la couleur de la solution.
- Il est nécessaire de bien agiter la poche ou le flacon par un mouvement de balancement avant de débuter la perfusion,

afin d'homogénéiser le liquide si ce dernier a été supplémenté avant emploi.
- Chaque poche ou flacon doit être étiqueté (identité du patient et identité du contenu de la poche) avant la pose, et l'heure de début de la perfusion doit y être indiquée.

CHOIX DE LA VOIE D'ADMINISTRATION

- La connaissance de l'osmolarité de la solution à perfuser permet d'adapter la voie d'administration et le débit de perfusion adéquat, afin d'exploiter au maximum les capacités de dilution du courant circulatoire. La voie veineuse périphérique est utilisable pour des solutions d'osmolarité inférieure ou égale à 800 mOsm/L. Au-delà, il est nécessaire d'avoir recours à la voie veineuse centrale.
- Lors des utilisations de solutions isotoniques dans un but de correction ou de prévention des états de déshydratation, la voie sous-cutanée en continu est utilisable.

DÉBIT DE LA PERFUSION

Une fois la perfusion mise en place aseptiquement, le débit doit être réglé selon la prescription médicale. La base de calcul utilisée est de 20 gouttes = 1 mL. Les tableaux suivants permettent de définir la durée d'une perfusion à partir du volume à perfuser et du débit de réglage en gouttes par minute *(tableau II.455)*, ou de déterminer le débit de réglage d'une perfusion (en gouttes par minute) connaissant son volume et la durée totale souhaitée *(tableau II.456)*.

Tableau II.455 - Calcul de la durée d'une perfusion

Vitesse de perfusion (en gouttes/min)	Volumes à perfuser (en mL)					
	250	500	1 000	1 500	2 000	2 500
10	8 h 20	16 h 40	–	–	–	–
20	4 h 10	8 h 20	16 h 40	–	–	–
30	2 h 45	5 h 30	11 h 06	16 h 40	22 h 12	–
40	2 h 05	4 h 10	8 h 20	12 h 30	16 h 40	–
50	1 h 40	3 h 20	6 h 40	10 h	13 h 20	16 h 40
55	1 h 30	3 h 05	6 h 10	9 h 05	12 h 10	15 h 10
60	1 h 20	2 h 45	5 h 35	8 h 20	11 h 10	13 h 50
65	1 h 15	2 h 35	5 h 10	7 h 40	10 h 15	12 h 50
70	1 h 10	2 h 25	4 h 45	7 h 10	9 h 30	11 h 55
75	1 h 05	2 h 10	4 h 25	6 h 40	8 h 50	11 h 05
80	1 h 00	2 h 05	4 h 10	6 h 15	8 h 20	10 h 25

Exemple : pour perfuser 1 500 mL à un débit de 55 gouttes/minute, il faut 9 h 05.

Tableau II.456 - Calcul de la vitesse d'une perfusion (en gouttes par minute)

Durée souhaitée de la perfusion (en h)	Volumes à perfuser (en mL)					
	250	500	1 000	1 500	2 000	2 500
1	83	167	–	–	–	–
2	42	83	167	–	–	–
3	28	56	111	167	–	–
4	21	42	83	125	167	–
5	17	33	67	100	133	167
6	14	28	56	83	111	139
7	12	24	48	71	95	119
8	10	21	42	62	83	104
9	9	19	37	56	74	93
10	8	17	33	50	67	83
11	7	15	30	45	61	76
12	7	14	28	42	56	69

GESTION DES DÉCHETS

Quelles que soient les modalités d'administration, le malade doit être informé de la nécessité de séparer les déchets liés à l'injection (seringue et aiguille) des déchets ménagers en les plaçant dans un collecteur destiné aux déchets perforants.

Surveillance de la tolérance et de l'efficacité

- Surveillance de la ligne de perfusion :
  - perméabilité de la prise d'air du perfuseur ; circulation des bulles en cas d'utilisation de flacons ;
  - débit de perfusion ;
  - perméabilité de la tubulure et du cathéter ;
  - étanchéité de la ligne de perfusion (vérification de l'absence de fuite ou de suintement au niveau des divers raccordements) ;
  - état du pansement recouvrant le cathéter.
- En dehors de la surveillance de la ligne de perfusion, la surveillance d'un malade perfusé est une surveillance clinique et biologique :
  - recherche de signes de surcharge ou de déshydratation ;
  - recherche d'hyperthermie ;
  - examen de la voie veineuse (recherche de lymphangite, cordon veineux...). La réfection des pansements n'est réalisée que 2 à 3 fois par semaine, sauf en cas de nécessité ;
  - la surveillance biologique est détaillée dans les parties « *Indications – Conduite de traitement* » et « *Effets indésirables – Interactions médicamenteuses – Précautions d'emploi – Contre-indications* », p. 1429 à 1437.

Nutrition parentérale

NOTIONS ESSENTIELLES

- La nutrition parentérale (NP) consiste en l'administration de nutriments par voie intraveineuse.
- Les médicaments destinés à cette NP sont des solutions ou des émulsions contenant un ou plusieurs macronutriments (acides aminés, glucose, lipides, électrolytes).
- Les niveaux d'apports sont liés aux besoins énergétiques calculés pour chaque patient et pondérés d'un facteur tenant compte de la gravité de la maladie. Les calories nécessaires sont apportées à environ 60 % par les glucides et 40 % par les lipides. L'apport azoté est compris entre 0,2 et 0,3 g d'azote par kg par jour. Les mélanges obtenus sont supplémentés en électrolytes et en oligoéléments et vitamines pour la NP prolongée.
- De nombreux produits sont disponibles pour assurer la NP. Les flacons ou poches renferment :
  - soit un seul type de macronutriments : ils permettent de réaliser extemporanément des mélanges à la carte adaptés aux besoins précis du patient ;
  - soit deux types de macronutriments : mélanges binaires ;
  - soit les trois types de macronutriments : mélanges ternaires.
- La NP est mise en place chaque fois que la nutrition orale est impossible : on parle alors de NP totale, ou lorsque la nutrition orale est insuffisante : on parle alors de NP partielle ou d'assistance nutritionnelle.
- Elle peut être administrée par voie veineuse périphérique si l'osmolalité du mélange obtenu est inférieure à 800 mOsmol/kg et que la durée prévisionnelle du traitement

est courte. Dans les autres cas, il est nécessaire d'avoir recours à la voie veineuse centrale.

- La NP a une certaine iatrogénicité, qui est liée à la méthode (infections sur cathéter, complications mécaniques, thromboses veineuse) et aux nutriments perfusés. Cela justifie une surveillance clinique et biologique attentive.
- Les produits de NP sont assujettis à de nombreuses contraintes galéniques : stabilité des émulsions lipidiques, interactions entre nutriments. Tout mélange avec d'autres médicaments est contre-indiqué en l'absence de données de stabilité.

GÉNÉRALITÉS

Définition

La nutrition parentérale (NP) consiste en l'administration de nutriments par voie intraveineuse. Elle permet dans les situations où l'alimentation orale est impossible ou insuffisante d'assurer la nutrition des patients pendant des périodes allant de quelques jours à plusieurs mois.

Le but de cette alimentation parentérale est de combattre la dénutrition. Cette dernière peut résulter d'une diminution des apports (anorexie, impossibilité de prise orale...) ou d'une augmentation des besoins (états hypercataboliques, brûlures...), voire très souvent d'une association des deux.

Le maintien d'un état nutritionnel satisfaisant permet notamment d'assurer les moyens de défense contre les infections, l'élaboration des protéines par le foie et la cicatrisation des tissus lésés.

La nutrition parentérale peut être la seule voie d'apport de nutriments chez le patient : on parle alors de nutrition parentérale totale.

Elle peut être introduite aussi en complément de la nutrition *per os* : on parle alors d'assistance nutritionnelle.

Une nutrition parentérale comporte, lorsqu'elle est complète :
- des substrats énergétiques : glucides et lipides ;
- un apport protéique sous forme d'acides aminés ;
- des minéraux (sodium, potassium, calcium, magnésium, phosphates) ;
- des vitamines hydro et liposolubles ;
- des oligoéléments.

Évaluation de l'état nutritionnel

Les critères cliniques et biologiques suivants permettent d'évaluer l'état nutritionnel des patients :

- le poids : l'évaluation du rapport poids actuel/poids habituel permet de définir le pourcentage d'amaigrissement ;
- les mesures anthropométriques :

- la mesure de l'épaisseur du pli cutané tricipital (ECT) permet d'apprécier la masse grasse ; la valeur moyenne de ce paramètre est de 10 mm chez l'homme et de 13 mm chez la femme ;
- la mesure de la circonférence musculaire brachiale (CMB) permet d'apprécier la masse musculaire ; la valeur moyenne de ce paramètre est de 23 cm chez l'homme et de 22 cm chez la femme ;
- dans les deux cas, une valeur de ces paramètres comprise entre 60 et 80 % de la valeur normale signe une dénutrition modérée. Une valeur de ces paramètres inférieure à 60 % de la valeur normale signe une dénutrition sévère ;

• les critères biologiques : parmi les critères biologiques, l'albuminémie est l'élément de référence des évolutions à long terme. La valeur moyenne normale de ce paramètre est de 35 à 55 g/L. Une albuminémie inférieure à 30 g/L signe une dénutrition modérée. Une valeur de ce paramètre inférieure à 25 g/L signe une dénutrition sévère. La valeur de la préalbumine et de la transferrine indique l'évolution à court terme.

Définition des besoins

Les besoins nutritionnels des patients varient selon le poids, la taille, l'âge, le sexe, et le type de pathologie du patient.

Dépenses énergétiques de base (DEB)

Les dépenses énergétiques de base (DEB) peuvent être évaluées chez l'adulte par l'application de la formule de Harris et Benedict (poids en kg, taille en cm et âge en années) :

- chez l'homme :
  DEB (en kcal/jour) = 66,47 + (13,75 × poids) + (5 × taille) – (6,76 × âge) ;
- chez la femme :
  DEB (en kcal/jour) = 65,10 + (9,56 × poids) + (1,85 × taille) – (4,68 × âge).

Les besoins énergétiques de base correspondent aux DEB corrigées en fonction de l'activité physique du patient et de sa pathologie, dans des proportions variables : 20 à 30 % dans la majorité des cas courants et jusqu'à 60 % en cas d'infection sévère voire jusqu'à 100 % chez les brûlés graves.

En pratique, *les besoins énergétiques de base varient de 30 à 35 kcal/kg/jour* (calories non protéiques).

Besoins en azote

Les besoins en azote varient selon le poids, l'âge, l'activité et le type de pathologie du patient. Les besoins moyens sont les suivants :
- adulte : 0,2 à 0,3 g d'azote/kg/jour, soit 60 à 120 g d'acides aminés par jour ;
- enfant : 0,3 à 0,4 g d'azote/kg/jour, soit 10 à 60 g d'acides aminés par jour ;
- nourrisson : 0,4 à 0,5 g d'azote/kg/jour, soit 5 à 10 g d'acides aminés par jour.

Besoins en lipides et glucides

L'apport en lipides et glucides a pour but de couvrir les besoins caloriques calculés précédemment. Il est nécessaire d'équilibrer les apports caloriques de telle sorte que la répartition des calories glucidiques et lipidiques soit harmonieuse, c'est-à-dire la plus proche possible de la répartition calorique d'une alimentation orale normale, soit :
- 45 à 55 % pour les glucides ;
- 30 à 40 % pour les lipides ;
- 12 à 20 % pour les protéines.

Le calcul de l'apport total en lipides, glucides et protéines est réalisé à partir de ces proportions, du besoin énergétique de base, du besoin en azote et en se référant aux équations suivantes :
- 1 g de glucides fournit 4 kcal ;
- 1 g de lipides fournit 9 kcal ;
- 1 g de protéines fournit 4 kcal.

Besoins en électrolytes

Les besoins de base en électrolytes chez l'adulte et chez l'enfant sont les suivants.

Tableau II.457 *- Besoins de base en électrolytes chez l'adulte et chez l'enfant*

	Besoins de base chez l'adulte (mmol/kg/j)	Besoins de base chez l'enfant (mmol/kg/j)
Na	1	1 à 5
K	0,8	2 à 5
Ca	0,1	0,5 à 1
Mg	0,04	0,1 à 0,5
Cl	1,5	1,8 à 3,7
P	0,1	0,4 à 0,8

Besoins en vitamines et oligoéléments

Les besoins en vitamines et oligoéléments sont généralement très difficiles à évaluer. Ce complément à la nutrition parentérale devient obligatoire dès que la durée de l'alimentation parentérale se prolonge au-delà d'une semaine. Dans ce cas, les apports moyens quotidiens chez l'adulte et chez l'enfant sont les suivants.

Tableau II.458 *- Apports moyens en vitamines*

	Apport IV quotidien moyen chez l'adulte	Apport IV quotidien moyen chez l'enfant
Vitamines hydrosolubles		
Vit. B1 (thiamine)	3 mg	0,1 mg/kg
Vit. B6 (pyridoxine)	4 mg	0,1 mg/kg
Vit. B12 (cobalamine)	5 µg	0,2 µg/kg
Vit. C (acide ascorbique)	100 mg	3 mg/kg
Vitamines liposolubles		
Vit. A (rétinol)	3 500 UI	1 000 à 4 000 UI
Vit. D (calciférol)	400 UI	100 à 400 UI

	Apport IV quotidien moyen chez l'adulte	Apport IV quotidien moyen chez l'enfant
Vit. E (tocophérol)	10 mg	3 à 15 mg
Vit. K (phytoménadione)	2 à 4 mg/semaine	0,05 à 0,25 mg/semaine

Autres vitamines hydrosolubles : vit. B2 (riboflavine), vit. PP (nicotinamide), acide folique, acide pantothénique, riboflavine.

Tableau II.459 *- Besoins quotidiens moyens en oligoéléments dans le cadre de la nutrition parentérale*

	Apport IV quotidien moyen chez l'adulte	Apport IV quotidien moyen chez l'enfant
Fer	0,5 à 5 mg	0,1 mg
Zinc	2,5 à 4 mg	0,1 à 0,2 mg
Cuivre	0,5 à 1,5 mg	0,02 mg
Chrome	10 à 20 µg	0,1 à 0,2 µg
Sélénium	20 à 50 µg	2 à 5 µg
Manganèse	0,15 à 0,8 mg	2 à 10 µg
Iode	100 à 150 µg	5 à 20 µg
Molybdène	100 à 200 µg	2 à 30 µg

Les différents nutriments

Les produits destinés à la NP sont des solutions ou des émulsions contenant un ou plusieurs nutriments :
- macronutriments : solutions d'acides aminés, de glucides, émulsions lipidiques, solutions d'électrolytes ;
- micronutriments : solutions d'oligoéléments et solutions de vitamines.

Acides aminés

Ces nutriments sont apportés par des solutions d'acides aminés cristallisés. Ces derniers sont obtenus par synthèse ou par fermentation.

Les solutions disponibles sur le marché sont des mélanges équilibrés en acides aminés essentiels et non essentiels.

La spécialité DIPEPTIVEN est une solution ne contenant que l'alanyl-N-glutamine. Ce produit est indiqué lors d'une nutrition parentérale en complément d'une autre solution d'acides aminés ou d'autres mélanges utilisés en nutrition parentérale chez des patients de réanimation nécessitant un apport spécifique en glutamine.

L'administration des acides aminés stimule les synthèses protéiques. Ils sont utilisés pour leur rôle plastique afin de conserver ou de rétablir les réserves protéiques de l'organisme. La teneur en azote (N) des acides aminés (AA) est en moyenne de 1 g d'azote pour 6,5 g d'AA.

Glucides

La principale source de glucides utilisée en NP est le glucose en solution de 5 à 50 %. Certains mélanges utilisent le sorbitol et le xylitol.

Les glucides servent en premier lieu à la mise à disposition d'énergie. L'administration de glucides a pour effet de freiner la néoglucogenèse. Elle est nécessaire à une utilisation anabolique des acides aminés. Ces glucides stimulent la sécrétion d'insuline. Le glucose est le seul glucide utilisable directement par les cellules cérébrales.

Le besoin minimal de glucose chez l'adulte sain est d'environ 100 à 150 g pour les organes qui dépendent obligatoirement du glucose (SNC). La quantité maximale est d'environ 300 à 350 g (au maximum 5 g/kg/jour). Au-delà de cette limite, le foie transforme le glucose apporté en graisse, avec un risque de stéatose hépatique. Le besoin énergétique quotidien ne peut pas être couvert uniquement par les glucides. Les lipides jouent un rôle essentiel en tant que source d'énergie complémentaire.

Lipides

Les acides gras à chaîne moyenne ou à chaîne longue sont apportés sous forme de triglycérides (TG). Les principales sources de triglycérides sont l'huile de graine de soja et l'huile d'olive, sauf pour les spécialités OMEGAVEN et SMOFLIPID, à base d'huile de poisson. Les TG sont administrés sous forme d'émulsion très fine dont les globules huileux de 0,2 à 1 µm de diamètre sont maintenus en émulsion dans la phase aqueuse grâce à un tensioactif : la lécithine d'œuf ou la lécithine de soja.

Les émulsions injectables sont des systèmes fragiles : les globules émulsionnés peuvent floculer ou s'agglomérer et remonter à la surface de la préparation en présence de fortes concentrations d'électrolytes ou de changements brusques de température et rendre l'émulsion impropre à l'utilisation.

L'intérêt de l'apport de lipides dans la NP est un apport énergétique important sous un très faible volume de liquide, et l'isotonicité des émulsions.

La posologie maximale quotidienne de lipides chez l'adulte est de 2 g/kg/jour et chez l'enfant de 3 g/kg/jour. Les émulsions lipidiques doivent être perfusées aussi lentement que possible, au débit maximal de 0,15 g/kg/h.

PRINCIPAUX MÉDICAMENTS – POSOLOGIES

Les médicaments disponibles pour la NP sont des solutions ou émulsions injectables composées d'un seul type de nutriment (acides aminés, glucose, émulsions lipidiques) ou de plusieurs nutriments associés : *mélanges binaires* (association de solutions d'acides aminés et de glucose), *mélanges ternaires* (association de solutions d'acides aminés, de glucose et d'émulsion lipidique, à mélanger de façon extemporanée).

Apports en acides aminés

Tableau II.460 - Solutions d'acides aminés pour NP

Spécialités	Présentations	Osmolarité (mOsm/L)	Apport en azote (g/L)	Posologies - Voies d'administration
AMINOPLASMAL 8	Flacon 500 mL	435	7,9	AD : 20 à 40 mL/kg/j Voie périphérique
AMINOPLASMAL 12	Flacon 500 mL	708	12,9	AD : 12,5 à 25 mL/kg/j Voie périphérique
AMINOVEN 5 %	Flacon 500 mL	495	8,1	AD : 16 à 20 mL/kg/j Voie périphérique Vitesse max. de perfusion : 2 mL/kg/h
AMINOVEN 10 %	Flacon 500 mL	990	16,2	AD : 10 à 20 mL/kg/j Voie centrale Vitesse max. de perfusion : 1 mL/kg/h
DIPEPTIVEN	Flacon 50 mL 100 mL	921	3,5	AD : 0,3 à 0,4 g/kg/j, soit 1 à 2 flacons/jour, en complément d'un autre mélange d'acides aminés (1 volume de DIPEPTIVEN mélangé à au moins 5 volumes de solution d'acides aminés) Voie centrale
HYPERAMINE 20	Flacon 250 mL 500 mL	912	20,8	AD : 0,15 à 0,30 g d'azote/kg/j Solution à diluer dans d'autres solutions pour NP
HYPERAMINE 25	Flacon 500 mL	1 143	25,6	AD : 0,15 à 0,30 g d'azote/kg/j Solution à diluer dans d'autres solutions pour NP
HYPERAMINE 30	Flacon 250 mL 500 mL 1 000 mL	1 304	30	AD : 5 à 10 mL/kg/j Solution à diluer dans d'autres composants pour NP

Spécialités	Présentations	Osmolarité (mOsm/L)	Apport en azote (g/L)	Posologies - Voies d'administration
NUTRILAMINE 9	Flacon 500 mL 1 000 mL	430	9,6	AD : 8 à 31 mL/kg/j
NUTRILAMINE 12	Flacon 500 mL	554	12,8	AD : 6 à 23 mL/kg/j
NUTRILAMINE 16	Flacon 500 mL	704	16	AD : 5 à 19 mL/kg/j
PRIMENE 10 %	Flacon 100 mL 250 mL	790	15	**ENF, BB, NN, prématuré :** 15 à 35 mL/kg/j Voie périphérique
TOTAMINE CONCENTRÉ	Flacon 125 mL 500 mL 1 000 mL	700	12,4	**AD :** 500 à 1 500 mL/j, soit 7 à 25 g d'azote/j Voie périphérique
VAMINOLACT	Flacon 100 mL 500 mL 1 000 mL	476	9,3	**BB, NN :** 15 à 35 mL/kg/j Voie périphérique
VINTENE	Flacon 250 mL 500 mL 1 000 mL	1 190	20	**AD :** 8 à 15 mL/kg/j **ENF :** 15 à 20 mL/kg/j Voie centrale

Apport en glucides

Il existe des solutions de glucose à 5 %, 10 %, 20 et 30 % (voir section « *Solutions injectables de grand volume pour perfusion* », p. 1424).

Apport en lipides

Tableau II.461 - Émulsions lipidiques pour NP

Spécialités	Présentations	Osmolarité (mOsm/ l)	Apport calorique (kcal)	Posologies - Voies d'administration
CLINOLEIC 20 %	Flacon ou poche 100 mL 250 mL 500 mL	250 à 350	Environ : - 1 000 kcal/L pour les solutions à 10 % - 2 000 kcal/L pour les solutions à 20 % - 3 000 kcal/L pour les solutions à 30 %	**AD** : 5 à 10 mL/kg/j **ENF** : 15 mL/kg/j au maximum
INTRALIPIDE 10 %	Poche 500 mL			**AD** : 20 à 30 mL/kg/j **ENF, NN** : 5 à 40 mL/kg/j
INTRALIPIDE 20 %	Flacon ou poche 100 mL 250 mL 500 mL			**AD** : 10 à 15 mL/kg/j **ENF, NN** : 2,5 à 20 mL/kg/j
INTRALIPIDE 30 %	Poche 333 mL			**AD** : 6,5 à 10 mL/kg/j
IVELIP 20 %	Flacon ou poche 100 mL 250 mL 500 mL			**AD** : 5 à 15 mL/kg/j **ENF, BB, NN** : 2,5 à 20 mL/kg/j
LIPIDEM 20 %	Flacon 250 mL 500 mL			**AD** : 5 à 10 mL/kg/j
MEDIALIPIDE 20 %	Flacon 100 mL 250 mL 500 mL			**AD** : 5 à 10 mL/kg/j
OMEGAVEN 10 %	Flacon 50 mL 100 mL			**AD** : 1 à 2 mL/kg/j en complément d'une autre émulsion lipidique
SMOFLIPID 20 %	Flacon 100 mL 250 mL 500 mL			**AD** : 5 à 10 mL/kg/j **ENF** : 15 mL/kg/j **NN, BB** : 2,5 mL/kg/j, puis augmentation des doses jusqu'à 15 mL/kg/j

Apport en acides aminés et glucides : mélanges binaires

Tableau II.462 *- Mélanges binaires pour NP*

Spécialités - Présentations	Osmolarité (mOsm/L)	Apport en azote (g/L)	Apport calorique (kcal)	Apport en glucose (g/L)	Remarques - Posologies
AMINOMIX 3 Poche bicomparti-mentée 1-1,5-2 L	1 174	8,2	680	120	**AD** : 20 à 40 mL/kg/j
AMINOMIX 500 Poche bicomparti-mentée 1-1,5-2 L	1 164	8	680	120	**AD** : 20 à 40 mL/kg/j **ENF** de 5 à 14 ans : 20 mL/kg/j **ENF** de 2 à 5 ans : 25 mL/kg/j
AMINOMIX 500 E Poche bicomparti-mentée 1-1,5 L	1 335	8	680	120	**AD** : 20 à 40 mL/kg/j **ENF** de 5 à 14 ans : 20 mL/kg/j **ENF** de 2 à 5 ans : 25 mL/kg/j
AMINOMIX 800 E Poche bicomparti-mentée 1-1,5-2 L	1 779	8	1 000	200	**AD** : 20 à 30 mL/kg/j **ENF** de 5 à 14 ans : 20 mL/kg/j **ENF** de 2 à 5 ans : 25 mL/kg/j
CLINIMIX N9G15E Poche bi-comparti-mentée 1-1,5-2 L	845	4,55	300	75	• La lettre E à la fin du libellé de la poche indique la présence d'électrolytes dans la composition standard de la poche • La posologie est de une poche par jour • Selon les besoins, le volume de la poche adapté est déterminé • Poches adaptées à l'**adulte** • Posologie : 1 poche par jour de volume adapté aux besoins
CLINIMIX N12G20E Poche bi-comparti-mentée 1-1,5-2 L	1 060	5,8	400	100	
CLINIMIX N12G20 Poche bicomparti-mentée 2 L	920	5,8	400	100	
CLINIMIX N14G30 Poche bi-comparti-mentée 1-1,5-2 L	1 270	7	600	150	

Spécialités - Présentations	Osmolarité (mOsm/L)	Apport en azote (g/L)	Apport calorique (kcal)	Apport en glucose (g/L)	Remarques - Posologies
NP 100 PREMATURE AP-HP Flacon 500 mL *Conservation entre + 2 et + 8 °C*	1 407	2,9	600	150	• Solution destinée à l'alimentation de l'**enfant prématuré** • Contient des électrolytes • Posologie à adapter aux besoins
PEDIAVEN AP-HP NN 1 Poche 250 mL bicompartimentée *Conservation température ambiante*	753	2,14	400	100	• Solution destinée à l'alimentation de l'**enfant prématuré** dans les 4 à 8 premières heures de vie • Contient des électrolytes et des oligoéléments • Posologie : 60 à 80 mL/kg/j, au maximum 160 mL/kg/j
PEDIAVEN AP-HP NN 2 Poche 250 mL bicompartimentée *Conservation température ambiante*	834	2,44	400	100	• Solution destinée à l'alimentation de l'**enfant prématuré** et de l'**enfant né à terme** • Contient des électrolytes et des oligoéléments • Posologie : 60 à 80 mL/kg/j, au maximum 200 mL/kg/j
PEDIAVEN AP-HP ENF G15 Poche 1 L *Conservation entre + 2 et + 8 °C*	1 173	2,14	600	150	• Solution destinée à l'alimentation de l'**enfant** • Contient des électrolytes et des oligoéléments • Posologie : 10 à 15 g de glucose/kg/j
PEDIAVEN AP-HP ENF G20 Poche 1 L *Conservation entre + 2 et + 8 °C*	1 549	2,85	800	200	• Solution destinée à l'alimentation de l'**enfant** • Contient des électrolytes et des oligoéléments • Posologie : 10 à 15 g de glucose/kg/j
PEDIAVEN AP-HP ENF G25 Poche 1 L *Conservation entre + 2 et + 8 °C*	1 971	3,56	1 000	250	

Spécialités - Présentations	Osmolarité (mOsm/L)	Apport en azote (g/L)	Apport calorique (kcal)	Apport en glucose (g/L)	Remarques - Posologies
VAMINE GLUCOSE Flacon 500 mL	1 135	9,4	400	110	Solution contenant des électrolytes **AD** : 500 à 2 000 mL/j **ENF** : 30 à 40 mL/kg/j

Apport en acides aminés, glucides, lipides : mélanges ternaires

Ces mélanges se présentent sous la forme de poches tricompartimentées et sont destinés à être reconstitués de façon extemporanée. Après reconstitution, le mélange doit être utilisé dans les 24 heures. La diversité des poches disponibles permet l'adaptation aux besoins du patient, à la posologie unique d'une poche par jour.

Tableau II.463 *- Mélanges ternaires pour NP*

Spécialités - Présentation	Osmolarité (mOsm/L)	Apport calorique (kcal/L)	Composition (g/L)	Modalités d'administration
PERIKABIVEN 900 *1 440 mL*	750	730	Azote : 3,8 Lipides : 36 Glucose : 68	Voie périphérique
PERIKABIVEN 1 200 *1 920 mL*				
PERIKABIVEN 1 400 *2 400 mL*				
KABIVEN 1 200 *1 026 mL*	1 060	900	Azote : 5,4 Lipides : 40 Glucose : 100	Voie centrale
KABIVEN 1 600 *1 540 mL*				
KABIVEN 2 000 *2 053 mL*				
KABIVEN 2 400 *2 566 mL*				
STRUCTOKABIVEN *986 mL*	1 340	880	Azote : 8,2 Lipides : 38 Glucose : 126	Voie centrale
STRUCTOKABIVEN *1 477 mL*				
STRUCTOKABIVEN *1 970 mL*				

Spécialités - Présentation	Osmolarité (mOsm/L)	Apport calorique (kcal/L)	Composition (g/L)	Modalités d'administration
SMOFKABIVEN *986 mL*	1 300 à 1 600 selon les électrolytes			Voie centrale (émulsion lipidique contenant de l'huile de poisson riche en oméga-3)
SMOFKABIVEN *1 477 mL*				
SMOFKABIVEN *1 970 mL*				
SMOFKABIVEN *2 463 mL*				
PERINUTRIFLEX LIP G64/N4,6E *1 250 mL-1 875 mL*	920	764	Azote : 6,4 Lipides : 40 Glucose : 64	Voie périphérique
MEDNUTRIFLEX LIP G120/N5,4 ou G120/N5,4/E *1 250 mL-1 875 mL-2 500 mL*	1 540	1 180	Azote : 5,4 Lipides : 40 Glucose : 120	Voie centrale
MEDNUTRIFLEX OM G120/N5,4/E *1 250 mL-1 875 mL-2 500 mL*	1 540	1 180	Azote : 5,4 Lipides : 40 Glucose : 120	Voie centrale (émulsion lipidique contenant des triglycérides d'acide oméga-3)
REANUTRIFLEX LIP G144/N8 ou G144/N8/E *625 mL-1 250 mL-1 875 mL*	2 090	1 180	Azote : 8 Lipides : 40 Glucose : 144	Voie centrale
REANUTRIFLEX OM G144/N8/E *625 mL-1 250 mL-1 875 mL*	2 090	1 180	Azote : 8 Lipides : 40 Glucose : 144	Voie centrale (émulsion lipidique contenant des triglycérides d'acide oméga-3)
OLICLINOMEL N4 550E *1 000 mL-1 500 mL-2 000 mL*	695	610	Azote : 3,6 Lipides : 22 Glucose : 80	Voie périphérique

Spécialités - Présentation	Osmolarité (mOsm/L)	Apport calorique (kcal/L)	Composition (g/L)	Modalités d'administration
OLICLINOMEL N5 800E *2 000 mL*	995	996	Azote : 4,6 Lipides : 44 Glucose : 100	Voie centrale
OLICLINOMEL N6 900 et N6 900E *2 000 mL*	1 100	1 015	Azote : 5,6 Lipides : 44 Glucose : 120	
OLICLINOMEL N7 1 000 *1 500 mL-2 000 mL*	1 400	1 200	Azote : 6,6 Lipides : 44 Glucose : 120	
OLICLINOMEL N8 800 *2 000 mL*	1 230	985	Azote : 8,2 Lipides : 33 Glucose : 125	
PERIOLIMEL N4E *1 000 mL-1 500 mL-2 000 mL*	760	700	Azote : 4 Lipides : 30 Glucose : 75	Voie périphérique
OLIMEL N7 *1 500 mL-2 000 mL*	1 220	1 135	Azote : 7 Lipides : 40 Glucose : 140	Voie centrale
OLIMEL N7 E *1 000 mL-1 500 mL-2 000 mL*	1 360	1 140	Azote : 7 Lipides : 40 Glucose : 140	
OLIMEL N9 *1 000 mL-1 500 mL-2 000 mL*	1 170	1 070	Azote : 9 Lipides : 40 Glucose : 110	
OLIMEL N9 E *1 000 mL-1 500 mL-2 000 mL*	1 310	1 070	Azote : 9 Lipides : 40 Glucose : 110	

Apport en vitamines

***Tableau II.464** - Vitamines injectables destinées à la supplémentation de la NP*

Spécialités	Présen-tations	Composition	Posologies - Modalités d'administration
CERNEVIT	Flacon inj.	Vitamines A, D, C, E, B1, B2, B6, B12, PP, H, acide folique Lyophilisat à reconstituer avec de l'eau ppi	**AD et ENF** > 11 ans : 1 flacon/j Voie IM ou IV lente après dilution dans une solution de NP ou dans une perfusion
SOLUVIT	Flacon inj.	Vitamines A, D, C, E, B1, B2, B6, B12, PP, H, acide folique Lyophilisat à reconstituer avec de l'eau ppi ou avec l'émulsion de VITALIPIDE	**AD et ENF** > 10 kg : 1 flacon/j **ENF** < 10 ans : 1 mL/kg/j Voie IM ou IV lente après dilution dans une solution de NP ou dans une perfusion
VITALIPIDE adulte *(conservation entre + 2 et + 8 °C)*	amp. inj. 10 mL	Vitamines liposolubles : A, D, E, K À diluer dans une émulsion lipidique	**AD et ENF** > 11 ans : 1 amp./j Voie IV lente après dilution dans une solution de NP contenant des lipides
VITALIPIDE enfant *(conservation entre + 2 et + 8 °C)*	amp. inj. 10 mL	Vitamines liposolubles : A, D, E, K À diluer dans une émulsion lipidique	**ENF** < 18 mois : 1 à 2 amp./j **ENF** entre 18 mois et 11 ans : 2 à 3 amp./j Voie IV lente après dilution dans une solution de NP contenant des lipides

Apport en oligoéléments

***Tableau II.465** - Oligoéléments injectables destinés à la supplémentation de la NP*

Spécialités	Présen-tation	Composition	Posologies – Modalités d'administration
DECAN	Flacon inj. 40 mL	Composition variable en chrome, cobalt, cuivre, fer, fluor, iode, manganèse, zinc, molybdène, sélénium	Voie IV après dilution dans une solution de NP ou une solution de perfusion **AD** : 1 à 2 fl./j
NONAN	Flacon inj. 40 mL 250 mL		
TRACITRANS	Flacon inj. 10 mL		
TRACUTIL	Flacon inj. 10 mL		
OLIGO-ELEMENT enfants et nourrissons Aguettant	Flacon inj. 10 mL 40 mL	*Idem*	Voie IV après dilution dans une solution de NP ou une solution de perfusion **ENF et BB** : 1 mL/kg/j
OLIGO-ELEMENT AP-HP formule B	Flacon inj. 10 mL	Composition sans cuivre	

INDICATIONS – CONDUITE DE TRAITEMENT

Indications de la nutrition parentérale

- La NP partielle ou totale est indiquée dans deux situations :
  - lorsque l'alimentation orale ou entérale est impossible, par exemple dans les cas suivants : obstacles sur le tractus digestif (tumeurs), iléus (occlusions, période postopératoire), résection digestive étendue, coma, brûlures caustiques du tractus digestif, colites inflammatoires chroniques en poussée (maladie de Crohn, rectocolite hémorragique), pancréatites aiguës, fistules digestives... ;
  - lorsque l'alimentation orale ou entérale est insuffisante ou mal tolérée, par exemple dans les cas suivants : anorexie, états d'agression, dénutrition du cancer, préparation à la chirurgie lourde...
- Selon les indications précédemment citées, la NP peut être de durée très variable :
  - indications de courte durée (< 10 jours) en pré ou postopératoire et/ou en complément d'une nutrition entérale ;
  - indications de moyenne durée (10 jours à 1 mois) lors des poussées inflammatoires de la maladie de Crohn ou de la rectocolite hémorragique, de brûlures caustiques, de pancréatites, de chimiothérapie anticancéreuse avec vomissement incoercibles... ;
  - indications de longue durée (voire à vie) lorsqu'une résection intestinale laisse en place moins de 50 à 80 cm d'intestin grêle ou lorsque ce dernier n'est plus fonctionnel (grêle radique).

Voies d'administration de la nutrition parentérale

La NP peut être administrée par voie veineuse périphérique ou centrale.

Voie veineuse périphérique

Cette voie sera envisagée à la condition que plusieurs critères soient réunis :

- un capital veineux acceptable ;

- une osmolarité du mélange nutritif maximale de 900 mOsm/L, soit 2 à 3 fois l'osmolarité du plasma (en moyenne, l'osmolarité des mélanges utilisés pour cette voie d'administration est de 600 mOsm/L) ;
- un apport calorique quotidien inférieur à 2 000 kcal ;
- une durée prévisionnelle de la NP inférieure à 15 jours.

L'utilisation de cette voie d'administration nécessite :

- un changement de veine toutes les 48 heures ;
- un débit de perfusion lent ;
- une adjonction de lipides aux glucides pour permettre l'apport calorique total sans augmenter l'osmolarité du mélange ;
- un choix de veines de calibre suffisant : il est recommandé dans ce cas de ponctionner en première intention les veines de l'avant-bras, en commençant par les veines les plus distales. Les veines du dos de la main peuvent être ponctionnées si leur calibre est suffisant. L'abord par les veines des membres inférieurs est déconseillé, en raison du risque important de complications septiques et thrombotiques.

Voie veineuse centrale

Cette voie d'abord, plus complexe à mettre en œuvre, sera envisagée dans les situations suivantes :

- capital veineux périphérique déficient ;
- administration de solutions hyperosmolaires (> 900 mOsm/L) ;
- durée prévisionnelle de la NP supérieure à 15 jours.

L'utilisation de cette voie d'administration nécessite une mise en place du dispositif d'abord (cathéter central ou chambre implantable) en milieu spécialisé (réanimation ou bloc opératoire). Les cathéters centraux sont généralement mis en place dans une veine profonde sous-clavière et reliée par un cathéter en silicone au système cave supérieur.

Schémas d'administration

La perfusion intraveineuse doit fournir en même temps au malade les différents nutriments nécessaires à ses besoins. Plusieurs modalités d'administration sont possibles.

- La première méthode consiste à réunir les lignes de perfusion issues des différents flacons ou poches de glucides, lipides et acides aminés par un raccord en Y ou par une rampe de robinets. Cette méthode implique des manipulations au lit du malade et comporte des risques d'erreur et des risques septiques.

- La seconde méthode utilise un contenant unique (poche souple) contenant un mélange correspondant aux besoins du malade pour 24 heures. Le mélange préalable de tous les constituants nutritionnels est réalisé par un personnel qualifié dans des conditions d'asepsie rigoureuses. Les apports peuvent être ainsi modulés « à la carte » (intérêt pour les patients de réanimation en en néonatalogie).
- La troisième méthode consiste à utiliser un mélange nutritif ternaire prêt à l'emploi. Les apports partiellement standardisés par cette méthode peuvent être complétés par un ajout adapté d'électrolytes.

Quelle que soit la méthode d'administration retenue, le rythme d'administration de la NP peut être continu ou discontinu. La NP continue consiste à répartir les apports quotidiens sur 22 à 24 heures. Lors de l'administration discontinue, les perfusions sont limitées à 10 à 12 heures/24 heures. Ce rythme d'administration oblige à maintenir le cathéter en place et perméable entre les injections. Il a l'avantage néanmoins de se rapprocher du rythme physiologique des repas et d'améliorer la tolérance générale.

Surveillance de l'efficacité du traitement

La surveillance de l'efficacité du traitement est réalisée grâce à des critères cliniques et biologiques :

- critères cliniques :
  - prise de poids ;
  - amélioration des tests anthropométriques ;
  - récupération des forces musculaires ;
  - normalisation de la cicatrisation ;
- critères biologiques : les critères biologiques de surveillance sont identiques à ceux utilisés pour l'évaluation de l'état nutritionnel initial (albumine et préalbumine, principalement).

EFFETS INDÉSIRABLES – INTERACTIONS MÉDICAMENTEUSES – PRÉCAUTIONS D'EMPLOI – CONTRE-INDICATIONS

Effets indésirables

***Tableau II.466** - Effets indésirables de la NP - Prévention du risque médicamenteux*

Effets indésirables	Prévention du risque médicamenteux
Effets indésirables liés au cathétérisme	
• Infections sur cathéter (le plus généralement infections à staphylocoques) • Complications mécaniques : rupture, coudure, obstruction du cathéter ou obstruction vasculaire du cathéter • Thromboses veineuses principalement lorsque la NP est administrée par voie périphérique	• Asepsie rigoureuse lors de la pose et de la maintenance du cathéter • Retrait immédiat du dispositif en cas de signes infectieux locaux ou de fièvre inexpliquée • Contrôle radiologique après mise en place d'un cathéter par voie centrale • Respect d'un débit régulier de perfusion pour éviter les obstructions
Effets indésirables liés aux glucides	
• Hyperglycémie et glycosurie liées à une intolérance au glucose, principalement si les posologies sont supérieures à 4-5 g de glucose/kg/ jour • Stéatose hépatique • Hypoglycémie secondaire à un excès d'insuline exogène ou à un arrêt brutal des perfusions de glucose	• Paramètres biologiques à contrôler quotidiennement. La perfusion d'insuline à raison de 1 UI/heure permet de revenir à une glycémie normale • Diminuer les apports caloriques glucidiques • Respecter un débit constant pour les apports de glucides ainsi qu'un arrêt progressif des perfusions
Effets indésirables liés aux lipides	
• Syndrome de surcharge lipidique : somnolence, asthénie, fièvre, douleurs abdominales, ictère • Embolies graisseuses en cas de déstabilisation de l'émulsion	• Limiter l'apport en lipides à 3 g/kg/jour, ainsi que le débit de perfusion à 100 g de lipides, soit un flacon de 500 mL d'émulsion à 20 %, en 6 heures • Vérifier l'aspect de l'émulsion avant emploi. Ne rien ajouter dans l'émulsion afin d'en conserver la stabilité

Effets indésirables	Prévention du risque médicamenteux
Troubles hydroélectrolytiques et acido-basiques	
• Rétention hydrosodée	• Surveillance du ionogramme et ajout de diurétique si besoin
• Hypokaliémie	• Assurer la couverture des besoins en potassium
• Acidose métabolique hyperchlorémique	• Correction par le bicarbonate de sodium injectable si besoin
• Hypophosphorémie entraînant des troubles neuromusculaires, cardiaques, altération fonctionnelle des granulocytes	• Apport de phosphore par voie injectable (phosphate dipotassique, phosphate monopotassique, glucose phosphate disodique)
• Carences d'apports en vitamines, sels minéraux et oligoéléments	• Apports substitutifs adaptés aux besoins et dès que la NP se prolonge au-delà de 7 jours pour les vitamines et oligoéléments

Interactions médicamenteuses

Il n'existe aucune interaction médicamenteuse de type contre-indication ou association déconseillée avec la NP.

Lors d'association avec d'autres médicaments administrés par voie parentérale, le mélange NP-médicament est à éviter. Il ne pourra être réalisé qu'après confirmation de la stabilité physico-chimique du mélange.

De même, lors de l'association des divers éléments composant la NP, de nombreuses interactions physico-chimiques sont possibles et les préparations ne devront être réalisées qu'après s'être assuré de la stabilité du mélange.

Précautions d'emploi

Tableau II.467 - Précautions d'emploi des produits de NP

• Solutions d'acides aminés	• Une surveillance clinique et biologique (sanguine et urinaire) est nécessaire : - en cas de troubles du métabolisme des acides aminés - en cas d'insuffisance hépatique grave (risque d'apparition et d'aggravation de troubles neurologiques en relation avec une hyperammoniémie) - en cas d'insuffisance rénale sévère (risque d'apparition ou d'aggravation d'une acidose métabolique et d'une hyperazotémie en l'absence d'épuration extrarénale)
• Émulsions lipidiques	• Arrêt de la perfusion devant tout signe évoquant une réaction anaphylactique (par exemple : élévation de la température corporelle, frissons, éruption cutanée, dyspnée...) • La surveillance de la concentration des triglycérides plasmatiques sera effectuée quotidiennement : pendant la perfusion, la concentration des triglycérides plasmatiques ne doit pas excéder 3 mmol/L. La prochaine perfusion ne sera effectuée que lorsque le taux des triglycérides plasmatiques sera revenu aux valeurs initiales • Lors d'une nutrition parentérale, un contrôle des phosphatases alcalines, de la bilirubine totale, et les paramètres suivants doivent être vérifiés à intervalles réguliers : glycémie, équilibre acido-basique, bilan hydroélectrolytique et hémogramme • Les désordres hydroélectrolytiques ou métaboliques doivent être corrigés avant l'administration de cette émulsion • L'administration doit être réalisée simultanément avec une solution de glucose et d'acides aminés, afin de prévenir l'apparition d'une acidose métabolique • Administrer avec précaution en cas d'hyperbilirubinémie néonatale. Les concentrations en bilirubine totale doivent être surveillées étroitement
• Solutions de glucose	• Surveiller l'état clinique et biologique, notamment l'équilibre hydrosodé, la glycosurie et l'acétonémie, la kaliémie, la phosphorémie et la glycémie • Si nécessaire, supplémenter l'apport parentéral en potassium et en insuline • Chez le diabétique, surveiller la glycémie et la glycosurie et ajuster éventuellement la posologie de l'insuline
• Mélanges binaires ou ternaires	• Les précautions d'emploi des mélanges correspondent à celles des constituants pris séparément

Contre-indications

***Tableau II.468** - Contre-indications aux produits de NP*

• Solutions d'acides aminés	• Insuffisance cardiaque décompensée • Rétention hydrosodée • Insuffisance rénale sévère • Hyperkaliémie
• Émulsions lipidiques	• Hypersensibilité au principe actif ou à l'un des excipients (tels que l'œuf ou les protéines de soja) • Dyslipidémies sévères et désordres métaboliques graves non corrigés (acidose lactique et diabète décompensé) • Choc septique • Insuffisance hépatocellulaire grave • Troubles graves de la coagulation, thrombophlébites
• Solutions de glucose	• Ce médicament ne doit pas être administré en cas de rétention hydrique et d'intolérance au glucose
• Mélanges binaires ou ternaires	• Les contre-indications des mélanges correspondent à la somme des contre-indications des constituants pris séparément

Administration et conseils au patient

Objectifs du traitement

- La nutrition parentérale (NP) consiste en l'administration de nutriments par voie intraveineuse. Elle permet dans les situations où l'alimentation orale est impossible ou insuffisante d'assurer la nutrition des patients pendant des périodes allant de quelques jours à plusieurs mois.
- Le but de cette alimentation parentérale est de combattre la dénutrition. Cette dernière peut résulter d'une diminution des apports (anorexie, impossibilité de prise orale...) ou d'une aug-

mentation des besoins (états hypercataboliques, brûlures…), voire très souvent d'une association des deux.

- Le maintien d'un état nutritionnel satisfaisant permet notamment d'assurer les moyens de défense contre les infections, l'élaboration des protéines par le foie et la cicatrisation des tissus lésés.
- La nutrition parentérale peut être la seule voie d'apport de nutriments chez le patient : on parle alors de nutrition parentérale totale. Elle peut être introduite aussi en complément de la nutrition *per os* : on parle alors d'assistance nutritionnelle.

Plan de prise

La nutrition parentérale est généralement administrée par voie IV en continu au cours de la journée ou en perfusion de durée prolongée (16 à 18 heures). L'administration peut être réalisée par voie IV centrale ou périphérique en fonction de l'osmolarité du mélange.

Modalités d'administration

Tout geste en NP (préparation de perfusion, pose de perfusion, changement de tubulure ou de cathéter) impose le respect de règles strictes d'asepsie. Ces règles commencent par l'utilisation d'une tenue vestimentaire adaptée et le lavage des mains.

TENUE VESTIMENTAIRE

- La tenue vestimentaire recommandée lorsque la NP est perfusée par voie périphérique est au minimum la suivante : blouse propre, masque, charlotte, gants.
- Lorsque la NP est perfusée par voie centrale, l'infirmière devra revêtir une tenue vestimentaire stérile, un masque, une charlotte et une paire de gants stériles.

LAVAGE DES MAINS

Le lavage des mains qui précède tout geste en NP est au moins un lavage antiseptique des mains ou une application de solution hydro-alcoolique sur mains propres.

PRÉPARATION DE LA SOLUTION POUR NP

- Le mélange des divers constituants de la NP doit toujours être réalisé de façon extemporanée (en dehors des situations de préparation en enceinte stérile).
- Ce mélange peut consister dans le cas le plus complexe à réunir tous les constituants prescrits dans un même contenant. Ce type de préparation nécessite du personnel qualifié et des contrôles de qualité ultérieurs permettant de s'assurer de la stabilité du mélange obtenu.
- Dans le cas le plus simple, le mélange consiste à réunir les différents compartiments des poches bi ou tricompartimentées. Ne pas utiliser si l'emballage est défectueux. Les contenus des trois compartiments doivent être mélangés avant administration. N'utiliser la poche à trois compartiments que si les solutions d'acides aminés et de glucose sont limpides et incolores à légèrement jaunes et l'émulsion lipidique blanche et homogène.
- Selon les fabricants, il est possible de faire céder les soudures entre les différents compartiments de la poche par enroulement, pression ou étirement de cette dernière. Le mélange est alors réalisé en système clos.

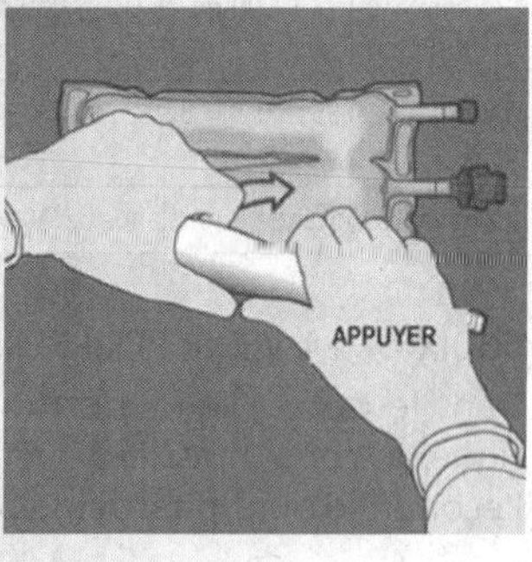

- Avant perfusion, une vérification du contenu de la poche (ou du flacon) à

perfuser doit permettre de constater qu'elle ne présente pas de fuite et que la couleur et la texture du liquide qu'elle contient sont habituelles.
- Il est nécessaire de bien agiter la poche ou le flacon par un mouvement de balancement avant le début de la perfusion afin d'homogénéiser le liquide.

CALCUL DE L'OSMOLARITÉ D'UN MÉLANGE NUTRITIONNEL

De la valeur de l'osmolarité peut dépendre le choix de la voie d'administration, centrale ou périphérique. Un mélange peu hypertonique peut indifféremment être perfusé par l'une ou l'autre des voies. Un mélange hypertonique (> 800 mOsm/L) impose la voie centrale. L'osmolarité d'un mélange est calculée en réalisant la moyenne arithmétique de l'osmolarité de ses constituants, en tenant compte de leurs volumes respectifs *(tableau II.469)*.

Tableau II.469 - *Exemple de calcul de l'osmolarité d'un mélange de NP*

	Glucose 10 %	Acides aminés	Lipides 20 %	Électrolytes	Total
Osmolarité (mOsm/L)	550	700	270	–	–
Volume à perfuser	1 500 mL	1 000 mL	500 mL	70 mL	3 070 mL
mOsm à perfuser	550 × 1,5 = 825	700 × 1 = 700	270 × 0,5 = 135	440	2 100
Osmolarité moyenne du mélange : 2 100/3,07 = 684 mOsm/L					

CHOIX DE LA VEINE PÉRIPHÉRIQUE

Dans le cas où l'administration est réalisable par voie périphérique, le choix du site d'injection sera réalisé avec pour objectif l'économie du capital veineux du malade. Les points de ponction possibles sont les suivants : veines métacarpiennes, veines du dos de la main, veine céphalique du pouce (visible au poignet), veines de l'avant-bras. Les veines de gros calibre (pli du coude, bras) seront si possible réservées pour une éventuelle pose de cathéter central. Les veines des membres inférieurs seront évitées compte tenu des risques septiques.

DÉBIT DE LA PERFUSION DE NP

- Une fois la perfusion de NP mise en place aseptiquement, le débit doit être réglé pour perfuser l'apport nutritionnel total sur 24 heures (perfusion continue) ou sur une durée moindre (voir « *Indications – Conduite de traitement* »). La base de calcul utilisée est de 20 gouttes = 1 mL.
- Le débit de perfusion des divers constituants de la NP est le suivant :
  - acides aminés : la perfusion doit être lente car il existe un risque d'apparition de diurèse osmotique et de fuite urinaire des acides aminés. Pour la majeure partie des solutions commercialisées pour le patient adulte, le débit maximal est de 120 mL de solution par heure ;
  - lipides : la perfusion de lipides doit, elle aussi, être lente afin d'éviter le risque de surcharge lipidique et de tester en début de perfusion les éventuelles hypersensibilités. Le débit de départ est de 0,1 g de lipides, soit 0,5 mL d'une émulsion à 20 %, par minute, pendant 10 minutes, puis augmentation progressive pour obtenir un débit habituel de 100 g de lipides, soit 500 mL d'émulsion, en 6 heures. Chez l'enfant, les lipides sont administrés en perfusion continue sur 24 heures ;
  - glucose : la perfusion lente des solutions de glucose limitera le risque de diurèse osmotique. La régularité du débit permettra d'éviter les hypo ou hyperglycémies. L'arrêt de la perfusion doit être progressif pour limiter le risque d'hypoglycémie secondaire à un excès d'insuline ;

- mélanges binaires ou ternaires : ces mélanges, destinés à être administrés à raison d'une poche par jour, devront être perfusés sur 12 heures au minimum et 24 heures au maximum.

Surveillance de la tolérance et de l'efficacité

- La surveillance de la ligne de NP consiste en une vérification régulière des éléments suivants :
  - perméabilité de la prise d'air du perfuseur ; circulation des bulles en cas d'utilisation de flacons ;
  - débit de perfusion ;
  - perméabilité de la tubulure et du cathéter ;
  - étanchéité de la ligne de perfusion (vérification de l'absence de fuite ou de suintement au niveau des divers raccordements) ;
  - état du pansement recouvrant le cathéter.

Le changement de la tubulure de perfusion est réalisé de façon quotidienne, généralement au moment du changement de flacon ou de poche.

Le changement de site de perfusion doit être réalisé toutes les 72 heures environ lorsque la NP est administrée par voie périphérique (en cas de tolérance locale correcte, le cathéter peut être laissé en place plus longtemps).

- En dehors de la surveillance de la ligne de perfusion, la surveillance d'un malade sous NP est une surveillance clinique et biologique. L'examen clinique est quotidien pendant la période de NP et regroupe :
  - la recherche de signes de surcharge ou de déshydratation ;
  - la recherche d'hyperthermie ;
  - l'examen de la voie veineuse (recherche de lymphangite, cordon veineux...). La réfection des pansements n'est réalisée que 2 à 3 fois par semaine, sauf en cas de nécessité ;
  - la mesure des pertes et des entrées (diurèse, apport nutritionnel *per os* complémentaire) ;

- la pesée régulière 2 à 3 fois par semaine, voire tous les jours si nécessaire chez les patients présentant des troubles hydro-électrolytiques importants.

• La surveillance biologique comporte les points suivants :
- glycémie capillaire pluriquotidienne au début de la NP, afin de dépister une intolérance glucidique et de débuter une insulinothérapie dès que la glycémie atteint 10 à 20 mmol/L ;
- recherche de glycosurie et acétone dans les urines ;
- ionogramme sanguin et urinaire quotidien au moins en début de NP, afin d'adapter les apports en électrolytes et en azote ;
- dosage du taux sanguin de triglycérides afin d'apprécier la tolérance aux émulsions lipidiques. Sous perfusion de lipides, une valeur de triglycérides d'environ le double de la valeur normale est tolérée. En revanche, une valeur normale doit être obtenue 5 à 6 heures après l'arrêt de la perfusion de lipides ;
- dosage des enzymes hépatiques et NFS une fois par semaine ;
- évolution de l'état nutritionnel clinique et/ou biologique tous les 10 à 15 jours.

Autres conseils au patient

Lorsque la NP de longue durée est réalisée au domicile du patient, ce dernier doit être pris en charge par une équipe de professionnels (médecins hospitaliers et médecin traitant, infirmiers, pharmaciens et prestataires de services éventuels). Même si la préparation de la solution de NP conformément à la prescription médicale et sa mise en place sont toujours réalisées par l'infirmière, le patient et son entourage doivent être informés des principaux incidents pouvant survenir en cours de perfusion et des personnes à contacter si nécessaire.
Le conseil et la formation porteront sur les situations et points suivants :

- les modalités de conservation des poches de NP ;
- l'attitude à adopter en cas :
  - de changement de couleur ou de texture du liquide contenu dans la poche ;
  - de fuite au niveau de la tubulure ;
  - d'arrêt de l'écoulement de la solution ou de ralentissement du débit ;
  - de diffusion du liquide au point de pansement ;
  - de débranchement du cathéter ;
  - d'arrêt ou mise en place de la pompe à perfusion ;
- les signes cliniques annonciateurs des effets secondaires les plus fréquents de la NP :
  - fièvre et/ou frissons : possible infection sur cathéter ;
  - essoufflement, palpitation : débit de perfusion trop élevé ;
  - rougeur locale au niveau de la peau autour du cathéter : inflammation cutanée ou veinite ;
  - douleur dans le cou, l'épaule, le bras, avec gonflement du bras ou de l'avant-bras : thrombose veineuse.

14 Pneumologie

Bronchodilatateurs

NOTIONS ESSENTIELLES

- Les bronchodilatateurs sont des médicaments utilisés principalement dans deux pathologies : l'asthme et la BPCO, ainsi que dans tous les états de bronchoconstriction.
- La prise en charge de ces pathologies est possible grâce à trois classes de médicaments, utilisés seuls ou en association : les bêta-2-stimulants, les anticholinergiques et les bases xanthiques (théophylline et dérivés).
- La voie d'administration préférentielle de ces médicaments est la voie inhalée (sauf pour la théophylline), qui permet d'obtenir un effet rapide et de limiter les effets secondaires de ces médicaments, dont le passage systémique est alors réduit.
- Les dispositifs permettant l'inhalation du médicament (aérosols doseurs, dispositifs d'inhalation de poudre) nécessitent une éducation du patient afin d'en garantir la bonne utilisation.
- L'usage des solutions pour nébulisation et des formes injectables est réservé aux patients dans l'impossibilité d'utiliser les autres dispositifs d'inhalation, ainsi qu'aux manifestations les plus graves de bronchoconstriction, du fait de l'amélioration de la pénétration pulmonaire des particules émises, de taille réduite.
- Le traitement de l'asthme nécessite dès le stade 2 de la maladie l'association aux bronchodilatateurs de corticoïdes inhalés, à des posologies croissantes avec la gravité de la maladie (voir section « *Anti-inflammatoires et antiallergiques utilisés en pneumologie* »).

- Le traitement de la BPCO fait appel principalement aux bronchodilatateurs des trois classes, seuls ou associés en cas d'efficacité insuffisante de la monothérapie. Un corticoïde peut être néanmoins ajouté au stade 3 de la maladie (voir section « *Anti-inflammatoires et antiallergiques utilisés en pneumologie* »).
- L'utilisation de la théophylline administrable uniquement *per os* ou par voie injectable est limitée par ses effets secondaires et la fréquence des interactions nécessitant un suivi thérapeutique.

GÉNÉRALITÉS

Les bronchodilatateurs sont des médicaments utilisés principalement dans deux pathologies : l'asthme et la bronchopneumopathie chronique obstructive (BPCO).

Asthme

L'asthme peut se définir comme un désordre inflammatoire des voies aériennes. La dyspnée, chez l'asthmatique, est liée à la réduction du calibre des voies aériennes intrathoraciques. L'œdème de la muqueuse et la contraction du muscle lisse thoracique contribuent à cette réduction de calibre et à l'obstruction bronchique.

L'asthme s'accompagne souvent d'une hyperactivité bronchique qui accentue le bronchospasme dans des conditions très différentes : infections, polluants, allergènes, exercice physique, etc. L'asthme du sujet jeune est le plus souvent d'origine allergique.

La *crise d'asthme* est l'élément de base du syndrome asthme. Il s'agit d'un bronchospasme aigu, réversible totalement. Elle s'installe rapidement, volontiers la nuit ; la dyspnée réveille le malade, est sifflante, impose la position assise. La crise peut aussi survenir suite à un exercice physique. C'est l'asthme d'effort.

La maladie est habituellement classée en 4 stades de gravité :

- stade 1 : asthme intermittent. Les crises sont rares (< 1 fois par semaine) et il n'y a pas de réveil nocturne. Quand elles surviennent, les crises sont brèves ;
- stade 2 : asthme persistant léger. Les symptômes surviennent plus d'une fois par semaine mais moins d'une fois par jour ;
- stade 3 : asthme persistant modéré. Les symptômes sont quasi journaliers et réveillent le malade plusieurs fois par semaine ;
- stade 4 : asthme persistant sévère. Les symptômes sont permanents et les crises sont fréquentes. La qualité de vie est altérée, avec limitation des activités physiques.
- L'*asthme aigu grave* est dénommé aussi état de mal asthmatique. Il s'agit d'une véritable détresse respiratoire qui nécessite l'hospitalisation en

urgence et met en jeu le pronostic vital. Les crises se répètent, s'intensifient et résistent aux différents traitements.

BPCO

La BPCO est une maladie inflammatoire chronique des bronches caractérisée par une obstruction réversible dont la principale cause est le tabagisme. Elle se manifeste cliniquement par de la toux, des expectorations, et une dyspnée d'intensité variable et une diminution non complètement réversible des débits aériens. En fonction des résultats des EFR (épreuves fonctionnelles respiratoires), notamment du VEMS (volume expiratoire maximal par seconde) et du rapport VEMS/CV (capacité vitale), *quatre stades de BPCO sont définis* :

- stade 0 : bronchite chronique non obstructive avec absence de dyspnée, toux et expectorations inconstantes et rapport VEMS/CV > ou égal à 70 % ;
- stade I : BPCO peu sévère, VEMS/CV < 70 % et VEMS > 80 % de la valeur prédite. Toux et expectorations sont inconstantes ;
- stade II : BPCO moyennement sévère, VEMS/CV < 70 % et VEMS < 80 % de la valeur prédite ;
- stade III : BPCO sévère, avec toux et expectorations constantes et dyspnée au repos ou au moindre effort. Le rapport VEMS/CV est inférieur à 70 % et le VEMS < 30 % à la valeur attendue. Les patients sont en insuffisance respiratoire obstructive grave, hypoxémiques et souvent hypercapniques.

La BPCO évolue par *épisodes d'exacerbation* (2 à 3 par an) avec aggravation des symptômes.

Mécanismes d'action des bronchodilatateurs

Pour lutter contre la bronchoconstriction, il existe plusieurs solutions pharmacologiques :

- soit stimuler le système sympathique grâce aux médicaments **bêta-2-stimulants**. Ces médicaments stimulent les récepteurs β2-endobronchiques adrénergiques, conduisant ainsi au relâchement des muscles lisses des bronches. Ce sont les bronchodilatateurs les plus puissants. Les bêta-2-stimulants inhalés de courte durée d'action (salbutamol et

terbutaline) exercent leur effet bronchodilatateur en moins de 3 minutes et sont efficaces durant 4 à 6 heures. Les autres représentants de la classe ont un délai et une durée d'action plus prolongés.
Les principaux représentants de cette classe sont les suivants :
- salbutamol,
- terbutaline,
- formotérol,
- salmétérol,
- indacatérol,
- bambutérol ;

• soit lever le bronchospasme en utilisant des médicaments **anticholinergiques.** Les anticholinergiques agissent par action compétitive au niveau des récepteurs cholinergiques du muscle lisse bronchique, entraînant par effet parasympatholytique une relaxation de celui-ci et donc une bronchodilatation. L'effet bronchodilatateur apparaît en 3 minutes environ et persiste durant 4 heures. Le tiotropium a une durée d'action plus prolongée. L'effet des bronchodilatateurs anticholinergiques est moins puissant que celui des bêta-2-mimétiques inhalés.
Les principaux représentants de cette classe sont les suivants :
- ipratropium,
- tiotropium,
- glycopyrronium ;

• soit utiliser des **bases xanthiques**. Ces dernières agissent par inhibition de la phosphodiestérase, entraînant une relaxation des muscles lisses bronchiques et du diaphragme. Elles ont par ailleurs des effets anti-inflammatoires ainsi qu'une action analeptique respiratoire et des effets inotropes et chronotropes positifs. La théophylline est inactive par voie inhalée. Elle doit être administrée par voie orale ou injectable.
Les principaux représentants de cette classe sont les suivants :
- théophylline,
- aminophylline.

Ces 3 classes de médicaments peuvent être utilisées seules ou en association pour compléter leur action.

PRINCIPAUX MÉDICAMENTS – POSOLOGIES

Bêta-2-stimulants

Tableau II.470 - Bronchodilatateurs : bêta-2-stimulants (Liste I)

DCI	Spécialités	Posologies
Bêta-2-stimulants inhalés d'action brève		
Salbutamol *aérosol doseur*	VENTOLINE 100 µg/bouffée	• *Crise d'asthme :* **AD, ENF :** 1 à 2 bouffées à répéter 1 ou 2 fois après quelques minutes • *Exacerbations d'asthme ou BPCO :* **AD, ENF :** 1 à 2 bouffées répétées 3 à 4 fois/j • *Asthme d'effort :* **AD, ENF :** 1 à 2 bouffées 15 à 30 min avant effort *Dose max.* = 15 bouffées/j
Salbutamol *dispositif d'inhalation en poudre sèche*	VENTILASTIN Novolizer 100 µg/dose AIROMIR Autohaler 100 µg/dose ASMASAL Clickhaler 90 µg/dose	Posologies et indications identiques aux formes aérosol doseur
Salbutamol *solution pour inhalation par nébulisation (solution prête à l'emploi)*	VENTOLINE Unidose (2,5 mL) 2,5 mg/5 mg	• *Crise d'asthme :* **AD :** 5 à 10 mg par nébulisation **NOUR/ENF :** 50 à 150 µg/kg par nébulisation • *Poussées BPCO :* **AD :** 5 à 10 mg par nébulisation
Terbutaline *dispositif d'inhalation de poudre sèche*	BRICANYL Turbuhaler 500 µg/dose	• *Crise d'asthme :* **AD, ENF :** 1 inhalation répétée si besoin après quelques minutes • *Asthme d'effort :* 1 inhalation 15 à 30 min avant l'effort *Dose max.* = 8 bouffées/j
Terbutaline *solution pour inhalation par nébulisation (solution à diluer dans 2 à 3 mL de sérum physiologique)*	BRICANYL unidose 5 mg/2 mL	• *État de mal asthmatique ou poussées de BPCO :* **AD :** 5 à 10 mg par nébulisation • *État de mal asthmatique :* **ENF :** 0,1 à 0,2 mg/kg par nébulisation

DCI	Spécialités	Posologies
Bêta-2-stimulants inhalés d'action prolongée		
Formotérol aérosol doseur	FORMOAIR 12 µg/bouffée ATIMOS 12 µg/bouffée	• *Traitement d'entretien asthme et BPCO :* **AD et ENF** > 12 ans : 12 µg × 2/j *Dose max.* = 48 µg/j
Formotérol *dispositif d'inhalation de poudre sèche*	FORADIL gélule avec inhalateur 12 µg/gélule ASMELOR Novolizer 12 µg/dose	• *Traitement d'entretien asthme et BPCO :* **AD, ENF** > 5 ans : 12 µg 2 fois/j • *Asthme d'effort :* **AD et ENF** > 5 ans : 12 à 24 µg 15 à 30 min avant l'effort
Indacatérol *dispositif d'inhalation de poudre sèche*	ONBREZ BREEZHALER gélule avec inhalateur 150 µg/gélule 300 µg/gélule OSLIF BREEZHALER gélule avec inhalateur 150 µg/gélule 300 µg/gélule	• *Traitement d'entretien de la BPCO :* **AD** : 150 à 300 µg 1 fois/j
Salmétérol *aérosol doseur*	SEREVENT 25 µg/bouffée	• *Traitement d'entretien asthme et BPCO :* **AD, ENF** > 4 ans : 50 µg 2 fois/j • *Asthme d'effort :* **AD, ENF** > 4 ans : 50 µg 15 à 30 min avant l'effort
Salmétérol *dispositif d'inhalation de poudre sèche*	SEREVENT Diskus 50 µg/dose	Posologie identique à la forme aérosol doseur
Bêta-2-stimulants formes orales et injectables		
Salbutamol	VENTOLINE inj. SALBUTAMOL inj. SC amp. 1 mL = 0,5 mg SALBUTAMOL FORT IV amp. 5 mL = 5 mg	• *État de mal asthmatique :* – Voie SC : **AD** : 1 amp. à 0,5 mg à répéter si besoin toutes les 4 à 6 h – Perf. IV : 0,1 à 0,2 µg/kg/min jusqu'à arrêt de la crise, puis 0,25 à 1,5 mg/h

DCI	Spécialités	Posologies
Terbutaline	BRICANYL LP comp. 5 mg	• *Traitement d'entretien asthme et BPCO:* **AD et ENF** > 5 ans : 1 comp. 2 fois/j (au cours des repas)
	BRICANYL inj. amp. 1 mL = 0,5 mg	• *État de mal asthmatique :* – Voie SC : **AD** : 1 amp. toutes les 4 à 8 h **ENF** > 2 ans : 0,1-0,2 mL/10 kg – Voie IV : max. : 1,5 mg/h
Bambutérol	OXEOL comp. 10 mg/20 mg	• *Traitement d'entretien asthme et BPCO:* **AD** : 10 à 20 mg au coucher

Anticholinergiques

Tableau II.471 - Bronchodilatateurs : anticholinergiques (Liste I)

DCI	Spécialités	Posologies
Anticholinergiques		
Ipratropium *aérosol doseur*	ATROVENT 20 µg/bouffée	• *Asthme et BPCO :* **AD, ENF** : 1 à 2 bouffées à renouveler si crise
Ipratropium bromure *solution pour inhalation par nébulisation à diluer dans 2 à 3 mL de NaCl à 0,9 %*	• ATROVENT AD unidose 0,5 mg/1 mL ou 2 mL • ATROVENT ENF unidose 0,25 mg/1 mL ou 2 mL	• *Asthme et BPCO :* **AD** : 0,5 mg + NaCl 0,9 % pour un volume total de 5 mL par nébulisation • *État de mal asthmatique :* **ENF** : 0,25 mg + NaCl 0,9 % pour un volume total de 4 mL par nébulisation Nébulisation en 5 à 15 min, à répéter si besoin 3 fois/j En association avec un β2+ et de l'oxygène
Tiotropium bromure *dispositif d'inhalation de poudre sèche*	SPIRIVA gélule avec inhalateur 18 µg/gél.	• *BPCO :* **AD** : 1 gél. 18 µg/j à heure fixe
Tiotropium bromure *solution pour inhalation avec inhalateur RESPIMAT*	SPIRIVA unidose 2,5 µg	• *BPCO :* **AD** : 2 bouffées-doses en 1 prise/j

DCI	Spécialités	Posologies
Glycopyrronium *dispositif d'inhalation de poudre sèche*	SEEBRI BREEZHALER gélule 44 µg/gél.	• *BPCO :* AD : 1 gél./jour

Tableau II.472 - *Bronchodilatateurs : association bêta-2-stimulant + anticholinergique (Liste I)*

DCI	Spécialités	Posologies
Bêta-2-stimulant + anticholinergique		
Fénotérol + ipratropium *dispositif d'inhalation de poudre sèche*	BRONCHODUAL 50/20 gélule avec inhalateur fénotérol 50 µg/gélule ipratropium 20 µg/gélule	• *Crise d'asthme :* **AD** : 1 bouffée (dosage 100/40) à répéter si besoin • *Asthme d'effort :* **AD** : 1 bouffée (dosage 100/40) 15 à 30 min avant l'effort • *BPCO :* **AD** : 1 bouffée (dosage 100/40) 2 à 4 fois/j Max. : 8 bouffées/j

Dérivés xanthiques

Tableau II.473 - *Bronchodilatateurs : théophylline et dérivés xanthiques*

DCI	Spécialités	Posologies
Théophylline - Formes orales à libération prolongée (Hors liste)		
DILATRANE LP	gél. 50 mg gél. 100 mg gél. 200 mg gél. 300 mg	• *Asthme et BPCO :* **AD, ENF** > 3 ans : posologie moyenne : 10 mg/kg/j en 2 prises puis adaptation posologique en fonction des taux thérapeutiques
EUPHYLLINE LA	gél. 50 mg gél. 100 mg gél. 200 mg gél. 300 mg gél. 400 mg	

DCI	Spécialités	Posologies
THEOSTAT LP	comp. séc. 100 mg comp. séc. 200 mg comp. séc. 300 mg	
TEDRALAN LP	gél. 200 mg	
XANTHIUM LP (Liste II)	gél. 200 mg gél. 300 mg gél. 400 mg	AD : 10 mg/kg/j en 1 prise unique
Théophylline - Formes sirop à libération immédiate (Hors liste)		
DILATRANE	sirop 10 mg/mL	• *Traitement de fond de l'asthme :* ENF > 30 mois : 10 à 12 mg/kg/j en 4 prises
Dérivés xanthiques		
Bamifylline (Liste II) TRENDADIL	comp. 300 mg	• *Asthme et BPCO :* AD : 2 à 3 comp./j en 2 à 3 prises
Aminophylline (Hors liste) AMINOPHYLLINE inj.	amp. inj. 10 mL = 250 mg	• *Crise d'asthme :* AD : 5 à 6 mg/kg en 30 min puis 0,5 mg/kg/h en perf. IV ENF : 6 à 7,5 mg/kg en 30 min puis 0,7 à 1,2 mg/kg/h en perf. IV lente

INDICATIONS – CONDUITE DE TRAITEMENT

Indications

Bêta-2-stimulants d'action rapide et de courte durée

Sous forme d'aérosols doseurs et de dispositifs d'inhalation de poudre sèche

- Traitement de la crise d'asthme et prévention de l'asthme d'effort : les aérosols doseurs constituent le traitement de choix. Ils sont utilisés « à la demande » en cas de symptômes ou de crises.
- Traitement de fond des bronchopneumopathies obstructives spastiques.

Sous forme de solutions pour inhalation par nébulisation

L'administration par un générateur d'aérosol est plus efficace que par aérosol doseur et constitue le traitement de choix des crises d'asthme sévères et des exacerbations de BPCO, car elle permet une prise en charge plus facile quels que soient l'âge du patient et sa gêne respiratoire. La durée de la nébulisation est de 10 à 20 minutes et les aérosols renouvelés plusieurs fois par jour si besoin.

Sous formes orales et injectables

- Formes orales : traitement de l'asthme à dyspnée continue et des formes spastiques des bronchopneumopathies chroniques obstructives, prévention de l'asthme d'effort.
- Formes injectables : crises d'asthme sévères, dyspnées aiguës.

Bêta-2-stimulants d'action prolongée

Les bêta-2-mimétiques par voie inhalée, de longue durée d'action, exercent un effet bronchodilatateur prolongé persistant environ 12 heures. Celui-ci débute 15 minutes après l'inhalation pour le salmétérol et 3 minutes environ après inhalation pour le formotérol.

De ce fait ils ne constituent pas un traitement curatif des crises d'asthme. Ils sont utilisés pour le traitement de fond de l'asthme modéré à sévère en association aux corticoïdes inhalés et peuvent être associés à la prise « à la demande » de bêta-2-stimulants d'action rapide et de courte durée (voir *« Anti-inflammatoires et antiallergiques utilisés en pneumologie »*).

Par ailleurs, ils sont indiqués dans le traitement des BPCO particulièrement chez les patients utilisant les bronchodilatateurs de courte durée d'action de façon pluriquotidienne.

Bronchodilatateurs anticholinergiques inhalés

Sous forme d'aérosols doseurs et de dispositifs d'inhalation de poudre sèche

- Dans l'asthme, ce sont des médicaments de seconde intention, car moins efficaces que les bêta-2-stimulants. Ils peuvent être une alternative à ces derniers lorsque ceux-ci sont mal tolérés (tachycardie, tremblements).
- Dans la BPCO, ils sont utilisés pour le traitement du bronchospasme en alternative ou en association aux bêtastimulants.

Sous forme de solutions pour inhalation par nébulisation

Dans l'asthme aigu sévère de l'adulte ou de l'enfant ainsi que dans les poussées de bronchopneumopathie chronique obstructive de l'adulte, les solutions pour inhalation sont administrées à l'aide d'un nébulisateur ultrasonique ou à gaz comprimé en association avec un bêta-2-stimulant.

Association anticholinergique + bêta-2-stimulant

La spécialité associant fénotérol + ipratropium est indiquée dans le traitement symptomatique de l'asthme ainsi que dans la prise en charge des bronchospasmes des bronchopneumopathies chroniques obstructives lorsque l'utilisation d'un bêta-2-stimulant seul n'est pas suffisamment efficace.

Théophylline et dérivés

- Les formes orales à libération immédiate ne sont plus recommandées en première intention pour le traitement de la crise d'asthme et dans les BPCO ayant un traitement optimisé.

- Les formes injectables sont utilisées en deuxième intention dans l'asthme aigu grave. L'injection intraveineuse doit être lente et justifie la mise en place d'une perfusion.

Conduite de traitement

Asthme

Les objectifs de traitement de l'asthme sont, d'une part, de diminuer la fréquence et l'intensité des crises, de maintenir une activité normale, y compris pour le sport et la qualité de vie, de maintenir une fonction pulmonaire aussi proche que possible de la normale, de prévenir les crises et, d'autre part, de diminuer le risque de mortalité par asthme aigu grave.

Les anti-inflammatoires inhalés, en particulier les corticoïdes, sont utilisés dès qu'un traitement préventif au long cours est nécessaire, alors que les bêta-2-stimulants inhalés d'action brève sont les médicaments de la crise.

La conduite du traitement au long cours est adaptée à la gravité de la maladie et à son évolution pour chaque patient.

Stade 1 : asthme intermittent

Les bêta-2-stimulants inhalés d'action brève sont administrés à la demande (en cas de crise ou en prévention avant un effort).

Stade 2 : asthme persistant léger

Les bêta-2-stimulants inhalés d'action brève sont utilisés à la demande mais sont associés à un traitement journalier corticoïde anti-inflammatoire inhalé à une posologie allant jusqu'à 500 µg chez l'adulte (voir section « *Anti-inflammatoires et antiallergiques utilisés en pneumologie* »).

Stade 3 : asthme persistant modéré

Les bêta-2-stimulants inhalés d'action brève sont utilisés à la demande pour les crises. On leur associe un ou plusieurs bronchodilatateurs à longue durée d'action : bêta-2-stimulant inhalé d'action prolongée, anticholinergique inhalé, théophylline d'action prolongée ainsi qu'un corticoïde inhalé à doses moyennes (500 à 1 000 µg/jour).

Stade 4 : asthme persistant sévère

Le traitement est identique au stade 3, mais avec des posologies plus élevées de corticoïde inhalé (> 1 000 µg et jusqu'à 2 000 µg/jour), et si nécessaire une corticothérapie par voie générale en cures discontinues (3 à 10 jours).

Traitement préventif de l'asthme d'effort

L'asthme d'effort peut être évité par l'utilisation de bêtastimulant de courte durée d'action 15 à 30 minutes avant l'effort.

Traitement d'urgence de l'asthme aigu grave

La crise d'asthme sévère peut être mortelle. Son traitement fait appel à un bêta-2-stimulant d'action brève en nébulisation ou en injection par voie sous-cutanée, à une injection intraveineuse d'hydrocortisone et à l'oxygénothérapie, sous surveillance médicale.

En l'absence d'amélioration, la poursuite du traitement s'effectue en réanimation avec une assistance respiratoire, l'administration en continu d'aérosols de bronchodilatateurs et la perfusion de bêta-2-stimulants.

BPCO

Les bronchodilatateurs β2-mimétiques et anticholinergiques sous forme inhalée sont le principal traitement symptomatique des BPCO. L'objectif du traitement est la réduction de la dyspnée avec amélioration de la tolérance à l'effort et de la qualité de vie, et la diminution des épisodes d'exacerbation. Le traitement doit être associé à la réduction des facteurs de risque (tabagisme, exposition aux polluants professionnels...).

Stade 0

Le stade de bronchite chronique non obstructive ne requiert pas de traitement spécifique.

Stades I et II

Une monothérapie par bronchodilatateurs sera instaurée. Si la réponse à l'une des classes de bronchodilatateurs est insuffisante, il est possible de changer de classe ou d'associer les 2 types de bronchodilatateurs (β2-mimétiques et anticholinergiques), ou d'ajouter au β2-mimétique une forme LP de théophylline.

Stade III

Les bronchodilatateurs de courte ou de longue durée d'action sont associés à un corticoïde inhalé (voir section *« Anti-inflammatoires et antiallergiques utilisés en pneumologie »*). En cas de réponse incomplète à ce traitement, le corticoïde est conservé et les alternatives sont identiques aux stades I et II.

Avant toute modification de traitement, il est nécessaire de s'assurer de la compréhension du malade sur les techniques d'inhalation et sur la bonne utilisation du dispositif d'inhalation utilisé.

Autres traitements associés

Les traitements associés hors épisodes d'exacerbation sont :
- le sevrage tabagique ;
- la recherche et la prévention d'une exposition aux polluants professionnels ;
- la mise en place de mesures de protection lors des alertes à la pollution de l'air (masque, limitation des déplacements) ;
- la vaccination antigrippale et antipneumococcique ;
- la réadaptation à l'effort et la pratique de la kinésithérapie respiratoire ;
- l'oxygénothérapie au long cours (en cas d'hypoxémie diurne).

Traitement des exacerbations de BPCO

Les bronchodilatateurs (bêta-2-stimulants et anticholinergiques) sont systématiquement prescrits au cours des exacerbations, éventuellement sous forme de solution pour aérosol afin d'améliorer la diffusion pulmonaire du principe actif. Sont associés à ce traitement :
- une antibiothérapie si l'exacerbation s'accompagne de fièvre et de purulence des expectorations ;
- l'oxygénothérapie dès que la $SpO_2 < 90\,\%$;
- la kinésithérapie de désencombrement.

Asthme et BPCO : techniques d'inhalation

La voie inhalée est la voie de choix pour l'administration des bronchodilatateurs car elle offre le meilleur rapport efficacité/tolérance. Elle permet de traiter localement une affection qui nécessiterait, par voie générale, le recours à de fortes doses de principe actif.

Les différentes techniques d'inhalation sont les suivantes.

Aérosols doseurs et systèmes d'inhalation de poudre sèche

- Les aérosols doseurs sont les dispositifs d'inhalation les plus courants. Leur utilisation est néanmoins difficile pour certains patients. Leur maniement implique une bonne coordination déclenchement-inhalation ; or, une partie des patients, jeunes enfants et personnes âgées essentiellement, sont incapables de maîtriser cette technique et de respecter une bonne coordination main-poumons. Les erreurs principales résultent de la difficulté à coordonner le déclenchement de l'aérosol avec l'inspiration et le blocage de celle-ci quand la dose inhalée entre en contact avec la bouche et la gorge.

  Les aérosols doseurs pressurisés contiennent, en plus du principe actif, de nombreux additifs, qui peuvent être responsables de toux et de phénomènes de bronchoconstriction (il s'agit des gaz propulseurs, des fréons, et des lubrifiants).
- Les systèmes utilisant des poudres pour inhalation en gélule nécessitent des manipulations pour charger et décharger l'appareil. Les gélules contiennent des substances destinées à véhiculer le principe actif (le lactose est le plus souvent utilisé et représente 99 % du volume inhalé), qui peuvent être responsables de réactions de toux et d'irritations prolongées dues à l'importance du volume inhalé.
- Pour remédier à ces inconvénients, des nouveaux systèmes sont commercialisés. Il s'agit d'inhalateurs de poudre pour lesquels la libération du principe actif est déclenchée par la simple inspiration du patient après avoir « armé » le dispositif. La coordination main-respiration n'est plus nécessaire. Ces dispositifs portent des noms commerciaux divers (Autohaler, Turbuhaler, Easyhaler, Clickhaler, Novolizer, Diskus).

Chambres d'inhalation

Le grand avantage des chambres d'inhalation est d'aplanir les difficultés de coordination mains-poumons et de permettre l'utilisation des aérosols doseurs chez l'enfant asthmatique, notamment d'âge préscolaire. La présence de valves respiratoires et expiratoires permet au patient d'inhaler le produit, après déclenchement de l'aérosol doseur, en respiration normale et en bouffées séparées.

Les chambres d'inhalation minimisent les dépôts buccaux, ce qui est très intéressant pour les corticoïdes inhalés à fortes doses.

Les chambres d'inhalation présentent deux orifices :

- le premier sur lequel s'adapte l'embout de l'aérosol doseur ;
- le second où se connecte l'embout buccal, muni des valves ; un masque facial s'adapte à ce dernier.

Avant de prescrire une chambre d'inhalation, il convient de vérifier sa compatibilité avec le ou les aérosols doseurs utilisés.

Il en existe plusieurs sur le marché *(tableau II.474)*.

***Tableau II.474** - Principales chambres d'inhalation disponibles sur le marché*

ABLE Spacer chambre plastique transparente	• compatible avec tout aérosol doseur • déclenchement d'un sifflet si vitesse d'inspiration trop rapide • masque facial enfant et nourrisson • volume : 150 mL
AEROCHAMBER PLUS chambre plastique non démontable	• compatible avec tout aérosol doseur • déclenchement d'un sifflet si vitesse d'inspiration trop rapide • 2 tailles de masque selon l'âge : bébé, enfant, et embout buccal pour adulte • volume : 149 mL
BABYHALER chambre plastique démontable, transparente	• compatible avec tout aérosol doseur (excepté PULMICORT) • livrée avec masque pédiatrique et embout buccal pour adulte • volume : 350 mL
NEBUHALER chambre plastique transparente	• compatible avec aérosol laboratoire Astra Zeneca • pour adulte et enfant > 4 ans (embout buccal uniquement) • volume : 750 mL
VOLUMATIC chambre plastique démontable, transparente	• compatible avec tout aérosol doseur (excepté PULMICORT) • embout buccal pour enfant > 4 ans et adulte • volume : 750 mL
VORTEX chambre métallique	• compatible avec tout aérosol doseur • livrée avec masque bébé ou enfant ou embout buccal pour adulte et enfant > 4 ans • volume : 193 mL

Nébulisateurs pour aérosols

Les solutions pour aérosols sont utilisées en nébulisation grâce à des générateurs d'aérosols pneumatiques ou ultrasoniques.

Le choix de l'administration du médicament par nébulisation a pour but l'obtention de particules médicamenteuses de très petite taille (1 à 3 µm), permettant un dépôt pulmonaire profond, comparativement aux formes aérosols doseurs producteurs de particules de diamètre de 3 à 5 µm, qui se déposent préférentiellement dans l'arbre trachéobronchique.

EFFETS INDÉSIRABLES – INTERACTIONS MÉDICAMENTEUSES – PRÉCAUTIONS D'EMPLOI – CONTRE-INDICATIONS

Effets indésirables – Prévention des risques médicamenteux

***Tableau II.475** - Effets indésirables des bronchodilatateurs*

	Effets indésirables	Prévention des risques médicamenteux
Bronchodilatateurs bêta-2-stimulants voie inhalée	• tremblements des extrémités, vertiges, céphalées, agitations • troubles du rythme cardiaque : tachycardies sinusales, tachyarythmies ventriculaires, tachycardies supraventriculaires, allongement de l'espace QT, fibrillation auriculaire • effet hypokaliémant, crampes musculaires • hyperglycémie	• ne sont généralement pas observés à la dose thérapeutique : diminuer la posologie ou arrêter le traitement si la fréquence cardiaque dépasse 130 à 140 bat./min • cet effet est favorisé par des doses élevées, par l'utilisation concomitante de corticoïdes, de diurétiques et par l'hypoxie

	Effets indésirables	Prévention des risques médicamenteux
Bronchodilatateurs anticholinergiques voie inhalée	• sécheresse de la bouche • irritation pharyngée • constipation, rétention urinaire	• en cas d'usage prolongé et surtout avec le triotropium • diminuée par prise d'un verre d'eau après chaque bouffée d'aérosol
Théophylline et dérivés xanthiques	• douleurs épigastriques, nausées, vomissements, céphalées, excitations, insomnies, tachycardie • *surdosage* : convulsions, fibrillation ventriculaire, dépression respiratoire	• ils peuvent être les premiers signes d'un surdosage • l'apparition de convulsions est le signe d'une intoxication confirmée, mais peut être inaugurale chez l'enfant : traitement par lavage gastrique et réanimation

Remarque : aux doses inhalées, ces effets indésirables sont plus rarement observés que par voie orale ou injectable.

Interactions médicamenteuses

***Tableau II.476** - Interactions médicamenteuses des bronchodilatateurs – Niveaux contre-indications (CI) et associations déconseillées (AD)*

Médicaments bronchodilatateurs	Autres médicaments	Conséquences
Bêta-2-stimulants par voie injectable	• halothane	AD : interrompre le traitement avant anesthésie à l'halothane (troubles du rythme ventriculaire)
Théophylline	• viloxazine • énoxacine	CI : surdosage en théophylline
	• érythromycine • ciprofloxacine • norfloxacine • péfloxacine	AD : risque de surdosage en théophylline

Remarques concernant d'autres associations médicamenteuses :

- Les patients asthmatiques ou souffrant de BPCO sont exposés à un risque de bronchospasme sévère en cas de prise de bêtabloquant, y compris les molécules cardiosélectives. Les autres médicaments les plus courants qui peuvent induire des bronchospasmes sont les AINS et les salicylés.
- Pour les patients sous bêta-2-stimulants, il faudra tenir compte :
  - de la diminution d'efficacité des antidiabétiques oraux avec élévation de la glycémie chez le diabétique ;
  - de l'augmentation de l'effet du suxaméthonium pour le bambutérol. Ce dernier devra être interrompu 24 heures avant toute intervention chirurgicale ;
  - de l'addition des effets hypokaliémants avec les autres hypokaliémants (corticoïdes, diurétiques, théophylline).
- Pour les patients sous théophylline, compte tenu de la marge thérapeutique étroite de ce principe actif, il faudra tenir compte des nombreuses interactions médicamenteuses avec les inducteurs du cytochrome P450 1AZ (millepertuis) et les inhibiteurs de ce cytochrome (cimétidine, quinolones, macrolides, fluvoxamine...).

Précautions d'emploi

***Tableau II.477** - Précautions d'emploi des bronchodilatateurs*

Bronchodilatateurs bêta-2-stimulants	• Formes orales : prudence en cas d'angor, d'hypertension artérielle, troubles du rythme, diabète. En cas de diabète, renforcer la surveillance sanguine et urinaire et passer éventuellement à l'insuline • Aérosols : traiter préalablement les infections bronchiques pour permettre l'action locale du médicament
Bronchodilatateurs anticholinergiques	• Un traitement préalable ou concomitant est nécessaire en cas d'infection bronchique pour permettre l'action locale du médicament • Prudence en cas de glaucome par fermeture d'angle et de rétention urinaire
Théophylline Aminophylline	• Espacer les prises d'au moins 6 h • Adapter la posologie selon les dosages plasmatiques (taux toxiques ⩾ 20 mg/L) • Éviter l'injection IV directe (risque de choc), l'injection doit être faite très lentement (4 min) ou en perfusion

	• Diminuer la posologie de 50 % en cas d'insuffisance hépatique, rénale, cardiaque, chez le sujet âgé, en cas d'arrêt du tabac • Prudence en cas d'angor, hyperthyroïdie, ulcère gastroduodénal, épilepsies, enfant de moins de 5 ans • Prudence en cas d'association avec la cimétidine, les inducteurs enzymatiques (phénobarbital, rifampicine, phénytoïne), les fluoroquinolones, le ritonavir

Contre-indications

***Tableau II.478** - Contre-indications des bronchodilatateurs*

Bêta-2-stimulants	• infarctus du myocarde au stade aigu • angor instable • insuffisance coronarienne sévère
Théophylline et dérivés xanthiques	• enfant de moins de 30 mois • porphyrie aiguë intermittente

Administration et conseils au patient

Les modalités d'administration et les conseils au patient pour les patients souffrant d'asthme sont traités dans la section « *Anti-inflammatoires et antiallergiques utilisés en pneumologie* », p. 1514. Sont exposés ici les modalités d'administration et les conseils au patient pour les patients souffrant de BPCO.

Objectifs du traitement médicamenteux

- L'objectif du traitement de la BPCO aux stades les plus sévères est la réduction de la dyspnée avec amélioration de la tolérance à l'effort et de la qualité de vie, et la réduction des épisodes d'exacerbation. Pour les stades les moins sévères, l'objectif du traitement sera d'éviter le passage aux stades plus avancés de la maladie ou d'en retarder l'évolution.
- Le traitement repose pour l'essentiel sur les bronchodilatateurs inhalés.

Plan de prise

- Pour les stades 1 et 2 (BPCO peu à moyennement sévère) :
  - administration à la demande d'un bronchodilatateur à action brève (2 bouffées 3 à 4 fois/jour) au moment où la gêne respiratoire survient ;
  - ou administration 2 fois par jour d'un bronchodilatateur bêta-2-stimulant de longue durée d'action toutes les 12 heures ou d'un bronchodilatateur anticholinergique de longue durée d'action (tiotropium) une fois par jour à heure fixe. Si une forme LP de théophylline est nécessaire, elle sera administrée en 2 prises par jour espacées de 12 heures.

- Pour le stade 3 (BPCO sévère), les bronchodilatateurs sont associés à une corticothérapie inhalée. Les associations comportant les 2 principes actifs sont généralement utilisées (voir section « *Anti-inflammatoires et antiallergiques utilisés en pneumologie* », p. 1505) et l'inhalation est réalisée 2 fois par jour. Si une forme LP de théophylline est nécessaire, elle sera administrée en 2 prises par jour espacées de 12 heures.

Modalités d'administration

La voie d'administration pulmonaire est la voie privilégiée et permet d'aboutir au meilleur rapport efficacité/tolérance. Elle nécessite toutefois une information précise du patient et un apprentissage au bon usage des aérosol-doseurs ou des systèmes d'inhalation de poudre sèche et oblige à des relances éducatives fréquentes.

SPRAY-DOSEUR

- Souffler à fond pour vider les poumons.
- Agiter le flacon aérosol dont l'embout a été nettoyé et le tenir tête en bas tout en serrant l'embout entre les lèvres.
- Appuyer sur le fond de la cartouche après le quart d'une inspiration lente et profonde (5 secondes) de façon à minimiser les dépôts dans la bouche.
- En fin d'inspiration, retenir sa respiration pendant au moins 4 ou 5 secondes après avoir retiré l'aérosol doseur de la bouche. Si une deuxième bouffée est nécessaire, elle est prise 30 secondes plus tard.
- Enfin, nettoyer l'embout buccal à l'eau chaude.

SYSTÈME D'INHALATION DE POUDRE SÈCHE (TURBUHALER, DISKUS...)

- Armer le dispositif afin de libérer la dose de poudre prévue.
- Vider les poumons.

- Inspirer profondément en tenant l'embout buccal entre les dents, lèvres et bouche fermées.
- Maintenir une apnée de quelques secondes puis respirer normalement et refermer le dispositif.
- Ne jamais expirer dans le turbuhaler.
- Assurer l'entretien du dispositif par essuyage sec 2 à 3 fois par semaine.

POUDRES POUR INHALATION EN GÉLULE

- La gélule contenant la poudre à inhaler est sortie du blister juste avant l'emploi.
- Elle est introduite dans l'inhalateur dans une logette spécifique.
- Un déclic au moment de la fermeture de cette logette indique que la gélule a été percée et que l'inhalation de la poudre est alors possible.
- L'utilisation est ensuite identique à un inhalateur de poudre sèche.

CHAMBRE D'INHALATION

Les chambres d'inhalation s'utilisent avec des sprays doseurs. Le nombre de bouffées prescrites est introduit dans la chambre par l'orifice prévu à cet effet. Le malade inspire et expire durant 30 secondes dans la chambre de façon lente et profonde. La chambre doit être maintenue propre par essuyage à sec.

NÉBULISATION

- Les solutions pour aérosols sont utilisées en nébulisation grâce à des générateurs d'aérosols pneumatiques ou ultrasoniques. Le vecteur de l'aérosol peut être de l'air ou de l'oxygène. Pour les administrations au domicile du patient le maniement des générateurs d'aérosol de location doit être expliqué aux patients.
- La solution médicamenteuse, présentée habituellement en unidoses, est placée dans la chambre de nébulisation telle quelle

ou peut être diluée à l'aide de sérum physiologique stérile. Toute unidose entamée doit ensuite être jetée. Le volume de solution placée dans la chambre de nébulisation doit être compris entre 2 et 5 mL. Il est déconseillé de mélanger dans la chambre plusieurs solutions pour aérosol, la stabilité des mélanges n'étant pas connue.

- En cas d'association il est recommandé d'inhaler les divers médicaments l'un après l'autre. La durée de l'aérosol est prolongée jusqu'à l'épuisement du liquide dans la chambre d'inhalation, soit de 10 à 20 minutes. La chambre d'inhalation doit rester verticale au cours de l'aérosolisation. L'aérosol est délivré généralement avec un masque, le patient étant en position demi-assise et respirant lentement. Quelques secousses sur la chambre de nébulisation à la fin de l'aérosol permettent de minimiser les résidus.
- La chambre de nébulisation peut être rincée à l'eau tiède et le masque essuyé à sec entre 2 nébulisations.

Observance du traitement

- Le traitement de la BPCO est un traitement chronique.
- Mettre en garde le patient sur les dangers de l'automédication par les bronchodilatateurs bêtastimulants : risque d'aggravation de la BPCO masquée par cette automédication.
- Certains dispositifs possèdent un système de compteur de doses permettant au patient de connaître le nombre de doses restantes dans le dispositif et de prévoir son réapprovisionnement et au besoin de vérifier l'observance du traitement.

Surveillance de l'efficacité et de la tolérance

SURVEILLANCE DE L'EFFICACITÉ

L'augmentation de l'utilisation des bêta-2-agonistes de courte durée d'action est un bon indice de l'évolution de la pathologie. Au-delà de 10 bouffées par jour de bêta-2-mimétique, une réévaluation de la prise en charge sera envisagée avec le médecin traitant qui, si nécessaire, envisagera une modification de traitement selon le stade de la maladie.

SURVEILLANCE DE LA TOLÉRANCE

Selon le type de médicaments employés, des effets indésirables peuvent survenir :

- bronchodilatateurs bêta-2-mimétiques : palpitations cardiaques, tremblements des extrémités, crampes et maux de tête ;
- anticholinergiques : sécheresse de la bouche, pharyngite ;
- théophylline : nausées, vomissements, douleurs à l'estomac, céphalées, insomnie, nervosité, palpitations cardiaques, qui peuvent être des signes révélateurs d'un surdosage. La concentration sérique de la théophylline doit se situer dans la zone thérapeutique comprise entre 10 et 20 mg/L. Si tel n'est pas le cas, un ajustement posologique est nécessaire.

Conseils hygiéno-diététiques

- Le premier traitement non médicamenteux de la BPCO est l'arrêt du tabac : il est nécessaire de proposer au patient un sevrage tabagique quel que soit le stade d'évolution de la maladie.
- L'activité physique est indispensable et un réentraînement à l'effort peut être programmé en institution chez un kinésithérapeute ou au domicile.

Autres conseils au patient

- Les antitussifs ne sont pas conseillés dans la BPCO : les sécrétions bronchiques responsables en partie de l'obstruction bronchique doivent être éliminées par la toux. Un fluidifiant bronchique qui liquéfie les crachats et facilite leur évacuation peut être proposé.
- Compte tenu de la sensibilité de ces patients aux infections bronchiques, la vaccination antigrippale annuelle est conseillée ainsi que la vaccination antipneumococcique.
- Lors des alertes à la pollution, les patients atteints de BPCO doivent éviter de sortir ou de pratiquer des activités physiques à l'extérieur.
- Les patients atteints de BPCO aux stades les plus graves doivent être informés du risque de dépression respiratoire qu'entraîne la prise de certains médicaments antitussifs psychotropes et opiacés.

Anti-inflammatoires et antiallergiques utilisés en pneumologie

NOTIONS ESSENTIELLES

- Les anti-inflammatoires corticoïdes utilisés en pneumologie sont indiqués principalement en traitement de fond de l'asthme et dans les stades les plus sévères de la BPCO.
- Les antiallergiques sont utilisés dans le traitement préventif de l'asthme lorsqu'une thérapeutique optimisée avec anti-inflammatoires et bronchodilatateurs n'est pas suffisante.
- La voie d'administration préférentielle de ces médicaments est la voie inhalée, qui permet de limiter les effets secondaires de ces médicaments, dont le passage systémique est alors réduit.
- Les dispositifs permettant l'inhalation du médicament (aérosols doseurs, dispositifs d'inhalation de poudre) nécessitent une éducation du patient afin d'en garantir la bonne utilisation.
- L'usage des solutions pour nébulisation est réservé aux patients dans l'impossibilité d'utiliser les autres dispositifs d'inhalation, ainsi qu'aux manifestations les plus graves de l'asthme, du fait de l'amélioration de la pénétration pulmonaire des particules émises, de taille réduite.

GÉNÉRALITÉS

Les anti-inflammatoires corticoïdes utilisés en pneumologie sont des médicaments utilisés principalement dans deux pathologies : l'asthme et la bronchopneumopathie chronique obstructive (BPCO). Les généralités sur ces deux pathologies sont détaillées dans la section « *Bronchodilatateurs* », p. 1476.

Les antiallergiques sont utilisés principalement dans la prise en charge de l'asthme lorsqu'une thérapeutique optimisée avec anti-inflammatoires et bronchodilatateurs n'est pas suffisante.

Mécanisme d'action des anti-inflammatoires et antiallergiques

Pour répondre ou pour prévenir les phénomènes inflammatoires locaux observés dans l'asthme ou la BPCO, plusieurs classes médicamenteuses sont utilisables : des anti-inflammatoires corticoïdes et des antiallergiques utilisés à titre préventif ou en complément des corticoïdes.

Anti-inflammatoires corticoïdes

Ces médicaments possèdent une action anti-inflammatoire locale importante au niveau des muqueuses bronchiques avec peu ou pas d'effets systémiques aux doses thérapeutiques lorsqu'ils sont administrés par voie inhalée.

Après emploi prolongé, il n'a pas été observé de freinage marqué de l'axe hypophyso-surrénalien. Les principaux représentants de cette classe sont les suivants :

- béclométasone dipropionate ;
- budésonide ;
- fluticasone ;
- ciclésonide ;
- mométasone.

Les corticoïdes inhalés sont utilisés en association avec des bronchodilatateurs dans le traitement de fond de l'asthme et dans les stades les plus sévères des BPCO.

Les corticoïdes oraux sont utilisés de façon exceptionelle en dernier recours dans l'asthme persistant sévère et en cure courte. Ces traitements *per os* sont abordés dans le chapitre *Immuno-allergologie*, p. 980.

Antiallergiques et anti-inflammatoires mineurs

• *Cromones*

Le cromoglycate de sodium a un effet préventif sur les réactions d'hypersensibilité immédiate ; il n'a pas d'action bronchodilatatrice ni d'action anti-inflammatoire. Il n'agit dans la maladie asthmatique que de façon préventive.

• *Antileucotriènes*

Le montelukast est un antagoniste des récepteurs aux leucotriènes. Il inhibe la bronchoconstriction induite par ces derniers, induit une diminution du taux d'éosinophiles circulants et s'oppose à leurs effets pro-inflammatoires. Il agit dans la maladie asthmatique de façon préventive.

• *Kétotifène*

Cet antiasthmatique n'a pas d'effet bronchodilatateur ; il agit en bloquant les récepteurs histaminergiques H_1, inhibant ainsi la réponse bronchoconstrictive et l'accumulation d'éosinophiles dans les voies aériennes. Il est indiqué dans le traitement préventif de l'asthme allergique ou à composante allergique ; il n'est pas un traitement de la crise d'asthme déclarée.

• *Fenspiride*

Ce médicament présente des propriétés antibronchoconstrictrices et anti-inflammatoires ainsi qu'une activité antagoniste au niveau des récepteurs histaminiques H1. L'activité anti-inflammatoire résulte d'une diminution de la production de différents facteurs pro-inflammatoires (cytokines, TNFa, dérivés de l'acide arachidonique) dont certains ont aussi une activité bronchoconstrictrice.

• *Omalizumab*

Cet anticorps monoclonal se lie aux IgE sériques pour en réduire la quantité circulante et ainsi diminuer les réctions allergiques en chaîne.

PRINCIPAUX MÉDICAMENTS – POSOLOGIES

Corticoïdes

***Tableau II.479** - Anti-inflammatoires : corticoïdes seuls en aérosol (Liste I)*

DCI	Spécialités	Posologies
Béclométasone dipropionate *aérosol doseur*	BECLOJECT avec chambre d'inhalation 250 µg/bouffée BECLOSPRAY 50 µg/bouffée 250 µg/bouffée BECOTIDE 250 µg/dose ECOBEC 250 µg/bouffée QVAR SPRAY 100 µg/bouffée	*Asthme persistant :* **AD** : 100 à 250 µg 2 à 4 fois/j (max. : 2 000 µg/j) **ENF** : 50 à 100 µg 2 à 4 fois/j (max : 1 000 µg/j)
Béclométasone dipropionate *dispositif d'inhalation de poudre sèche*	ASMABEC clickhaler 100 µg/bouffée 250 µg/bouffée BEMEDREX easyhaler 200 µg/bouffée MIFLASONE gélule avec inhalateur gélule 100 µg gélule 200 µg gélule 400 µg QVAR autohaler 100 µg/bouffée	• Posologies identiques aux formes aérosol doseur • Forme autohaler adaptée à l'adulte et l'enfant de plus de 4 ans • Formes easyhaler et clickhaler adaptées à l'adulte et à l'enfant de plus de 6 ans • QVAR : posologies habituelles divisées par 2 compte tenu de la faible taille des particules émises par l'autohaler

DCI	Spécialités	Posologies
Béclométasone *suspension pour inhalation par nébuliseur*	BECLOSPIN récipient unidose 400 µg/1 mL 800 µg/2 mL	*Asthme persistant enfant :* **ENF :** 400 à 800 µg 2 fois/j
Budésonide *dispositif d'inhalation de poudre sèche*	PULMICORT turbuhaler 100 µg/dose 200 µg/dose 400 µg/dose NOVOPULMON novolizer 200 µg/dose 400 µg/dose MIFLONIL gélule avec inhalateur gélule 200 µg gélule 400 µg	• *Asthme persistant :* **AD** : 200 à 400 µg 2 à 4 fois/j **ENF** : 100 à 200 µg 2 à 4 fois/j • Forme novolizer adaptée à l'adulte et l'enfant de plus de 6 ans
Budésonide *suspension pour inhalation par nébuliseur*	PULMICORT récipient unidose 0,5 mg/2 mL 1 mg/2 mL	*Asthme persistant enfant :* **ENF** : 500 à 2 000 µg/j en 2 séances/j
Fluticasone *aérosol doseur*	FLIXOTIDE 50 µg/dose 125 µg/dose 250 µg/dose	*Asthme persistant :* **AD** : 100 à 1 000 µg 2 fois/j selon la sévérité de l'asthme **ENF** > 4 ans : 50 à 200 µg 2 fois/j **ENF** < 4 ans : 50 à 100 µg 2 fois/j
Fluticasone *dispositif d'inhalation de poudre sèche*	FLIXOTIDE diskus 100 µg/dose 250 µg/dose 500 µg/dose	Posologies identiques aux formes aérosol doseur
Ciclésonide *aérosol doseur*	ALVESCO 80 µg/dose 160 µg/dose	*Asthme persistant :* **AD** et **ENF** > 12 ans : 160 µg 1 fois/j
Mométasone *dispositif d'inhalation de poudre sèche*	ASMANEX twisthaler 200 µg/dose 400 µg/dose	*Asthme persistant :* **AD** et **ENF** > 11 ans : 200 à 400 µg 1 à 2 fois/j

Tableau II.480 - *Anti-inflammatoires en association : bêta-2-stimulants et corticoïdes en aérosol (Liste I)*

DCI	Spécialités	Posologies
Fluticasone + salmétérol *aérosol doseur*	SERETIDE salmétérol 50 µg + fluticasone 50 µg ou 125 µg ou 250 µg	*BPCO sévère et asthme :* **AD** : 2 inhalations 2 fois/j (dosage adapté à la sévérité de l'asthme) **ENF** > 4 ans : 2 bouffées 50 µg fluticasone 2 fois/j
Fluticasone + salmétérol *dispositif d'inhalation de poudre sèche*	SERETIDE diskus salmétérol 50 µg + fluticasone 100 µg ou 250 µg ou 500 µg	*BPCO sévère et asthme :* **AD** : 1 inhalation 2 fois/j (dosage adapté à la sévérité de l'asthme) **ENF** > 4 ans : 1 inhalation 100 µg fluticasone 2 fois/j
Fluticasone + formotérol *aérosol doseur*	FLUTIFORM IFFEZA AFFERA • formotérol 5 µg + fluticasone 50 µg ou 125 µg • formotérol 10 µg + fluticasone 250 µg	*Asthme :* **AD** : 250 µg 2 fois/j **AD** et **ENF** > 12 ans : 50 ou 125 µg 2 fois/j
Budésonide + formotérol *dispositif d'inhalation de poudre sèche*	SYMBICORT turbuhaler • formotérol 6 µg + budésonide 100 µg ou 200 µg • formotérol 12 µg + budésonide 400 µg	*BPCO sévère et asthme :* **AD** : 1 à 2 inhalations 2 fois/j (dosage adapté à la sévérité de l'asthme) **ENF** > 12 ans : 1 à 2 inhalations 2 fois/j (dosage 100 et 200 µg) **ENF** > 6 ans : 2 inhalations 2 fois/j (dosage 100 µg)
Béclométasone + formotérol *aérosol doseur*	INNOVAIR FORMODUAL formotérol 6 µg + béclométasone 100 µg	*Asthme :* **AD** : 1 à 2 inhalations 1 à 2 fois/j

Antiallergiques et anti-inflammatoires mineurs

***Tableau II.481** - Antiallergiques et anti-inflammatoires mineurs utilisés en pneumologie*

DCI	Spécialités	Posologies
Cromones (Liste II)		
Cromoglycate disodique solution pour nébulisation	LOMUDAL amp. 20 mg	*Nébulisation pendant 8 à 10 min :* **AD, ENF** : 1 amp. 3 à 4 fois/j
Antileucotriènes (Liste I)		
Montelukast	SINGULAIR comp. 5 mg comp. 10 mg granulés 4 mg	**AD** : 10 mg/j **ENF** de 6 à 15 ans : 5 mg/j **NOUR et ENF** de 6 mois à 5 ans : 4 mg/j en 1 prise
Kétotifène (Liste II)		
Kétotifène	ZADITEN gél. 1 mg sol. buv. 30 mg/ 150 mL	*À dose progressive* : 2 prises orales **AD** : 1 mg/j le soir puis 2 fois/j **ENF** > 3 ans : même posologie **ENF** de 6 mois à 3 ans : 0,5 mg/j le soir, puis 0,5 mg 2 à 3 fois/j
	ZADITEN LP comp. 2 mg LP	**AD** : 1 comp./j au cours du repas du soir **ENF** > 6 ans : même posologie
Fenspiride (Liste II)		
Fenspiride	PNEUMOREL comp. 80 mg sirop 0,2 %	**AD** : 1 comp. ou 1 càs 3 fois/j **BB, ENF** > 2 ans : 4 mg/kg/j
Anticorps monoclonal (Liste I)		
Omalizumab	XOLAIR inj. 75 mg/0,5 mL inj. 150 mg/1 mL	*Asthme allergique persistant sévère :* **AD et ENF** > 6 ans : 75 à 300 mg en SC selon une fréquence d'injection variable de 1 inj./sem. à 1 inj. toutes les 4 semaines Dose max. : 600 mg toutes les 2 semaines

INDICATIONS – CONDUITE DE TRAITEMENT

Indications

Corticoïdes

Sous forme d'aérosols doseurs et de dispositifs d'inhalation de poudre sèche

- Traitement de fond de l'asthme : la corticothérapie inhalée est indiquée dans l'asthme persistant ; au long cours, c'est un traitement préventif de l'asthme, permettant de diminuer la fréquence et l'intensité des symptômes. L'effet thérapeutique des corticoïdes par voie inhalée est observé au bout de quelques jours de traitement et atteint son maximum après quelques semaines. Cela impose une administration régulière pour obtenir le traitement de l'inflammation bronchique sous-jacente.
- Toux spasmodique.
- Bronchites asthmatiformes de l'enfant.
- Bronchopneumopathies chroniques obstructives spastiques au stade III.

Sous forme de solutions pour inhalation par nébulisation

Budésonide et béclométasone en solution pour nébulisation sont indiqués dans le traitement de l'asthme sévère de l'enfant et particulièrement du nourrisson, en cas d'inaptitude ou d'inefficacité de l'administration par les autres modes d'inhalation.

Corticothérapie par voie générale

- Des cures courtes, en général *per os*, sont conseillées en cas d'exacerbation passagère des symptômes (attaque d'asthme). Elles diminuent le risque d'asthme aigu grave et le nombre d'hospitalisations.
- La corticothérapie prolongée par voie orale doit être évitée et réservée à des asthmes sévères, lorsque tous les autres traitements se sont avérés insuffisants. Elle est alors utilisée à la plus faible posologie et interrompue dès que l'évolution clinique le permet.

Association corticoïde + bêta-2-stimulant

Les associations fixes de bêta-2-mimétiques et de corticoïdes sont indiquées en traitement continu de l'asthme persistant chez les patients non contrôlés par une corticothérapie inhalée associée à un bêta-2-stimulant de courte durée d'action par voie inhalée à la demande.

Elles sont utilisées aussi dans le stade le plus sévère des BPCO.

Ces associations fixes simplifient la prise en charge thérapeutique et améliorent l'observance du traitement.

Antileucotriènes

Le montelukast est indiqué en traitement additif chez les patients présentant un asthme persistant modéré à sévère insuffisamment contrôlé par une thérapeutique optimisée. Il peut être aussi utilisé dans le traitement préventif de l'asthme induit par l'effort.

Cromones et kétotifène

Ils sont indiqués en traitement préventif de l'asthme allergique.

Fenspiride

Ce médicament est indiqué dans le traitement des signes de type toux et expectoration au cours des bronchopneumopathies.

Omalizumab

Ce médicament est indiqué chez l'adulte et chez l'enfant de plus de 12 ans atteints d'asthme allergique persistant sévère qui, malgré un traitement optimisé par corticothérapie inhalée à forte dose et un bêta-2-stimulant de longue durée d'action, conservent des symptômes diurnes ou nocturnes d'asthme. L'asthme doit avoir été prouvé comme dépendant du taux d'IgE.

Conduite de traitement et techniques d'inhalation

- La conduite de traitement dans l'asthme et la BPCO ainsi que les techniques d'inhalation sont détaillées dans la section « *Bronchodilatateurs* », p. 1488.

- Les anti-inflammatoires et antiallergiques ne constituent jamais le traitement de la crise d'asthme, mais uniquement le traitement de fond.
- Dans la BPCO, les corticoïdes sont utilisés uniquement dans les stades les plus sévères.

EFFETS INDÉSIRABLES – INTERACTIONS MÉDICAMENTEUSES – PRÉCAUTIONS D'EMPLOI – CONTRE-INDICATIONS

Tableau II.482 *- Effets indésirables des anti-inflammatoires et antiallergiques utilisés en pneumologie*

	Effets indésirables	Prévention des risques médicamenteux
Corticoïdes voie inhalée	• possibilité de gêne pharyngée • raucité de la voix, toux • candidoses oropharyngées	• en début de traitement • réversibles • prévenues par le rinçage de la bouche à l'eau après la crise
Cromoglycate disodique	• toux, irritation de la gorge, congestion nasale • réactions d'hypersensibilité	• transitoires et peu importants
Montelukast	• asthénie, somnolence, étourdissements • diarrhée, sécheresse buccale, nausées, vomissements • élévation des transaminases	• effectuer de préférence la prise le soir
Kétotifène	• somnolence, bouche sèche, nausées, vomissements, constipation	• transitoires
Omalizumab	• maux de tête • réactions au point d'injection • fatigue, vertiges, hypotension orthostatique, syndrome pseudogrippal	

	Effets indésirables	Prévention des risques médicamenteux
	• réactions anaphylactiques, état de choc • thrombopénies • maladies cardiaques ischémiques • troubles cérébrovasculaires	• administration hospitalière sous surveillance

* Les corticoïdes inhalés exposent à un passage systémique faible, mais ils ne mettent pas à l'abri des effets indésirables classiques des corticoïdes (voir chapitre « *Immuno-allergologie* », section « *Corticoïdes* », p. 993). Des insuffisances surrénaliennes ont été rapportées avec des corticoïdes inhalés.

Tableau II.483 - Interactions médicamenteuses des anti-inflammatoires et antiallergiques utilisés en pneumologie

Il n'y a pas d'interactions médicamenteuses majeures avec les médicaments de cette classe

Tableau II.484 - Précautions d'emploi des anti-inflammatoires et antiallergiques utilisés en pneumologie

Corticoïdes inhalés	• Ingérer un verre d'eau après chaque inhalation buccale pour prévenir une candidose oropharyngée • Avant utilisation des aérosols, traiter l'hypersécrétion et l'infection bronchique • Asthmes corticodépendants : le sevrage des corticoïdes généraux se fera de façon très progressive • La survenue d'une infection bronchopulmonaire bactérienne, virale ou fongique impose l'arrêt de la corticothérapie locale
Cromoglycate disodique	• Traiter l'hypersécrétion ou l'infection bronchique afin de préserver au cromoglycate son efficacité
Kétotifène	• Utiliser avec prudence en début de traitement chez les conducteurs et utilisateurs de machines (risque de somnolence) • Ne pas interrompre trop tôt le traitement en cas d'inefficacité car l'action prophylactique s'installe progressivement en 4 semaines environ
Montelukast	• Grossesse et allaitement
Omalizumab	• Prescription initiale hospitalière annuelle • Risque de parasitose disséminée lors des retours de zone d'endémie • Maladies auto-immunes

***Tableau II.485** - Contre-indications des anti-inflammatoires et antiallergiques utilisés en pneumologie*

Glucocorticoïdes sous forme inhalée	• ulcère gastroduodénal évolutif non traité ou non surveillé • infection mycosique ou virale pulmonaire • tuberculose pulmonaire évolutive
Montelukast	• enfant de moins de 6 ans
Kétotifène	• nourrisson de moins de 6 mois • association à l'alcool • grossesse au 1er trimestre et allaitement
Omalizumab	• hypersensibilité au principe actif ou à un excipient

Administration et conseils au patient

Les modalités d'administration et les conseils au patient pour les patients souffrant de BPCO sont traités dans la section « *Bronchodilatateurs* », p. 1497. Sont exposés ici modalités d'administration et les conseils au patient pour les patients souffrant d'asthme.

Objectifs du traitement médicamenteux

- L'objectif du traitement de la crise d'asthme est la réduction rapide et durable du trouble ventilatoire obstructif aigu, ainsi que la prévention des récidives pouvant conduire à une détérioration de la fonction respiratoire. La crise d'asthme sévère (asthme aigu grave) peut mettre en jeu le pronostic vital et nécessite un traitement d'urgence et une hospitalisation.
- L'objectif du traitement de fond de l'asthme est la diminution de la fréquence et de l'intensité des crises, notamment de leurs complications (asthme aigu grave) et de permettre au patient une activité physique aussi proche que possible de la normale

(y compris à l'effort). Les recommandations actuelles supposent qu'au préalable le niveau de sévérité de l'asthme ait été déterminé (stades 1 à 4), à chaque stade correspondant un palier thérapeutique.

- Le traitement repose pour l'essentiel sur les corticoïdes anti-inflammatoires inhalés et sur les bêta-2-stimulants bronchodilatateurs à action brève ou prolongée.

Plan de prise

- Stade 1 (asthme intermittent) : administration à la demande d'un bêta-2-stimulant bronchodilatateur à action brève (2 bouffées 3 à 4 fois/jour) lorsqu'une gêne respiratoire apparaît ou préventivement dans l'asthme d'effort ou en cas d'exposition à un allergène connu (administration 15 à 30 minutes avant l'effort).
- Stade 2 : à partir de ce stade (asthme persistant léger), un traitement de fond quotidien est instauré, les bêta-2-stimulants inhalés à action brève étant utilisés à la demande : corticoïde inhalé à faibles doses (2 à 4 fois/j), cromone (3 à 4 fois/j) ou antileucotriène (1 prise/j le soir).
- Stade 3 : corticoïde inhalé à moyennes doses *et* bêta-2-stimulant inhalé à action prolongée (2 prises/j pour les associations comportant les 2 principes actifs) ou théophylline LP (1 à 2 prises /j), antileucotriène (1 prise/j le soir).
- Stade 4 : corticoïde inhalé à fortes doses *et* bêta-2-stimulant inhalé à action prolongée (et/ou théophylline LP), corticoïdes oraux (1 prise/j le matin).

Modalités d'administration

La voie d'administration pulmonaire est la voie privilégiée et permet d'aboutir au meilleur rapport efficacité/tolérance. Elle nécessite toutefois une information précise du patient et un apprentissage au bon usage des aérosol doseurs ou des systèmes d'inhalation de poudre sèche et oblige à des relances éducatives fréquentes.

SPRAY-DOSEUR

- Souffler à fond pour vider les poumons.
- Agiter le flacon aérosol dont l'embout a été nettoyé et le tenir tête en bas tout en serrant l'embout entre les lèvres.
- Appuyer sur le fond de la cartouche après le quart d'une inspiration lente et profonde (5 secondes) de façon à minimiser les dépôts dans la bouche.
- En fin d'inspiration, retenir sa respiration pendant au moins 4 ou 5 secondes après avoir retiré l'aérosol doseur de la bouche. Si une deuxième bouffée est nécessaire, elle est prise 30 secondes plus tard.
- Enfin, nettoyer l'embout buccal à l'eau chaude.

SYSTÈME D'INHALATION DE POUDRE SÈCHE (TURBUHALER, DISKUS...)

- Armer le dispositif afin de libérer la dose de poudre prévue.
- Vider les poumons.
- Inspirer profondément en tenant l'embout buccal entre les dents, lèvres et bouche fermées.
- Maintenir une apnée de quelques secondes puis respirer normalement et refermer le dispositif.
- Ne jamais expirer dans le turbuhaler.
- Assurer l'entretien du dispositif par essuyage sec 2 à 3 fois par semaine.

CHAMBRE D'INHALATION

Les chambres d'inhalation s'utilisent avec des sprays doseurs. Le nombre de bouffées prescrites est introduit dans la chambre par l'orifice prévu à cet effet. Le malade inspire et expire durant 30 secondes dans la chambre de façon lente et profonde. La chambre doit être maintenue propre par essuyage à sec.

NÉBULISATION

- Les solutions pour aérosols sont utilisées en nébulisation grâce à des générateurs d'aérosols pneumatiques ou ultrasoniques. Le vecteur de l'aérosol peut être de l'air ou de l'oxygène. Pour les administrations au domicile du patient le maniement des générateurs d'aérosol de location doit être expliqué aux patients.
- La solution médicamenteuse, présentée habituellement en unidoses, est placée dans la chambre de nébulisation telle quelle ou peut être diluée à l'aide de sérum physiologique stérile. Toute unidose entamée doit ensuite être jetée. Le volume de solution placée dans la chambre de nébulisation doit être compris entre 2 et 5 mL. Il est déconseillé de mélanger dans la chambre plusieurs solutions pour aérosol, la stabilité des mélanges n'étant pas connue.
- En cas d'association, il est recommandé d'inhaler les divers médicaments l'un après l'autre. La durée de l'aérosol est prolongée jusqu'à l'épuisement du liquide dans la chambre d'inhalation, soit de 10 à 20 minutes. La chambre d'inhalation doit rester verticale au cours de l'aérosolisation. L'aérosol est délivré généralement avec un masque, le patient étant en position demi-assise et respirant lentement. Quelques secousses sur la chambre de nébulisation à la fin de l'aérosol permettent de minimiser les résidus.
- La chambre de nébulisation peut être rincée à l'eau tiède et le masque essuyé à sec entre 2 nébulisations.

Observance du traitement

- Le traitement de fond doit être prolongé sur plusieurs mois. Chez les patients bien contrôlés, il n'est possible d'envisager un allègement du traitement que par paliers thérapeutiques progressifs d'au moins 3 mois chacun.
- Mettre en garde le patient sur les dangers de l'automédication par les bronchodilatateurs bêtastimulants : risque d'aggrava-

tion de l'asthme masquée par cette automédication. Chez l'adulte et l'enfant il ne faut pas dépasser 10 bouffées par jour de bêta-2-mimétique. Si une quantité supplémentaire s'avère nécessaire, il faut prendre contact avec le médecin.
- Certains dispositifs possèdent un système de compteur de doses permettant au patient de connaître le nombre de doses restantes dans le dispositif et de prévoir son réapprovisionnement et au besoin de vérifier l'observance du traitement.

Surveillance de l'efficacité et de la tolérance

SURVEILLANCE DE L'EFFICACITÉ

- L'augmentation de l'utilisation des bêta-2-agonistes de courte durée d'action est un bon indice de l'évolution de la pathologie. Au-delà de 10 bouffées par jour de bêta-2-mimétique, une réévaluation de la prise en charge sera envisagée avec le médecin traitant qui, si nécessaire, envisagera une modification de traitement selon le stade de la maladie.
- Le nombre de crises d'asthme et leurs conditions de survenue peuvent être répertoriés dans un carnet de suivi permettant de s'assurer de l'efficacité du traitement.
- L'utilisation par le patient d'un débitmètre de pointe (appareil portable mesurant le débit respiratoire de pointe au cours d'une expiration forcée suivant une inspiration maximale) peut permettre au patient de mieux apprécier le degré de bronchoconstriction et la réponse thérapeutique aux antiasthmatiques.

SURVEILLANCE DE LA TOLÉRANCE

Selon le type de médicaments employés, des effets indésirables peuvent survenir :
- bronchodilatateurs bêta-2-mimétiques : palpitations cardiaques, tremblements des extrémités, crampes et maux de tête ;
- corticoïdes inhalés : irritation de la gorge, raucité de la voie, éternuements, sécheresse du nez, candidoses oropharyngées. Ces effets indésirables peuvent être prévenus par un rinçage de

la bouche après inhalation. Au-dessus de 1 000 µg/jour de corticothérapie inhalée, le risque d'effets systémiques ne peut être exclu;

- théophylline : nausées, vomissements, douleurs à l'estomac, céphalées, insomnie, nervosité, palpitations cardiaques, qui peuvent être des signes révélateurs d'un surdosage. La concentration sérique de la théophylline doit se situer dans la zone thérapeutique, comprise entre 10 et 20 mg/L. Si tel n'est pas le cas, un ajustement posologique est nécessaire;
- kétotifène : somnolence, nausées, vomissements, constipation, sécheresse de la bouche. Il est préférable lors de ce traitement ne pas conduire un véhicule motorisé et ne pas effectuer de travaux requérant une grande vigilance.

Conseils hygiéno-diététiques

- Le tabagisme est totalement incompatible avec un état asthmatique et il est donc nécessaire de proposer si besoin un sevrage tabagique.
- Le sport n'est pas contre-indiqué chez l'asthmatique équilibré (à l'exception de la plongée sous-marine). L'exercice physique doit toutefois faire l'objet d'un certain nombre de précautions : s'échauffer avant l'effort, inhalation si nécessaire d'un bronchodilatateur à action brève, adapter ses performances à l'état respiratoire.

Autres conseils au patient

Une démarche d'éducation thérapeutique doit être proposée au patient asthmatique afin de lui permettre de bien connaître :

- les facteurs déclenchants, notamment allergéniques, qu'il est possible de supprimer ou d'éviter;
- le mode d'action des différents médicaments et le bon usage des aérosols doseurs;

- les signes d'alerte précurseurs d'une crise d'asthme (thorax bloqué en inspiration, fatigue, élocution difficile, polypnée, tachycardie...). Une consommation inhabituelle de bêta-2-mimétique d'action courte sans réelle efficacité doit inciter à consulter le médecin sans délai ou un service d'urgence ;
- l'adaptation de son environnement : « chasse » à la poussière et aux acariens (moquette, tapis, rideaux...), bonne aération des pièces (la climatisation de l'air n'est pas conseillée), traitement de la literie (protège-matelas imperméable, lavage régulier des draps, couettes, couvertures), éviter les animaux domestiques surtout dans les chambres.

Analeptiques respiratoires

GÉNÉRALITÉS

Ces médicaments améliorent les paramètres gazométriques en augmentant la PaO_2 et en diminuant la $PaCO_2$. Aux doses thérapeutiques, ils ne modifient pas la ventilation.

PRINCIPAUX MÉDICAMENTS – POSOLOGIES

***Tableau II.486** - Analeptiques respiratoires*

DCI	Spécialités – Présentations	Posologies
Almitrine (Liste II)	VECTARION comp. 50 mg	AD > 50 kg : 50 à 100 mg/j en 2 prises aux repas AD < 50 kg : 50 mg/j en 1 prise à l'un des repas
	VECTARION inj. fl. 15 mg = 5 mL	• Perf. IV stricte sans dépasser 15 mg/min (2-3 perf./j) • Hypoventilation alvéolaire : 1 à 3 mg/kg/j • Anesthésiologie : 0,5 à 1 mg/kg/j
Caféine citrate	CAFÉINE inj. amp. inj. ou buv. 50 mg = 2 mL	**Prématuré :** • ***Dose de charge :*** 20 mg/kg/j de citrate de caféine, soit 10 mg/kg/j de caféine base en perfusion IV lente • ***Dose d'entretien :*** 5 mg/kg/j de citrate de caféine, soit 2,5 mg/kg/j de caféine base par voie IV lente ou orale avec surveillance de la caféinémie
Doxapram (Liste I)	DOPRAM • amp. inj. 60 mg = 2 mL • fl. 400 mg = 20 mL	Ne pas dépasser 24 mg/kg/j pendant 2 jours au max • *Insuffisance respiratoire* Perf. IV : 60 à 120 mg/j répartis en 2 ou 3 perf. • *Anesthésie, réanimation IV directe lente :* 1 mg/kg Perf. IV : 1 à 3 mg/kg/h • *Coma par intoxication médicamenteuse* avec dépression centrale de la commande ventilatoire : IVD de 200 mg puis perf. IV continue de 60 mg/h sans dépasser 1 500 mg/j pendant 48 h

INDICATIONS

- Almitrine :
  - *per os :* insuffisance respiratoire avec hypoxémie ;
  - par voie injectable :
    - hypoxémie et hypercapnie par hypoventilation alvéolaire au cours de décompensations aiguës des bronchopneumopathies chroniques obstructives, sevrages de l'assistance respiratoire artificielle ;
    - en anesthésiologie, dans les dépressions respiratoires iatrogènes induites par les analgésiques centraux, les neuroleptiques, le fluothane.
- Caféine : apnée néonatale.
- Doxapram :
  - insuffisance respiratoire chronique ;
  - dépression respiratoire d'origine médicamenteuse.

EFFETS INDÉSIRABLES – PRÉCAUTIONS D'EMPLOI – CONTRE-INDICATIONS

***Tableau II.487** - Effets indésirables des analeptiques respiratoires*

Almitrine	• Amaigrissement, vertige, troubles digestifs, palpitations, neuropathie périphérique avec sensation anormale au niveau des membres inférieurs • En général, possibilité de troubles hémodynamiques réflexes en cas d'injection intraveineuse trop rapide avec tachycardie et hypotension • Surdosage : hyperventilation avec hypocapnie et alcalose gazeuse cédant à l'inhalation d'air enrichi en CO_2
Caféine	• Agitation, anxiété • Diarrhée, nausées • Polyurie • Tachycardie, HTA
Doxapram	• Céphalées, tremblements, dyspnée • Nausées, vomissements • Bouffées de chaleur, hypersudation • Crises convulsives • HTA modérée

Tableau II.488 - *Précautions d'emploi des analeptiques respiratoires*

Almitrine	• Traitement préalable par les bronchodilatateurs des syndromes bronchiques spastiques associés • Surveillance des paramètres ventilatoires et gazométriques • Interrompre le traitement en cas de paresthésies persistantes des membres inférieurs ou de perte de poids supérieure à 5 %
Caféine	• Surveillance de la caféinémie afin d'obtenir une concentration plasmatique comprise entre 8 et 15 mg/L • Utilisation prudente en cas de reflux gastro œsophagien (risque d'aggravation du fait de l'effet relaxant sur la jonction œsophago-gastrique)

Tableau II.489 - *Contre-indications des analeptiques respiratoires*

Almitrine	• Grossesse et allaitement • Affection hépatique sévère, neuropathie périphérique • État de mal asthmatique (voie IV)
Caféine	• Voie IM
Doxapram	• État convulsif • Bradycardie • Accidents vasculaires cérébraux récents

Antitussifs

NOTIONS ESSENTIELLES

- Les antitussifs sont utilisés pour le traitement symptomatique de la toux, dont l'étiologie doit toujours être recherchée par ailleurs. Leur utilisation ne doit pas excéder quelques jours.
- Ils sont contre-indiqués dès que la toux est productive, avec encombrement bronchique.
- Les principaux médicaments utilisés sont les antitussifs opiacés, les antitussifs antihistaminiques et quelques représentants non opiacés, non antihistaminiques.
- De très nombreuses spécialités antitussives sont commercialisées, principalement sous forme de sirops. Nombre d'entre elles ont des compositions complexes, associant plusieurs principes actifs. L'utilisation de spécialités de compositions les plus simples doit être préférée afin de minimiser les effets indésirables, ainsi que celles proposant des systèmes de mesure de dose (cuillère-mesure, godet), avec le conditionnement de la forme liquide.
- Les principaux risques de ces traitements sont la dépression respiratoire et l'encombrement bronchique.

GÉNÉRALITÉS

La toux est un réflexe de défense de l'organisme qu'il convient généralement de respecter ; elle permet d'évacuer les sécrétions bronchiques quand le système d'épuration mucociliaire est altéré ou débordé.

Les causes de la toux sont nombreuses, variées et surtout recouvrent des pathologies de gravité très inégale allant du simple rhume au cancer pulmonaire. Il ne faut jamais négliger une toux qui persiste tout en sachant que les étiologies bénignes représentent la très grande majorité des situations.

C'est l'interrogatoire complet du patient qui dégage les principaux caractères de la toux :

- aiguë ou chronique ;
- accompagnée ou non d'expectoration :
  - toux aiguë sèche ou irritative sans expectoration
    ex. : bronchite aiguë, rhume, laryngite, pharyngite, asthme, coqueluche...
  - toux sèche chronique
    ex. : toux du fumeur, cancer bronchique,
  - toux grasse avec expectoration, durant plus de 3 semaines
    ex. : bronchite chronique, bronchopneumopathie chronique obstructive,
  - toux aiguë avec expectoration
    ex. : surinfection bactérienne, infection virale bronchique ou pulmonaire.

Les antitussifs ne sont qu'un traitement symptomatique ; on n'y a recours qu'après avoir bien établi la cause de la toux (cancer bronchique, asthme, dilatation des bronches, affections endobronchiques, embolie pulmonaire, insuffisance ventriculaire gauche, traitement par les inhibiteurs de l'enzyme de conversion) et mis en route chaque fois que possible un traitement étiologique.

Les principaux antitussifs peuvent être classés de la façon suivante :

- antitussifs opiacés ;
- antitussifs antihistamiques ;
- antitussifs non opiacés, non antihistaminiques.

PRINCIPAUX MÉDICAMENTS – POSOLOGIES

Antitussifs opiacés

La codéine et la codéthyline sont des analgésiques morphiniques mineurs ayant un très faible effet dépresseur respiratoire et étant peu toxicomanogènes aux doses thérapeutiques.

La pholcodine et le dextrométhorphane sont des antitussifs opiacés dépourvus d'effet analgésique ou dépresseur respiratoire à dose thérapeutique.

Tableau II.490 *- Antitussifs opiacés (hors liste)*

DCI	Spécialités – Présentations	Posologies
Codéine dosage adulte	NEOCODION AD comp. 15 mg sirop 15 mg/15 mL	**AD** : 3 à 4 comp./j ou 3 à 4 càs/j Posologie max. : 120 mg/j
	CODEDRILL sol. buv. 15 mg/càs	**AD** : 3 à 4 càs/j Posologie max. : 120 mg/j
Codéine dosage enfant	NEOCODION ENF sirop 3,3 mg/15 mL	**ENF** de 20 à 25 kg : 2 à 4 càc/j **ENF** > 25 kg : 2 à 4 càd/j
Codéine en association	DINACODE (sirop AD), EUCALYPTINE LEBRUN (sirop), EUPHON (gél., sirop), PADERYL (comp., sirop), PULMOBAILLY (sol. buv.), PULMOSERUM (sol. buv.), TUSSIPAX (sirop, sol. buv.), et autres spécialités...	
Codéthyline = éthylmorphine en association	PETERS (sirop AD), TUSSIPAX (comp., sirop, sol. buv.), VEGETOSERUM (sirop AD-ENF)	
Dextrométhorphane dosages adulte	ATUXANE sirop 10 mg/càc	**AD-ENF** > 15 ans : 60 à 120 mg/j en 3 à 4 prises Posologie max. : 120 mg/j
	DRILL TOUX SECHE AD sirop 15 mg/5 mL	
	NODEX AD sirop unidose 25 mg/10 mL	

DCI	Spécialités – Présentations	Posologies
Dextrométhorphane dosages adulte	TUXIUM AD caps. 30 mg	**AD-ENF** > 15 ans : 60 à 120 mg/j en 3 à 4 prises Posologie max. : 120 mg/j
	DEXTROCIDINE AD sirop 15 mg/5 mL	
	ERGIX AD TOUX SECHE sirop 12 mg/5 mL gél. 20 mg	
	EUPHONYL AD TOUX SECHE sirop 15 mg/5 mL	
	HUMEX AD TOUX SECHE sirop 20 mg/15 mL	
	VICKS ADsirop 20 mg/15 mL	
Dextrométhorphane dosages adulte ou enfant	PULMODEXANE sol. buv. 15 mg/5 mL comp. 30 mg	**ENF** > 10 ans et > 30 kg : 7,5 mg 4 à 6 fois/j Posologie max. : 1 mg/kg/j **AD** : 7,5 mg 4 à 6 fois/j
	TUSSIDANE sol. buv. ou sirop 7,5 mg/5 mL	**ENF** de 30 mois à 6 ans : 13 à 20 mg/j en 4 à 6 prises Posologie max. : 1 mg/kg/j **ENF** > 6 ans et > 20 kg : 5 mg 4 à 6 fois/j Posologie max. : 1 mg/kg/j **ENF** > 13 ans et > 40 kg : 10 mg 4 à 6 fois/j Posologie max. : 1 mg/kg/j
Dextrométhorphane dosages enfant	DRILL TOUX SECHE ENF sirop 5 mg/5 mL	**ENF** > 6 ans et > 20 kg : 5 mg 4 à 6 fois/j Posologie max. : 1 mg/kg/j **ENF** > 13 ans et > 40 kg : 10 mg 4 à 6 fois/j Posologie max. : 1 mg/kg/j
	ERGIX ENF TOUX SECHE sirop 5 mg/3,3 mL	
	HUMEX ENF TOUX SECHE sirop 5 mg/5 mL	

DCI	Spécialités – Présentations	Posologies
Pholcodine seule (liste I)	BIOCALYPTOL sirop 6 mg/5 mL	**AD**: 12 à 18 mg 4 à 6 fois/j Posologie max.: 90 mg/j **ENF** > 35 kg: 6 mg 4 à 6 fois/j Posologie max.: 1 mg/kg/j **ENF** de 20 à 35 kg: 3 mg 4 à 6 fois/j Posologie max.: 1 mg/kg/j **ENF** de 15 à 20 kg: 3 mg 2 à 3 fois/j Posologie max.: 0,5 mg/kg/j Contre-indication chez l'enfant de moins de 30 mois
	DIMETANE sirop 6 mg/5 mL	
	FLUCALYPTOL sirop 6 mg/5 mL	
	RESPILENE AD sirop 6 mg/5 mL	
	RESPILENE ENF sirop 3 mg/5 mL	
Pholcodine en association (liste I)	BRONCHALENE (sirop AD-ENF), CLARIX (sirop), EPHEDROMEL (sirop), HEXAPNEUMINE (sirop AD-ENF), POLERY ENF (sirop), PULMOSODYL (sirop)	

Antitussifs non opiacées

***Tableau II.491** - Antitussifs non opiacés*

DCI	Spécialités – Présentations	Posologies
Antitussifs antihistaminiques H1 anticholinergiques (hors liste)		
Alimémazine (Liste II pour comp. et sol.)	THERALENE comp. séc. 5 mg sirop 2,5 mg/5 mL sol. buv. 40 mg/mL	**AD**: 5 à 20 mg 1 à 2 fois/j **ENF** > 2 ans: 0,125 à 0,25 mg/kg/prise, sans dépasser 4 prises/j
Chlorphénamine associée à pholcodine	HEXAPNEUMINE AD sirop 0,6 mg/5 mL ENF sirop 0,5 mg/5 mL	**AD**: 10 mL/prise, max. 6 fois/j **ENF** > 10 ans: 5 mL/prise, max. 6 fois/j **ENF** de 30 mois à 10 ans: 2,5 mL/prise, max. 6 fois/j
Oxoménazine	TOPLEXIL sirop 1,66 mg/5 mL	**AD**: 10 mL 4 fois/j **ENF** ⩾ 20 kg: 10 mL/prise 2 à 3 fois/j **ENF** de 2 ans à ⩽ 20 kg: 5 mL/prise 2 à 3 fois/j

DCI	Spécialités – Présentations	Posologies
Pimétixène (Liste II)	CALMIXENE sirop 1 mg/5 mL	**ENF** > 5 ans : 5 mL/prise 5 à 6 fois/j **ENF** de 30 mois à 5 ans : 5 mL/prise 3 à 4 fois/j **ENF** de 24 à 30 mois : 5 mL/prise 2 à 3 fois/j
Prométhazine	RHINATIOL-PROMETHAZINE sirop 7,5 mg/15 mL	**AD** : 15 mL/prise 3 à 4 fois/j **ENF** de 12 à 15 ans : 10 mL/prise 3 à 4 fois/j **ENF** de 30 mois à 12 ans : 5 mL/prise 4 à 6 fois/j **ENF** de 24 à 30 mois : 5 mL/prise 3 à 4 fois/j
Antitussifs non antihistaminiques (hors liste)		
Oxéladine	PAXELADINE sirop 10 mg/5 mL	**AD** : 5 mL/prise, max. 5 prises/j **ENF** de 30 à 50 kg : 5 mL/prise, max. 5 prises/j **ENF** de 20 à 30 kg : 5 mL/prise, max. 3 prises/j **ENF** de 24 à 30 mois et ⩽ 20 kg : 2,5 mL/prise, max. 4 prises/j

INDICATIONS – CONDUITE DE TRAITEMENT

- Les antitussifs sont utilisés au mieux comme traitement symptomatique de la toux non productive aiguë (bronchopneumopathie virale, coqueluche, etc.) ou chronique (cancer bronchique, fibrose pulmonaire, maladie pleurale, etc.).
- Ils sont contre-indiqués dès que la toux est productive, accompagnée d'un encombrement bronchique important, car l'expectoration est alors une nécessité qui doit être éventuellement facilitée par la kinésithérapie.
- Les médicaments antitussifs ne remplacent pas l'arrêt d'une intoxication tabagique, de soins ORL, d'une antibiothérapie dans un contexte infectieux.

- Les antitussifs dépresseurs respiratoires (en particulier codéine, codéthyline, pholcodine) sont contre-indiqués dès qu'il existe une insuffisance respiratoire.
- De nombreuses spécialités sont faiblement dosées en antitussif (ne permettant pas de mettre facilement en œuvre les posologies recommandées), d'autres contiennent des composants non antitussifs dont les effets indésirables limitent les ajustements posologiques nécessaires (antihistaminiques H_1, antispasmodiques atropiniques, paracétamol, etc.).
- Un traitement antitussif est un traitement symptomatique. Sa durée d'administration ne doit pas excéder quelques jours.
- Les risques principaux du traitement sont la dépression respiratoire et l'encombrement bronchique.

EFFETS INDÉSIRABLES – INTERACTIONS MÉDICAMENTEUSES – PRÉCAUTIONS D'EMPLOI – CONTRE-INDICATIONS

Tableau II.492 - Effets indésirables des antitussifs

	Effets indésirables	Prévention du risque médicamenteux
Antitussifs opiacés	• dépression respiratoire modérée • somnolence, vertige • nausées, vomissements, constipation • réactions cutanées allergiques • dépendance et syndrome de sevrage • pholcodine : risque potentiel de sensibilité croisée entre la pholcodine et les curares *Surdosage* : tableau d'intoxication morphinique à fortes doses avec myosis, somnolence, convulsions, laryngospasme pouvant aboutir à un arrêt respiratoire	• surtout avec la codéine • majorée par l'alcool et les dépresseurs centraux • surtout avec la codéine • éviter l'arrêt brutal du traitement si utilisation aux doses suprathérapeutiques • prescription uniquement si absence d'alternative thérapeutique
Antitussifs non opiacés	• ceux des antihistaminiques H_1 anticholinergiques (voir chapitre « *Immunoallergologie* », p. 1053)	

Tableau II.493 - Interactions médicamenteuses des antitussifs

Médicaments de la classe	Autres médicaments	Conséquences
Dextrométhorphane	IMAO non sélectifs, IMAO sélectifs A	*associations contre-indiquées :* risque d'apparition d'un syndrome sérotoninergique*
Autres antitussifs opiacés	• alcool • médicaments dépresseurs du SNC**	*associations déconseillées :* risque de somnolence accru
Antitussifs antihistaminiques	alcool	*associations déconseillées :* majoration de l'effet sédatif

* Le syndrome sérotoninergique se manifeste par l'apparition parfois d'un ensemble de symptômes pouvant nécessiter l'hospitalisation, voire entraîner le décès (agitation, confusion, hypo ou hypertension, tachycardie, hyperthermie, myoclonies, tremblements, rigidité).

** Analgésiques morphiniques, antidépresseurs sédatifs, antihistaminiques H1, barbituriques, hypnotiques, neuroleptiques, anxiolytiques, méthadone, sédatifs.

Tableau II.494 - Précautions d'emploi des antitussifs

- Identifier sans ambiguïté la cause de la toux.
- Éviter toute utilisation prolongée à fortes doses avec codéine et codéthyline (risque modéré de dépendance).
- Si la toux persiste à un antitussif administré à une posologie usuelle, ne pas procéder à une augmentation des doses, mais à un réexamen de la situation clinique.
- Utiliser avec prudence chez les utilisateurs de machines, conducteurs requérant vigilance, chez les sujets âgés, et en cas d'insuffisance respiratoire.
- Grossesse : à éviter au 1er trimestre.
- Allaitement : à éviter par prudence.
- Utiliser l'antitussif pendant le temps le plus limité possible et aux doses minimales actives.
- Être très prudent chez l'enfant et avoir recours à de faibles doses du fait de différences de sensibilité individuelle marquées.

Tableau II.495 - Contre-indications des antitussifs

- Toux productive : la toux expulsive des sécrétions bronchiques et pulmonaires est indispensable à l'élimination des sécrétions purulentes et à la désobstruction des voies respiratoires
- Insuffisance respiratoire chronique : les antitussifs peuvent, par l'intermédiaire de la stase bronchique, modifier l'équilibre ventilatoire souvent précaire de ces malades
- Asthme : l'utilisation d'antitussifs expose à l'état de mal
- Âge : les antitussifs opiacés dépresseurs respiratoires ne doivent pas être utilisés chez le petit enfant et le vieillard
- Glaucome, adénome prostatique : il ne faut pas recourir aux antitussifs anticholinergiques
- Boissons alcoolisées : elles potentialisent la sédation centrale
- Insuffisance hépatique (dextrométhorphane)
- Antitussifs antihistaminiques H1 et anticholinergiques : enfant de moins de 2 ans (effet sédatif délétère en cas d'encombrement bronchique)

Administration et conseils au patient

Objectifs du traitement médicamenteux

- L'objectif est le soulagement du patient et la prévention des complications d'une toux chronique (insomnie, fatigue, douleur thoracique, dysphonie, incontinence urinaire...).
- Un antitussif peut être utilisé en traitement symptomatique de courte durée d'une toux sèche non productive, mais est contre-indiqué en cas de toux productive accompagnée d'encombrement bronchique (l'expectoration est alors nécessaire et peut être facilitée par un fluidifiant bronchique).

Plan de prise

- La durée d'administration d'un antitussif ne doit pas dépasser quelques jours, sans que soient recherchées les causes de la toux (infection des voies respiratoires, asthme, dilatation des bronches, reflux gastro-oesophagien, cancer, tuberculose, origine médicamenteuse : IEC...). Privilégier les prises vespérales en particulier pour les antitussifs antihistaminiques.
- Les prises sont généralement espacées de 4 à 6 heures.

Modalités d'administration

Utiliser le système de mesure de dose (cuillère-mesure, godet) livré avec le médicament pour les formes liquides.

Surveillance de l'efficacité et de la tolérance

- Si la toux résiste à un antitussif utilisé à posologie usuelle, il ne faut pas procéder à une augmentation de posologie mais à un réexamen de la situation clinique.

- Des effets indésirables peuvent se produire :
  - antitussifs opiacés : somnolence, nausées, vertiges, réactions allergiques, dépression respiratoire (rare) ;
  - antitussifs contenant des atropiniques (belladone, datura, jusquiame) : bouche sèche, constipation, troubles de l'accommodation, tachycardie, confusion mentale ou excitation notamment chez le sujet âgé ;
  - antitussifs antihistaminiques : somnolence, sédation.

Conseils hygiéno-diététiques

En cours de traitement, ne pas consommer d'alcool.

Autres conseils

- Respecter la posologie journalière fixée par le médecin ou conseillée par le pharmacien, ainsi que la répartition journalière des prises.
- Ne pas augmenter la posologie ni dépasser la durée du traitement au risque de voir se développer des effets indésirables.
- Le patient doit informer le médecin ou le pharmacien avant tout début de traitement en cas de glaucome à angle fermé ou de troubles de la prostate.
- Il faut être prudent dans le cas d'utilisation de machine dangereuse ou de véhicule motorisé requérant de la vigilance en raison du risque de somnolence que peut entraîner ce médicament.
- L'administration des antitussifs est généralement déconseillée voire contre-indiquée chez la femme enceinte ou qui allaite (se reporter à la monographie ou à la notice du médicament).

Mucorégulateurs ou fluidifiants bronchiques

GÉNÉRALITÉS

Rappels de physiologie

Les sécrétions bronchiques sont mobilisées vers les voies aériennes supérieures par les cils vibratiles des cellules épithéliales.

La sécrétion bronchique se présente en deux couches :

- un sol basal aqueux, au sein duquel des cils sont animés de battements ;
- au-dessus, un gel très visqueux situé à la partie supérieure des cils vibratiles dans la lumière bronchique, le mucus, d'une épaisseur de 5 à 10 microns.

L'écoulement optimal est assuré par la propulsion de ce tapis muqueux, résultat de l'activité ciliaire et de l'élasticité du mucus.

L'élasticité du mucus est déterminée par son taux de mucines et d'IgA sécrétoires ainsi que par la quantité de surfactant qu'il transporte.

Physiopathologie

Plusieurs situations se rencontrent en pathologie :

- la diminution de l'activité ciliaire, due au tabac par exemple, entraîne une augmentation de la viscosité du mucus ;
- l'augmentation du volume des sécrétions ralentit le transport par la surcharge qu'elle impose au tapis roulant ciliaire ;
- à l'inverse, un mucus trop fluide (cas d'une bronchite chronique avancée) ne peut plus être mobilisé par le tapis roulant ciliaire.

Propriétés des mucorégulateurs

Ce sont des agents qui favorisent l'expectoration en diminuant le degré de viscosité de la couche géliforme du mucus bronchique par rupture des liaisons chimiques au niveau des mucines.

Le dornase-alpha, ou désoxyribonucléase recombinante humaine, est une enzyme obtenue par génie génétique, identique à la désoxyribonucléase humaine endogène qui hydrolyse l'ADN extracellulaire et réduit ainsi l'encombrement bronchique.

PRINCIPAUX MÉDICAMENTS – POSOLOGIES

Tableau II.496 - *Mucorégulateurs ou mucolytiques ou fluidifiants bronchiques*

DCI	Spécialités – Présentations	Posologies
Mucorégulateurs par voie orale		
Acétylcystéine (Liste II pour comp. et sol.)	• *Formes sachets :* CODOTUSSYL EXP., EXOMUC, FLUIMUCIL, MUCOLATOR, MUCOMYST, MUCOSPIRE, MUCOTHIOL, SOLMUCOL sach. 100 mg et/ou 200 mg et/ou 400 mg • *Formes comprimés :* CODOTUSSYL EXP. comp. 100 mg MUCOTHIOL TIXAIR comp. 200 mg • *Formes sirop ou sol. buvable :* CODOTUSSYL EXP. sirop 2,5 % (250 mg/10 mL) FLUIMUCIL AD ou ENF sirop 2 % (200 mg/10 mL) MUCOMYST susp. buv. 200 mg/5 mL	**AD** : 3 × 200 mg/j **ENF** > 7 ans : 3 × 100 mg/j **ENF** de 2 à 7 ans : 2 × 100 mg/j

DCI	Spécialités – Présentations	Posologies
Ambroxol (Liste II)	MUXOL comp. séc. 30 mg sol. buv. 15 mg/5 mL SURBRONC comp. séc. 30 mg sol. buv. 30 mg/5 mL	**AD** : 60 à 120 mg/j en 2 prises
Bromhexine (Liste II)	BISOLVON comp. 0 mg	**AD** : 2 à 6 comp./j en 3 prises
Carbocistéine	BRONCATHIOL BRONCHOKOD BRONCOLAR CARBOCISTEINE CLARIX EX. DRILL EX. ERGIX EX. EXOTOUX HUMEX EX. MEDIBRONC MUCICLAR RHINATHIOL Ces médicaments sont présentés sous forme sirop le plus souvent : • forme AD : sirop 5 % (750 mg/15 mL) • forme ENF : sirop 2 % (100 mg/5 mL)	**AD** : 15 mL 3 fois/j (sirop 5 %) **ENF** > 5 ans : 5 mL 3 fois/j (sirop 2 %) **ENF** de 2 à 5 ans : 5 mL 2 fois/j (sirop 2 %)
Erdostéine	VECTRINE gél. 300 mg sach. 300 mg	**AD** : 300 mg 2 fois/j
Glycérylguétol	GUETHURAL comp. 300 mg	**AD** : 1 à 3 comp./j
Mucorégulateurs par inhalation		
Acétylcystéine (Liste II)	MUCOMYST ENDO solution pour instillation amp. 5 mL = 1 000 mg	En instillations trachéales : 1 à 2 mL de solution diluée au demi, par instillation
Dornase-alpha (Liste I)	PULMOZYNE amp. 2,5 mL = 2,5 mg	**AD et ENF** > 5 ans En aérosol avec un nébuliseur pneumatique : 2,5 mg/j

INDICATIONS – CONDUITE DE TRAITEMENT

- Les formes orales des mucorégulateurs sont indiquées dans le traitement d'appoint des maladies bronchiques aiguës et chroniques dont les éléments essentiels restent :
  - le traitement de l'infection ;
  - l'éviction des facteurs d'irritation de la muqueuse, notamment le tabac ;
  - l'éducation de la toux et la kinésithérapie respiratoire ;
  - le traitement d'un éventuel bronchospasme.
- Les formes destinées aux instillations trachéales sont indiquées dans les états d'encombrement des voies respiratoires chez les patients trachéotomisés. Le contenu des ampoules est dilué au demi dans du sérum physiologique et est instillé par la canule de trachéotomie.
- La dornase-alpha est une soltion pour aérosol utilisée pour le traitement de l'encombrement bronchique afin d'améliorer les fonctions respiratoires des patients atteints de mucoviscidose âgés de plus de 5 ans et dont la capacité vitale forcée est supérieure ou égale à 40 % de la valeur attendue.

EFFETS INDÉSIRABLES – PRÉCAUTIONS D'EMPLOI

***Tableau II.497** - Effets indésirables des mucorégulateurs*

• Possibilité de gastralgie, nausées, vomissements, diarrhées à fortes doses. • Dornase-alpha : inflammation de la gorge, éternuement. En début de traitement, augmentation de la sécrétion bronchique.

Tableau II.498 - Précautions d'emploi des mucorégulateurs

• Il faut s'assurer que le patient est capable d'évacuer ses sécrétions bronchiques et proscrire l'association à des antitussifs. • L'intérêt de ces produits est discutable dans les bronchites chroniques évoluées où le mucus bronchique est déjà très fluide. • Administration avec prudence chez les patients atteints d'ulcères gastroduodénaux. • Administration déconseillée chez la femme enceinte et en cas d'allaitement. • Compte tenu du risque de majoration de l'encombrement bronchique, les mucolytiques et fluidifiants sont CONTRE-INDIQUÉS par voie orale chez les enfants de moins de 2 ans.

Administration et conseils au patient

Objectifs du traitement médicamenteux

- L'objectif du traitement est de favoriser l'élimination des sécrétions bronchiques par leur fluidification au cours des affections bronchiques aiguës et chroniques (broncho-pneumopathie chronique obstructive ou BPCO).
- L'expectoration étant facilitée par la toux, il est illogique d'associer un fluidifiant bronchique à un antitussif. L'association à un principe actif réduisant les sécrétions bronchiques (atropinique) est également irrationnelle.
- L'utilisation d'un fluidifiant bronchique ne dispense pas des autres éléments de prise en charge du patient atteint de bronchite chronique (sevrage tabagique, traitements anti-infectieux, vaccinations antigrippale et antipneumococcique).

Plan de prise

La posologie journalière, variable en fonction du principe actif, est généralement répartie en 2 à 3 prises. Il est déconseillé d'administrer le médicament le soir au-delà de 16 heures compte tenu du risque d'augmentation de l'encombrement bronchique au cours de la nuit.

Surveillance de l'efficacité et de la tolérance

Les effets indésirables sont les troubles digestifs (gastralgies, nausées, diarrhée, vomissements) ou rarement cutanéo-muqueux (allergie, prurit, urticaire).

Conseils au patient

- Respecter la posologie journalière fixée par le médecin ou conseillée par le pharmacien, ainsi que la répartition journalière des prises.
- Il ne faut pas abuser de ces médicaments et arrêter leur administration dès que la production des mucosités est normalisée (ne pas dépasser 8 à 10 jours de traitement sans avis médical).
- Prudence chez la femme enceinte ou allaitante (se référer à la monographie du médicament).
- Prudence chez le patient atteint d'un ulcère gastroduodénal.
- Chez les nourrissons, l'utilisation des fluidifiants est contre-indiquée avant 2 ans. Le traitement de la toux productive associera :
  - la désobstruction nasale pluriquotidienne au sérum physiologique (avant les tétées et au coucher) ;
  - l'éviction de l'exposition au tabac.

15 Psychiatrie

Psychotropes

GÉNÉRALITÉS

Dans les années soixante-dix, la psychiatrie française a évolué vers une prise en charge à l'extérieur de l'hôpital. La majorité des patients souffrant de maladies du psychisme est soignée par des professionnels travaillant au sein de réseaux locaux, appelés secteurs psychiatriques.

Ces structures de prise en charge fonctionnent de manière coordonnée pour offrir un soutien pluridisciplinaire visant à soulager les troubles, prévenir les rechutes et réinsérer les patients dans la société.

Plusieurs thérapeutiques sont mises en œuvre :

- les thérapeutiques médicamenteuses : les psychotropes sont les médicaments utilisés pour traiter les maladies du psychisme ;
- les différentes formes de psychothérapie :
  - les psychothérapies cognitivo-comportementales,
  - la psychanalyse,
  - les psychothérapies d'inspiration analytique,
  - l'analyse transactionnelle,
  - les thérapies familiales,
  - l'hypnothérapie ;
- les techniques de relaxation (sophrologie, yoga, etc.).

Classification

Les psychotropes comprennent quatre grands groupes *(tableau II.499)* :

- les *psycholeptiques* ou sédatifs psychiques, regroupant :
  - les neuroleptiques, qui se caractérisent par de puissantes activités dans les psychoses,
  - les tranquillisants, qui réduisent l'angoisse,
  - les hypnotiques, qui induisent le sommeil et réduisent la vigilance ;
- les *psychoanaleptiques* ou stimulants des activités mentales, regroupant :

- les antidépresseurs, qui stimulent l'humeur,
- les psychotoniques ou nooanaleptiques, qui stimulent la vigilance;

- les *normothymiques* ou régulateurs de l'humeur, prévenant les rechutes dans des affections où existe un dérèglement thymique (fonction régulatrice de l'humeur);
- les *psychodysleptiques*, produits généralement toxicomanogènes développant une pharmacodépendance et perturbant l'activité mentale.

***Tableau II.499** - Classification des psychotropes*

Psycholeptiques ou sédatifs psychiques	• Hypnotiques • Tranquillisants ou anxiolytiques	• Non barbituriques • Benzodiazépines, non benzodiazépiniques
	• Neuroleptiques et antipsychotiques	• Phénothiazines, • Butyrophénones • Benzamides, etc.
Régulateurs de l'humeur	• Normothymiques	• Sels de lithium • Anticonvulsivants
Psychoanaleptiques ou stimulants	• Antidépresseurs • Stimulants de la vigilance • Autres stimulants	• IMAO • Imipraminiques et composés tricycliques • Amphétamines • Vitamine C, phosphore, etc.
Psychodysleptiques	• Hallucinogènes • Stupéfiants • Enivrants	

Règles générales de prescription

La prescription repose sur un certain nombre de facteurs:
- le type de pathologie (structure pathologique, syndrome);
- le stade d'évolution du processus pathologique (exemple: insomnie réactionnelle ou insomnie au long cours);
- l'acceptation du traitement par le patient (notion d'observance);
- la complémentarité des moyens thérapeutiques (psychotropes et approche psychologique);

- la connaissance de l'écart possible entre les résultats obtenus et les effets pharmacologiquement possibles : amélioration trop rapide ou trop lente ou encore effets indésirables amplifiés, qui peuvent apparaître rapidement et être transitoires ;
- les effets prévisibles, qui dépendent de la posologie, de la voie d'administration ;
- les thérapeutiques associées, qui peuvent entraîner des interactions médicamenteuses ;
- le terrain : enfant, grossesse, personne âgée.

Règles particulières de prescription

Enfant

- Le psychotrope choisi doit être celui offrant la meilleure acceptabilité (éviter les médicaments trop puissants).
- La forme gouttes buvables est celle convenant le mieux.
- La posologie doit être calculée en fonction du poids corporel (mg/kg).
- Le psychotrope doit être prescrit de façon limitée dans le temps en raison :
  - du développement possible d'une dépendance ;
  - d'effets secondaires à long terme ;
  - d'interférences possibles du médicament avec la croissance.
- Une surveillance stricte est nécessaire.

Grossesse – Allaitement

- Il convient d'éviter de prescrire les psychotropes durant le premier trimestre de la grossesse.
- À partir du deuxième trimestre de grossesse, il est préférable d'avoir recours aux psychotropes présentant un faible passage transplacentaire.
- La posologie des psychotropes doit être réduite quelques jours avant l'accouchement afin de limiter l'apparition d'effets indésirables chez le nouveau-né.
- Bon nombre de psychotropes passant dans le lait maternel, la poursuite du traitement impose l'arrêt de l'allaitement.

Personne âgée

L'AFSSAPS (Agence française de sécurité sanitaire des produits de santé) et l'HAS (Haute Autorité de santé) ont établi des recommandations en juin 2005 visant à prévenir l'iatrogenèse médicamenteuse chez le sujet âgé. Parmi celles-ci figurent des recommandations particulières à l'usage des psychotropes chez la personne âgée.

Recommandations générales

Il faut respecter les indications, les durées de traitement, les posologies initiales ; tenir compte d'une éventuelle insuffisance rénale ou hépatique associée ; éviter d'associer les psychotropes entre eux en raison d'une augmentation du risque de chutes, de troubles de la vigilance et/ou d'effets anticholinergiques pour certains d'entre eux.

Anxiolytiques et hypnotiques

- L'emploi au long cours des benzodiazépines et produits apparentés est déconseillé, en raison du risque d'accoutumance, d'impossibilité de sevrage, de masquage de dépression et d'apparition d'aggravation de troubles mnésiques.
- En cas d'insomnie, l'emploi de STILNOX et IMOVANE entraîne moins de perturbations physiologiques du sommeil.
- En particulier, avec les benzodiazépines :
  - respecter les indications, à savoir :
    - traitement symptomatique des manifestations anxieuses sévères et/ou invalidantes,
    - insomnie occasionnelle ou transitoire ;
  - diminuer les posologies initiales de moitié ;
  - rediscuter régulièrement et systématiquement l'indication ;
  - privilégier les substances d'action intermédiaire et sans métabolite actif, compte tenu du risque d'accumulation du médicament ou de ses métabolites lors de prises répétées ;
  - l'effet myorelaxant et la sédation peuvent favoriser les chutes ;
  - planifier avec le patient l'arrêt du traitement dès son instauration ;
  - arrêter le traitement en cas de survenue de troubles du comportement ;
  - l'arrêt doit être progressif pour éviter un syndrome de sevrage.

Antidépresseurs

- Lors d'un traitement par inhibiteurs de la recapture de la sérotonine (IRS), le risque d'hyponatrémie doit être surveillé. Il peut se manifester par un syndrome confusionnel, voire des convulsions.
- Les antidépresseurs imipraminiques ne doivent jamais être utilisés en première intention et sont exceptionnellement indiqués après 75 ans.

Débuter le traitement à la moitié de la posologie minimale recommandée puis augmenter progressivement.

La surveillance clinique régulière est indispensable en raison d'une sensibilité accrue à l'hypotension orthostatique et à la sédation ainsi qu'aux complications dues à l'effet anticholinergique (constipation, iléus paralytique, rétention urinaire, glaucome aigu, confusion mentale).

L'arrêt du traitement doit être progressif pour éviter un syndrome de sevrage.

Neuroleptiques

- Leur emploi doit être réservé aux seuls symptômes psychotiques (agitation, confusion aiguë) clairement établis des sujets âgés et doit être évité en cas d'hallucinations ou de syndrome confusionnel d'origine organique.
- Réévaluer régulièrement l'indication afin d'éviter tout traitement prolongé injustifié.
- La durée du traitement peut aller de quelques jours à plusieurs années. Aussi, lorsqu'il s'agit d'un traitement au long cours, la posologie minimale efficace doit toujours être recherchée.
- Rechercher à chaque consultation l'apparition d'un syndrome extrapyramidal et de mouvements anormaux.
- Surveillance :
  - espace QT à l'ECG, avec les classes ou substances suivantes : phénothiazines, butyrophénones, benzamides, primozide et certains neuroleptiques atypiques (rispéridone) ;
  - apparition d'effets anticholinergiques.
- Attention au risque de potentialisation des effets indésirables :
  - lors de l'association à d'autres médicaments dépresseurs du système nerveux central (dérivés morphiniques antalgiques, codéine, antihistaminiques de classe 2, autres psychotropes, anticholinergiques) ;

- lors de l'association à des substances anticholinergiques et aux neuroleptiques « cachés » (métoclopramide, flunarizine).
- Chez les patients traités pour une altération des fonctions cognitives, il existe un risque accru d'accident vasculaire cérébral et d'accident ischémique transitoire.

Thymorégulateurs

- Les posologies initiales et d'entretien doivent être réduites puis augmentées progressivement en fonction de la réponse clinique.
- Le lithium est contre-indiqué en cas d'insuffisance rénale (clairance de la créatinine inférieure à 60 mL/min) à moins de pouvoir exercer une surveillance très stricte et très régulière de la lithémie.
- L'association de lithium est déconseillée avec les AINS, IEC, ARA II ou les diurétiques (risque d'augmentation de la lithémie) ainsi qu'avec les neuroleptiques à fortes doses (syndrome confusionnel et risque d'augmentation rapide de la lithémie avec certains neuroleptiques) ou la carbamazépine (risque de neurotoxicité). L'association avec les antidépresseurs inhibiteurs de la recapture de la sérotonine (IRS) doit être utilisée avec prudence (risque d'apparition d'un syndrome sérotoninergique).
- Les autres thymorégulateurs peuvent être mal tolérés chez les patients âgés.

Administration et conseils au patient

Plan de prises et modalités d'administration

- Les gélules ou comprimés doivent être absorbés avec un grand verre d'eau.
- Pour une meilleure absorption, certains médicaments doivent être pris à jeun : une demi-heure avant un repas ou 3 heures après. À l'inverse, d'autres doivent être pris au milieu des repas pour améliorer leur passage dans le sang ou prévenir l'apparition d'effets indésirables.

- En cas d'oubli d'une prise, l'attitude à adopter dépend de la fréquence de prise :
  - si le médicament est prescrit 3 fois par jour, seul un retard maximal d'une heure est acceptable ;
  - s'il est prescrit 2 fois par jour, le retard ne peut excéder 2 heures ;
  - dans le cas d'une prise journalière, quelques heures de retard sont acceptables.

D'une façon générale, il ne faut jamais doubler une dose en cas d'oubli de prise de la précédente.

Observance au traitement

- L'efficacité et la tolérance d'un traitement médicamenteux psychotrope reposent sur le respect des modalités de prises prescrites par le médecin. C'est pourquoi le patient souffrant de troubles psychiques doit connaître et comprendre son traitement, tout comme son entourage qui doit l'encourager à suivre cette prescription sans modifier la posologie ni sauter de prise. Cette connaissance permet aussi de repérer d'éventuels effets indésirables et de les signaler au médecin.
- Diminuer la posologie dans le but de réduire un effet indésirable peut entraîner une rechute ; l'augmenter, au contraire, pour accroître l'efficacité du traitement peut être dangereux.
- La durée minimale d'un traitement varie selon la pathologie : 6 mois pour une dépression, plusieurs années pour une psychose chronique. La décision d'arrêter un traitement après cette période minimale doit être prise par le médecin et son patient après avoir évalué l'évolution de la maladie, l'absence de rechutes, l'environnement du patient, son insertion sociale et son état psychique.
- L'arrêt d'un traitement de longue durée doit être progressif, en diminuant les doses par paliers successifs toutes les semaines. Il est ainsi possible de diminuer les risques de survenue de

symptômes de sevrage (nervosité, fatigue, vertiges, tremblements, insomnie...). Cela permet également de limiter les manifestations liées à une dépendance psychologique, le patient craignant de ne pouvoir se passer de son traitement.

Surveillance de l'efficacité et de la tolérance

- Il faut rester vigilant les premiers jours du traitement avec un médicament pris pour la première fois. Les signes d'intolérance ou d'hypersensibilité (allergie) peuvent rapidement apparaître et doivent être signalés. Les réactions d'hypersensibilité se manifestent le plus souvent sur la peau : rougeurs, démangeaisons, éruptions cutanées, mais peuvent aussi être digestives (nausées, diarrhées, etc.). Tout gonflement de certaines régions du corps, le visage en particulier, justifie une consultation médicale en urgence. La survenue de telles réactions d'hypersensibilité nécessite l'arrêt du traitement.
- Le médecin doit indiquer à son patient le délai nécessaire à l'apparition des effets bénéfiques du traitement.
- Pour certains médicaments, la posologie est augmentée progressivement afin d'identifier la dose efficace minimale entraînant le moins d'effets indésirables.
- La prise simultanée de plusieurs médicaments peut modifier leur efficacité et leur toxicité : un premier médicament peut empêcher l'absorption ou l'action du second ; à l'inverse, il peut ralentir son élimination ou amplifier son effet et par conséquent majorer sa toxicité. C'est pourquoi le patient doit signaler à son médecin, pharmacien ou dentiste tout médicament qu'il prend, y compris bien sûr en automédication.
- L'alcool, le tabac et les drogues interagissent fortement avec les médicaments destinés à soigner les troubles psychiques. Ils peuvent perturber leur action et déséquilibrer un traitement jusque-là efficace et bien toléré. L'alcool majore certains effets indésirables comme la somnolence. La toxicomanie sous toutes

ses formes réduit l'efficacité des médicaments psychotropes. La consommation de drogue ou d'alcool nuit à la prise régulière de médicaments.

- Une surveillance particulière est nécessaire lors de la mise en route de certains traitements psychotropes :
  - il s'agit parfois d'analyses de sang pour s'assurer que la concentration sanguine du médicament est correcte, ni trop faible, ce qui nuirait à l'efficacité du traitement, ni trop élevée, générant une toxicité ;
  - des examens réguliers peuvent être nécessaires pour s'assurer que le traitement n'entraîne pas d'effets indésirables : poids, tension artérielle, mesure de paramètres évaluant le fonctionnement rénal, hépatique ou cardiaque, les concentrations de globules blancs ou rouges dans le sang.
- Des troubles de la sexualité (baisse de la libido, impuissance, éjaculation précoce, frigidité) sont fréquemment rencontrés chez des patients traités pour des maladies du psychisme. Ces troubles peuvent être dus à la maladie elle-même : dans ce cas, ils disparaissent avec le traitement. Ils peuvent aussi apparaître dès l'instauration du traitement psychotrope. Il est possible de choisir alors un médicament ayant moins d'impact sur la sexualité.

Conseils hygiéno-diététiques

- Certains médicaments psychotropes peuvent entraîner une prise de poids. Il est alors important d'adopter un régime équilibré et de réduire les apports de graisses (beurre, fromage, viandes de porc, d'agneau...) et de sucres (pâtisseries, bonbons, boissons sucrées, sodas...).
- Certains médicaments peuvent être à l'origine de sécheresse buccale et/ou de consommation exagérée de sucres, éléments favorisant la prolifération bactérienne, elle-même responsable de la survenue d'infections des gencives et de caries. Il convient

d'adopter une bonne hygiène dentaire et de consulter son dentiste régulièrement.

Autres conseils au patient

- De nombreux psychotropes portent sur leur emballage un petit triangle rouge dans lequel figure une automobile. Ce pictogramme indique que le médicament peut avoir des effets sur la capacité à conduire des véhicules motorisés ou à utiliser des machines.
- En règle générale, il est préférable de ne pas conduire pendant les premières semaines de traitement. Lorsque le traitement est stabilisé depuis un certain temps, la possibilité de reprendre le volant peut être envisagée par le médecin. Celui-ci pourra conseiller des horaires de prises modifiées lorsque le patient envisage de faire de la route et déconseiller les longs trajets monotones. En tout état de cause, des arrêts réguliers s'imposent (toutes les 90 minutes par exemple).

Neuroleptiques

NOTIONS ESSENTIELLES

- Les neuroleptiques sont les médicaments essentiels des psychoses aiguës et chroniques. Ils n'agissent pas sur la cause de la maladie mais réduisent les symptômes et permettent aux patients de retrouver des relations équilibrées avec le monde extérieur.
- Ils sont par ailleurs utilisés dans quelques affections psychosomatiques à composante anxieuse, dans des algies intenses (zona, cancer), dans le traitement de certains mouvements involontaires (chorée), en prémédication à l'acte chirurgical (neuroleptanalgésie).
- L'importance des effets indésirables et la nécessité d'instaurer des traitements de longue durée dans certaines pathologies psychiatriques imposent une surveillance.
- La plupart des effets indésirables peuvent être atténués par des médicaments correcteurs.
- Les antipsychotiques dits atypiques sont souvent utilisés en 1re intention, leur tolérance étant meilleure que celle des neuroleptiques classiques.
- La clozapine (LEPONEX) n'est utilisée qu'en cas de schizophrénie sévère et résistante à au moins deux traitements bien conduits, du fait d'effets indésirables hématologiques.
- Les neuroleptiques classiques sont plutôt utilisés en 2e intention dans le traitement de la schizophrénie.
- La nature des effets indésirables est souvent corrélée au spectre thérapeutique des neuroleptiques classiques :

- troubles neurovégétatifs (hypotension, tachycardie, asthénie) dans le cas de neuroleptiques sédatifs ;
- syndrome extrapyramidal de type parkinsonien avec les neuroleptiques polyvalents ;
- crises hyperkinétiques (besoin impérieux de remuer, de marcher) et dyskinétiques (contractures de muscles oculaires, buccolinguaux) avec les neuroleptiques désinhibiteurs.

- Les complications les plus graves sont le syndrome malin hyperthermique, imposant l'arrêt du traitement et les dyskinésies tardives après plusieurs années de traitement ou à l'arrêt d'un traitement prolongé (réactions de sevrage).
- La cure neuroleptique peut commencer à fortes doses et sous forme injectable (délires agités) ou par une augmentation progressive des doses par voie orale.
- Les neuroleptiques à action prolongée trouvent leurs indications uniquement en cas de non-observance du traitement par voie orale. Ils sont prescrits en relais du traitement équivalent par voie orale.
- L'intérêt des nouveaux antipsychotiques, dits atypiques, réside dans leurs moindres effets secondaires ; ils sont utilisés pour des traitements de très longue durée.

GÉNÉRALITÉS

Définition

Les neuroleptiques sont les médicaments des symptômes psychotiques : agitation au cours des états maniaques ou schizophréniques, délires et hallucinations dans les psychoses aiguës et chroniques, repli autistique et émoussement affectif.

Le terme « neuroleptique » a été créé en 1957 par Delay et Deniker pour indiquer qu'une des caractéristiques de ces médicaments était de produire des effets indésirables de type neurologique (symptômes extrapyramidaux de type parkinsonien).

Les neuroleptiques se définissent par cinq critères :

- création d'un état d'indifférence psychoaffective (action psycholeptique sans action hypnotique) ;
- action inhibitrice sur les états d'agitation, d'excitation, l'agressivité et réduction des états maniaques ;
- réduction des troubles psychotiques aigus et chroniques : action antidélirante, antihallucinatoire et action stimulante antiautistique ;
- production d'effets extrapyramidaux et végétatifs ;
- action sous-corticale dominante, rendant compte des effets neurologiques extrapyramidaux.

L'action des neuroleptiques est de quatre types :

- *action sédative :* efficacité sur l'excitation des bouffées délirantes aiguës, celle des poussées évolutives des psychoses chroniques, l'agitation des états confusionnels, en particulier au cours des accidents confuso-oniriques de l'alcoolisme ou de prise de drogues. L'apparition de l'effet sédatif est en règle rapide, faisant des neuroleptiques des produits de référence dans les urgences comportant une agitation psychique ;
- *action anxiolytique :* efficacité sur l'angoisse psychotique, en particulier schizophrénique. Bien souvent, l'action anxiolytique précède de quelques jours l'action réductrice des hallucinations et du délire ;
- *action antiproductive :* efficacité sur les symptômes psychotiques productifs : délire et hallucinations. Cette action apparaît après quelques jours ou quelques semaines de traitement ;

- *action antidéficitaire* : efficacité sur les aspects catatoniques, l'inhibition, le repli autistique, l'appauvrissement idéoaffectif.

On peut observer cette action après quelques semaines de traitement par des doses modérées d'un neuroleptique « bipolaire ».

On parle également d'effet désinhibiteur psychostimulant ; la désinhibition correspond à la de la communication, de la relation et des mouvements pulsionnels.

Cette définition reste globalement valable. Toutefois, depuis quelques années, on a introduit la notion de **neuroleptiques ou antipsychotiques « atypiques »** qui, tout en développant un effet antipsychotique, manifestent peu ou pas d'effets extrapyramidaux. Cette nouvelle génération de neuroleptiques représente une nouvelle classe de médicaments, qui modifient la prise en charge du patient, en raison de leur meilleure tolérance et de leur profil d'action. Ils agissent à la fois sur les symptômes positifs (hallucinations, idées délirantes, agitation), les symptômes négatifs (retrait, affect émoussé) et les symptômes cognitifs (troubles de la mémoire, inattention).

Qu'en est-il des effets au long cours des neuroleptiques lors des traitements de plusieurs mois ou années des schizophrénies et délires chroniques ?
- les neuroleptiques exercent un rôle préventif sur les récidives délirantes ou déficitaires ;
- l'action thérapeutique initiale, sédative, créatrice d'indifférence risque de devenir excessive ;
- l'action désinhibitrice au long cours est la plus aléatoire : elle s'épuise rapidement au cours des semaines ou, au contraire, peut devenir excessive et réactiver une angoisse délirante.

Mécanisme d'action

Les neuroleptiques sont des molécules agissant au niveau de la neurotransmission, comme antagonistes des récepteurs des neuromédiateurs. L'activité antipsychotique des neuroleptiques est traditionnellement rapportée à leur capacité à bloquer les récepteurs dopaminergiques.
- Sur le système dopaminergique : le blocage des récepteurs dopaminergiques centraux (D1, D2, D3, D4) pré et postsynaptiques est à l'origine des effets antipsychotiques, extrapyramidaux et neuroendocriniens. Le blocage des récepteurs périphériques induit les effets antiémétiques.

- Sur le système sérotoninergique : le blocage des récepteurs sérotoninergiques, tout particulièrement les 5-HT2, est responsable des effets antidéficitaires, de la régulation des troubles de l'humeur et des effets anxiolytiques.
- Sur le système noradrénergique (action adrénolytique) : le blocage des récepteurs alpha centraux et périphériques rend compte des effets sédatifs et de l'hypotension orthostatique.
- Sur le système cholinergique : le blocage des voies cholinergiques est à l'origine des propriétés atropiniques (parasympatholytiques), responsables de certains effets indésirables : périphériques (rétention urinaire ou sécheresse buccale) et centraux (troubles de la mémoire).
- Sur les récepteurs histaminiques : le blocage des récepteurs H1 est responsable des effets sédatifs.
- Sur le système gabaergique : l'effet sur le système gabaergique est responsable des effets extrapyramidaux.
- Mécanisme d'action particulier des neuroleptiques ou antipsychotiques « atypiques » : les neuroleptiques « atypiques » sont plus efficaces sur les symptômes négatifs que les neuroleptiques « classiques » de première génération, et sont dépourvus d'effets parkinsoniens, du moins aux posologies usuelles.

Classification

La classification des neuroleptiques peut s'effectuer selon :
- la structure chimique ;
- le spectre thérapeutique.

Classification chimique

Les neuroleptiques se différencient principalement en quatre grandes classes *(tableau II.500)* :
- phénothiazines et produits apparentés ;
- butyrophénones et dérivés ;
- benzamides ;
- neuroleptiques atypiques.

Tableau II.500 - Classification chimique des neuroleptiques

		Dénomination commune internationale	Nom commercial
Phénothiazines et produits apparentés	Sédatifs (chaîne alipathique et pipéridinée)	Chlorpromazine Périciazine Lévomépromazine Cyamémazine	LARGACTIL NEULEPTIL NOZINAN TERCIAN
	Insicifs (antiproductifs) (chaîne pipérazinée)	Fluphénazine Pipotiazine	MODECATE PIPORTIL
Thioxanthènes		Zuclopenthixol Flupentixol	CLOPIXOL FLUANXOL
Butyrophénones et dérivés pipéridinés		Pipampérone Halopéridol Pimozide Dropéridol	DIPIPERON HALDOL ORAP DROLEPTAN
Benzamides substitués		Sulpiride Tiapride	DOGMATIL, SYNEDIL TIAPRIDAL
Dibenzo-oxazépine		Loxapine	LOXAPAC
Antipsychotiques atypiques		Amisulpiride Aripiprazole Clozapine Rispéridone Olanzapine	SOLIAN ABILIFY LEPONEX RISPERDAL ZYPREXA

Classifications thérapeutiques

L'intérêt de ces classifications est de guider le clinicien lors de son premier choix thérapeutique. De nombreux médicaments neuroleptiques possèdent une action double voire triple, soit parce qu'ils sont polyvalents, soit en fonction de la dose administrée. Sur le plan clinique, on peut classer les neuroleptiques dits « classiques » (première génération) d'après leur pouvoir sédatif et anxiolytique ou incisif (antiproductif). Les neuroleptiques ou antipsychotiques « atypiques » (deuxième génération) participent aux deux effets, avec une efficacité au moins égale sur les symptômes positifs et négatifs, et moins d'effets secondaires (classification selon Lambert : *figure II.36*).

D'autres classifications existent également.

La première consiste à classer les neuroleptiques en s'appuyant sur leurs effets thérapeutiques et secondaires les plus fréquemment rencontrés : classification de Deniker et Ginestet

Ces médicaments sont répartis linéairement entre deux pôles : pôle sédatif et pôle désinhibiteur. Entre ces deux pôles se situent des médicaments dits « polyvalents », possédant à la fois des propriétés sédatives et désinhibitrices selon leur posologie.

Les neuroleptiques sédatifs sont surtout efficaces sur l'agitation et l'angoisse ; leurs effets indésirables sont essentiellement d'ordre végétatif.

Antipsychotiques atypiques (neuroleptiques 2e génération)	ABILIFY LEPONEX RISPERDAL SOLIAN ZYPREXA	Action sur les symptômes	Positifs et négatifs
Neuroleptiques classiques antidéficitaires ou désinhibiteurs	ORAP DOGMATIL PIPORTIL	Apathie	Repli autistique
Neuroleptiques classiques incisifs ou antiproductifs	HALDOL LARGACTIL FLUANXOL	Délires	Hallucinations
Neuroleptiques classiques sédatifs	TERCIAN NOZINAN NEULEPTIL	Sédation	

***Figure II.36** - Classification selon Lambert*

Les neuroleptiques désinhibiteurs ont surtout une action antidéficitaire et engendrent des effets indésirables neurologiques.

Les neuroleptiques polyvalents peuvent exercer une action antidéficitaire à faible dose, antiproductive à forte dose et sédative à dose très élevée.

On peut proposer le schéma suivant :

Action sédative — Effets végétatifs dominants

Classification	Principaux représentants	Effets indésirables
Neuroleptiques sédatifs	NOZINAN, LARGACTIL, TERCIAN, TIAPRIDAL, NEULEPTIL, DIPIPERON, DOGMATIL (fortes doses)	Hypotension orthostatique
Neuroleptiques polyvalents	HALDOL, PIPORTIL, MODECATE, CLOPIXOL, FLUANXOL, LOXAPAC	Syndromes akinéto-hypertoniques
Neuroleptiques désinhibiteurs	DOGMATIL (faible dose)	Syndromes hyperkiné-tiques

Action désinhibitrice — Effets neurologiques dominants

Figure II.37 - *Schéma d'utilisation des neuroleptiques classiques*

La seconde classification est celle de Colonna et Petit

Elle tient compte d'un paramètre supplémentaire, la posologie, permettant de rendre compte de l'effet thérapeutique. On distingue ainsi :

- les neuroleptiques *monopolaires* toujours sédatifs ; la sédation est proportionnelle à la posologie, les effets indésirables prédominants sont d'ordre neurovégétatif. Il s'agit principalement du NOZINAN, LARGACTIL, TERCIAN, NEULEPTIL ;
- les neuroleptiques *bipolaires* présentent :
  - à faibles doses un effet stimulant puis désinhibiteur,
  - à fortes doses un effet antiproductif et sédatif croissant avec la posologie. Il s'agit principalement du PIPORTIL, HALDOL.

Syndromes psychotiques

On définit la psychose comme une maladie mentale généralement grave, comportant une atteinte globale de la vie psychique (opérations intellectuelles, vie affective, comportements). On distingue :

Psychoses aiguës

Elles sont caractérisées par une perturbation plus ou moins soudaine de l'activité mentale qui porte de façon prévalente sur :
- l'exaltation de l'humeur pour les accès maniaques avec surexcitation des fonctions psychiques et déchaînement des pulsions instinctivo-affectives ;
- l'éclosion d'un délire pour les bouffées délirantes ; il s'agit d'un système plus ou moins coordonné mais stable d'idées fausses, sans fondement, auxquelles le sujet attache une foi absolue non soumise à la preuve ou au raisonnement ;
- les modifications de la vigilance pour les états confusionnels.

La psychose puerpérale apparaît après l'accouchement et jusqu'à un an de distance, revêtant des formes diverses : dépression simple, mélancolie ou manie, schizophrénie.

Psychoses chroniques

Schizophrénie

Pathologie mentale survenant à l'adolescence, elle évolue de manière chronique, entraînant un handicap important et une baisse de l'espérance de vie, avec un risque suicidaire important.

La schizophrénie est caractérisée par :
- l'existence de deux ou plus des manifestations suivantes, présentes chacune pendant au moins 1 mois et d'évolution épisodique ou continue : idées délirantes, hallucinations, comportement désorganisé ou catatonique, discours désorganisé, symptômes négatifs (émoussement affectif, alogie, perte de volonté) ;
- un dysfonctionnement social durant au moins 6 mois et concomitant des symptômes précédemment cités ;
- le fait qu'aucune autre pathologie n'explique la survenue des symptômes.

La schizophrénie est une maladie chronique grave par les troubles du comportement qu'elle implique, avec une prévalence élevée de suicides (10 à 20 %) et de toxicomanies.

La classification internationale des troubles mentaux (CIM-10) et le manuel diagnostique et statistique des troubles mentaux (DSM-IV) sont deux classifications de référence qui proposent une classification précise des critères symptomatiques des schizophrénies ; elles reconnaissent cinq formes cliniques de cette maladie, dont :

- une forme déficitaire ou hébéphrénique ;
- une forme délirante dite paranoïde comportant presque toujours un syndrome hallucinatoire.

Les symptômes sont fréquemment répartis en manifestations positives, négatives et de désorganisation :

- la symptomatologie positive concerne la présence de signes normalement absents : idées délirantes, syndrome hallucinatoire, désorganisation de la pensée...
- la symptomatologie négative concerne l'absence de signes normalement présents : apragmatisme (absence d'activité efficace), alogie (aphasie résultant de l'absence d'idées), émoussement affectif...
- désorganisation de la pensée ;
- dysfonctionnement social.

Psychose hallucinatoire chronique

Elle est caractérisée par un syndrome hallucinatoire à type d'automatisme mental. L'évolution est généralement marquée par une conservation des facultés intellectuelles et le maintien du contact avec la réalité.

Paranoïa

Elle est caractérisée par des troubles caractériels comportant orgueil, rigidité, méfiance et une agressivité importante liée à des idées de persécution, tromperie, dépossession.

Psychose maniacodépressive

C'est une maladie génétique où alternent dépressions mélancoliques et manies avec ou sans intervalle libre.

PRINCIPAUX MÉDICAMENTS – POSOLOGIES

Voir les *tableaux II.501* à *II.503*.

Tableau II.501 - *Neuroleptiques classiques ou antipsychotiques : formes orales (Liste I)*

DCI	Spécialités	Présentations	Posologies	Actions
Phénothiazines				
Phénothiazines alipathiques et pipéridinées (sédatives)				
Chlorpromazine	LARGACTIL	comp. séc. 25 mg comp. séc. 100 mg sol. buv. 4 % (1 mg/gtte) (40 mg/mL)	AD : 25 à 300 mg/j (jusqu'à 600 mg/j) ENF : 1 à 5 mg/kg/j en 2 ou 3 prises	Ces neuroleptiques ont les plus puissants effets végétatifs (effet hypotenseur)
Lévomépromazine	NOZINAN	comp. séc. 25 mg comp. séc. 100 mg sol. buv. 4 % (1 mg/gtte) (40 mg/mL)	*Psychiatrie* • ***Traitement d'attaque*** : 25 à 50 mg/j en 2 à 3 prises puis augmenter progressivement jusqu'à 400 mg/j • ***Traitement d'entretien*** : 75 mg/j La dose journalière est soit prise le soir au coucher, soit répartie en 3 prises au moment des repas	
Cyamémazine	TERCIAN	comp. séc. 25 mg comp. séc. 100 mg sol. buv. 4 % (1 mg/gtte) (40 mg/mL)	*États psychotiques :* AD, ENF > 12 ans • ***Dose initiale*** : 100 mg/j les 3 premiers jours puis augmenter de 50 mg/j jusqu'à l'obtention de l'effet recherché. Maintenir cette posologie pendant 10 j, puis diminuer de 50 mg/j jusqu'à une posologie minimale efficace • ***Dose d'entretien*** : 25 à 300 mg/j (jusqu'à 600 mg/j) en 2 à 3 prises	

DCI	Spécialités	Présentations	Posologies	Actions
Propériciazine	NEULEPTIL	gél. 10 mg comp. séc. 25 mg sol. buv. 4 % (1 mg/gtte) sol. buv. 1 % (0,25 mg/gtte)	*Troubles du comportement :* **AD :** 10 à 60 mg/j **ENF :** 0,1 à 0,5 mg/kg/j en 2 à 3 prises *Traitement de relais des psychoses de longue évolution :* **AD :** 30 à 100 mg/j (200 mg/j au max.) en 2 à 3 prises	
Phénothiazines pipérazinées (neuroleptiques « polyvalents »)				
Pipotiazine	PIPORTIL	comp. séc. 10 mg sol. buv. 4 % (1 mg/gtte) (40 mg/mL)	*États chroniques :* **AD :** 10 à 20 mg/j en 1 à 2 prises *États aigus* à dose initiale : 30 mg/j puis réduire à 10 ou 20 mg/j	Effets indésirables de type extrapyramidal
Thioxanthènes				
Flupentixol	FLUANXOL	sol. buv. 4 % (1 mg/gtte) (40 mg/mL)	*États psychotiques :* ***Dose initiale :*** 20 à 40 mg/j augmenter par paliers de 20 à 40 mg tous les 3 ou 4 j *Effet antipsychotique associé à un effet désinhibiteur sans effet anxiogène :* 20 à 80 mg/j *Effet antidélirant et antihallucinatoire associé à un effet sédatif :* 80 à 400 mg/j **ENF** > 5 ans : 2-5 mg/j en 1 à 3 prises *États anxieux :* **AD :** 2 à 20 mg/j	Neuroleptique désinhibiteur ayant une action antipsychotique et antihallucinatoire Propriétés sédatives à doses élevées

DCI	Spécialités	Présentations	Posologies	Actions
Zuclopenthixol	CLOPIXOL	comp. 10 mg comp. 25 mg sol. buv. 2 % (1 mg/gtte)	• *Phase aiguë :* AD : 20 à 200 mg/j à atteindre par paliers de 10 à 20 mg • *Traitement ambulatoire :* 5 à 50 mg/j	Syndromes schizophréniques paranoïdes
Butyrophénones et apparentés				
Butyrophénones sédatives				
Pipampérone	DIPIPERON	comp. séc. 40 mg sol. buv. 4 % (2 mg/gtte) (40 mg/mL)	AD : 40 à 120 mg/j À prendre le soir en 1 ou 2 prises *Dose initiale :* AD : 20 mg/j augmenter par paliers de 20 mg/j jusqu'à une dose de 40 à 120 mg/j **Sujet âgé** : 5 à 10 gttes × 3/j ENF > 5 ans : 5 gttes/année d'âge/j en 1 à 2 prises le soir	
Butyrophénones polyvalentes				
Halopéridol	HALDOL	comp. 1 mg	1 comp./j	Anxiété
	HALDOL	comp. 5 mg sol. buv. 0,2 % (2 mg/mL) (0,1 mg/gtte)	AD :1 à 20 mg/j (au max. 40 mg) en 1 à 2 prises ENF > 5 ans : *Dose initiale :* 2 à 5 gttes/j puis augmenter jusqu'à 1/2 dose AD	États psychotiques aigus ou chroniques Puissant médicament des psychoses Action anti-hallucinatoire Forte action sédative Effets indésirables extrapyramidaux

DCI	Spécialités	Présentations	Posologies	Actions
Clozapine (dibenzodiazépine) (prescription initiale hospitalière)	LEPONEX CLOZAPINE	comp. séc. 25 mg comp. séc. 100 mg	À doses progressives par paliers de 25 à 50 mg : ***Dose initiale :*** 12,5 à 25 mg AD : 100 à 450 mg/j en 1 à 3 prises (jusqu'à 600 mg/j)	Schizophrénies chroniques sévères en cas de résistances aux neuroleptiques classiques
Rispéridone (benzisoxazole)	RISPERDAL RISPERIDONE RISPERDAL-ORO RISPERIDONE	comp. séc. 1 mg comp. séc. 2 mg comp. séc. 4 mg sol. buv. 1 mg/mL comp. orodisp. 0,5 mg 1 mg 2 mg 3 mg 4 mg	AD : • ***Dose initiale :*** 1 mg × 2 fois/j augmenter par paliers de 2 mg/j • ***Dose usuelle :*** 4 à 10 mg/j (dose max. : 16 mg/j) ENF de 5 à 11 ans : < 20 kg : 0,25 mg/j > 20 kg : 0,50 mg/j (jusqu'à 1 à 3 mg/j)	Schizophrénies aiguës et chroniques
Olanzapine (dibenzodiazépine)	ZYPREXA OLANZAPINE ZALASTA	comp. 5 mg comp. 7,5 mg comp. 10 mg	AD : 5 à 20 mg/j ***Dose usuelle :*** 10 mg/j en 1 prise	
	ZYPREXA VELOTAB OLANZAPINE	comp. orodisp. 5 mg 10 mg 15 mg 20 mg	AD : 5 à 20 mg/j	
	ZALASTA ONEZYP	comp. orodisp. 5 mg 10 mg		

DCI	Spécialités	Présentations	Posologies	Actions
Quétiapine	XEROQUEL LP	comp. LP 50 mg comp. LP 300 mg comp. LP 400 mg	**AD** : 300 mg le 1er jour, puis 600 mg à partir du 2e jour, 1 heure avant un repas	
Amisulpiride (benzamide substitué)	SOLIAN SOLIAN	comp. séc. 100 mg comp. séc. 200 mg comp. séc. 400 mg sol. buv. 100 mg/mL	50 à 300 mg/j dans les états schizophréniques déficitaires, 600 à 1 200 mg/j dans les états schizophréniques productifs en 2 prises	

Remarque : les spécialités MODITEN 25 mg comp. et MODITEN 100 mg comp. séc. ne sont plus commercialisées depuis janvier 2011.

Tableau II.502 - Neuroleptiques injectables (Liste I)

Spécialités	Délai d'action	Présentations	Posologies	Remarques
Neuroleptiques sédatifs				
DROLEPTAN (réservé aux hôpitaux)	20 min	sol. inj. IM 2 mL = 5 mg	Voie IM : 5 mg 4 à 6 fois/j	Action rapide et brève utile dans l'urgence de l'agitation
DROPERIDOL	20 min	sol. inj. IM 2 mL = 5 mg	Voie IM : 5 mg 4 à 6 fois/j	
NOZINAN	30 à 40 min	sol. inj. IM 1 mL = 25 mg	Voie IM : 25 à 50 mg 2 à 4 fois/j	Intérêt des présentations injectables dans les états d'agitation Surveiller l'état tensionnel
TERCIAN	15 à 30 min	sol. inj. IM 5 mL = 50 mg	Voie IM : 25 à 50 mg 1 à 4 fois/j	

Spécialités	Délai d'action	Présentations	Posologies	Remarques
TIAPRIDAL	30 à 40 min	sol. inj. 2 mL = 100 mg	Voies IM ou IV : 100 à 200 mg 2 à 3 fois/j (jusqu'à 600 mg/j)	États d'agitation du sujet éthylique
Neuroleptiques polyvalents				
HALDOL	20 à 40 min	sol. inj. 1 mL = 5 mg	Voie IM (voire IV) : 5 mg 1 à 4 fois/j	
LOXAPAC	10 à 20 min	sol. inj. 2 mL = 50 mg	Voie IM : 25 à 50 mg 2 à 3 fois/j	
LARGACTIL	20 à 30 min	amp. inj. 5 mL = 25 mg	Voie IM : 25 à 50 mg 1 à 3 fois/j	
ZYPREXA	15 à 45 min	pdre p. sol. inj. 10 mg	Voie IM : 2,5 à 10 mg/j (dose max. : 20 mg/j)	
ABILIFY	1 h	sol. inj. 7,5 mg/mL	Voie IM : 1 amp. 1 à 3 fois/j	
Neuroleptique désinhibiteur				
SOLIAN	Délai d'action : 30 à 60 min	sol. inj. 4 mL = 200 mg	Voie IM : 200 mg 1 à 2 fois/j	

***Tableau II.503** - Neuroleptiques injectables d'action prolongée (NAP) (Liste I)*

DCI	Spécialités	Présentations	Posologies	Remarques
NAP polyvalents				
Aripiprazole	ABILIFY MAINTENA	fl. inj. 300 mg 400 mg	Voie IM (muscle fessier) : • **dose initiale** : - 400 mg 1 fois/mois - après la 1re injection, le traitement par aripiprazole oral à 10 ou 20 mg doit être poursuivi pendant 14 jours consécutifs • **dose d'entretien** : - 400 mg 1 fois/mois - si survenue d'effets indésirables à la dose de 400 mg, envisager une réduction de posologie, soit 300 mg 1 fois/mois	Traitement d'entretien de la schizophrénie chez les patients adultes stabilisés sous aripiprazole oral
Flupentixol	FLUANXOL LP	sol. inj. IM 100 mg = 1 mL sol. inj. IM 20 mg = 1 mL	Voie IM profonde : 20 à 300 mg toutes les 2 à 3 semaines	
Halopéridol	HALDOL DECANOAS	sol. inj. IM 50 mg = 1 mL	Voie IM profonde : 50 à 300 mg toutes les 4 semaines	
Olanzapine	ZYPADHERA	pdre/solv. p. susp. inj. LP 210 mg 300 mg 405 mg	Voie IM profonde : • **dose initiale** : - 210 mg/2 semaines ou 405 mg/4 semaines (en relais d'1 dose orale de 10 mg/j) - 300 mg/2 semaines (en relais d'1 dose orale de 15 mg/j ou 20 mg/j) • **dose de maintien** (après deux mois) respectivement : - 150 mg/2 semaines ou 300 mg/4 semaines - 210 mg/2 semaines ou 405 mg/4 semaines - 300 mg/2 semaines	Réservé à l'usage hospitalier Prescription réservée aux psychiatres Traitement d'entretien de la schizophrénie chez les patients adultes stabilisés sous olanzapine orale

DCI	Spécialités	Présentations	Posologies	Remarques
Palipéridone	XEPLION	susp. inj. IM LP 25 mg 50 mg 75 mg 100 mg 150 mg	Voie IM profonde deltoïde : AD : • **dose initiale** : 150 mg à J1 puis 100 mg à J8 • **dose d'entretien** : 75 mg en moyenne (variant entre 25 et 150 mg) 1 fois/mois	Traitement d'entretien de la schizophrénie chez les patients adultes stabilisés par la palipéridone ou le rispéridone
Pipotiazine	PIPORTIL L4	sol. inj. IM 100 mg = 4 mL sol. inj. IM 25 mg = 1 mL	Voie IM profonde : 25 à 200 mg toutes les 4 semaines	
Rispéridone	RISPERDAL CONSTA LP	pdre/solv. p. susp. inj. seringue préremplie 25 mg/2 mL 37,5 mg/2 mL 50 mg/2 mL	Voie IM profonde glutéale ou deltoïde : 25 à 50 mg toutes les 2 semaines	Traitement d'entretien de la schizophrénie chez les patients adultes stabilisés par la rispéridone orale
Zuclopenthixol	CLOPIXOL ACTION PROLONGÉE	sol. inj. IM 200 mg/mL	Voie IM profonde : 1re injection : 100 mg 2e injection : 100 mg ou plus puis 200 à 400 mg toutes les 2 à 4 semaines	
	CLOPIXOL inj. (ASP : action semi-prolongée) (réservé aux hôpitaux)	sol. inj. IM 50 mg/mL	Voie IM profonde : 50 à 150 mg en une seule injection tous les 2 à 3 j puis utilisation de la forme LP	
NAP désinhibiteurs				
Fluphénazine	MODECATE	sol. inj. 125 mg = 5 mL sol. 1 mL = 25 mg	Voie IM profonde : 25 à 150 mg toutes les 3 à 4 semaines	Traitement au long cours des syndromes psychotiques et de leurs poussées aiguës

INDICATIONS – CONDUITE DE TRAITEMENT

Indications

Indications psychiatriques

- Schizophrénies : les neuroleptiques demeurent irremplaçables.
- Délires non schizophréniques : psychose hallucinatoire chronique.
- Psychoses à mécanisme interprétatif : délires paranoïaques.
- Psychoses aiguës : accès maniaques, bouffées délirantes aiguës.

Indications non psychiatriques

- En neurologie : traitement des mouvements anormaux choréiques.
- Action analgésique : chez les cancéreux (à fortes doses), en cas de zona, névralgie faciale, etc.
- Prémédication anesthésique : neuroleptanalgésie.
- Affections psychosomatiques : colopathies, maladie ulcéreuse.
- Nausées, vomissements (effets secondaires de chimiothérapie anticancéreuse) : LARGACTIL, HALDOL, DROLEPTAN.
- Traitement préventif du syndrome de sevrage à l'alcool, aux opiacés.
- Hoquet, maladie des tics : HALDOL.

Conduite de traitement

Le guide ALD « Schizophrénies » publié par la Haute Autorité de santé (HAS) en juin 2007 a pour objectif d'expliciter aux professionnels de la santé la prise en charge optimale du patient atteint de trouble schizophrénique :

- La conduite de la thérapeutique est adaptée à chaque patient en fonction du contexte clinique, biologique et social de celui-ci. Elle varie selon la phase d'évolution de la maladie. L'alliance thérapeutique entre le patient, son entourage et l'équipe soignante est fondamentale ; une information claire et compréhensible est régulièrement délivrée au patient et à son entourage. La prise en charge est personnalisée et requiert le consentement du patient.

- Dans les états psychotiques chroniques, la précocité du traitement majore les chances de succès.
- Les neuroleptiques (antipsychotiques) constituent le traitement pharmacologique de référence :
  - les antipsychotiques atypiques dits de 2e génération sont recommandés en 1re intention, notamment chez l'adolescent, en raison d'un profil efficacité-tolérance neurologique plus favorable ;
  - les antipsychotiques conventionnels ne devraient être utilisés qu'en 2e intention dans le cadre d'un épisode, sauf dans le cas où ils ont fait preuve au cours d'une cure antérieure d'efficacité et de bonne tolérance ;
  - la posologie minimale efficace est recherchée ;
  - une monothérapie est privilégiée, si possible sous forme orale ; la voie orale, liquide ou orodispersible, est adaptée aux situations nécessitant une sédation rapide ;
  - une association de neuroleptiques peut être instaurée après échec de la monothérapie, notamment à l'occasion de la substitution d'un neuroleptique par un autre, ou en cas de résistance ;
  - le recours à des neuroleptiques injectables d'action prolongée (NAP), par voie intramusculaire, est envisagé pour la prévention des rechutes chez un patient non observant.
- La prescription systématique de correcteurs anticholinergiques ou antiparkinsoniens n'a pas lieu d'être, à titre préventif, lors de la mise en route d'un traitement neuroleptique, sauf chez les patients à risque (personnes âgées, antécédents de Parkinson ou autre dysfonctionnement cérébral).
- Le propranolol peut être utilisé dans l'akathisie (utilisation hors AMM).
- D'autres psychotropes, antidépresseurs, thymorégulateurs, anxiolytiques, sont indiqués en cas de troubles de l'humeur ou de trouble anxieux associé, anxiété, insomnie voire de troubles du comportement (agressivité, impulsivité).
- Durée du traitement médicamenteux : la prévention des rechutes nécessite la poursuite de la chimiothérapie antipsychotique à la posologie adaptée ; après la résolution d'un épisode unique, le traitement est maintenu pendant au moins 2 ans. L'arrêt est alors progressif, en maintenant un suivi régulier de l'état clinique du malade. En cas d'épisodes

ultérieurs, le traitement est maintenu au moins 5 ans et le plus souvent au-delà.

- On parle de schizophrénie résistante après 2 séquences de traitement neuroleptique à posologie et durée suffisantes (au moins 6 semaines) sans bénéfice thérapeutique. Après avoir éliminé d'autres causes de mauvaise réponse (défaut d'observance, conduite addictive, interactions médicamenteuses, pathologie organique) et en cas de résistance avérée, l'utilisation de la clozapine est recommandée.
- Des moyens thérapeutiques autres que médicamenteux sont requis :
  - la sismothérapie, utilisée en cas d'intolérance médicamenteuse ou de contre-indication des neuroleptiques, ou en association avec eux dans les situations de persistance de symptômes psychotiques sévères, de catatonie, ou de comorbidité dépressive résistante au traitement ;
  - des interventions cognitives et/ou comportementales ;
  - des psychothérapies familiales ;
  - des interventions médicopédagogiques et d'aide à la réinsertion professionnelle.

Modalités

La prise en charge ambulatoire est préférée chaque fois que possible. L'hospitalisation, si elle est nécessaire, s'effectue dans des unités spécialisées. Elle s'appuie sur l'ensemble du dispositif extrahospitalier du service concerné et des structures disponibles : centre médicopsychologique (CMP), centre thérapeutique à temps partiel (CATTP), hôpital de jour, foyer postcure, foyer d'hébergement.

L'hospitalisation peut résulter de situations à risque pour le patient ou son entourage, de comorbidités psychiatriques ou organiques ou d'absence de soutien.

Le traitement initial débute à l'hôpital, à l'occasion d'un épisode psychotique aigu, dont les principaux symptômes sont : agitation, angoisse, hallucinations et productions délirantes (symptômes positifs), retrait autistique et émoussement affectif (symptômes négatifs), troubles du cours de la pensée.

L'hospitalisation est nécessaire ultérieurement lors des phases aiguës ou en cas de risque de suicide.

Bilan initial

Un entretien permet de préciser les symptômes présents et passés, l'existence de comorbidités, de conduites addictives, de prises médicamenteuses, de repérer les facteurs de risque de mauvaise observance et d'évaluer le risque suicidaire.

Le bilan clinique et biologique comporte :

- poids, taille, indice de masse corporelle (IMC), périmètre abdominal, pression artérielle, état général et antécédents somatiques ;
- glycémie, bilan lipidique, hémogramme, transaminases, créatinine, ionogramme sanguin, électrocardiogramme, test de grossesse.

D'autres examens biologiques (prolactinémie, recherche de toxiques), d'imagerie (IRM), de neurophysiologie (EEG) ainsi que des bilans cognitifs peuvent être envisagés à visée diagnostique.

Suivi et adaptation du traitement

La prise de médicaments antipsychotiques atypiques ou classiques peut s'accompagner de prise de poids et de troubles des métabolismes glucidique et lipidique. Certains antipsychotiques atypiques, en particulier l'olanzapine et la clozapine, exposent les patients à un risque plus important de diabète.

L'AFSSAPS recommande (2010) une surveillance cardiométabolique des patients :

- avant l'instauration du traitement : poids et IMC, périmètre ombilical, glycémie à jeun, bilan lipidique, pression artérielle ;
- au 1er mois : poids et IMC ;
- au 3e mois : poids et IMC, glycémie à jeun, bilan lipidique, pression artérielle ;
- une fois par trimestre : poids et IMC, périmètre ombilical ;
- une fois par an : glycémie à jeun, pression artérielle ;
- tous les 5 ans : bilan lipidique.

EFFETS INDÉSIRABLES – INTERACTIONS MEDICAMENTEUSES – PRÉCAUTIONS D'EMPLOI – CONTRE-INDICATIONS

Effets indésirables

En règle générale, la conduite des cures neuroleptiques comporte des effets indésirables : neurologiques, végétatifs, endocriniens et psychiatriques. Il est important d'obtenir du malade qu'il indique les symptômes qui le gênent.

Le *tableau II.504* indique les principaux effets indésirables des neuroleptiques et les médicaments pouvant être prescrits pour les corriger ainsi que les précautions à respecter.

Tableau II.504 - *Corrections des effets indésirables provoqués par les neuroleptiques*

Effets indésirables	Corrections
Effets indésirables neurologiques (classés selon leur chronologie d'apparition)	
Signes extrapyramidaux précoces • Dystonies aiguës (36 premières heures) : protrusion de la langue, trismus, crise oculogyre, hypersalivation, contorsions diverses causées surtout par les phénothiazines pipérazinées et les butyrophénones	• Administration d'antiparkinsoniens anticholinergiques déconseillée à titre préventif sauf chez les personnes à risque (LEPTICUR, ARTANE, PARKINANE, AKINETON RETARD) • Administration d'amantadine, ou propanolol, ou benzodiazépine
• Syndrome extrapyramidal (au cours des premières semaines de traitement) : akinésie (rareté du mouvement et de la mimique), hypertonie plastique (signe de la roue dentée, réflexe nasopalpébral), tremblement de repos	• Diminution des posologies de neuroleptiques • Administration d'antiparkinsonien anticholinergique à dose minimale efficace
• Akathisie (le plus fréquent des effets extrapyramidaux) : difficulté à rester assis et tasikinésie (déambulation permanente)	• Diminution des posologies • Administration d'anticholinergiques • En cas d'inefficacité, administration de benzodiazépines ou bêtabloquants • Arrêt du traitement en cas d'échec

Effets indésirables	Corrections
Signes extrapyramidaux tardifs (au-delà des 3 mois) • Dyskinésies tardives (mouvements dyskinétiques involontaires et répétitifs à localisation surtout orofaciale mais également au niveau des musculatures pharyngée et respiratoire (symptômes d'allure choréique) après usage prolongé des neuroleptiques à fortes doses • Ils peuvent apparaître à l'occasion d'une baisse de posologie ou à l'arrêt du traitement • Le plus souvent, ils s'atténuent sans disparaître complètement	• Prévenir ces troubles par la surveillance des malades, la réduction de la posologie, la substitution d'un composé plus sédatif • Arrêt des antiparkinsoniens • Si persistance, le lithium semble efficace • Bien peser les indications de neuroleptiques au long cours (au-delà de 3 mois) et limiter leur administration à posologie minimale efficace
Épilepsie • Diminution du seuil épileptogène par les neuroleptiques • La fréquence des crises augmente avec les doses de neuroleptiques	
• Chez le psychotique épileptique	• Utiliser les neuroleptiques à doses modérées en association avec des anticomitiaux
Effets indésirables neurovégétatifs	
Hypotension artérielle orthostatique avec tachycardie réactionnelle	• Alitement strict, éviter de se lever trop rapidement • Amines vasopressives (EFFORTIL, HEPTAMYL)
Effets anticholinergiques (atropiniques) • Surviennent principalement avec les phénothiazines	
• Effets périphériques : - sécheresse buccale (avec risque de caries dentaires)	• Gomme à mâcher • Lavage de bouche à l'eau citronnée ou bicarbonatée • SULFARLEM S25
- constipation chronique à surveiller pour éviter de sérieuses complications (occlusion intestinale)	• Régime riche en fruits et légumes • Laxatifs, mucilages • Administration de LACTULOSE ou de FORLAX
- tachycardies	
- rétention urinaire	• Suspendre le traitement
- augmentation de la pression intraoculaire - mydriase et trouble de l'accommodation	• Diminuer les doses de neuroleptiques

Effets indésirables	Corrections
Effets indésirables endocriniens et métaboliques	
Troubles du cycle menstruel secondaires à une hyperprolactinémie induite par l'action antidopaminergique	• Œstroprogestatifs (méthode séquentielle)
Syndrome d'aménorrhée-galactorrhée (selon un même phénomène d'hyperprolactinémie) Cette action produit chez l'homme une gynécomastie	• Si le traitement neuroleptique est le seul en cause : - arrêter les neuroleptiques - ou diminuer les posologies - si le trouble persiste et qu'il y a impossibilité de modifier le traitement, associer des agonistes dopaminergiques (bromocriptine : PARLODEL)
Troubles sexuels Baisse de la libido, impuissance, frigidité ; troubles de l'éjaculation	• Diminution des posologies de neuroleptiques
Prise de poids	• Changer la classe d'antipsychotique Régime hyperprotidique et pauvre en hydrates de carbone, exercice physique
Effets indésirables psychiques	
Indifférence psychomotrice Perte d'intérêt et d'initiative, retrait social, émoussement affectif et émotionnel (surtout avec les phénothazines sédatives et les neuroleptiques polyvalents à doses antiproductives)	• Réduction des posologies • Modification de la répartition des prises (prise unique vespérale) • Changement de neuroleptiques
Asthénie Avec lassitude fréquente en début de traitement Avec les antipsychotiques à libération prolongée	
Dépression Effet plus fréquent avec les formes à libération prolongée et les neuroleptiques incisifs. La dépression apparaît lorsque le patient reprend contact avec la réalité (après correction des symptômes positifs de la schizophrénie). Ce symptôme représente un danger vital, le suicide étant une cause fréquente de décès chez le schizophrène	
Confusion Effet principalement retrouvé chez les personnes âgées et avec les neuroleptiques anticholinergiques de la classe des phénothiazines	• Arrêt progressif des neuroleptiques anticholinergiques et changement de neuroleptiques

Effets indésirables	Corrections
Hypovigilance Avec somnolence et sédation, accentue l'indifférence affective du patient. Cet effet survient surtout avec les neuroleptiques sédatifs pendant les premiers mois de traitement	• Diminution des posologies • Administration vespérale • Changement de neuroleptique
Réactivation anxieuse Se produit essentiellement chez les sujets âgés avec les antipsychotiques désinhibiteurs	• Traitée par les benzodiazépines
Syndrome malin hyperthermique neuroleptique	
• Peut survenir à tout moment et avec tous les neuroleptiques, mais plus particulièrement avec les neuroleptiques incisifs et ceux d'action prolongée (NAP) ; il est favorisé par une lithothérapie ou des antécédents de pathologies neurologiques	• Pour prévenir ce type d'accident, il faut tester la tolérance aux NAP par une administration du médicament *per os* pendant quelques jours avant la première injection
• Caractérisé par hyperthermie majeure, déshydratation, tachycardie, convulsions, trouble de la conscience, troubles hydroélectrolytiques	
• Rare mais gravissime (risque de décès)	
• Devant toute fièvre sous traitement neuroleptique avec rigidité extrapyramidale	• Arrêt du traitement, dosage des CPK
• Si syndrome malin avéré	• Réanimation et DANTRIUM intraveineux

Le *tableau II.505* présente d'autres effets toxiques des neuroleptiques.

***Tableau II.505** - Autres effets indésirables des neuroleptiques*

- *Effets cutanés :*
Photosensibilisation : il faut éviter l'exposition au soleil.
- *Effets ophtalmologiques :*
Dépôts pigmentaires cornéens voire rétiniens (principalement avec les phénothiazines). Il convient de changer de neuroleptique.
- *Effets hématologiques :*
  - leucopénie transitoire dose-dépendante ;
  - agranulocytose survenant notamment avec les phénothiazines ; elle survient le plus souvent entre le 10e et le 90e jour du traitement. L'arrêt des neuroleptiques permet une récupération en 2 semaines. Cet effet indésirable survenant avec une fréquence notable pour le LEPONEX, une surveillance hématologique stricte est obligatoire.

- *Effets digestifs* :
  - syndrome cholestatique surtout avec le LARGACTIL ;
  - hépatite cytolytique avec le LARGACTIL, les butyrophénones, les phénothiazines pipérazinées ;
  - nausées, vomissements.
- *Effets cardiaques* :

Allongement de l'intervalle QT à l'électrocardiogramme (ECG) avec risque de survenue de torsades de pointe. À l'instauration et en cours de traitement, exercer un suivi médical strict incluant contrôles de l'ionogramme plasmatique et de l'ECG.

	Dyskinésie aiguë	Syndrome parkinso-nien	Akathisie	Dyskinésie tardive	Epilepsie	Prise de poids	Dyslipidé-mie	Hypergly-cémie
Amisulpride	0	0	0	0	+	++	0	0
Aripiprazole	0	0	++	0	+	0	0	0
Chlorporma-zine	+	+	+	+	+	+	++	+
Clozapine	0	0	0	0	+++	+++	+++	+++
Halopéridol	+++	+++	++	+++	+	+	0	0
Olanzapine	0	0	0	0	+	+++	+++	+++
Quétiapine	0	0	0	0	0	++	+	++
Rispéridone	+	+	++	0	+	+	0	0

Fréquence relative des principaux effets indésirables des neuroleptiques (Franck et Thibaut, 2005)

Interactions médicamenteuses

Tableau II.506 *- Interactions médicamenteuses des neuroleptiques*

Médicaments de la classe	Autres médicaments	Conséquences
L'ensemble des neuroleptiques	alcool	*association déconseillée* majoration de l'effet sédatif de l'ensemble des neuroleptiques

Médicaments de la classe	Autres médicaments	Conséquences
Neuroleptiques, sauf le LEPONEX (clozapine)	lévodopa	*association contre-indiquée* antagonisme pharmacologique réciproque
Neuroleptiques phénothiaziniques	sultopride	*association déconseillée* risque majoré de troubles du rythme ventriculaire (torsades de pointe)
LARGACTIL (chlorpromazine, fluphénazine)	lithium	*association déconseillée* syndrome confusionnel avec parfois augmentation rapide de la lithémie
Neuroleptiques butyrophénones HALDOL (halopéridol)	lithium	*association déconseillée* syndrome confusionnel avec parfois augmentation rapide de la lithémie
Benzamides Sulpiride Tiapride	antiarythmiques de classe Ia et III	*association contre-indiquée* risque majoré de troubles du rythme ventriculaire (torsades de pointe)
	antidépresseur imipraminique	*association contre-indiquée* risque majoré de troubles du rythme ventriculaire (torsades de pointe)
Benzamides Sulpiride Tiapride	bradycardisants : antiarythmiques, bêtabloquants, digitaliques, clonidine	*association contre-indiquée* bradycardie excessive
	méthadone	*association déconseillée* risque majoré de troubles du rythme ventriculaire
	antiparkinsoniens dopaminergiques	*association déconseillée* antagonisme réciproque du dopaminergique et du neuroleptique
	levodopa	
	hypokaliémiants : diurétiques, hypokaliémiants, laxatifs stimulants, amphotéricine B (IV), corticoïdes, tétracoside	*association déconseillée* risque majoré de troubles du rythme ventriculaire (torsades de pointe)

Médicaments de la classe	Autres médicaments	Conséquences
	médicaments donnant des torsades de pointe : érythromycine IV, spiramycine IV, vincamine IV, sotalol	*association contre-indiquée* risque majoré de troubles du rythme ventriculaire (torsades de pointe)
	halofantrine, pentamidine	*association déconseillée* risque majoré de troubles du rythme ventriculaire (torsades de pointe)
	neuroleptiques	*association déconseillée* risque majoré de troubles du rythme ventriculaire (torsades de pointe)
Neuroleptiques dibenzodiazépine LEPONEX (clozapine)	carbamazépine (TEGRETOL)	*association déconseillée* risque de majoration des effets hématologiques graves

Précautions d'emploi

***Tableau II.507** - Précautions d'emploi des neuroleptiques*

- Risque de somnolence, surtout en début de traitement, prudence chez les conducteurs et utilisateurs de machines.
- Possibilité d'abaissement du seuil épileptogène : surveillance renforcée chez les épileptiques.
- Administration prudente chez les personnes âgées (sédation, hypotension), chez les parkinsoniens, en cas d'affection cardiovasculaire grave (hypotension), d'insuffisance rénale et/ou hépatique (risque de surdosage).
- En raison du risque d'hypotension, les changements de position doivent être effectués avec précaution. Il faut prévoir la possibilité de placer le patient en décubitus et d'installer rapidement une perfusion pour un remplissage vasculaire.
- Lors des associations médicamenteuses suivantes :
  - neuroleptiques + autres dépresseurs du SNC (antidépresseurs sédatifs, dérivés morphiniques, antihistaminiques H1 sédatifs, barbituriques, anxiolytiques, hypnotiques, méthadone) : majoration de la dépression centrale
  - neuroleptiques + antihypertenseurs : risque majoré d'hypotension
  - neuroleptiques phénothiaziniques + substances atropiniques (antidépresseurs impraminiques, antihistaminiques H1 sédatifs, antiparkinsoniens anticholinergiques, antispasmodiques atropiniques, disopyramide) : addition des effets indésirables atropiniques à type de rétention urinaire, constipation, sécheresse buccale, etc.
  - neuroleptiques phénothiaziniques + topiques gastro-intestinaux (antiacides : sels oxydes et hydroxydes de magnésium, calcium et aluminium) : à administrer à distance (2 heures)

- LARGACTIL + antidiabétiques : à fortes posologies (100 mg/j) du LARGACTIL, élévation de la glycémie. Prévenir le patient et renforcer l'autosurveillance sanguine et urinaire
- neuroleptique butyrophénone :
HALDOL + carbamazépine (TEGRETOL) : risque de diminution des concentrations plasmatiques de l'HALDOL. Surveillance clinique et adaptation posologique pendant le traitement par le TEGRETOL et après son arrêt
- neuroleptique dibenzodiazépine :
. LEPONEX + substances atropiniques : addition des effets indésirables atropiniques
. LEPONEX + lithium : risque de troubles neuropsychiques (myoclonies, désorientation, tremblements). Surveillance clinique régulière
. LEPONEX + phénytoïne : risque d'inefficacité du traitement neuroleptique (diminution des concentrations plasmatiques du LEPONEX). Surveillance clinique et adaptation posologique éventuelle du LEPONEX pendant le traitement à la phénytoïne (DIHYDAN)
. LEPONEX + rifampicine : risque d'inefficacité du traitement neuroleptique. Surveillance clinique et augmentation éventuelle de la posologie de la clozapine
. LEPONEX + fluvoxamine : augmentation des concentrations plasmatiques du LEPONEX
. LEPONEX + ciprofloxacine : augmentation des concentrations plasmatiques du LEPONEX

• Bon nombre de neuroleptiques sont susceptibles de donner des torsades de pointe. L'hypokaliémie, la bradycardie ou un allongement préexistant de l'intervalle QT, congénital ou acquis, sont des facteurs favorisants, de même que l'association à certains médicaments : l'azithromycine, les bêtabloquants dans l'insuffisance cardiaque, les médicaments bradycardisants, la clarithromycine, les médicaments hypokaliémants, la roxithromycine. Pendant l'association, organiser une surveillance clinique et électrocardiographique

Suivi biologique de la clozapine

En raison du risque d'agranulocytose, il est nécessaire de réaliser un suivi hématologique de la concentration des leucocytes et des polynucléaires neutrophiles (PN), reporté sur un cahier de suivi.
En pratique :

• Avant le début du traitement si :
- 4 000/mm^3 < taux de leucocytes < 10 000/mm^3
- 2 000/mm^3 < taux de PN < 7 500/mm^3

• Pendant le traitement, surveillance hebdomadaire pendant les 18 premières semaines, puis mensuelle :
- si 3 000/mm^3 < taux de leucocytes < 3 500/mm^3 et 1 500/mm^3 < taux de PN < 2 000/mm^3 : traitement poursuivi mais 2 contrôles par semaine
- si 1 000/mm^3 < taux de leucocytes < 3 000/mm^3 et 500/mm^3 < taux de PN < 1 500/mm^3 : arrêt du traitement

Neuroleptiques

Contre-indications

***Tableau II.508** - Contre-indications des neuroleptiques*

• Certaines associations médicamenteuses (voir « *Interactions médicamenteuses* »)
• Grossesse
• Hypersensibilité à l'un des composants
• Risque de glaucome par fermeture d'angle, de rétention urinaire par obstacle urétro-prostatique (phénothiazines, thioxanthènes)
• Lésions hépatiques ou rénales graves (thioxanthènes)
• Antécédents d'agranulocytose toxique, de porphyrie (phénothiazines)
• Troubles de la conduction et du rythme cardiaque (PRAZINIL)
• Maladie de Parkinson (phénothiazines et butyrophénones)
• Sujets connus ou suspectés de phéochromocytome (risque d'accident hypertensif grave) : benzamides
• Bradycardie, hypokaliémie (sultopride)
• Antécédents d'agranulocytose (phénothiazines, clozapine)
• Enfant de moins de quinze ans (rispéridone)

Administration et conseils au patient

On pourra également se reporter à l'encadré « *Administration et conseils au patient* » de la section « *Psychotropes* », p. 1547.

Objectifs du traitement médicamenteux

- Les neuroleptiques sont les médicaments essentiels des psychoses aiguës et chroniques. Ils n'agissent pas sur la cause de la maladie mais réduisent les symptômes, préviennent les rechutes et permettent aux patients de retrouver des relations équilibrées avec le monde extérieur et une autonomie, la plus grande possible selon la gravité de la maladie.
- Les neuroleptiques sont par ailleurs utilisés dans quelques affections psychosomatiques à composante anxieuse, dans les algies intenses (zona, cancer), dans le traitement de certains

mouvements involontaires (chorée) et en prémédication de l'acte chirurgical (neuroleptanalgésie).

Plan de prises et modalités d'administration

- Les deux voies principales d'administration sont les voies orale et parentérale :
  - la voie parentérale est employée dans les situations d'urgence et chez les malades agités, opposants. On y a également recours dans les traitements d'entretien avec des formes retard limitant les administrations (toutes les 2 à 4 semaines) et favorisant l'observance du traitement ;
  - en traitement ambulatoire, il faut redouter la non-observance du traitement administré par voie orale.
- La présentation galénique « gouttes buvables » est très usitée en psychiatrie. Prendre soin d'utiliser le compte-gouttes fourni avec le flacon de gouttes buvables. Bien le rincer après chaque utilisation.
- Les neuroleptiques sont habituellement prescrits en 2 à 4 prises par jour. Chez les malades agités, la prise matinale est supprimée lorsque l'action sédative est suffisamment efficace.

Observance du traitement

- L'efficacité et la tolérance d'un traitement neuroleptique reposent sur le respect des modalités de prise prescrites par le médecin. C'est pourquoi, le patient doit connaître et comprendre son traitement, tout comme son entourage qui doit l'encourager à le suivre sans en modifier la posologie ni sauter de prise. Cette connaissance permet également au patient de repérer d'éventuels effets indésirables et de les signaler au médecin.
- Diminuer la posologie dans le but de réduire un effet indésirable peut entraîner une rechute ; l'augmenter, au contraire, pour accroître l'efficacité du traitement peut être dangereux.

- La durée minimale d'un traitement est de plusieurs années dans le cas d'une psychose chronique. La décision d'arrêter un traitement après cette période minimale doit être prise par le médecin et son patient après avoir évalué l'évolution de la maladie, l'absence de rechutes, l'environnement du patient, son insertion sociale et son état psychique.
- Les neuroleptiques d'action prolongée (NAP) sont réservés aux patients non compliants ou demandeurs de ce type de traitement. La prise d'un NAP est précédée d'un traitement d'épreuve d'une quinzaine de jours avec le neuroleptique « père » (présenté sous une forme galénique simple) pour apprécier la posologie à mettre en œuvre et estimer les éventuelles intolérances.
- Le contrôle des taux plasmatiques des neuroleptiques permet de s'assurer de la bonne observance du traitement.

Surveillance de l'efficacité et de la tolérance

- La dose initiale instaurée est progressivement augmentée par paliers successifs jusqu'à l'obtention de l'effet recherché ; cette posologie est maintenue pendant quelques jours puis graduellement diminuée jusqu'à l'obtention d'une posologie minimale efficace qui correspond alors à la dose d'entretien.
- En ambulatoire, la surveillance des patients doit être rapprochée. Il convient tout à la fois d'éviter les surdosages ou les dosages trop faibles risquant le passage à la chronicité d'une psychose insuffisamment traitée.
- La conduite de cures neuroleptiques comporte des effets indésirables : neurologiques, végétatifs, endocriniens, métaboliques et psychiatriques. Il est important d'obtenir du malade qu'il indique les symptômes qui le gênent.
- Une surveillance des paramètres métaboliques (cliniques et biologiques) est indispensable en raison des anomalies méta-

boliques associées à l'utilisation des neuroleptiques (tout particulièrement la *clozapine*, l'*olanzapine* et la *rispéridone*) chez une population à risque que sont les schizophrènes ; ces patients présentent, du fait de leur pathologie, un risque accru de développer un syndrome métabolique et des maladies cardiovasculaires (mauvaise hygiène de vie, obésité, tabagisme, abus d'alcool et/ou de drogues).

- Surveiller la survenue :
  - d'intolérances cutanées et de symptômes d'hypersensibilité (fièvre, asthme, œdème laryngé, œdème de Quincke) ;
  - de symptômes extrapyramidaux : akinésie, hypertonie cédant par à-coups (signe de la roue dentée), réflexe nasopalpébral, tremblements ;
  - des signes précoces d'un ictère cholestatique (fièvre, douleur abdominale, diarrhée, éruption cutanée). Prudence chez les malades ayant des antécédents d'hépatite (bilan hépatique) ;
  - de fièvre, hyperthermie pouvant être annonciatrice d'un syndrome malin hyperthermique ;
  - de troubles digestifs (rétention urinaire, constipation) ;
  - d'irrégularités du cycle menstruel.
- Un certain nombre d'effets indésirables peut être limité par l'association de médicaments dits correcteurs :
  - les signes extrapyramidaux précoces par l'administration d'un antiparkinsonien anticholinergique ;
  - les crises épileptiques par l'administration d'anticomitiaux ;
  - l'hypotension orthostatique par l'administration d'amine vasopressive (HEPTAMYL) ;
  - la sécheresse buccale par du SULFARLEM S 25 ;
  - la constipation par des laxatifs type FORLAX ;
  - le syndrome d'aménorrhée-galactorrhée par l'administration d'agoniste dopaminergique (PARLODEL) ;
  - l'anxiété peut être traitée par les benzodiazépines.
- Un bilan initial est réalisé avant l'instauration du traitement comportant :

- la mesure du poids corporel, de la taille et du tour de taille pour évaluer l'indice de masse corporelle ;
- un électrocardiogramme (des neuroleptiques peuvent provoquer un allongement de l'espace QT avec risque de survenue de torsades de pointes) ;
- un bilan biologique : ionogramme sanguin, bilan lipidique, glycémie, CRP.

- Il convient d'éviter les changements brutaux de position, en particulier le matin au réveil ; il est prudent de rester quelques instants assis sur le bord du lit.
- L'administration devra être prudente chez les personnes âgées (sédation, hypotension), les parkinsoniens, en cas d'insuffisance hépatique et/ou rénale (risque de surdosage), d'affection cardiovasculaire (hypotension).
- La sensibilisation de la peau au soleil peut être prévenue par l'application d'un écran solaire.
- La prise simultanée de neuroleptiques et d'autres médicaments peut modifier l'efficacité et la toxicité des premiers :
  - neuroleptiques + autres dépresseurs du SNC (barbituriques, anxiolytiques, hypnotiques, antidépresseurs sédatifs, antihistaminiques H_1 sédatifs, dérivés morphiniques) : majoration de la dépression centrale ;
  - neuroleptiques + antihypertenseurs : risque majoré d'hypotension ;
  - neuroleptiques phénothiaziniques + médicaments anticholinergiques (antidépresseurs imipraminiques, antihistaminiques H_1, sédatifs, antiparkinsoniens anticholinergiques, antispasmodiques atropiniques, disopyramide) : addition des effets indésirables atropiniques à type de rétention urinaire, constipation sécheresse buccale, etc. ;
  - HALDOL + *carbamazépine* (TEGRETOL) : risque de diminution des concentrations plasmatiques de l'HALDOL. Surveillance clinique et adaptation posologique pendant le traitement par le TEGRETOL ;

- LEPONEX + *phénytoïne* (DIHYDAN) : risque d'inefficacité du traitement neuroleptique par diminution des concentrations plasmatiques du LEPONEX.

- Un traitement par *clozapine* (LEPONEX) nécessite une surveillance stricte par un suivi biologique du fait du risque d'agranulocytose. Il est nécessaire de réaliser un suivi hématologique de la concentration des leucocytes et des polynucléaires neutrophiles (PN) reporté sur un cahier de suivi. En pratique :
  - avant le début du traitement si :
    · 4 000/mm^3 < taux de leucocytes < 10 000/mm^3
    · 2 000/mm^3 < taux de PN < 7 500/mm^3
  - pendant le traitement, surveillance hebdomadaire pendant les 18 premières semaines, puis mensuelle si :
    · 3 000/mm^3 < taux de leucocytes < 3 500/mm^3
    · 1 500/mm^3 < tx de PN < 2 000/mm^3
  - arrêt de traitement si :
    · 1 000/mm^3 < tx de leucocytes < 3 000/mm^3
    · 500/mm^3 < tx de PN < 1 500/mm^3

Conseils hygiéno-diététiques

- Neuroleptiques et prise de poids :
  - informer le patient d'une augmentation possible de son appétit ;
  - lui conseiller de se peser régulièrement (1 à 4 fois/mois) ;
  - encourager une bonne hygiène alimentaire avec des conseils diététiques simples :
    · faire 3 repas équilibrés par jour ;
    · éviter le grignotage entre les repas (en dehors des collations) ;
    · ne pas sauter un repas, en particulier le petit-déjeuner qui contribue à une bonne vigilance matinale ;

· consacrer du temps au repas : manger assis, au calme, afin d'améliorer la sensation de satiété ;
· diversifier l'alimentation ;
· équilibrer les apports : 30 à 35 % de lipides, 50 à 55 % de glucides, 12 % de protides ;
· privilégier les aliments d'origine végétale, riches en amidon (féculents, pommes de terre) ainsi que la consommation de légumes frais ;
· éviter les aliments riches en lipides, les boissons sucrées et la consommation d'alcool ;
· pratiquer régulièrement une activité physique ;
- conseiller au patient de tenir un journal alimentaire pendant quelques semaines ;
- adresser le patient à un nutritionniste qui lui proposera un régime adapté et envisager la participation à des groupes de soutien (ateliers diététiques).

- En cas de sécheresse buccale, boire de l'eau bicarbonatée, sucer des glaçons, mâcher du chwing-gum.
- Veiller à une bonne hygiène dentaire.

Autres conseils au patient

- La somnolence fréquente ressentie en début de traitement impose de ne pas conduire de véhicule motorisé, ni d'utiliser de machines dangereuses.
- Le(la) patient(e) doit informer son médecin :
  - s'il/elle utilise d'autres médicaments,
  - s'il/elle est atteint de maladie cardiovasculaire, d'insuffisance hépatique, de maladie de Parkinson, de glaucome à angle fermé,
  - si elle souhaite devenir enceinte ou allaiter son enfant,
  - de la survenue d'effets gênants (torticolis, raideur des membres, mouvements anormaux des muscles de la langue, fièvre...).

Antidépresseurs

NOTIONS ESSENTIELLES

- Les antidépresseurs sont les médicaments essentiels des épisodes dépressifs caractérisés ou majeurs, d'intensité modérée et sévère.
- Ces médicaments ne sont pas indiqués pour traiter des épisodes dépressifs non caractérisés, ou d'intensité légère, ou bien des symptômes d'intensité sévère mais transitoires.
- Les médicaments antidépresseurs sont répartis en cinq groupes :
  - imipraminiques (tricycliques) ;
  - inhibiteurs sélectifs de la recapture de la sérotonine (ISRS) ;
  - inhibiteurs de la recapture de la sérotonine et de la noradrénaline (IRSNA) ;
  - inhibiteurs de la monoamine oxydase (IMAO sélectifs ou non) ;
  - antidépresseurs de mécanisme pharmacologique différent.
- Il n'y a pas de différence d'efficacité clinique démontrée entre les différents types d'antidépresseurs dans le traitement d'un épisode dépressif majeur caractérisé, d'intensité modérée ou sévère.
- Avant tout début de traitement, il faut prendre en compte :
  - les contre-indications et effets indésirables de l'antidépresseur ;
  - le profil somatique du patient (troubles cardiovasculaires, gastro-intestinaux, du sommeil, etc.) ;
  - la comorbidité psychiatrique (anxiété, antécédents d'épisode maniaque, etc.) ;
  - le risque suicidaire, notamment chez l'adolescent et le jeune adulte.

- Le début de l'amélioration ne se manifeste qu'au bout d'une quinzaine de jours, la réponse thérapeutique complète nécessitant quelques semaines.
- Le traitement antidépresseur doit être suffisamment long (6 mois à 1 an) pour prévenir les rechutes.
- Après la mise en route du traitement, le suivi du patient est nécessaire :
  - quelques jours après, afin d'évaluer la tolérance et le risque suicidaire ;
  - au cours des 2 premières semaines, pour évaluer l'évolution clinique, la tolérance et l'observance ;
  - à 4 semaines, pour évaluer l'efficacité.
- Chez la personne âgée, les complications les plus fréquentes sont l'hyponatrémie, l'hypotension orthostatique et les troubles de l'équilibre.
- Chez l'enfant ou l'adolescent, le traitement de la dépression est une prise en charge psychothérapeutique. Bien que déconseillé, le recours à un médicament antidépresseur peut être jugé nécessaire ; dans ce cas, une surveillance étroite est recommandée, notamment en début de traitement, en raison d'un risque augmenté d'apparition de comportement suicidaire ou hostile.
- La résistance pharmacologique est définie par l'absence de réponse ou par une réponse insuffisante après deux traitements successifs par des antidépresseurs de classe pharmacologique différente, administrés à dose et durée suffisantes.
- L'arrêt du traitement doit être progressif et programmé avec le patient afin d'éviter un syndrome de sevrage.

GÉNÉRALITÉS

Définition

Les antidépresseurs sont les médicaments essentiels des dépressions. Ce sont des médicaments capables de corriger les dérèglements dépressifs de l'humeur ; dans certains cas, leur action peut entraîner une véritable inversion euphorique de celle-ci. Cette action excessive permet de distinguer les antidépresseurs vrais des autres médicaments utilisables dans le traitement des dépressions, en particulier les tranquillisants et les anxiolytiques.

Ce sont des stimulants psychiques (psychoanaleptiques) mais leur action élective sur la régulation de l'humeur les distingue des stimulants de la vigilance que sont les amphétamines qui aggravent les dépressions endogènes.

Schématiquement, les antidépresseurs ont trois activités :

- sur l'humeur triste : action thymoanaleptique qui définit la qualité antidépressive du médicament ;
- sur l'anxiété : action sédative ;
- sur l'inhibition : action psychotonique ou désinhibitrice.

Syndrome dépressif

Il existe plusieurs classifications des maladies dépressives. Les classifications CIM-10 et DSM-IV se limitent à la description des signes et des symptômes. Les dépressions sont classées dans les troubles de l'humeur.

La définition de l'épisode dépressif caractérisé selon le DSM-IV est la suivante :

A. Au moins 5 des symptômes suivants doivent être présents pendant une même période d'une durée de 2 semaines et avoir représenté un changement par rapport au fonctionnement antérieur ; au moins un des symptômes est soit une humeur dépressive, soit une perte d'intérêt ou de plaisir :

1. Humeur dépressive présente pratiquement toute la journée, presque tous les jours signalée par le sujet (ex. : pleurs).

2. Diminution marquée de l'intérêt et du plaisir pour toutes ou presque toutes les activités, pratiquement toute la journée, presque tous les jours (signalée par le sujet ou observée par les autres).

3. Perte ou gain de poids significatifs en absence de régime (ex.: modification du poids corporel en 1 mois excédant 5 %) ou diminution ou augmentation de l'appétit presque tous les jours.

4. Insomnie ou hypersomnie presque tous les jours.

5. Agitation ou ralentissement psychomoteur presque tous les jours (constatés par les autres, non limités à un sentiment subjectif de fébrilité ou de ralentissement intérieur).

6. Fatigue ou perte d'énergie presque tous les jours.

7. Sentiments de dévalorisation ou de culpabilité excessive ou inappropriée (qui peut être délirante) presque tous les jours (pas seulement se faire prier ou se sentir coupable d'être malade).

8. Diminution de l'aptitude à penser ou à se concentrer ou indécision presque tous les jours (signalée par le sujet ou observée par les autres).

9. Pensées de mort récurrentes (pas seulement une peur de mourir), idées suicidaires récurrentes sans plan précis ou tentative de suicide ou plan précis de se suicider.

B. Les symptômes ne répondent pas aux critères d'épisode mixte.

C. Les symptômes traduisent une souffrance cliniquement significative ou une altération du fonctionnement social ou professionnel.

D. Les symptômes ne sont pas imputables aux effets physiologiques directs d'une substance (ex.: substance donnant lieu à abus, un médicament) ou une affection médicale générale (ex.: hypothyroïdie).

E. Les symptômes ne doivent pas être expliqués par un deuil récent.

On distingue en fonction de l'intensité des symptômes:

- le syndrome dépressif caractérisé léger: altération mineure du fonctionnement social, peu de symptômes supplémentaires par rapport au nombre nécessaire au diagnostic;
- le syndrome dépressif « caractérisé » sévère: plusieurs symptômes supplémentaires, perturbation nette du fonctionnement social;
- le syndrome « caractérisé » moyen se situe entre les deux.

La dépression est une pathologie très fréquente, grave à cause du risque de suicide lors de l'épisode dépressif et (ou) de passage à la chronicité après rechute ou récidive.

Classification

Les antidépresseurs ont une action prédominante sur la neuromédiation noradrénergique et sérotoninergique, en augmentant la concentration intrasynaptique de ces neuromédiateurs. Cet effet peut être obtenu soit par une inhibition de la recapture, soit par une inhibition de l'enzyme de dégradation (MAO), soit par une augmentation de la libération des neuromédiateurs.

Les antidépresseurs peuvent être classés selon leurs mécanismes d'action, leurs effets sélectifs sur la neurotransmission monoaminergique, les effets secondaires ou la famille chimique.

On distingue selon la sélectivité de l'activité sur les monoamines :

- les antidépresseurs agissant sur les 3 monoamines (noradrénaline, sérotonine et dopamine) :
  - les antidépresseurs imipraminiques ou tricycliques (dérivés de l'imipramine) ; ils restent des médicaments de référence mais sont fortement anticholinergiques,
  - les inhibiteurs de la monoamine oxydase ou IMAO ;
- les inhibiteurs sélectifs de la recapture de la sérotonine (ISRS) ;
- les inhibiteurs de la recapture de la sérotonine et de la noradrénaline (IRSNA) ;
- les antidépresseurs noradrénergiques et sérotoninergiques spécifiques (NASSA) ;
- les autres molécules avec des mécanismes d'action différents.

Indépendamment de leurs propriétés antidépressives, les antidépresseurs possèdent d'autres propriétés qui se manifestent dès l'instauration du traitement. On distingue :

- les antidépresseurs sédatifs, à action anxiolytique marquée ;
- les antidépresseurs non sédatifs, psychostimulants ;
- les antidépresseurs mixtes ou intermédiaires.

L'opposition entre antidépresseurs sédatifs et psychotoniques *(figure II.38)* est un utile repère pour la prescription, mais cette classification n'est qu'une approximation ; il existe des sensibilités individuelles

PÔLE PSYCHOTONIQUE

ANTIDÉPRESSEURS PSYCHOTONIQUES	**IMAO**	
	MOCLAMINE	Moclobémide
	MARSILID	Iproniazide
ANTIDÉPRESSEURS MIXTES	**Antidépresseurs imipraminiques**	
	ANAFRANIL	Clomipramine
	TOFRANIL	Imipramine
	PROTHIADEN	Dosulépine
	ISRS (inhibiteurs sélectifs de la recapture de la sérotonine)	
	STABLON	Tianeptine
	DEROXAT	Paroxétine
	FLOXYFRAL	Fluvoxamine
	PROZAC	Fluoxétine
	SEROPRAM	Citalopram
	SEROPLEX	Escitalopram
	ZOLOFT	Sertraline
	IRSNA (inhibiteurs de la recapture de la sérotonine et de la noradrénaline)	
	EFFEXOR	Venlafaxine
	IXEL	Milnacipran
	NASSA (antidépresseurs noradrénergiques et sérotoninergiques spécifiques)	
	NORSET	Mirtazapine
ANTIDÉPRESSEURS SÉDATIFS	**Antidépresseurs imipraminiques**	
	LAROXYL, ELAVIL	Amitriptyline
	QUITAXON	Doxépine
	DEFANYL	Amoxapine
	SURMONTIL	Trimipramine
	LUDIOMIL	Maprotiline
	Divers	
	ATHYMIL	Miansérine

PÔLE SÉDATIF

***Figure II.38** - Classification thérapeutique des antidépresseurs*

et les antidépresseurs mixtes, notamment ANAFRANIL et TOFRANIL, sont, selon les sujets, plutôt psychotoniques ou plutôt sédatifs.

Les réactions individuelles s'expliquent par le fait que le processus dépressif est évolutif et connaît d'imprévisibles fluctuations.

PRINCIPAUX MÉDICAMENTS – POSOLOGIES

Voir les *tableau II.509* à *II.612*.

***Tableau II.509** - Antidépresseurs imipraminiques (Liste I)*

DCI	Spécialités	Présentations	Posologies	Classification
Antidépresseurs tricycliques mixtes (d'activité intermédiaire)				
Clomipramine	ANAFRANIL CLOMIPRAMINE	comp. 10 mg comp. 25 mg comp. séc. 75 mg	**AD** : 50 à 150 mg/j *per os* en 1 à 3 prises ou en perf. IV ou en IM (dose max. : 300 mg/j) **ENF** > 4 ans : 10-30 mg/j en 1 à 3 prises orales	Anti-dépresseurs majeurs
	ANAFRANIL	amp. inj. 25 mg/ 2 mL		
Dosulépine	PROTHIADEN	gél. 25 mg comp. 75 mg	**AD** : 75 à 150 mg/j en 1 à 3 prises	
Imipramine	TOFRANIL	comp. 10 mg comp. 25 mg	**AD** : 25 à 150 mg/j *per os* en 1 à 3 prises **ENF** > 4 ans : 10-30 mg/j administrer la dernière prise au plus tard vers 16 h	
Antidépresseurs tricycliques sédatifs et anxiolytiques				
Amoxapine	DEFANYL	comp. 50 mg comp. 100 mg	**AD** : 150 à 200 mg/j en 1 à 3 prises en dehors des repas	Anti-dépresseurs majeurs très sédatifs
Amitriptyline	LAROXYL	comp. 25 mg comp. 50 mg gtte 4 % 40 mg/mL amp. inj. : 50 mg/ 2 mL	**AD** : 25 à 150 mg/j (jusqu'à 250 mg/j) *per os*, IM, perf. IV **ENF** > 4 ans : 10-30 mg/j en 1 à 3 prises orales	
	ELAVIL	comp. 25 mg		

DCI	Spécialités	Présentations	Posologies	Classification
Doxépine	QUITAXON	comp. séc. 10 mg comp. séc. 50 mg	AD : 25 à 100 mg/j (jusqu'à 400 mg/j) en 1 à 3 prises orales	
Trimipramine	SURMONTIL (le plus sédatif)	comp. 25 mg comp. séc. 100 mg gtte 4 % (1 mg/gtte)	AD : 50 à 100 mg/j par voie orale le soir (jusqu'à 400 mg/j)	
Maprotiline	LUDIOMIL	comp. séc. 25 mg comp. séc. 75 mg	AD : 50 à 150 mg/j en 1 à 3 prises ENF > 5 ans : 1-3 mg/kg/j	

***Tableau II.510** - Antidépresseurs IMAO (Liste I)*

DCI	Spécialités	Présentations	Posologies	Classification
IMAO non sélectif - Antidépresseur psychotonique				
Iproniazide	MARSILID	comp. 50 mg quadri séc.	*Traitement d'attaque :* 1 à 3 comp./j à doses progressives en 2 prises matinales *Traitement d'entretien :* 1/2 à 1 comp./j ou même tous les 2 jours	Antidépresseur majeur
IMAO sélectif de type A - Antidépresseur psychotonique				
Moclobémide	MOCLAMINE	comp. séc. 150 mg	AD : 2 à 4 comp./j en 2 à 3 prises à la fin des repas	Antidépresseur mineur

***Tableau II.511** - Antidépresseur agoniste mélatoninergique (Liste I)*

DCI	Spécialité	Présentation	Posologie
Agomélatine	VALDOXAN	comp. 25 mg	AD : 25 mg/j en 1 prise au coucher (dose max. : 50 mg/j)

Tableau II.512 - *Antidépresseurs non tricycliques non IMAO (Liste I)*

DCI	Spécialités	Présentations	Posologies	Classification
Antidépresseurs divers				
Miansérine	MIANSÉRINE	comp. 10 mg comp. séc. 30 mg comp. séc. 60 mg	**AD :** 30 à 90 mg/j en 1 à 2 prises le soir au coucher de préférence	Antidépresseur majeur sédatif
Tianeptine	STABLON	comp. 12,5 mg	**AD :** 1 comp. au début des repas × 3 fois/j si insuffisance rénale et chez le sujet âgé : 1 comp. 2 fois/j	
Antidépresseurs sérotoninergiques ISRS - Antidépresseurs mixtes				
Paroxétine	DEROXAT	comp. séc. 20 mg susp. buv. 20 mg/10 mL	**AD :** 20 mg/j au cours du petit déjeuner puis si besoin jusqu'à 60 mg/j	Anti-dépresseurs sérotoni-nergiques purs
	DIVARIUS PAROXETINE	comp. séc. 20 mg		
Fluvoxamine	FLOXYFRAL FLUVOXAMINE	comp. séc. 50 mg comp. séc. 100 mg	**AD :** 100 mg/j le soir au repas et jusqu'à 300 mg/j pendant les repas	
Fluoxétine	PROZAC FLUOXÉTINE	gél. 20 mg sol. buv. (20 mg/5 mL) comp. 20 mg orodispersibles comp. séc. 20 mg orodispersibles	**AD :** *Épisodes dépressifs majeurs :* 20 mg/j (jusqu'à 60 mg/j) en 1 prise le matin au repas *Troubles obsessionnels compulsifs :* 20 mg/j en 1 prise le matin	
Citalopram	SEROPRAM CITALOPRAM	comp. séc. 20 mg	**AD :** 20 à 60 mg/j *Dose initiale :* 10 à 20 mg/j *Dose usuelle :* 2 comp./j *Dose maximale :* 3 comp./j en 1 prise	
	SEROPRAM	sol. buv. 40 mg/mL	**AD :** 16 à 48 mg/j en 1 prise en débutant par 10 à 20 mg/j	

DCI	Spécialités	Présentations	Posologies	Classification
Citalopram	SEROPRAM IV (RUH)	sol. inj. à diluer p. perf. 20 mg/0,5 mL sol. inj. à diluer p. perf. 40 mg/1 mL	perf. IV lente dans un soluté isotonique **AD** : 20 à 60 mg/j en débutant par 10 à 20 mg/j	Anti-dépresseurs sérotoni-nergiques purs
Escitalopram	SEROPLEX ESCITALOPRAM	comp. 5 mg comp. séc. 10 mg comp. séc. 15 mg comp. séc. 20 mg	**AD** : 10 mg/j en 1 prise en débutant par 5 mg/j la 1re semaine (dose max. : 20 mg/j)	
	SEROPLEX	sol. buv. : 20 mg = 1 mL 1 mg/gtte		
Sertraline	ZOLOFT SERTRALINE	gél. 25 mg gél. 50 mg	**AD** : 50 mg/j au cours d'un repas puis jusqu'à 200 mg/j **ENF** > 6 ans : 25 mg/j puis jusqu'à 200 mg/j	
Antidépresseurs sérotoninergiques IRSNA - Antidépresseurs mixtes				
Venlafaxine	VENLAFAXINE EFFEXOR	gél. 37,5 mg gél. 75 mg à libération prolongée	**AD** : 25 à 75 mg/j à instaurer par paliers de 15 jours puis si besoin jusqu'à 150 mg voire 225 mg/j en 1 prise lors d'un repas	
	VENLAFAXINE	comp. 50 mg	**AD** : même posologie/j en 2 à 3 prises lors des repas	
Milnacipran	IXEL MILNACIPRAN	gél. 25 mg gél. 50 mg	**AD** : 100 mg/j en 2 prises au cours des repas	
Duloxétine	CYMBALTA	gél. 30 mg gél. 60 mg gastrorésistants	**AD** : 60 à 120 mg/j en 1 à 2 prises	
Antidépresseur sérotoninergique NASSA - Antidépresseur mixte				
Mirtazapine	NORSET	comp. 15 mg sol. buv. 15 mg/mL	**AD** : 15 mg/j puis si besoin par paliers de 15 à 30 jours jusqu'à 45 mg/j au repas du soir	
	MIRTAZAPINE	comp. 15 mg comp. 15 mg orodispersibles		

INDICATIONS – CONDUITE DE TRAITEMENT

Indications

Indications psychiatriques de l'adulte

- Épisode dépressif majeur (EDM) caractérisé, d'intensité modérée et sévère. Il est recommandé de ne pas traiter par un antidépresseur :
  - les épisodes dépressifs caractérisés mais d'intensité légère ;
  - les symptômes d'intensité sévère mais transitoires (par exemple, une réaction à un deuil) ;
  - les symptômes dépressifs ne correspondant pas aux épisodes dépressifs caractérisés selon le DSM-IV, à savoir : symptômes isolés ou en nombre insuffisant ou durée de l'épisode dépressif inférieure à 15 jours.
- Prévention des attaques de panique, troubles phobiques (antidépresseurs tricycliques).
- Troubles obsessionnels compulsifs (ANAFRANIL : 75 à 300 mg/j durant 6 mois au moins).
- Psychoses chroniques : évolution des formes déficitaires de la schizophrénie en association avec un neuroleptique incisif.

Indications non psychiatriques

- Akinésie dans la maladie de Parkinson (TOFRANIL).
- Éjaculation précoce (ANAFRANIL).
- Algies rebelles : névralgies faciales, douleurs postzostériennes, névralgies du trijumeau, douleurs d'origine neurologique ou cancéreuse (douleurs de désafférentation), migraines (ANAFRANIL, TOFRANIL, LAROXYL).

Indications pédiatriques

- Énurésie (ANAFRANIL, TOFRANIL, LAROXYL).
- Dysthymie, troubles du comportement (TOFRANIL, LUDIOMIL, QUITAXON).

Conduite de traitement

Les thérapies cognitivo-comportementales et les thérapies interpersonnelles ont montré une efficacité dans les formes légères à modérées.

Les recommandations de l'AFSSAPS figurent dans deux guides :
- « Bon usage des médicaments antidépresseurs dans le traitement des troubles dépressifs et des troubles anxieux de l'adulte », octobre 2006 ;
- « Bon usage des antidépresseurs chez l'enfant et l'adolescent », janvier 2008.

Choix de l'antidépresseur et de la posologie

Choix de l'antidépresseur

Le traitement ambulatoire d'un épisode dépressif caractérisé modéré doit faire préférer en première intention les ISRS ou les IRSNA. Le traitement d'un épisode dépressif caractérisé sévère, en ambulatoire ou en hospitalisation, fait appel à un IRSNA. En cas d'échec au traitement, on a recours aux antidépresseurs tricycliques.

Le choix de l'antidépresseur dépend :
- des habitudes de prescription du médecin ;
- du respect des contre-indications et des effets indésirables du médicament retenu ;
- de l'état somatique du déprimé : troubles cardiovasculaires, gastro-intestinaux, du sommeil, de l'appétit... Les effets anticholinergiques et l'incidence cardiaque de la majorité des antidépresseurs tricycliques constituent des contre-indications en présence d'affections organiques comme :
  - glaucome à angle fermé,
  - adénome prostatique,
  - affections cardiaques (infarctus myocardique récent, troubles du rythme, insuffisance cardiaque ou coronarienne évoluée) ;
- du risque suicidaire.

Choix de la posologie

- La posologie maximale est atteinte en quelques jours par augmentation progressive.

- La posologie diffère selon la voie utilisée, orale ou parentérale (en général inférieure dans ce dernier cas).
- Les posologies des antidépresseurs imipraminiques sont augmentées par paliers de 24 à 48 heures pour obtenir des doses de l'ordre de 75 à 150 mg d'ANAFRANIL et de LAROXYL.
- Les ISRS et IRSNA sont souvent prescrits à dose efficace d'emblée, par exemple :
  - DEROXAT : 1 à 2 comprimés/j en 2 prises ;
  - ZOLOFT : 1 gélule à 50 mg/j ;
  - IXEL 50 mg : 2 à 3 comprimés/j en 2 prises ;
  - NORSET (NASSA) : 1 à 3 comprimés le soir en 1 prise.
- Pour une même posologie, il existe une grande variabilité d'un sujet à l'autre ou chez un même sujet selon les moments.
- Les dosages des taux plasmatiques des antidépresseurs permettent une aide à l'adaptation posologique. Le *tableau II.513* indique les taux plasmatiques et toxiques de quelques-uns d'entre eux.
- La posologie tient compte de l'âge du sujet :
  - chez l'enfant, elle se fera en fonction du poids (il existe de grandes variations des taux plasmatiques) ;
  - chez la personne âgée, elle sera inférieure et l'augmentation des doses plus lente.

Tableau II.513 *- Taux plasmatiques des médicaments antidépresseurs*

DCI / Spécialités	Concentrations plasmatiques	
	Thérapeutiques	Toxiques
Amitriptyline (LAROXYL, ELAVIL)	60 à 240 µg/L	500 µg/L
Clomipramine (ANAFRANIL)	100 à 200 µg/L	
Dosulépine (PROTHIADEN)	≥ 50 µg/L	
Doxépine (QUITAXON)	20 à 150 µg/L	
Imipramine (TOFRANIL)	50 à 250 µg/L	700 µg/L
Maprotiline (LUDIOMIL)	150 à 300 µg/L	
Miansérine (ATHYMIL)	40 à 50 µg/L	

- Les modifications posologiques s'imposent :
  - par une augmentation devant une inefficacité après 15 jours de traitement à posologie adaptée et sans effets indésirables ;
  - par une diminution devant l'apparition de troubles de type tremblements, dysarthrie ou signes confusionnels.

Modalités pratiques de traitement

Traitement hospitalier

Il est réservé aux cas de gravité sévère.

La surveillance constante des malades (risque de suicide chez les déprimés) et la nécessité de recourir à des doses élevées imposent l'hospitalisation.

Les IRSNA sont utilisés en première intention. Après 4 à 8 semaines, si le traitement est jugé efficace et la réponse complète, il est alors poursuivi 6 mois à 1 an à dose efficace puis arrêté progressivement.

En cas d'échec, les antidépresseurs tricycliques sont utilisés en 2e intention. Le traitement est à nouveau évalué après 4 à 8 semaines. S'il est jugé efficace, il est poursuivi 6 mois à 1 an, dans le cas d'un 1er ou d'un 2e épisode, 2 ans pour un 3e épisode. En cas de nouvel échec, après avis spécialisé, une électro-convulsivothérapie peut être proposée dans les formes mélancoliques ou à risque suicidaire élevé.

Traitement ambulatoire

Un ISRS ou un IRSNA est utilisé en 1re intention. L'efficacité du traitement est évaluée après 4 à 8 semaines. Si la réponse est complète, le traitement est maintenu pendant 6 mois à 1 an à dose efficace puis arrêté progressivement.

En cas d'échec, on a recours soit à une autre spécialité de la même classe thérapeutique (ISRS ou IRSNA), soit à un antidépresseur tricyclique. Une seconde évaluation est effectuée 4 à 8 semaines plus tard ; un traitement jugé efficace est maintenu pendant 6 mois à 1 an pour un 1er ou un 2e épisode et jusqu'à 2 ans pour un 3e épisode.

Schéma d'administration

Les antidépresseurs par voie orale sont prescrits en 1, 2 ou 3 prises (matin et soir ou matin, midi et soir). La répartition des prises tient compte du profil pharmacologique de l'antidépresseur :

- les antidépresseurs sédatifs seront administrés le soir ;
- les antidépresseurs psychotoniques le matin ou matin et midi ;
- les antidépresseurs « mixtes » seront administrés en 2 ou 3 prises.

Le schéma d'administration consiste à donner 2 ou 3 prises en début de traitement et au moment de l'amélioration à réduire à une prise par jour.

Trouble dépressif récurent

Il se manifeste par la survenue d'au moins 3 épisodes dépressifs majeurs. Le traitement peut être poursuivi durant 2 ans. La sertraline (ZOLOFT) bénéficie d'une AMM dans cette situation.

Dépression et grossesse

En cas de nécessité, le choix se porte sur un ISRS, à l'exclusion de la paroxétine, ou sur un imipraminique. La diminution des posologies pour éviter chez le nouveau-né les effets anticholinergiques des antidépresseurs imipraminiques à fortes doses et le syndrome d'arrêt des antidépresseurs est à mettre en balance avec les risques de rechute ou de récidive chez la mère.

Dépression de l'enfant et de l'adolescent

- Le risque suicidaire est important et doit être systématiquement recherché. Parmi les ISRS, seule la fluoxétine bénéficie d'une AMM dans le traitement des épisodes dépressifs caractérisés d'intensité modérée à sévère en association à un traitement psychothérapique chez les patients de 8 à 18 ans.
- Chez l'enfant, le traitement de 1re intention doit être psychothérapique. Un traitement antidépresseur peut être envisagé en cas d'échec de celle-ci.
- Chez l'adolescent, le recours à un traitement antidépresseur peut se justifier en 1re intention en cas de dépression sévère. Il peut s'envisager en 2e intention en cas d'efficacité insuffisante de la psychothérapie ou en cas d'aggravation.
- Toute durée de traitement par la fluoxétine supérieure à 3 mois nécessite une surveillance de la croissance et de la maturité sexuelle.

Dépression du sujet âgé

- L'épisode dépressif caractérisé modéré à sévère du sujet âgé est traité en 1re intention par un ISRS ou un IRSNA, ou encore par la tianeptine ou la mirtazapine, à une dose plus faible que chez le sujet adulte. La phase d'attaque du traitement est d'au moins 6 semaines et la phase de consolidation d'au moins 1 an.

- Avant et après, il convient d'évaluer d'éventuels troubles de l'équilibre et de surveiller l'ionogramme sanguin et la pression artérielle.
- Un traitement par imipraminique ne doit pas être prescrit en 1re intention et n'est indiqué qu'exceptionnellement après 75 ans en raison de ses effets secondaires : hypotension orthostatique, sédation, risque de détérioration des fonctions cognitives, effets anticholinergiques tels que constipation, rétention urinaire, iléus paralytique, glaucome aigu, confusion mentale.

Suivi du traitement

Évaluation de l'efficacité

L'évaluation de l'efficacité du traitement intervient 4 à 8 semaines après son instauration. La réponse est évaluée par une diminution du score initial HAM-D (Hamilton Dépression) de plus de 50 %. La rémission est la disparition complète des symptômes.

Les causes d'échec sont : une posologie trop faible, un arrêt précoce, une observance insuffisante, des prises de médicaments irrégulières.

Une réponse partielle au traitement nécessite la réévaluation de la dose, de la durée, de l'observance et des facteurs de résistance.

Surveillance des effets indésirables

Après la mise en route du traitement antidépresseur, il convient de réévaluer le patient :

- quelques jours après, afin d'évaluer la tolérance à court terme et le risque suicidaire ;
- au cours des deux premières semaines, pour évaluer l'évolution clinique, la tolérance et l'observance, notamment pour dépister une aggravation possible de la symptomatologie dépressive ;
- pour rechercher la présence et la sévérité des comorbidités ;
- à quatre semaines, pour évaluer l'efficacité.

Le risque suicidaire doit être pris en compte, notamment chez l'adolescent et le jeune adulte, tout au long du traitement. La surveillance de symptômes tels que l'insomnie, l'anxiété, l'irritabilité, la nervosité, l'hyperactivité nécessite des consultations plus fréquentes.

Chez la personne âgée, les complications les plus fréquentes sont l'hyponatrémie, l'hypotension orthostatique et les troubles de l'équilibre. Le risque d'interactions médicamenteuses est accru chez la personne âgée traitée par les inhibiteurs de la recapture de la sérotonine (ISRS) avec, notamment, une augmentation de l'effet des anticoagulants oraux (AVK) et du risque hémorragique.

Les antidépresseurs tricycliques ou imipraminiques sont susceptibles de prolonger l'intervalle QT et d'entraîner des torsades de pointe. C'est pourquoi ils justifient la réalisation d'un électrocardiogramme avant la mise en route du traitement.

Réévaluation du traitement médicamenteux

- En l'absence d'amélioration, il est recommandé de ne pas interrompre le traitement avant 4 semaines de prises régulières à posologie efficace.
- En cas de réponse insuffisante ou d'absence de réponse au traitement en 4 à 6 semaines, il convient de réévaluer le diagnostic et l'observance et de rechercher d'éventuelles interactions médicamenteuses.
- Il est possible d'augmenter les doses jusqu'à la posologie recommandée par l'AMM, d'utiliser un autre antidépresseur d'une même classe ou d'une autre classe pharmacologique.
- L'association de deux antidépresseurs n'est pas recommandée sans avis spécialisé.
- En situation d'échec thérapeutique, certaines recommandations internationales proposent des stratégies actuellement hors AMM :
  - les stratégies dites de potentialisation, avec l'association à un antidépresseur de lithium ou d'aripiprazole ;
  - des associations d'antidépresseurs comme fluoxétine + miansérine ou venlafaxine + mirtazapine.
- Tous les antidépresseurs peuvent entraîner une inversion de l'humeur, qui se manifeste par l'apparition de symptômes maniaques ou hypomaniaques. Le traitement doit être alors interrompu immédiatement.

Arrêt du traitement

L'arrêt des antidépresseurs ne s'envisage qu'après guérison et 6 mois au moins de traitement. Il est préférable qu'il soit progressif, sur 1 à 6 mois, avec des plateaux posologiques pour éviter le syndrome de sevrage :

- en cas de traitement d'une durée inférieure à 1 an, l'arrêt s'opère en quelques semaines, en diminuant la dose journalière de 1/4 toutes les semaines;
- en cas de traitement d'une durée supérieure à 1 an, l'arrêt s'opère en quelques mois en diminuant la posologie journalière de 1/4 tous les mois;
- durant cette période, la fréquence des consultations doit être augmentée du fait du risque de réapparition des symptômes.

Syndrome de sevrage lors de l'arrêt d'un traitement antidépresseur

- Symptômes les plus habituels:
  - anxiété, irritabilité;
  - syndrome pseudogrippal;
  - cauchemars, insomnie;
  - nausées, vertiges.
- Facteurs de risques:
  - dose forte;
  - durée prolongée;
  - arrêt brutal du traitement;
  - demi-vie courte du médicament.
- Durée: une semaine environ.
- Début d'apparition: 3 à 4 jours après l'arrêt.

EFFETS INDÉSIRABLES – INTERACTIONS MÉDICAMENTEUSES – PRÉCAUTIONS D'EMPLOI – CONTRE-INDICATIONS

Effets indésirables

Le *tableau II.514* indique les principaux effets indésirables des antidépresseurs et les médicaments pouvant être prescrits pour les corriger.

***Tableau II.514** - Correction des effets indésirables provoqués par les antidépresseurs*

Effets indésirables	Médicaments correcteurs
Symptômes psychiatriques	
• Levée de l'inhibition psychomotrice avec risque suicidaire, inversion de l'humeur avec apparition d'épisodes maniaques, manifestations paroxystiques d'angoisse	• En cas de virage maniaque franc, arrêter le traitement et prescrire si besoin un neuroleptique sédatif
Symptômes neuropsychiques	
• Asthénie avec les tricycliques • Insomnie fréquente avec les tricycliques non sédatifs et les IMAO • Tremblement des extrémités – dysarthrie • Convulsions (à fortes doses et chez des malades prédisposés)	• Tranquillisants à petites doses • Réduction posologique • ATRIUM (antitrémorique)
Symptômes végétatifs	
• Troubles cardiovasculaires : - dans le cas des tricycliques et du LUDIOMIL : · hypotension orthostatique · troubles cardiaques de la conduction et du rythme (doses élevées)	• Alitement • Vasopresseurs (EFFORTIL, HEPTAMYL, NEOSYNEPHRINE, IKARAN) • Prévention

Effets indésirables	Médicaments correcteurs
- dans le cas des IMAO · hypotension orthostatique	• Alitement • Réduction posologique ou arrêt du traitement • Alitement (associé à l'hypotension orthostatique)
· crise hypertensive sous IMAO	• Arrêt du traitement
• Troubles digestifs : - sécheresse buccale	• Chewing-gum, eau citronnée, SULFARLEM S25
- constipation	• Laxatifs non irritants stimulants de la motricité
• Troubles urinaires : dysurie (chez les malades prédisposés) surtout avec les tricycliques	• Réduire la posologie, voire arrêt du traitement • Recourir à des antidépresseurs non tricycliques non IMAO
Autres effets indésirables	
• Stomatite, glossite (vieillards, dénutris) • Avitaminoses B, polynévrites, névrite optique • Sujets prédisposés (alcooliques, diabétiques, vascularites), observées lors des traitements IMAO • Prise de poids • Hypertrophie mammaire, galactorrhée • Hépatites (avec les tricycliques)	• Vitaminothérapie B • Arrêt du traitement • Vitaminothérapie B intensive et prolongée
Surdosage aigu	
• Effets atropiniques, vertiges, tremblements, agitation, coma avec mydriase, convulsions • Dépression respiratoire et surtout troubles cardiaques et choc cardiogénique • Peut survenir avec les tricycliques, les IMAO :	• Intubation, ventilation • Lavage gastrique jusqu'à la 12e heure puis charbon activé
- si convulsions	• Diazépam
- si troubles de conduction	• Lactate de sodium molaire + chlorure de potassium
- si troubles de l'excitabilité	• Lidocaïne
- si choc	• Dopamine
Syndrome sérotoninergique	
• L'association d'IMAO, sélectifs ou non, avec des molécules inhibant la recapture de la sérotonine peut être à l'origine d'un syndrome sérotoninergique pouvant nécessiter l'hospitalisation voire entraîner le décès. • Les symptômes sont : - psychiques (agitation, confusion, coma possible) - végétatifs (hypo ou hypertension, tachycardie, hyperthermie, sueurs) - moteurs (myoclonies, tremblements, rigidité) - digestifs (diarrhée)	

Interactions médicamenteuses

Tableau II.515 - Interactions médicamenteuses des antidépresseurs

Médicaments de la classe	Autres médicaments	Conséquences
Antidépresseurs imipraminiques, sérotoninergiques mixtes (clomipramine, imipramine, amitryptyline)	IMAO	*association contre-indiquée* risque d'apparition d'un syndrome sérotoninergique
Antidépresseurs imipraminiques	alcool	*association déconseillée* majoration de l'effet sédatif
	clonidine	*association déconseillée* inhibition de l'effet antihypertenseur
	sultopride	*association contre-indiquée* risque majoré de troubles du rythme ventriculaire (torsades de pointe)
	sympathomimétiques α et β (épinéphrine, dopamine norépinéphrine)	*associations déconseillées* risque d'hypertension paroxystique et de troubles du rythme
	guanéthidine	*association déconseillée* diminution de l'effet antihypertenseur
IMAO sélectifs A	• antidépresseurs sérotoninergiques : purs et mixtes • dextrométhorphane (antitussif central) • péthidine	*associations contre-indiquées* • risque d'apparition d'un syndrome sérotoninergique • respecter un délai de 15 jours après l'arrêt de l'IMAO
	sumatriptan	*association contre-indiquée* risque d'hypertension artérielle, de vasoconstriction artérielle coronaire
IMAO non sélectifs	• antidépresseurs ISRS • antidépresseurs sérotoniques mixtes (imipramine, clomipramine, amitriptyline) • antidépresseurs IRSNA (minacipran, venlafaxine) • dextromorphane (DRILL sirop) • péthidine	*associations contre-indiquées* • risque d'apparition d'un syndrome sérotoninergique • respecter un délai de 15 jours après l'arrêt de l'IMAO

Médicaments de la classe	Autres médicaments	Conséquences
IMAO non sélectifs	• tramadol (TOPALGIC) • sibutramine (SIBUTRAL) • vasonconstricteurs : sympathomimétiques alpha (voies orales et locales), exemple : midodrine (GUTRON), phényléphrine (NEOSYNEPHRINE), oxymétazoline (DETURGYLONE) • amphétamines et dérivés : anorexigènes, psychostimulants • triptans (sumatriptan, zolmitriptan, almotriptan, rizatriptan...) • bupropion (ZYBAN LP)	• risques de crise hypertensive
Antidépresseurs sérotoninergiques purs (citalopram, fluoxétine, fluvoxamine, paroxétine)	alcool	*association déconseillée* majoration de l'effet sédatif
	IMAO	*associations contre-indiquées* risque d'apparition d'un syndrome sérotoninergique
	sumatriptan	*association contre-indiquée* risque d'hypertension artérielle
Citalopram, escitalopram	Médicaments connus pour induire un allongement de l'intervalle QT	*association contre-indiquée*
Autres antidépresseurs		
Miansérine	clonidine	*association déconseillée* inhibition de l'effet antihypertenseur de la clonidine
Trazodone	guanéthidine	*association déconseillée* diminution de l'effet antihypertenseur de la guanéthidine
Miansérine, oxaflozane, trazodone, viloxazine	alcool	*association déconseillée* majoration de l'effet sédatif
Duloxétine	fluvoxamine	*association déconseillée* risque d'augmentation des effets indésirables de la duloxétine

Précautions d'emploi

Tableau II.516 - Précautions d'emploi des antidépresseurs

Antidépresseurs tricycliques et IMAO	• Prudence chez les conducteurs de machines • Risque de vertiges et somnolence • Prudence chez les sujets épileptiques ou à antécédents : risque de convulsions et d'épilepsie
Antidépresseurs tricycliques	• Prudence en cas d'antécédents cardiaques et en cas d'hypotension • Réduire progressivement les doses à l'arrêt du traitement pour éviter le syndrome de sevrage
Antidépresseurs IMAO	• Surveiller tout particulièrement, en début de traitement, les patients à tendance suicidaire • Chez les hypertendus, risque de crise hypertensive • Interrompre le traitement en cas de céphalées fréquentes ou sévères pouvant constituer le premier signe d'une réaction hypertensive. Utiliser avec prudence en cas d'antécédents hépatiques, de schizophrénie et dans les états maniacodépressifs
Fluoxétine	• Chez les diabétiques adapter les doses d'insuline ou d'hypoglycémiants oraux à l'instauration ou à l'arrêt du traitement par la fluoxétine
Amineptine	• Doser les enzymes hépatiques en cas d'asthénie, de douleurs abdominales, d'anorexie, de fièvre inexpliquée. Interrompre le traitement en cas d'élévation franche des taux ou en cas d'ictère
Duloxétine	• Prudence chez les patients hypertendus ou atteints de cardiopathies (surveiller la fréquence cardiaque)
Antidépresseurs imipraminiques	• Prudence lors des associations médicamenteuses suivantes : - adrénaline (voie buccodentaire ou SC) : troubles du rythme ventriculaire graves par augmentation de l'excitabilité cardiaque. Limiter l'apport d'adrénaline : par exemple, moins de 0,3 mg en 1 heure chez l'adulte - inhibiteurs sélectifs de la recapture de la sérotonine : augmentation des concentrations plasmatiques de l'antidépresseur imipraminique avec risque de convulsions. Surveillance clinique accrue et, si nécessaire, adapter la posologie
Inhibiteurs sélectifs de la recapture de la sérotonine	• Prudence lors des associations médicamenteuses suivantes : - antidépresseurs imipraminiques : augmentation des concentrations plasmatiques de l'antidépresseur imipraminique avec risque de convulsions. Surveillance clinique accrue et, si nécessaire, adapter la posologie - antivitamines K : augmentation du risque hémorragique. Contrôler plus fréquemment l'INR. Adapter éventuellement la posologie de l'antivitamine K pendant la durée de l'association et à son arrêt

Inhibiteurs sélectifs de la recapture de la sérotonine	- lithium : risque d'apparition d'un syndrome sérotoninergique. Pratiquer une surveillance clinique et biologique régulière - millepertuis : risque d'apparition d'un syndrome sérotoninergique. Pratiquer une surveillance clinique et biologique régulière
IMAO non sélectifs et sélectifs	• Prudence lors des associations médicamenteuses suivantes : - adrénaline (voie buccodentaire ou SC) : risque de troubles ventriculaires graves - millepertuis : risque d'apparition d'un syndrome sérotoninergique - sympathomimétiques alpha et bêta (voies IM et IV) : augmentation de l'action pressive du sympathomimétique. À n'utiliser que sous strict contrôle médical

Contre-indications

Tableau II.517 - Contre-indications des antidépresseurs

Antidépresseurs tricycliques	• Infarctus du myocarde récent • Risque de glaucome par fermeture d'angle • Risque de rétention urinaire par obstacle urétro-prostatique • Hypersensibilité connue aux différents produits • Certaines associations (voir « *Interactions médicamenteuses* »)
Antidépresseurs non IMAO non tricycliques	• Grossesse au premier trimestre • Allaitement • Hypersensibilité connue au produit • Enfant < 15 ans
Citalopram SEROPRAM	• Insuffisance rénale sévère • Hypersensibilité au citalopram ou à l'un des excipients
Escitalopram SEROPLEX	• Patients présentant un allongement acquis ou congénital de l'intervalle QT • En association avec un autre médicament qui pourrait entraîner un allongement du QT • Certaines autres associations médicamenteuses (IMAO, pimozide, linézolide)
Milnacipran Duloxétine	• Insuffisance hépatique ou rénale sévère • HTA non contrôlée (duloxétine) • Obstacles sur les voies excrétrices urinaires (milnacipran)

Administration et conseils au patient

On pourra également se reporter à l'encadré « *Administration et conseils au patient* » de la section « *Psychotropes* », p. 1547.

Objectifs du traitement médicamenteux

Les antidépresseurs sont les médicaments essentiels des épisodes dépressifs caractérisés ou majeurs, d'intensité modérée ou sévère. Ce sont des médicaments capables de corriger les dérèglements dépressifs de l'humeur ; dans certains cas, leur action peut entraîner une véritable inversion euphorique de celle-ci. Cette action excessive permet de distinguer les antidépresseurs vrais des autres médicaments utilisables dans le traitement des dépressions, en particulier les anxiolytiques.
Outre l'amélioration des symptômes de l'épisode dépressif, les antidépresseurs ont pour objectif de prévenir le risque suicidaire.

Plan de prises et modalités d'administration

- Les deux voies principales d'administration sont les voies parentérale et orale. La première est réservée au traitement d'attaque hospitalier des cas de gravité sévère. Le relais est assuré par la voie orale également utilisée pour le traitement ambulatoire.
- Les antidépresseurs par voie orale sont prescrits en 1, 2 ou 3 prises (matin et soir ou matin, midi et soir). La répartition des prises tient compte du profil pharmacologique de l'antidépresseur :
  - les antidépresseurs sédatifs sont administrés le soir,
  - les antidépresseurs psychotoniques le matin ou matin et midi,
  - les antidépresseurs « mixtes » sont administrés en 2 ou 3 prises.

- Le schéma d'administration consiste à donner 2 ou 3 prises en début de traitement et à réduire le nombre de prises quotidiennes à une, au moment de l'amélioration.
- L'oubli occasionnel d'une prise de médicament est sans conséquence notable. Le patient ne doit pas modifier la dose prescrite ni le nombre de prises pour compenser un oubli sans en parler à son médecin.

Observance du traitement

- L'efficacité et la tolérance du traitement antidépresseur reposent sur le respect des modalités de prises prescrites par le médecin. C'est pourquoi le patient souffrant de troubles dépressifs doit connaître et comprendre son traitement, tout comme son entourage qui doit l'encourager à suivre sa prescription sans modifier la posologie ni sauter de prise. Cette connaissance permet aussi de repérer d'éventuels effets indésirables et de les signaler au médecin.
- Diminuer la posologie dans le but de réduire un effet indésirable peut entraîner une rechute; l'augmenter, au contraire, pour accroître l'efficacité du traitement peut être dangereux.
- La durée minimale d'un traitement antidépresseur est de 6 mois. La décision d'arrêter le traitement après cette période minimale doit être prise par le médecin et son patient après avoir évalué l'évolution de la maladie, l'absence de rechutes, l'environnement du patient et son état psychique.
- Le patient ne doit pas arrêter tout seul son traitement, même si l'efficacité tarde ou en cas d'amélioration de la maladie.
- L'arrêt du traitement doit être progressif sur quelques semaines avec des plateaux posologiques pour éviter le syndrome de sevrage (anxiété, irritabilité, syndrome pseudogrippal, cauchemars, insomnie, nausées, vertiges).
- Le début d'amélioration des symptômes ne survient en général qu'après 2 à 3 semaines de traitement.

- Les effets indésirables figurant sur la notice insérée dans la boîte de médicament peuvent survenir occasionnellement. Ils ne surviennent pas chez tous les patients et ne sont pas obligatoirement associés chez une même personne. Les effets indésirables les plus fréquemment rencontrés sont l'insomnie et la somnolence. Les troubles digestifs et une prise de poids peuvent également survenir.

Surveillance de l'efficacité et de la tolérance

- On ne peut affirmer l'inefficacité d'un antidépresseur qu'après 4 semaines environ ; l'effet thérapeutique n'apparaît qu'après un délai de 2 à 3 semaines.
- Après la mise en route du traitement antidépresseur, il convient de réévaluer le patient :
  - quelques jours après, afin d'évaluer la tolérance à court terme et le risque suicidaire (notamment chez l'adolescent et le jeune adulte) ;
  - au cours des 2 premières semaines, pour évaluer la tolérance, l'observance ainsi que la symptomatologie dépressive pour dépister une éventuelle aggravation de celle-ci (accentuation de l'anxiété ou de l'angoisse, ou au contraire une excitation ou un trop plein d'énergie) ;
  - à quatre semaines, pour évaluer l'efficacité.
- Pendant la période d'équilibration, surveiller :
  - les effets non spécifiques des antidépresseurs :
    - sédatifs entraînant de la somnolence,
    - stimulants pouvant faire craindre une trop rapide levée de l'inhibition psychomotrice et la possibilité de tendances suicidaires ;
  - la tension artérielle en position couchée et debout (éviter les changements brutaux de position en particulier le matin au réveil, surtout chez la personne âgée) ;
  - le pouls ;

- l'œdème périphérique qui peut être un signe d'insuffisance cardiaque imminente ;
- les effets indésirables anticholinergiques (atropiniques) : sécheresse buccale, constipation, dysurie ;
- lors d'un traitement avec les IMAO, la détérioration de la vision du rouge et du vert (signe précoce de lésion optique) et des signes d'hypoglycémie chez les diabétiques.

• S'assurer :
- qu'une évaluation de la fonction cardiaque (ECG) est prévue dans le cas d'utilisation d'**antidépresseurs tricycliques** (imipraminiques) ;
- que l'administration d'IMAO a été suspendue plusieurs jours avant une intervention chirurgicale.

• Un certain nombre d'effets indésirables peut être contrôlé par l'association de médicaments dits correcteurs :
- insomnie contrôlée par des **tranquillisants** ;
- tremblements des extrémités contrôlés par l'ATRIUM ;
- hypotension orthostatique contrôlée par une amine vasopressive (HEPTAMYL) ;
- sécheresse buccale contrôlée par le SULFARLEM S 25 ;
- constipation contrôlée par un laxatif (FORLAX).

• Tous les antidépresseurs peuvent entraîner une inversion de l'humeur avec apparition de symptômes maniaques. Le traitement doit être alors interrompu et un avis spécialisé demandé.

• L'association d'IMAO à des antidépresseurs inhibant la recapture de la sérotonine (ISRS) peut être à l'origine d'un syndrome sérotoninergique pouvant nécessiter l'hospitalisation, voire entraîner le décès. Surveiller que les IMAO ne sont pas associés à d'autres antidépresseurs.

• Pour une même posologie, il existe une grande variabilité d'un sujet à l'autre ou chez un même sujet, selon les moments. Les dosages des taux plasmatiques des antidépresseurs permettent une aide à l'adaptation posologique.

- Si un traitement antidépresseur est nécessaire au cours de la grossesse, quel que soit son terme, le choix se portera sur un ISRS ou un tricyclique imipraminique.

Conseils hygiéno-diététiques

Certains antidépresseurs peuvent entraîner une prise de poids. Il est alors important d'adopter un régime équilibré et de réduire les apports de graisses (beurre, fromages, viandes de porc et d'agneau...) et de sucres (pâtisseries, bonbons, boissons sucrées, sodas...).
L'absorption de boissons alcoolisées est déconseillée.

Autres conseils au patient

- Ne pas laisser ces médicaments à la portée des enfants.
- Il est prudent d'éviter de conduire des véhicules motorisés.
- Le (la) patient(e) doit informer son médecin :
  - s'il (elle) utilise d'autres médicaments en raison de possibles interactions médicamenteuses, seul le médecin est compétent pour décider quels autres traitements le patient peut suivre,
  - s'il (elle) est atteinte de maladie cardiovasculaire, de glaucome à angle fermé, d'adénome prostatique,
  - si elle souhaite devenir enceinte ou allaiter son enfant,
  - si les effets gênants persistent,
  - de tout symptôme évocateur d'une rechute.

Thymorégulateurs ou normothymiques

NOTIONS ESSENTIELLES

- Les normothymiques ou thymorégulateurs sont utilisés en psychiatrie dans le traitement des troubles de l'humeur bipolaires.
- Le trouble bipolaire se caractérise par une succession d'accès maniaques ou dépressifs séparés par des intervalles libres.
- Le trouble bipolaire de type I se caractérise par la présence d'épisodes maniaques associés ou non à des épisodes dépressifs majeurs.
- Le trouble bipolaire de type II se manifeste par la présence d'épisodes dépressifs récurrents associés à des périodes hypomaniaques.
- Le traitement thymorégulateur traite l'épisode aigu maniaque et/ou dépressif et prévient les récurrences.
- Les traitements thymorégulateurs de première intention sont les sels de lithium et le valproate; les traitements de seconde intention font appel aux antipsychotiques atypiques (aripiprazole, olanzapine, rispéridone).
- La prescription d'un traitement antidépresseur en monothérapie est déconseillée du fait du risque de virage maniaque. Elle n'est légitime qu'en association avec un thymorégulateur et uniquement dans les épisodes d'intensité modérée à sévère.
- En cas d'échec, après 4 à 6 semaines de traitement, les bithérapies thymorégulatrices associent soit deux médicaments de première intention, le lithium et le valproate, soit un médi-

cament de première intention et un antipsychotique atypique.

- Le traitement par le lithium repose sur le principe de l'imprégnation contrôlée et nécessite le dosage régulier des taux sanguins (lithémie) ; la lithémie doit être comprise entre 0,6 et 0,8 mEq/l (0,6 à 0,8 mmol/L).
- L'évaluation de la fonction rénale doit être un préalable à toute mise sous traitement par le lithium ; en cas d'insuffisance rénale, il existe un risque de surdosage et d'intoxication pouvant entraîner coma et mort.
- La lamotrigine est indiquée dans la prévention des épisodes dépressifs chez les patients ayant un trouble bipolaire de type I et qui ont une prédominance d'épisodes dépressifs.
- Parmi les antipsychotiques atypiques, l'aripiprazole et l'olanzapine sont indiqués dans les épisodes maniaques modérés à sévères des troubles bipolaires de type I ainsi que dans la prévention des récidives d'épisodes maniaques. La rispéridone a obtenu une AMM pour le traitement à court terme des épisodes maniaques modérés à sévères.

GÉNÉRALITÉS

Les régulateurs de l'humeur ou normothymiques ou thymorégulateurs agissent sur les dérèglements de l'humeur autant à titre curatif que préventif :

- au plan curatif, par leur action sédative des états d'agitation et particulièrement des excitations maniaques (action antiagressive) ;
- au plan préventif des désordres thymiques récidivants, notamment des dérèglements expansifs et dépressifs de l'humeur de la psychose maniacodépressive.

Les sels de lithium et le valproate constituent les chefs de file de cette classe de médicaments, qui comprend également :

- les antipsychotiques atypiques : aripiprazole, asénapine, olanzapine, quétiapine, rispéridone ;
- les anticonvulsivants : lamotrigine, carbamazépine, valpromide.

TROUBLES DE L'HUMEUR

Delay définit l'humeur ou thymie comme « l'ensemble des dispositions affectives ou instinctives qui déterminent la tonalité fondamentale de l'activité psychique, capable d'osciller entre les deux pôles de l'euphorie expansive et de la dépression douloureuse ».

Le trouble de l'humeur ou trouble thymique est une pathologie qui consiste en des perturbations, soit de type dépressif, soit de type maniaque.

La classification internationale DSM-IV définit le trouble bipolaire ou psychose maniacodépressive comme une alternance d'états dépressifs de gravité mélancolique et des états euphoriques maniaques, séparés par des intervalles libres.

Le DSM-IV reconnaît deux types de trouble bipolaire :

- le trouble bipolaire de type I se caractérise par le présence d'épisodes maniaques ou mixtes, associés ou non à des épisodes dépressifs

majeurs ; cette succession peut se faire à intervalles irréguliers ou suivant des séquences identiques, dépression-manie ou manie-dépression, séparées par un intervalle libre ;
- le trouble bipolaire de type II alterne des épisodes dépressifs récurrents et des états hypomaniaques.

L'épisode maniaque associe :
- une période d'au moins 1 semaine au cours de laquelle l'humeur est anormalement élevée ;
- au moins 4 des symptômes suivants : idée de grandeur, réduction du besoin de sommeil, facilité du contact, fuite des idées, agitation, comportement excessif ;
- une altération marquée du comportement social.

L'épisode hypomaniaque se caractérise par les mêmes symptômes que l'épisode maniaque avec une durée minimale de 4 jours et l'absence d'une altération marquée du fonctionnement social.

L'épisode mixte associe des critères de l'épisode maniaque et de l'épisode dépressif.

COMPLICATIONS

En l'absence de traitement, l'accès maniaque dure de 6 à 8 mois, contre 3 à 6 semaines en cas de traitement. Les complications du trouble bipolaire sont les rechutes maniaques ou dépressives. Le risque suicidaire est important.

PRINCIPAUX MÉDICAMENTS – POSOLOGIES

***Tableau II.518** - Normothymiques ou thymorégulateurs (Liste II)*

DCI	Spécialités	Présentations	Posologies
Lithium			
Carbonate de lithium	TERALITHE	comp. séc. 250 mg soit 7 mmol de lithium	*À doses progressives :* 2 comp./j en 2 à 3 prises aux repas, puis augmenter par paliers de 1/2 comp. jusqu'à la posologie efficace et non toxique
	TERALITHE LP	comp. séc. LP 400 mg = 10 mmol de lithium comp. à avaler sans les sucer ni les croquer	*À doses progressives :* 1 prise unique le soir 1 à 2 comp./j puis augmenter par paliers de 1/2 comp. jusqu'à la posologie efficace et non toxique
Autres normothymiques (liste II)			
Carba-mazépine	TEGRETOL	comp. séc. 200 mg susp. buv. (20 mg = 1 mL)	*À doses progressives :* par paliers tous les 3 à 7 jours **AD :** 10 à 15 mg/kg/j **ENF :** 10 à 20 mg/kg/j en 2 à 3 prises
Carba-mazépine	TEGRETOL LP CARBAMA-ZÉPINE LP	comp. séc. LP 200 mg comp. séc. LP 400 mg à libération prolongée	*À doses progressives* augmentées par paliers tous les 3 à 7 jours **AD :** 10 à 15 mg/kg/j **ENF :** 10 à 20 mg/kg/j en 2 prises
Valpromide	DEPAMIDE	comp. 300 mg gastrorésistants	*À dose progressive :* 1 à 2 comp./j puis 2 à 4 comp./j en 2 prises aux repas, matin et soir Posologie maximale : 1 800 mg/j
Divalproate de sodium	DEPAKOTE	comp. 250 mg gastrorésistants comp. 500 mg gastrorésistants	**AD :** 750 mg/j puis jusqu'à 1 à 2 g/j en 2 à 3 prises (dose max. : 2 500 mg/j)

DCI	Spécialités	Présentations	Posologies
Lamotrigine	LAMICTAL LAMOTRIGINE	comp. à croquer dispersibles 2 mg, 5 mg, 25 mg, 50 mg, 100 mg, 200 mg comp. à croquer dispersibes 5 mg, 25 mg, 50 mg, 100 mg, 200 mg	*Prévention des troubles bipolaires de type I avec prédominance d'épisodes dépressifs :* - patients ne recevant pas de valproate de sodium : **AD et ENF** > 12 ans : 25 mg/j en 1 prise pendant 2 semaines, puis 50 mg/j pendant 2 semaines, puis 100 à 200 mg/j, en 2 prises - patients recevant du valproate de sodium : **AD et ENF** > 12 ans : 25 mg 1 jour sur 2 pendant 2 semaines, puis 25 mg/j en 1 prise pendant 2 semaines, puis 100 à 200 mg/j, en 1 ou 2 prises
Aripiprazole	ABILIFY*	comp. 5 mg comp. 10 mg comp. 15 mg comp. orodisp. 10 mg comp. orodisp. 15 mg	**AD** : 15 mg/j en 1 prise (30 mg au max.)
Asénapine	SYCREST	comp. sublingual 5 mg comp. sublingual 10 mg	*Posologie initiale :* 10 mg 2 fois/j, matin et soir *En association :* posologie réduite à 5 mg 2 fois/j
Olanzapine	ZYPREXA* OLANZAPINE	comp. 5 mg comp. 7,5 mg comp. 10 mg	**AD** : 15 mg/j
	ZYPREXA-VELOTAB OLANZAPINE	comp. orodisp. 5 mg, 10 mg, 15 mg, 20 mg	
Quétiapine	XEROQUEL* LP	comp. LP 50 mg comp. LP 300 mg comp. LP 400 mg	*À doses progressives :* **AD** : 50 mg le 1er jour 100 mg le 2e jour 200 mg le 3e jour *Dose recommandée :* 300 mg/j à partir du 4e jour

* Traitement des épisodes maniaques modérés à sévères des troubles bipolaires de type I et prévention des récidives d'épisodes maniaques chez des patients ayant déjà présenté des épisodes maniaques.

DCI	Spécialités	Présentations	Posologies
Rispéridone	RISPERDAL** RISPÉRIDONE RISPERDALORO RISPÉRIDONE	comp. séc. 1 mg comp. séc. 2 mg comp. séc. 4 mg sol. buv. 1 mg/mL comp. orodisp. 0,5 mg, 1 mg, 2 mg, 3 mg, 4 mg	AD : 2 mg en 1 prise Adaptation posologique par paliers de 1 mg en respectant un délai de 24 h entre chaque palier

** Traitement des épisodes maniaques modérés à sévères des troubles bipolaires.

INDICATIONS – CONDUITE DE TRAITEMENT

Indications

- Sels de lithium (TERALITHE, NEUROLITHIUM) :
  - traitement curatif des accès maniaques et de certains accès dépressifs ;
  - prévention des rechutes des troubles bipolaires ;
  - troubles schizoaffectifs.
- Anticonvulsivants (TEGRETOL, DEPAMIDE) : traitement des épisodes maniaques chez les patients souffrant de trouble bipolaire ou en cas de contre-indications ou d'intolérance au lithium.
- Lamotrigine (LAMICTAL) : prévention des troubles bipolaires de type I avec prédominance d'épisodes dépressifs.
- Antipsychotiques atypiques (ABILIFY, RISPERDAL, ZYPREXA) : voir *tableau II.518.*
- Valproate de sodium (DEPAKOTE) : traitement des épisodes maniaques chez les patients souffrant de troubles bipolaires en cas de contre-indication ou d'intolérance au lithium.

***Tableau II.519** - Indications des normothymiques ou thymorégulateurs*

	Traitement des épisodes maniaques	Traitement des épisodes dépressifs	Prévention des rechutes d'épisodes
Lithium	+		+ (maniaques)
Valproate	+		
Aripiprazole	+		+ (maniaques)
Asénapine	+		
Olanzapine	+		+ (maniaques)
Quétiapine	+	+	+ (maniaques ou dépressifs)
Rispéridone	+		
Lamotrigine			+ (dépressifs
Carbamazépine	+		+ (maniaques)

Conduite de traitement

Recommandations

Le guide ALD n° 23 édité par la Haute Autorité de santé en mai 2009 énonce les éléments suivants :

- Les normothymiques ou thymorégulateurs sont utilisés en psychiatrie dans le traitement des troubles de l'humeur bipolaires.
- Le trouble bipolaire se caractérise par une succession d'accès maniaques ou dépressifs séparés par des intervalles libres.
- Le traitement thymorégulateur traite l'épisode aigu maniaque et/ou dépressif et prévient les récurrences.
- Les traitements thymorégulateurs de première intention sont les sels de lithium et le valproate ; les traitements de seconde intention font appel aux antipsychotiques atypiques (aripripazole, olanzaprine, rispéridone).
- La prescription d'un traitement antidépresseur en monothérapie est déconseillée du fait du risque de virage maniaque. Elle n'est légitime

qu'en association avec un thymorégulateur et uniquement dans les épisodes d'intensité modérée à sévère.
- En cas d'échec, après 4 à 6 semaines de traitement, les bithérapies thymorégulatrices associent soit deux médicaments de première intention, le lithium et le valproate, soit un médicament de première intention et un antipsychotique atypique.
- L'accès maniaque est une urgence thérapeutique qui nécessite une hospitalisation.
- Le traitement est en principe prescrit à vie.

Modalités pratiques

Prise en charge de l'épisode maniaque

- L'épisode maniaque est une urgence thérapeutique qui peut nécessiter une hospitalisation. Les sels de lithium ou le valproate sont prescrits en 1re intention éventuellement associés à un antipsychotique atypique dans les formes sévères.
- Après 4 à 6 semaines de traitement, en cas d'échec, une bithérapie thymorégulatrice est mise en œuvre ; elle associe sels de lithium et valproate ou sels de lithium et antipsychotique atypique.
- Un traitement efficace est en principe maintenu à vie pour prévenir les rechutes maniaques et dépressives ; une psycho-éducation lui est associée.

Prise en charge de l'épisode dépressif majeur modéré ou sévère

- Les sels de lithium ou le valproate sont prescrits en 1re intention associés à un antidépresseur de type ISRS.
- Après 4 à 6 semaines de traitement, en cas d'échec, deux attitudes thérapeutiques sont possibles :
  - modifier le traitement thymorégulateur en associant les sels de lithium au valproate ou par le recours à la lamotrigine en monothérapie.
  - modifier l'antidépresseur associé.
- En cas de nouvel échec, l'alternative thérapeutique réside :
  - pour les formes modérées, en un changement de thymorégulateur, y compris la carbamazépine ;
  - pour les formes sévères, au recours à l'électroconvulsivothérapie.

Cas particuliers

Trouble bipolaire à cycles rapides

Il se caractérise par la survenue d'au moins 4 épisodes maniaques et/ou dépressifs par an. Les associations valproate et antipsychotiques atypiques sont souvent utilisées.

Épisode maniaque avec agitation

Le traitement associe une approche relationnelle et l'administration d'antipsychotiques atypiques soit par voie orale, soit si nécessaire par voie parentérale.

Trouble bipolaire et grossesse

En cas de désir de grossesse, il convient de poursuivre le traitement thymorégulateur, lithium ou antipsychotiques atypiques, à l'exclusion du valproate, et sous surveillance mensuelle échographique.

Suivi et adaptation du traitement

- La prise de médicaments antipsychotiques atypiques peut s'accompagner de prise de poids et de troubles des métabolismes glucidique et lipidique.
- L'AFSSAPS recommande (2010) une surveillance cardio-métabolique des patients :
  - avant l'instauration du traitement : poids et IMC, périmètre ombilical, glycémie à jeun, bilan lipidique, pression artérielle ;
  - au 1er mois : poids et IMC ;
  - au 3e mois : poids et IMC, glycémie à jeun, bilan lipidique, pression artérielle ;
  - une fois par trimestre : poids et IMC, périmètre ombilical ;
  - une fois par an : glycémie à jeun, pression artérielle ;
  - tous les 5 ans : bilan lipidique.

Principes du traitement par le lithium

Le principe du traitement consiste à amener la lithémie dans la zone thérapeutique, entre 0,6 et 0,8 mEq/L (ou 0,6 et 0,8 mmol/L). La posologie doit être adaptée progressivement du fait de variations individuelles dépendant essentiellement de la qualité du fonctionnement rénal.

La cure au lithium comprend trois phases :
- le bilan initial ;
- la phase d'adaptation posologique ;
- le traitement au long cours.

Une hospitalisation est nécessaire pour le bilan préalable et la surveillance des effets de la thérapeutique.

Bilan initial

BILAN RÉNAL

Le lithium étant éliminé par le rein, il convient de s'assurer du bon fonctionnement rénal ; en effet des signes d'intoxication apparaissent à partir d'une lithémie de 2 mEq/L.

Une clairance de la créatinine inférieure à 40 mL/min est une contre-indication à l'emploi du lithium.

BILAN CARDIAQUE (ECG)

Le déséquilibre hydroélectrolytique latent chez les cardiaques risque d'être aggravé par le lithium.

BILAN HYDROÉLECTROLYTIQUE (IONOGRAMME)

Le lithium peut prendre la place du sodium intracellulaire et entraîner de graves troubles toxiques ; toute déplétion sodée d'origine pathologique ou thérapeutique (régime désodé, traitement diurétique) contre-indique l'usage du lithium.

BILAN THYROÏDIEN (DOSAGES DE T3, T4, TSH)

Le lithium interfère avec le métabolisme de l'iode ; lorsqu'il existe une insuffisance thyroïdienne même mineure, l'effet du lithium risque de l'aggraver et d'entraîner l'apparition d'un goitre.

L'insuffisance thyroïdienne doit être corrigée.

BILAN NEUROLOGIQUE (EEG)

Recherche des altérations organiques cérébrales (tumeur, insuffisance circulatoire) qui augmentent les risques d'intolérance (tremblements, confusion) même aux doses thérapeutiques.

Phase d'adaptation posologique

La posologie doit être progressive, en commençant par :

- 2 à 3 comprimés à 250 mg de carbonate de lithium ;
- 2 à 3 ampoules buvables de 5 mL de gluconate de lithium, soit 10 à 15 mEq par jour répartis en 2 à 3 prises (matin, soir ou matin, midi et soir).

Il faut doser la lithémie tous les 5 jours en début de traitement. En pratique, si après 5 jours la lithémie est inférieure à 0,5 mEq/L, l'augmentation posologique doit être effectuée ; si la lithémie est supérieure à 0,6 mEq/L, il faut rester à la même posologie, car l'augmentation de la lithémie peut se poursuivre ; si la lithémie dépasse 1 mEq/L, la réduction des doses s'impose.

La dose habituelle varie de 750 à 1 500 mg, soit 3 à 7 comprimés de TERALITHE ou une à deux ampoules et demie à 10 mL de NEUROLITHIUM.

L'état d'équilibre peut être considéré comme atteint lorsque, pour une posologie donnée, 3 lithémies successives, à 5 jours d'intervalle, se situent dans la zone thérapeutique. Contrôler la lithémie après 1 mois, puis chaque mois pendant 3 mois, puis tous les 2 à 5 mois.

DÉTERMINATION DE LA LITHÉMIE

Le prélèvement sanguin doit être fait le matin avant la première prise du médicament et 12 heures après celle de la veille.

Le sang est recueilli dans des tubes secs, car certains anticoagulants contiennent du lithium.

Traitement au long cours

Une vérification mensuelle de la lithémie est nécessaire pour vérifier qu'elle se maintient dans la zone thérapeutique (0,6-0,8 mEq/L).

Si une modification de posologie s'avère nécessaire, il faut refaire une lithémie 8 jours plus tard.

Les effets secondaires seront recherchés à chaque visite mensuelle et un bilan annuel (rénal, cardiaque, thyroïdien, ionogramme sanguin) sera réalisé.

La durée de traitement peut s'étendre sur plusieurs années (puisqu'il s'agit d'un traitement préventif). L'arrêt du traitement n'est décidé qu'en cas de contre-indication au lithium.

Médicaments correcteurs des effets indésirables

Lorsqu'il est bien surveillé, le traitement par les sels de lithium ne présente pas d'effets indésirables et ne nécessite pas de médicaments correcteurs.

Prescription de thymorégulateurs chez la personne âgée

Se reporter à la section « *Psychotropes* », au paragraphe « *Généralités* », p. 1542.

EFFETS INDÉSIRABLES – INTERACTIONS MÉDICAMENTEUSES – PRÉCAUTIONS D'EMPLOI – CONTRE-INDICATIONS

Les effets indésirables, interactions médicamenteuses, précautions d'emploi et contre-indications des spécialités DEPAKOTE, DEPAMIDE, LAMICTAL ET TEGRETOL sont décrits dans la section « *Antiépileptiques* » (p. 1333) ; ceux des spécialités ABILIFY, RISPERDAL, ZYPREXA ET XEROQUEL dans la section « *Neuroleptiques* » (p. 1576).

***Tableau II.520** - Effets indésirables des sels de lithium*

Effets indésirables	Corrections
• Troubles psychiques : sédation, léthargie • Tremblement (fin au repos)	• bien corrigé par les bêtabloquants (SECTRAL)
• Troubles digestifs (nausées, vomissements, douleurs épigastriques)	• peuvent être évités par l'absorption au cours des repas
• Syndrome polyuro-polydypsique	• peut survenir en début de traitement et disparaître spontanément
• Goitre isolé ou associé à une hypothyroïdie	• surtout chez les sujets ayant des antécédents thyroïdiens
• Prise de poids, hyperglycémie	• mesures diététiques
• Accidents sanguins (rares)	• hyperleucocytose, anémie ne nécessitant pas l'arrêt du traitement

Effets indésirables	Corrections
• Soif et polyurie	• possibilité de diabète insipide néphrogénique ou de syndrome néphrotique (rare)
• Effets cardiaques	• effets précoces (après 1 à 2 semaines de traitement) : aplatissement voire inversion de l'onde T • effets tardifs : troubles du rythme, bradycardie nécessitant l'arrêt du traitement • tardivement : myocardite liée à un infiltrat interstitiel lymphocytaire (rarement)
• Effets dermatologiques	• déclenchement ou aggravation d'une acné ou d'un psoriasis, cause fréquente d'arrêt de la lithothérapie
• Effet tératogène	• anomalies du développement fœtal du cœur et des gros vaisseaux survenant au cours du premier trimestre dans 1 % des cas
• Intoxication aiguë : *surdosage* premiers signes : - nausées, soif - tremblement, troubles de l'équilibre - somnolence - douleurs précordiales le surdosage peut conduire au coma et la mort	• arrêt de traitement dès les premiers signes et contrôle de la lithémie • réanimation, rééquilibration hydro-électrolytique diurèse osmotique alcalinisante (voire épuration extrarénale si > 2 mmol/L
Syndrome sérotoninergique (rarement, en association), agitation, confusion, parfois coma, hypo ou hypertension, hyperthermie, myoclonies, tremblements.	

Tableau II.521 - Interactions médicamenteuses des sels de lithium

Médicaments de la classe	Autres médicaments	Conséquences
Sels de lithium	• AINS • diurétiques • inhibiteurs de l'enzyme • de conversion • antagonistes de l'angiotensine II	*associations déconseillées* augmentation de la lithémie
	• carbamazépine	*association déconseillée* risque de neurotoxicité, confusion, somnolence réversibles à l'arrêt du traitement par le lithium

Médicaments de la classe	Autres médicaments	Conséquences
Sels de lithium	• fluphénazine • halopéridol • chlorpromazine	*associations déconseillées* syndrome confusionnel, hypertonie, hyperréflectivité, avec parfois augmentation de la lithémie

Tableau II.522 - Précautions d'emploi des sels de lithium

Avant le traitement

• Pratiquer : numération formule sanguine, bilans rénal, cardiaque, thyroïdien, test de grossesse.

En cours de traitement

• Assurer le maintien du taux sérique de lithium entre 0,6 et 0,8 mEq/L.
• Ne pas modifier les apports sodés.
• Éviter les boissons alcoolisées.
• Expliquer le principe du traitement au malade car l'équilibrage stable de la lithémie est impossible sans la régularité des prises et la rigueur des contrôles.
• Une grossesse sous lithium est possible et parfois préférable à l'arrêt du traitement thymorégulateur compte tenu de la gravité potentielle que représente un épisode dépressif majeur ou maniaque au cours de la grossesse. Une surveillance échographique très étroite s'impose. Le lithium doit être interrompu dans les jours précédant l'accouchement et repris à doses efficaces dès après, et ce d'autant plus que le *post-partum* favorise les accès thymiques.
• Prudence lors des associations médicamenteuses suivantes :
- lithium + azétazolamide, diurétiques épargneurs de potassium, glycérol, mannitol, méthyldopa, sodium bicarbonate, sodium chlorure, théophylline, calcitonine : diminution de la lithémie avec risque de baisse de l'efficacité thérapeutique. Surveiller la lithémie et adapter éventuellement la posologie du lithium
- lithium + clozapine : risque de troubles neuropsychiques (myoclonies, tremblements, désorientation). Surveillance clinique et biologique régulière
- lithium + neuroleptiques : risque d'apparition de signes neuropsychiques évocateurs d'un syndrome malin des neuroleptiques ou d'une intoxication au lithium
- lithium + inhibiteurs sélectifs de la recapture de la sérotonine : risque d'apparition d'un syndrome sérotoninergique. Surveillance clinique et biologique régulière
- lithium + méthyldopa ou topiramate : augmentation de la lithémie pouvant atteindre des valeurs toxiques. Surveiller la lithémie et adapter éventuellement la posologie du lithium

Tableau II.523 - Contre-indications des sels de lithium

• Premier trimestre de la grossesse, allaitement
• Insuffisance rénale (clairance à la créatinine < 85 mL/min)
• Déplétion hydrosodée (régime ou traitement diurétique)

Administration et conseils au patient

On pourra également se reporter au paragraphe « *Administration et conseils au patient* » de la section « *Psychotropes* », p. 1517

Objectifs du traitement médicamenteux

Les normothymiques ou thymorégulateurs et plus particulièrement les sels de lithium sont utilisés en psychiatrie en raison de leurs propriétés sédatives dans le traitement des états maniaques et surtout pour leurs propriétés préventives des états maniaques et dépressifs des troubles de l'humeur bipolaires.

Plan de prises et modalités d'administration

- Les médicaments normothymiques sont administrés par voie orale. Les formes galéniques disponibles regroupent les comprimés, les comprimés à libération prolongée, les solutions et suspensions buvables.
- Les médicaments sont pris tous les jours à la même heure au cours des repas en 2 à 3 prises.
- Le TERALITHE LP est administré en une prise unique le soir.
- Il ne faut jamais doubler une dose en cas d'oubli de prise de la précédente.

Observance du traitement

- L'efficacité et la tolérance du traitement reposent sur le respect des modalités de prises présentées par le médecin. C'est pourquoi, le patient doit connaître et comprendre son traitement, tout comme son entourage qui doit l'encourager à suivre cette prescription sans modifier la posologie ni sauter de prise.

- Des contrôles sanguins du taux plasmatique de lithium doivent être régulièrement réalisés. L'efficacité du traitement est conditionnée par le maintien du taux sérique de lithium (entre 0,6 et 0,8 mEq/L), impossible à obtenir sans la régularité des prises.
- Il est habituel que les effets bénéfiques du traitement ne se fassent pas sentir tout de suite.
- Un certain nombre d'effets gênants peuvent survenir : soif, nausées, tremblements des mains, somnolence, besoin fréquent d'uriner, prise de poids.

Surveillance de l'efficacité et de la tolérance

- Le principe du traitement consiste à amener la lithémie dans la zone thérapeutique entre 0,6 et 0,8 mEq/L (ou 0,6 et 0,8 mmol/L). La posologie doit être adaptée progressivement du fait de variations individuelles dépendant essentiellement de la qualité du fonctionnement rénal.
- La surveillance du traitement par le *lithium* repose sur la réalisation du bilan préthérapeutique des fonctions :
  - rénale : le lithium étant éliminé par le rein, des signes d'intoxication apparaissent à partir d'une lithémie de 2 mEq/L ;
  - cardiaque ECG : le *lithium* peut provoquer l'inversion de l'onde T après 1 ou 2 semaines de traitement ;
  - thyroïdienne : dosages de T3, T4, TSH. Le *lithium* interfère avec le métabolisme de l'iode. Lorsqu'il existe une insuffisance thyroïdienne, l'effet du lithium risque de l'aggraver et d'entraîner l'apparition d'un goître. Cette surveillance est par la suite annuelle ;
  - neurologique : EEG. Les altérations organiques cérébrales augmentent les risques d'intolérance (tremblements, confusion) au *lithium*.
- La surveillance du traitement par le lithium repose également sur :

- la réalisation d'un ionogramme sanguin. Le lithium peut prendre la place du sodium intracellulaire et entraîner de graves troubles toxiques ; toute déplétion sodée (régime désodé, traitement diurétique) contre-indique l'usage du lithium ;
- la réalisation d'un test de grossesse.

- Le taux de lithium dans le sang (lithémie) est régulièrement contrôlé. Le matin du jour de la prise de sang, il convient de ne prendre le médicament qu'une fois le prélèvement réalisé afin de ne pas fausser le résultat. Les dosages sanguins sont pratiqués tous les 5 jours au début du traitement puis tous les 2 à 3 mois lorsque le traitement est équilibré.
- L'hyperlithémie doit être suspectée devant tout tremblement avec dysarthrie, incoordination motrice, soif, voire ralentissement psychique.
- Un syndrome polyuro-polydipsique peut s'observer lors des premières semaines de traitement par le lithium.
- Une grossesse sous *lithium* est possible et parfois préférable à l'arrêt du traitement thymorégulateur compte tenu de la gravité potentielle que représente un épisode dépressif majeur ou maniaque au cours de la grossesse. Une surveillance échographique très étroite du développement du fœtus s'impose. Le lithium doit être interrompu dans les jours précédant l'accouchement et repris à doses efficaces dès après, et ce d'autant plus que le post-partum favorise les accès thymiques. Des mesures de surveillance doivent être impérativement mises en place pendant la grossesse : suivi plus fréquent des concentrations plasmatiques de lithium dans le sang de la mère, et supplémentation en acide folique.
- Il faut être vigilant sur les risques d'interaction entre :
  - les sels de lithium et d'autres médicaments (AINS, diurétiques, IEC, antagonistes de l'angiotensine, etc.),
  - la carbamazépine et les pilules contraceptives dont l'efficacité est diminuée.

- La surveillance d'un traitement par la carbamazépine nécessite de pratiquer des contrôles des taux plasmatiques, un hémogramme, un bilan hépatique.

Conseils hygiéno-diététiques

- Les sels de lithium peuvent entraîner une prise de poids et une hyperglycémie. Il convient d'adopter un régime équilibré et de réduire les apports de graisses et de sucres (pâtisserie, bonbons, boissons sucrées, sodas...).
- Le régime alimentaire prévoit par ailleurs :
  - de boire beaucoup (1,5 à 2 L/j),
  - de ne pas diminuer la ration normale de sel dans les aliments,
  - de ne pas consommer de boissons alcoolisées.

Autres conseils au patient

- Le trouble bipolaire est une maladie chronique caractérisée par une succession de crises tantôt dépressives tantôt maniaques. Entre les crises, le patient peut mener une vie absolument normale.
- Le patient doit bien connaître les symptômes devant l'amener à consulter (symptômes dépressifs, symptômes maniaques comme l'hyperactivité ou la diminution du besoin de sommeil).
- Un temps de sommeil régulier doit être respecté.
- Cette maladie accroît le risque de développer une surconsommation de certaines substances, voire une addiction.
- Le patient doit comprendre qu'il s'agit d'une maladie chronique et qu'un suivi rigoureux de son traitement lui permet de vivre tout à fait normalement.
- Un guide destiné aux patients admis en affection de longue durée est disponible sur le site de la HAS. Il vise à informer les patients sur le traitement et son suivi et à faciliter le dialogue avec le médecin traitant.

- Le (la) patient(e) doit informer son médecin :
  - avant tout début de traitement, s'il (elle) est atteint de maladie cardiovasculaire, rénale ou d'une maladie affectant la glande thyroïde ;
  - si les effets gênants persistent : ils sont souvent dus à une posologie trop élevée ;
  - s'il (elle) utilise d'autres médicaments ;
  - si elle désire devenir enceinte ou allaiter son enfant.

Tranquillisants ou anxiolytiques

NOTIONS ESSENTIELLES

- Les tranquillisants, ou anxiolytiques, sont les médicaments de l'anxiété ; deux grandes familles, les benzodiazépines et les carbamates, couvrent la presque totalité des prescriptions de médicaments tranquillisants.
- Les benzodiazépines possèdent des propriétés communes : anxiolyse, relaxation musculaire, action anticonvulsivante, effet hypnotique, effet amnésiant. Le choix d'un tranquillisant dépend de ses propriétés pharmacocinétiques (demi-vie d'élimination, en particulier).
- Les effets indésirables les plus fréquents sont la sédation et les troubles de l'attention ; ces effets sont plus fréquents chez la personne âgée et sont potentialisés par l'administration concomitante d'alcool ou d'autres sédatifs centraux. Les benzodiazépines dépriment la respiration, ce qui contre-indique leur utilisation chez l'insuffisant respiratoire.
- Les benzodiazépines les plus maniables sont celles présentant une demi-vie courte, et peu métabolisées (SERESTA). Elles sont plus volontiers prescrites chez la personne âgée et l'insuffisant rénal ou hépatique.
- Lors d'un traitement prolongé, un syndrome de sevrage peut se manifester à l'arrêt brutal du traitement, en particulier chez l'alcoolique et le toxicomane.
- Chez l'enfant ou l'adolescent, il est déconseillé de recourir aux tranquillisants.
- Chez le sujet âgé, la posologie des benzodiazépines doit être divisée par 2 ou 3, à l'inverse du BUSPAR, dont la cinétique n'est pas modifiée par l'âge.

- La grossesse et l'allaitement constituent des contre-indications relatives à l'usage des benzodiazépines. Chez les femmes toxicomanes enceintes, l'administration de tranquillisants leur permet de mieux supporter le sevrage de leurs drogues.
- Les recommandations doivent être connues :
  - il n'y a pas lieu, dans le traitement de l'anxiété, d'associer deux anxiolytiques ;
  - les durées de prescription maximales réglementaires (incluant la période de sevrage) ne doivent pas excéder 4 à 12 semaines, avec une réévaluation régulière ;
  - le traitement sera initié avec la posologie la plus faible et les posologies maximales recommandées ne doivent pas être dépassées.

GÉNÉRALITÉS

Définition

Les tranquillisants sont les médicaments de l'anxiété (anxiolytiques), de l'hyperémotivité et des situations de stress.

Les benzodiazépines sont par ailleurs myorelaxantes, anticonvulsivantes et possèdent une action sédative à fortes doses. Elles appartiennent au groupe des psycholeptiques ou sédatifs psychiques.

Classification

Les tranquillisants appartiennent principalement à deux grandes familles chimiques :

- les benzodiazépines ;
- les carbamates.

Quelques autres médicaments appartenant à diverses structures chimiques complètent cette classe.

Mécanisme d'action

- Les benzodiazépines se fixent au niveau des récepteurs spécifiques du GABA (acide gamma-aminobutyrique), neurotransmetteur responsable des mécanismes d'inhibition du système nerveux central (SNC), mécanisme qui explique les propriétés myorelaxante et anticonvulsivante. Leurs effets anxiolytiques et hypnotiques dépendent plutôt d'une action freinatrice des catécholamines et de la sérotonine.
- La buspirone (BUSPAR) agit principalement comme agoniste des récepteurs 5-HT1 à la sérotonine. Elle exerce aussi une activité antagoniste dopaminergique D2.
- Les carbamates ont un mode d'action encore imprécis ; ils interagissent avec les récepteurs du GABA.

PRINCIPAUX MÉDICAMENTS – POSOLOGIES

Tableau II.524 *- Anxiolytiques ou tranquillisants benzodiazépiniques (Liste I)*

DCI	Spécialités	Présentations	Posologies	Demi-vie
Benzodiazépines à demi-vie courte ou intermédiaire				
Clotiazépam	VERATRAN	comp. séc. 5 mg comp. séc. 10 mg	**AD** : 5 à 30 mg /j en 2 à 3 prises	5 h
Oxazépam	SERESTA	comp. séc. 10 mg comp. séc. 50 mg	**AD** : 10 à 50 mg/j (jusqu'à 150 mg)/j	4 à 8 h
Alprazolam	XANAX ALPRAZOLAM	comp. séc. 0,25 mg comp. séc. 0,50 mg comp. séc. 1 mg	**AD** : 0,5 à 4 mg/j en 2 à 3 prises	12 h
Lorazépam	TEMESTA LORAZÉPAM	comp. séc. 1 mg comp. séc. 2,5 mg	**AD** : 1 à 7,5 mg/j en 1 à 3 prises	10 à 20 h
Bromazépam	LEXOMIL BROMAZÉPAM BROMAZÉPAM	comp. 6 mg quadri séc. comp. 1,5 mg	**AD** : 3 à 12 mg/j en 1 à 3 prises (jusqu'à 36 mg/j)	20 h
Benzodiazépines à demi-vie longue				
Diazépam	DIAZÉPAM VALIUM VALIUM VALIUM DIAZÉPAM	comp. séc. 2 mg comp. séc. 5 mg comp. séc. 10 mg gtte buv. 1 % (1 mg/3 gttes) amp. inj. 2 mL = 10 mg	**AD** : 5 à 20 mg/j (jusqu'à 40 mg/j) **BB** : 0,5 mg/kg/j en 2 à 3 prises *Voie IV lente ou IM :* **AD** : 10 à 20 mg/inj. **ENF** : 0,1 à 0,2 mg/kg 1 à 4 fois/j *Voie rectale :* **NN** : 0,5 mg/kg soit 0,1 mL/kg sans dépasser 10 mg	30 à 50 h

DCI	Spécialités	Présentations	Posologies	Demi-vie
Clobazam	URBANYL	gél. 5 mg comp. séc. 10 mg comp. séc. 20 mg	**AD** : 5 à 60 mg/j (jusqu'à 120 mg/j) **ENF** : 0,5 mg/kg/j	20 à 40 h
Nordazépam	NORDAZ	comp. séc. 7,5 mg comp. séc. 15 mg	**AD** : 7,5 à 15 mg/j en 1 prise le soir	30 à 150 h
Prazépam	LYSANXIA	comp. séc. 10 mg comp. séc. 40 mg sol. buv. (15 mg/mL)	**AD** : 10 à 30 mg/j en 1 à 2 prises	30 à 150 h
	PRAZEPAM	comp. 10 mg		
Loflazépate	VICTAN	comp. séc. 2 mg	**AD** : 1 à 3 mg/j en 1 prise le soir	70 h
Clorazépate	TRANXENE	gél. 5 mg gél. 10 mg gél. 20 mg lyoph./solv. p. usage parentéral 20 mg/2 mL 50 mg/2,5 mL	**AD** : 25 à 90 mg/j Voie IV lente ou IM : 20 à 200 mg/j	30 à 150 h

***Tableau II.525** - Tranquillisants non benzodiazépiniques*

DCI	Spécialités	Présentations	Posologies	Demi-vie
Antihistaminiques				
Hydroxyzine (Liste I)	ATARAX HYDROXY-ZINE	comp. séc. 25 mg sirop 2 mg/mL (soit 10 mg/càc ou 30 mg/càs) amp. inj. 2 mL = 100 mg	**AD** : 50 à 100 mg/j **ENF, BB** : 1 mg/kg/j Voie IM ou IV lente (réservé à l'adulte) : **AD** : 100 à 300 mg/j	13 à 20 h
Divers				
Buspirone (Liste I)	BUSPIRONE	comp. séc. 10 mg	**AD** : 15 à 20 mg/j en 3 prises (dose max. : 60 mg/j)	2 à 10 h

DCI	Spécialités	Présentations	Posologies	Demi-vie
Captodiame (Liste II)	COVATINE	comp. 50 mg	AD : 1 comp. 3 fois/j	
Etifoxime (Liste I)	STRESAM	gél. 50 mg	AD : 1 gél. 3 fois/j	20 h

Remarque : suspension des AMM des spécialités contenant du méprobamate seul en janvier 2012 : EQUANIL 250 mg comp., EQUANIL 400 mg comp., MEPROBAMATE 200 et 400 mg comp.

INDICATIONS – CONDUITE DE TRAITEMENT

Indications

Formes orales

- Angoisse des états névrotiques et psychotiques. Les tranquillisants sont prescrits à forte posologie en association avec les neuroleptiques (benzodiazépines).
- Anxiété sous toutes ses formes.
- Psychiatrie infantile pour réduire l'insomnie, les terreurs nocturnes, l'instabilité motrice des enfants anxieux ou traiter des troubles caractériels (VALIUM, ATARAX).
- Insomnies d'endormissement.
- Affections psychosomatiques associées à l'anxiété (en pneumologie, cardiologie, gastro-entérologie, dermatologie).
- Adjuvants des cures de désintoxication alcoolique et prévention des accidents de sevrage (benzodiazépines, EQUANIL, BUSPAR, pour son faible pouvoir addictif et ne potentialisant pas les effets de l'alcool).
- Contractures musculaires douloureuses.
- Réactions allergiques : prurit, éruptions cutanées (ATARAX).

Formes injectables

- Urgences neuropsychiatriques : crises d'angoisse paroxystiques, crises d'agitation ; delirium tremens, délires subaigus alcooliques ; état de mal épileptique (VALIUM, TRANXENE, EQUANIL).
- Prémédication à certaines interventions chirurgicales (VALIUM).
- Prémédication avant certaines explorations fonctionnelles (benzodiazépines, EQUANIL, ATARAX).
- Tétanos.
- Contractures musculaires hyperalgiques.

Formes rectales

Prévention immédiate et traitement de la crise convulsive chez l'enfant et le nourrisson.

Conduite à tenir

Les tranquillisants sont des médicaments symptomatiques ; leur usage doit cesser dès que le symptôme a disparu.

L'arrêté du 7 octobre 1991 limite la prescription de tranquillisants à 12 semaines au maximum.

Les tranquillisants sont l'une des catégories des médicaments dont la sécurité d'emploi est la plus grande, notamment le groupe des benzodiazépines. Un certain nombre de règles simples doivent être respectées, lors de leur prescription, afin de limiter les effets indésirables.

Dans le traitement de l'anxiété, indication la plus courante de ces médicaments, les benzodiazépines sont les plus prescrites.

Choix de la benzodiazépine

Les benzodiazépines ont toutes les mêmes propriétés qualitativement ; elles se différencient par leurs pharmacocinétiques. Certaines benzodiazépines donnent des métabolites actifs correspondant à d'autres molécules commercialisées. Trois benzodiazépines n'ont pas de métabolites actifs (SERESTA, TEMESTA, LEXOMIL).

La demi-vie est variable selon les produits et permet leur classement :

- supérieure à 24 heures (TRANXENE, LYSANXIA, VALIUM, VICTAN, NORDAZ, URBANYL) ;
- entre 4 et 24 heures :
  - 4 à 10 heures : demi-vie courte (SERESTA, VERATRAN),
  - 10 à 24 heures : demi-vie intermédiaire (XANAX, TEMESTA, LEXOMIL).

Le choix de la benzodiazépine dépend :

- du délai d'action requis : les benzodiazépines à demi-vie courte semblent bien adaptées au traitement de l'insomnie ;
- du type de patient traité.

Personne âgée

L'âge modifie la pharmacocinétique des médicaments (diminution de l'excrétion rénale).

Il convient de prescrire la plus faible dose active n'ayant pas d'effet sédatif ; en pratique on divise par deux la posologie que l'on aurait donnée à un adulte, à l'exception du BUSPAR, dont la cinétique n'est pas modifiée par l'âge. On choisit une benzodiazépine à demi-vie courte ou intermédiaire et/ou peu métabolisée.

Femme enceinte

Il s'agit d'une contre-indication relative des benzodiazépines. On évite leur prescription pendant les premier et dernier trimestres de la grossesse.

On choisit une benzodiazépine à demi-vie courte, peu ou pas métabolisée (SERESTA) et à faibles doses.

L'administration répétée de benzodiazépines durant la grossesse peut entraîner une accumulation chez le fœtus et un syndrome de sevrage lors de l'accouchement.

Chez les femmes toxicomanes enceintes, il est intéressant d'administrer des tranquillisants, qui leur permettent de mieux supporter le sevrage de leurs drogues.

Insuffisant hépatique ou rénal

Ces insuffisances ont pour conséquence une augmentation de la demi-vie de ces médicaments et de leur fraction libre (non liée aux protéines plasmatiques du fait d'une hypoalbuminémie).

Il convient de réduire les posologies et de recourir à des benzodiazépines non métabolisées comme SERESTA ou TEMESTA.

Conduite pratique

- En *ambulatoire*, les traitements sont instaurés de façon progressive afin d'adapter les doses en fonction des symptômes et de tester la sensibilité du patient à d'éventuels effets sédatifs.

Le traitement doit être de courte durée ; en cas d'efficacité insuffisante, on change de produit et, si possible, de groupe chimique.

Il faut éviter l'augmentation des posologies qui marque l'installation d'une dépendance psychologique.

- Pour les *malades hospitalisés*, les posologies peuvent être élevées d'emblée par voie orale, intramusculaire (ATARAX, TRANXENE) ou en perfusion veineuse (TRANXENE).

C'est le cas dans le syndrome confusionnel, l'attaque d'angoisse ou le tétanos (TRANXENE : 100 mg toutes les 3 heures).

Arrêt du traitement

Il doit toujours être progressif afin d'éviter tout symptôme de rebond et/ ou de sevrage.

Recommandations

- Les anxiolytiques doivent être prescrits dans le strict respect des conditions fixées par la commission d'AMM. Respect des indications, des posologies et des durées de prescription : 12 semaines.
- Les anxiolytiques n'ont aucune action antidépressive spécifique.
- Aucun anxiolytique ne possède l'indication « trouble panique ».
- On ne doit pas associer deux anxiolytiques.
- L'association d'un anxiolytique et d'un hypnotique devrait être exceptionnelle.
- Aucun traitement anxiolytique de plusieurs semaines ne doit être arrêté brutalement.
- Aucune reconduction de prescription ne doit être systématique.
- Les posologies officielles recommandées chez le sujet âgé doivent être scrupuleusement respectées et le traitement doit toujours débuter par la posologie la plus faible.

Tableau II.526 - *Avantages et inconvénients des principaux tranquillisants*

Molécule	Avantages	Inconvénients
Benzodiazépines	• Action immédiate • Efficacité constante • Sédation (si action souhaitée)	• Risque de dépendance • Troubles mnésiques éventuels • Sédation
Carbamates	• Action immédiate • Efficacité constante • Sédation (si action souhaitée)	• Risque de dépendance • Toxicité si tentative d'autolyse • Induction enzymatique • Sédation
BUSPAR	• Pas de dépendance • Pas de sédation • Pas de troubles mnésiques	• Long délai d'action • Efficacité moins constante
Anti-histaminiques	• Pas de dépendance • Sédation (si action souhaitée)	• Efficacité moins constante • Sédation

EFFETS INDÉSIRABLES – INTERACTIONS MÉDICAMENTEUSES – PRÉCAUTIONS D'EMPLOI – CONTRE-INDICATIONS

Tableau II.527 - *Effets indésirables des tranquillisants*

Effets indésirables	Corrections
Effets initiaux : • fatigue musculaire • trouble de la mémoire, de l'attention • hypovigilance • hypotension *À plus long terme :* • fatigue • troubles de la mémoire • modification de la libido • phénomènes de dépendance physique et psychique même à doses thérapeutiques, avec syndrome de sevrage ou de rebond à l'arrêt du traitement	• ils sont fréquents et transitoires • ils nécessitent une progression posologique prudente

Effets indésirables	Corrections
Complications : • à l'arrêt brutal : anxiété, insomnie, vomissements, tremblements • à fortes doses ou par voie parentérale : amnésie transitoire, troubles respiratoires chez des sujets âgés ou prédisposés	• syndrome de sevrage
Intoxication aiguë : • ataxie, hypovigilance • coma avec dépression respiratoire • collapsus circulatoire	• très fréquente (les tranquillisants sont responsables d'environ 40 % des intoxications volontaires)

Note : Dans le cas d'une admission en service de réanimation, il existe un antagoniste spécifique des benzodiazépines : l'ANEXATE (flumazénil).

Tableau II.528 *- Interactions médicamenteuses des tranquillisants*

Alcool	*association déconseillée* majoration de la sédation

Tableau II.529 *- Précautions d'emploi des tranquillisants*

- Le traitement ne doit pas être poursuivi inutilement.
- Chez les sujets prédisposés, des convulsions peuvent survenir lors du sevrage, même lorsque les posologies sont usuelles et le traitement de courte durée.
- Les formes injectables IV doivent être administrées lentement pour éviter la survenue d'une apnée.
- Il convient d'adapter la posologie en cas d'insuffisance rénale, hépatique ou cardiaque.
- Les conducteurs de véhicules et les utilisateurs de machines doivent être avertis du risque de somnolence diurne.

Tableau II.530 *- Contre-indications des tranquillisants*

• Benzodiazépines	• hypersensibilité connue aux benzodiazépines • insuffisance respiratoire sévère • syndrome d'apnée du sommeil • insuffisance hépatique sévère (risque de survenue d'une encéphalopathie)
• Tous les tranquillisants non benzodiazépiniques	• hypersensibilité connue au produit
• ATARAX	• risque de glaucome par fermeture de l'angle et de rétention urinaire par obstacle utéro-prostatique • patient présentant un allongement acquis ou congénital de l'intervalle QT

• BUSPAR	• insuffisance hépatique ou rénale sévère
• COVATINE	• hypersensibilité au produit • grossesse 1er trimestre, allaitement
• STRESAM	• insuffisance hépatique ou rénale sévère • insuffisance respiratoire sévère

Administration et conseils au patient

On pourra également se reporter à l'encadré « *Administration et conseils au patient* » de la section « *Psychotropes* », p. 1547.

Objectifs du traitement médicamenteux

Les tranquillisants ou anxiolytiques sont les médicaments de l'anxiété, de l'hyperémotivité et des situations de stress.
Ils visent à supprimer la symptomatologie de l'anxiété, ou du moins la contrôler à un niveau compatible avec la poursuite d'une vie personnelle et professionnelle normale.

Plan de prises et modalités d'administration

- La voie injectable est réservée aux urgences neuropsychiatriques (crises d'agitation, crises d'angoisse paroxystiques, *delirium tremens*, état de mal épileptique), à la prémédication de certaines explorations fonctionnelles et interventions chirurgicales, à la prise en charge du tétanos et des contractures musculaires hyperalgiques. La forme injectable intraveineuse doit être administrée lentement pour éviter une apnée.
- La forme rectale est réservée à la prévention immédiate et au traitement de la crise convulsive chez l'enfant et le nourrisson.

- La posologie journalière est répartie en 1 à 3 prises.
- Les comprimés et gélules peuvent être absorbés au moment des repas.
- Il ne faut jamais doubler une dose en cas d'oubli de prise de la précédente.

Observance au traitement

- L'efficacité et la tolérance du traitement reposent sur le respect des modalités de prise de médicament. Le patient doit connaître et comprendre son traitement pour éviter toute accoutumance.
- En ambulatoire, le traitement est instauré de façon progressive afin d'adapter les doses en fonction des symptômes et de tester la sensibilité du patient à d'éventuels effets sédatifs.
- Le traitement doit être de courte durée ; en cas d'efficacité insuffisante, on change de produit, et si possible, de classe chimique.
- L'arrêt du traitement doit toujours être progressif afin d'éviter tout symptôme de rebond et/ou de sevrage.

Surveillance de l'efficacité et de la tolérance

- La durée de la prescription doit être la plus courte possible (en raison des phénomènes d'accoutumance avec la plupart de ces médicaments).
- La surveillance vise à :
  - évaluer en début de traitement l'asthénie et la somnolence. L'ajustement posologique permet de diminuer l'anxiété sans atteindre la vigilance ;
  - évaluer l'apparition d'une dépendance psychologique : de plus fortes doses que celles prescrites sont alors consommées par le patient ;
  - prévoir les doses les plus faibles actives, pour les personnes âgées, n'ayant pas d'effet sédatif. En pratique, on divise par 2

la posologie que l'on aurait donné à un adulte, à l'exception du BUSPAR, dont la cinétique n'est pas modifiée par l'âge. On choisit une benzodiazépine à demi-vie courte et/ou peu métabolisée (SERESTA) ;
- évaluer les symptômes caractéristiques d'une intoxication chronique (dysarthrie, vertiges, etc.).
- Il convient d'adapter la posologie en cas d'insuffisance rénale ou hépatique
- L'administration répétée de benzodiazépines durant la grossesse peut entraîner une accumulation chez le fœtus et un syndrome de sevrage lors de l'accouchement.

Conseils hygiéno-diététiques

- Éviter la consommation d'alcool et de tabac.
- Réduire la consommation de café.
- Pratiquer une activité physique régulière et des séances de relaxation.

Autres conseils au patient

- Il faut éviter les changements brutaux de position (en particulier au lever du lit).
- Les bains trop chauds ne sont pas recommandés.
- Ne pas conduire de véhicule motorisé, ni effectuer de travaux nécessitant de la vigilance en raison des vertiges et somnolence habituellement ressentis.
- Il est habituel d'observer quelques effets gênants : nausées, somnolence, vertiges.
- Les enfants, au contraire, peuvent présenter des réactions d'irritabilité : agitation, insomnie.
- Le(la) patient(e) doit prévenir son médecin :
  - avant le début du traitement, s'il/elle est atteint(e) d'insuffisance rénale ou hépatique, d'hypotension, asthme, insuffisance respiratoire ;

- en cas d'allergie à un médicament de la même famille ;
- en cas de prises d'autres médicaments ;
- si elle souhaite devenir enceinte ou allaiter son enfant.

Hypnotiques

NOTIONS ESSENTIELLES

- Les hypnotiques sont des médicaments utilisés pour traiter, de manière symptomatique, les insomnies.
- La plupart des hypnotiques modifient la structure du sommeil : les benzodiazépines réduisent le sommeil paradoxal, à la différence de l'IMOVANE et du STILNOX, qui respectent mieux les stades de sommeil lent profond.
- Les analogues des benzodiazépines (IMOVANE, STILNOX) présentent une meilleure maniabilité et moins d'effets indésirables du type somnolence, apathie ou ralentissement des réflexes.
- Une thérapeutique hypnotique doit être occasionnelle et exceptionnelle, limitée en cure et discontinue.
- Les recommandations doivent être appliquées de façon à prévenir tout risque de dépendance au traitement : pas d'association de deux hypnotiques et prescription d'hypnotiques limitée à 4 semaines, en commençant par la posologie la plus faible. Un traitement de plusieurs semaines ne doit pas être arrêté brutalement.
- Chez l'enfant, THERALENE et ATARAX sont les deux hypnotiques dont l'administration est autorisée.
- Chez la personne âgée, la posologie d'un traitement hypnotique doit être systématiquement réduite pour prévenir tout risque de confusion mentale et d'effets sédatifs résiduels. Les hypnotiques sont administrés 2 à 3 heures avant le coucher.
- Au cours de la grossesse, les antihistaminiques sont contre-indiqués, notamment durant le premier trimestre.

- Pendant l'allaitement, l'administration d'hypnotiques chez la mère peut entraîner une sédation importante du nourrisson.
- En fonction du terrain, sont contre-indiqués :
  - les antihistaminiques en cas de glaucome par fermeture de l'angle ou de rétention urinaire ;
  - les benzodiazépines en cas d'insuffisance respiratoire ou de myasthénie.
- Les tranquillisants, neuroleptiques et antidépresseurs sont parfois indiqués dans certaines insomnies.

GÉNÉRALITÉS

Définitions

Hypnotiques

Ce sont des médicaments utilisés pour traiter, de manière symptomatique, les insomnies. Ils provoquent un sommeil réversible.

Il ne s'agit pas de véritables médicaments psychiatriques puisqu'ils sont incapables de traiter une maladie mentale. Ils agissent sur un symptôme, l'insomnie, qui peut exister isolément ou faire partie de nombreux troubles mentaux.

Insomnie

Elle se définit comme étant la diminution de la durée habituelle de sommeil et/ou l'atteinte de la qualité de celui-ci avec un retentissement sur la qualité de la veille du lendemain. Il existe :
- des insomnies par difficulté d'endormissement (anxiété, surmenage) ;
- des insomnies par réveils fréquents dans la nuit ;
- des insomnies par réveil précoce (dépression).

On oppose les insomnies occasionnelles et chroniques aux insomnies secondaires à une pathologie somatique et/ou psychique.

L'insomnie aiguë peut durer d'une nuit à quelques semaines. L'insomnie chronique est définie par des troubles apparaissant au moins 3 nuits par semaine pendant plus de 4 semaines, elle est souvent secondaire à un trouble anxieux et/ou dépressif qu'il convient de traiter.

Rappel de physiologie

Le sommeil normal comprend :
- le sommeil à ondes lentes ;
- le sommeil paradoxal (sommeil à activité rapide).

Sommeil à ondes lentes

Il comprend quatre étapes (identifiées par des enregistrements EEG):
- stade 1 ou stade d'endormissement: pouls et respiration réguliers;
- stade 2: présence de « fuseaux rapides » à l'EEG, ondes soudaines et brèves;
- stade 3 (mélange de fuseaux rapides et d'ondes delta à l'EEG): sujet très détendu, pression artérielle et température corporelle basses;
- stade 4: c'est le sommeil profond caractérisé par les ondes delta à l'EEG.

Sommeil paradoxal

Il s'agit du sommeil à mouvements oculaires rapides; la fréquence de la respiration et du pouls augmentent. C'est durant cette phase qu'interviennent la plupart des rêves.

Les périodes de sommeil paradoxal et de sommeil à ondes lentes alternent tout au long de la nuit, avec des intervalles d'environ 90 minutes entre les périodes de sommeil paradoxal. Ce cycle se répète de 3 à 5 fois durant la période totale de sommeil.

Les besoins physiologiques de sommeil sont différents selon les individus et les âges de la vie.

Classification

- Les benzodiazépines.
- Les analogues des benzodiazépines.
- Les antihistaminiques H1.

PRINCIPAUX MÉDICAMENTS – POSOLOGIES

Tableau II.531 - *Hypnotiques*

DCI	Spécialités	Présentations	Posologies	Modalités de prescription – Demi-vie
Benzodiazépines d'action intermédiaire (demi-vie = 5 à 10 h)				
Loprazolam	HAVLANE	comp. séc. 1 mg	**AD** : 0,5 à 1 mg au coucher	La prescription de toutes les benzodiazépines est légalement limitée à 4 semaines au maximum (arrêté du 7/10/1991)
Lormétaze-pam	NOCTAMIDE LORMÉTAZE-PAM	comp. séc. 1 mg comp. séc. 2 mg	**AD** : 0,5 à 2 mg au coucher	
Témazépam	NORMISON	comp. séc. 10 mg comp. séc. 20 mg	**AD** : 10 à 20 mg au coucher	
Benzodiazépines d'action prolongée (demi-vie > 15 h)				
Estazolam	NUCTALON	comp. 2 mg	**AD** : 1 à 2 mg au coucher	La prescription de toutes les benzodiazépines est légalement limitée à 4 semaines au maximum (arrêté du 7/10/1991)
Nitrazépam	MOGADON	comp. séc. 5 mg	**AD** : 2,5 à 5 mg/j avant le coucher	
Analogues des benzodiazépines				
Cyclopyrrolones (Liste I) (durée maximale de prescription limitée à 4 semaines)				
Zopiclone	IMOVANE	comp. séc. 7,5 mg comp. 3,75 mg	**AD** : 3,75 à 7,5 mg/j au coucher	demi-vie : 5 à 7 h
	ZOPICLONE	comp. 7,5 mg		
Imidazopyridines (Liste I) (durée maximale de prescription limitée à 4 semaines)				
Zolpidem	STILNOX ZOLPIDEM	comp. séc. 10 mg	**AD** : 5 à 10 mg/j au coucher	demi-vie : 2 à 3 h

DCI	Spécialités	Présentations	Posologies	Modalités de prescription – Demi-vie
Antihistaminiques H1				
Phénothiazines				
Alimémazine (Liste II)	THERALENE	comp. séc. 5 mg sirop 0,05 % (2,5 mg/càc) gttes 4 % (1 mg/gtte)	AD : 5 à 20 mg ENF > 12 mois : 0,25 à 0,50 mg/kg au coucher	
Ethanolamine				
Doxylamine	DONORMYL	comp. séc. 15 mg comp. efferv. séc. 15 mg	AD : 7,5 à 30 mg/j 15 à 30 min avant le coucher	demi-vie : 10 h insomnies occasionnelles
Divers				
Mélatonine (Liste I)	CIRCADIN	comp. 2 mg à libération prolongée	AD : 2 mg après le repas, 1 à 2 h avant le coucher	demi-vie : 4 h

INDICATIONS – CONDUITE DE TRAITEMENT

Indications

Pour les insomnies, les indications se fondent sur trois critères :

- la place de l'insomnie dans le cycle du sommeil ;
- la pathologie qui la favorise ou la détermine ;
- la notion d'une consommation antérieure d'hypnotiques.

Les benzodiazépines et apparentés sont utilisés dans 3 situations :

- insomnie occasionnelle (2 à 5 j), lors d'un voyage par exemple ;
- insomnie transitoire (2 à 3 semaines), en cas de survenue d'un événement grave, par exemple ;
- insomnie chronique.

Conduite du traitement

Recommandations

Recommandations de la Société de formation thérapeutique du généraliste (SFTG), décembre 2006 – « Prise en charge du patient se plaignant d'insomnie en médecine générale » :

- les benzodiazépines et apparentés doivent être prescrits dans le strict respect des conditions fixées par la commission d'AMM : respect des indications, des posologies et des durées maximales de prescription, 4 semaines pour tous les hypnotiques, y compris la période de réduction de la posologie ;
- les mises en garde concernent :
  - la possibilité de tolérance avec diminution d'efficacité ;
  - la possibilité de dépendance : pharmacodépendance physique et psychique favorisée par les traitements prolongés, les doses élevées et en cas d'autres dépendances médicamenteuses, alcoolique ou autre ;
  - la possibilité de rebond à l'arrêt du traitement avec exaspération de l'insomnie pendant 2 à 3 jours ;
  - la possibilité de symptômes de sevrage à l'arrêt du traitement avec réapparition brutale de l'insomnie et/ou anxiété, plus rarement survenue d'épisodes confusionnels, d'hallucinations, de convulsions ;
  - la survenue d'amnésie antérograde ;
  - la survenue d'une réaction d'automatisme avec délire onirique, comportement inapproprié, agressivité, modification de la conscience.

Modalités d'administration

Les hypnotiques sont administrés le soir au coucher. La durée de la prescription doit être la plus brève possible (en raison des phénomènes d'accoutumance avec la plupart de ces médicaments).

Prescrire la plus faible posologie efficace ; arrêter le traitement de façon progressive si de fortes posologies sont utilisées.

Choix de l'hypnotique

Facteurs de choix

Le choix est fonction :
- de la place de l'insomnie dans le cycle du sommeil (endormissement, deuxième partie de la nuit, petit matin) ;
- du délai et de la durée d'action du médicament ;
- du terrain (personne âgée, enfant, femme enceinte).

L'*insomnie occasionnelle*, après un voyage, liée à l'environnement (bruit, chaleur), à un stress (surmenage, problèmes professionnels, affectifs) relève d'un traitement par des inducteurs du sommeil de courte durée d'action (demi-vie courte). Pendant 3 à 5 jours, on utilise :
- les tranquillisants (SERESTA, TEMESTA) ;
- les hypnotiques (STILNOX, IMOVANE, HAVLANE).

Dans l'insomnie transitoire (2 à 3 semaines) liée à des problèmes familiaux ou professionnels, souvent associée à une composante anxieuse, on choisit un hypnotique à demi-vie moyenne (8 à 12 h) pour éviter un rebond d'insomnie ou d'anxiété au milieu de la nuit.

L'*insomnie secondaire* à une maladie organique ou psychiatrique est souvent un signe d'appel ; elle nécessite un traitement étiologique de la maladie. Dans le cas de maladies psychiatriques, on a recours :
- aux antidépresseurs sédatifs (LAROXYL, SURMONTIL) ; les insomnies par réveil précoce se rencontrent dans les dépressions ;
- aux neuroleptiques sédatifs (TERCIAN, NOZINAN) dans les états confusionnels, la psychose maniaco-dépressive.

Les phénothiazines n'entraînent pas de dépendance mais exercent un effet sédatif prolongé au réveil.

Terrain

ENFANT

L'insomnie de l'enfant recouvre 2 types de troubles :
- les troubles de l'initiation du sommeil, en particulier les troubles de l'endormissement, l'opposition au coucher ou les pleurs ;
- les troubles du maintien du sommeil, notamment les éveils nocturnes prolongés.

La prise en charge de l'insomnie de l'enfant, après élimination d'une cause organique ou d'une parasomnie, fait appel à un traitement comportemental, à l'hygiène du sommeil voire à la chronothérapie avec ou sans luminothérapie, chez l'enfant de 10 à 15 ans.

Le traitement médicamenteux n'est proposé qu'après échec de ces modes de prise en charge ; il s'agit de la prescription d'antihistaminiques H1 pendant 4 semaines : hydroxyzine (ATARAX), alimémazine (THERALENE).

FEMME ENCEINTE

Les hypnotiques sont contre-indiqués durant le premier trimestre.

PERSONNE ÂGÉE

Il convient de réduire la posologie.

La prise en charge des troubles du sommeil de la personne âgée doit tenir compte :
- des modifications physiologiques du sommeil liées à l'âge ;
- des conséquences diurnes plus marquées des troubles du sommeil avec un ralentissement psychomoteur ;
- de la fréquence des comorbidités : une insomnie durable en 2e partie de nuit peut être le signe d'une dépression ;
- des modifications pharmacocinétiques : vitesse d'élimination diminuée, sensibilité accrue du système nerveux central aux psychotropes ;
- du risque accru de chute.

En cas de recours aux benzodiazépines, il convient de privilégier les médicaments à demi-vie courte et sans métabolite actif afin de limiter le risque d'accumulation.

Arrêt du traitement

Il convient de prévenir les accidents de sevrage dus aux benzodiazépines par une utilisation discontinue.

EFFETS INDÉSIRABLES – INTERACTIONS MÉDICAMENTEUSES – PRÉCAUTIONS D'EMPLOI – CONTRE-INDICATIONS

Tableau II.532 - Effets indésirables des hypnotiques

Effets initiaux
Ils sont liés à la persistance des effets hypnotiques après le réveil :
- somnolence
- troubles de la concentration
- vertiges, céphalées
- troubles de la coordination et de l'équilibre.

Chez l'enfant peut se manifester une excitation paradoxale.

Effets à long terme
- troubles de la mémoire, du jugement
- instabilité caractérielle
- modification de la libido
- fatigue chronique
- éruptions cutanées
- nausées, vomissements
- arthralgies.

Surdosage
État ébrieux, puis somnolence, coma, dépression respiratoire.
Il convient de procéder à un lavage gastrique, à une assistance respiratoire ; dans le cas de l'intoxication aux benzodiazépines, il existe un antagoniste spécifique : le flumazénil (ANEXATE).

Tableau II.533 - Interactions médicamenteuses des hypnotiques

Médicaments de la classe	Autres médicaments	Conséquences
Hypnotiques	Alcool	*association déconseillée* majoration de l'effet sédatif
Hypnotiques phénothiaziniques	Médicaments à effets anticholinergiques : atropine, antiparkinsoniens, antispamodiques, antisécrétoires, antidépresseurs imipraminiques, antihistaminiques H1	*associations déconseillées* majoration des effets atropiniques

Tableau II.534 - Précautions d'emploi des hypnotiques

• Utiliser avec prudence chez les conducteurs de machines, sujets âgés, en cas d'insuffisance hépatique, rénale ou respiratoire. • Prescrire à la posologie la plus faible pendant une courte durée. • Éviter tout traitement à fortes doses. • Modalités d'arrêt progressif du traitement. • Administration prudente des hypnotiques phénothiaziniques chez les épileptiques, les parkinsoniens. • Prudence lors des associations médicamenteuses suivantes : - zopiclone + rifampicine : diminution des concentrations plasmatiques et de l'efficacité de la zopiclone. Surveillance clinique et utilisation éventuelle d'un autre hypnotique - zolpidem + rifampicine : diminution des concentrations plasmatiques et de l'efficacité du zolpidem. Surveillance clinique et utilisation éventuelle d'un autre hypnotique

Tableau II.535 - Contre-indications des hypnotiques

• Tous les hypnotiques	• hypersensibilité connue au produit
• Tous, sauf le STILNOX	• insuffisance respiratoire sévère
• Benzodiazépines	• myasthénie, insuffisance hépatique sévère, syndrome d'apnée du sommeil • enfant
• Phénothiazines	• glaucome par fermeture d'angle • risque de rétention urinaire par obstacle urétro-prostatique

Administration et conseils au patient

On pourra également se reporter à l'encadré « *Administration et conseils au patient* » de la section « *Psychotropes* », p. 1547.

Objectifs du traitement médicamenteux

Les hypnotiques visent à traiter, de manière symptomatique, les insomnies et l'inconfort résultant de la sensation de sommeil insuffisant ou de mauvaise qualité : troubles de la vigilance, fatigue, manque d'énergie, difficulté de concentration, irritabilité.
Le traitement vise également à prévenir le passage à la chronicité et les complications personnelles et sociales de l'insomnie.

Plan de prises et modalités d'administration

Les hypnotiques sont administrés 20 à 30 minutes avant le coucher avec un peu d'eau.
Dans le cas de gouttes buvables, il convient de n'utiliser que le compte-gouttes accompagnant le flacon.

Observance au traitement

- Le patient doit connaître et comprendre son traitement. Il doit respecter les doses et la durée du traitement pour éviter toute accoutumance.
- Aucun traitement hypnotique de plusieurs semaines ne doit être arrêté brutalement afin de prévenir les accidents de sevrage (benzodiazépines).
- La prise en charge doit s'accompagner d'une explication détaillée des modifications physiologiques du sommeil. L'objectif doit être la promotion de l'éveil diurne en recommandant la pratique d'activités physiques et intellectuelles, un horaire de

coucher plus tardif et le respect d'un rythme éveil/sommeil régulier.

Surveillance de l'efficacité et de la tolérance

- La durée de la prescription doit être la plus brève possible (en raison des phénomènes d'accoutumance avec la plupart de ces médicaments) :
  - elle est de 3 à 5 jours dans le cas de l'insomnie occasionnelle après un voyage ou en raison d'un stress et fait appel à des inducteurs du sommeil de demi-vie courte ;
  - elle peut aller de 1 à 3 semaines dans l'insomnie transitoire liée à des problèmes familiaux ou professionnels ; on choisit un hypnotique à demi-vie moyenne (8 à 12 h) pour éviter un rebond d'insomnie ou d'anxiété au milieu de la nuit.
- La plus faible posologie efficace est utilisée.
- La surveillance porte sur :
  - l'éventuelle apparition de signes d'allergie,
  - l'évaluation d'une éventuelle dépendance psychique ainsi que la tolérance,
  - l'évaluation des signes d'apparition d'insuffisance respiratoire.
- La plus grande prudence est requise :
  - chez les sujets âgés,
  - en cas d'insuffisance hépatique, rénale ou respiratoire,
  - en cas d'administration d'hypnotiques phénothiaziniques chez les épileptiques et les parkinsoniens.

Conseils hygiéno-diététiques

- Ne pas consommer de café dans les 6 heures précédant le coucher.
- Éviter la consommation d'alcool qui facilite l'endormissement mais provoque des réveils nocturnes.
- Éviter les repas trop copieux le soir.

- Ne pas fumer avant d'aller se coucher (effet stimulant de la nicotine).
- Pratiquer une activité physique. Éviter cependant les efforts physiques intenses 3 à 4 heures avant le coucher qui peuvent perturber le sommeil.
- Le lieu de sommeil doit être calme, frais et à l'abri de la lumière.

Autres conseils au patient

- La prise simultanée de plusieurs somnifères peut aggraver les troubles du sommeil.
- Certains sujets, les enfants tout particulièrement, peuvent présenter des réactions paradoxales : agitation, insomnie, irritabilité.
- Le (la) patient(e) doit informer son médecin :
  - avant le début de traitement : de troubles respiratoires, myasthénie, de glaucome à angle fermé, d'hypotension, ou de mauvais fonctionnement du foie ou des reins ;
  - s'il (elle) est allergique à un médicament de la même famille ;
  - s'il (elle) prend d'autres médicaments (de l'allergie, de la douleur, obésité...) ;
  - si elle souhaite devenir enceinte.

16 Urologie

Traitement de l'hypertrophie bénigne de la prostate

NOTIONS ESSENTIELLES

- L'hypertrophie bénigne de la prostate (HBP) ou adénome prostatique est une pathologie très fréquente chez l'homme de plus de 50 ans.
- Le traitement de l'HBP lorsqu'il est nécessaire peut être chirurgical ou de type médicamenteux selon le souhait du patient.
- Les médicaments disponibles pour le traitement de cette pathologie appartiennent à trois classes thérapeutiques : les alphabloquants urosélectifs, les inhibiteurs de la 5-alpha-réductase et des extraits végétaux, d'efficacité moins bien établie que celle des deux autres classes médicamenteuses. Ils peuvent être utilisés seuls, en monothérapie, ou en association.
- La prise de ces traitements est toujours réalisée par voie orale en une à deux prises par jour.
- Leur tolérance est globalement satisfaisante mais avec des retentissements cardiovasculaires et des troubles sexuels dont le patient doit être averti.
- Ces traitements comportent peu d'interactions médicamenteuses. En revanche, de nombreux médicaments sont susceptibles de déclencher ou d'aggraver les troubles mictionnels liés à l'HBP et de provoquer des rétentions urinaires.

GÉNÉRALITÉS

Définition - Épidémiologie - Physiopathologie

L'hypertrophie bénigne de la prostate (HBP), appelée aussi adénome prostatique, est une tumeur bénigne qui se développe au niveau de la partie craniale de la prostate. En France, cette pathologie est très fréquente chez l'homme de plus de 50 ans. Elle est histologiquement présente chez 80 % des hommes de plus de 60 ans. Au-delà de cet âge, 43 % des hommes se disent gênés par les symptômes de la maladie.

Dans cette pathologie, l'augmentation du volume de la prostate entraîne une augmentation de la pression sur l'urètre et sur la vessie, interférant ainsi avec l'écoulement d'urine. De ce fait, les premiers et principaux symptômes de la maladie sont la pollakiurie (augmentation de la fréquence des mictions), avec diminution de la force du jet urinaire. Les symptômes plus graves associés à l'HBP peuvent être les hématuries, les infections urinaires, la rétention aiguë d'urine (globe vésical), la rétention chronique d'urine pouvant mener à une insuffisance rénale chronique, les calculs et les diverticules vésicaux.

Le diagnostic se fait par le toucher rectal, qui permet d'évaluer la taille de la prostate et d'apprécier une éventuelle irrégularité, qui peut être le premier signe d'un cancer.

Principe du traitement

Le traitement de l'HBP peut être de type médicamenteux ou chirurgical selon la gravité des symptômes et selon le souhait du patient. Dans certaines situations, l'abstention thérapeutique peut être proposée. Devant l'échec d'un traitement médicamenteux, un traitement chirurgical peut être proposé.

La conférence de consensus propose la démarche suivante :

- si la gêne occasionnée pour le patient est considérée comme légère et acceptable par lui-même, et qu'il n'y a pas de complications cliniques, une surveillance du malade sans traitement suffit ;

- si la gêne est importante pour le patient, un traitement médical ou chirurgical selon le souhait de ce dernier est possible ;
- s'il existe des complications, le traitement est recommandé et peut être :
  - un traitement chirurgical en cas de complications graves (rétention urinaire aiguë récidivante, diverticules vésicaux symptomatiques ou insuffisance rénale chronique) ;
  - ou un traitement médicamenteux ou chirurgical en cas de complications moins sévères (hématuries, infections urinaires, diverticules vésicaux non symptomatiques).

Parmi les différents types d'interventions chirurgicales, la résection transurétérale est la plus fréquente. Quelle que soit la technique opératoire utilisée, l'intervention ne retire que l'adénome et laisse en place la prostate d'origine. Même en cas de résection satisfaisante, une récidive est possible et la surveillance de l'apparition de processus cancéreux doit être réalisée.

Concernant le traitement médicamenteux, il a pour objectif de faciliter la vidange vésicale (action sur la vessie ou sur l'urètre) ou de permettre la diminution de la taille de l'adénome prostatique.

PRINCIPAUX MEDICAMENTS – POSOLOGIES

Les médicaments utilisés pour la prise en charge de l'HBP peuvent être classés en trois classes *(tableau II.536)*.

Alphabloquants urosélectifs

Ces médicaments bloquent les récepteurs alpha-1 postsynaptiques avec un effet prépondérant sur les récepteurs situés au niveau du trigone vésical, de l'urètre et de la prostate. Ils favorisent ainsi l'ouverture du col vésical et de l'urètre.

Ils sont efficaces rapidement en améliorant le débit des mictions. Ils préviennent la rétention aiguë d'urine.

Bien que urosélectifs, ils peuvent avoir des effets secondaires gênants de type hypotension orthostatique, due à l'effet alphabloquant.

Inhibiteurs de la 5-alpha-réductase

La 5-alpha-réductase est une enzyme qui participe à la transformation de la testostérone en dihydrotestostérone, androgène ayant une action positive sur la croissance prostatique. Le blocage de cette enzyme permet la diminution du volume de la prostate en 6 mois environ.

Extraits végétaux

Il s'agit d'extraits de *Pygeum africanum* et *Serenoa repens*. Leur mode d'action est mal connu. Ils n'ont pas d'action sur la croissance de l'adénome prostatique. Leur efficacité est moins bien établie que celle des 2 autres classes de médicaments.

Inhibiteurs de la phosphodiestérase de type 5 (PDE 5)

Le seul représentant de cette classe ayant une AMM dans le traitement de l'HBP est le tadalafil. Il agit par inhibition puissante de la phosphodiestérase de type 5 (isoenzyme présente dans les corps caverneux inactivant le GMP cyclique – GMPc). Il s'ensuit une augmentation du taux de GMPc avec relâchement des muscles lisses. Ce médicament a aussi une AMM dans l'insuffisance érectile.

***Tableau II.536** - Médicaments de l'adénome prostatique*

DCI	Spécialités	Présentations	Posologies
Alphabloquants (Liste I)			
Alfuzosine	XATRAL URION	comp. 2,5 mg comp. LP 10 mg	*À doses progressives :* 2,5 mg 2 à 3 fois/j ou 10 mg LP en 1 prise/j
Doxazosine	ZOXAN	comp. LP 4 mg comp. LP 8 mg	*À doses progressives :* 4 à 8 mg/j
Silodosine	UROREX SILODYX	comp. 4 mg comp. 8 mg	8 mg/j en 1 prise
Tamsulosine	JOSIR MERCIR OMEXEL OMIX	gél. LP 0,4 mg	0,4 mg/j en 1 prise

DCI	Spécialités	Présentations	Posologies
Térazosine	DYSALFA HYTRINE	comp. 1 mg comp. 5 mg	*À doses progressives :* 1 mg/j le 1er jour puis 2 mg/j durant 1 semaine puis augmentation jusqu'à 5 mg/j
Inhibiteurs de la 5-alpha-réductase			
Dutastéride	AVODART	caps. 0,5 mg	1 caps./j
Finastéride	CHIBRO-PROSCAR	comp. 5 mg	1 comp./j
Association alphabloquant + inhibiteur de la 5-alpha-réductase			
Tamsulosine + Dutastéride	COMBODART	gél. 0,4 mg + 0,5 mg	1 gél./j
Médicaments extraits de plantes			
Extrait de *Serenoa repens* ou palmier de Floride	PERMIXON PRODINAN	gél. 160 mg	1 gél. 2 fois/j
Extrait de *Pygeum africanum* ou *Prunus africanus*	TADENAN	caps. 50 mg	1 caps. 2 fois/j
Inhibiteur de la phosphodiestérase de type 5			
Tadalafil	CIALIS	comp. 5 mg	1 comp./j

INDICATIONS – CONDUITE DE TRAITEMENT

- Compte tenu de leur mode d'action, les inhibiteurs de la 5-alpha-réductase seront utilisés lorsque le volume prostatique est supérieur à 40 mL (volume normal : environ 20 mL). L'amélioration des symptômes est plus lente que sous alphabloquants.
- Dans les autres situations, les alphabloquants peuvent être proposés. Selon les molécules, l'instauration du traitement sera réalisée de façon progressive, par augmentation régulière de la posologie (voir

tableau II.536). La prise de ces traitements doit avoir lieu le soir compte tenu des risques liés à l'hypotension orthostatique.

- Les extraits de plantes sont réservés au traitement des troubles urinaires du bas appareil responsables d'une gêne modérée. Ils sont préconisés en cure de 6 à 8 semaines, à renouveler si besoin.

EFFETS INDÉSIRABLES – INTERACTIONS MÉDICAMENTEUSES – PRÉCAUTIONS D'EMPLOI – CONTRE-INDICATIONS

Effets indésirables

***Tableau II.537** - Effets indésirables des traitements de l'HBP*

Effets indésirables	Prévention du risque médicamenteux
Alphabloquants	
• Troubles cardiovasculaires : hypotension (souvent orthostatique), syncopes, tachycardie, aggravation d'angor • Troubles digestifs : nausées, diarrhées, constipation	• Effets surtout observés en début de traitement ou lors des changements de posologie. Prendre ces traitements le soir
• Dyspnée, œdèmes, prise de poids, rétention hydrosodée • Troubles neuropsychiques : asthénie, dépression, céphalées, vertiges, troubles du sommeil • Troubles de l'érection : impuissance, éjaculation rétrograde, priapisme	• Observés surtout chez les malades insuffisants cardiaques
• Tamsulosine principalement : troubles visuels et syndrome de l'iris hypotonique peropératoire au cours de chirurgie de la cataracte • Silodosine : atteintes hépatiques	• Prévenir le chirurgien et interrompre le traitement avant l'intervention chirurgicale
Inhibiteurs de la 5-alpha-réductase	
• Troubles sexuels : troubles de l'érection/éjaculation, baisse de la libido, douleurs testiculaires, gynécomastie • Réactions d'hypersensibilité • Troubles osseux	• Apparition parfois tardive au-delà de 1 an de traitement

Effets indésirables	Prévention du risque médicamenteux
• Troubles lipidiques • Augmentation des cancers de la prostate et du sein • Insuffisances cardiaques	
Médicaments extraits de plantes	
• Augmentation du risque de saignement (Serenoa repens) • Troubles hépatiques	• Surveiller l'INR chez les malades traités par AVK
Inhibiteurs de la phosphodiestérase de type 5	
• Diminution de la tension artérielle	• Attention aux associations médicamenteuses
• Accidents cardio-vasculaires chez les sujets à risque (angor, IDM, arythmie, accidents ischémiques cérébraux)	• Bilan cardiologique avant tout début de traitement chez les sujets à risque cardio-vasculaire
• Vision trouble ou colorée. Sensibilité à la lumière augmentée • Céphalées, rougeur de la face • Troubles digestifs : nausées, dyspepsies, diarrhées • Vertiges, acouphènes • Priapisme	• Bilan ophtalmologique avant le début du traitement

Interactions médicamenteuses

Certains médicaments peuvent déclencher ou aggraver les troubles mictionnels causés par l'HBP et sont parfois à l'origine de rétention urinaire. Il s'agit :

- des sympathomimétiques alpha vasoconstricteurs décongestionnants nasaux : phényléphrine, oxymétazoline, naphazoline, tuaminoheptane ;
- des autres sympathomimétiques alpha : éphédrine, adrénaline, noradrénaline, midodrine, amphétaminiques ;
- des médicaments atropiniques (effet atropinique exploité en thérapeutique) pour l'atropine, la scopolamine, certains antiparkinsoniens atropiniques (trihexiphénidyle, bipéridène, tropatépine), les antispasmodiques utilisés comme antalgiques (tiémonium et clidinium), les antispasmodiques urinaires utilisés dans les incontinences urinaires (oxybutynine, flavoxate, solifénacine, toltérodine, trospium), les bron-

chodilatateurs (ipratropium et trospium), les antihistaminiques H1 (alimémazine, chlorphénamine, oxomémazine, piméthixène, prométhazine), les collyres mydriatiques (atropine, cyclopentolate) ;

- des médicaments possédant des effets secondaires de type atropinique : antidépresseurs imipraminiques, antihistaminiques H1 sédatifs, nombreux neuroleptiques (en dehors de l'halopéridol), antiémétiques neuroleptiques, mémantine, disopyramide, néfopam.

Les interactions liées aux médicaments de l'HBP sont indiquées dans le tableau suivant.

***Tableau II.538** - Interactions médicamenteuses des traitements de l'HBP*

Alphabloquants
• Association de plusieurs alphabloquants entre eux contre-indiquée • Association avec les antihypertenseurs vasodilatateurs déconseillée (minoxidil, urapidil) • Association aux inhibiteurs de la phosphodiestérase de type 5 contre-indiquée (sauf pour la tamsulosine LP)
Inhibiteurs de la 5-alpha-réductase et médicaments extraits de plantes
Pas d'interactions de type contre-indication ou association déconseillée
Inhibiteurs de la phosphodiestérase de type 5
• Association aux dérivés nitrés contre-indiquée (risque d'hypotension brutale) • Association aux médicaments alphabloquants contre-indiquée • Association déconseillée avec les inhibiteurs du cytochrome P450 3A4, les inhibiteurs calciques, le jus de pamplemousse

Précautions d'emploi

***Tableau II.539** - Précautions d'emploi des traitements de l'HBP*

Alphabloquants
• Réaliser une surveillance urologique durant tout le traitement : dosage de PSA et toucher rectal une fois par an • Utilisation avec prudence chez le sujet âgé, le coronarien et le patient sous antihypertenseur • Utilisation avec prudence chez les conducteurs de véhicules • Associations médicamenteuses à utiliser avec précaution : bêtabloquants, inhibiteurs calciques, IEC

Inhibiteurs de la 5-alpha-réductase
• Réaliser un dosage du PSA avant traitement car ces principes actifs diminuent de moitié les concentrations de ce marqueur • Réaliser ensuite une surveillance urologique durant tout le traitement : dosage de PSA et toucher rectal une fois par an
Médicaments extraits de plantes
• Réaliser une surveillance urologique durant tout le traitement : dosage de PSA et toucher rectal une fois par an
Inhibiteurs de la phosphodiestérase de type 5
• Réaliser une surveillance urologique durant tout le traitement : dosage de PSA et toucher rectal une fois par an • Précautions chez les conducteurs de véhicules (vertiges, troubles visuels) • Précautions si anomalie anatomique du pénis (risque de priapisme) • Bilan cardiologique chez les sujets à risque cardio-vasculaire et bilan ophtalmologique avant tout début de traitement

Contre-indications

Tableau II.540 - Contre-indications des traitements de l'HBP

Alphabloquants
• Hypotension orthostatique • Insuffisance hépatique sévère
Inhibiteurs de la 5-alpha-réductase
• Insuffisance hépatique sévère
Médicaments extraits de plantes
• Aucune contre-indication
Inhibiteurs de la phosphodiestérase de type 5
• Hypotension (TA < 90/50 mmHg) • Troubles du rythme cardiaque non contrôlés • Neuropathie optique et rétinite pigmentaire • Insuffisance hépatique sévère • Insuffisance rénale terminale

Administration et conseils au patient

Objectifs du traitement médicamenteux

Le patient doit être informé du caractère bénin de l'HBP et de la variabilité des symptômes dans le temps.

Le traitement médicamenteux de l'HBP a pour objectif de soulager les symptômes gênants de type pollakiurie entre autre nocturne, miction retardée ou impérieuse, goutte à goutte mictionnel, sensation de miction incomplète, dès que ces symptômes sont considérés comme induisant une gêne importante pour le malade. Le second objectif est d'éviter l'apparition ou la récidive de complications plus graves de la maladie : hématuries, infections urinaires, rétention aiguë d'urine ou rétention chronique, calculs et diverticules vésicaux.

En fonction de la classe de médicaments choisie, le traitement sera efficace plus ou moins rapidement. Pour les alphabloquants, le traitement est généralement efficace en quelques semaines et, pour les inhibiteurs de la 5-alpha-réductase, en quelques mois.

Plan de prise

- Tous les médicaments de l'HBP sont administrés *per os* en une à plusieurs prises par jour (une prise par jour pour les alphabloquants à libération prolongée).
- Les alphabloquants seront pris le soir afin de limiter les risques liés à l'hypotension orthostatique.
- Il n'y a pas de précautions particulières pour les 2 autres classes de médicaments.
- Pour les formes capsules (dutastéride et TADENAN), la capsule doit être avalée avec un liquide froid. La mise en contact avec

un liquide chaud (tisane, thé, soupe) entraîne un ramollissement de la capsule, qui devient collante et difficile à déglutir.

Conseils au patient

Le patient doit être averti de l'absence de lien entre HBP et cancer prostatique. Cependant, même en cas de résection chirurgicale satisfaisante, l'intervention ne retire que l'adénome et laisse en place la prostate d'origine. Une récidive est donc possible et la surveillance de l'apparition de processus cancéreux doit être réalisée.

Annexe

Principales constantes biologiques

	Valeurs usuelles adulte	
Sang biochimie	Système international	Ancien système
Acide urique	H : 200 à 420 µmol/L F : 150 à 360 µmol/L	H : 34 à 70 mg/L F : 25 à 60 mg/L
Amylasémie	10 à 55 UI/L	
Bilirubine totale	< 17 µmol/L	< 10 mg/L
Calcium	2,25 à 2,60 mmol/L	90 à 104 mg/L
Créatinine	H : 65 à 120 µmol/L F : 50 à 100 µmol/L	H : 7 à 13,5 mg/L F : 5,5 à 11,5 mg/L
Fer sérique	H : 12 à 30 µmol/L F : 9 à 30 µmol/L	H : 67 à 167 µg/100 mL F : 50 à 167 µg/100 mL
Fibrinogène	6 à 12 µmol/L	2 à 4 g/L
Glucose (glycémie à jeun)	3,9 à 6 mmol/L	0,7 à 1,1 g/L
Urée	2,5 à 7,5 mmol/L	0,15 à 0,45 g/L
Magnésium (sérique)	0,75 à 0,90 mmol/L	18 à 22 mg/L
Ionogramme • Cl • Na • Potassium • Bicarbonates	 98 à 106 mmol/L 136 à 146 mmol/L 3,8 à 5,2 mmol/L 22 à 29 mmol/L	 98 à 106 mEq/L 136 à 146 mEq/L 3,8 à 5,2 mEq/L 22 à 29 mEq/L
Lipides plasmatiques • Triglycérides • Cholestérol total • HDL cholestérol • LDL cholestérol	 0,4 à 1,7 mmol/L 4,1 à 6,2 mmol/L > 1 mmol/L < 4,1 mmol/L	 0,35 à 1,50 g/L 1,60 à 2,40 g/L > 0,40 g/L < 1,60 g/L

Sang biochimie	Valeurs usuelles adulte Système international	Valeurs usuelles adulte Ancien système
Phosphatases alcalines	40 à 130 UI/L	
Phosphore	0,74 à 1,52 mmol/L	23 à 47 mg/L
Protéines Électrophorèse • albumine • alphaglobulines alpha 1 alpha 2 • bêtaglobulines • gammaglobulines	64 à 83 g/L 35 à 50 g/L 2 à 4 g/L 4,5 à 7 g/L 7 à 13 g/L 9 à 15 g/L	
Transaminases ou aminotransférases • alanine aminotransférase (ALAT) • aspartate aminotransférase (ASAT)	 < 45 UI/L < 40 UI/L	
Gammaglutamyl transférase (γ GT)	H : 8 à 35 UI/L F : 5 à 25 UI/L	
Créatine phospho-kinase (CPK)	H : 15 à 130 UI/L F : 15 à 95 UI/L	

Urines	Valeurs usuelles adulte Système international	Valeurs usuelles adulte Ancien système
Acide urique	1,5 à 4,5 mmol/24 h	250 à 755 mg/24 h
Amylase	< 160 UI/L	
Calcium	H : 1,8 à 7,5 mmol/24 h F : 1,8 à 6 mmol/24 h	H : 72 à 300 mg/24 h F : 72 à 240 mg/24 h
17 - Cétostéroïdes	H : 41 à 70 µmol/24 h F : 20 à 41 µmol/24 h	H : 11,8 à 20,2 mg/24 h F : 5,8 à 11,8 mg/24 h
17 - Hydroxycorticoïdes	H : 8 à 25 µmol/24 h F : 8 à 18 µmol/24 h	H : 2,9 à 9 mg/24 h F : 2,9 à 6,5 mg/24 h
Catécholamines	< 592 nmol/24 h	< 100 µg/24 h
Créatinine	H : 9 à 18 mmol/24 h F : 8 à 16 mmol/24 h	H : 1 à 2 g/24 h F : 0,9 à 1,8 g/24 h

Phosphates	16 à 38 mmol/24 h	500 à 1200 mg/24 h
Magnésium	2,5 à 8,2 mmol/24 h	60 à 200 mg/24 h
	Valeurs usuelles adulte	
Hématologie	**Système international**	**Ancien système**
Leucocytes • polynucléaires neutrophiles éosinophiles basophiles • lymphocytes • monocytes	$7 \pm 3 \times 10^9$/L 2 à $7{,}5 \times 10^9$/L $0{,}04$ à $0{,}7 \times 10^9$/L $< 0{,}01$ à $0{,}1 \times 10^9$/L $1{,}5$ à 4×10^9/L $0{,}2$ à 1×10^9/L	4 000 à 10 000/mm^3 2 000 à 7 500/mm^3 40 à 700/mm^3 10 à 100/mm^3 1 500 à 4 000/mm^3 200 à 1 000/mm^3
Érythrocytes (hématies)	H : $5 \pm 0{,}5 \times 10^{12}$/L F : $4{,}5 \pm 0{,}5 \times 10^{12}$/L	H : 4 500 000 à 5 500 000/mm^3 F : 4 000 000 à 5 000 000/mm^3
Hématocrite	H : 40 à 54 % F : 37 à 47 %	
Hémoglobine	H : 13 à 17 g/dL F : 11,5 à 15 g/dL	
Plaquettes	150 à 400×10^9/L	150 000 à 400 000/mm^3
Réticulocytes	20 à 80×10^9/L	20 000 à 80 000/mm^3
Vitesse de sédimentation après 1 h	H : $\leqslant$ 15 mm F : $\leqslant$ 20 mm	
Coagulation sanguine • temps de coagulation • temps de Quick • temps de céphaline activée	 N = 8 à 12 min (< 15 min) N = 80 à 100 % (> 70 %) N = 30 à 50 s sous héparine = 1,5 à 3 fois le témoin	
Temps de saignement (DUKE)	2 à 4 min (< 5 min)	
Constantes hématologiques • volume globulaire moyen (VGM) • concentration corpusculaire moyenne en hémoglobine (CCMH) • teneur corpusculaire moyenne en hémoglobine (TCMH)	 80 à 100 fl 32,5 ± 2,5 g/dL 29,5 ± 2,5 pg	 80 à 100 µm^3 32,5 ± 2,5 % 29,5 ± 2,5 pg

	Valeurs usuelles adulte	
Liquide céphalo-rachidien	Système international	Ancien système
Protéines totales	0,15 à 0,30 g/L	0,15 à 0,30 g/L
Chlorures	120 à 130 mmol/L	7,20 ± 0,10 g/L (en NaCl)
Glucose	2,4 à 4 mmol/L	0,50 ± 0,10 g/L
Cytologie (lymphocytes)	⩽ 5 mégaéléments/L	⩽ 5 éléments/mm^3

mmol : millimole (10^{-3} mol)
pg : picogramme (10^{-12} g)
mEq : milliéquivalent
min : minute
U : unité H : homme F : femme
fl : femtolitre (10^{-15} L)
nmol : nanomole (10^{-9} mol)
g : gramme
L : litre
µmol : micromole (10^{-6} mol)
mm^3 : millimètre cube (10^{-6} L)
dL : décilitre (10^{-1} L = 100 mL)
s : seconde

Index

L'index alphabétique de cet ouvrage comporte quatre entrées facilement repérables grâce à l'utilisation de caractères d'imprimerie différents :

- pathologies, législation, généralités sur les médicaments : en caractères minuscules droits ;
- classes médicamenteuses : en caractères **gras** ;
- dénominations communes internationales (DCI) : en caractères *italiques* ;
- noms commerciaux : en caractères MAJUSCULES.

A

C

D

E

G

H

I

J

K

L

M

N

O

P

Q

R

S

T

U

V

W

X

Y

Z

Notes

Notes

Notes

Notes

Notes

Notes

Notes

Notes

Notes

Notes